本草纲目

金陵版排印本

本草纲目

明·李时珍 著
王育杰 整理

金陵版排印本

第3版

上册

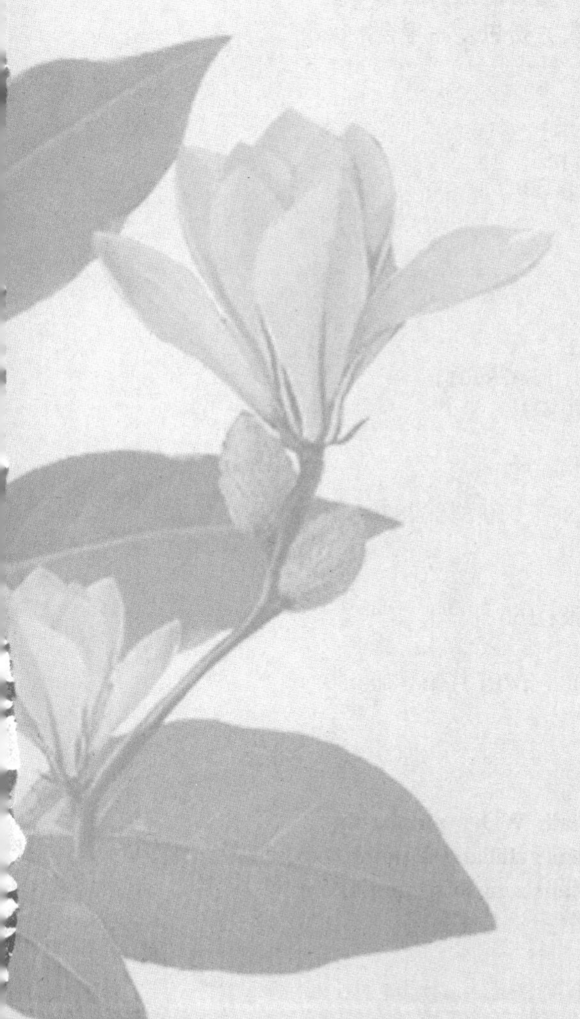

人民卫生出版社
·北京·

图书在版编目（CIP）数据

本草纲目：金陵版排印本：全 3 册 /（明）李时珍著；王育杰整理. —3 版. —北京：人民卫生出版社，2023.12

ISBN 978-7-117-34775-4

Ⅰ. ①本…　Ⅱ. ①李…②王…　Ⅲ. ①《本草纲目》Ⅳ. ①R281.3

中国国家版本馆 CIP 数据核字（2023）第 076007 号

人卫智网	www.ipmph.com	医学教育、学术、考试、健康，购书智慧智能综合服务平台
人卫官网	www.pmph.com	人卫官方资讯发布平台

本草纲目
（金陵版排印本）
Bencao Gangmu
(Jinling Ban Paiyin Ben)
第 3 版
（全 3 册）

著　　者：明 · 李时珍
整　　理：王育杰
出版发行：人民卫生出版社（中继线 010-59780011）
地　　址：北京市朝阳区潘家园南里 19 号
邮　　编：100021
E - mail：pmph @ pmph.com
购书热线：010-59787592　010-59787584　010-65264830
印　　刷：北京瑞禾彩色印刷有限公司
经　　销：新华书店
开　　本：710 × 1000　1/16　　总印张：155
总 字 数：2698 千字
版　　次：1999 年 11 月第 1 版　　2023 年 12 月第 3 版
印　　次：2023 年 12 月第 1 次印刷
标准书号：ISBN 978-7-117-34775-4
定　　价（全 3 册）：398.00 元
打击盗版举报电话：010-59787491　E-mail：WQ @ pmph.com
质量问题联系电话：010-59787234　E-mail：zhiliang @ pmph.com
数字融合服务电话：4001118166　E-mail：zengzhi @ pmph.com

出版说明

《本草纲目》是明朝著名医药学家李时珍编撰的一部医药学巨著，于明万历十八年（1590年）首次刊行于金陵（南京）。《本草纲目》先后刊刻30余次，中华人民共和国成立后版本众多，流传甚广，问世400余年来，一直受到历代医家的推崇和喜爱。

为了更好地继承发扬中医药学遗产，使之更好地为人民的健康服务，我社于1977年出版了《本草纲目》校点本，首次对《本草纲目》进行整理、校勘、标点，是当今学术水平较高、流传较广、质量较好、影响较大的版本。为了给医药院校学生及基层医药工作者提供一部《本草纲目》普及本，我社于1999年出版了最接近李时珍《本草纲目》原貌的《本草纲目》金陵版排印本，采用简体横排，分上、中、下3册出版，问世后受到了广大读者的欢迎和好评。2004年又出版了第2版，第2版内容更加注重实用性、科学性、严谨性，亦受到读者青睐，多次重印。为了满足广大读者对中医古籍整理提出的更高要求，我们进行了3版修订工作。

本次修订特点：①对全书进行了重新勘核，纠正第2版中存在的不足和错漏，力求内容更加准确；②正文中标示养生文字和养生药物，层次更加清晰，阅读更加方便；③强化索引体系，书末除附有中药索引外，还增设中医病证索引、方剂索引，方便读者查阅。

总之，本书修订后设计更加新颖，层次更加清晰，检索更加方便，内容更加实用。本书的出版力争为弘扬中医药文化，传播中医药知识，满足大众健康，防治疾病发挥更大的作用，为新时代中医药事业的传承创新发展做出更大的贡献。

人民卫生出版社

2023年3月

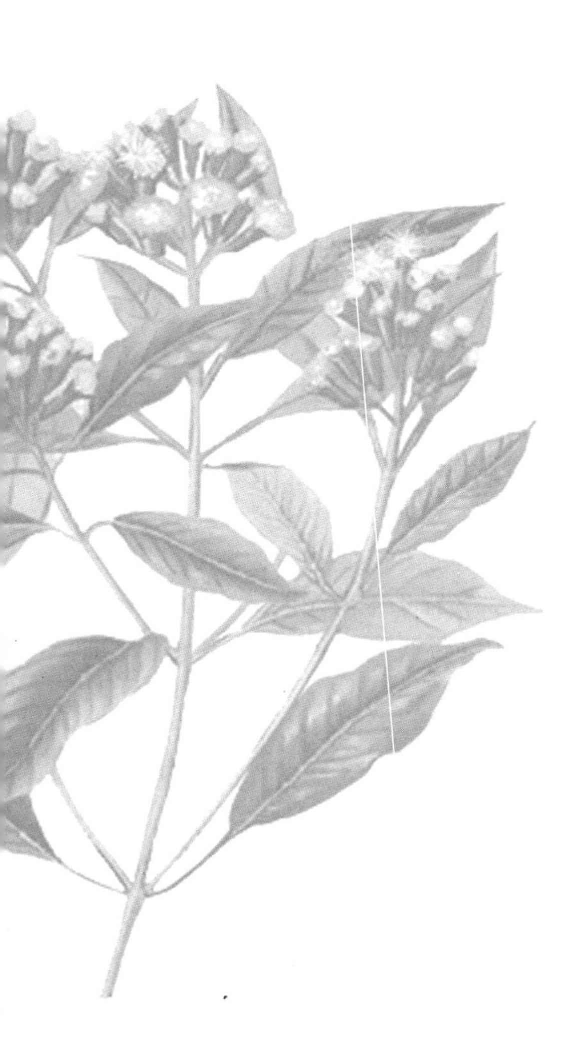

第3版 | 整理说明

《本草纲目》金陵版排印本自1999年面世以来至2022年先后发行了两版，共计印刷十余次之多。由于该书注重实用性、科学性、严谨性，且方便阅读原文和检索药物，故受到了广大读者的青睐。目前我们正处在中医药事业蓬勃发展的时代，一些读者对中医古籍的整理提出了更高的要求，这是对我们的激励与鞭策。经与出版社多次探讨协商，一致认为在出版发行该书第3版时应当把主要精力放在拓展知识层面、扩大应用范围方面，以进一步体现《本草纲目》的学术价值与应用价值。为此特采取如下举措：

1. 增设中医病证索引。该书在【附方】项下记载了大量的中医病名、证名、证候名及功效，其内容丰富多彩，但条目混杂，有失规范。我们对此逐一进行梳理，以全国高等中医药教育教材及相关中医典籍、中医辞典为依据，将符合中医病证命名规范、临床较为常见、用中药治疗有一定效果的病证，列入检索范畴。凡带有封建迷信色彩的（如鬼击成病、卒中邪魔等）、临床中极其少见的（如九窍出血、伤寒劳复等）、不符合中医命名规范的（如下部诸疾、血余怪病、三焦咳嗽、心经实热等）均未予收录。

2. 增设方剂索引。我们对该书11 000余首方剂进行对比筛选，选择具有一定疗效的、方便临床应用的，或能体现《本草纲目》特色的方剂，列入检索范畴。方剂中含有明显毒性的（如砒霜、水银、轻粉、铅丹、巴豆等）、不合时宜的（如人尿、鸡屎、磨刀水、尿坑泥、香炉灰等）、国家明令禁止使用的（如犀角、象牙、玳瑁、天鹅、鹰、鹏等）药物，均不在收录之列。但考虑到个别方剂尚有研究开发价值，或尚可寻求替代品种（如虎骨酒）暂且收录其中。

3. 标示养生文字。考虑到近年来大众对中医养生方面的需求，为了更有效地传播利用《本草纲目》中的养生知识，我们将该书中涉及的养生内容，特于文字下方加曲线，以示醒目。读者开卷翻阅时，有关养生方药、用法、用量、功能、疗效及杂谈、传说等内容，即可一览无余。

4. 标记养生用药。在书末药名索引中，凡属药食同源者，于药名前方以“*”做标记；被列入2002年卫生部印发的《既是食品又是药品的物品名单》（后称名单 1)者，于药名前方以“**”做标记；被列入 2002 年卫生部印发的《可用于保健食品的物品名单》(后称名单 2)者，于药名前方以“△”做标记(以上 2 个名单目前无更新)。读者在药名索引内很快就可以检索出不同类别、不同层次的养生用药。

5. 为保留该书原貌，一般情况下，养生用药只在书末药名索引中予以标记，不涉及目录与正文。但在《本草纲目》中有一些品种是以植物命名的，如桑、柏、桂、桃、杏、橘、菊、车前、牛蒡等均为植物名，并非真正的药名，而其中的某些部位(枝、叶、花、果、根等)才能称为药名。为保证养生用药的精准实用，我们选择在正文中出现的药名前做标记。如在桑叶、桑椹前方以“**”表示为被列入名单 1 的药，在桑枝、桑白皮前方标以“△”表示为被列入名单 2 的药。凡在正文中做标记的药物，在与其相对应的药名(植物名)索引前方均做相应标记，并增加括号以区别于其他药。如在桑前标以“(** △)”，表示其名下既有名单 1 的药，又有名单 2 的药。如在菊前标以“(**)”，表示该名下有名单 1 的药。在车前前方标以“(△)”，表示该名下有名单 2 的药。

6. 正误仍是整理工作中不可或缺的。本次正误包括两项内容，一是正原文之误。在鳞部第四十四卷鳞之三目录与正文中均有“鯮鱼”一名，在正文【释名】项下，时珍曰“鯼性啖鱼，其目睃视，故谓之鯼”，并未提及鯮鱼，反倒说“食疗作鯮，古无此字”，据此将鯮鱼更正为“鯼鱼”。同在本卷鳞之四目录与正文中有“鳝鱼”一名，但在卷目名下被写成“鳅鱼”，该书鳝鱼【释名】项下有泥鳅、鳛鱼之别名，并无鳅鱼一名，故断定“鳅鱼”为误书，卷目中应更正为鳝鱼，以保证该书文字前后一致。二是正上一版排印本之误。在第 2 版排印本中尚存在某些错字，个别版面字体不够规范及索引编排不够准确等问题，此次第 3 版逐一进行了整改。

通过这次整理，《本草纲目》金陵版排印本形成了一套全新的检索体系，药名索引、方剂索引、常见病证索引并驾齐驱，养生文字标示、养生药物标记相映成趣。整理后的第 3 版将以崭新的面貌呈现给读者，全书脉络更为清晰，文字更为精准，版面更为严谨，索引更为缜密，检索更为便捷，内容更为实用。

此次整理工作虽然尽了最大努力，力争把更完美的作品奉献给广大读者，但由于水平所限，某些方面还可能做不到尽如人意。由衷希望广大读者继续提出整改意见及建议，使《本草纲目》金陵版排印本一书在保障大众健康、防治疾病方面发挥更大作用。

刘子含同志全程参与了此次整理工作，在此谨致谢意。

王育杰

2022年8月

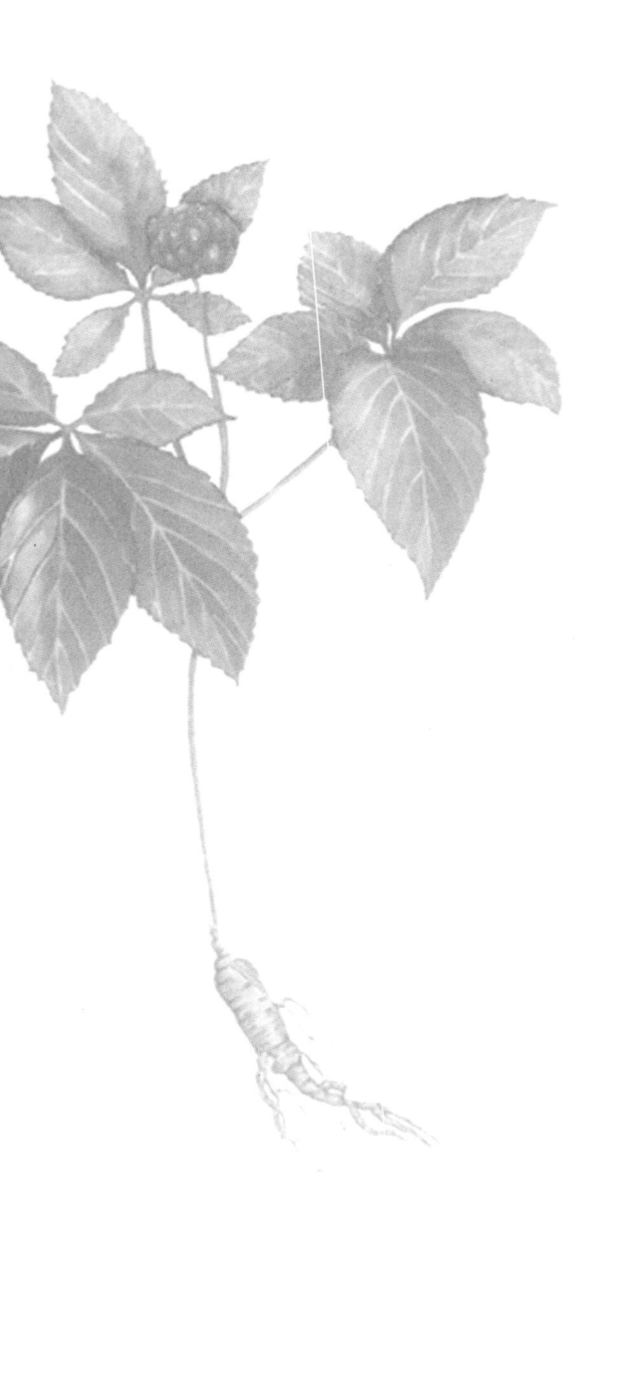

第2版 | 整理说明

金陵版《本草纲目》排印本(下称排印本)自1999年11月出版发行以来,颇受广大读者欢迎,已陆续印刷5次。但仔细阅读、反复品味,发现其中仍存在一些错谬与不足之处。其间也有热心读者提出宝贵意见。为维护排印本的科学性、严谨性、实用性,确有进一步整理、改进、提高之必要。故对排印本又进行了数次逐句逐字阅读,发现问题后对照各种版本及相关文献进行逐一核对,反复斟酌处理办法,力求使问题得到妥善解决。此次整理工作沿袭了原排印本的整理方法,但在某些方面作了必要调整。特说明如下:

1. 正误。底本之误大体有三,即引文之误、行文之误、药物数目统计之误。对引文之误,仍继续沿用排印本整理说明第7条方法进行处理。对行文之误,凡涉及关键字词或有悖医理者,均将误字一一改正。如将"和济局方"改正为"和剂局方",将"谈也翁试效方"改正为"谈也翁试验方",将"阴气盛,故目得瞑"改正为"阳气盛,故目不得瞑"。对药物数目统计之误,均以实际数目为准作改动。如金石部目录第十卷称"金石之四 石类下三十九种",然目录中所列药名及正文中载药数目均为四十种,此次将卷目中的"三十九种"改正为"四十种"。特别需要说明的是:底本序例第一卷"引据古今经史百家书目"一项列有《陆机诗义疏》及《陆机鸟兽草木虫鱼疏》二书,经考证该书作者应为陆玑,"机"为"玑"字之误。为尊重史实,将"机"字改为"玑"字。后文中复出者一并径改。

2. 补遗。底本遗漏文字主要有三,一是行文中漏字,二是卷目首页遗漏药名,三是卷目正文遗漏药类。对行文漏字,凡影响文章体例或影响文义者予以增补。如百病主治药"诸肿"中"〔洁净府〕"项后及"诸汗"中"〔气虚〕"项后,均漏〔草部〕字样,对照前后体例予以增补。所有卷目首页遗漏药名,均按底本正文内容予以增补,以保证总目录、卷目录与正文药物的一致性。如金石部目录第八卷首页"诸铁器"后漏铁甲、铁锁二药;草部目录第十四卷首页"茉莉"后漏指甲花一药,"排香草"后漏瓶香、耕香二药,"马兰"后漏麻伯、相乌、天雄草、益乃草四药;草部目录第十八卷首页"榼藤子"后漏合子草一药,"葛"后漏铁葛一药,"含水藤"后漏鼠藤一药;兽部目录第五十一卷首页"貘"后漏啮铁、犴、狡兔三药。均悉数增补。对卷目正文中遗漏药类,凡影响文义或于理难通者予以增补。如百病主治药卷目"诸风"〔风虚〕项,以〔石部〕统乌鸡、练鹊、麋角,显然漏掉了

〔禽兽〕;“癫痫”〔风热惊痰〕项,以〔兽部〕统人发、人胞、人魄,显然漏掉了〔人部〕;“伤寒热病”〔食复劳复〕项,以〔木石〕统鳖甲、抱出鸡子壳、马屎、人屎、头垢、洗手足水、头巾、缴脚布、砧上垢、饭箩等,显然漏掉了〔介禽兽〕〔人部〕〔服器〕。今均一一增补。

3. 规范体例。纵观原著体例,药物中〔附录〕一项应当排列在最后位置。但原著有几处出现〔附录〕错位前移。为保持全书体例的一致性和结构的严谨性,仍将〔附录〕内容移至最后一项。另外在药物〔附方〕一项结尾处,在标明处方出处时也缺乏规范。如对“张仲景金匮要略方”有时采用全称,有时称“张仲景方”,有时称“金匮要略方”,有时称“金匮方”;对“孙真人千金备急方”有时采用全称,有时称“孙真人方”,有时称“千金备急方”,有时称“千金方”等等,十分随意,不够规范。但考虑到对理解内容无明显影响,故未作改动。

4. 方便阅读。每项卷目首页的文字涉及药名、别名、附药名、本草书目名,每味药【附方】项的文字涉及病证、处方用药、用法、用量、疗效、方源出处等内容,在原排印本中除药名、病证名采用黑体字外,余皆为宋体字,阅读时容易发生含混不清或文字错窜现象。为提高理解与阅读效果,特将卷目页中的本草书目及药物【释名】【主治】【附方】等项目的方源出处由宋体字改为楷体字,以求醒目清晰,方便阅读。

另需要说明的是原著“厕筹”一药收载在木部目录第三十七卷“古厕木”的【附录】条,但在木部目录第三十八卷此药重出,理应删减一处。但仔细斟酌两段文字不尽相同,去留难定,姑且并存。

参与此次整理工作的还有王梦琼、王秀娟、王溯、李卫敏等同志,在此一并致谢。

此次整理工作虽倍下功夫,刻意精雕细琢,但恐难尽善尽美,殷切希望广大读者给予关注,并提出宝贵意见。

王育杰

2004年3月

第1版 | 整理说明

李时珍的《本草纲目》为不朽之药学巨著，其学术成就举世瞩目。该书不仅在我国医药史中璀灿夺目，而且在世界医药史中亦占有重要位置。时至今日，学习、研究、探讨《本草纲目》及时珍学术思想仍具有现实意义。

《本草纲目》最早的版本为公元1590年由胡承龙刊刻的金陵本，其后于1603年、1606年又分别有江西本和湖北本刊行，至明朝末年，《本草纲目》版本计有7种。明以后又不断有新版本问世，到目前为止《本草纲目》版本已有30多种，其中夏良心本、张绍棠本流行较广。众多版本的《本草纲目》无疑为弘扬祖国医药学发挥了积极作用，但由于辗转刻印，也出现了不少错误。因此，历代不断有学者对其进行校勘整理，其中尤以人民卫生出版社于1975年出版的刘衡如校点本成效最为显著。1993年上海科学技术出版社影印出版了金陵版《本草纲目》，为研究《本草纲目》者提供了最早的版本。

目前市场上流行的各种版本的《本草纲目》仍很多，且大多比较注重文字考据，而往往忽略了其实用性。为了更有效地发挥《本草纲目》在防治疾病中的作用，考虑到中西医临床医务工作者，特别是基层医务人员的需求，本次又对金陵版《本草纲目》进行了重新整理。现将本书整理方法作如下说明：

1. 本书以上海科学技术出版社影印的金陵本为底本，以江西本为主校本，同时参考了《证类本草》等有关文献，并吸取了刘衡如点校本中的一些考证结果。

2. 本书旨在为中西医务人员、医药院校师生及广大中医药爱好者提供一种普及本，故对原书中的错别字、异体字径改，不再另加注释。全书采用简化字横排版，以方便阅读。

3. 本书重新编排了目录，并置于全书之首。原著在卷目药名项下时珍以“即某药”的形式加注的药物常用名，在本书目录中以圆括号标示，如银杏（白果）、茈胡（柴胡）等。

4. 原著中的特殊用字如卮、柹、筍、麹等，在本书的目录、卷目及正文的标题中仍予以保留。但为了方便查阅，在目录中的该字后注以现代规范药名用字，并以方括号作标示，本书以卮〔栀〕、柹〔柿〕、筍〔笋〕、麹〔曲〕等表述，正文中除“释名”项外一律使用方括号内药名。

5. 原著中的药名、病名均原样保留，但考虑到有些用名今天发生了较大变化，甚至已鲜为人知，如莪术原书作“蓬莪茂”，狐臭原书作“胡臭”，一般读者很难查找。本着既尊重原著，又方便读者的原则，本书在目录中该类名后又加注了现代规范用名，以蓬莪茂［莪术］、胡臭［狐臭］等表述，正文中的药名、病名均未做变动，一仍旧貌。

6. 原著有“释名”一项，因释名内容往往涉及字型、字义，为使读者更好地理解原著内容，该项下的药名仍用原字，而正文中其他各处的药名则一律用规范简化字。

7. 原著由于引用了大量的古代文献，其中难免出现脱文漏字或衍文错引之处，如不影响文义，则不做变动，以保留原貌，如确有关乎文义理解之处，则参考有关文献有选择性地予以增补改正。

8. 原著总目中云，全书药物共分为十六部六十类，但经查证各种版本的《本草纲目》其类数均与六十类不符，这主要是分类数字统计上的错误所致。本书依据原著体例，将每部中的“××类上”与“××类下”合为一类统计，分别对金石部、草部、虫部的类数做了更正，恰与六十类相吻合。总目中“金石部一”“草部一”“谷部一”“菜部一”“果部一”“木部一”“虫部一”“鳞部一”“介部一”“禽部一”“兽部一”等原脱，今依原书体例添补。总目“金石部二”至“金石部四”，“金石之二”至“金石之五”原著“石”字前均脱漏“金”字，本书依原著体例予以增补。

9. 原著“百病主治药”中存在病名排列错位、病名分类不当和病名表述不规范等问题，如将内科病的“惊痫”列于小儿病中，属病名错位；将“漆疮”列入“外伤诸疮”中，将“人咬伤”列入“诸兽伤”中，均属病名分类不当；再如“眼目”“耳”……“须发”“妇人经水”等十余条均未加病字，属病名表述不规范。以上内容本书未做改动。

10. 原著尚存在一药重出、二药合一、分类不合理等问题。如草部第十二、十三卷分别列出“紫参”“拳参”两药，经多方考证紫参、拳参原系一物，属一药重出；草部第十四卷“豆蔻”条时珍认为草豆蔻即草果，误将二药合一；“百草霜”系多种植物烧灰而成，“乌爹泥”（儿茶），系儿茶树枝干的干燥煎膏，时珍误入土部。以上内容本书亦未做改动。

11. 本书对药图进行了重新绘制，使其更加清晰、美观，易于辨认。但原著药图题为“淡竹”者，据图形所示应为禾本科草本植物“淡竹叶”；而“淡竹”系禾本科木本植物，两者有明显差异。另药图中题名“毛茛”者，正文药名作“毛茛”；“茛”字本为误字，但后人出于对时珍的尊重，沿袭其谬，原来的“茛”字反成别字。为保持金陵本原貌，本书对上述图文概未改动。

12. 本书编有药名笔画索引和药名拼音索引，附于书末，以便查阅。索引的收录范围包括目录中的药名、附药名、李时珍的注释药名以及整理者加注的现代规范药名。

本次整理，力求既反映金陵版《本草纲目》原貌，又突出方便、实用的原则，目的是使《本草纲目》能在更大范围内得到普及与应用。但因水平所限，错漏之处在所难免，敬请读者予以指正。

参与本书整理工作的还有关怀、王秀娟、赵宇昊、贾富霞、李明、张炎、段延平、黄霏莉、成立强、魏锦、刘凤琳、陈伟等同志，在此一并致谢。

王育杰

1999年4月

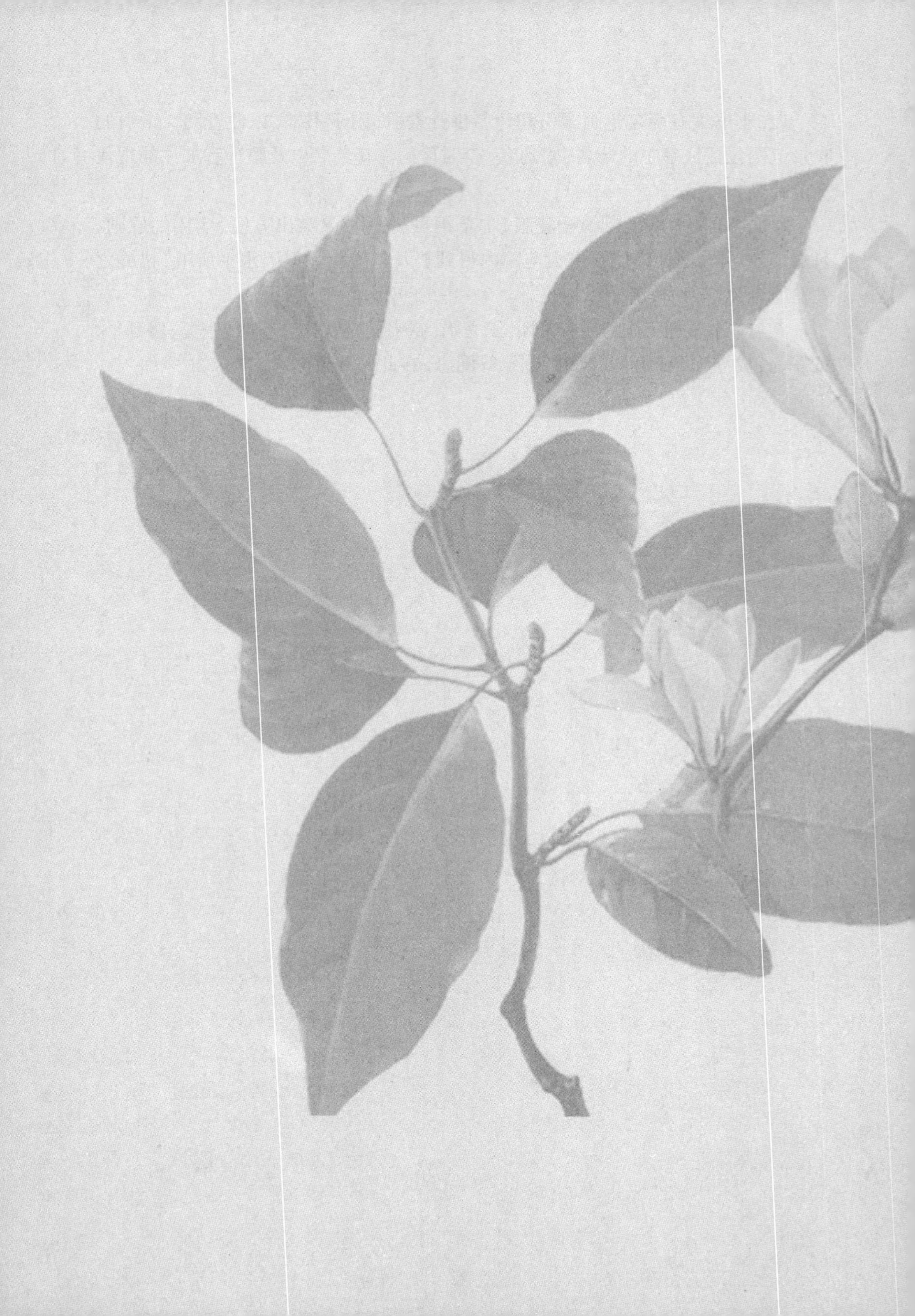

目录

上册

本草纲目金石部第十卷 417

本草纲目金石部第十一卷 451

本草纲目序

纪称望龙光，知古剑；觇宝气，辨明珠。故萍实商羊，非天明莫洞。厥后博物称华，辨字称康，析宝玉称倚顿，亦仅仅晨星耳。楚蕲阳李君东璧，一日过予弇山园谒予，留饮数日。予窥其人，晬然貌也，癯然身也，津津然谈议也，真北斗以南一人。解其装，无长物，有《本草纲目》数十卷。谓予曰：时珍，荆楚鄙人也，幼多羸疾，质成钝椎，长耽典籍，若啖蔗饴。遂渔猎群书，搜罗百氏。凡子史经传，声韵家圃，医卜星相，乐府诸家，稍有得处，辄著数言。古有《本草》一书，自炎皇及汉、梁、唐、宋，下迨国朝，注解群氏旧矣。第其中舛谬差讹遗漏，不可枚数，乃敢奋编摩之志，僭纂述之权。岁历三十稔，书考八百余家，稿凡三易。复者芟之，阙者缉之，讹者绳之。旧本一千五百一十八种，今增药三百七十四种，分为一十六部，著成五十二卷，虽非集成，亦粗大备，僭名曰《本草纲目》，愿乞一言以托不朽。予开卷细玩，每药标正名为纲，附释名为目，正释也。次以集解、辨疑、正误，详其土产形状也。次以气味、主治、附方，著其体用也。上自坟典，下及传奇，凡有相关，靡不备采。如入金谷之园，种色夺目；如登龙君之宫，宝藏悉陈；如对冰壶玉鉴，毛发可指数也。博而不繁，详而有要，综核究竟，直窥渊海，兹岂禁以医书觏哉。实性理之精微，格物之通典，帝王之秘录，臣民之重宝也。李君用心加惠何勤哉。噫！碔玉莫剖，朱紫相倾，弊也久矣。故辨专车之骨，必俟鲁儒；博支机之石，必访卖卜。予方著《弇州卮言》，恚博古如丹铅卮言后乏人也，何幸睹兹集哉。兹集也，藏之深山石室无当，盍锲之，以共天下后世味《太玄》如子云者。

时万历岁庚寅春上元日，弇州山人凤洲王世贞拜撰

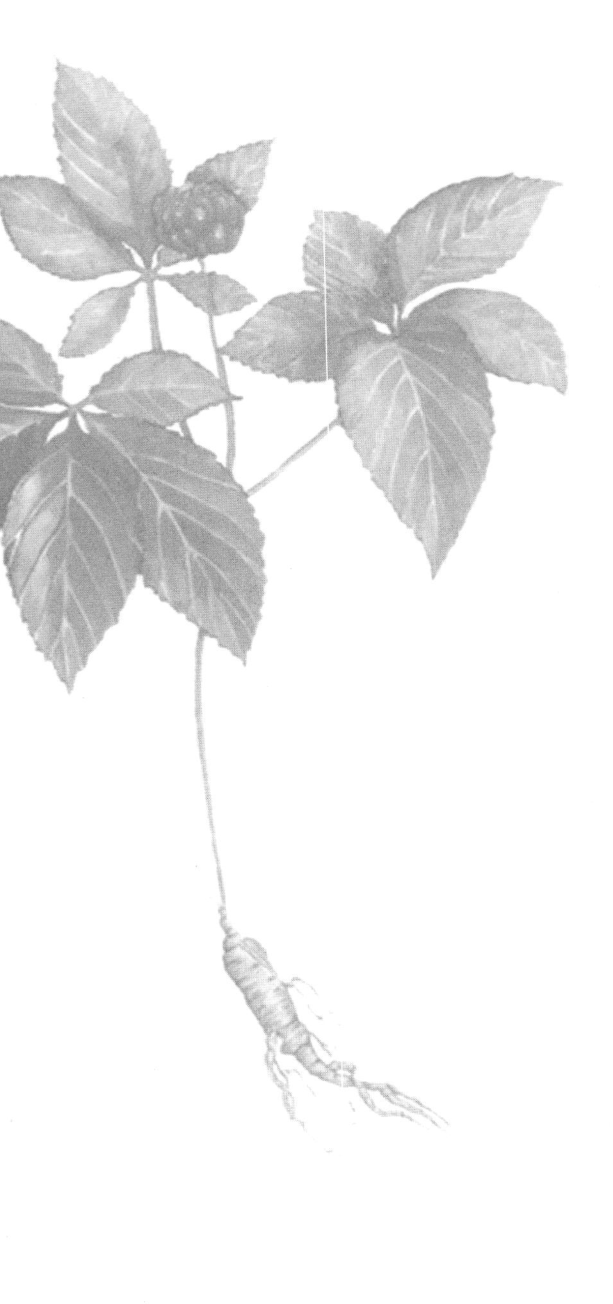

本草纲目总目

上通计一十六部六十类一千八百九十二种。

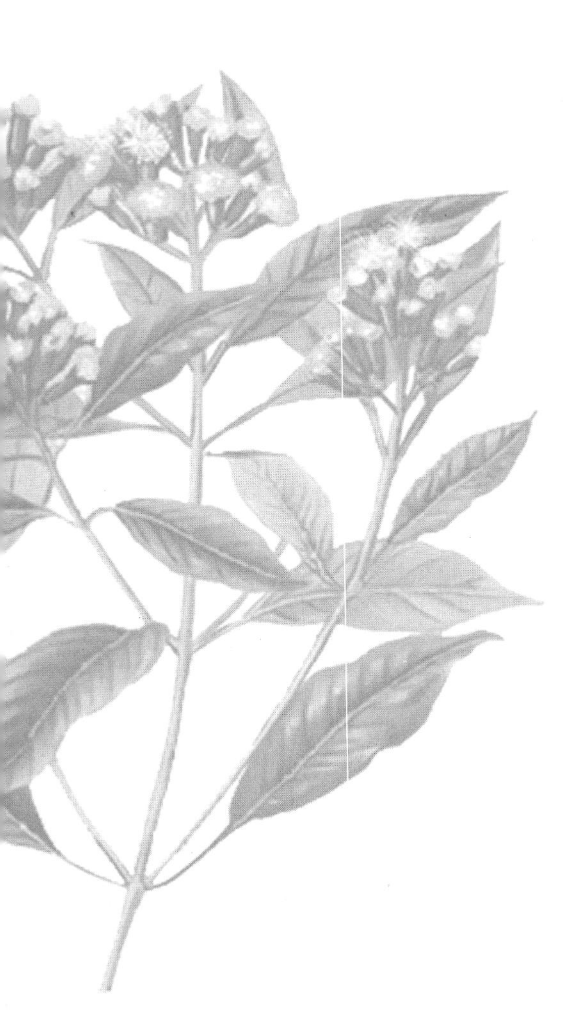

凡例

《神农本草》三卷，三百六十种，分上、中、下三品。梁·陶弘景增药一倍，随品附入。唐、宋重修，各有增附，或并或退，品目虽存，旧额淆混，义意俱失。今通列一十六部为纲，六十类为目，各以类从。三品书名，俱注各药之下，一览可知，免寻索也。

旧本玉、石、水、土混同，诸虫、鳞、介不别，或虫入木部，或木入草部，今各列为部，首以水、火，次之以土。水、火为万物之先，土为万物母也。次之以金、石，从土也。次之以草、谷、菜、果、木，从微至巨也。次之以服、器，从草木也。次之以虫、鳞、介、禽、兽，终之以人，从贱至贵也。

药有数名，今古不同，但标正名为纲，余皆附于释名之下，正始也。仍注各本草名目，纪原也。

唐、宋增入药品，或一物再出三出，或二物三物混注，今俱考正分别归并，但标其纲，而附列其目。如标龙为纲，而齿、角、骨、脑、胎、涎皆列为目；标粱为纲，而赤、黄粱米皆列为目之类。

诸品首以释名，正名也。次以集解，解其出产、形状、采取也。次以辨疑、正误，辨其可疑，正其谬误也。次以修治，谨炮炙也。次以气味，明性也。次以主治，录功也。次以发明，疏义也。次以附方，著用也。或欲去方，是有体无用矣。旧本附方二千九百三十五，今增八千一百六十一。

唐、宋以朱墨圈盖分别古今，经久讹谬，今既板刻，但直书诸家本草名目于药名、主治之下，便览也。

诸家本草，重复者删去，疑误者辨正，采其精粹，各以人名书于诸款之下，不没其实，且是非有归也。

诸物有相类而无功用宜参考者，或有功用而人卒未识者，俱附录之。无可附者，附于各部之末。盖有隐于古而显于今者，如莎根即香附子，陶氏不识而今则盛行，辟虺雷昔人罕言，而今充方物之类，虽冷僻不可遗也。

唐、宋本所无，金、元、我明诸医所用者，增入三十九种。时珍续补三百七十四种。虽曰医家药品，其考释性理，实吾儒格物之学，可裨《尔雅》《诗疏》之缺。

旧本序例重繁，今止取神农为正，而旁采《别录》诸家附于下，益以张、李诸家用药之例。

古本百病主治药，略而不切，王氏《集要》、祝氏《证治》亦约而不纯，今分病原列之，以便施用，虽繁不紊也。

神农旧目及宋本总目，附于例后，存古也。

本草纲目附图卷之上

金石部金类附图		
	水　金	山　金
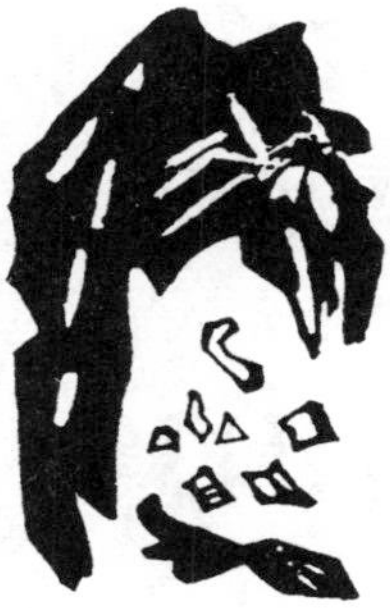	银	锡吝脂银矿

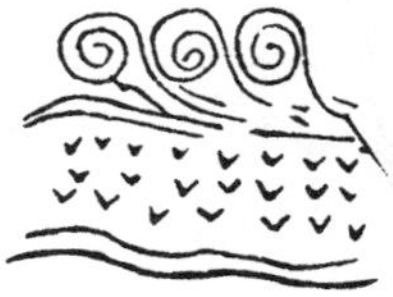

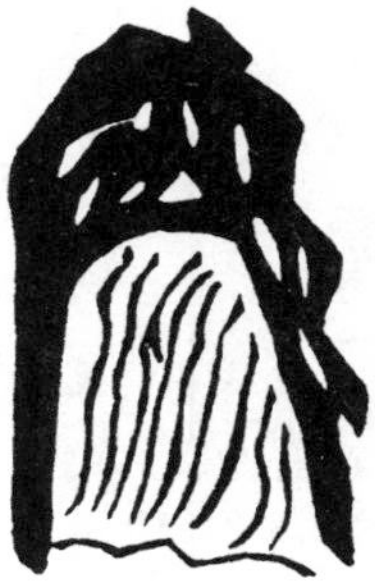

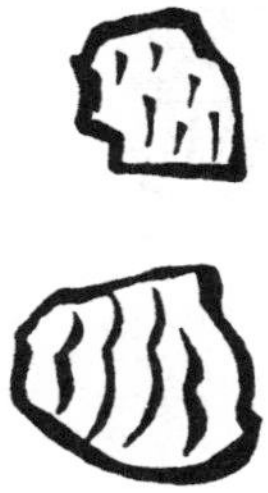

自然铜	铜　矿	铅
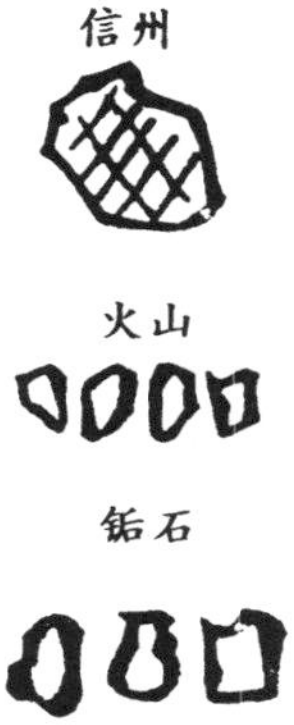 信州 火山 銛石		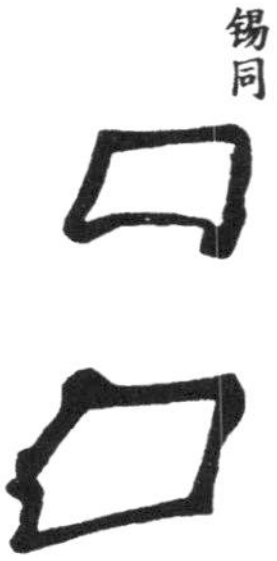 锡同
密陀僧	铁	钢　铁

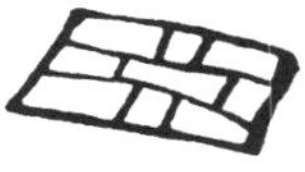

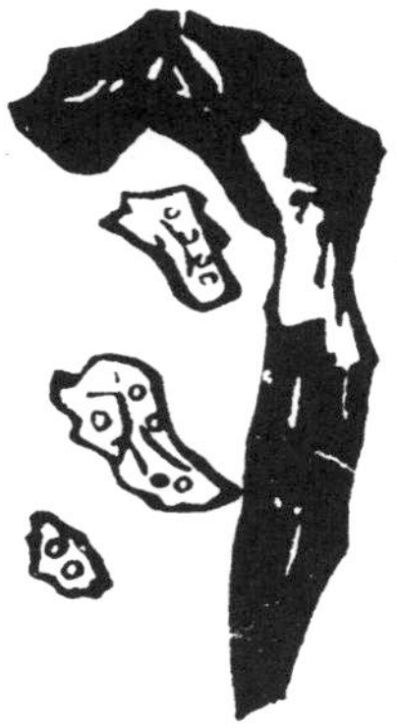

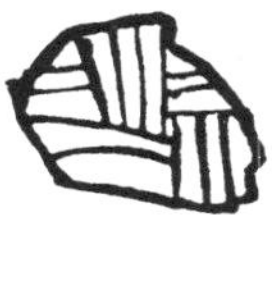

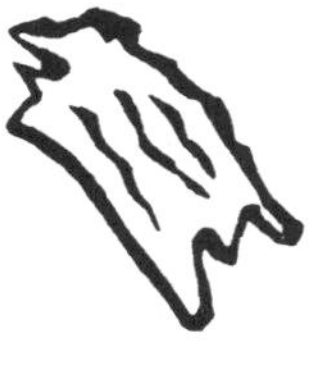

玉类附图

玉	青琅玕
珊　瑚	玛　脑

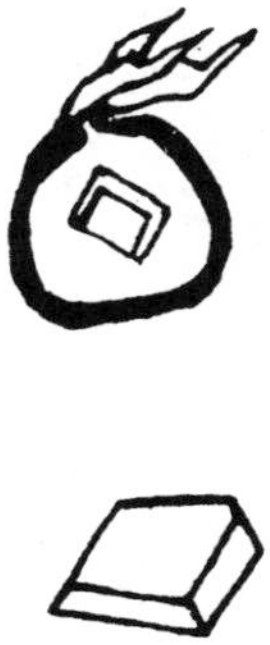

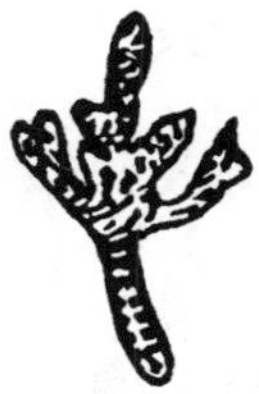

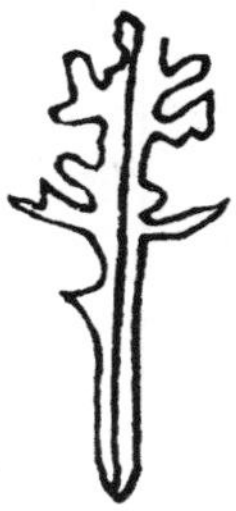

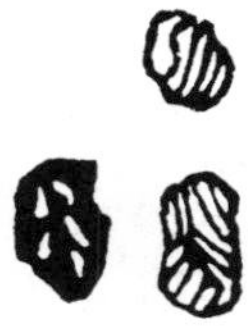

宝　石	玻　璃	水　精
琉　璃	云　母	白石英

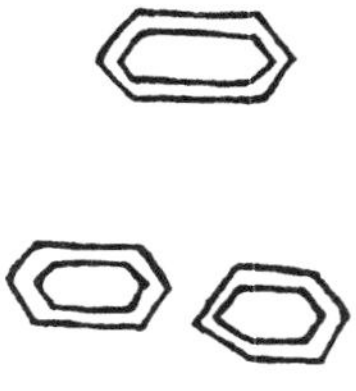

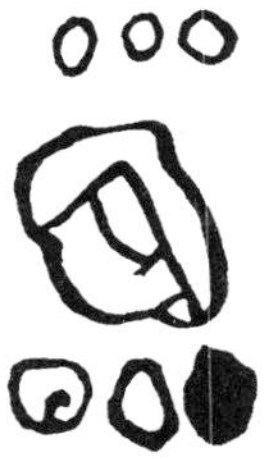

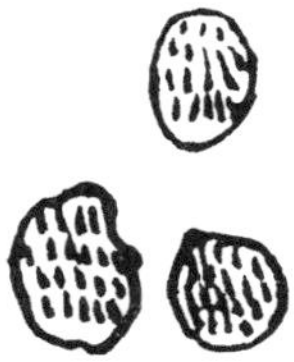

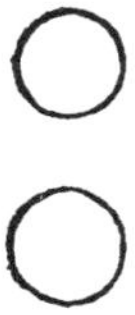

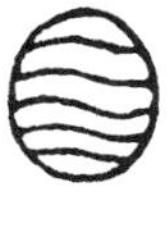

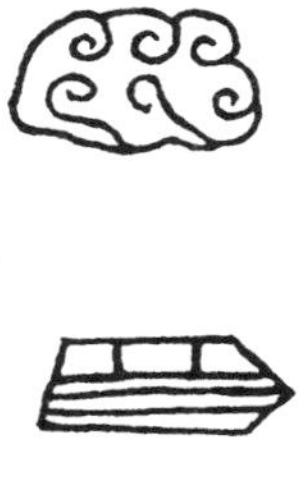

紫石英	菩萨石
	峨眉石

金石部石类上附图

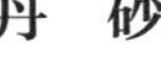

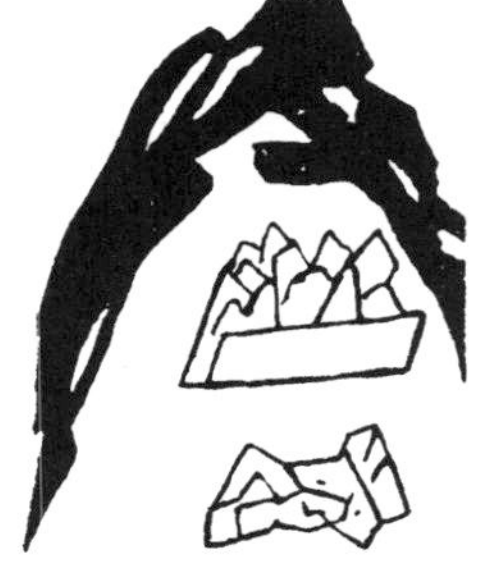

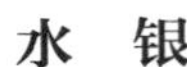

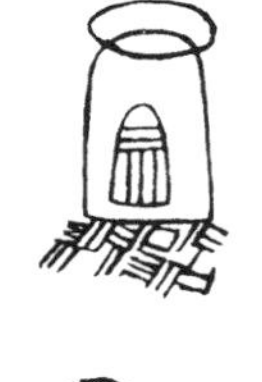

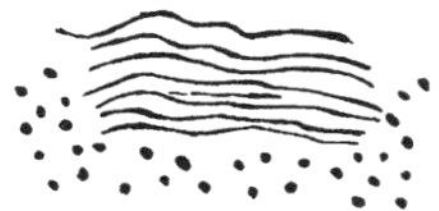

雄 黄

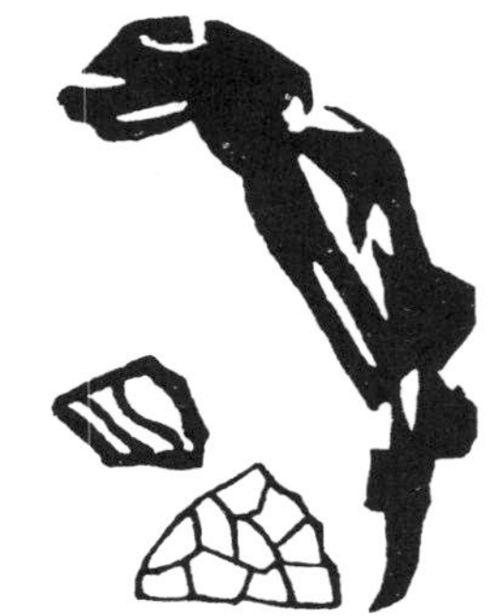

雌 黄

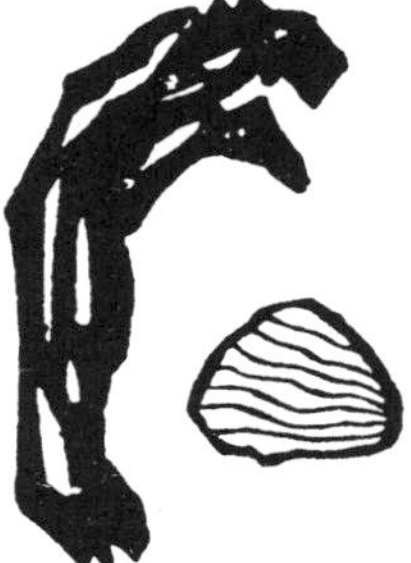

石　膏	理　石	长　石
方解石	滑　石	不灰木 潞州

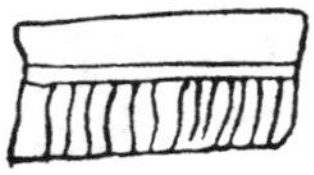

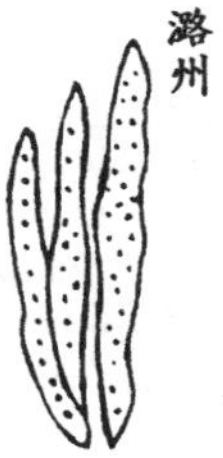

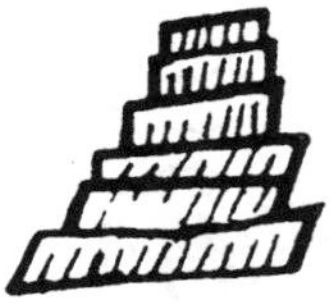

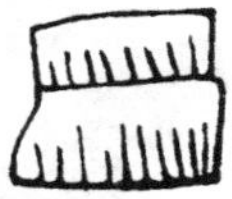

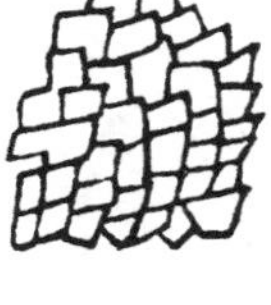

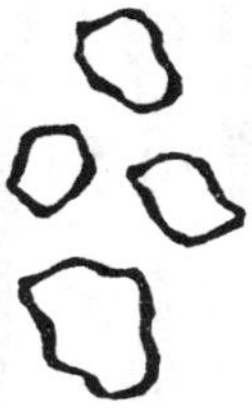

五色石脂	无名异	井泉石
		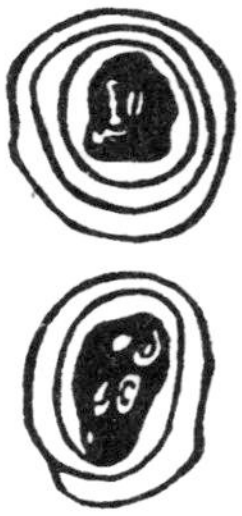 深州
蜜栗子	**石钟乳**	**土殷蘖**
	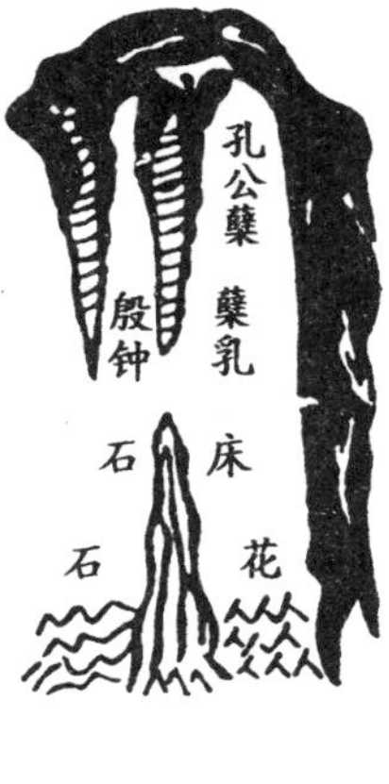 孔公蘖 殷 蘖 钟 乳 石 床 石 花	

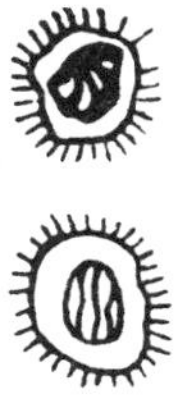

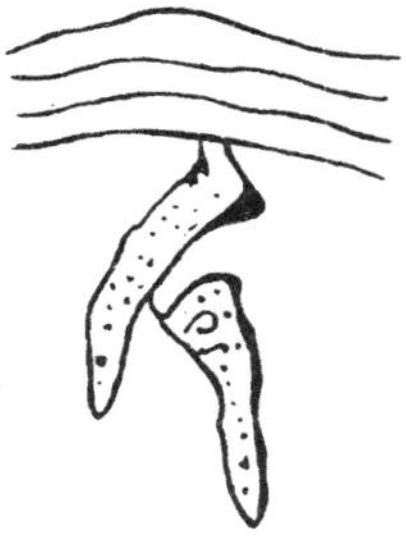

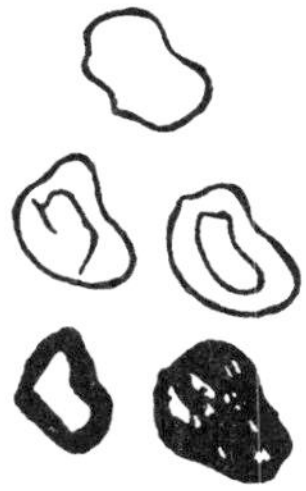

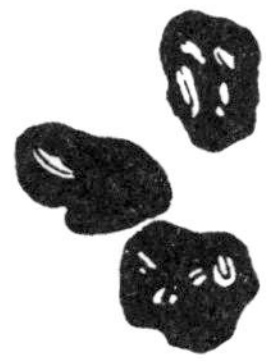

石　脑

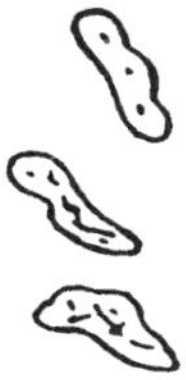

石脑油

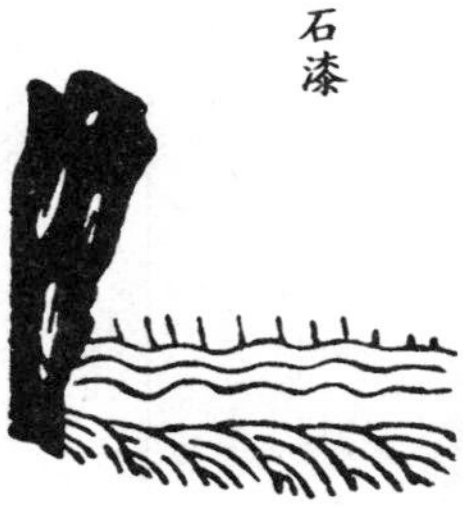

石漆

石　炭

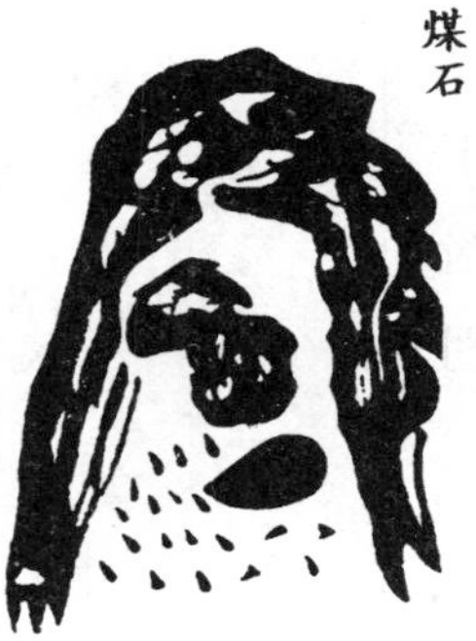

煤石

石灰矿

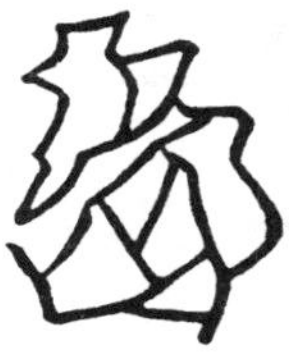

海浮石

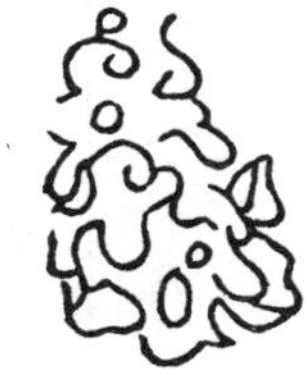

金石部石类下附图

阳起石

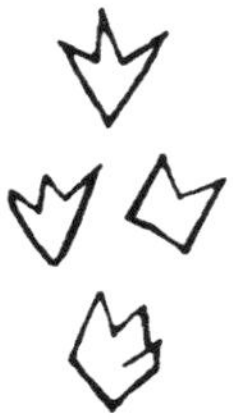

玄石

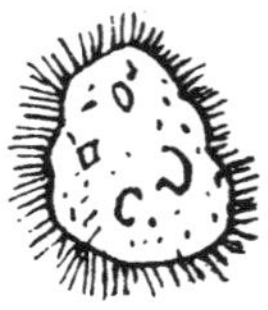

慈石

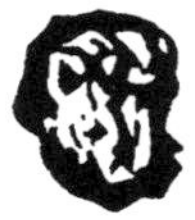

代赭石

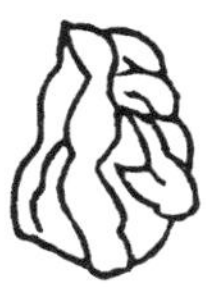

禹余粮

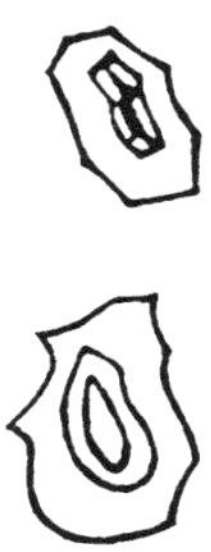

中有水者石中黄

空青	曾青	绿青
色白腹实者扁青		扁青
石胆	礜石	砒石
	特生礜石	生砒 砒霜

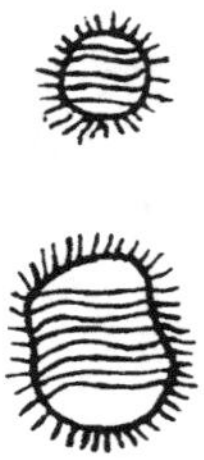

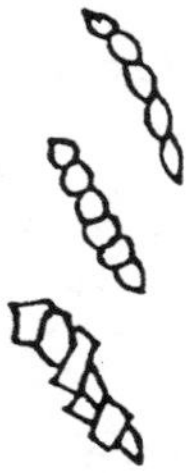

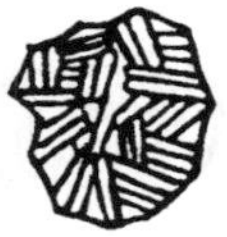

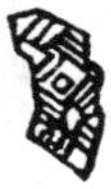

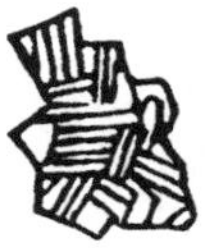

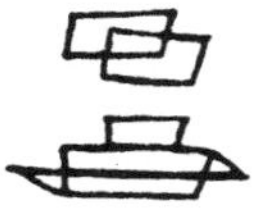

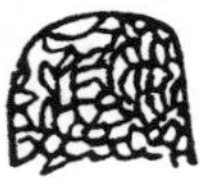

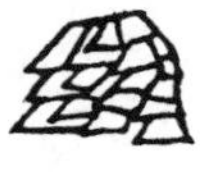

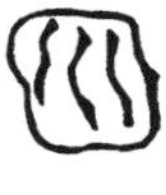

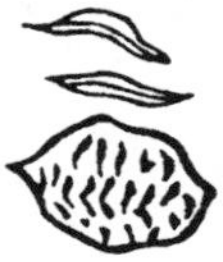

金星石	婆娑石	青礞石
银星石		
花乳石	白羊石	金牙石
	黑羊石	

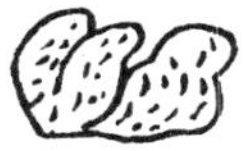

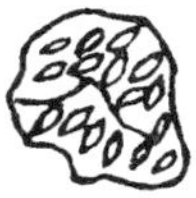

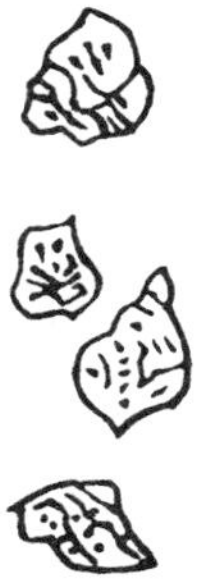

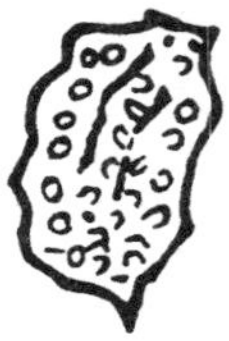

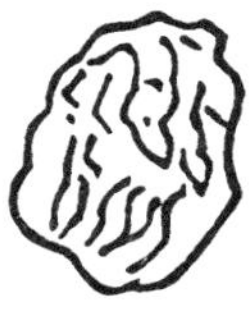

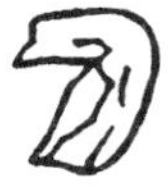

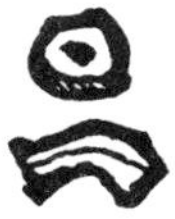

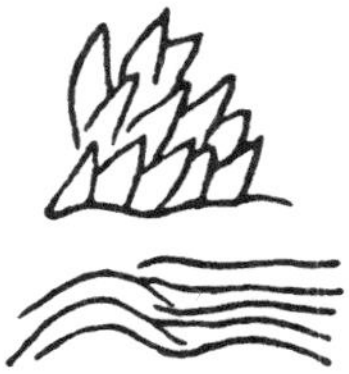

金刚石	砺　石	姜　石
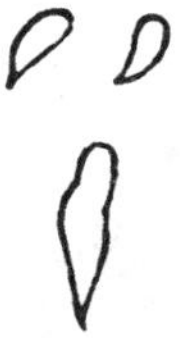	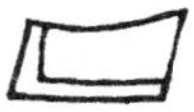 越　砥 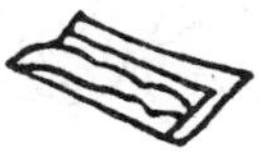	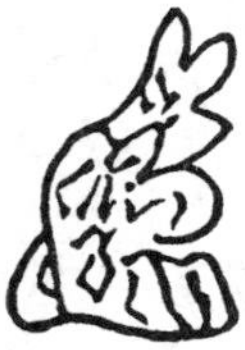
麦饭石	水中白石	石　燕

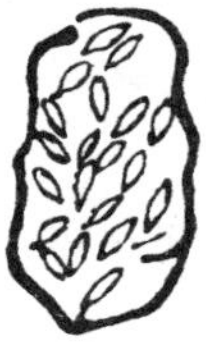

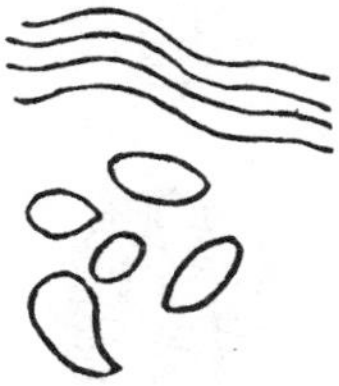

零陵

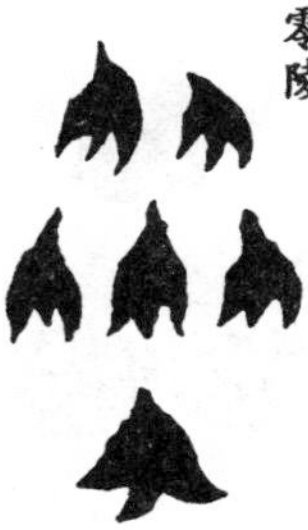

石蟹	石蛇	石蚕
南恩州	南恩州	
石鳖	蛇黄	霹雳石
		钻斧楔 砧丸墨

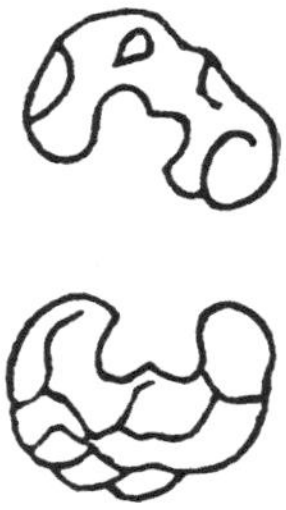

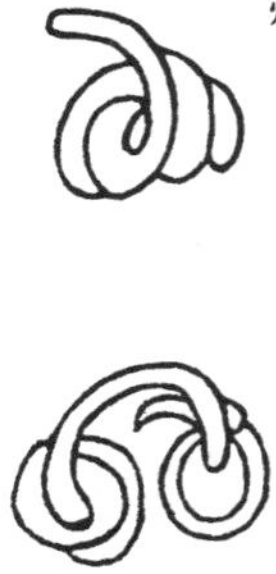

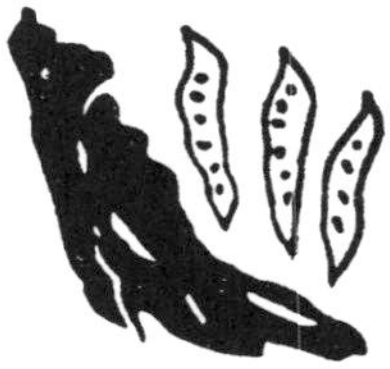

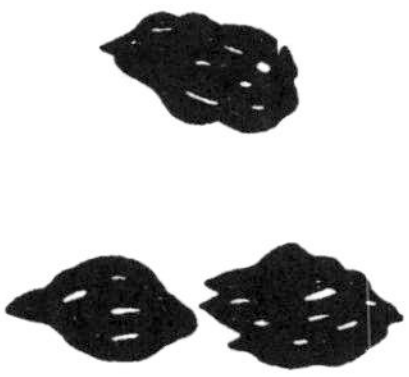

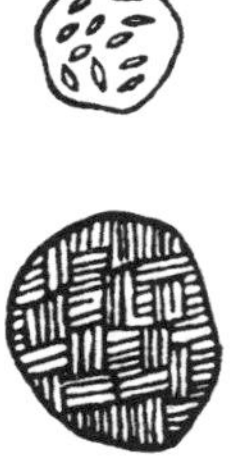

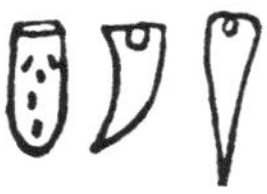

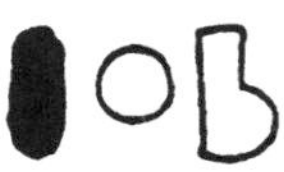

石部卤石类附图

海盐

池盐

井盐

石盐

戎　盐	光明盐	卤　硷
凝水石	玄精石	朴消芒消

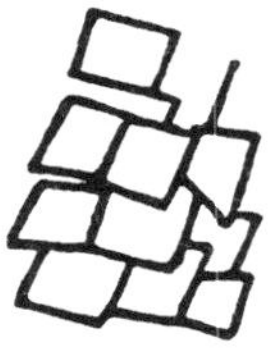

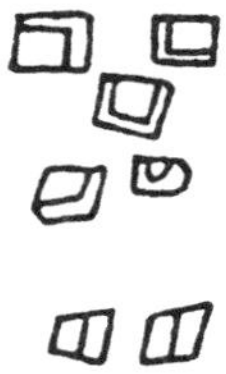

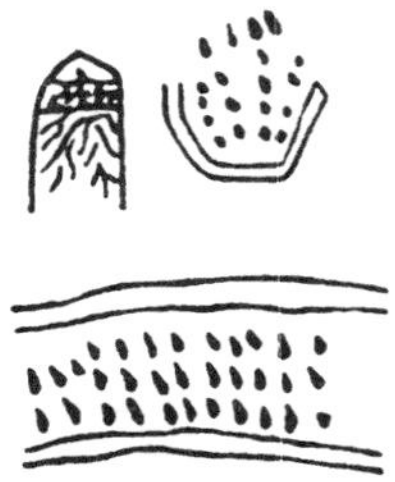

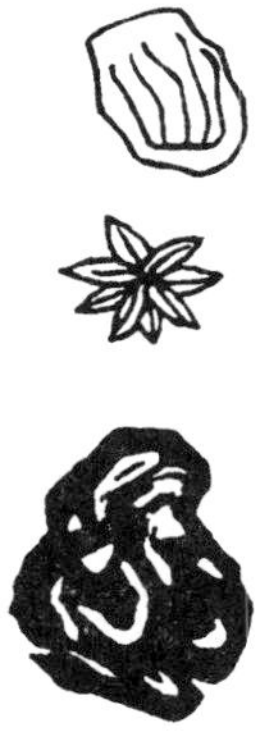

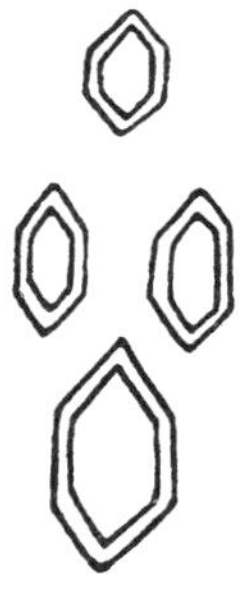

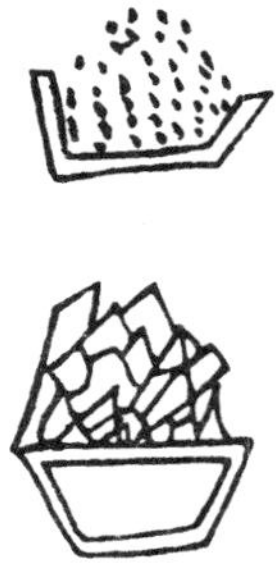

消石	硇砂	蓬砂
焰消		
石流黄	**石矾**	**绿矾**
	白矾	皂矾

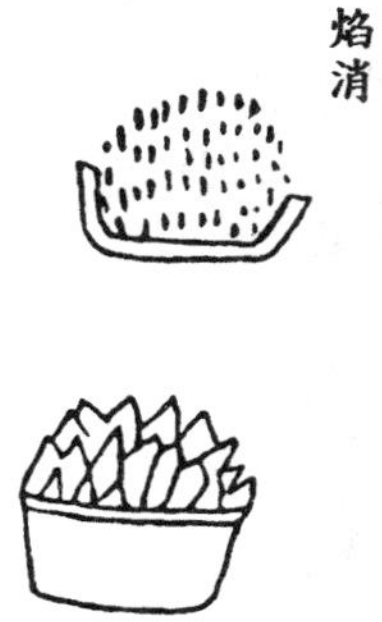

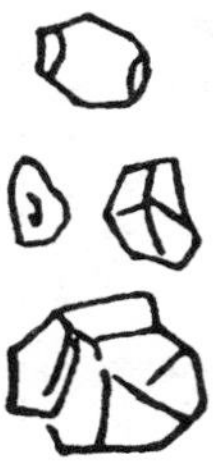

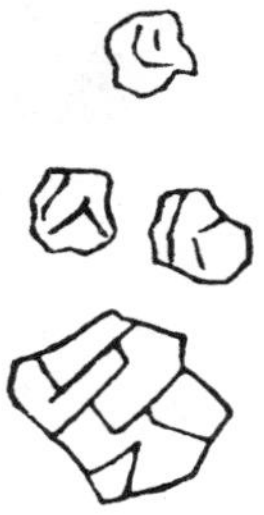

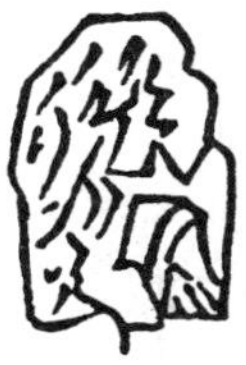

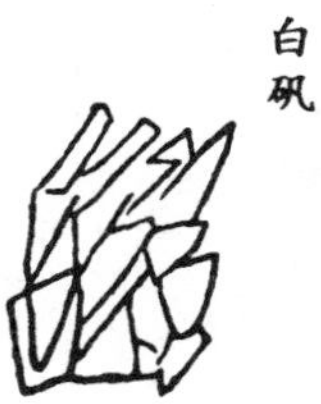

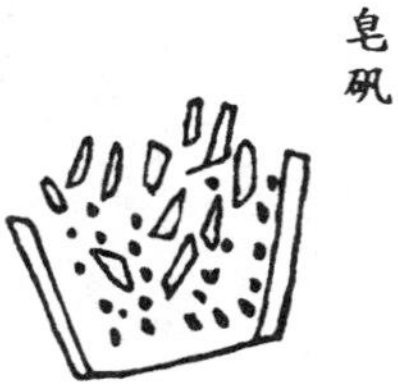

草部山草类上附图

甘草

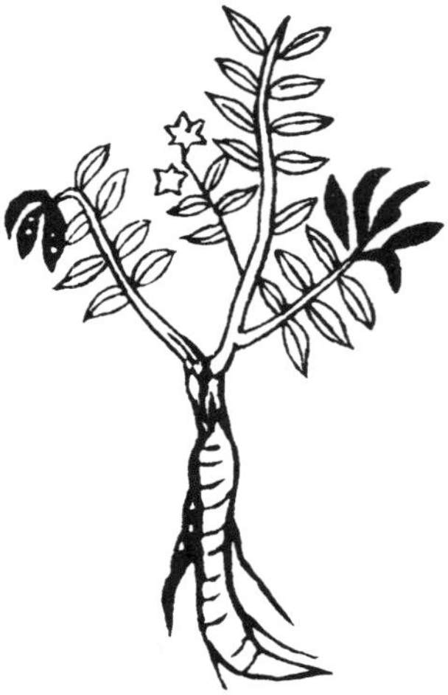

黄耆

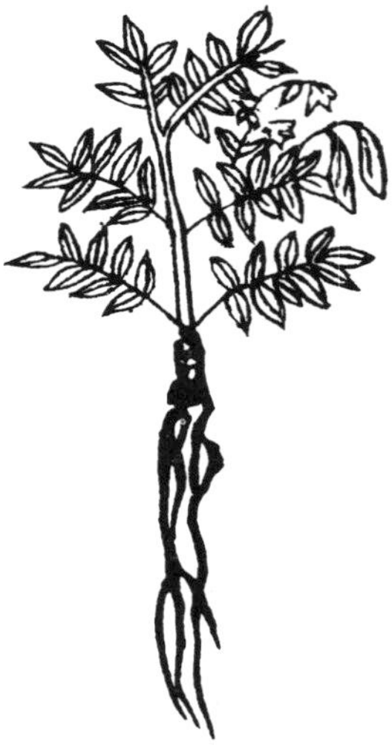

人参

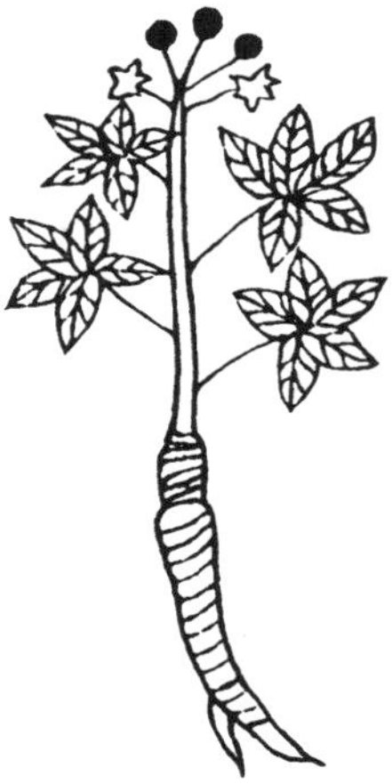

沙参

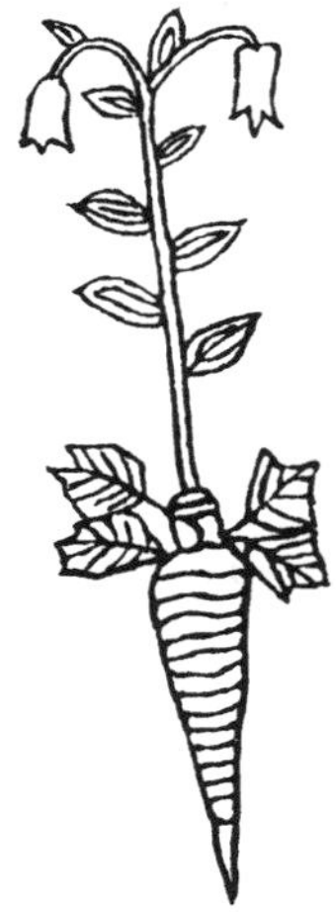

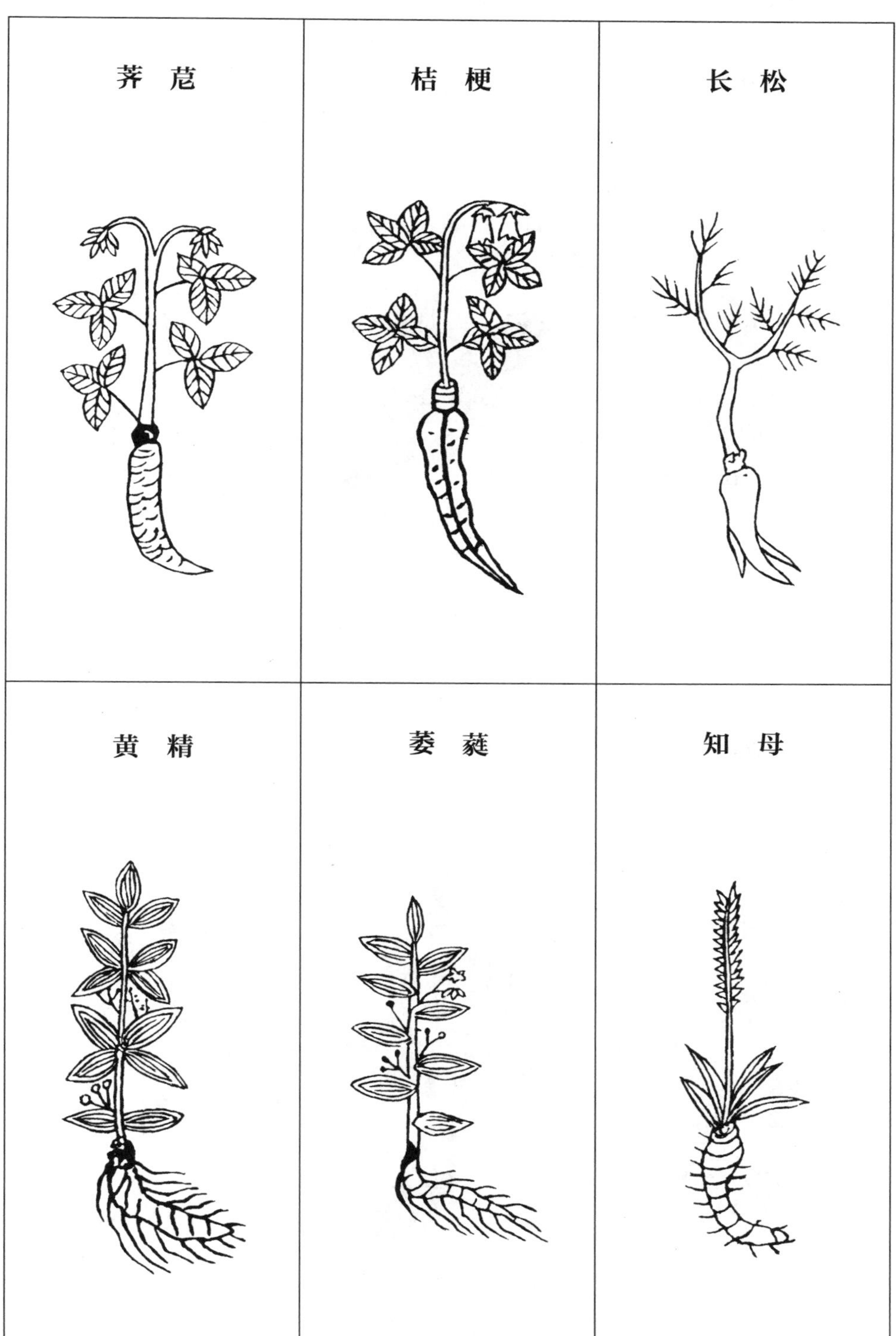
荠苨
桔梗
长松
黄精
萎蕤
知母

肉苁蓉	列　当	锁　阳
赤箭天麻	苍　术	白　术

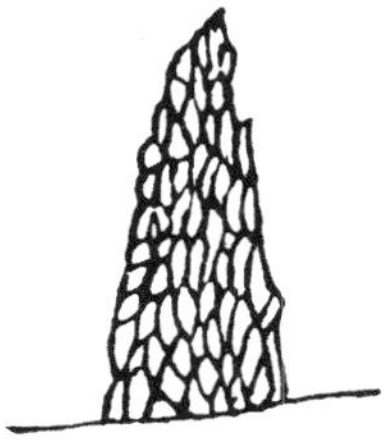

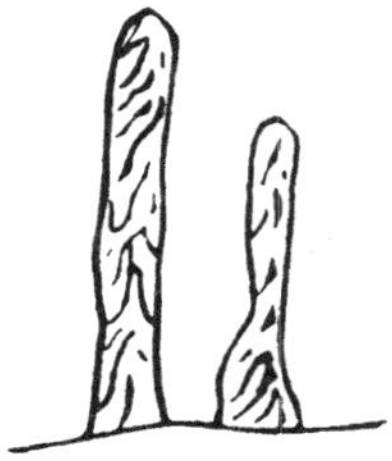

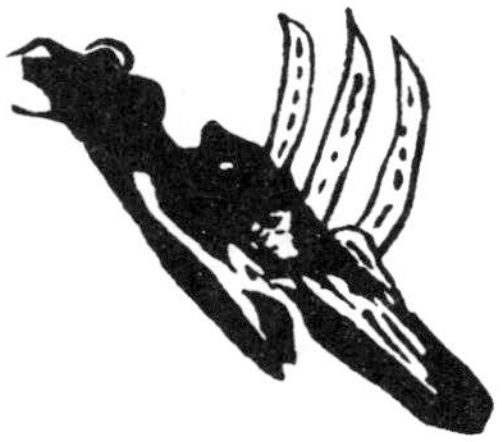

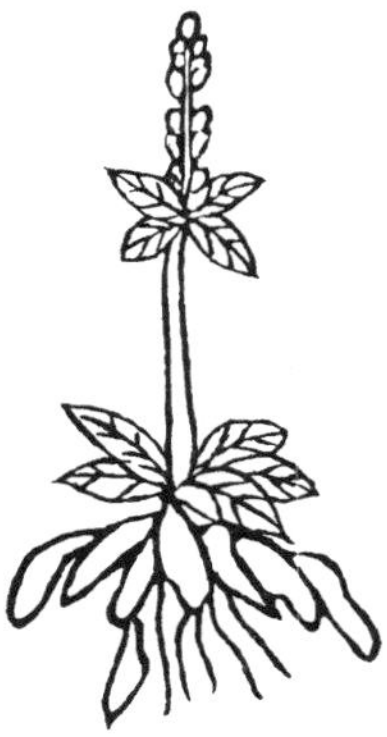

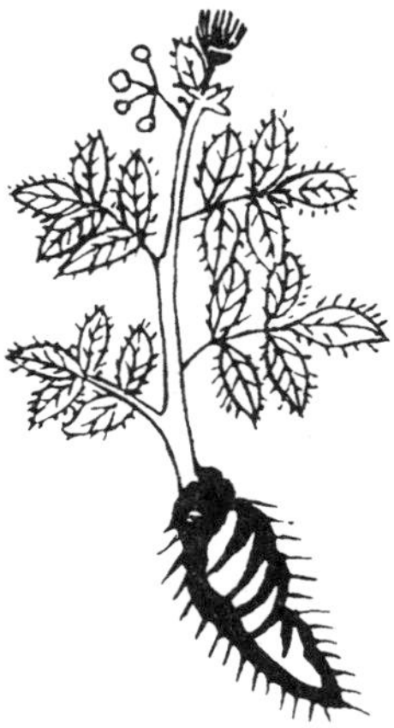

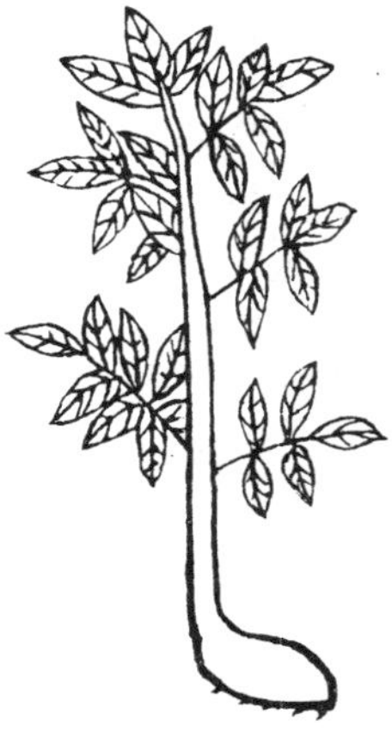

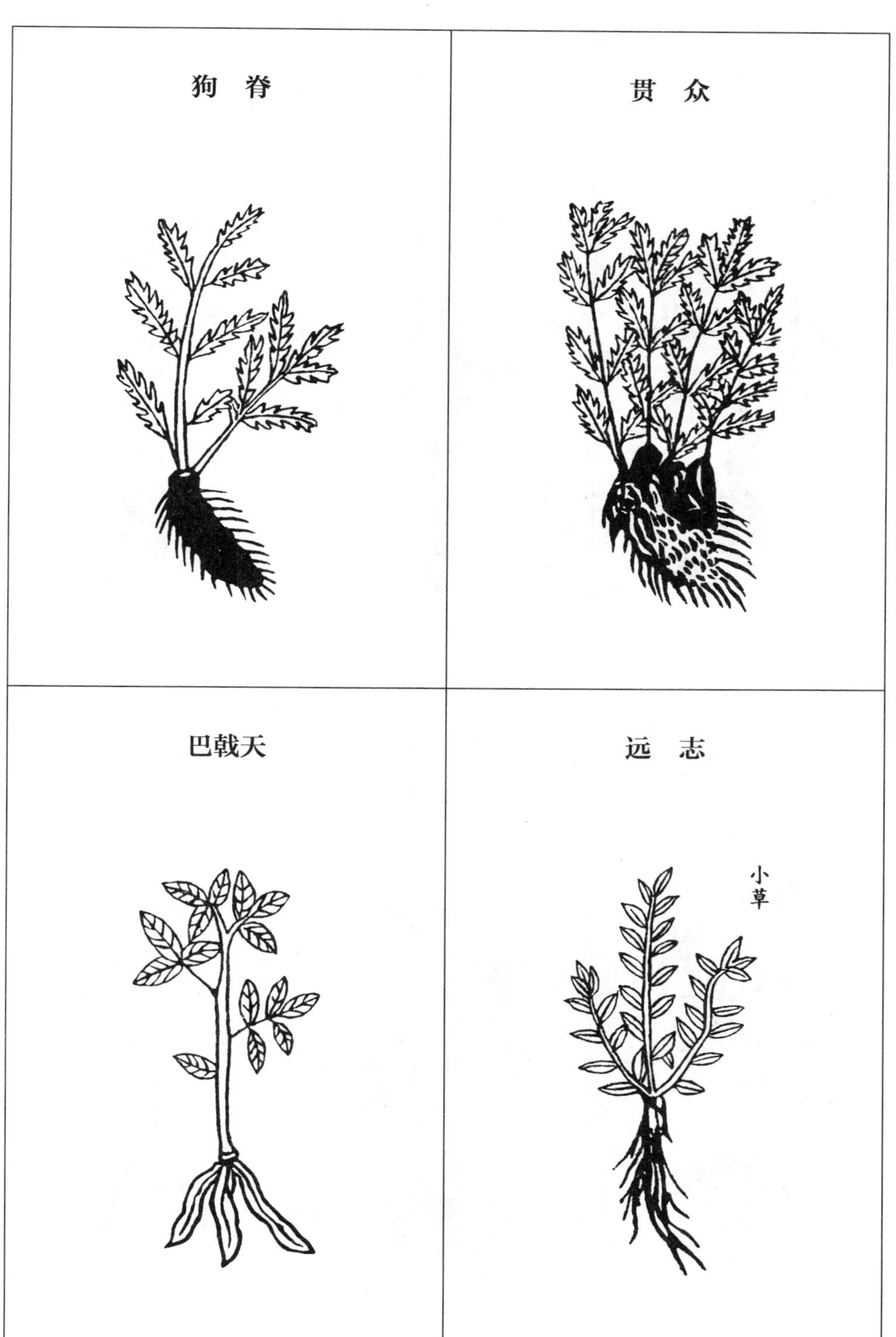
狗脊
贯众
巴戟天
远志
小草

淫羊藿	仙　茅	玄　参
地　榆	丹　参	紫　参

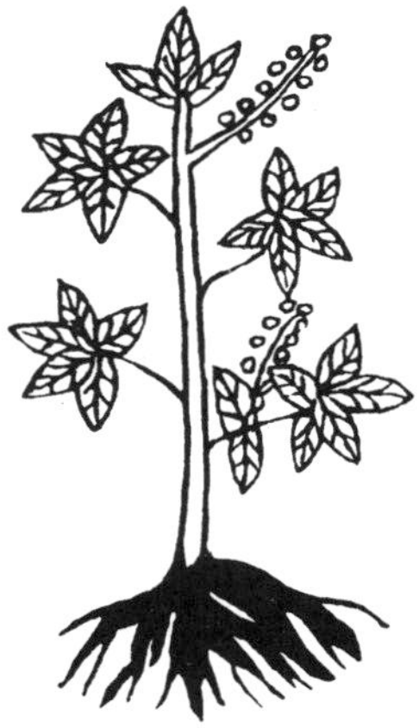

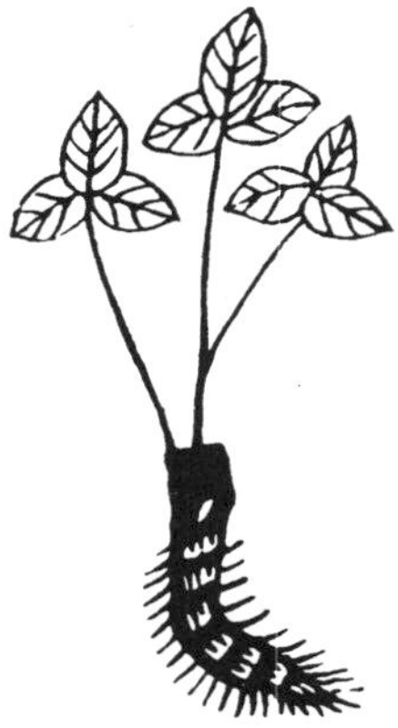

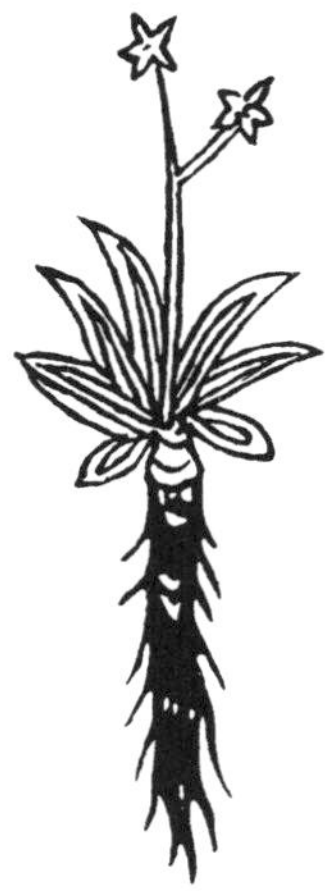

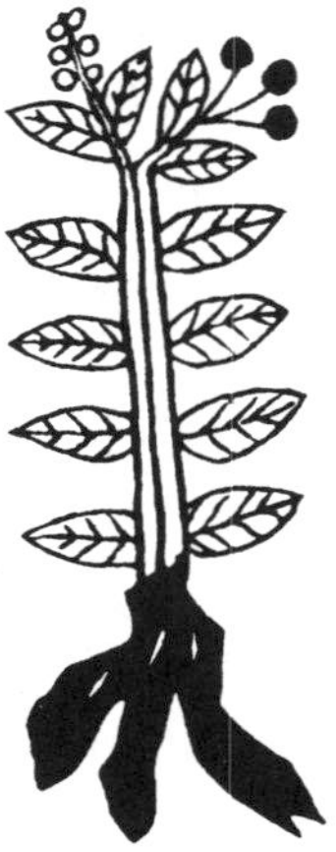

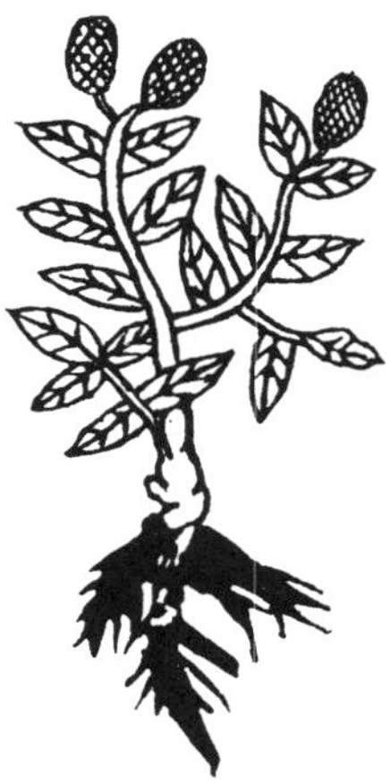

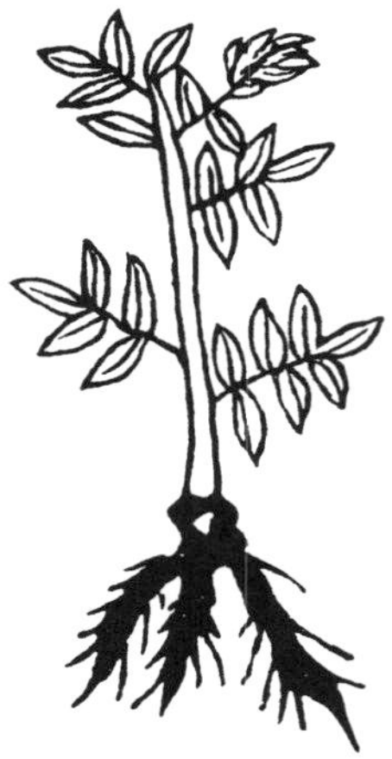

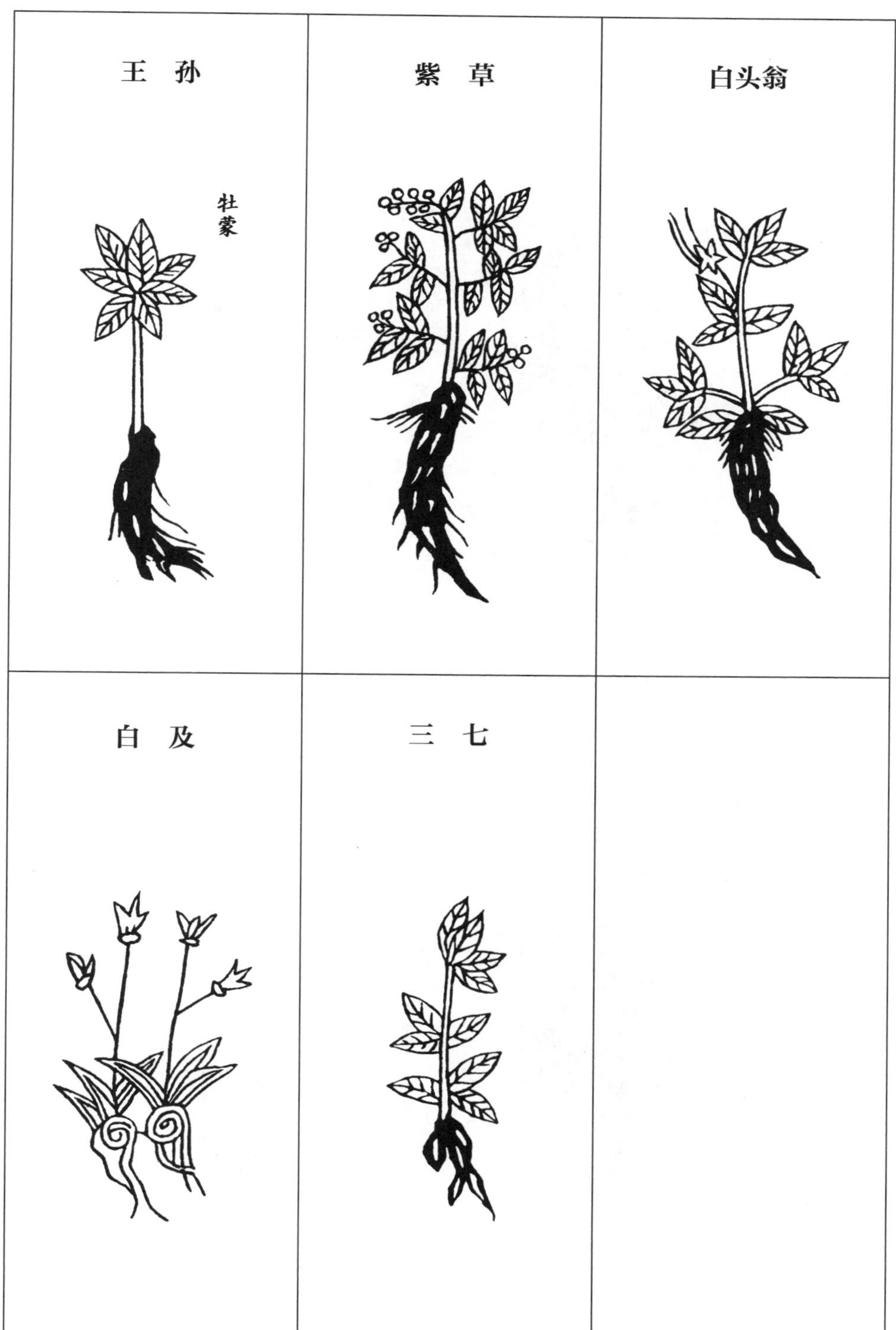
王 孙
牡蒙
紫 草
白头翁
白 及
三 七

草部山草类下附图

黄连

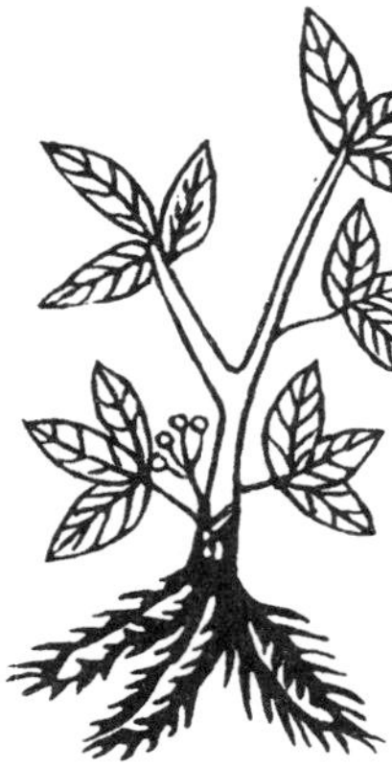

胡黄连

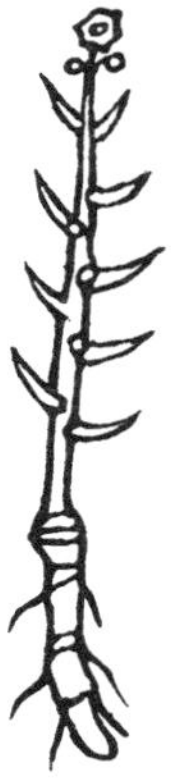

黄芩

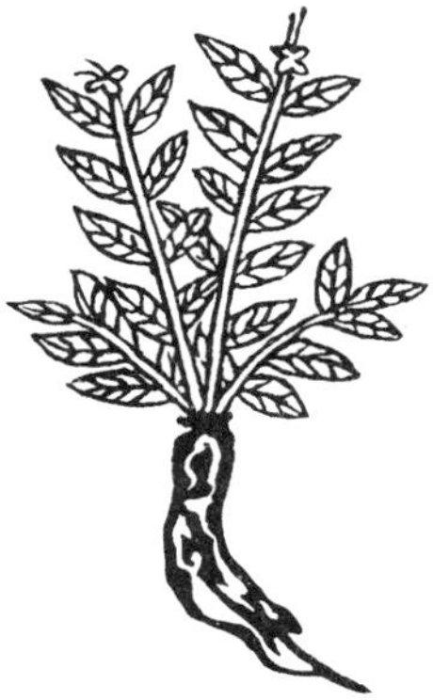

秦艽

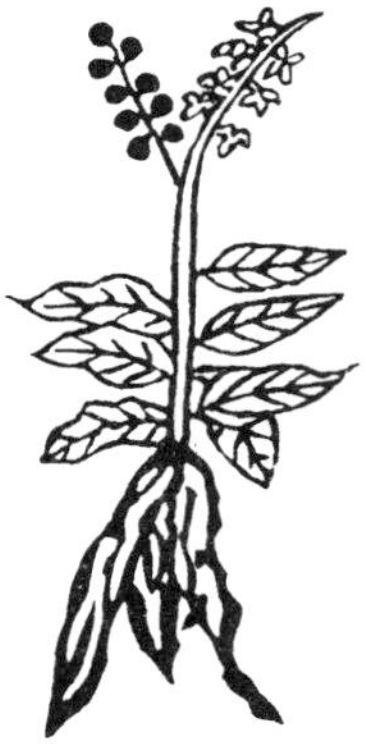

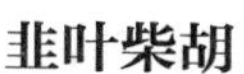

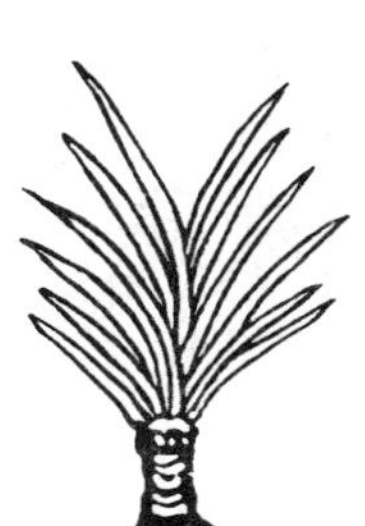

竹叶柴胡

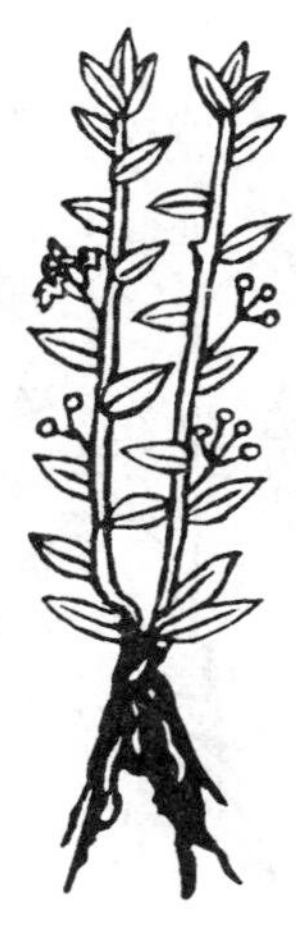

前　胡

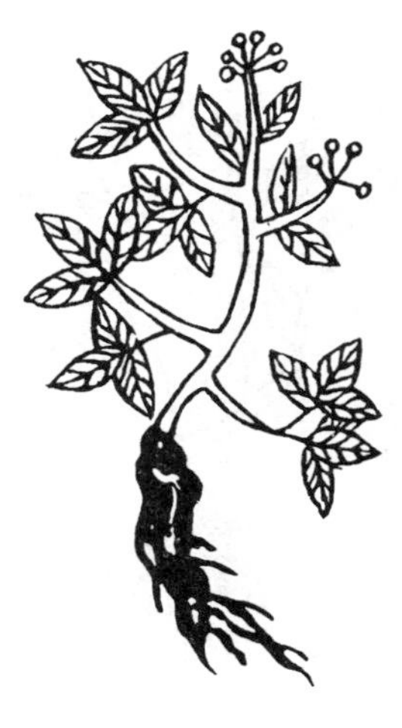

防　风

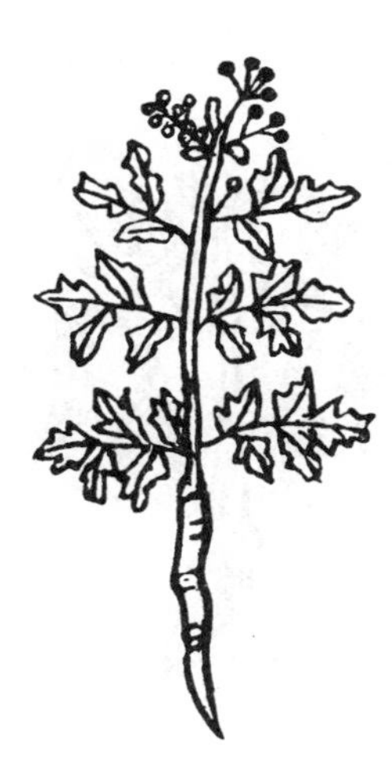

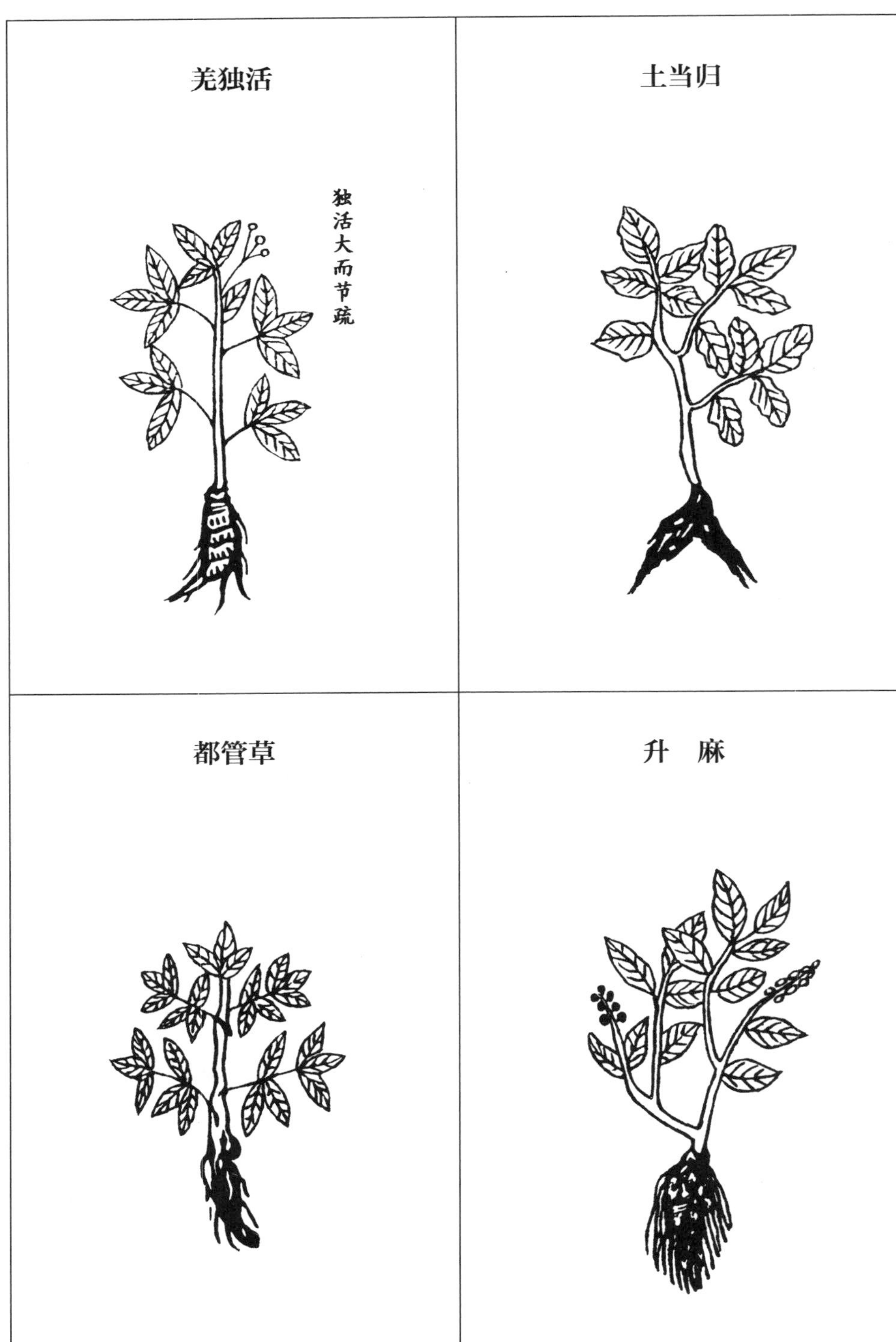
羌独活
独活大而节疏
土当归
都管草
升　麻

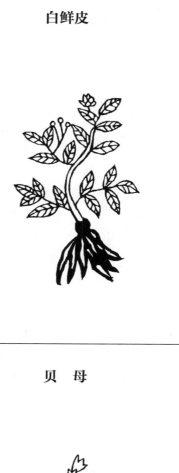

苦　参	白鲜皮
延胡索	贝　母

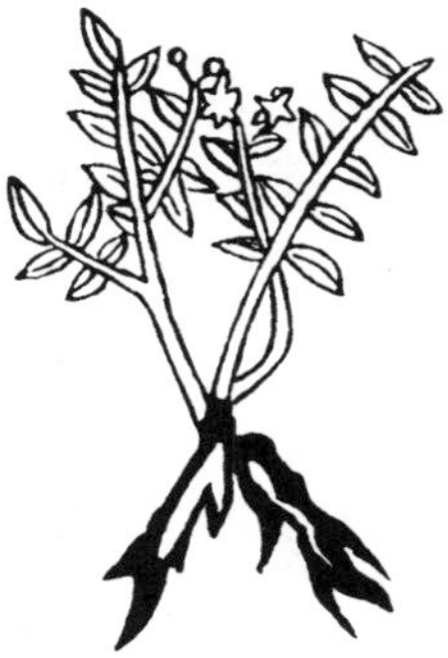

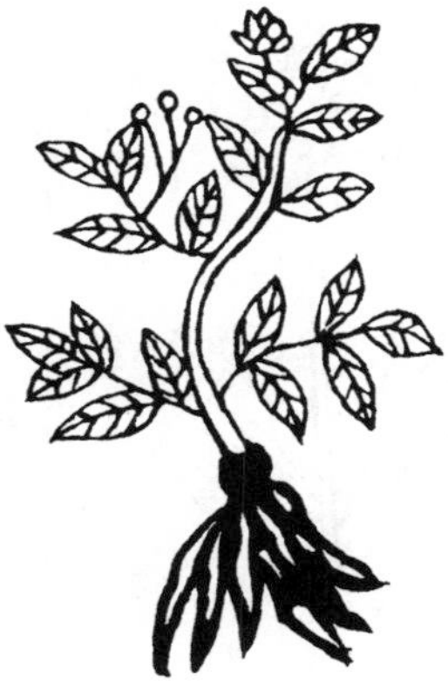

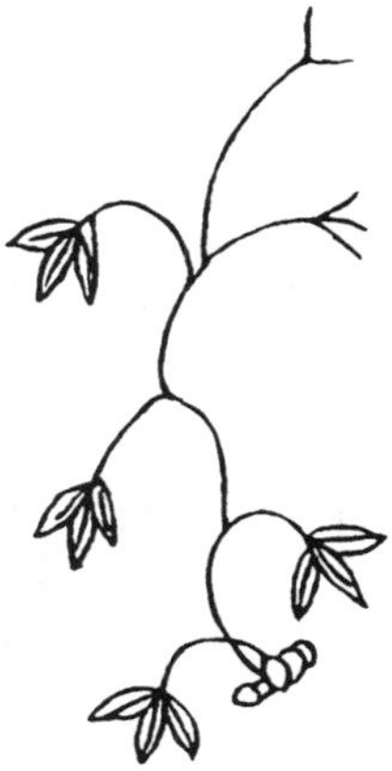

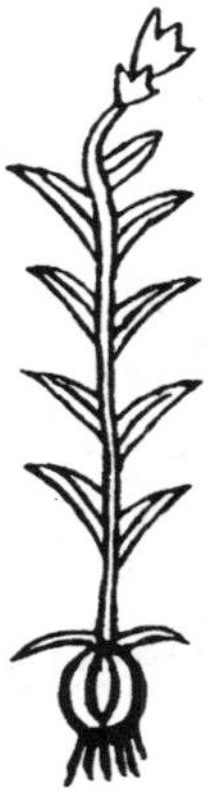

山慈菇	石　蒜	水　仙
白　茅	地筋菅茅	芒

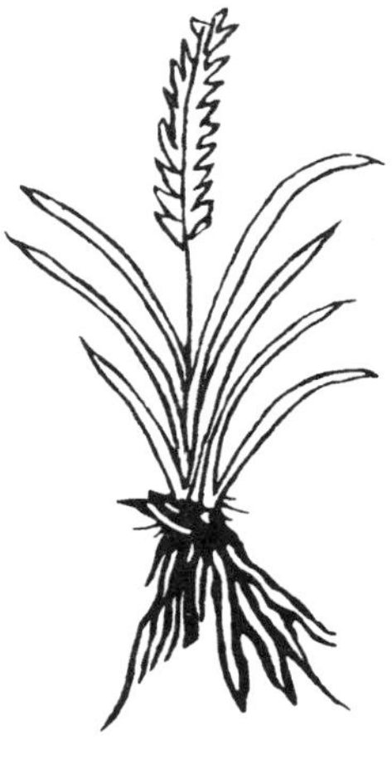

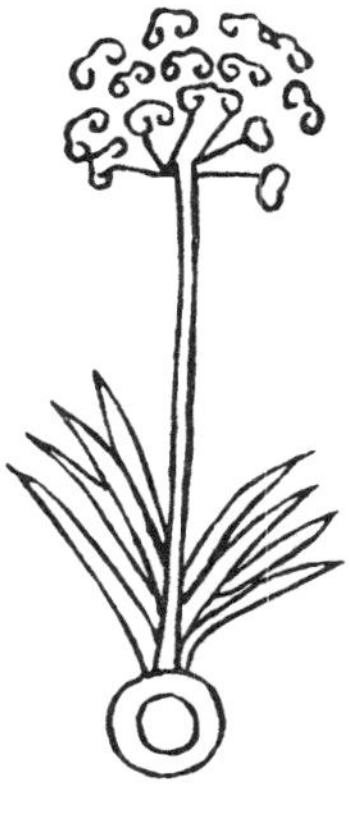

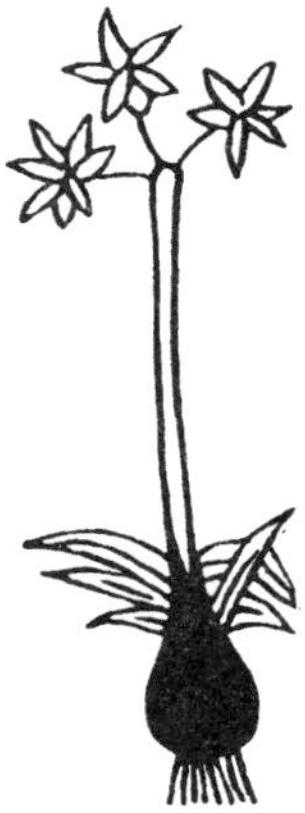

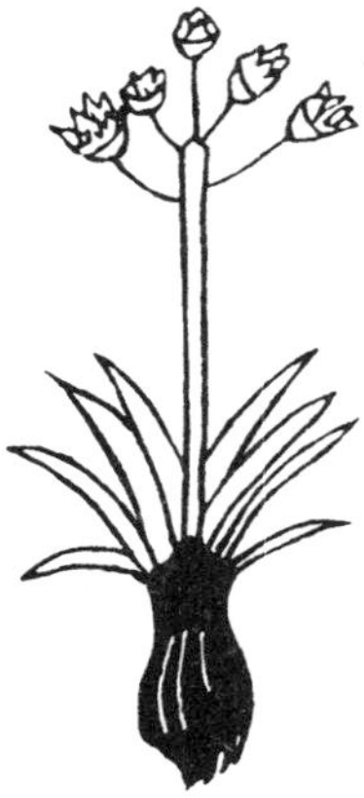

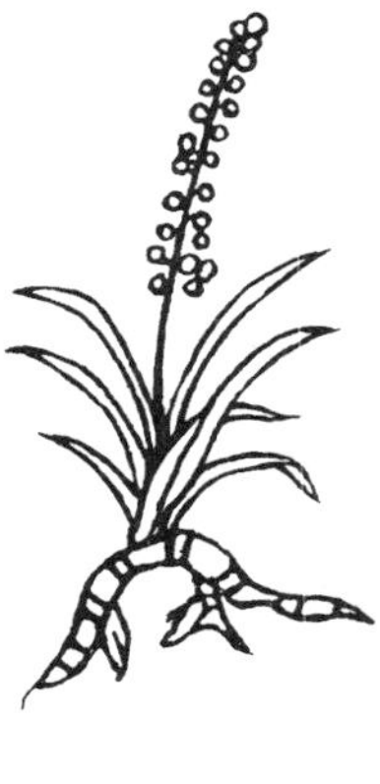

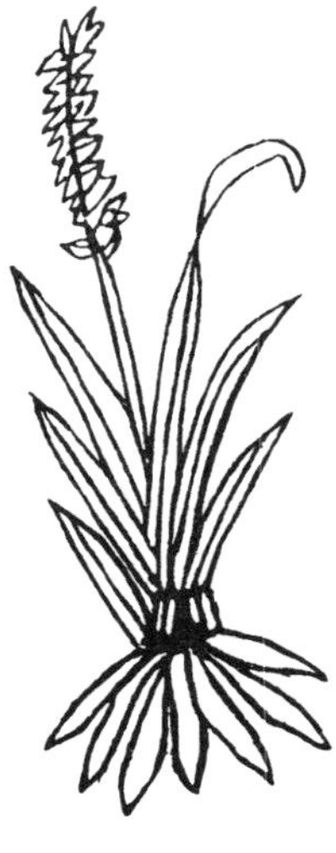

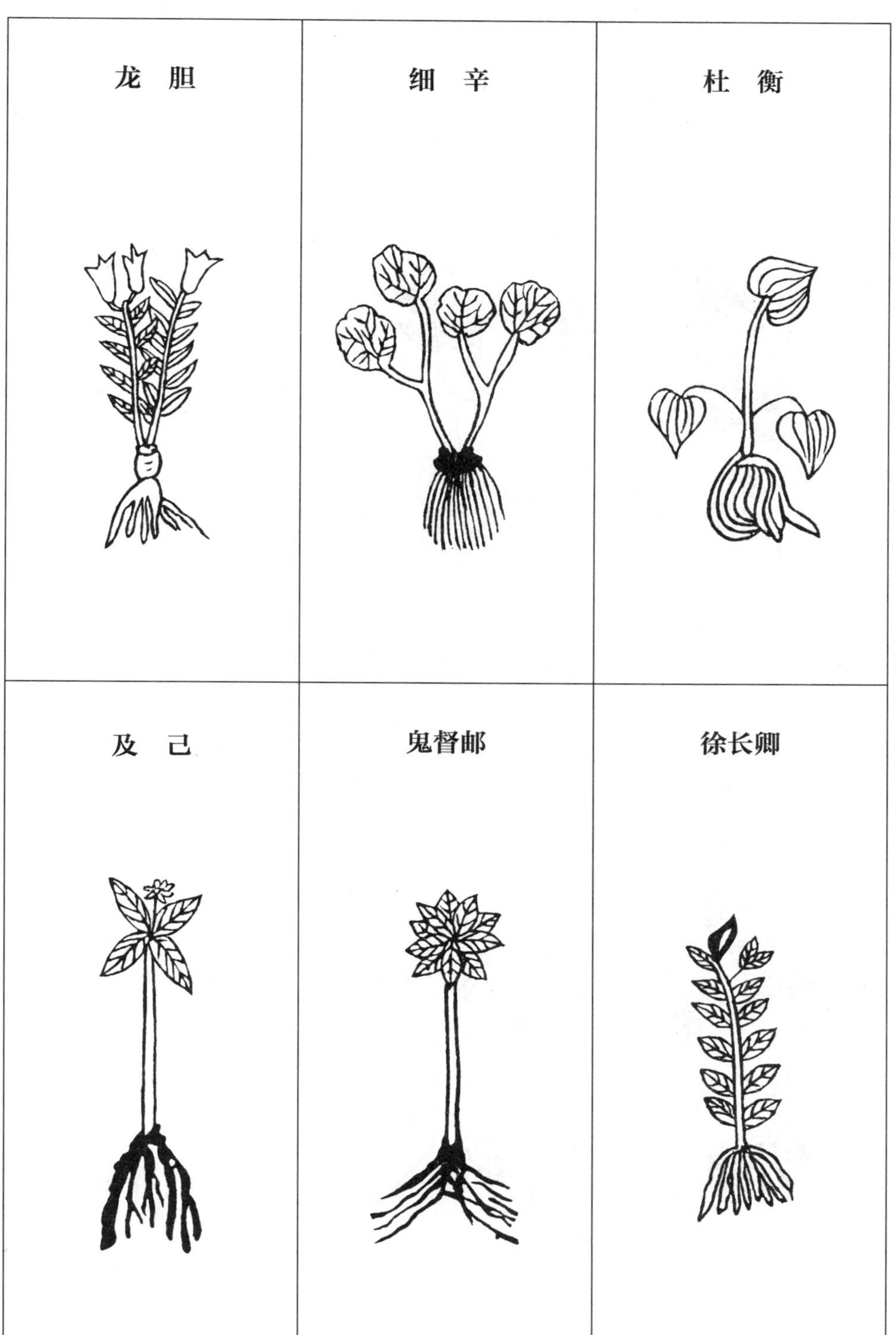
龙 胆
细 辛
杜 衡
及 己
鬼督邮
徐长卿

白　微	白　前	朱砂根
辟虺雷	锦地罗	紫金牛

拳　参	铁线草

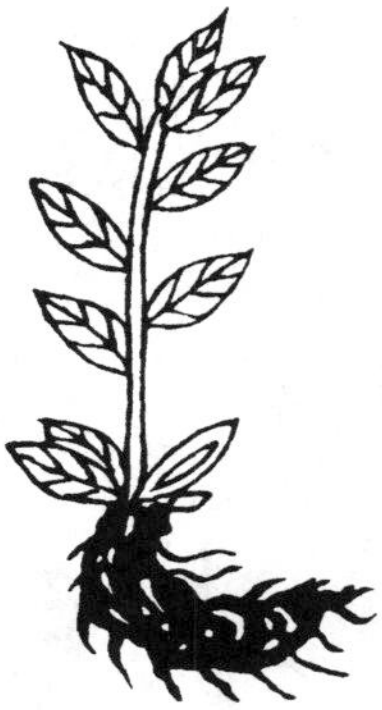

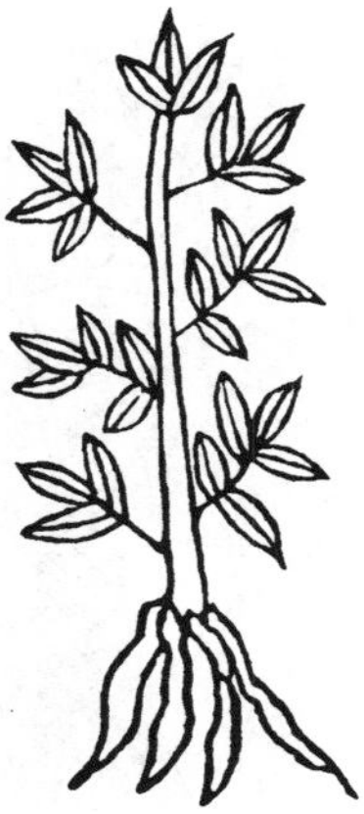

草部芳草类附图

当　归

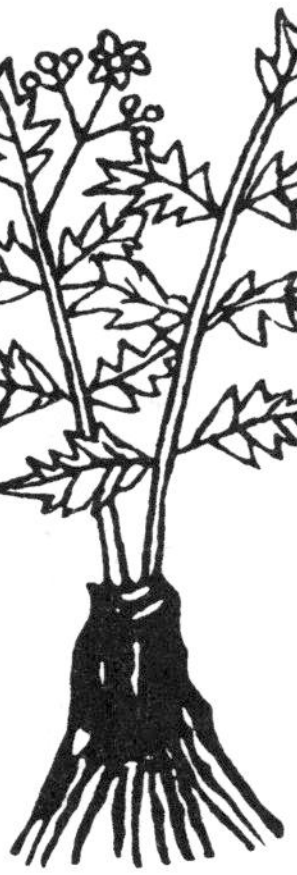

芎䓖蘼芜

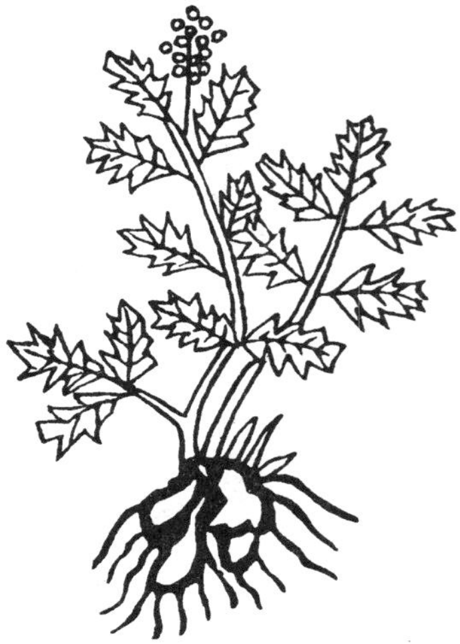

蛇　床

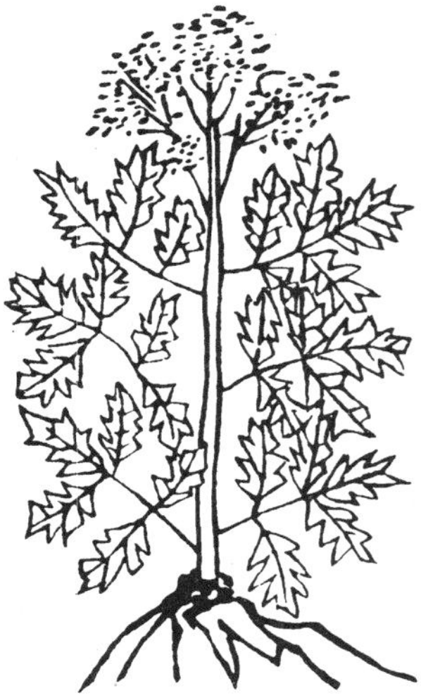

藁　本

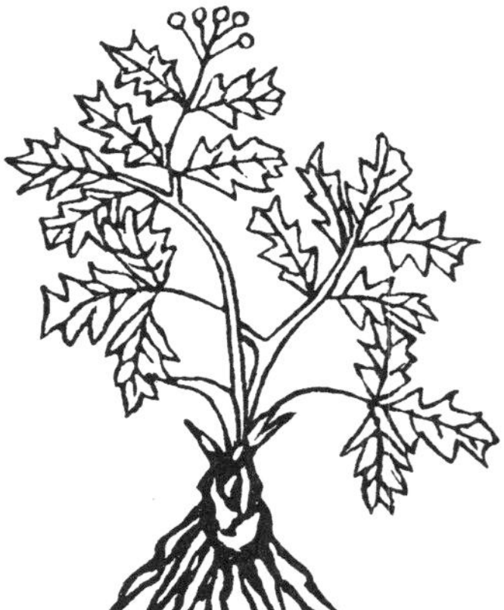

蜘蛛香	白芷香
芍　药	牡　丹

广州木香	甘松香	山　柰
廉　姜	杜　若	山　姜

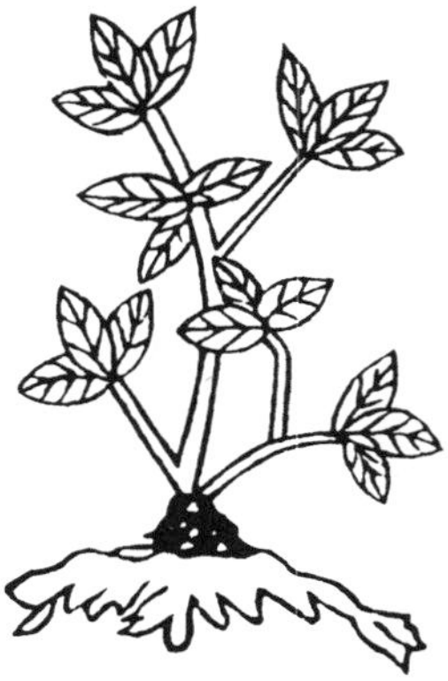

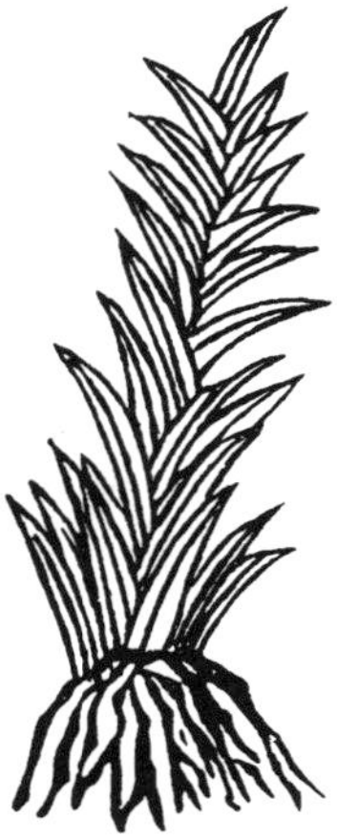

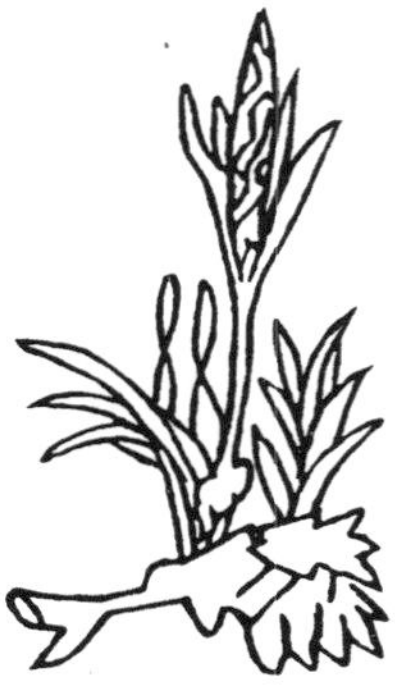

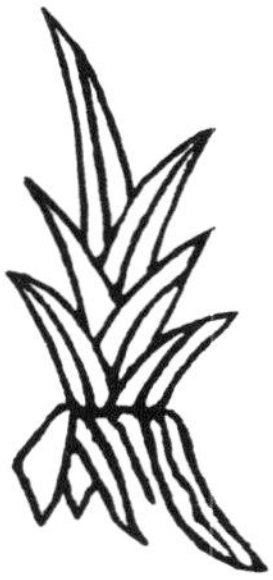

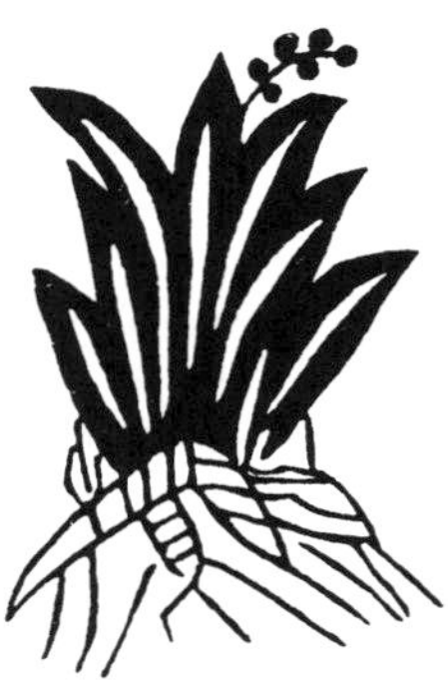

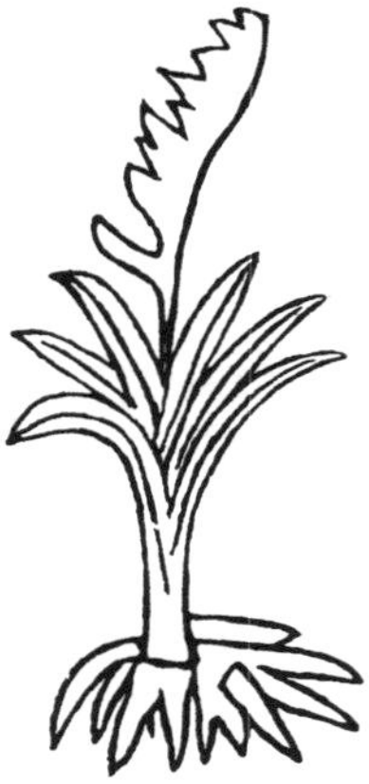

高良姜	草豆蔻
红豆蔻	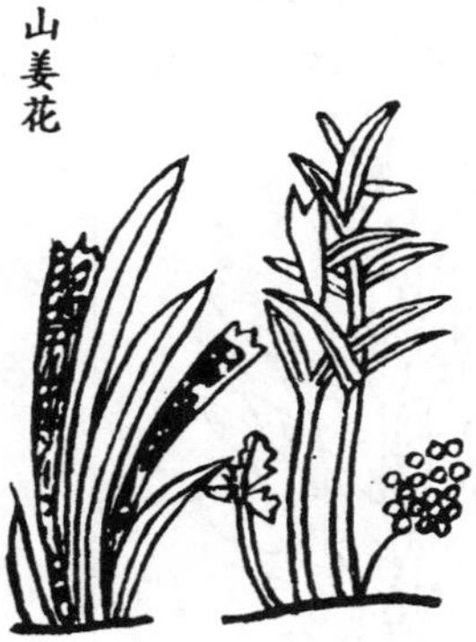 山姜花
白豆蔻	缩砂蔤

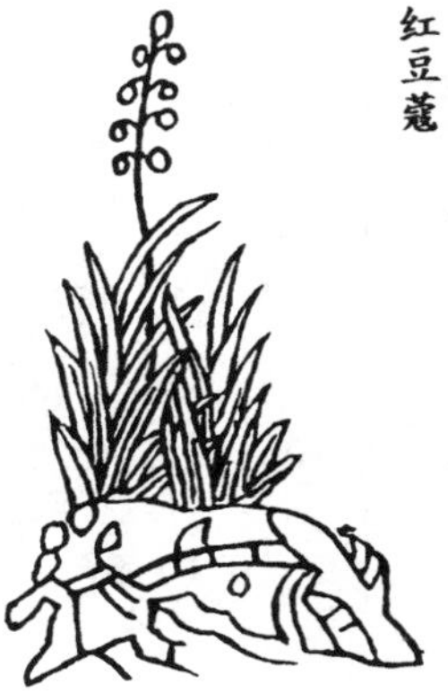

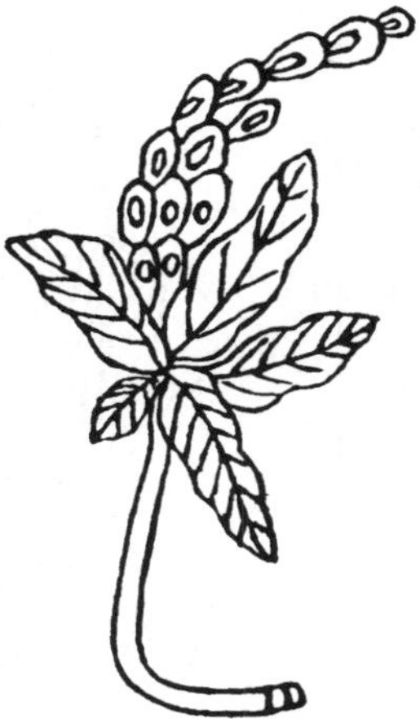

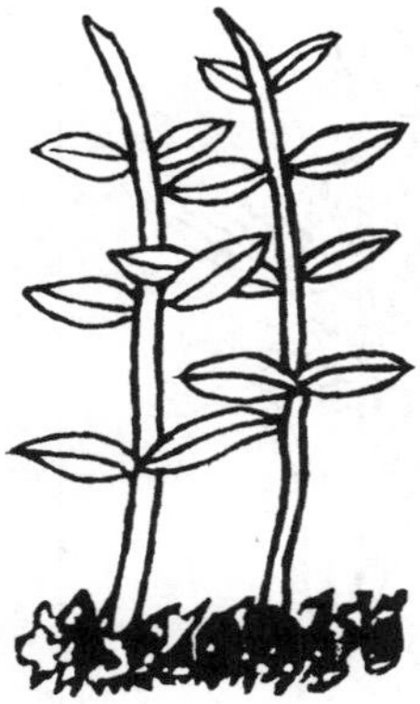

益智子

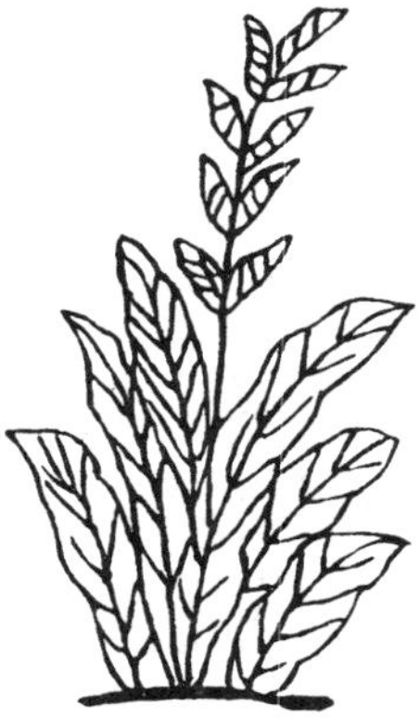

荜　茇

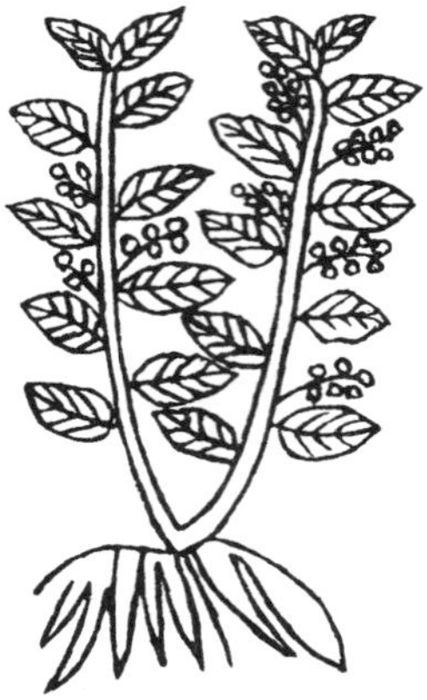

蒟　酱

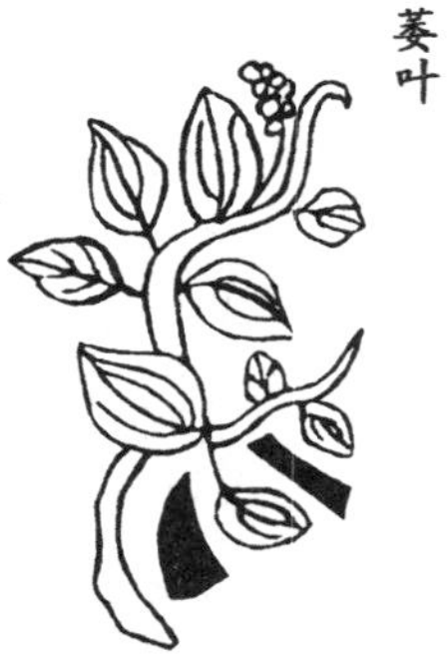

蒌叶

肉豆蔻

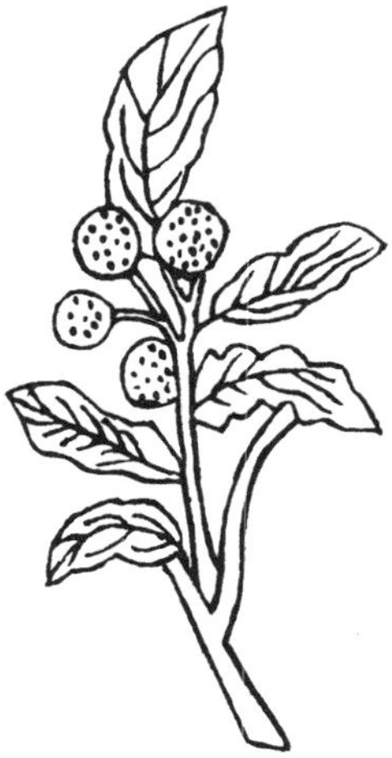

补骨脂

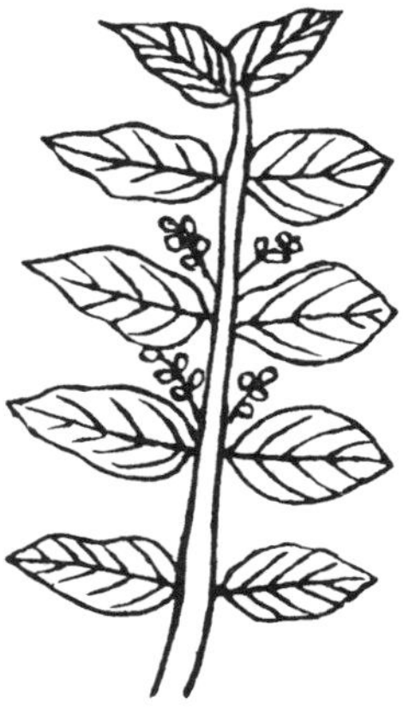

姜　黄

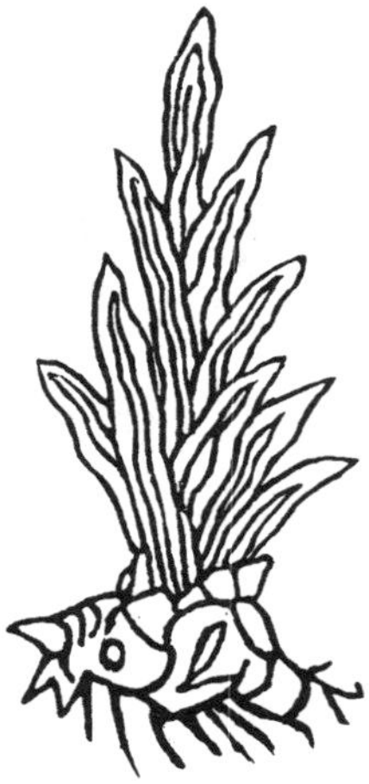

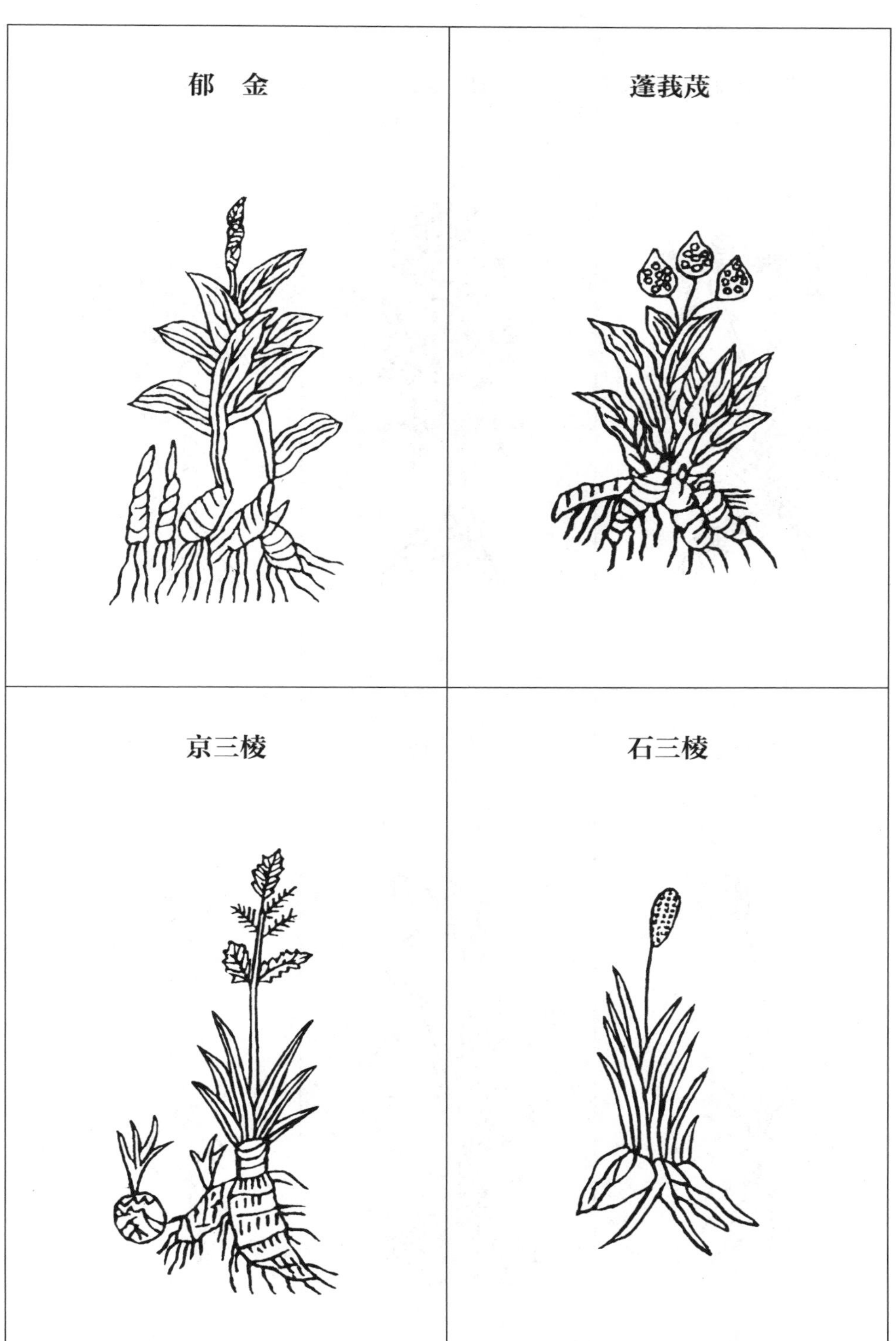
郁　金
蓬莪茂
京三棱
石三棱

莎草香附子	瑞　香	茉　莉
郁金香	茅　香	白茅香

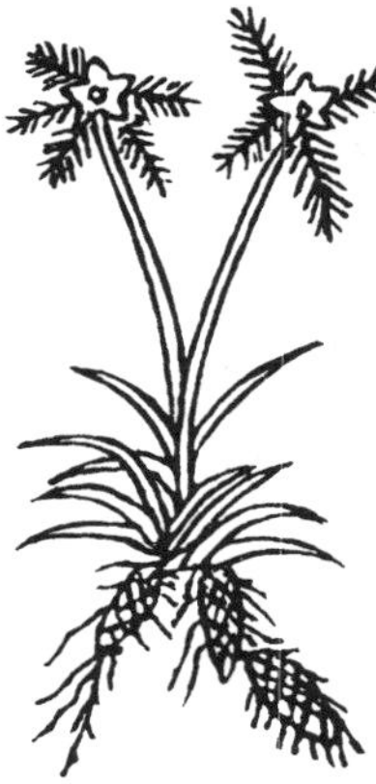

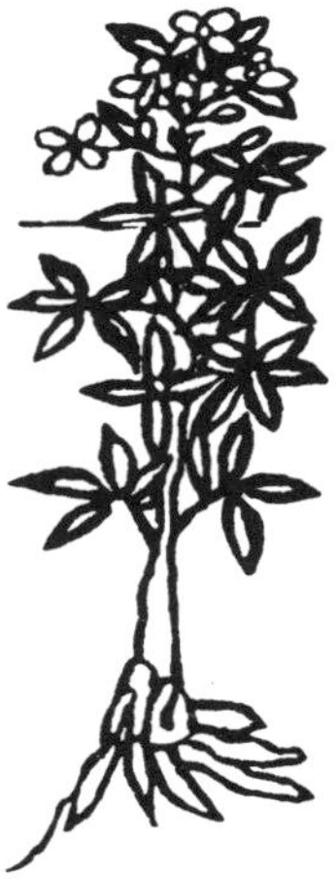

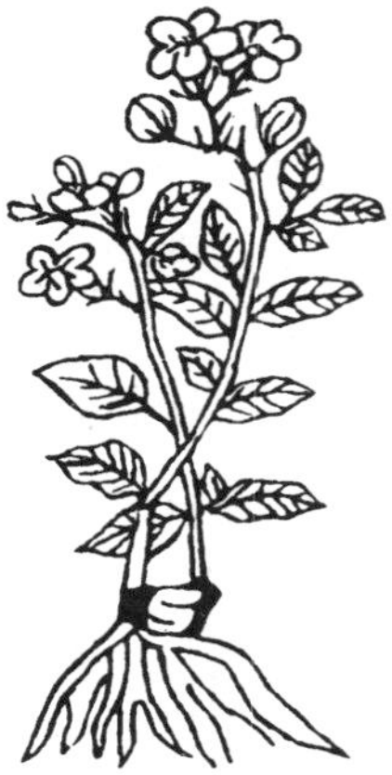

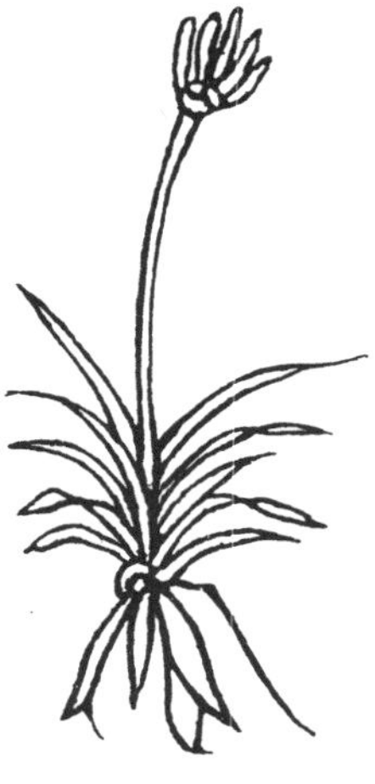

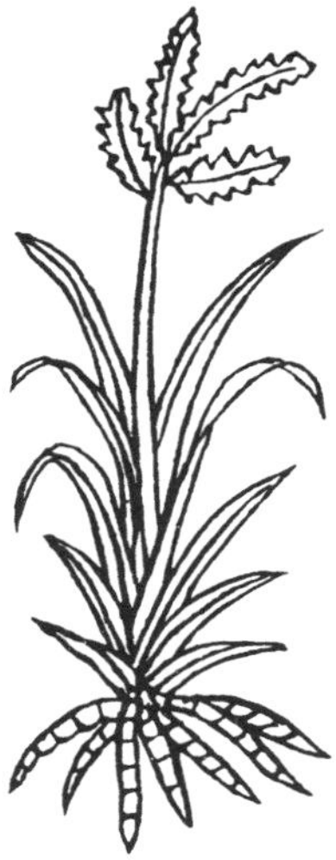

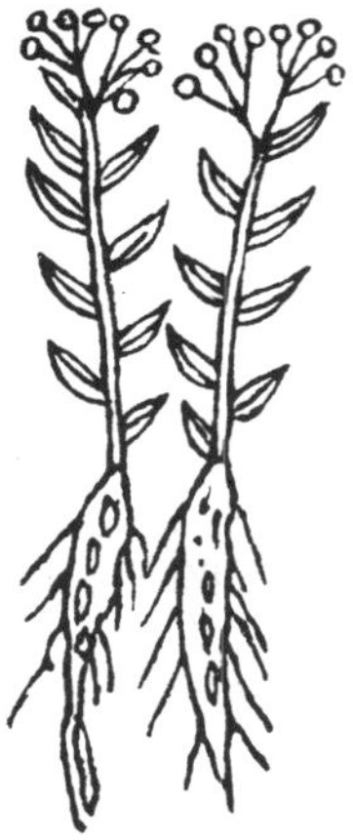

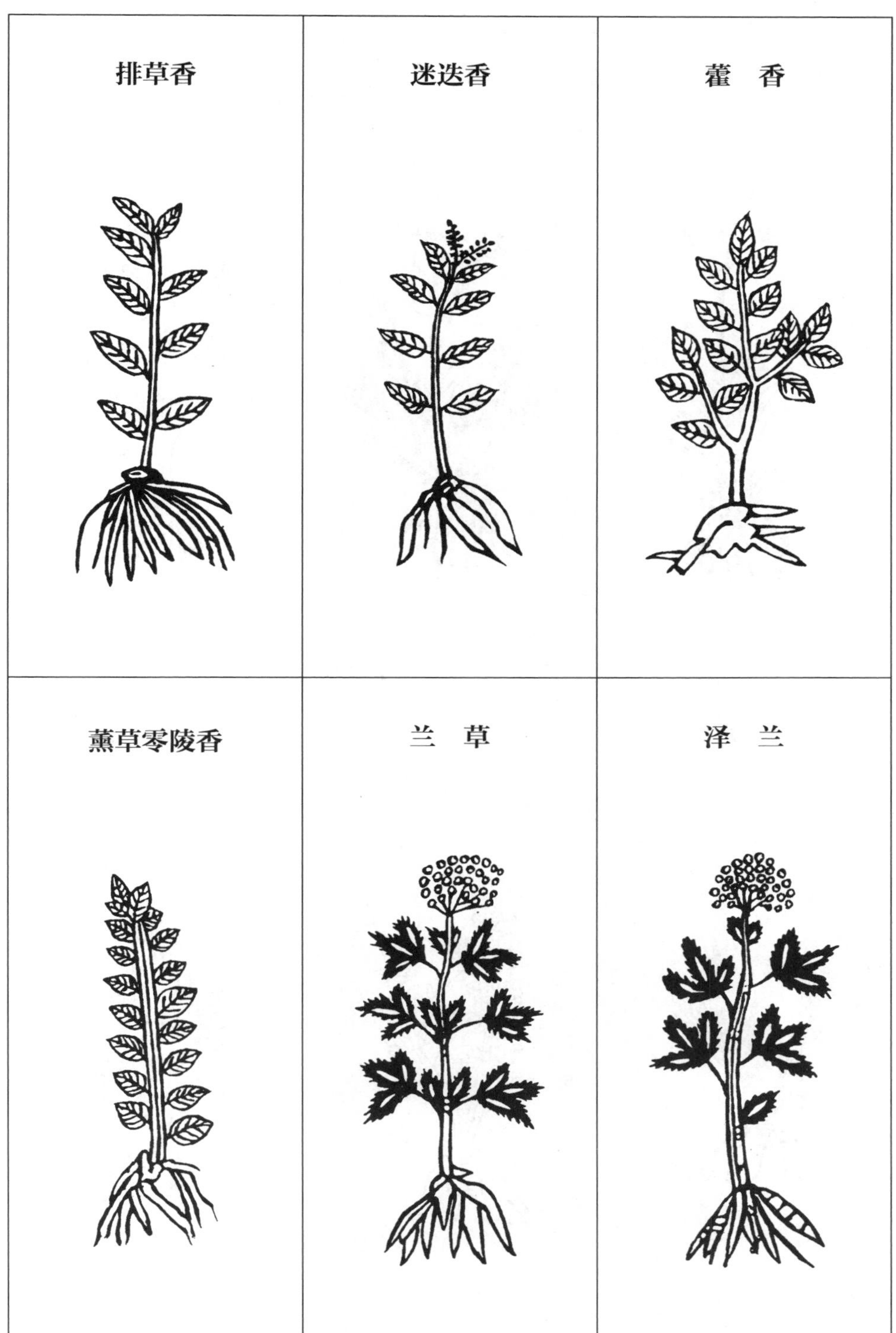
排草香
迷迭香
藿　香
薰草零陵香
兰　草
泽　兰

兰　花	马　兰	香　薷
石香葇	爵　床	赤车使者

假苏荆芥	薄　荷
积雪草	紫　苏

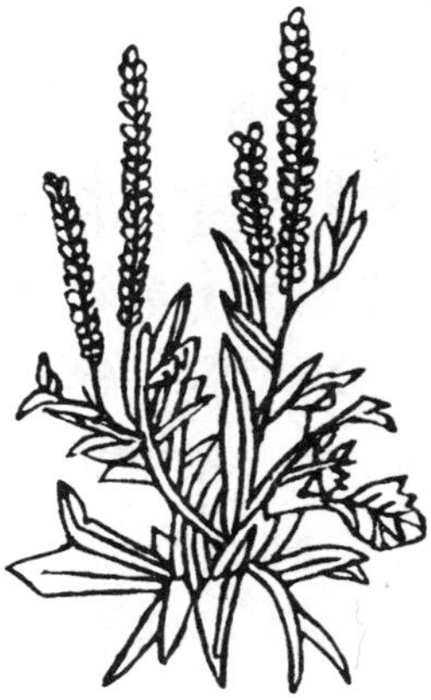

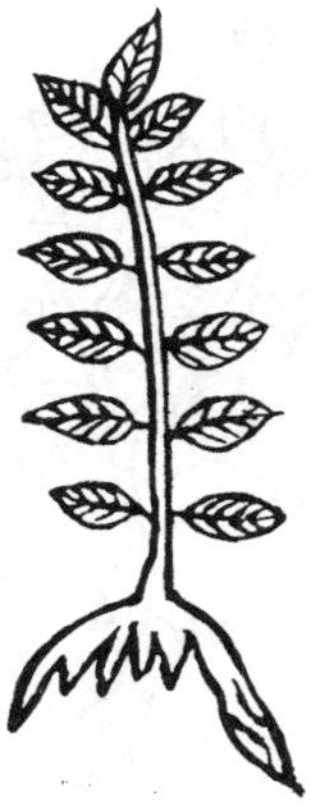

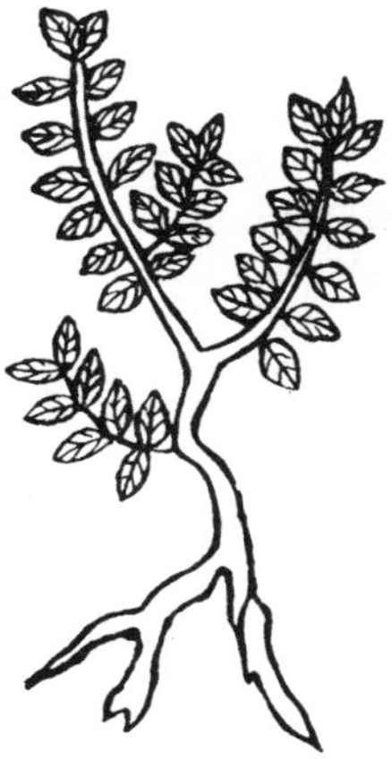

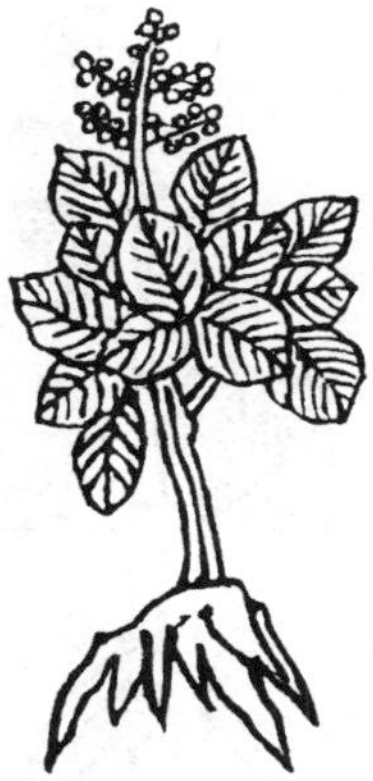

荏

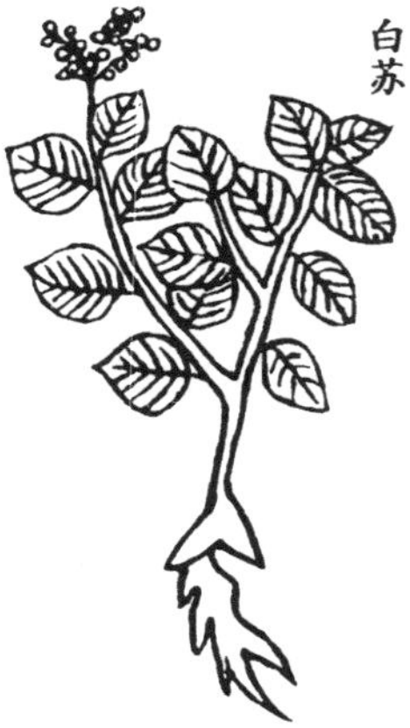

白苏

水苏

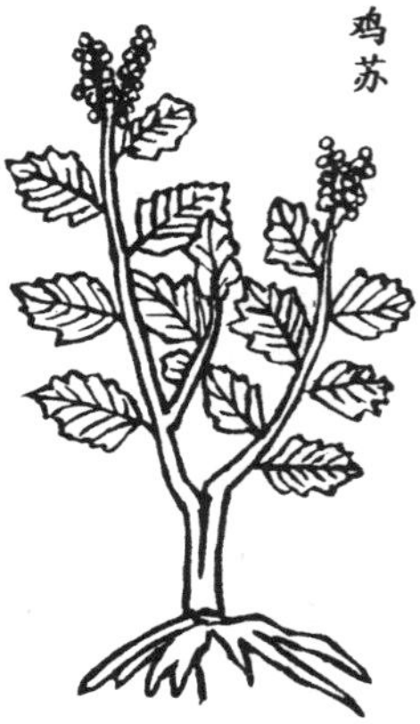

鸡苏

荠苎

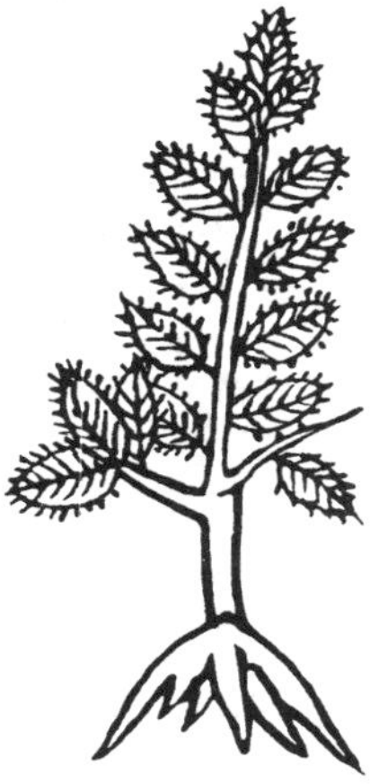

草部隰草类上附图

菊

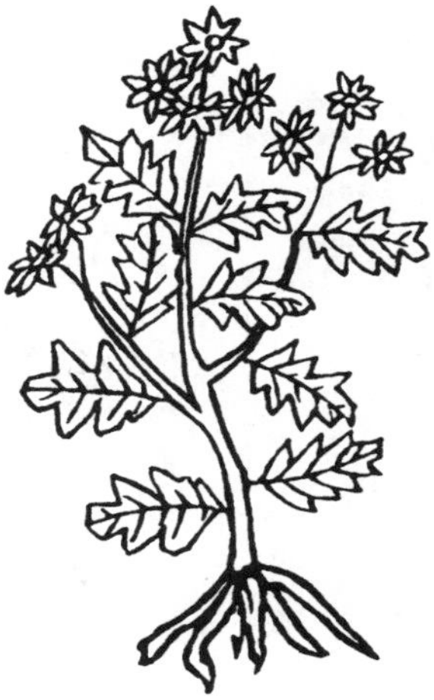

野菊

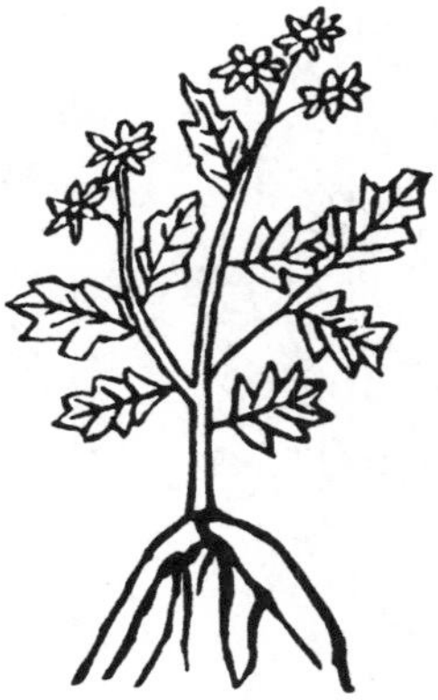

庵䕡

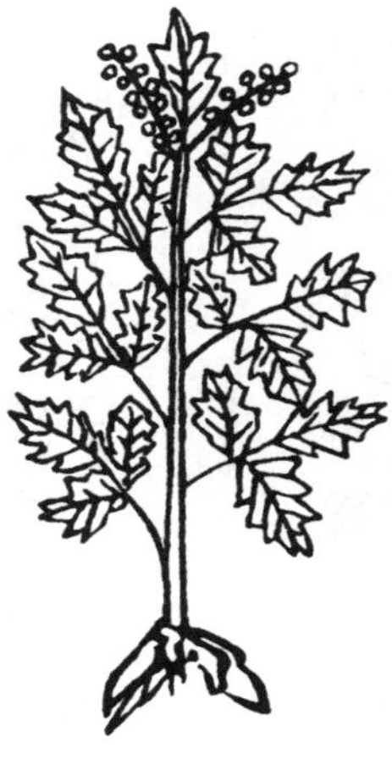

蓍草

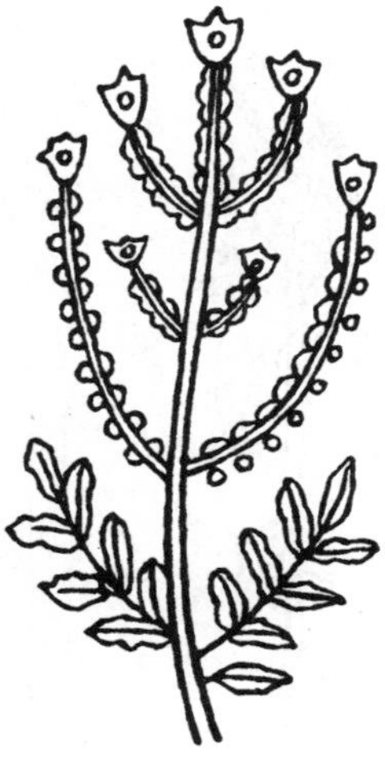

白　艾	千年艾	茵陈蒿
草　蒿 青蒿	黄花蒿	白　蒿

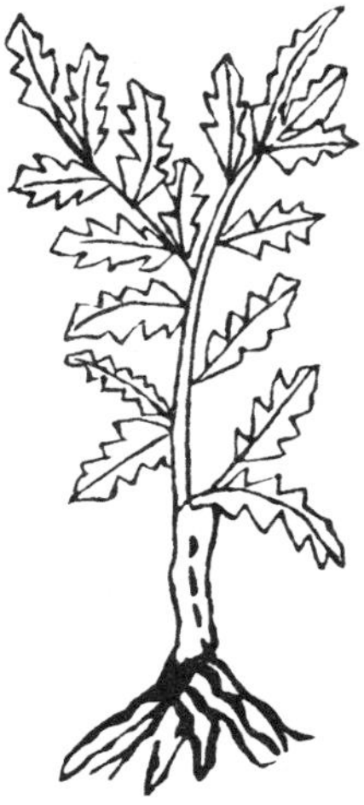

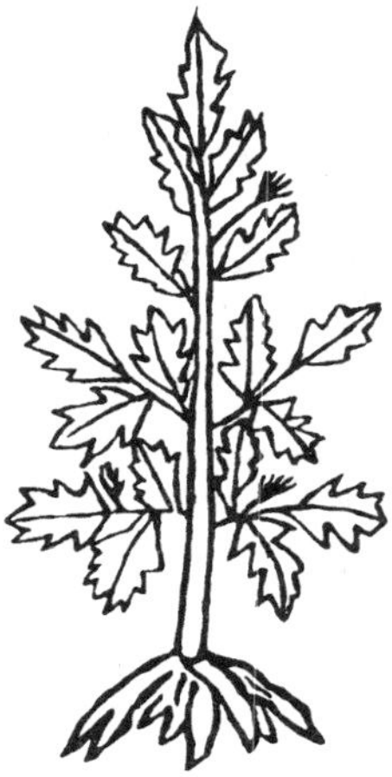

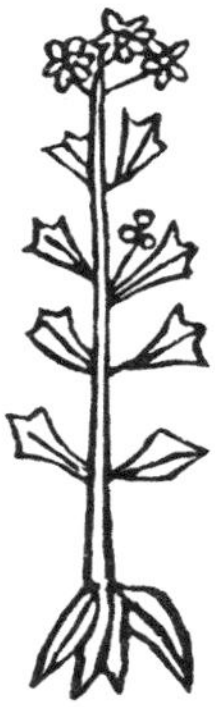

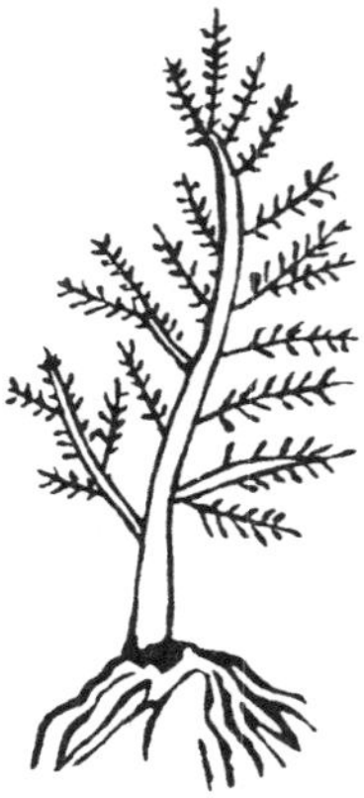

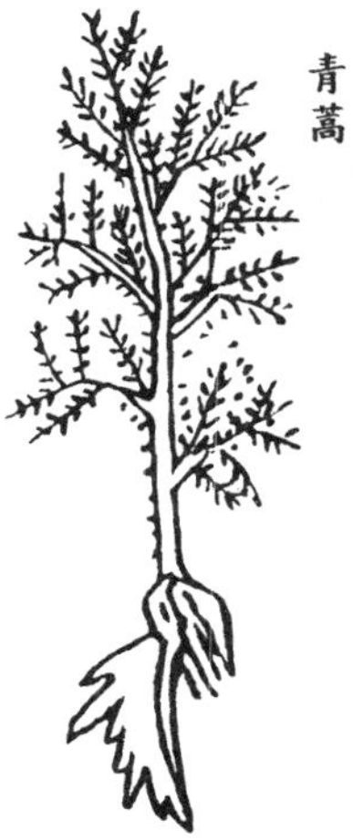

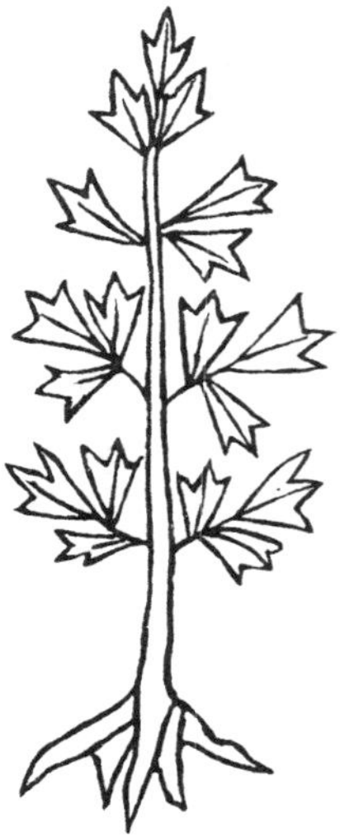

角蒿

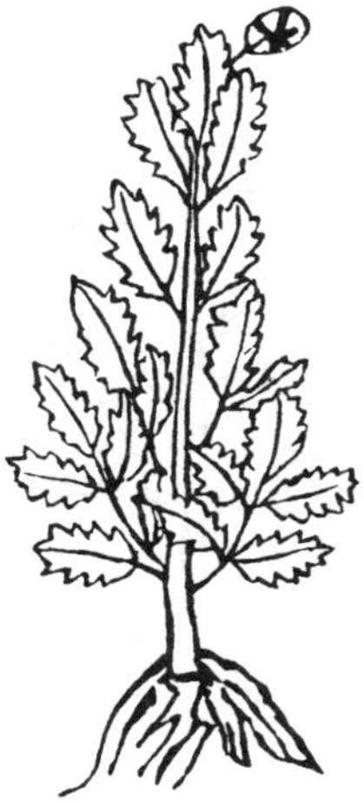

廪蒿

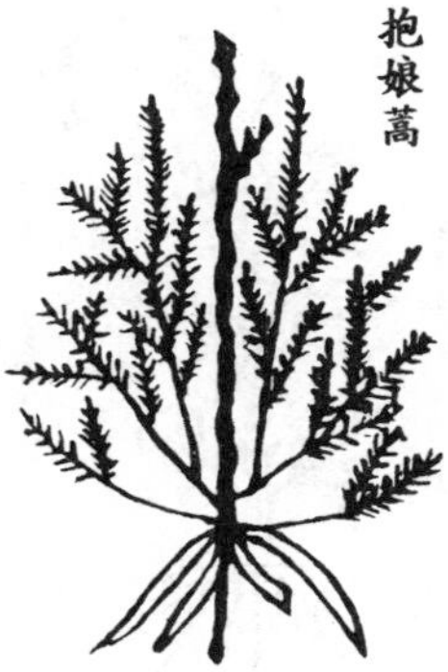

抱娘蒿

马先蒿

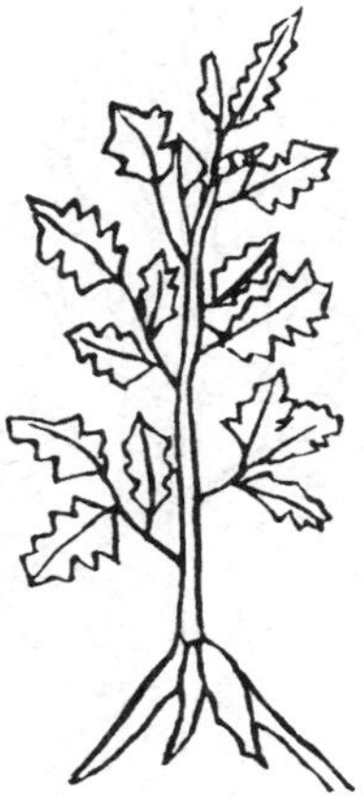

阴地厥

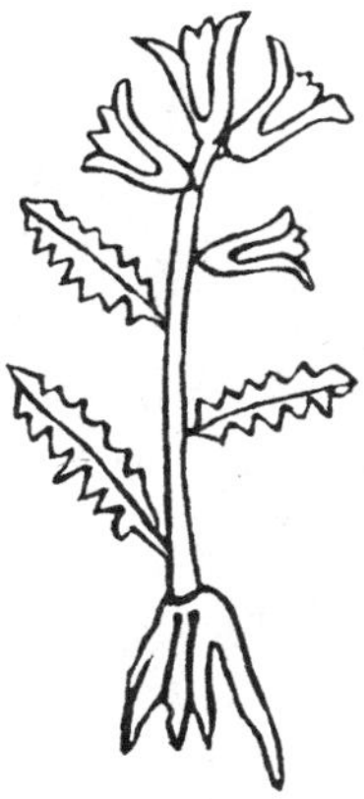

牡蒿

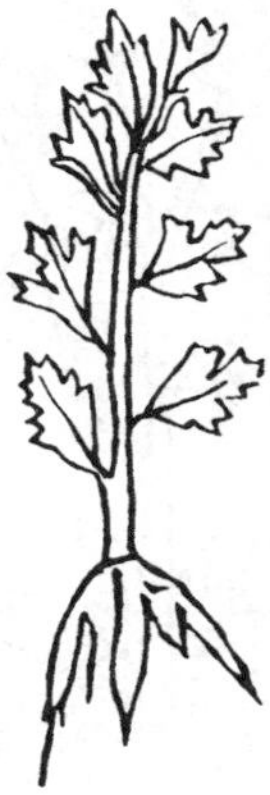

齐头蒿

九牛草

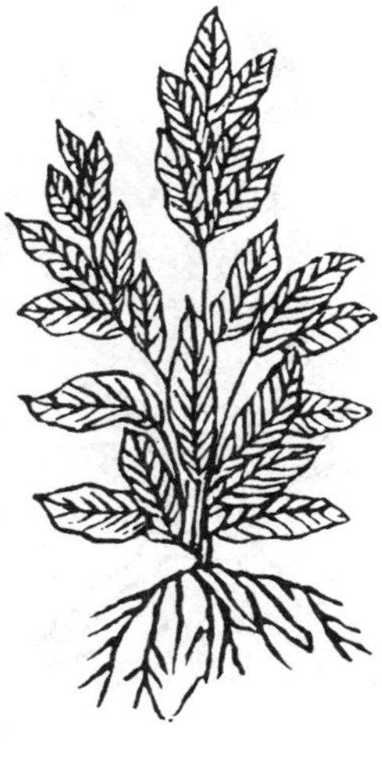

茺蔚益母	蘩　菜	薇　衔
	白花茺蔚	
夏枯草	刘寄奴	曲节草
		六月霜

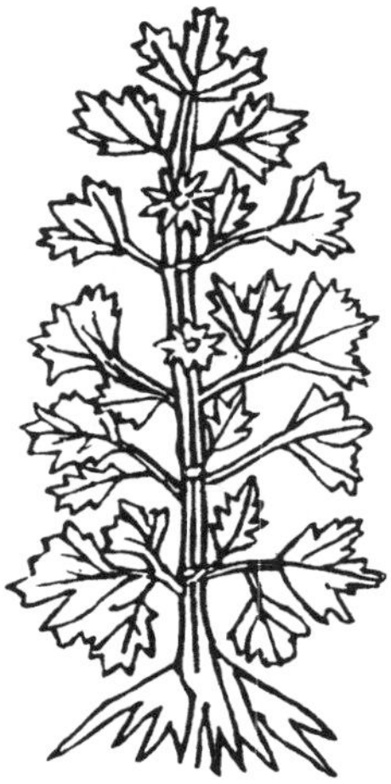

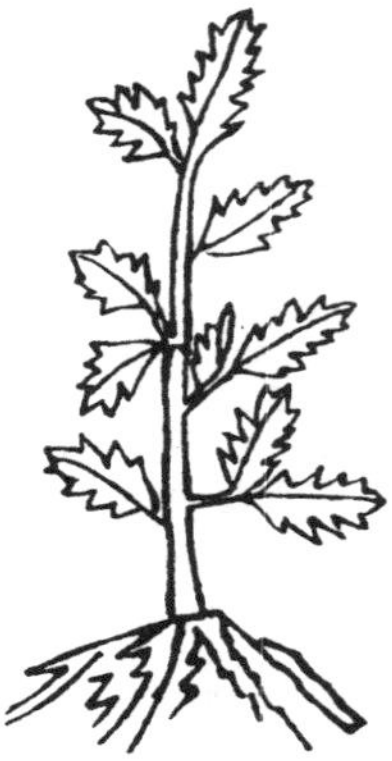

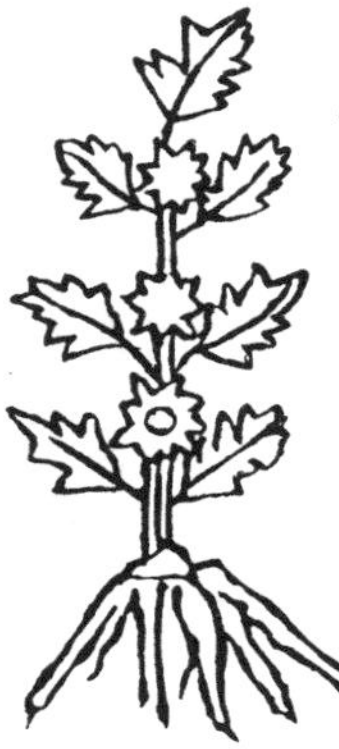

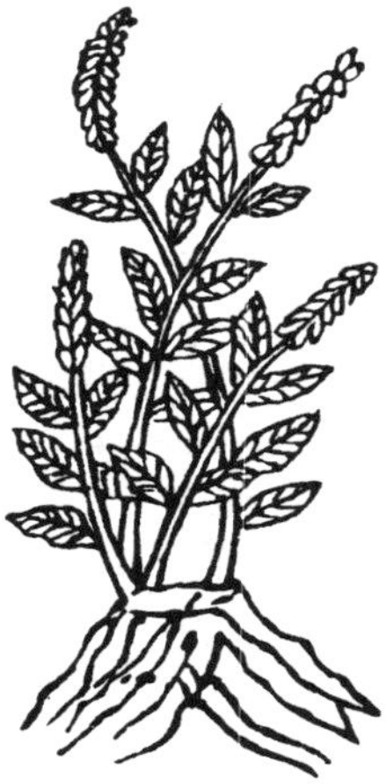

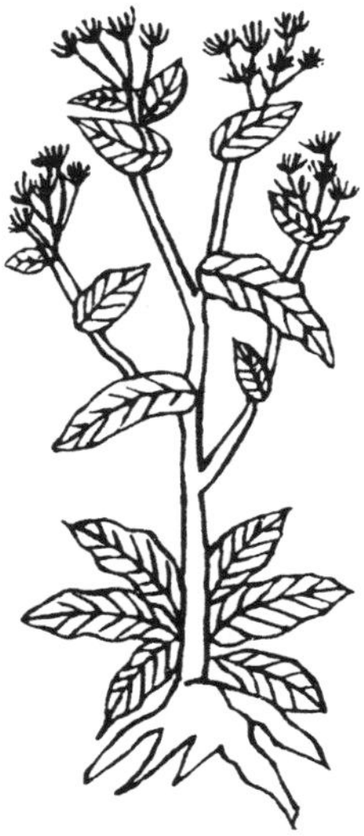

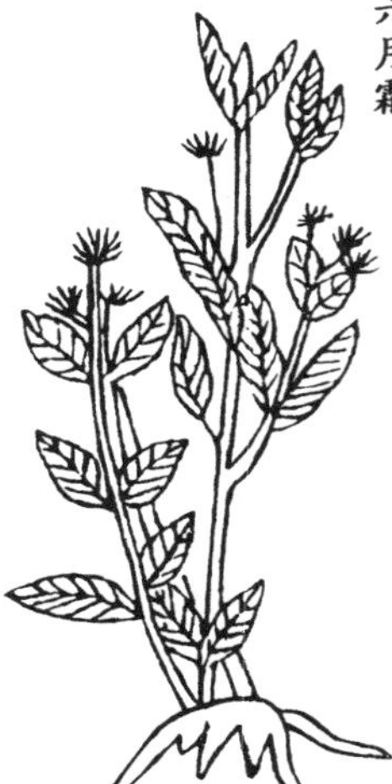

丽春草

旋覆花

金沸草

青葙子

鸡冠花

红蓝花

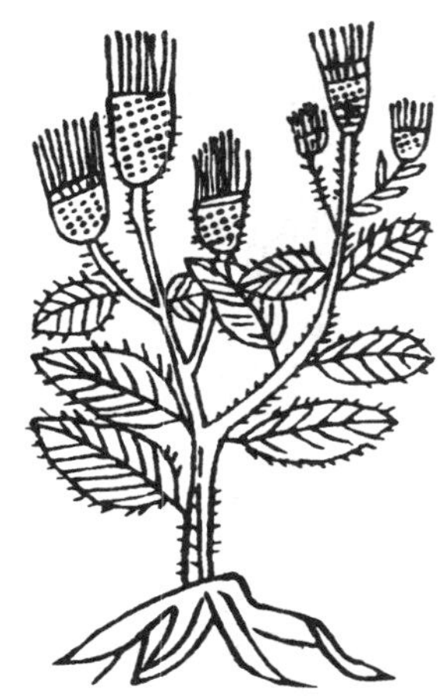

番红花

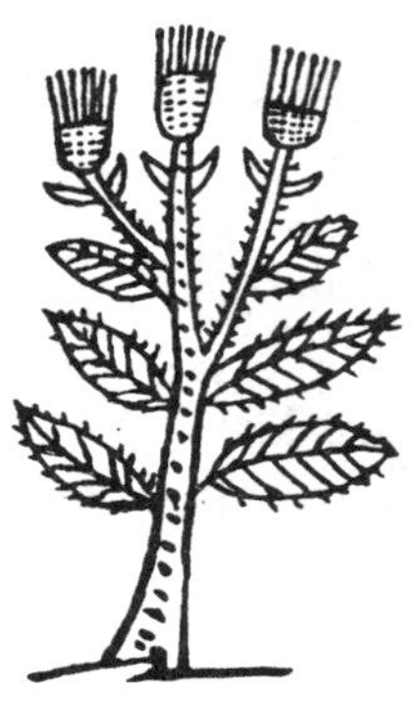

大　蓟

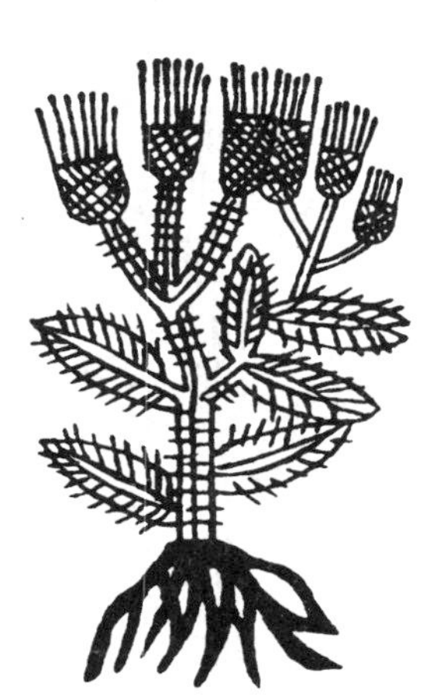

小　蓟

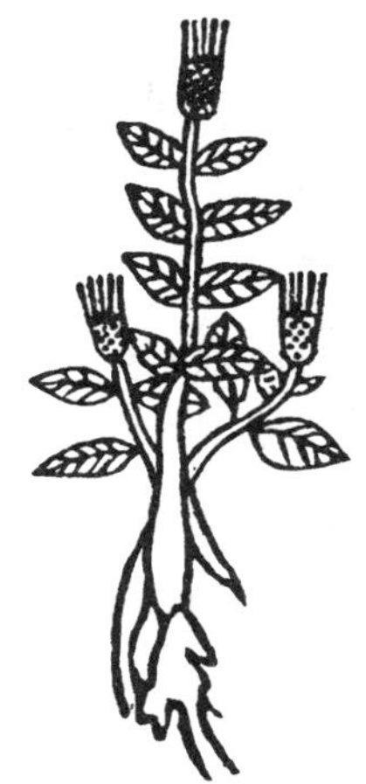

续断

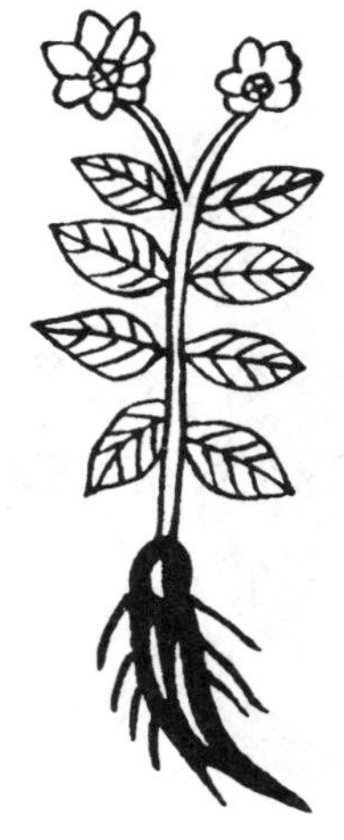

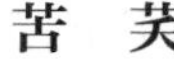

苦芙

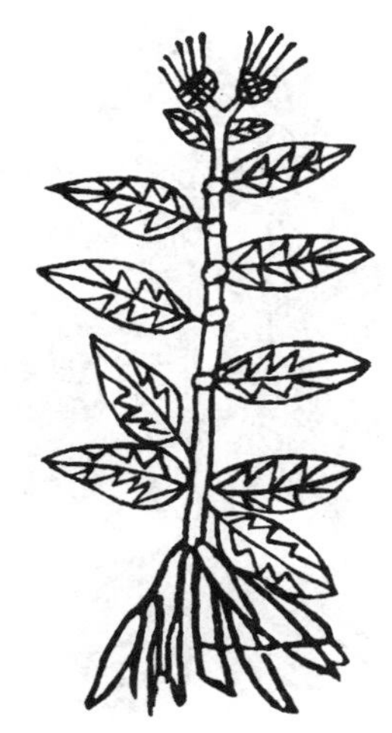

单州漏芦

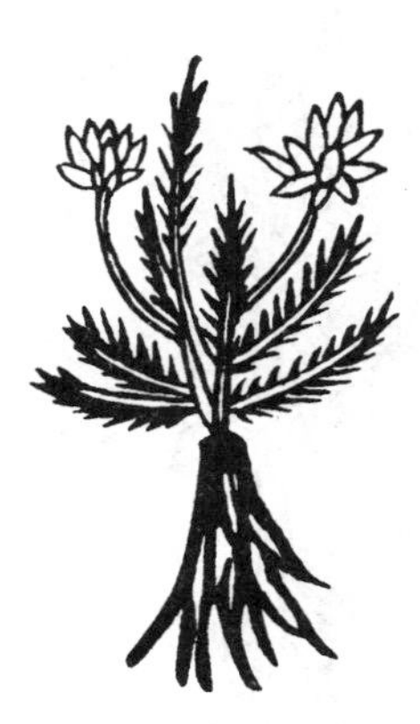

沂州漏芦

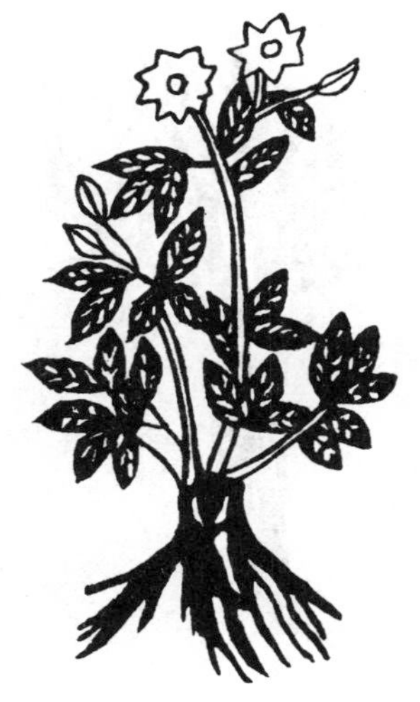

秦州漏芦	海州漏芦
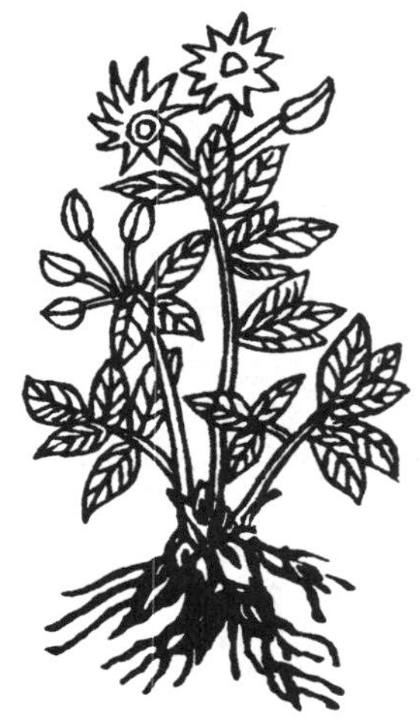	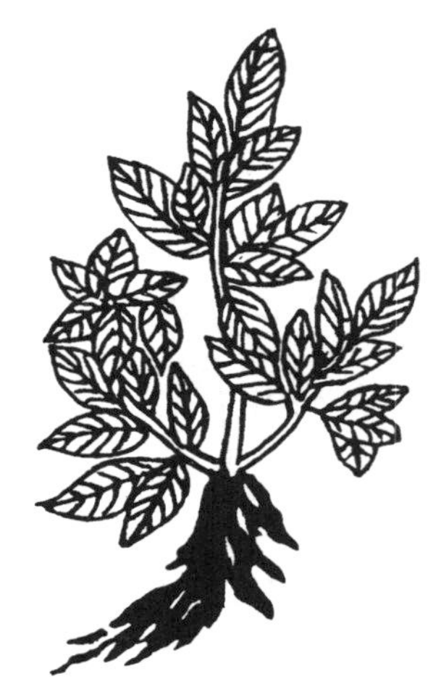
飞　廉	苎　麻
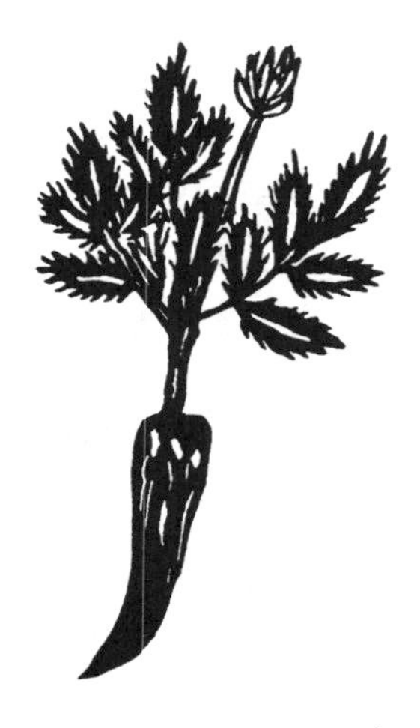	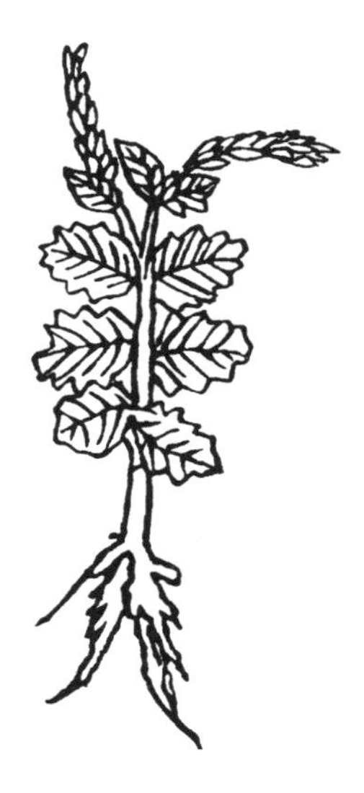

茼麻	大青
小青	胡卢巴

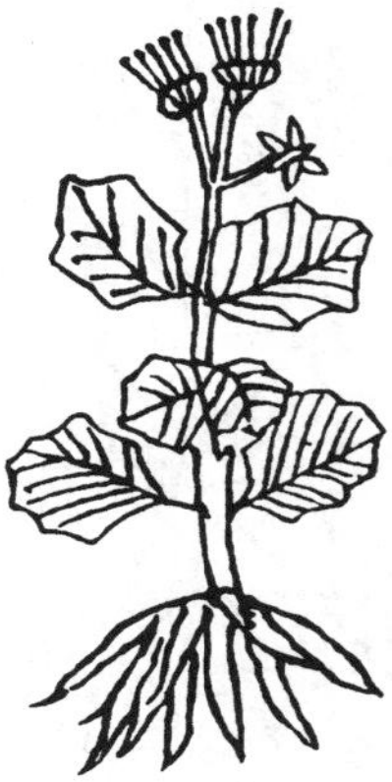

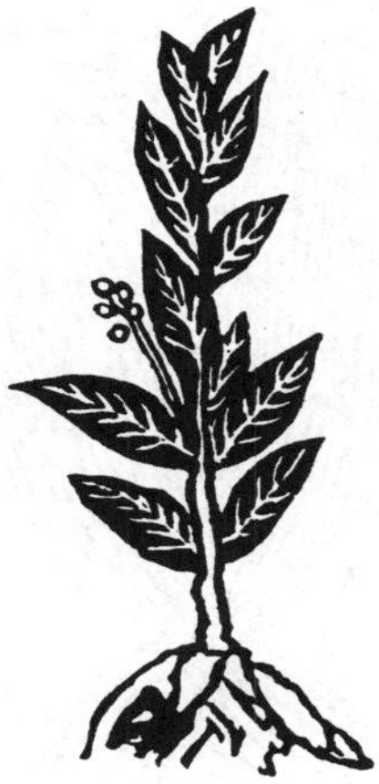

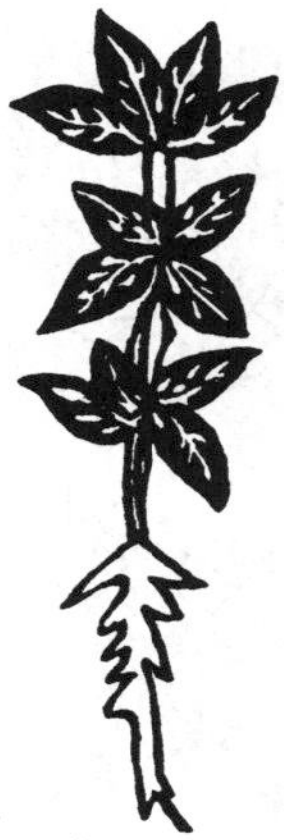

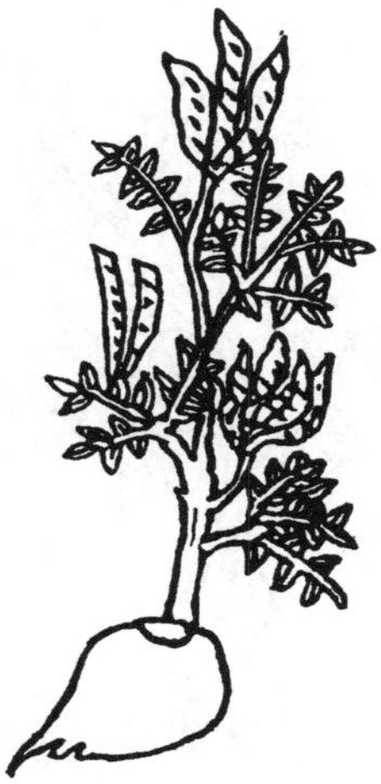

蠡　实

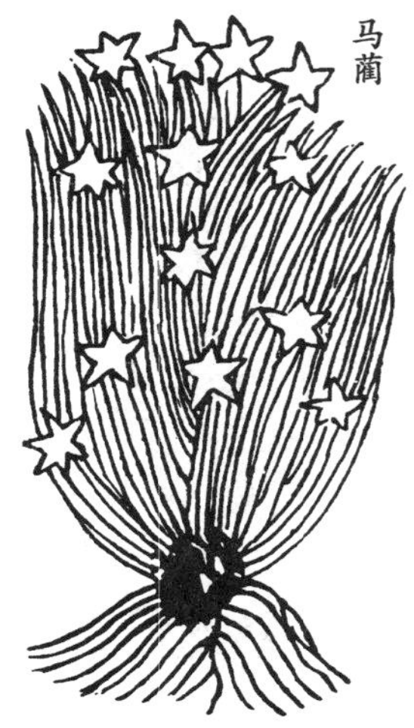

恶　实

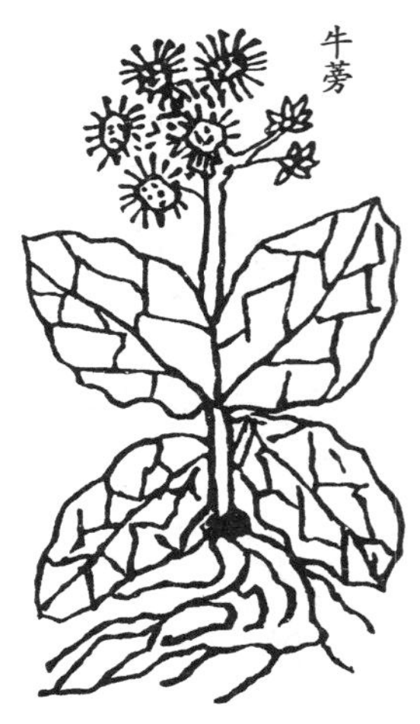

葈　耳

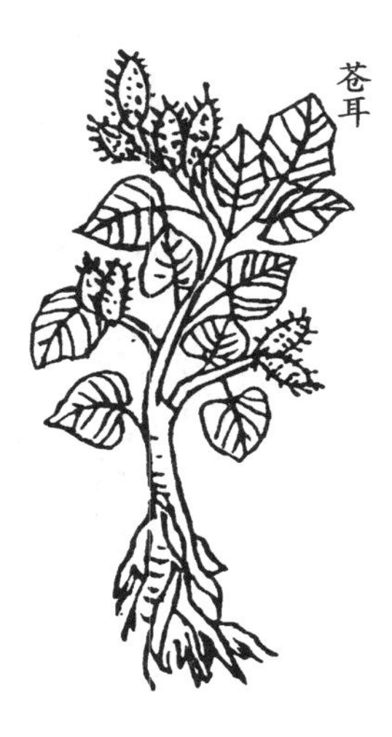

地菘天名精

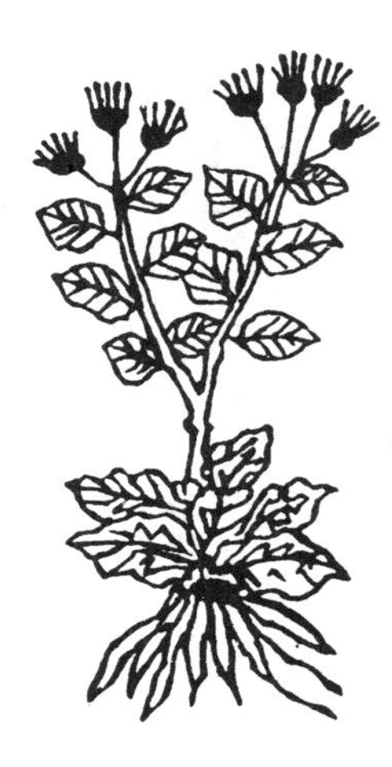

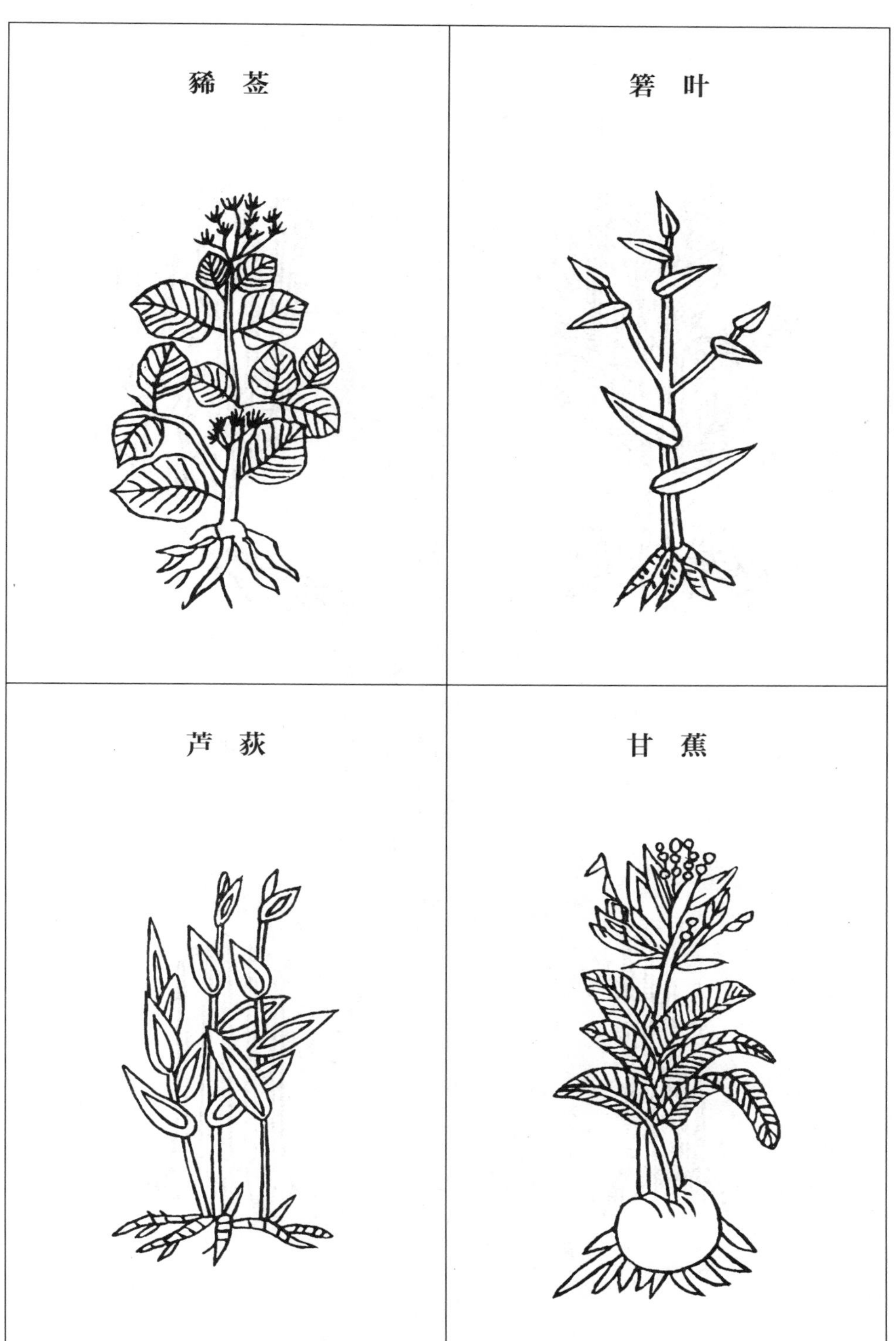
豨莶
箬叶
芦荻
甘蕉

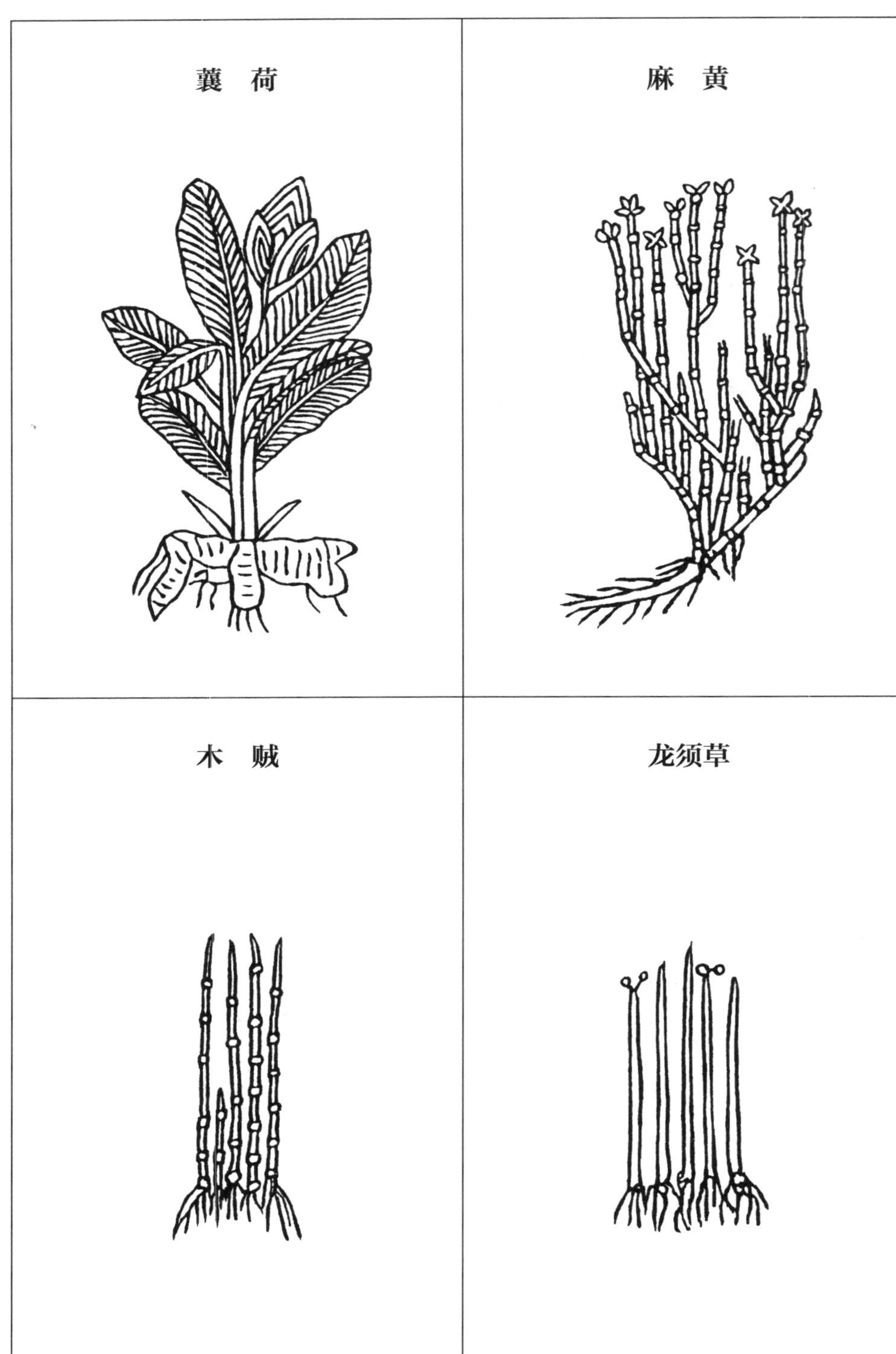
蘘　荷
麻　黄
木　贼
龙须草

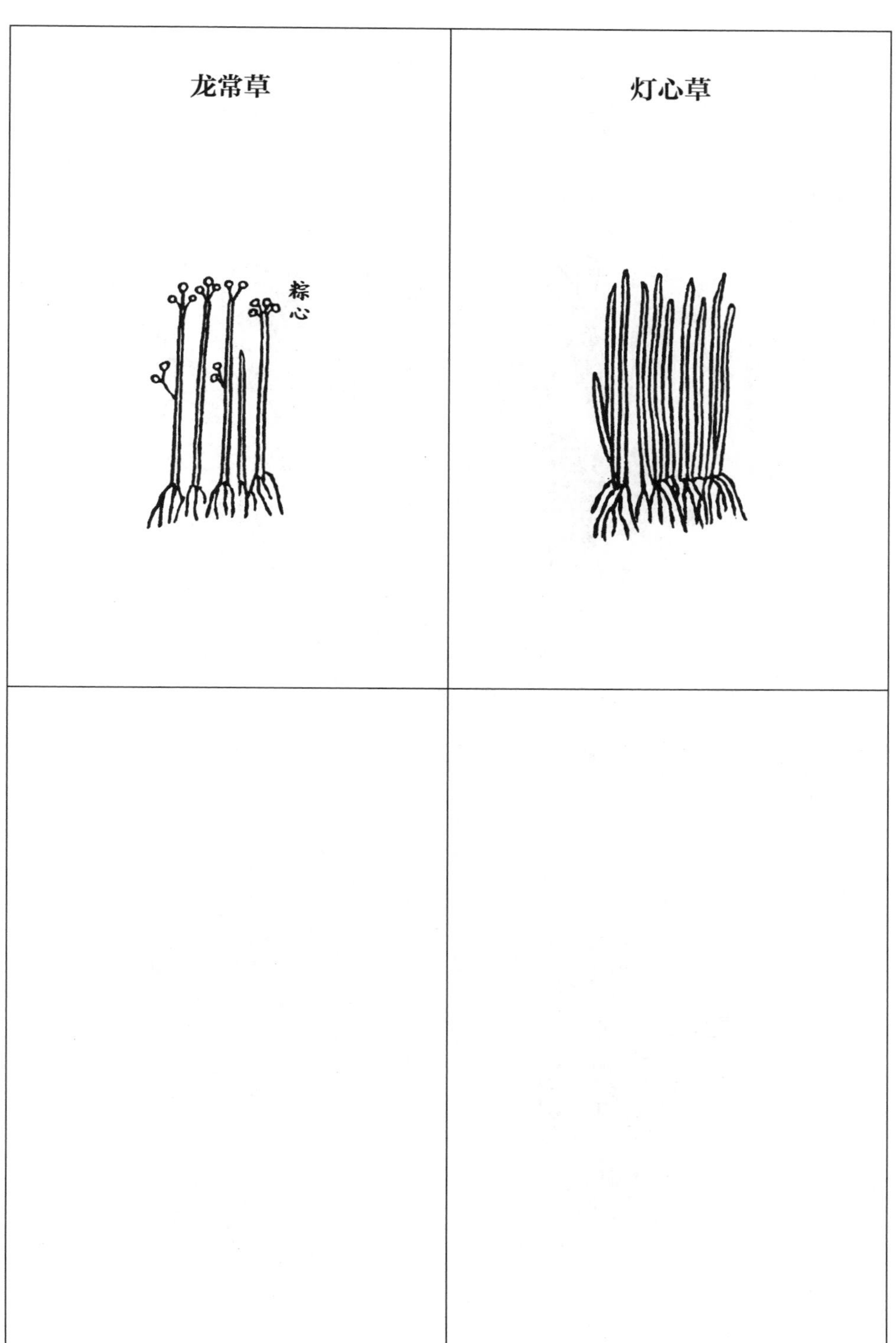
龙常草
棕心
灯心草

草部隰草类下附图

地黄

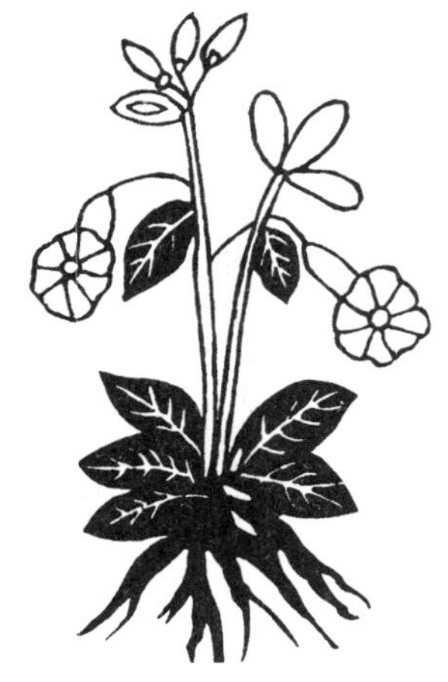

牛膝

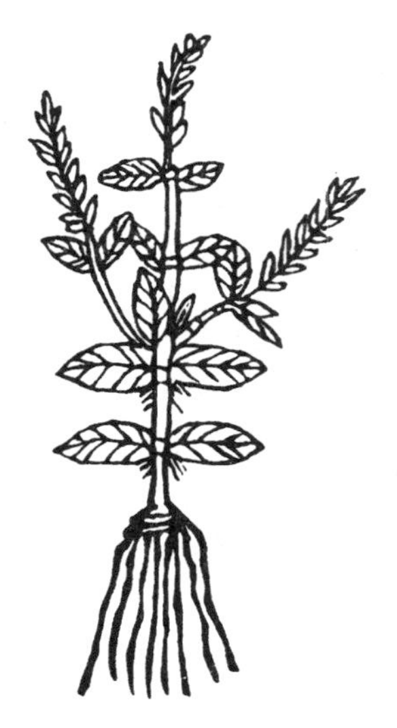

紫菀

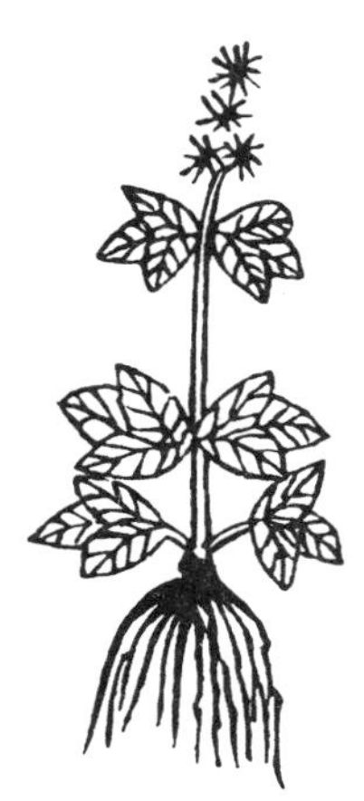

女菀即白菀

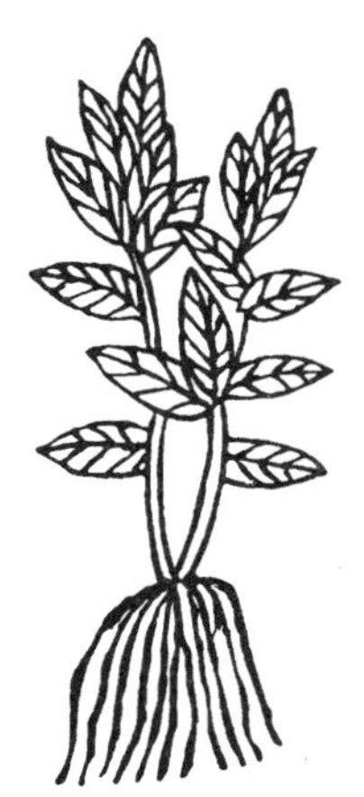

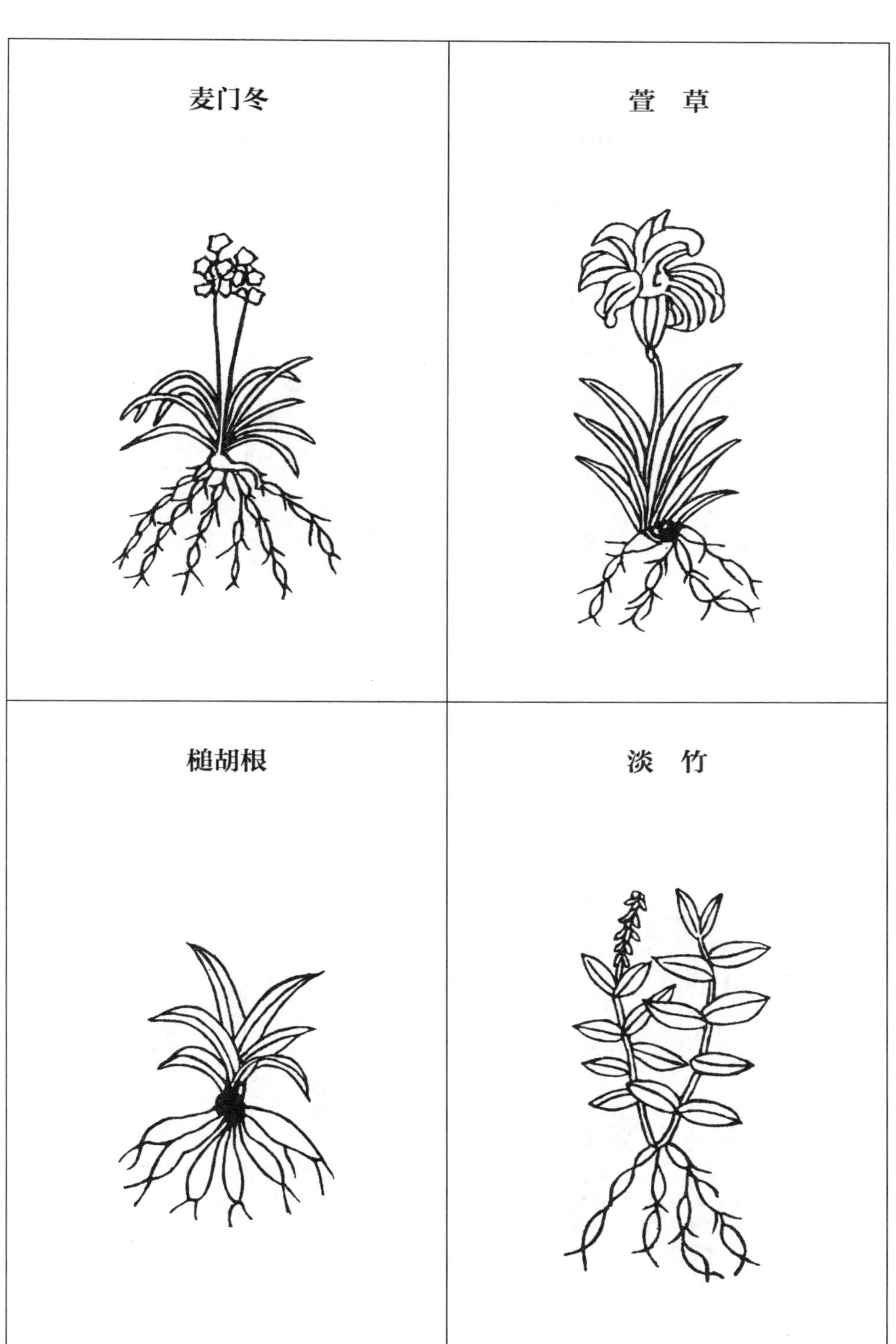
麦门冬
萱 草
槌胡根
淡 竹

鸭跖草

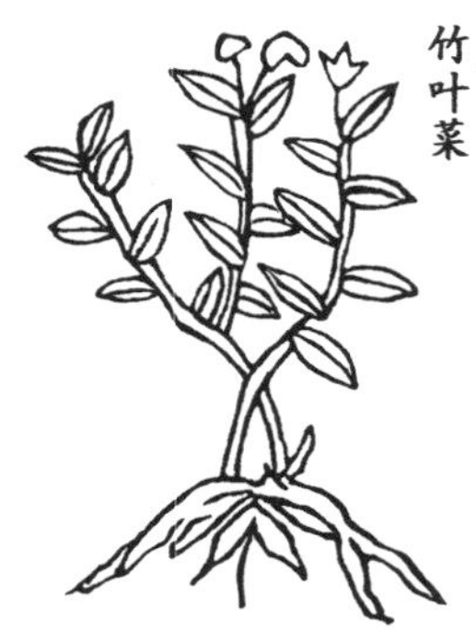

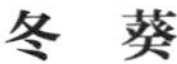

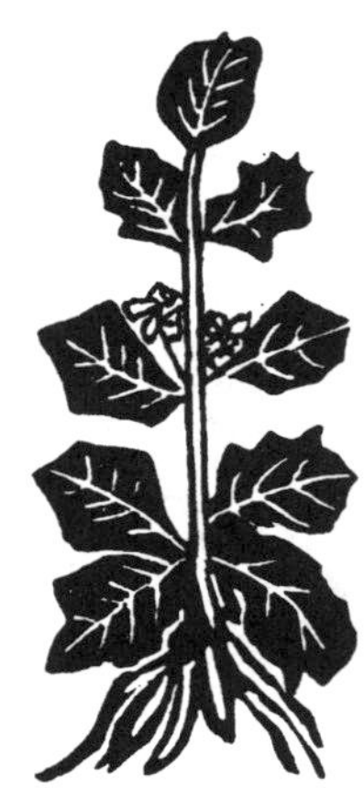

蜀 葵

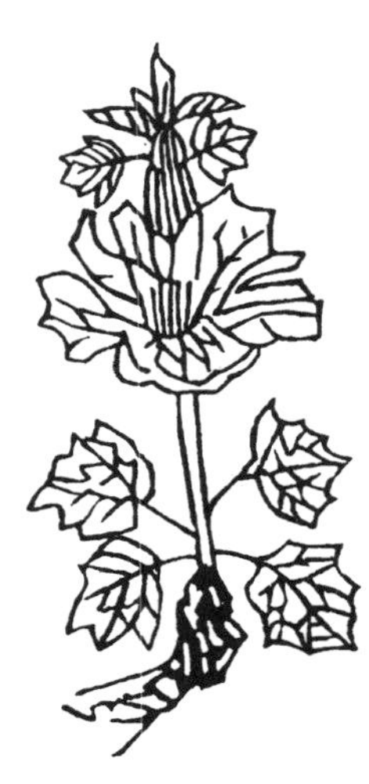

黄蜀葵

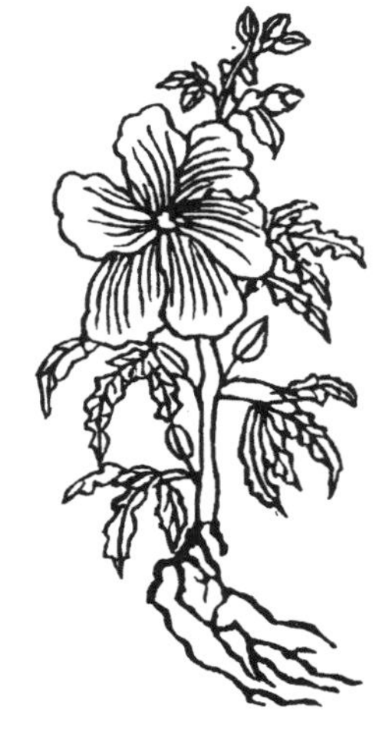

菟葵	龙葵	酸浆
天茄		灯笼草

Labels per panel:

菟葵

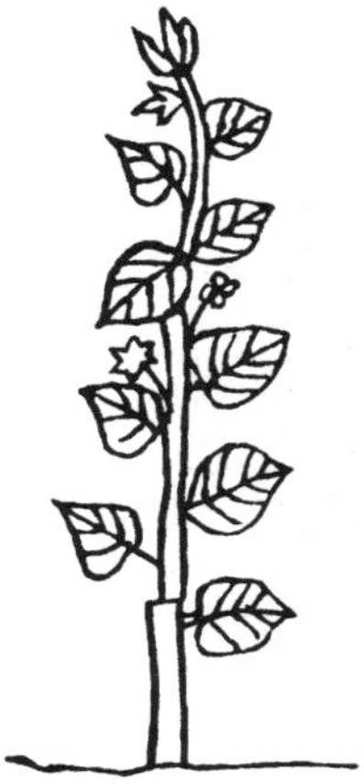

龙葵

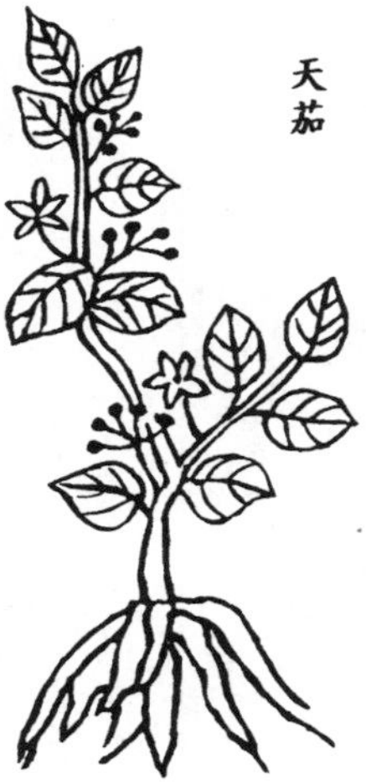

天茄

酸浆

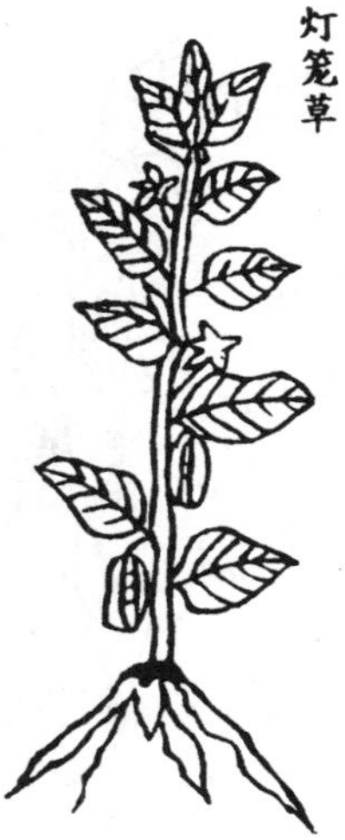

灯笼草

鹿蹄草

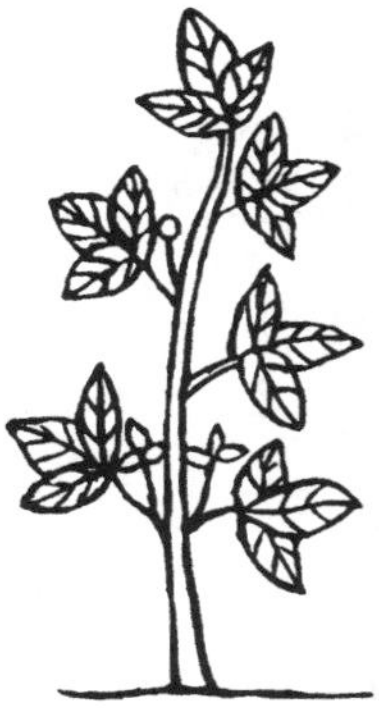

蜀羊泉

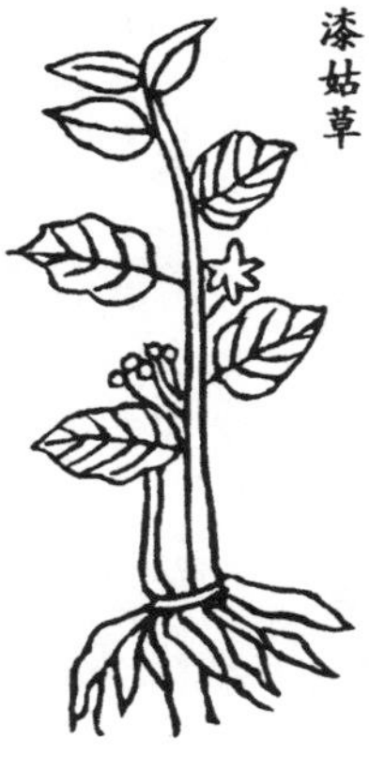

漆姑草

败酱

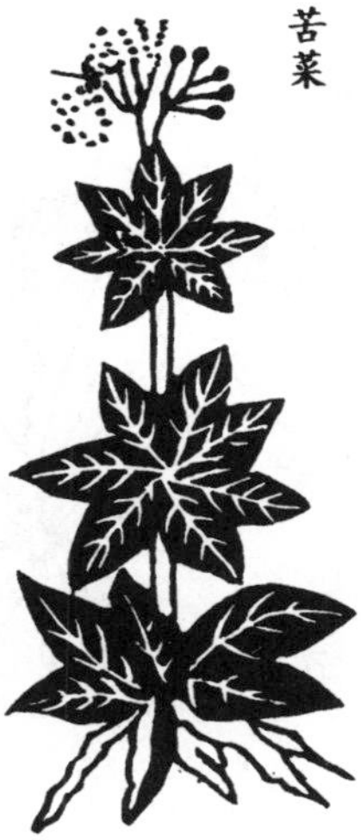

苦菜

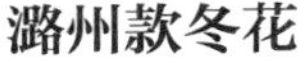

潞州款冬花

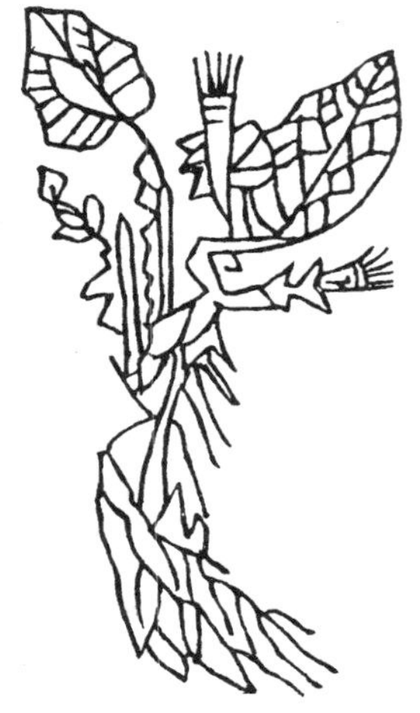

秦州款冬花

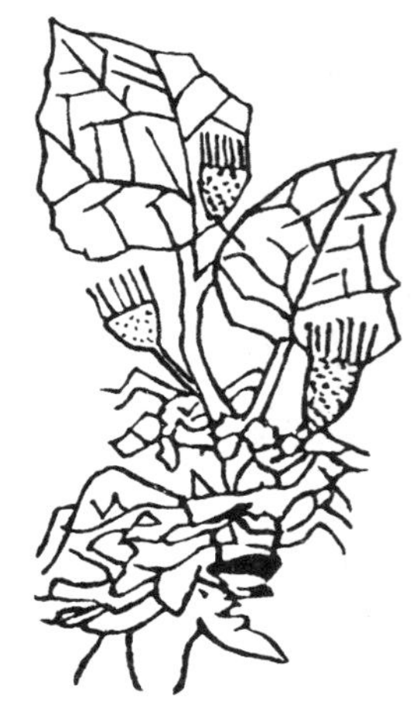

鼠　曲

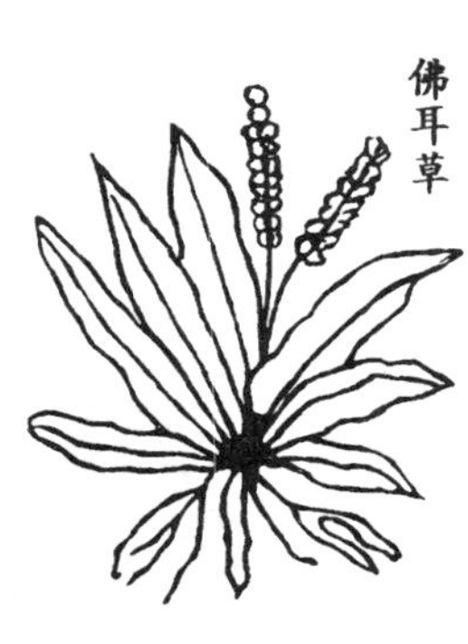

迎春花

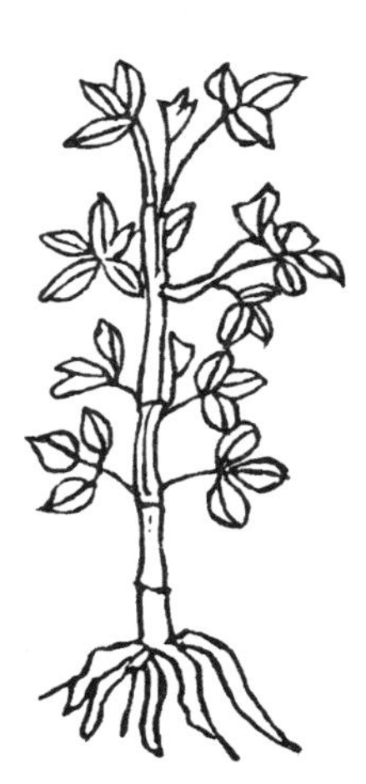

马蹄决明	茳芒决明	地　肤
		落帚
瞿　麦	**王不留行**	**剪春罗**

剪红纱

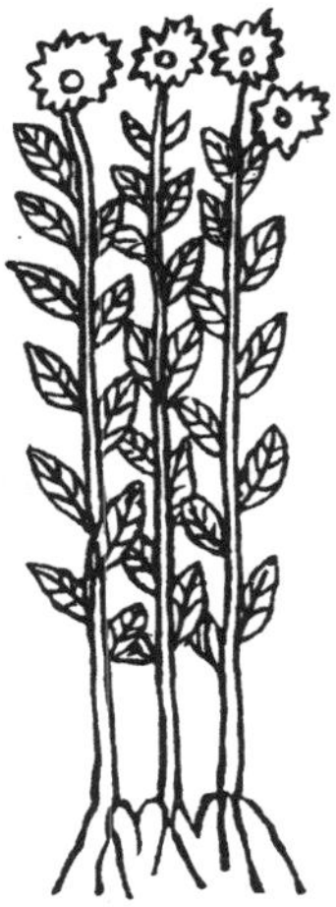

金盏草

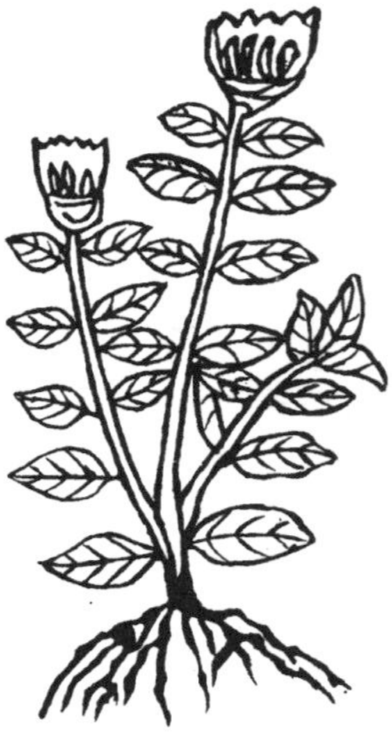

葶　苈

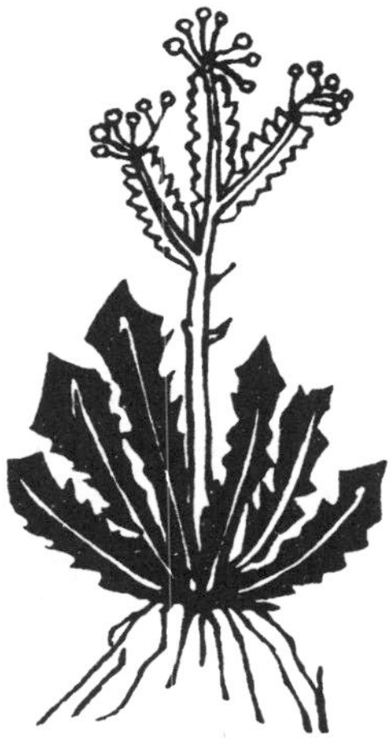

车　前

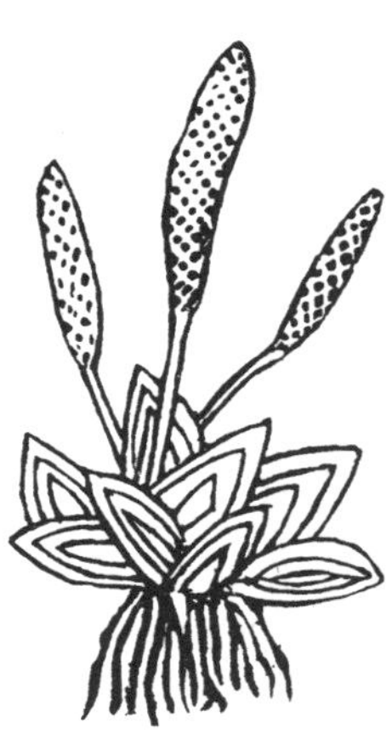

狗舌草	马鞭草
蛇　含	鼠尾草

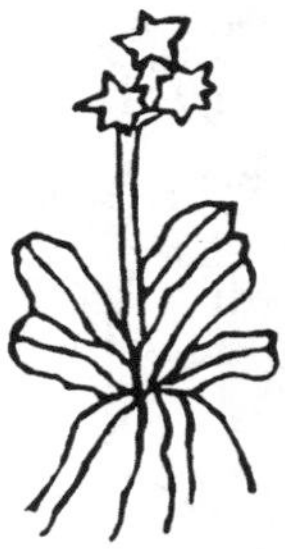

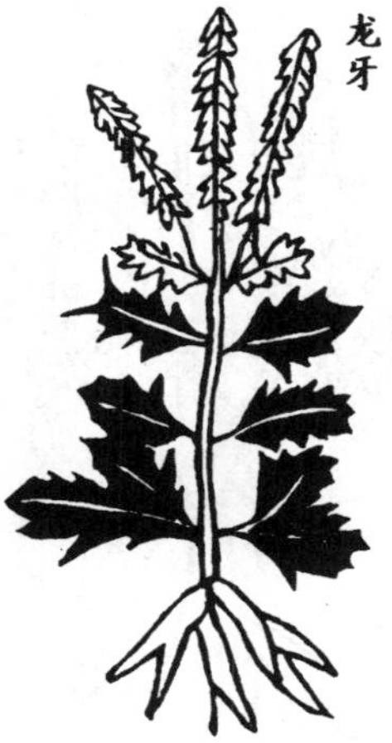

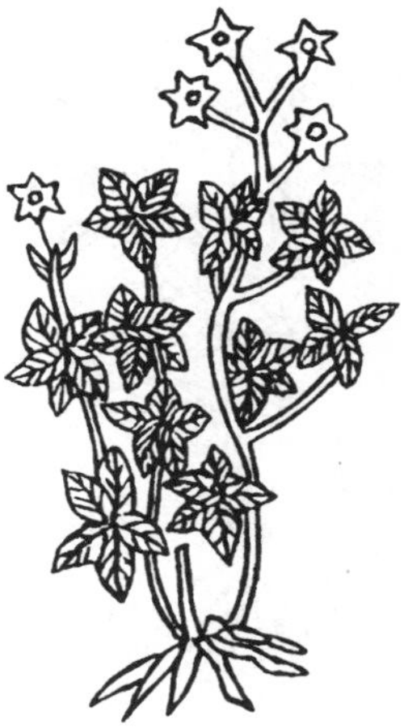

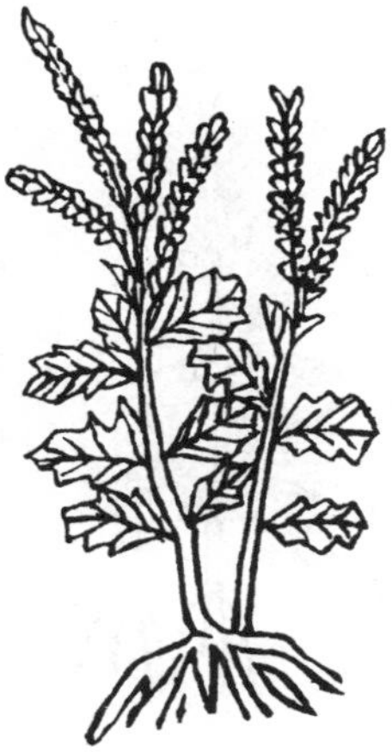

龙牙

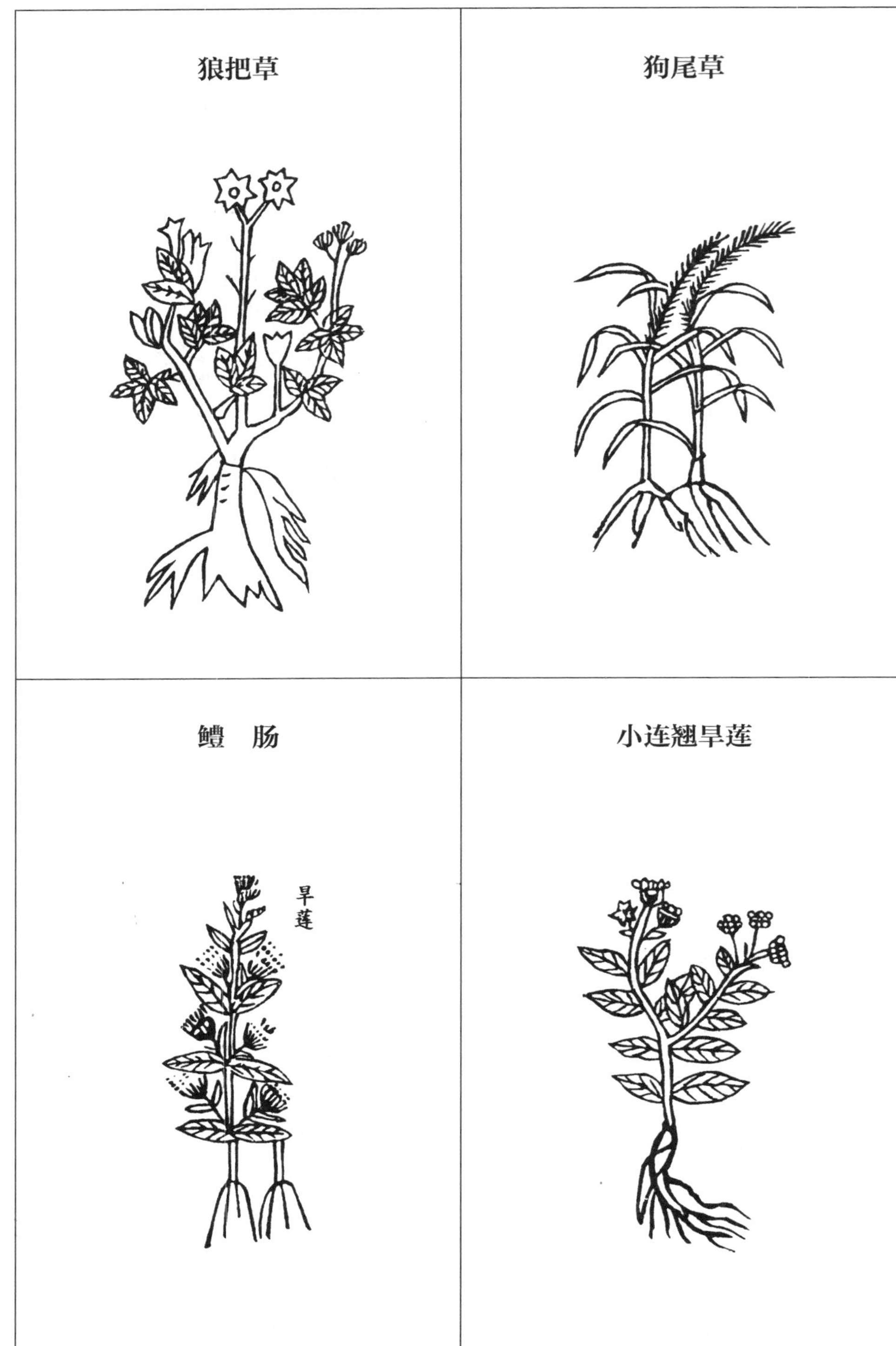
狼把草
狗尾草
鳢　肠
旱莲
小连翘旱莲

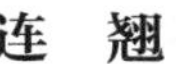

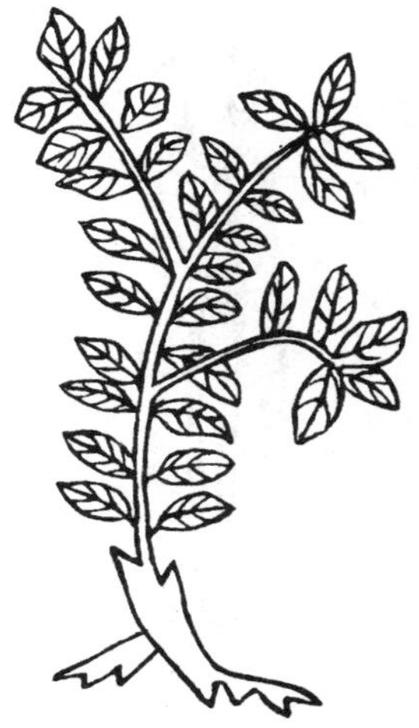

陆英蒴藋

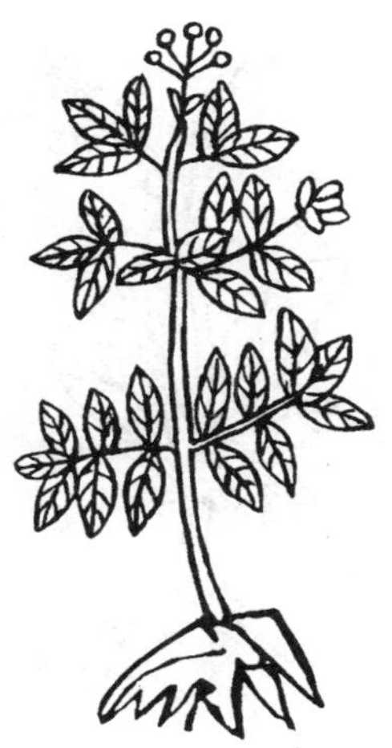

水 英

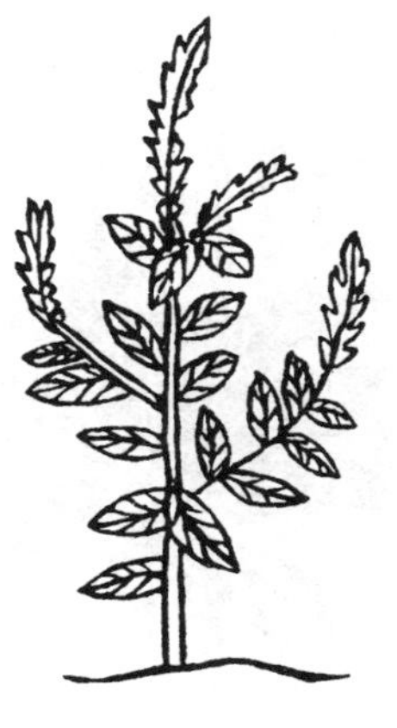

蓼 蓝

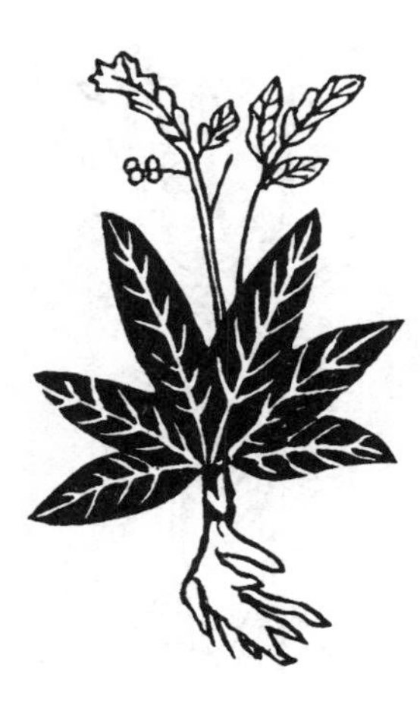

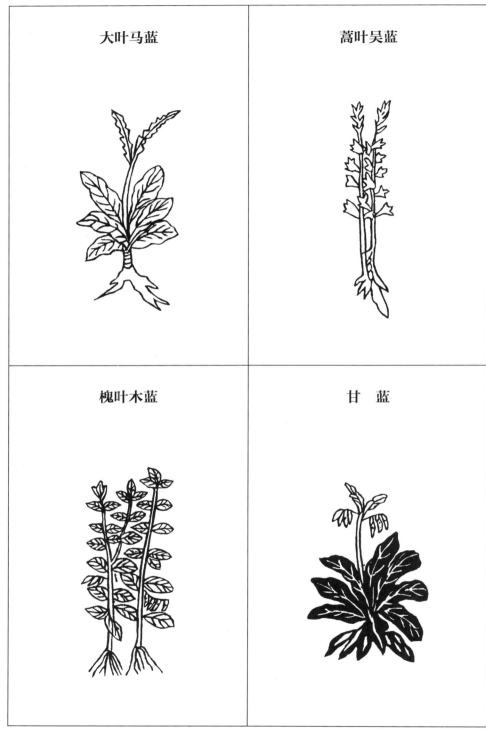

大叶马蓝

蒿叶吴蓝

槐叶木蓝

甘　蓝

青蓼赤蓼	水蓼马蓼
荭草	毛蓼

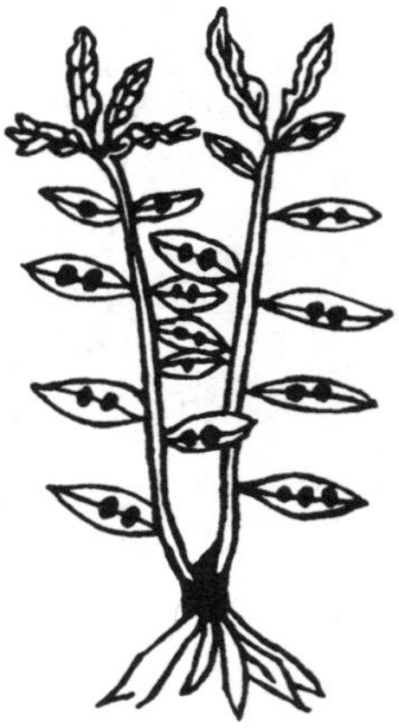

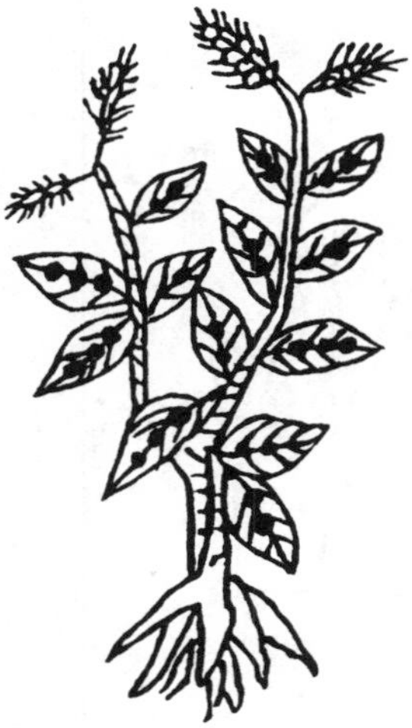

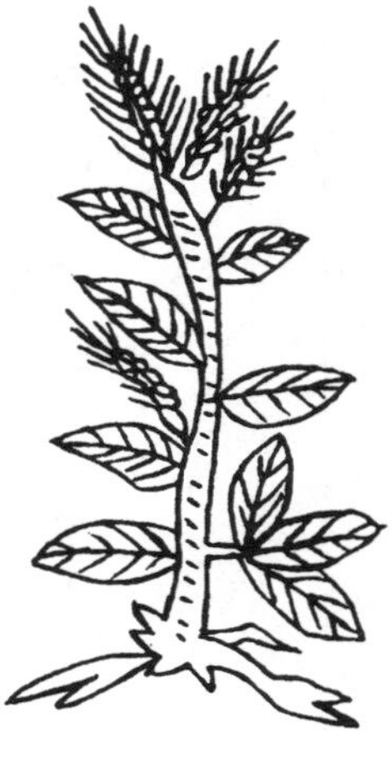

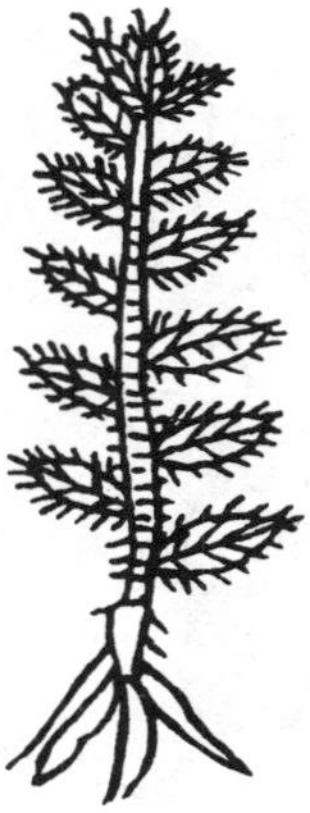

火炭母草

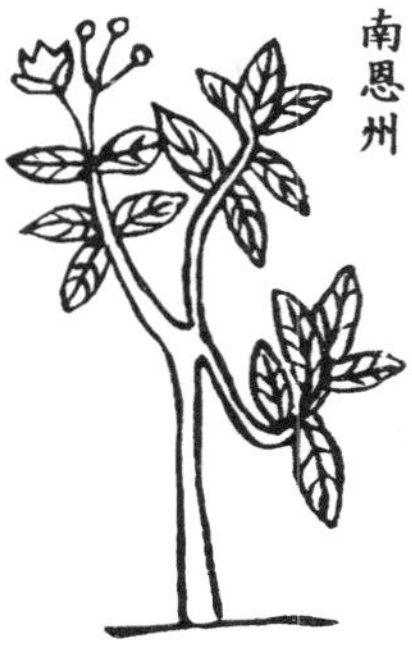

南恩州

三白草

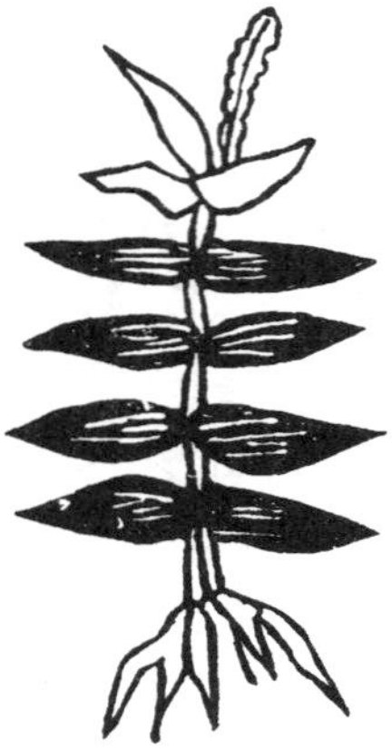

虎　杖

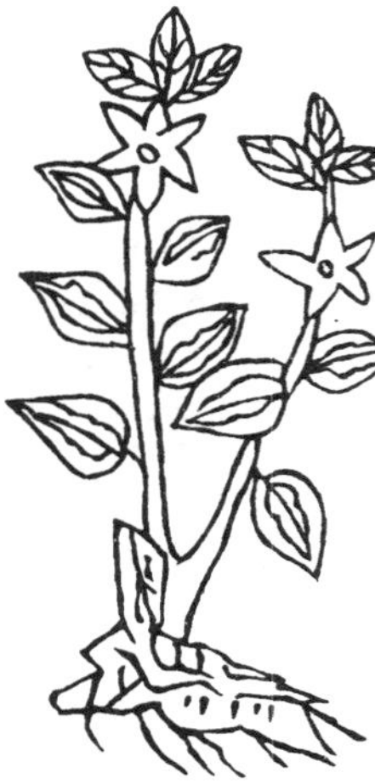

莸　草

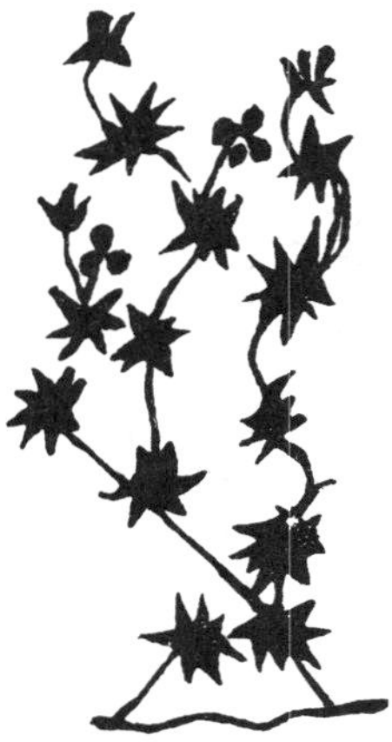

萹　蓄

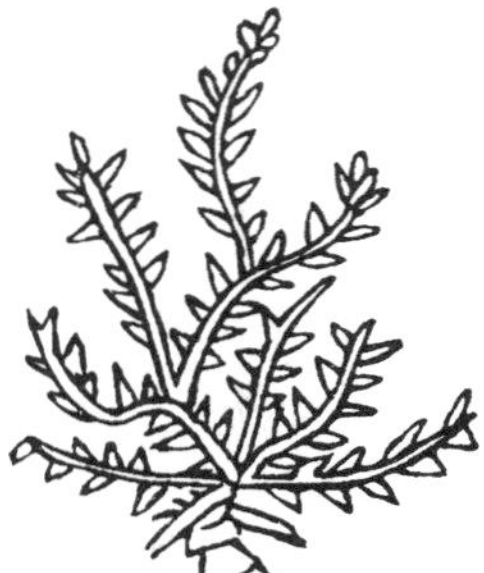

荩　草

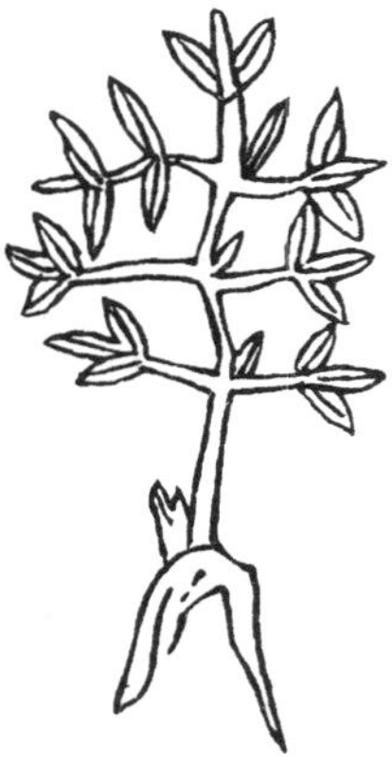

蒺　藜

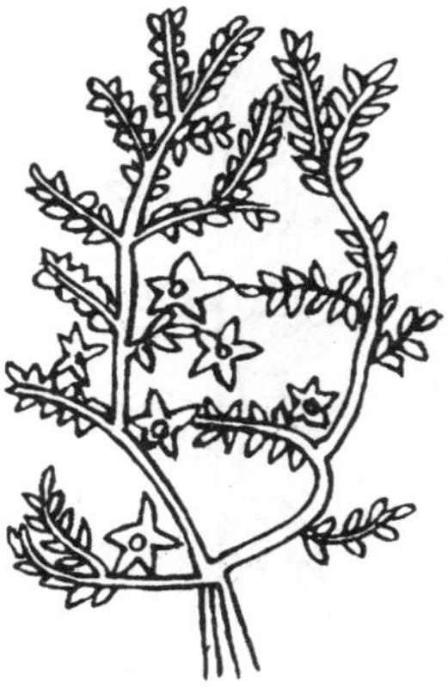

沙苑蒺藜

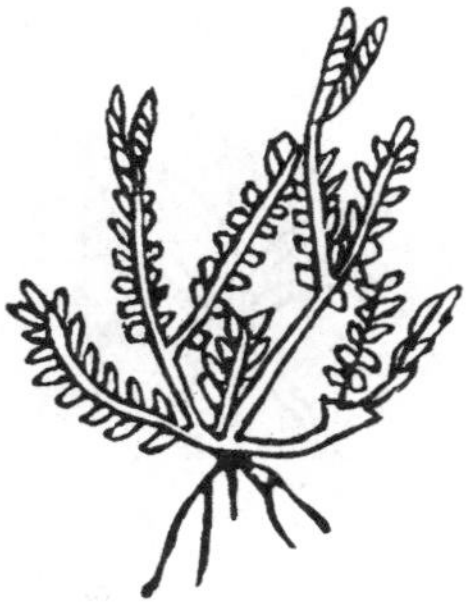

谷精草

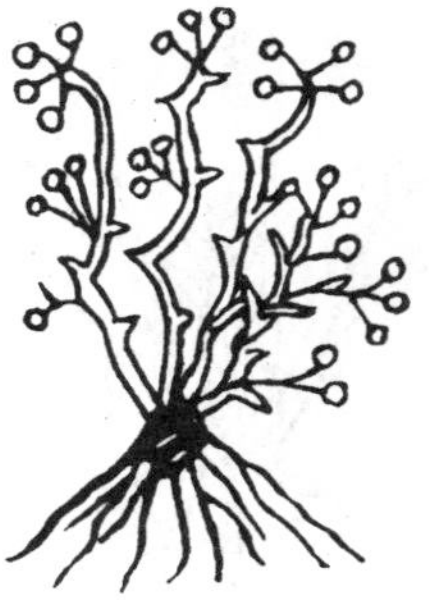

海金沙

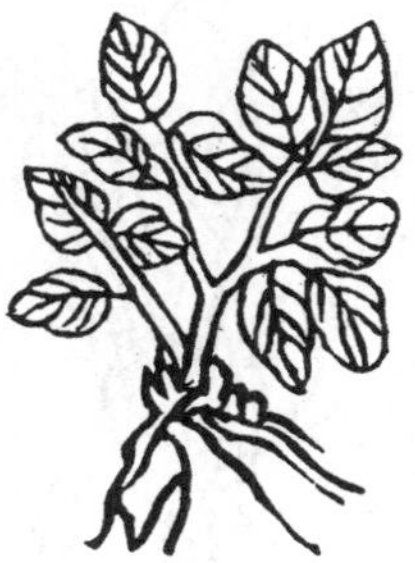

地杨梅

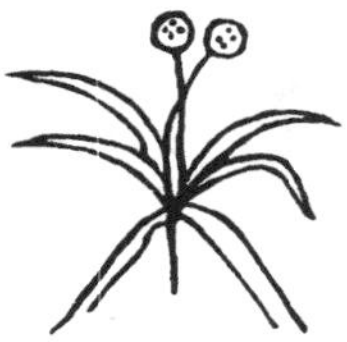

水杨梅

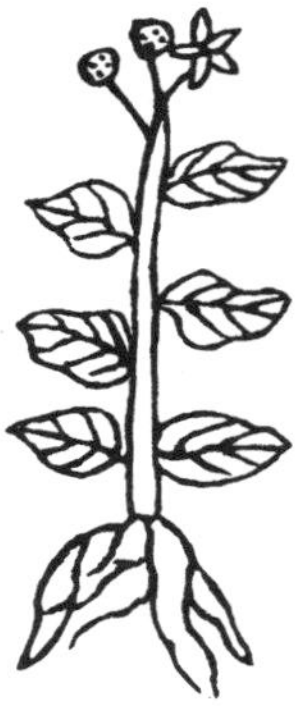

地蜈蚣

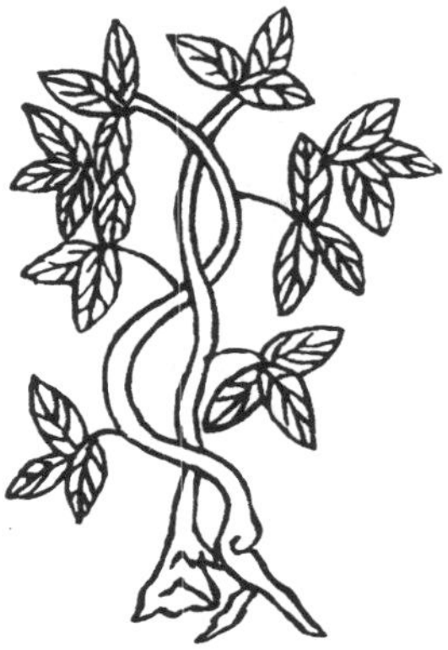

半边莲

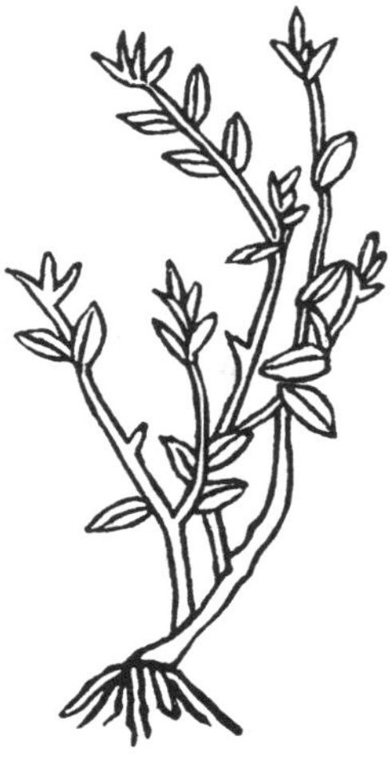

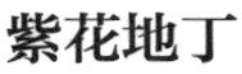

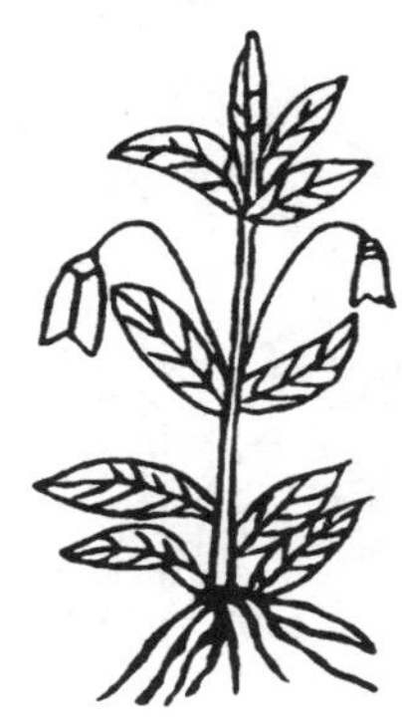

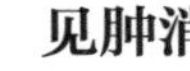

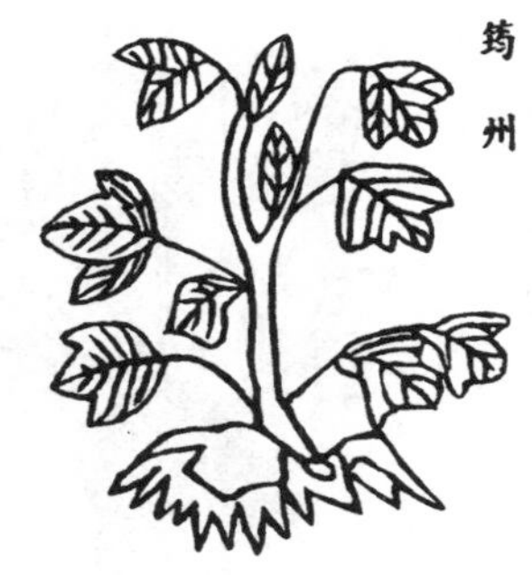

攀倒甑

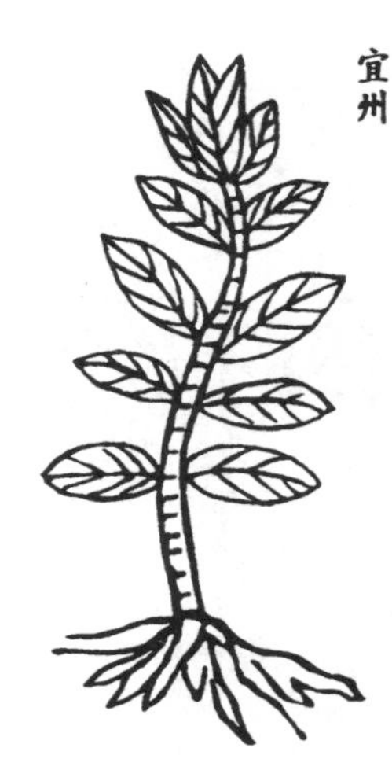

水甘草

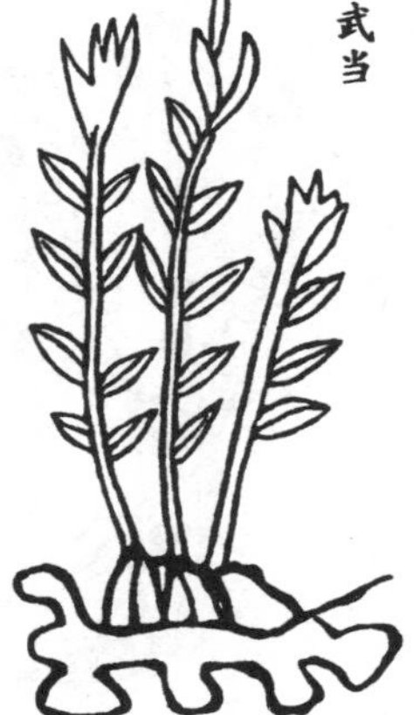

草部毒草类附图

大黄

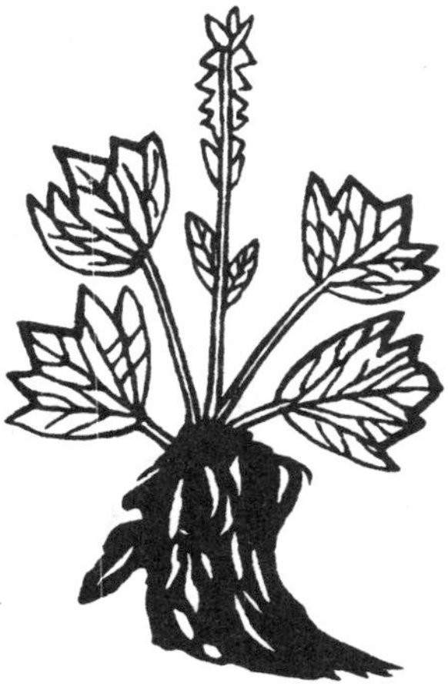

商陆

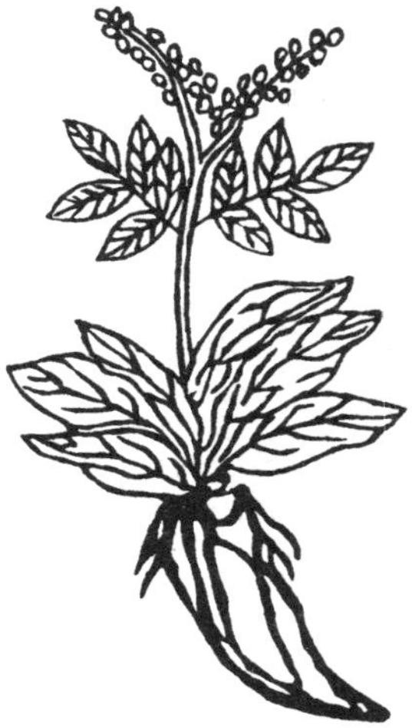

狼毒

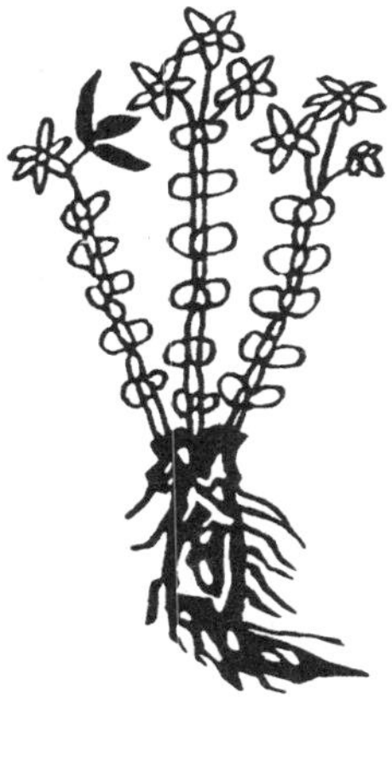

防葵

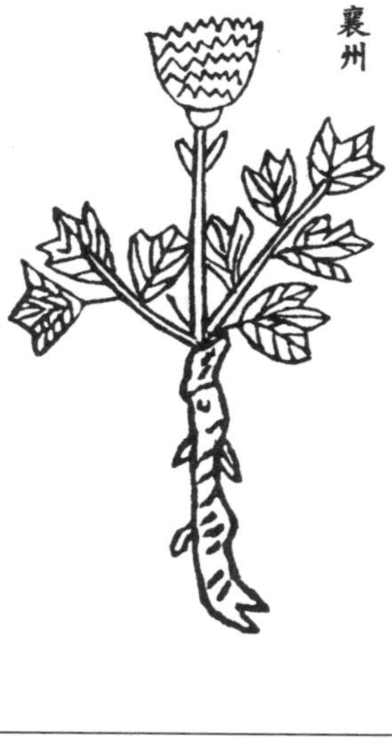

狼牙

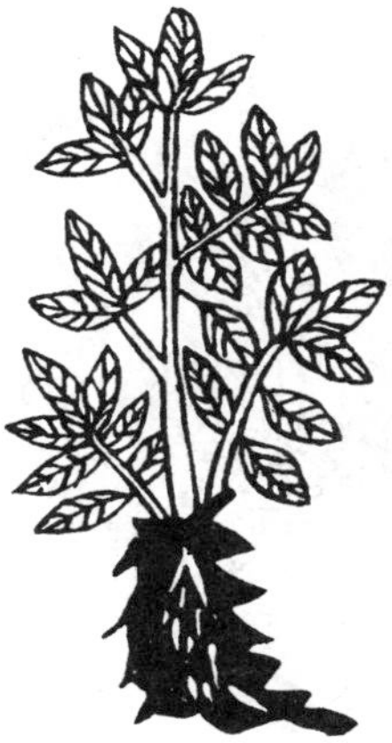

蔄茹

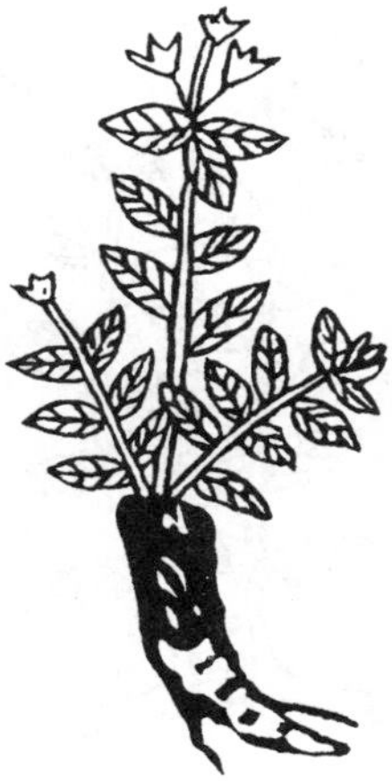

北大戟

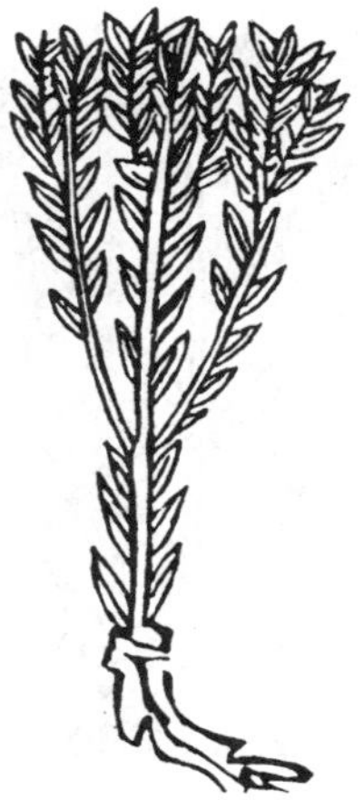

南大戟

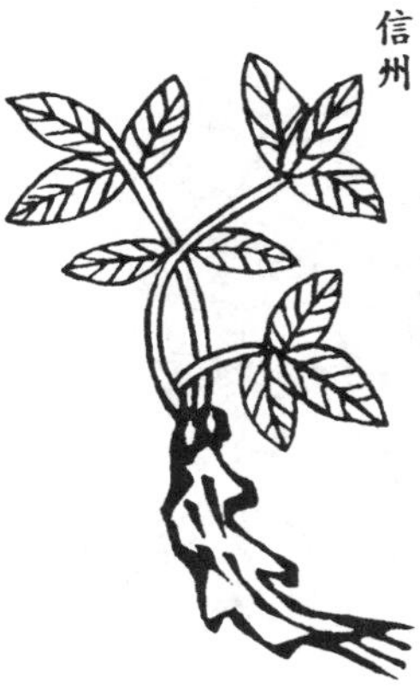

信州

泽漆

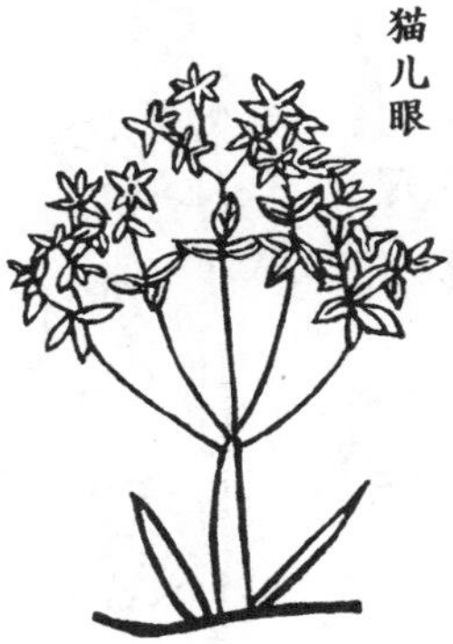

猫儿眼

甘遂

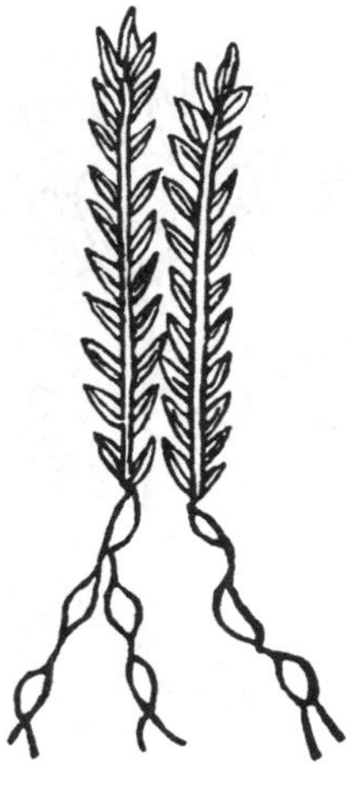

续随子

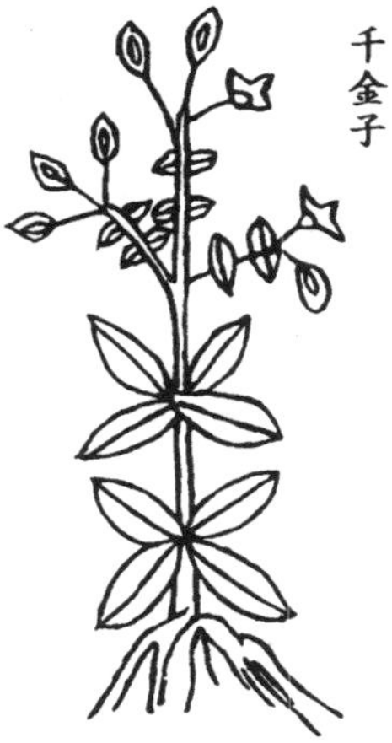

千金子

莨菪子

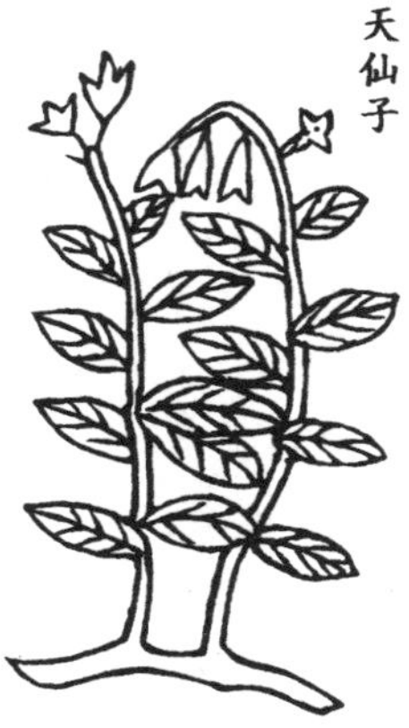

天仙子

云　实

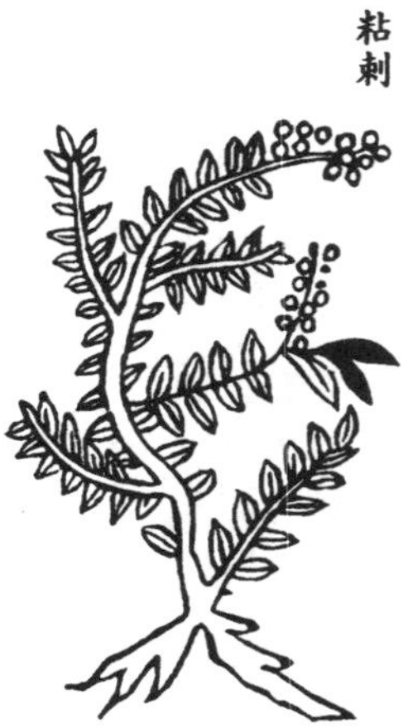

粘刺

蓖　麻

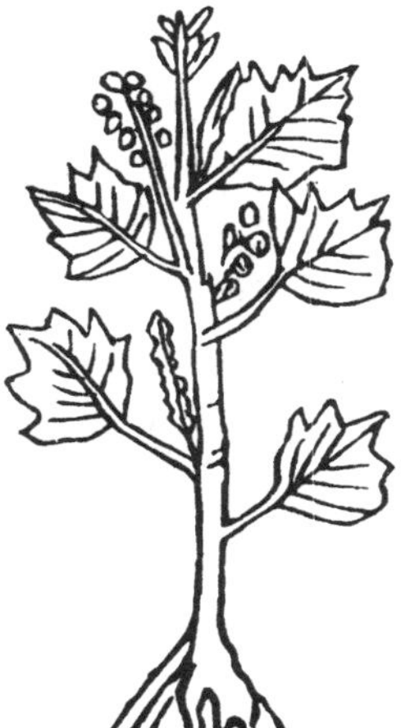

博落回

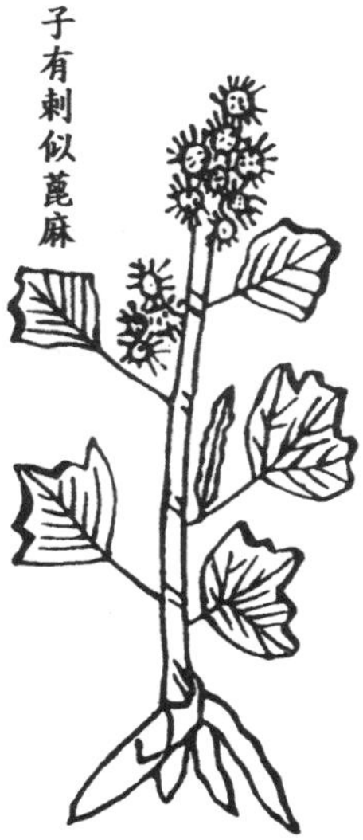

子有刺似蓖麻

常山蜀漆

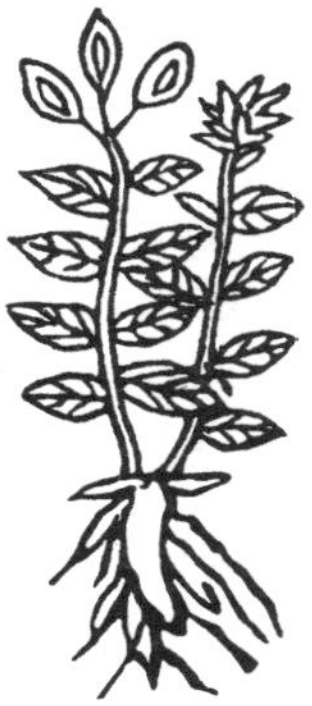

藜　芦

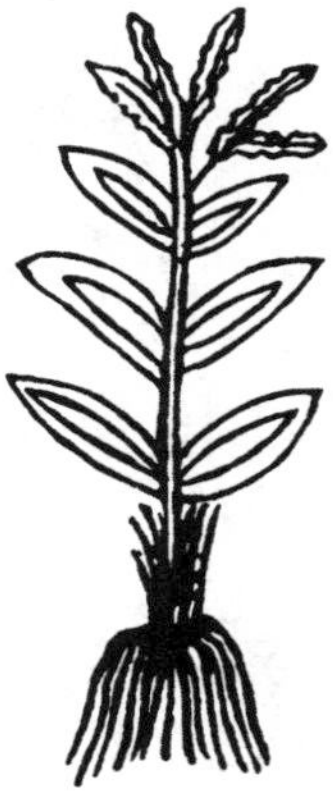

乌头附子

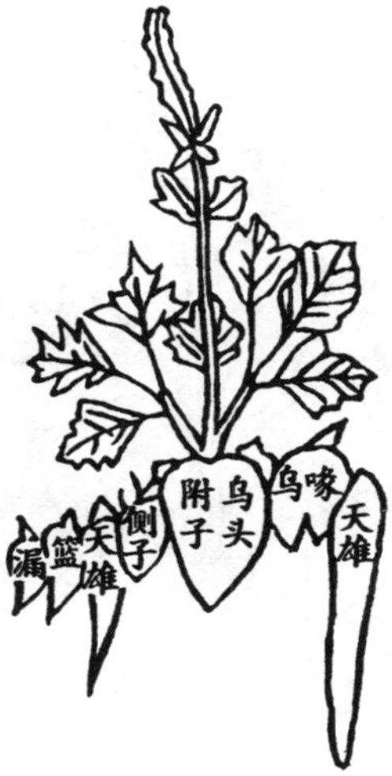

漏
篮
天雄
侧子
附子
乌头
乌喙
天雄

射　罔

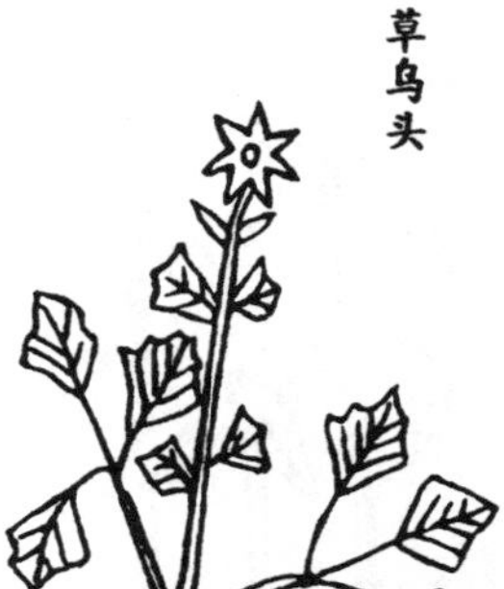

草乌头

白附子

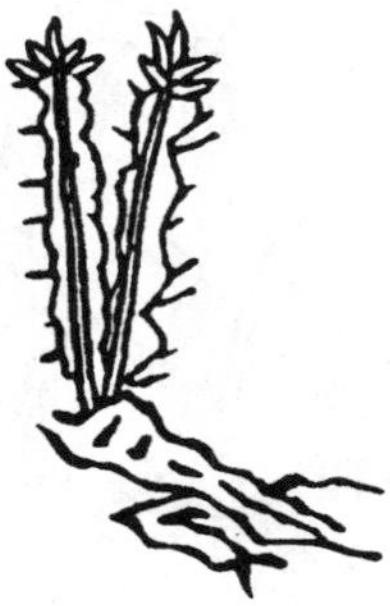

虎掌天南星

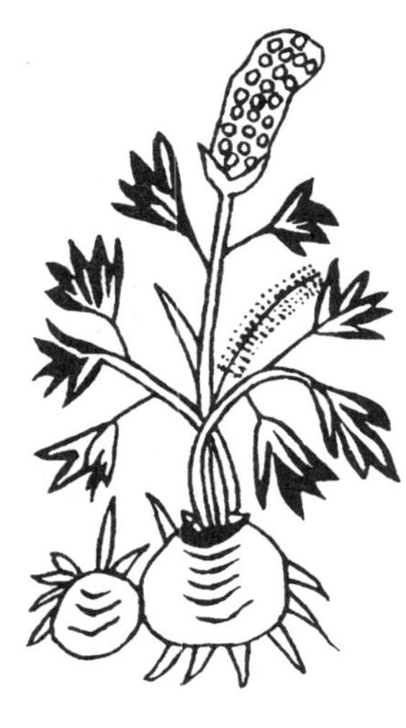

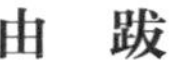

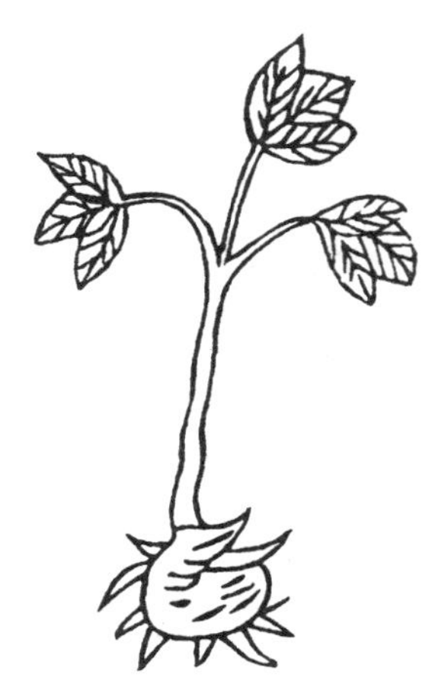

蒟 蒻

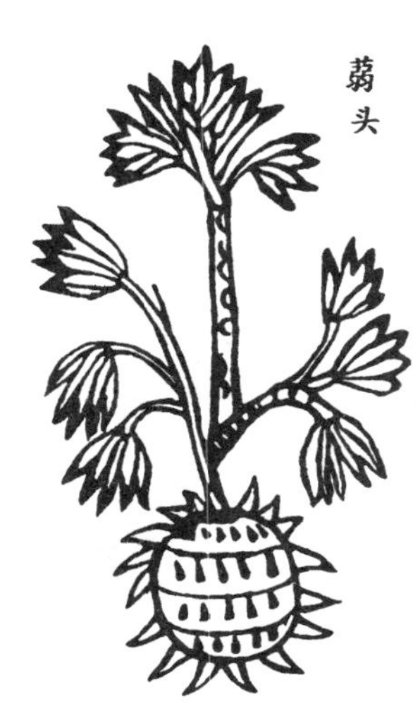

半 夏

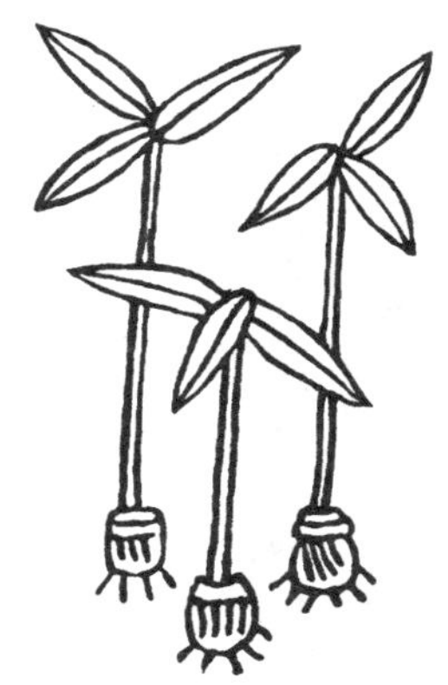

蚤 休

紫河车

七叶鬼臼

羞天花

重叶鬼臼

射干鸢尾

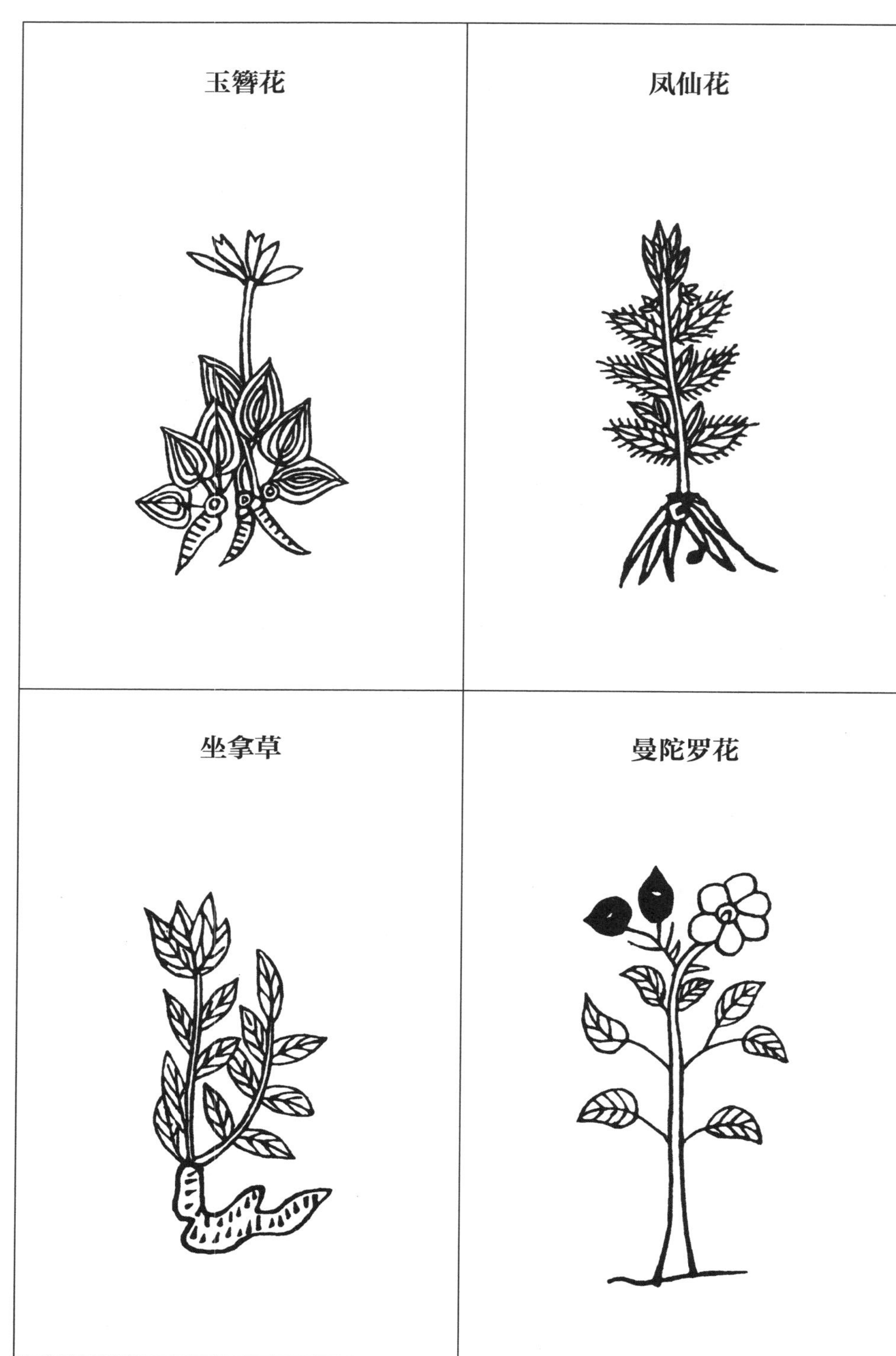
玉簪花
凤仙花
坐拿草
曼陀罗花

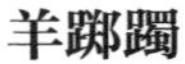

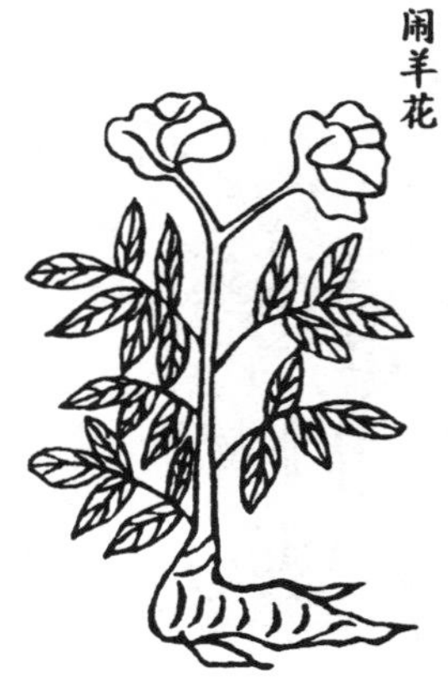

芫　花

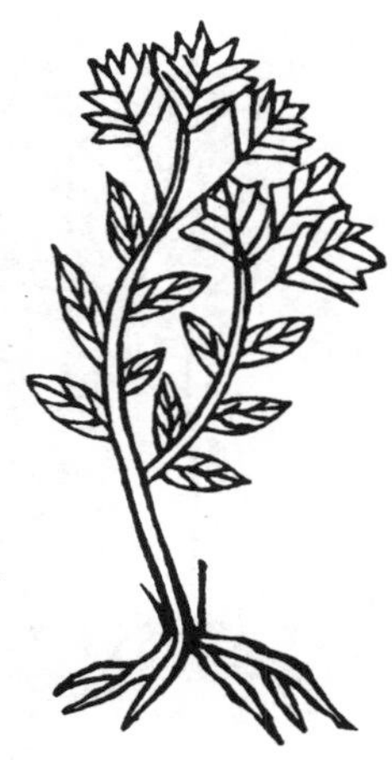

荛　花

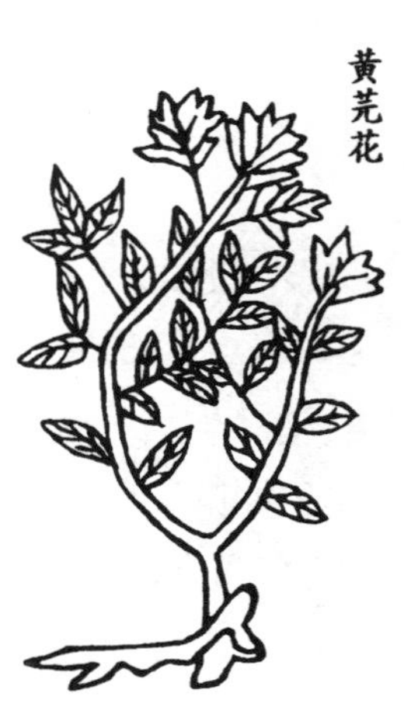

醉鱼草

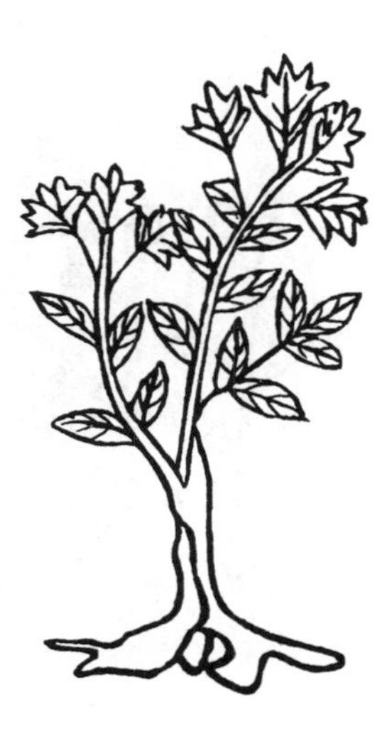

莽 草

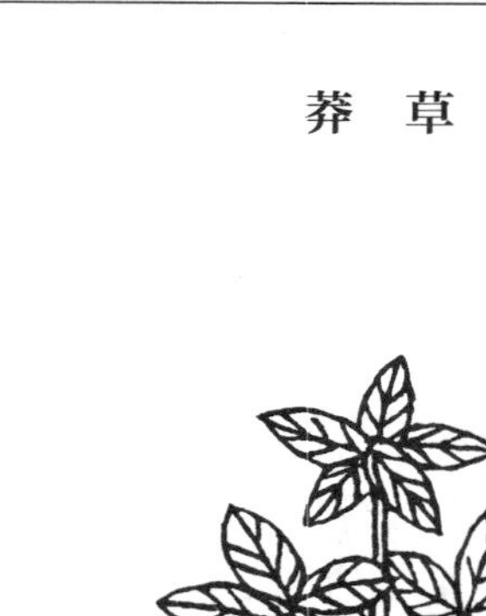

茵 芋

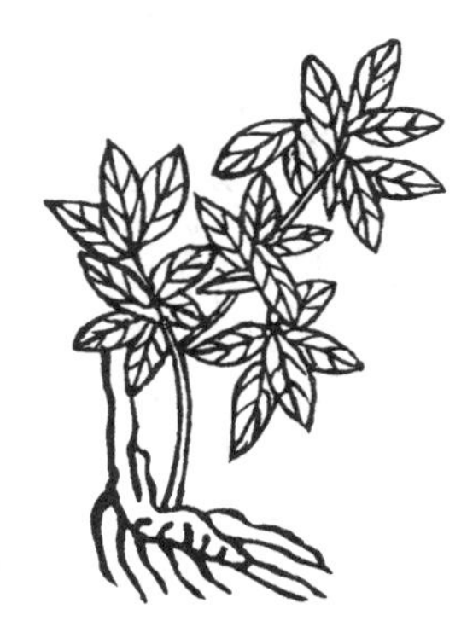

石龙芮

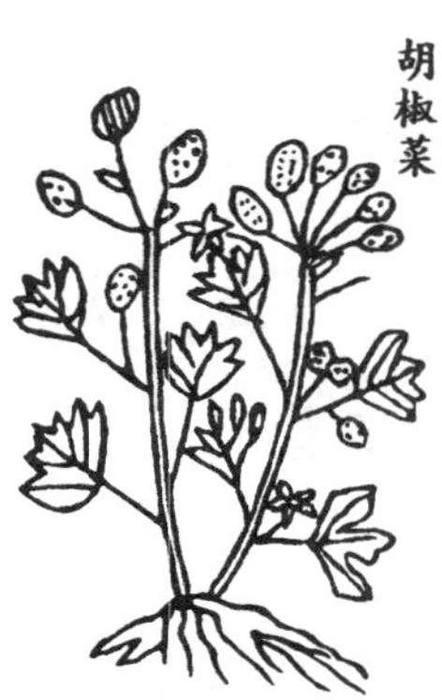

毛 茛

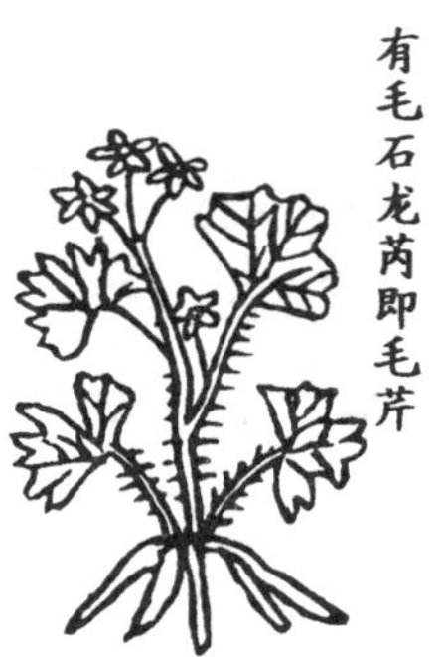

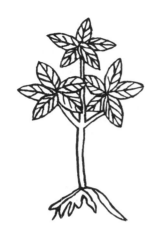

牛　扁	荨　麻
潞州	
格注草	海　芋
济南	观音莲

钩吻

断肠草

草部蔓草类附图

菟丝子

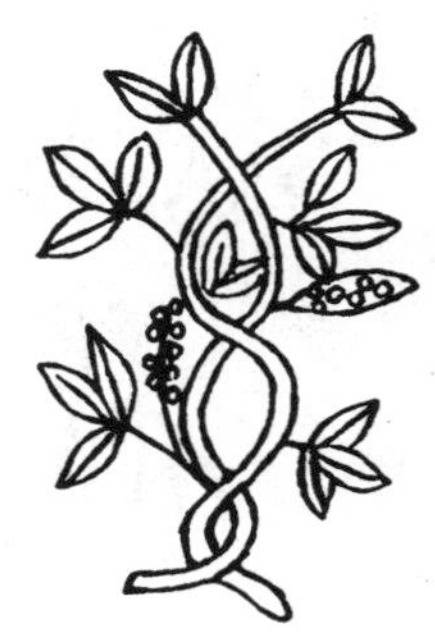

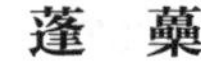
蓬　蘽

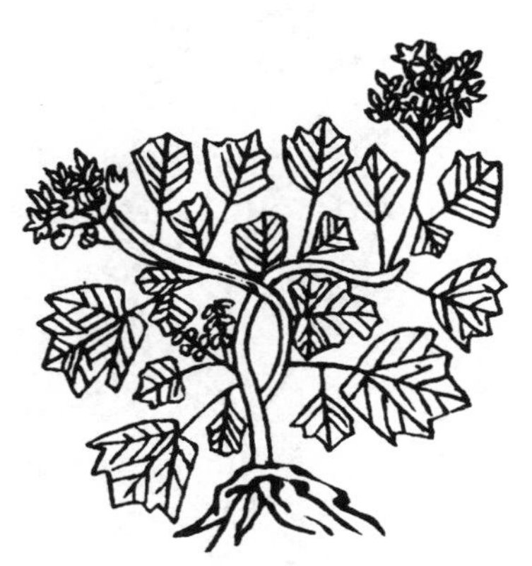

五味子

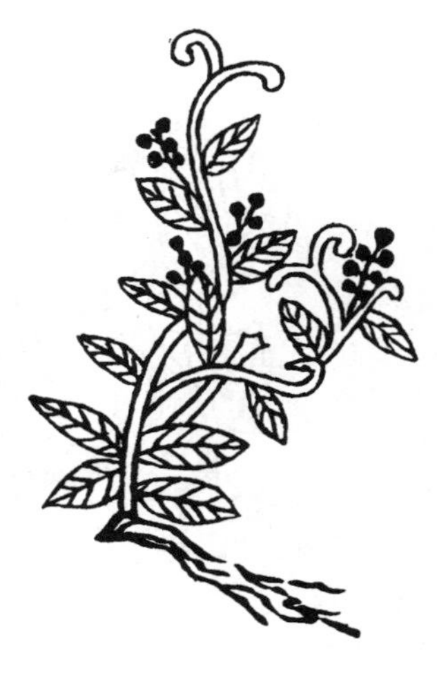

覆盆子

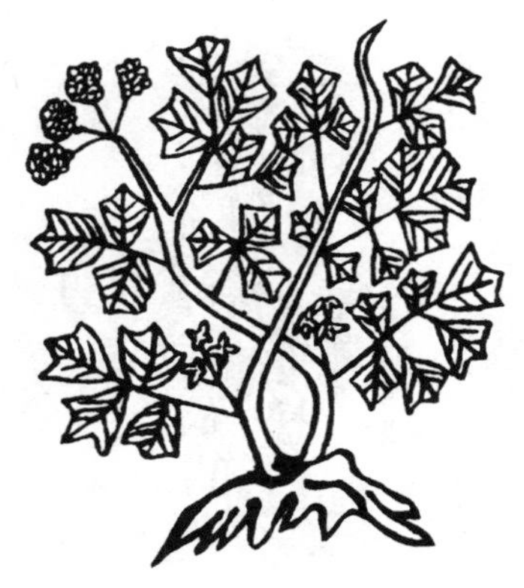

悬钩子

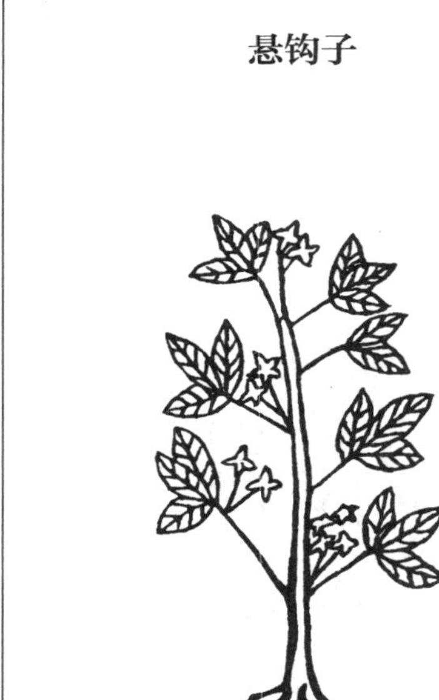

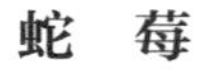

蛇　莓

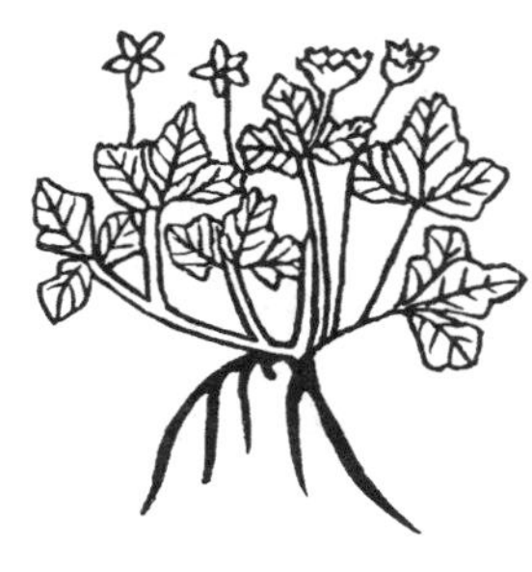

使君子

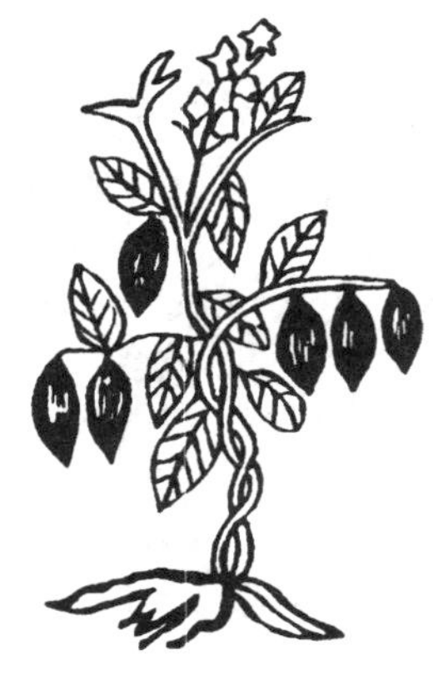

木鳖子

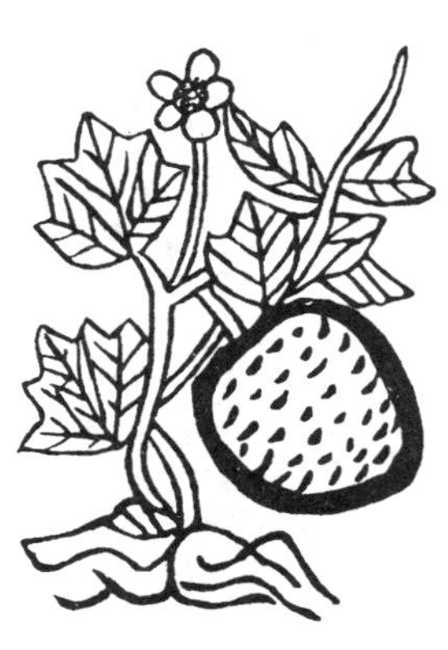

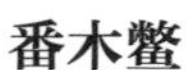

番木鳖

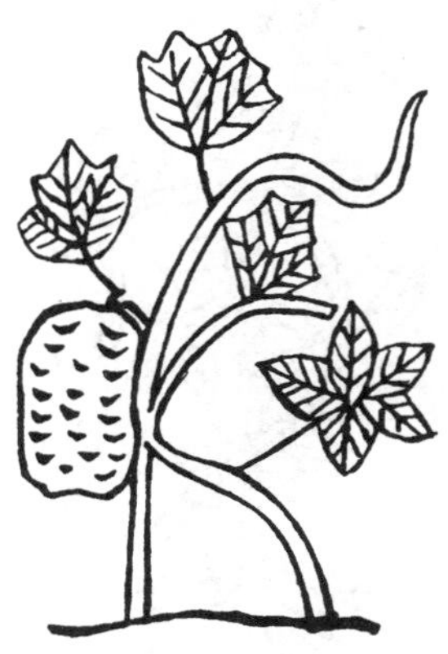

马兜铃

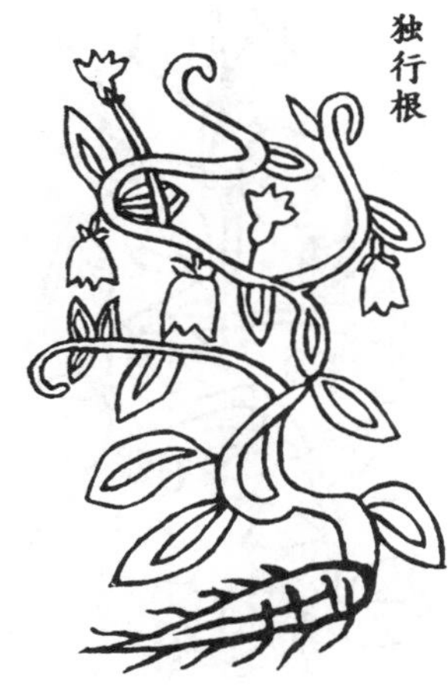

榼藤子

预知子

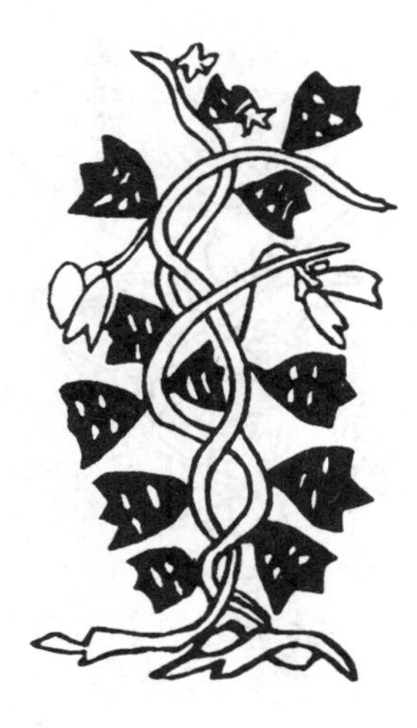

牵牛子

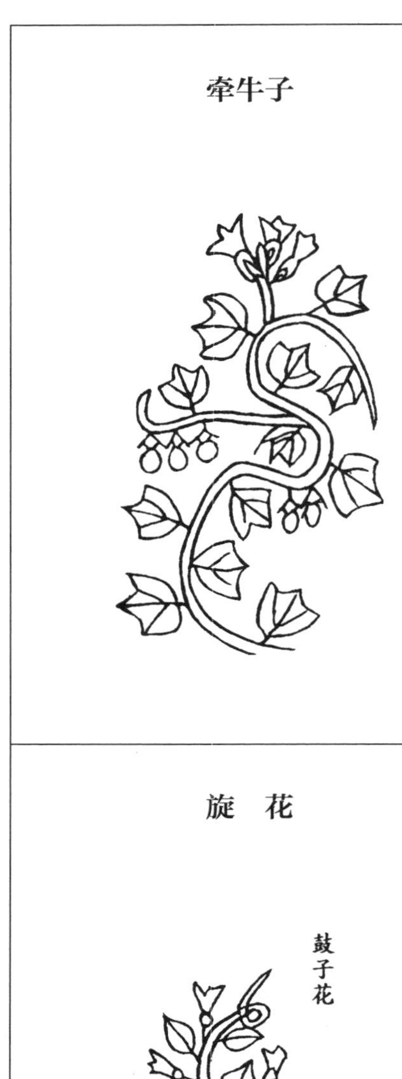

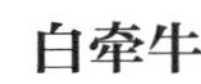

白牵牛

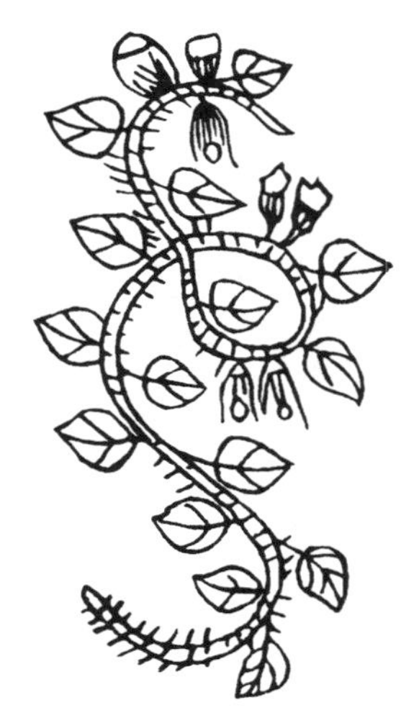

旋花

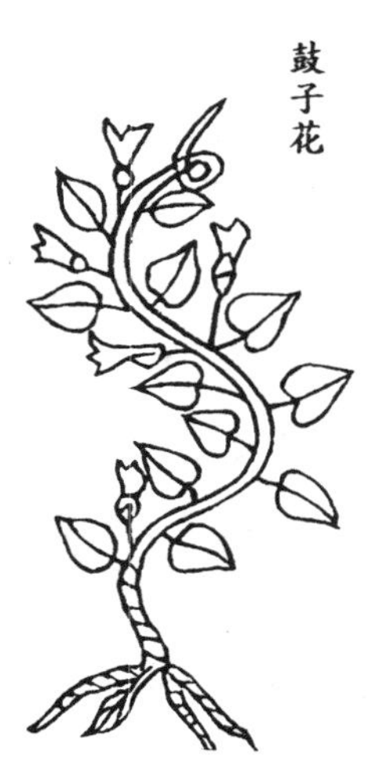

紫葳

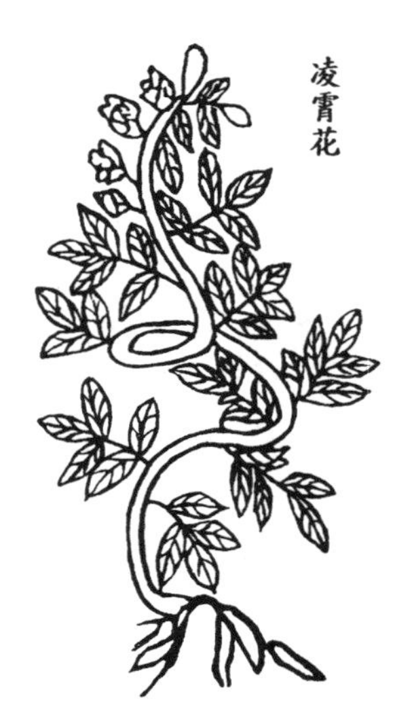

营　实

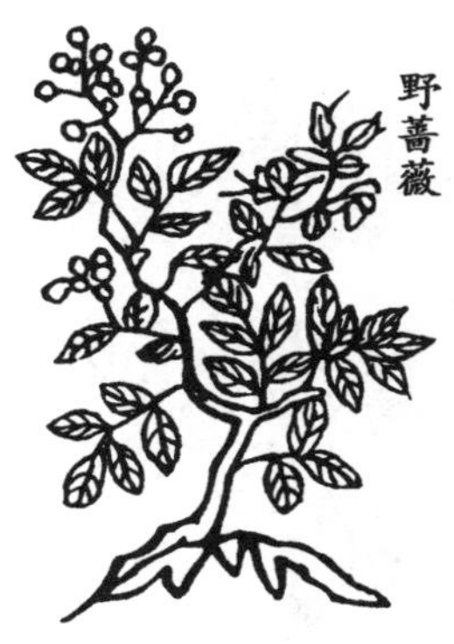

月季花

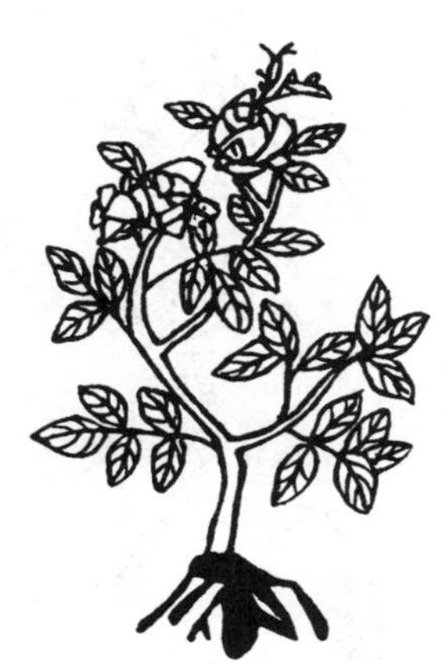

栝楼天花粉

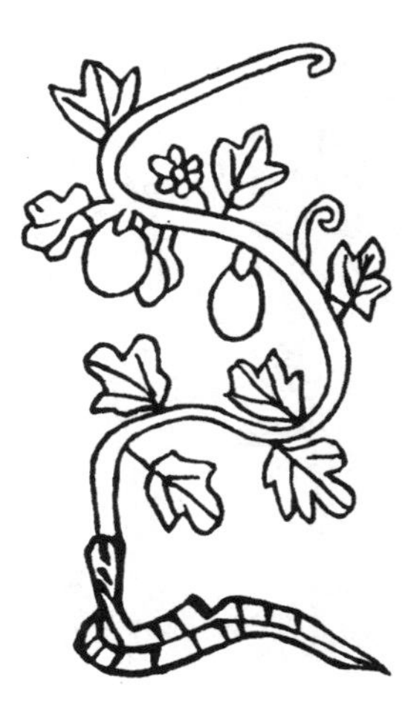

王　瓜

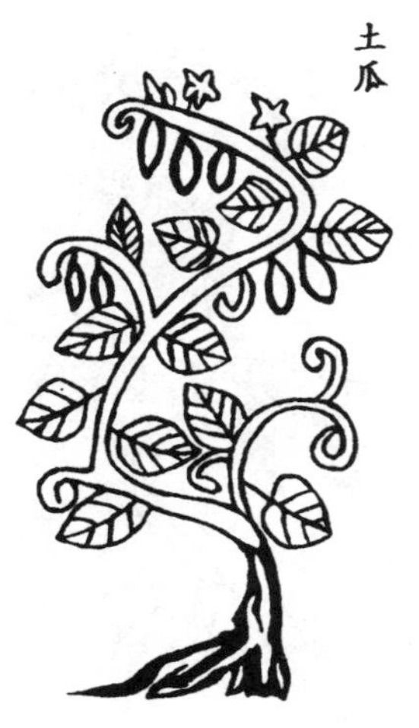

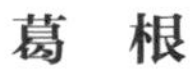

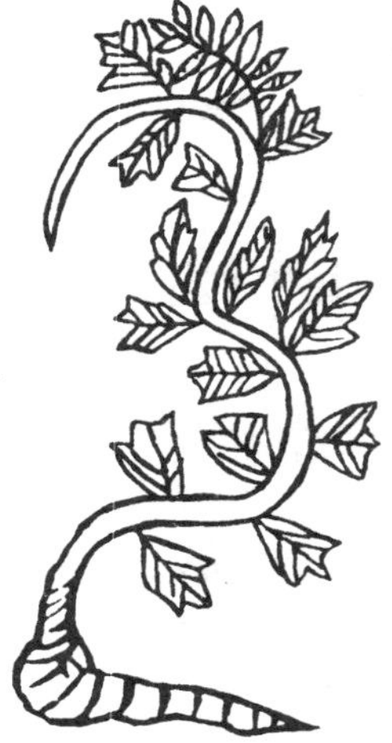

黄环

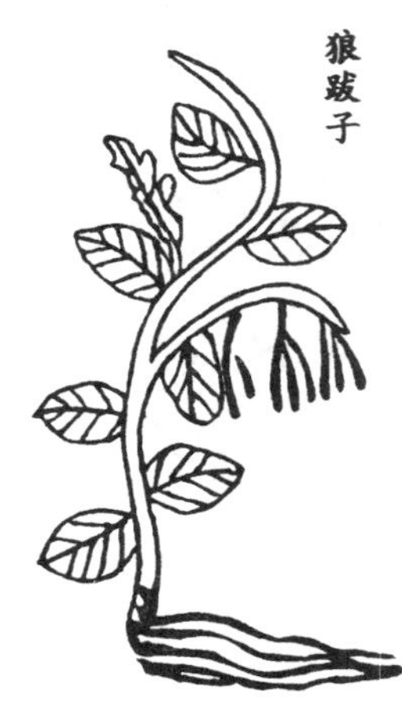

天门冬

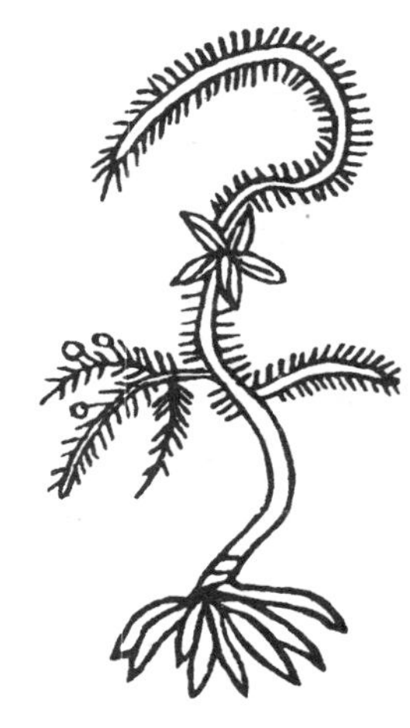

百部

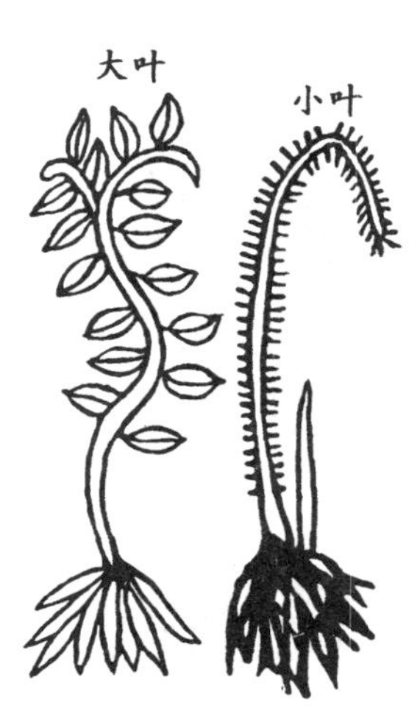

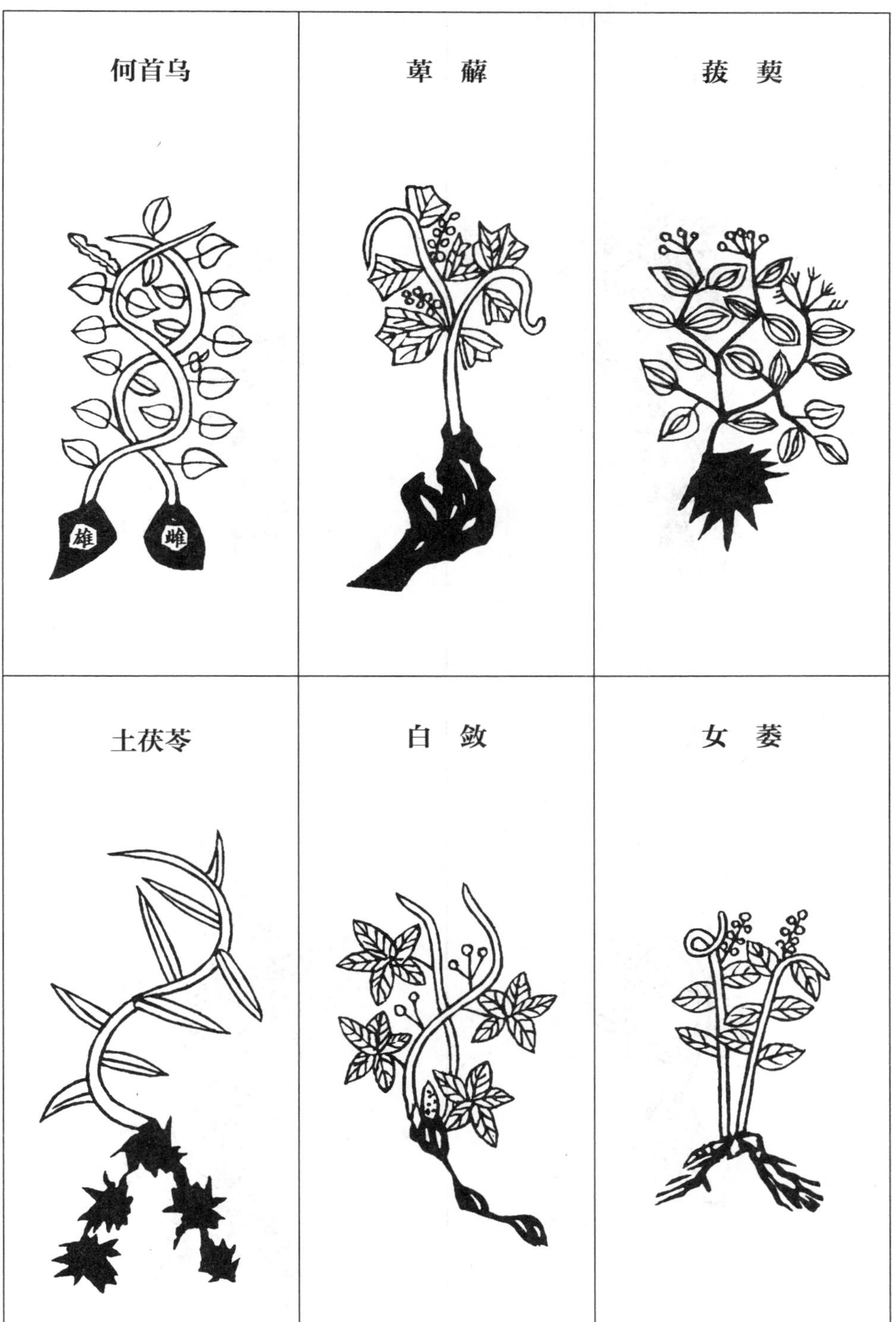
何首乌
雄
雌
萆　薢
菝　葜
土茯苓
白　敛
女　萎

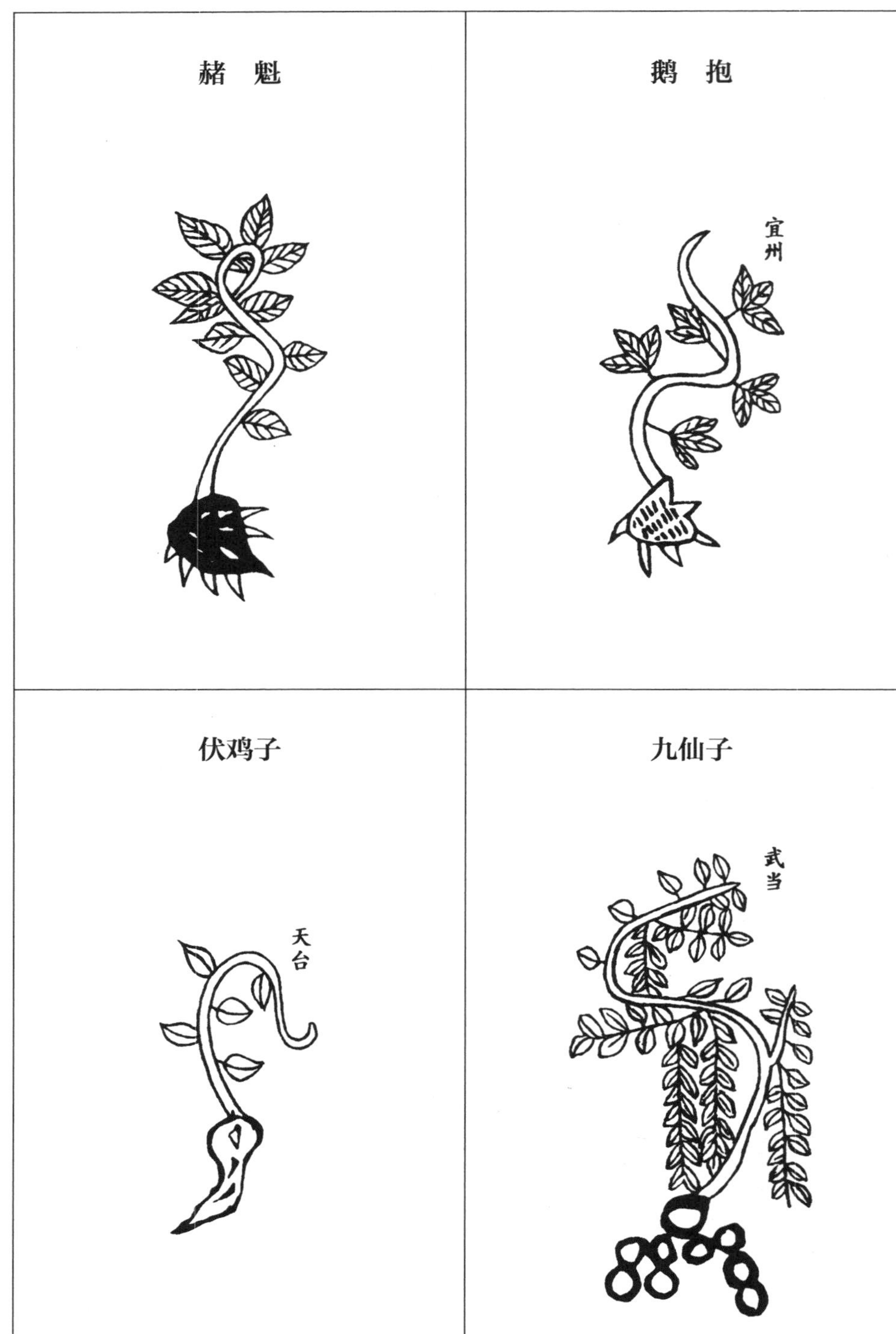
赭 魁
鹅 抱
宜州
伏鸡子
天台
九仙子
武当

山豆根	黄药子	解毒子
		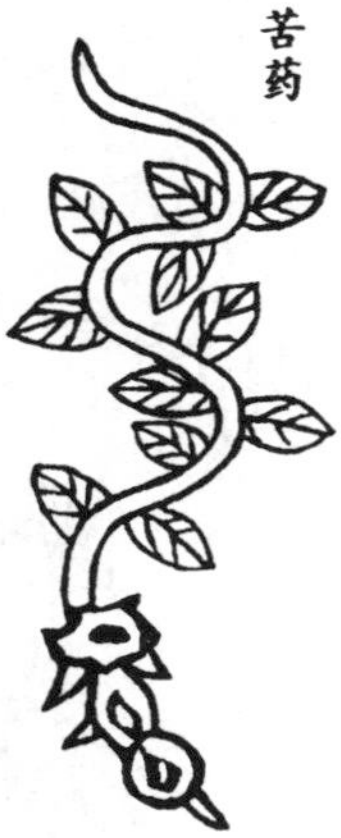 苦药

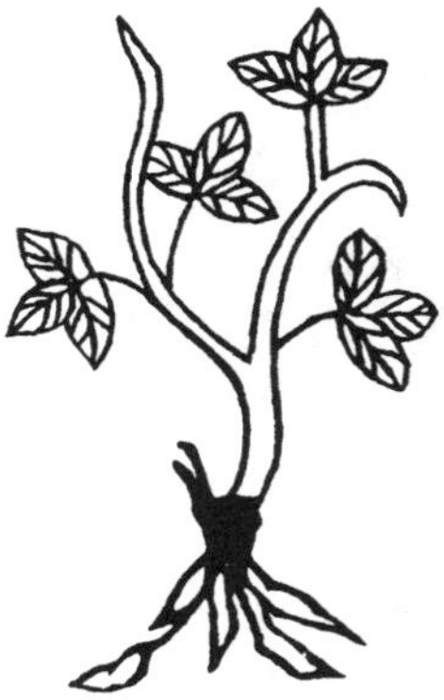

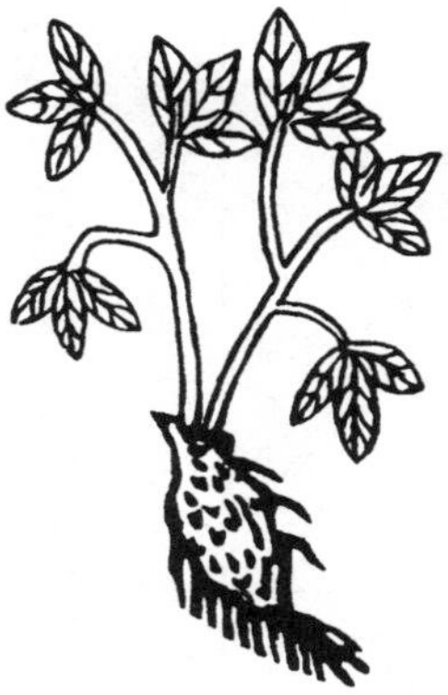

赤药子	白药子	威灵仙

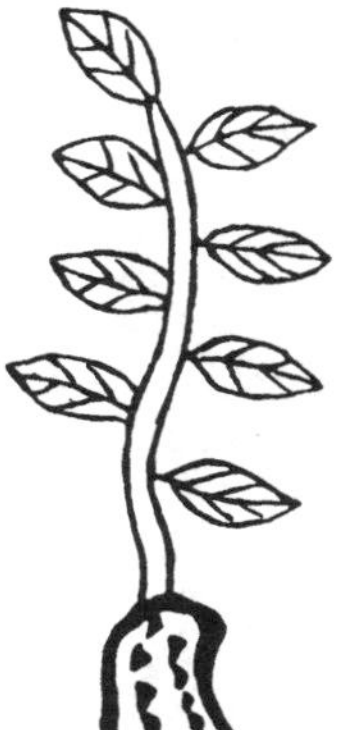

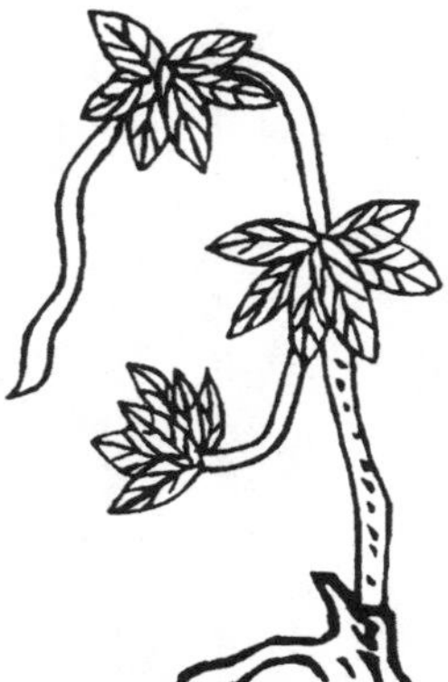

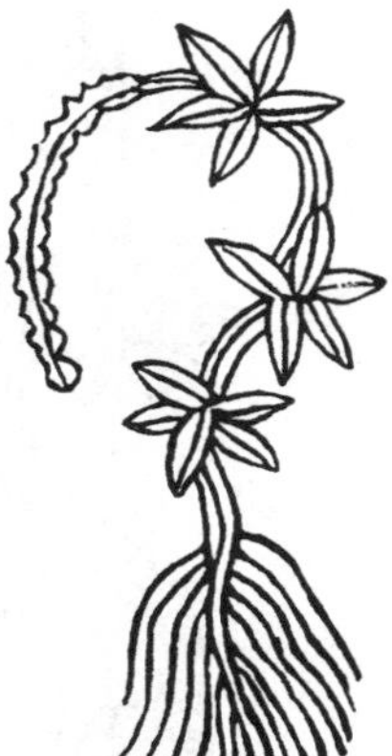

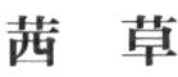

茜草

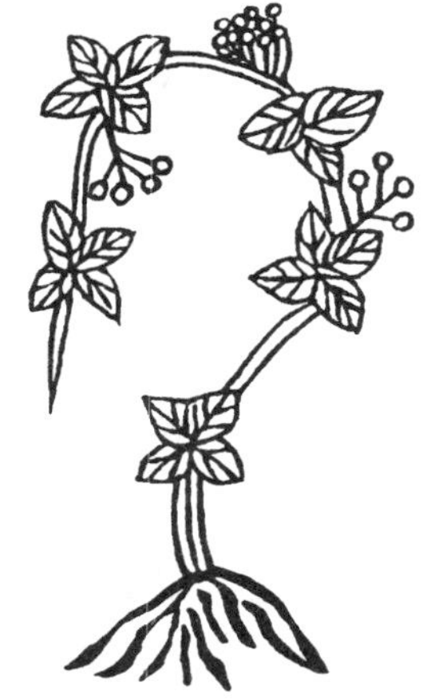

防己

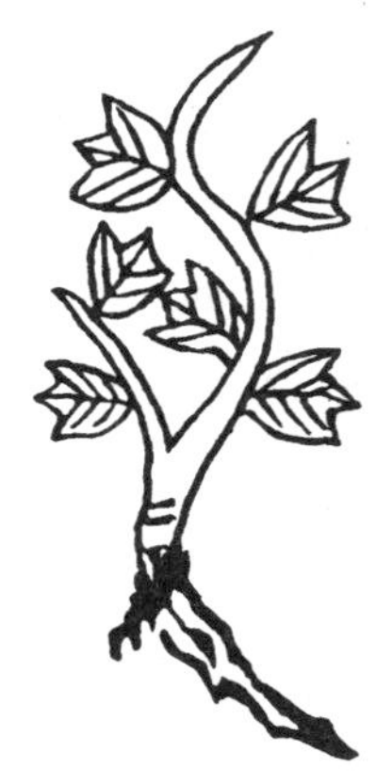

通草即木通

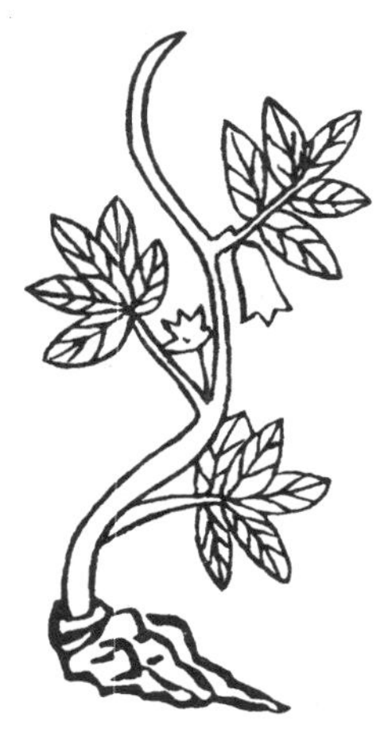

通脱木

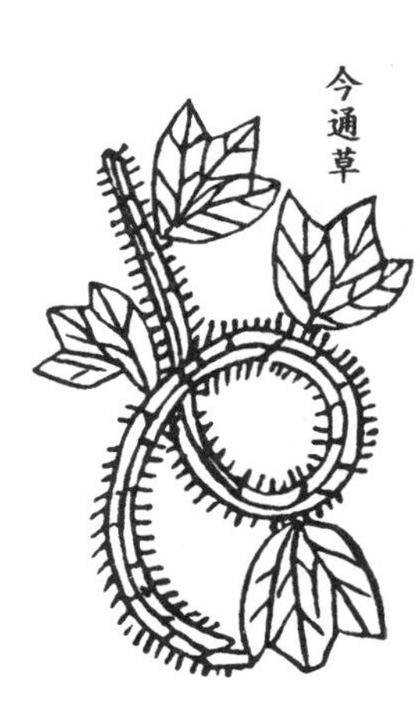

天寿根

天台

钓藤

白兔藿

交州

白花藤

交州

白 英	萝摩斫合子	赤地利
排风子	婆婆针袋	五毒草
紫 葛	乌蔹莓	葎 草
	五叶藤	勒草

羊　桃

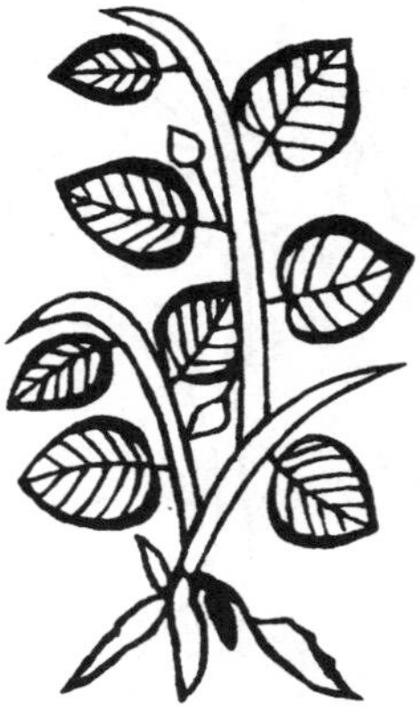

络　石

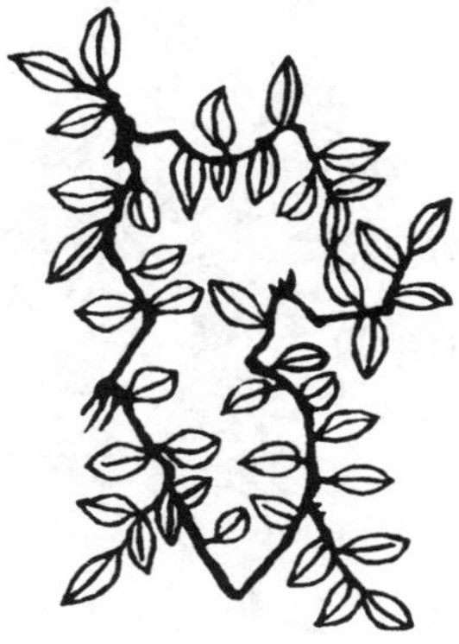

木　莲

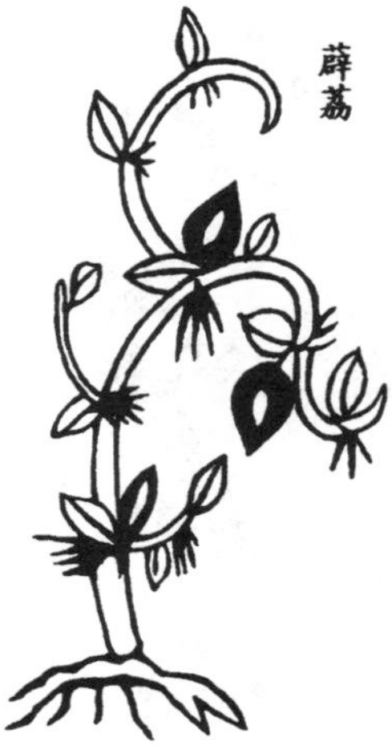

薜荔

千岁藟

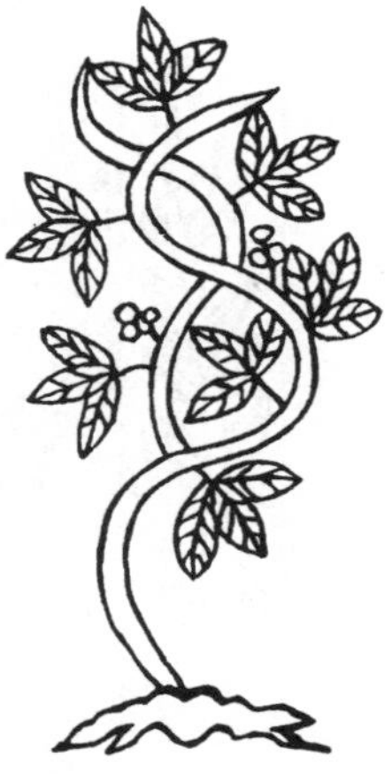

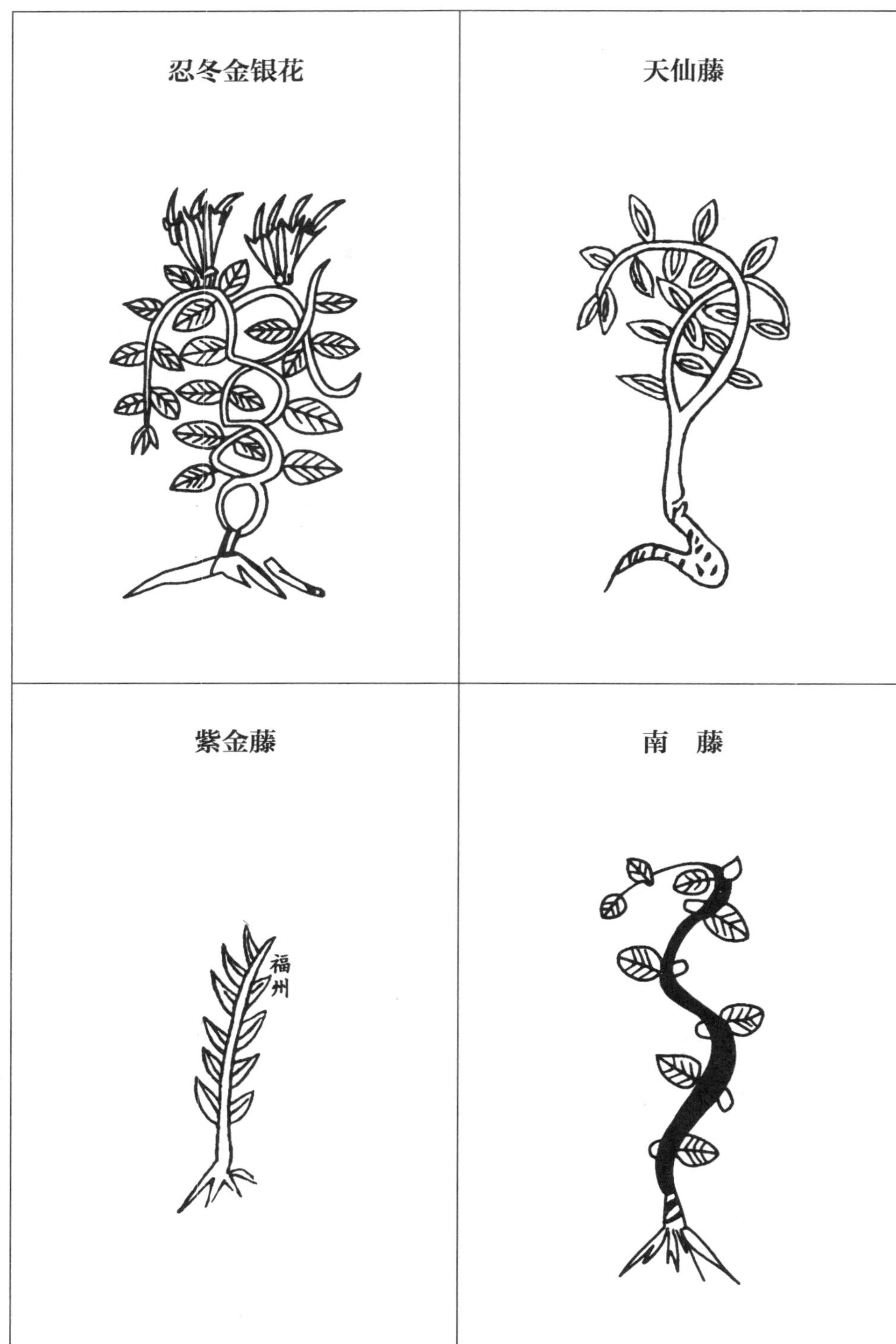
忍冬金银花
天仙藤
紫金藤
福州
南　藤

清风藤	百棱藤
	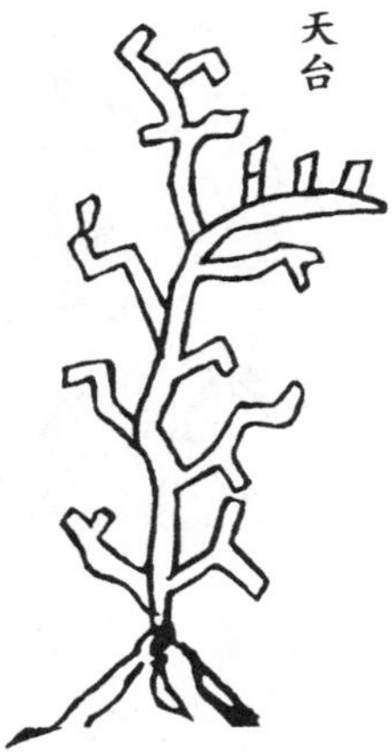 天台
落雁木	千里及
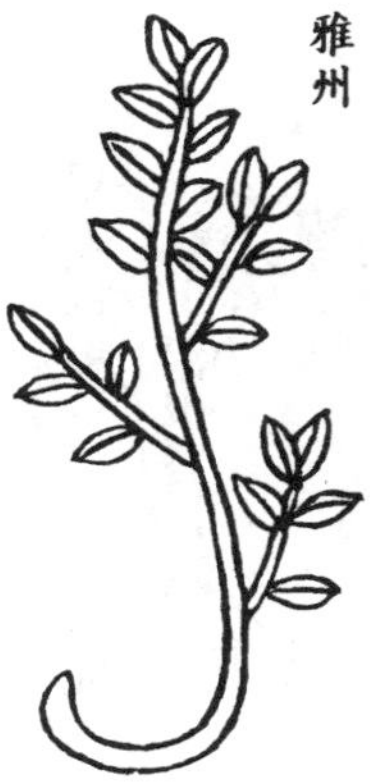 雅州	千里光

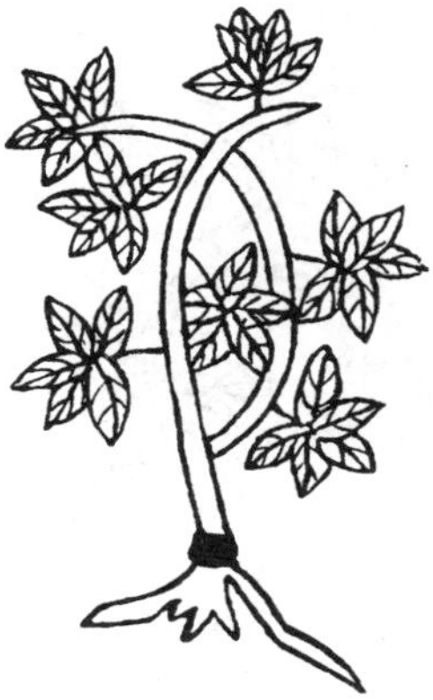

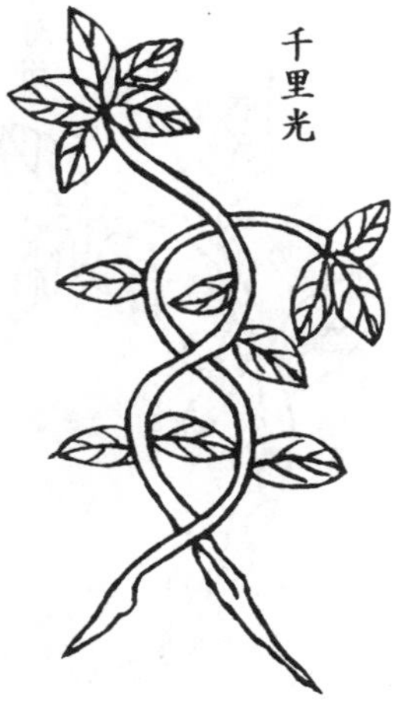

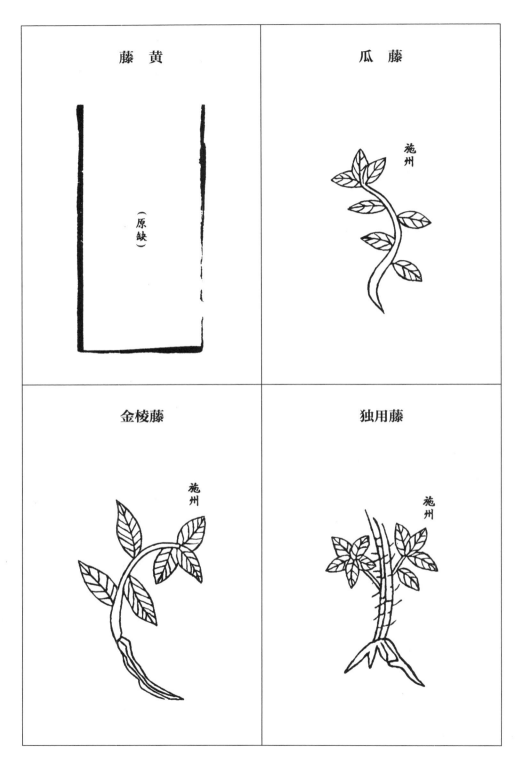

藤黄	瓜藤
（原缺）	施州
金棱藤	独用藤
施州	施州

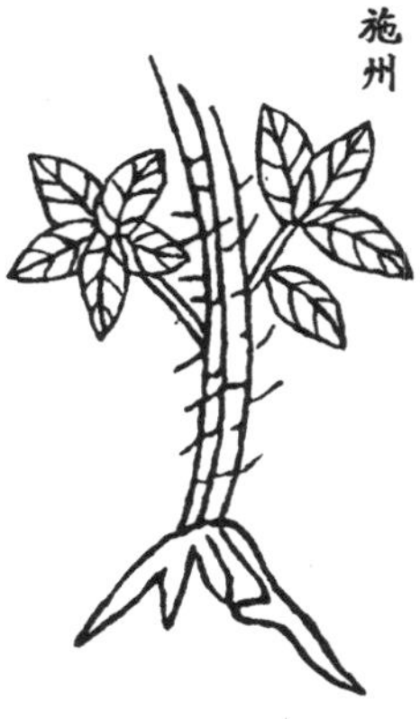

含春藤

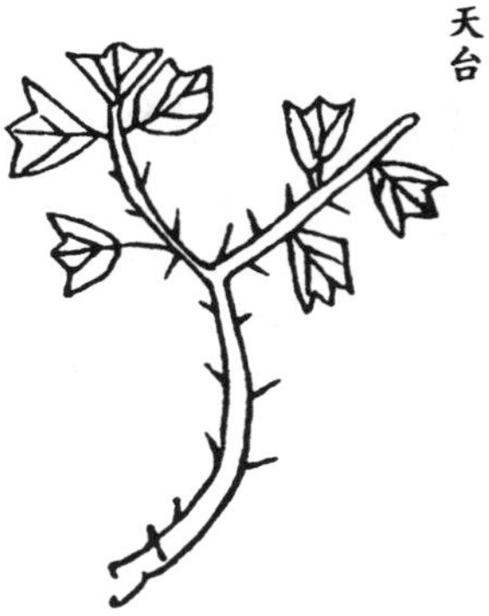

天台

祁婆藤

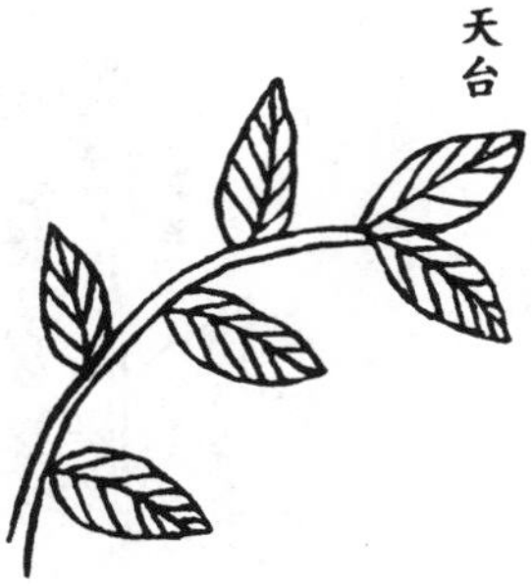

天台

石合草

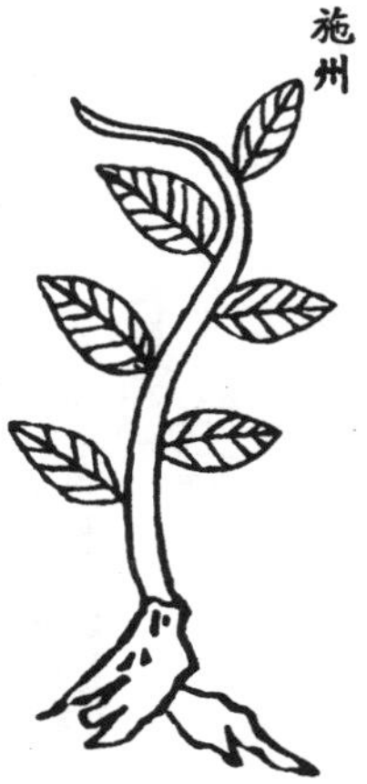

施州

野猪尾

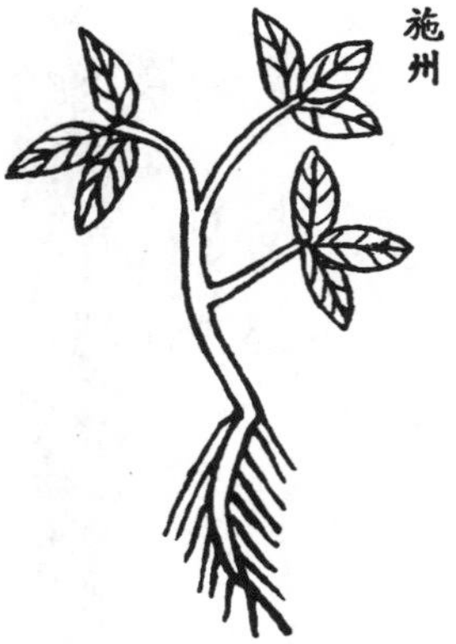

施州

草部水草类附图

泽泻

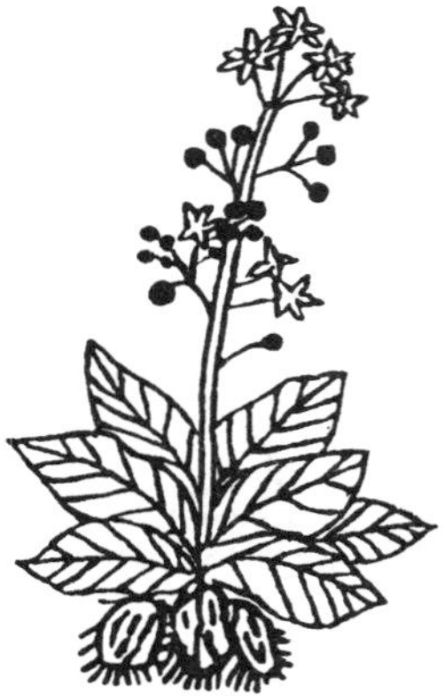

蘋草

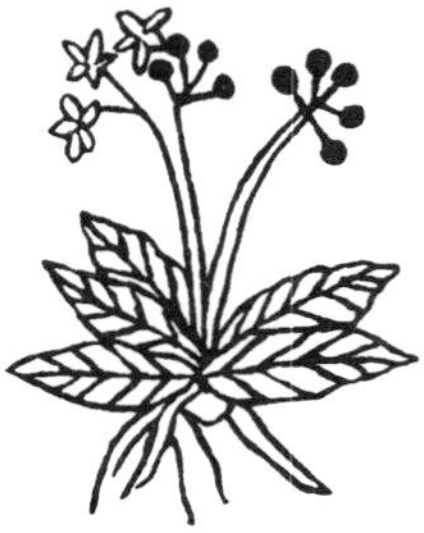

羊蹄

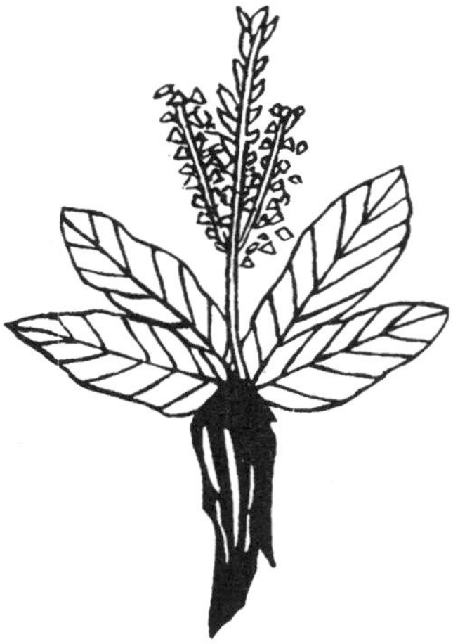

酸模

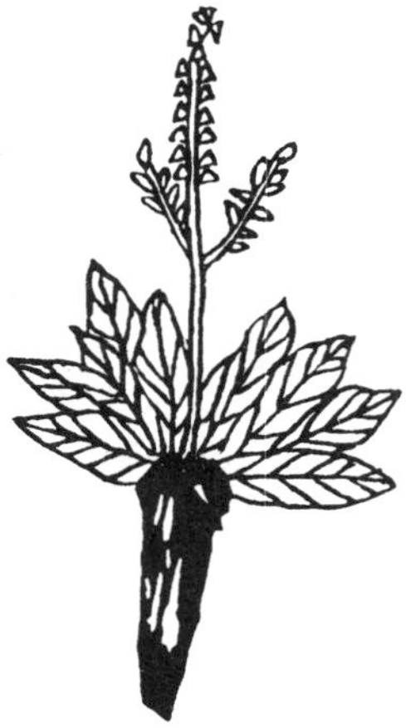

龙舌草

石菖蒲

白　昌

香蒲蒲黄

茭菰

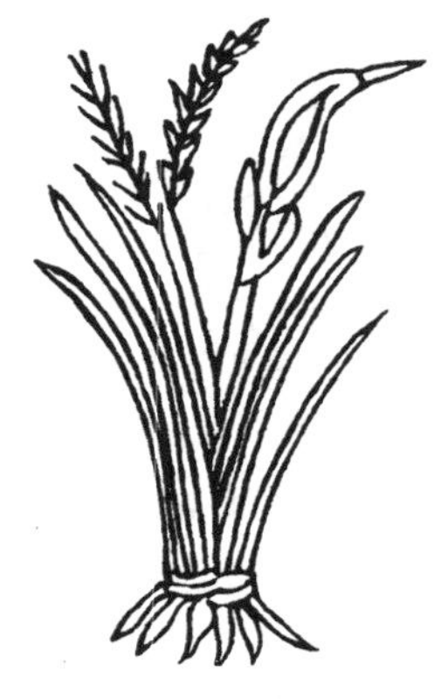

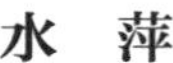

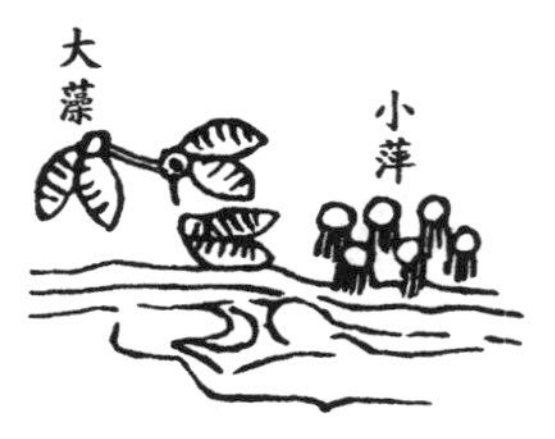

蘋

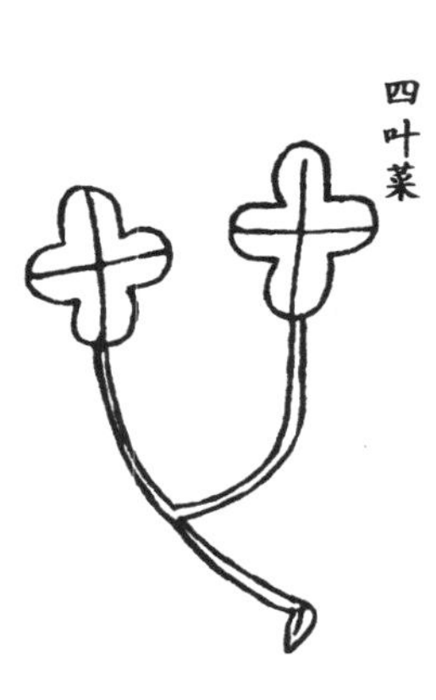

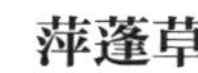

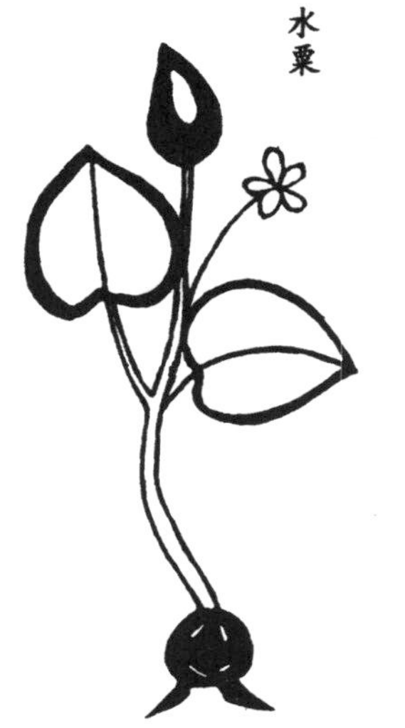

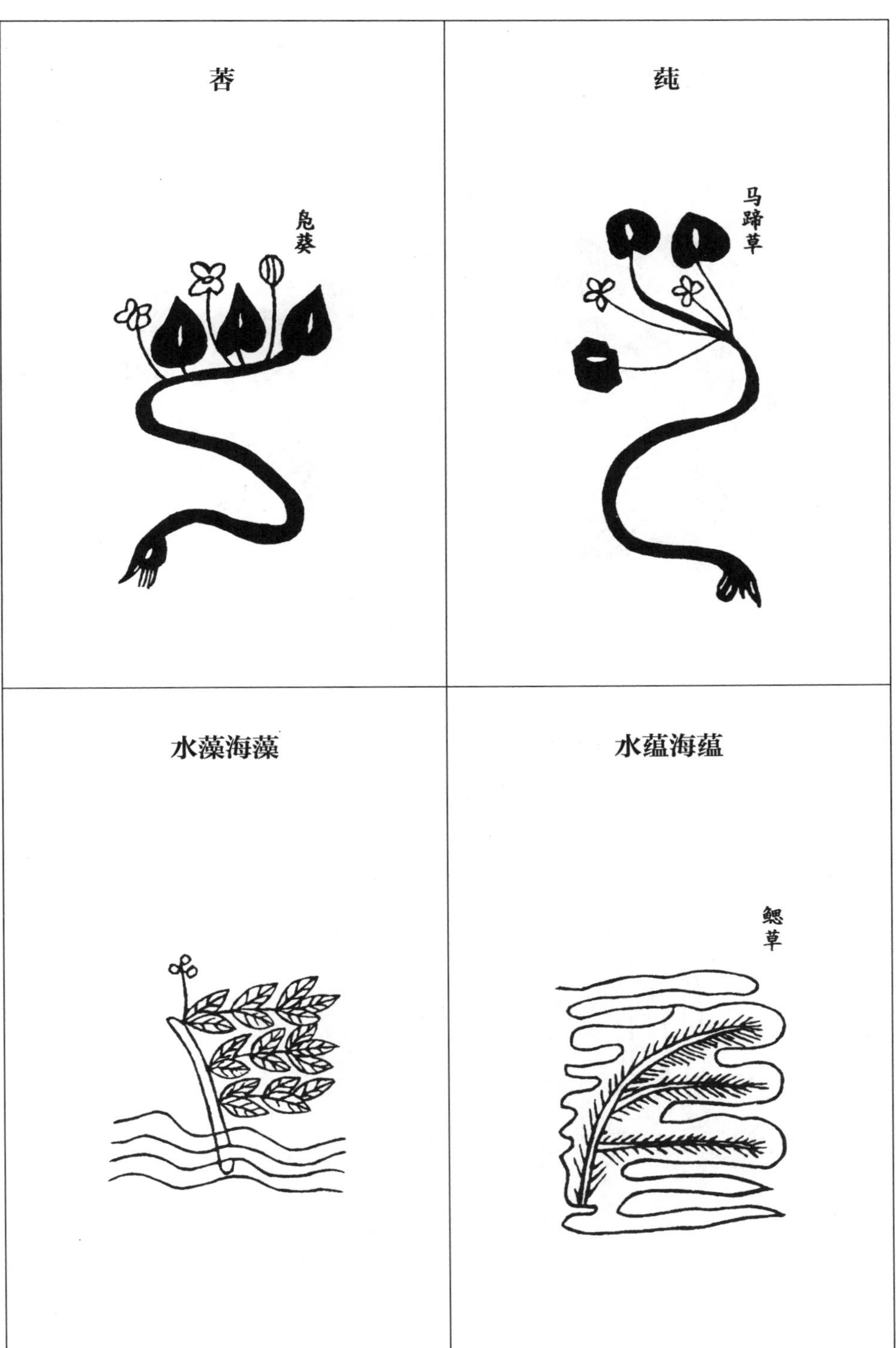
莕
凫葵
莼
马蹄草
水藻海藻
水蕴海蕴
䰰草

海带

昆布

越王余算

草部石草类附图

石　斛

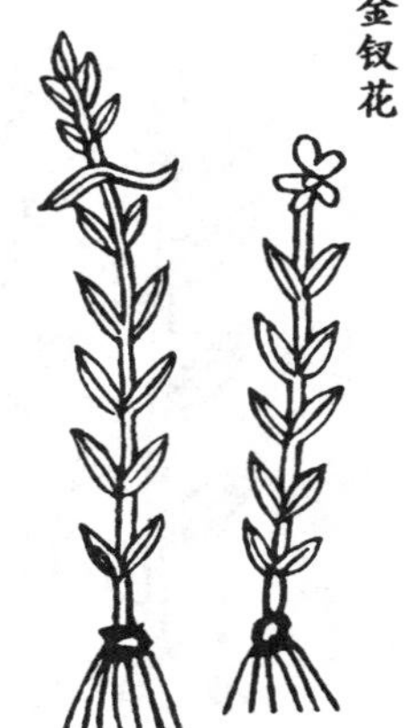

骨碎补

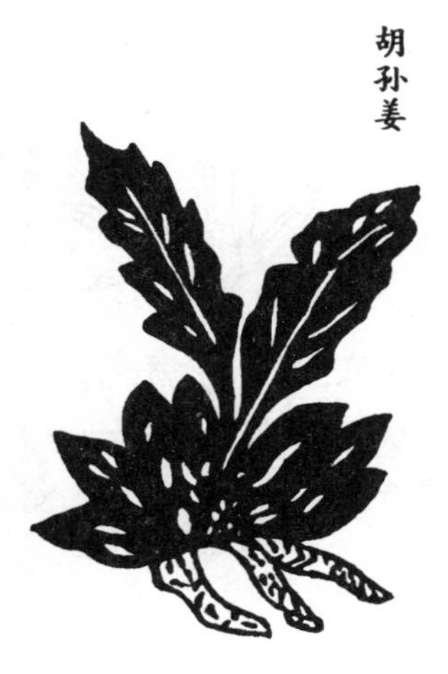

石　韦

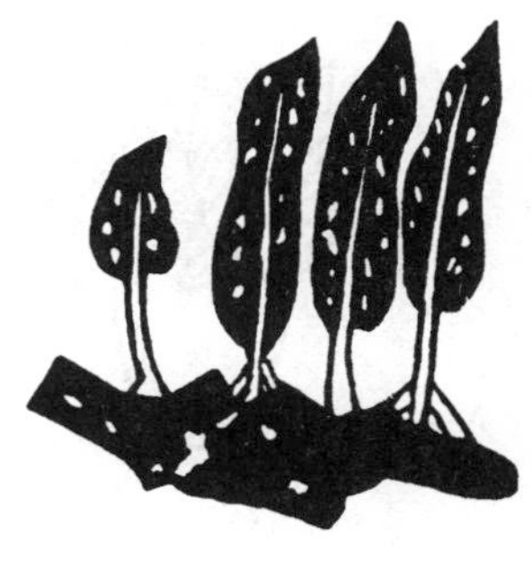

金星草

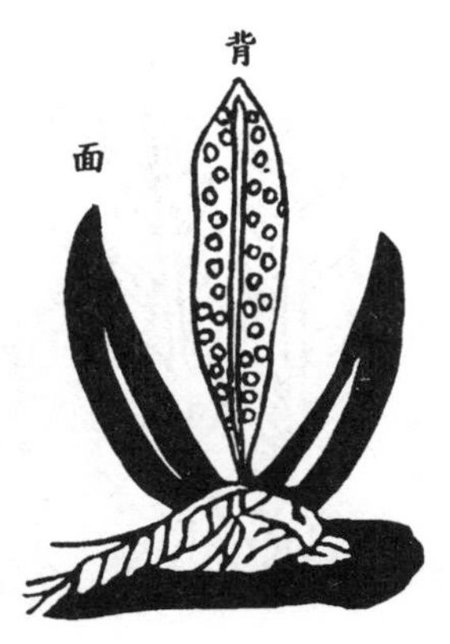

石长生	石　苋
凤尾草	武当山
石　垂	景　天
福州	慎火草

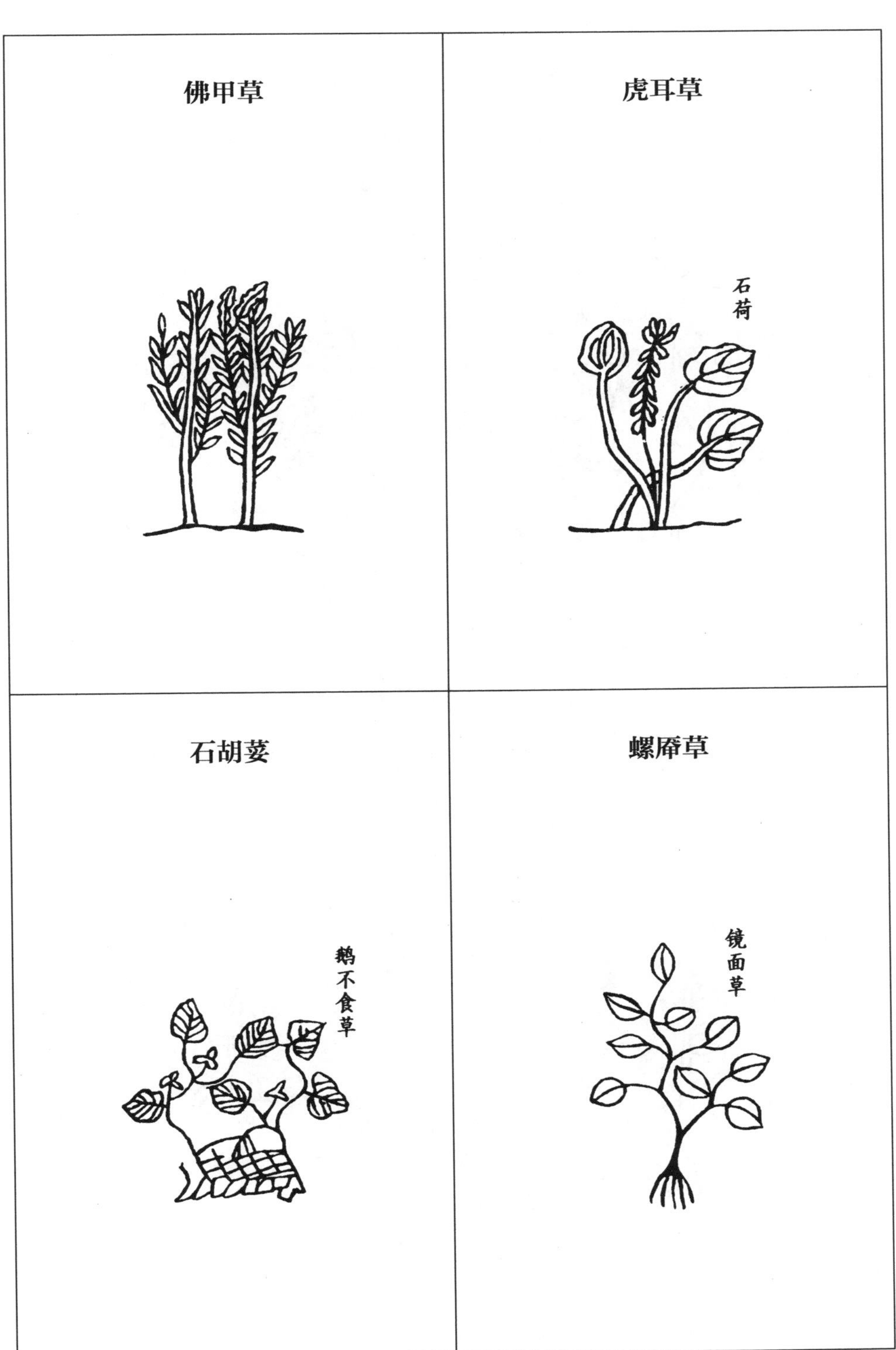
佛甲草
虎耳草
石荷
石胡荽
鹅不食草
螺厣草
镜面草

酢浆草	地　锦
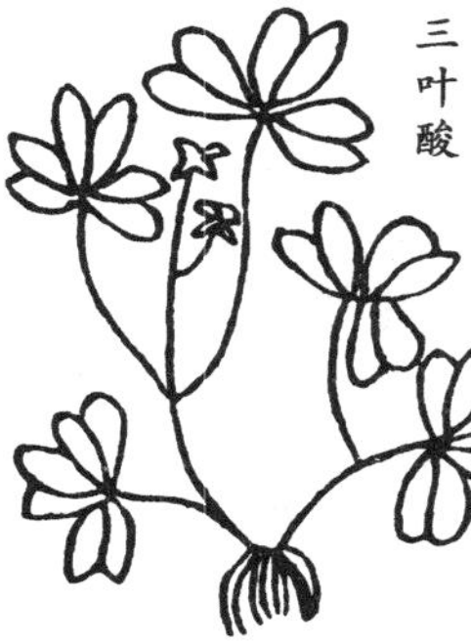 三叶酸	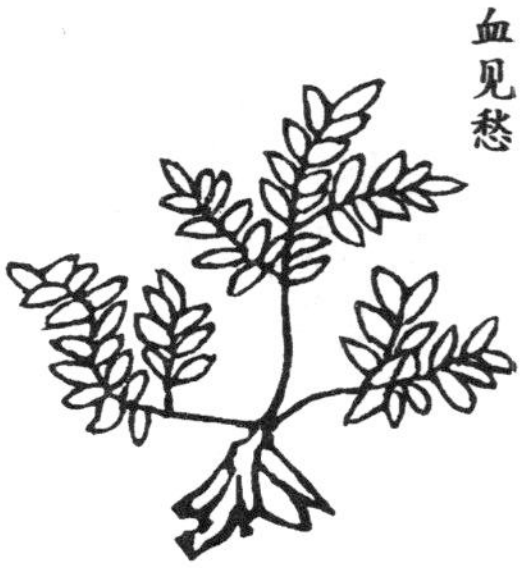 血见愁
离鬲草	仙人草
脾寒草	

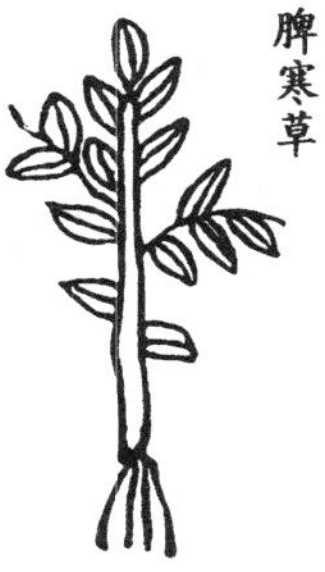

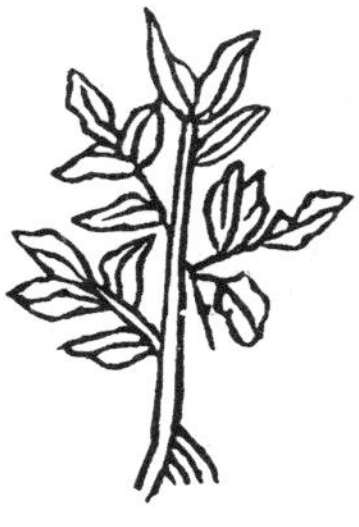

仙人掌草	崖　棕
紫背金盘	

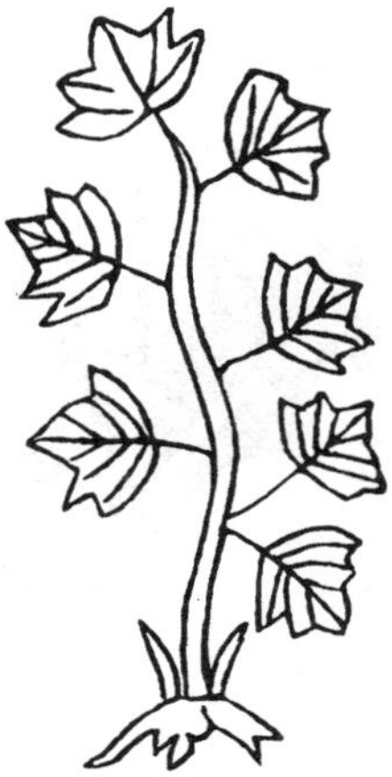

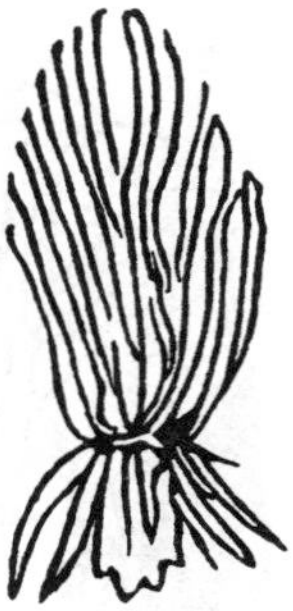

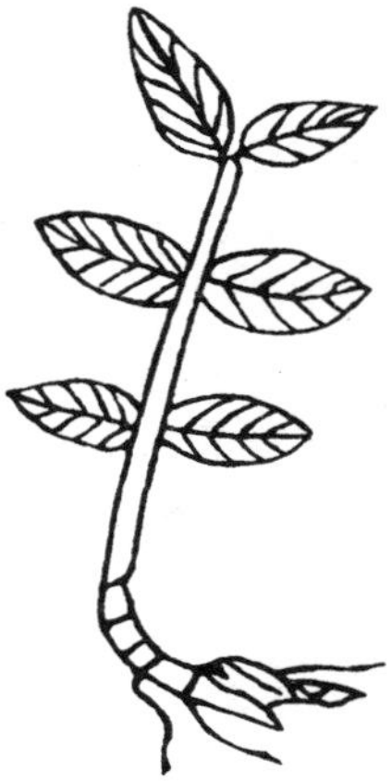

草部苔类附图

陟厘

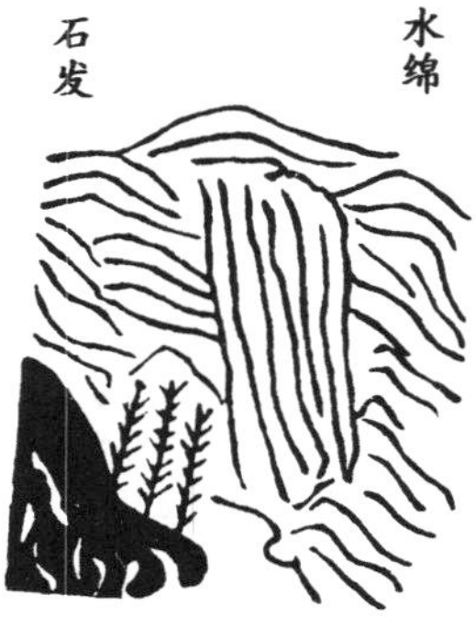

石发

水绵

石蕊

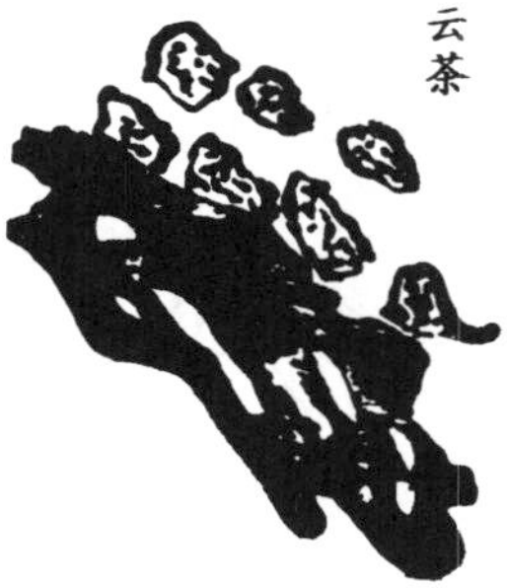

云茶

地衣

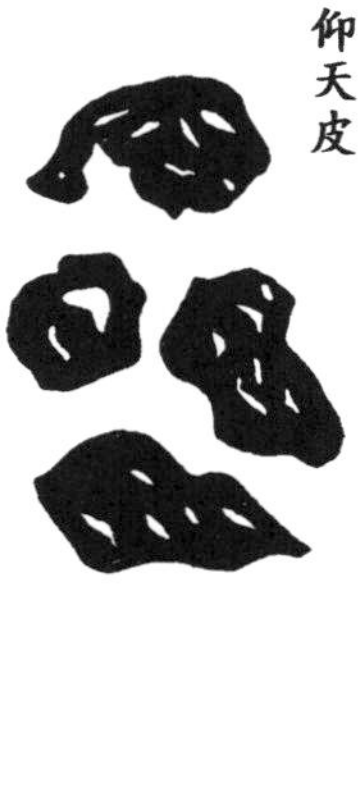

仰天皮

垣衣

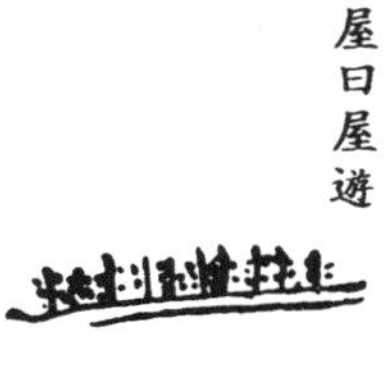

在屋曰屋遊

昨叶何草

瓦松

乌　韭

百蕊草

多生瓦上开小黄花

秦州

土马骔

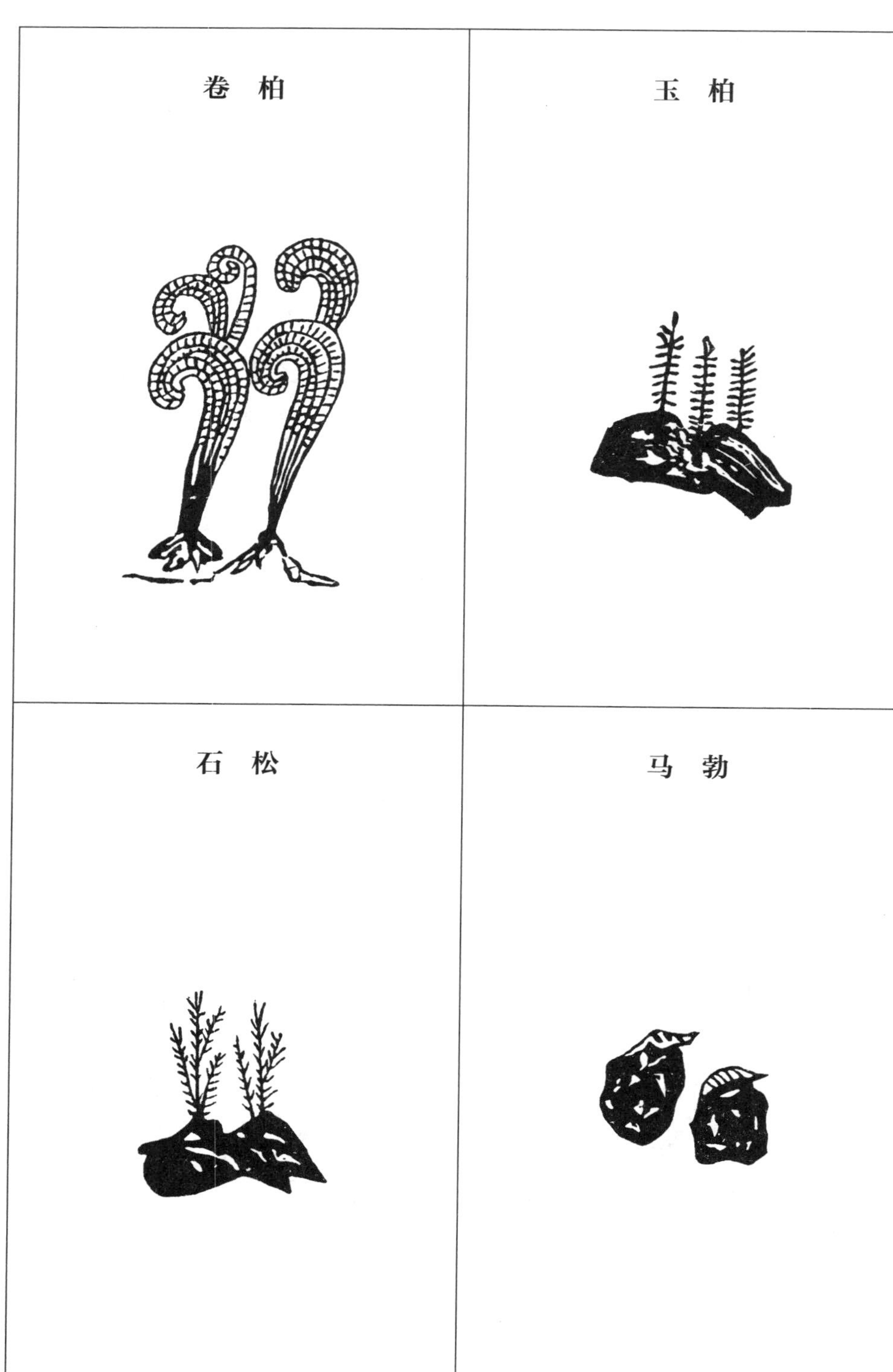
卷柏
玉柏
石松
马勃

草部有名未用附图

建水草

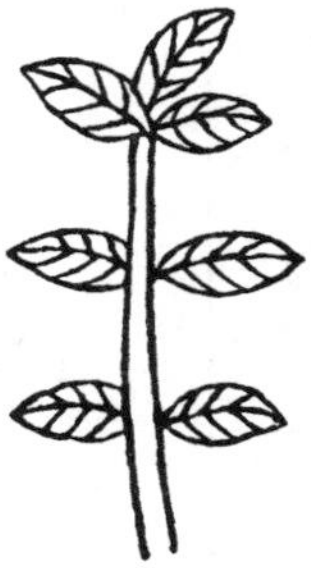

百药祖

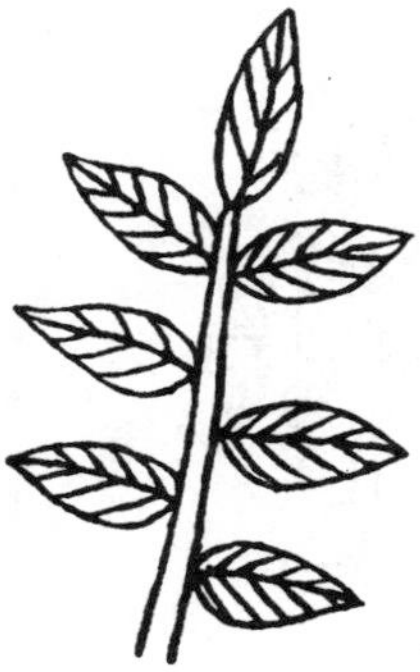

催风使

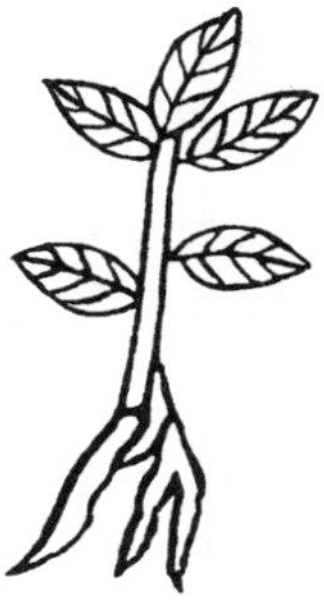

刺　虎

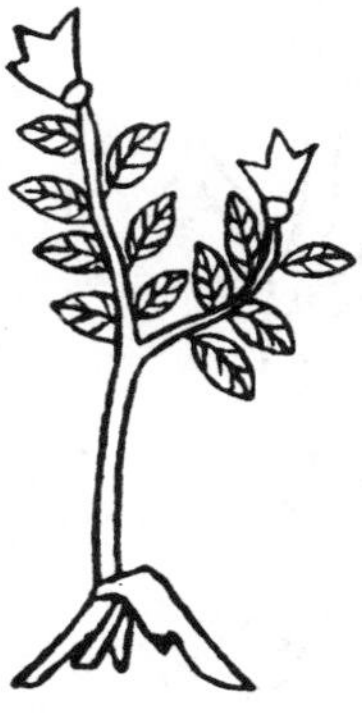

石逍遥草	黄寮郎	黄花了
百两金	田母草	齐心草

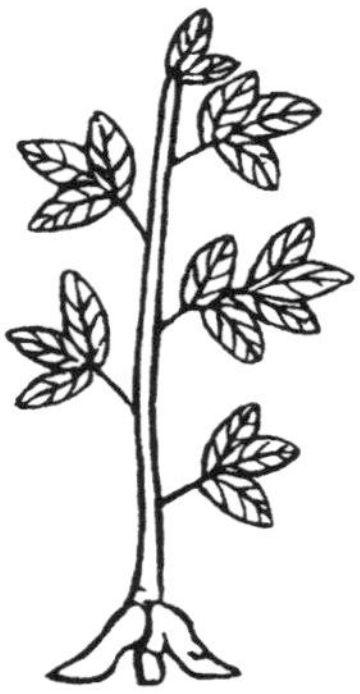

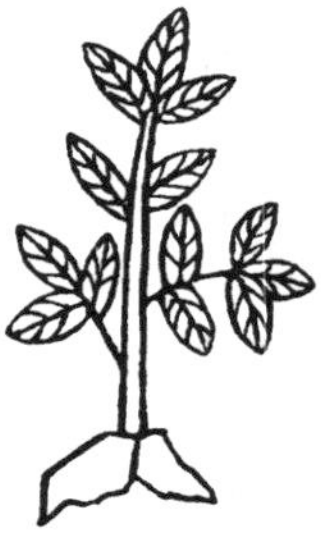

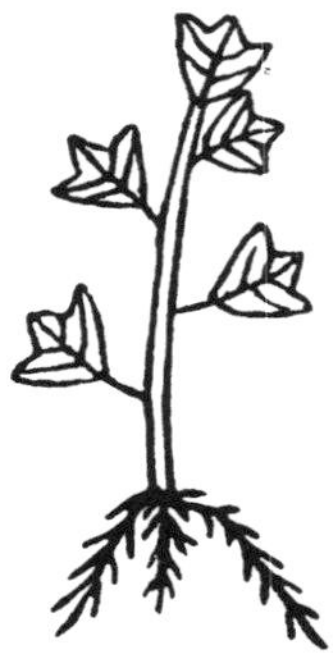

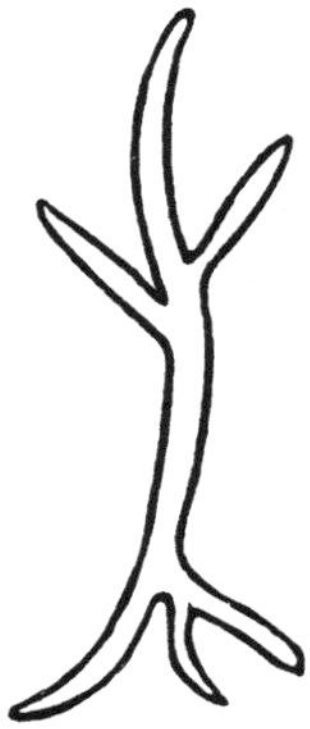

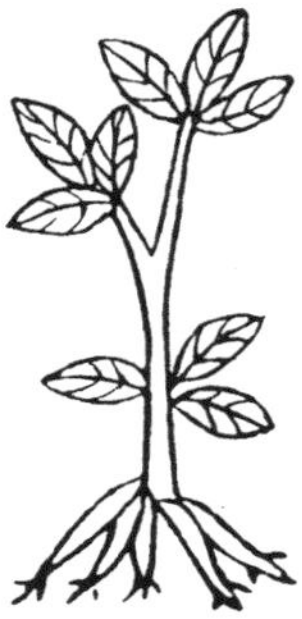

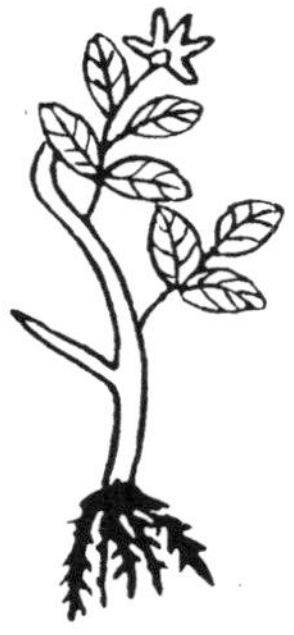

田　麻	苦芥子	布里草
茆质汗	胡堇草	小儿群

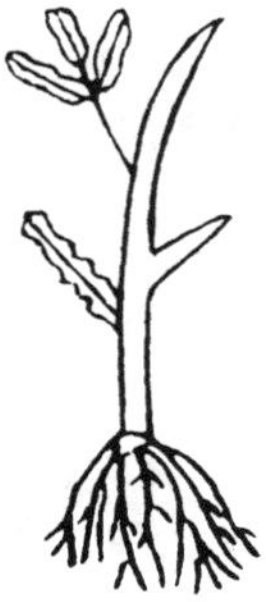

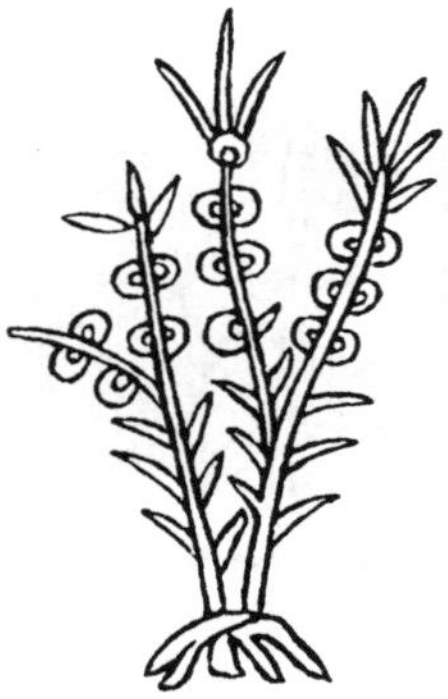

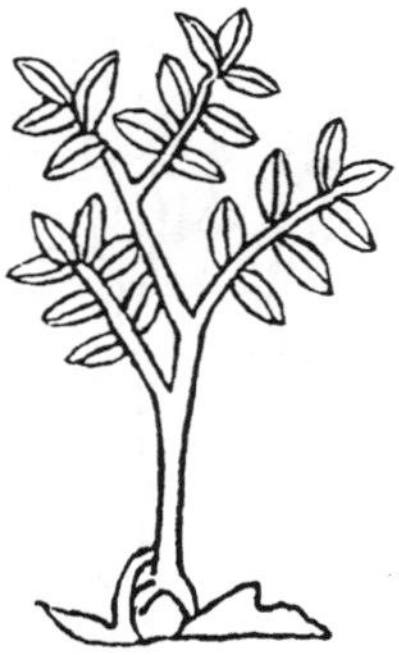

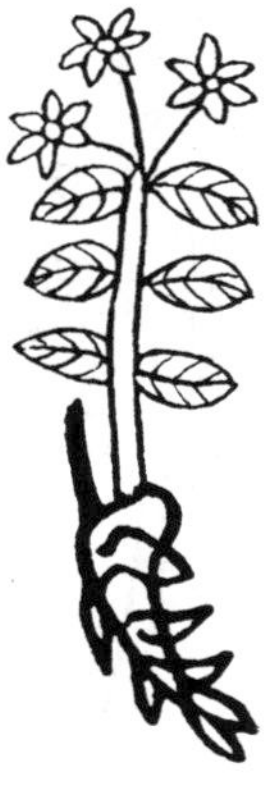

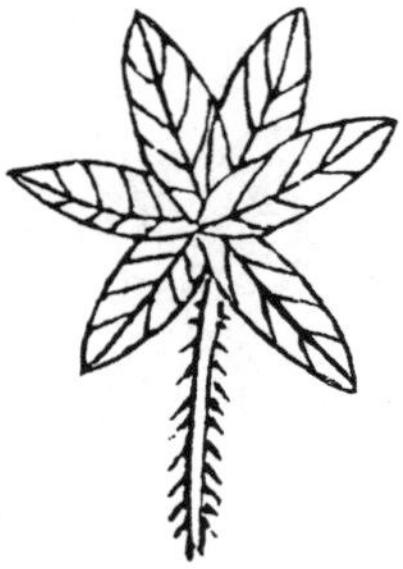

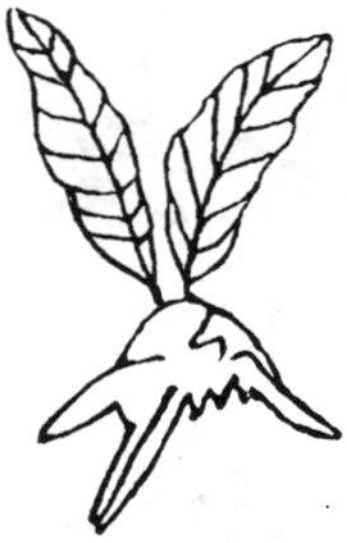

独脚仙	撮石合草	露筋草
蛇眼草	天芥菜	羊屎柴

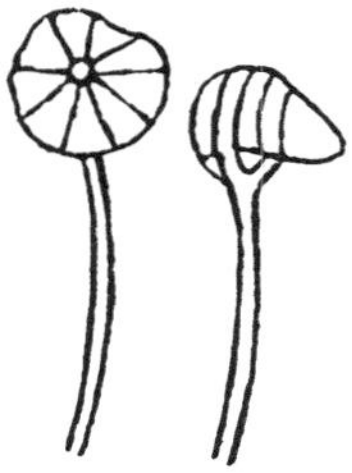

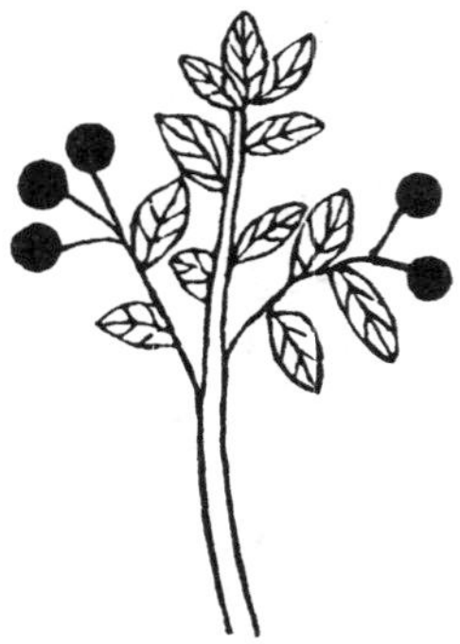

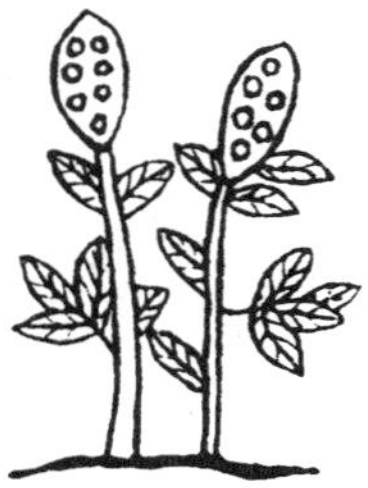

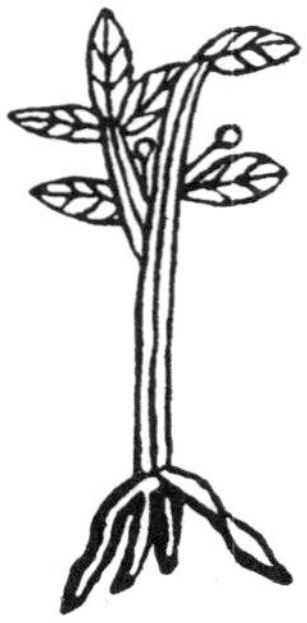

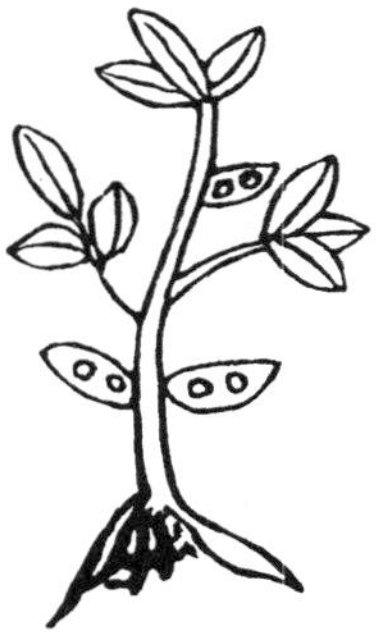

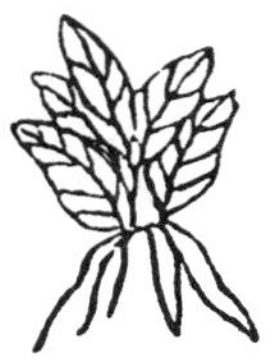

墓头回

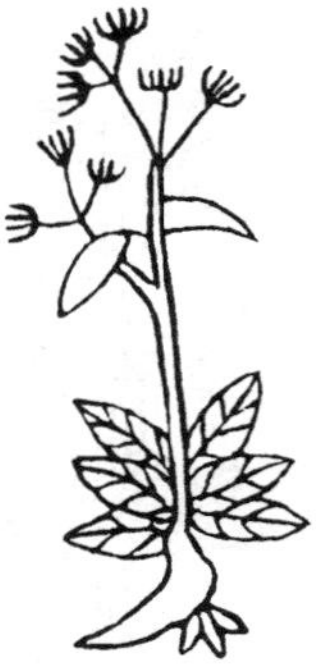

胡　麻

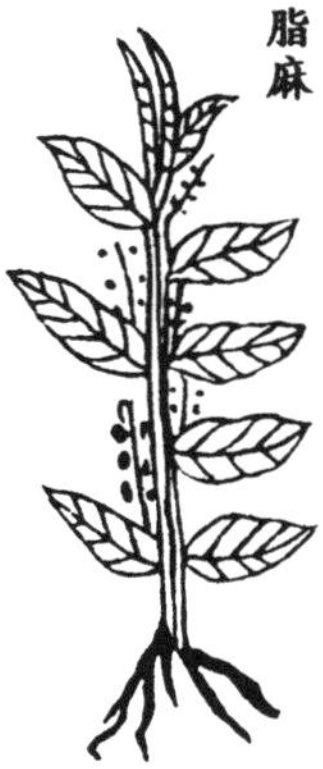

脂麻

巨　胜

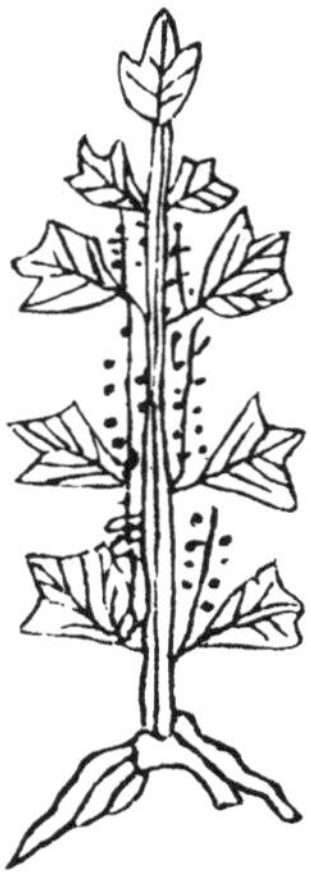

亚麻子

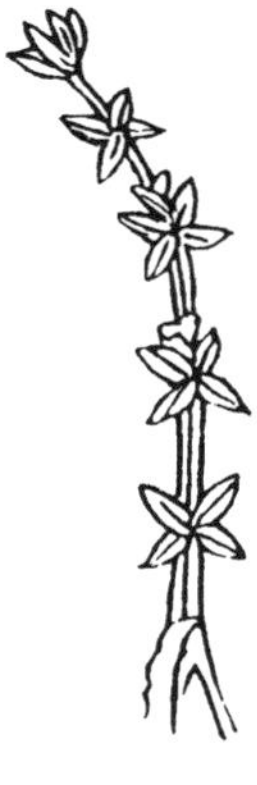

大　麻

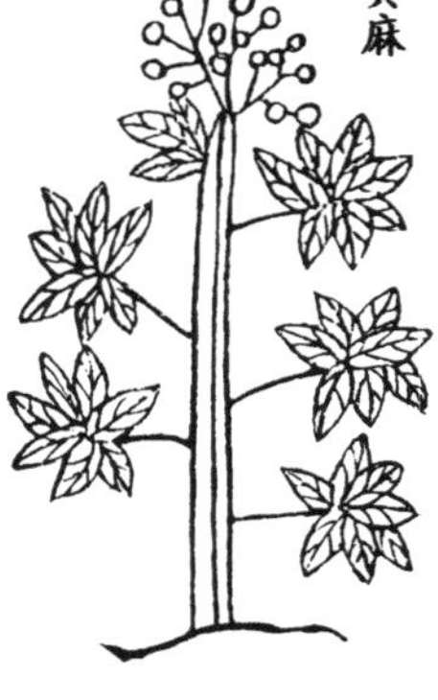

黄麻

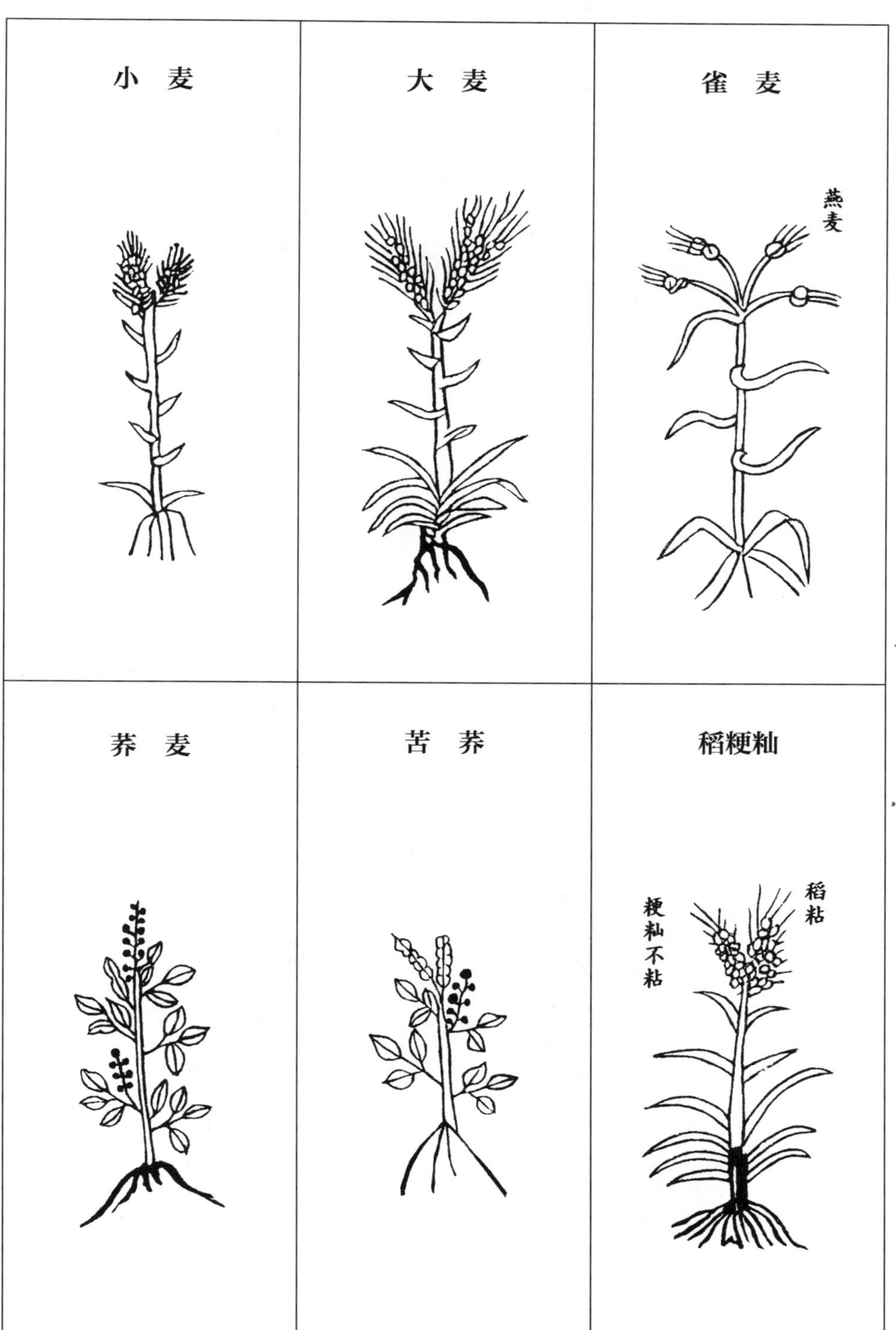
小麦
大麦
雀麦
燕麦
荞麦
苦荞
稻粳籼
粳籼不粘
稻粘

稷 黍

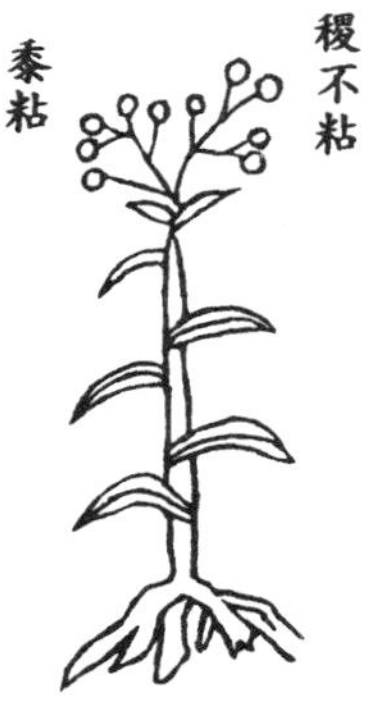

黍粘

稷不粘

蜀 黍

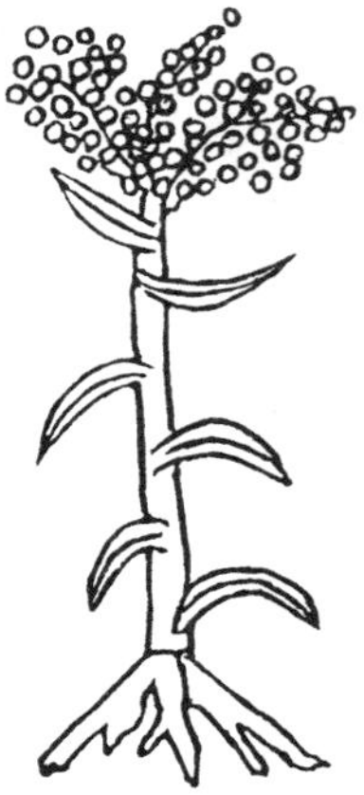

玉蜀黍

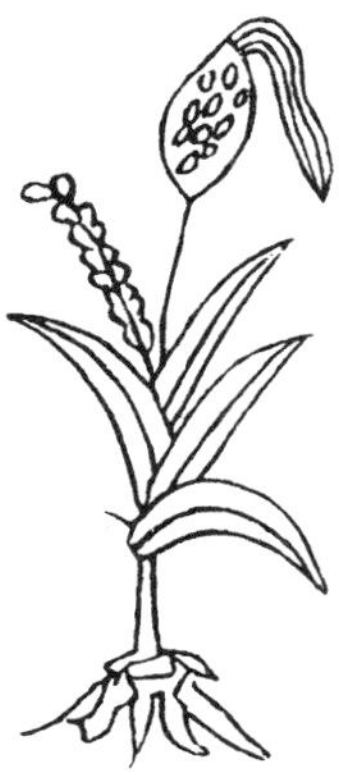

粱粟秫

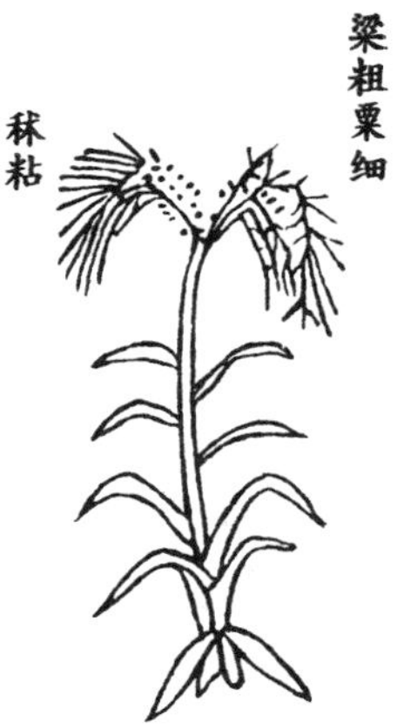

秫粘

粱粗粟细

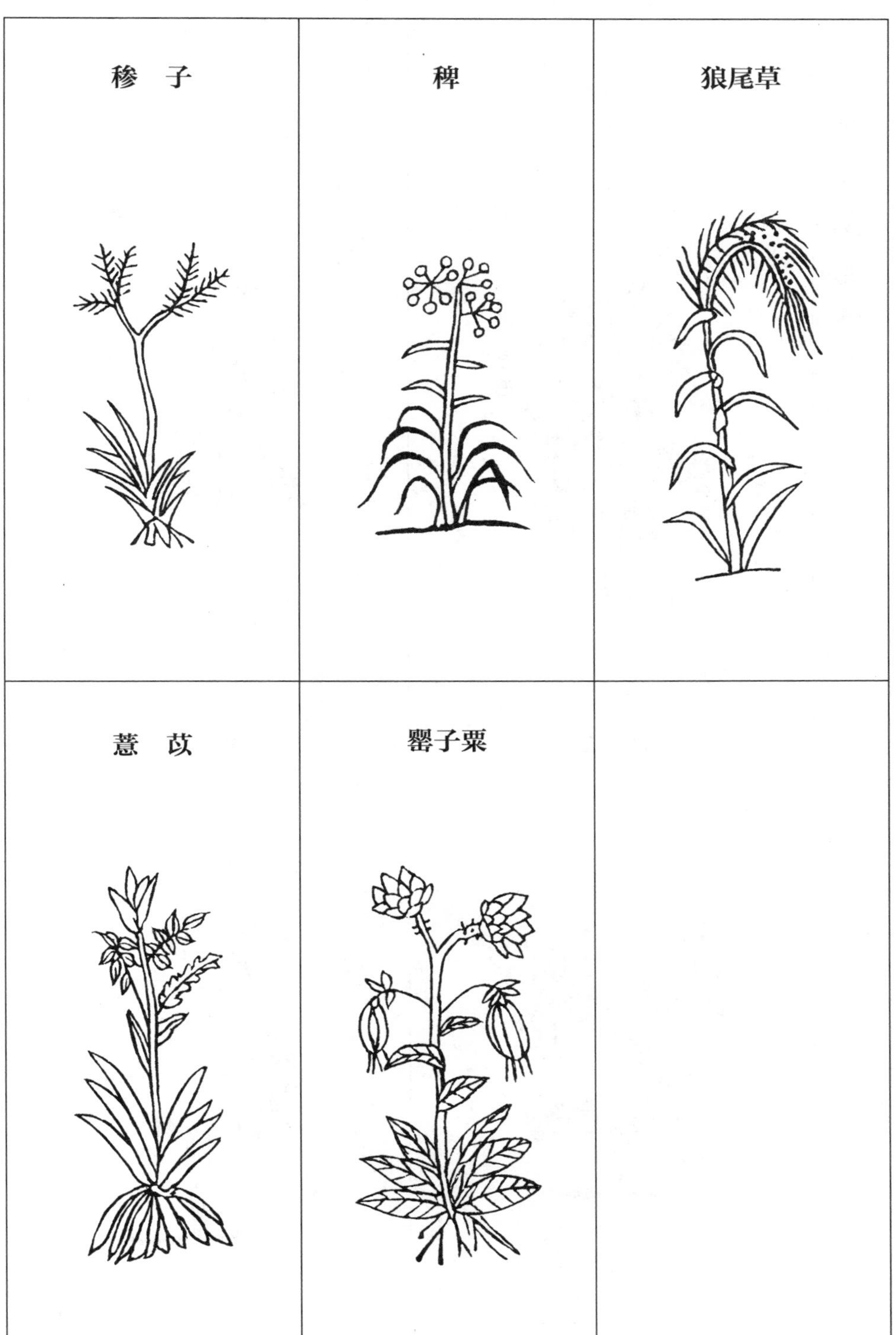
穇子
稗
狼尾草
薏苡
罂子粟

谷部菽豆类附图

大豆

诸大豆皆同但分豆色

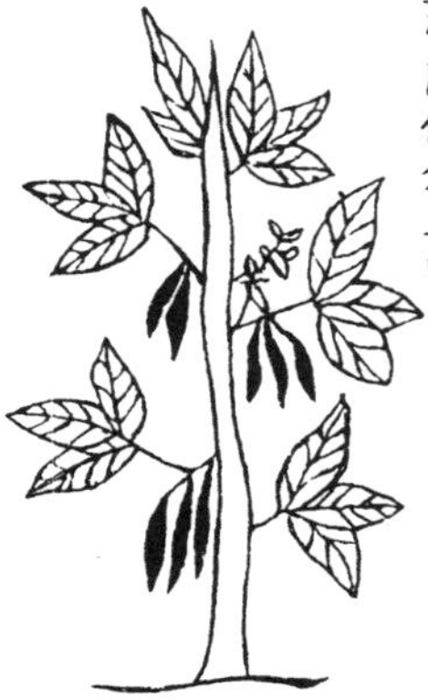

小豆

诸小豆皆仿佛但分形色

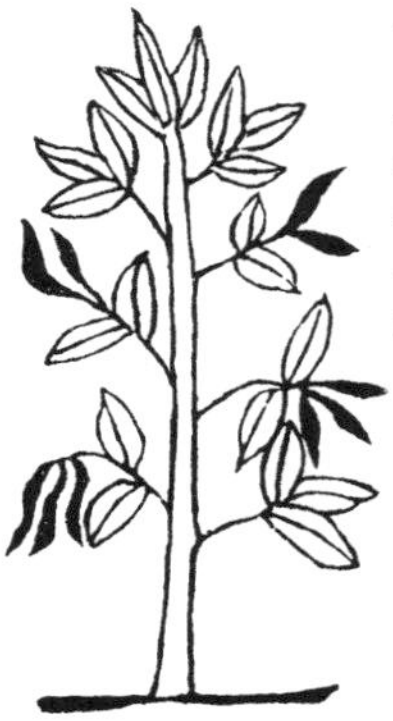

豌豆

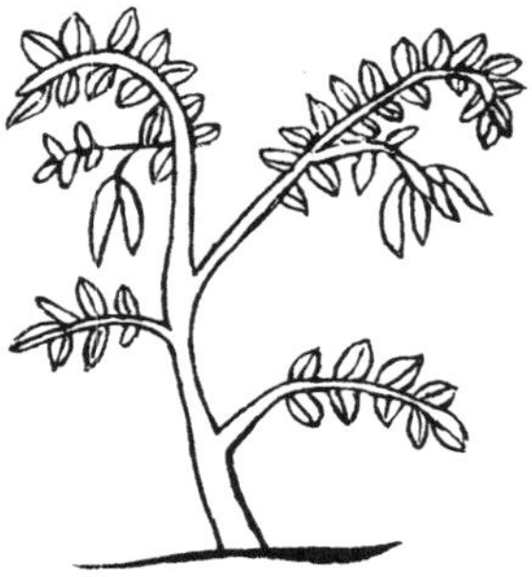

蚕豆

胡豆

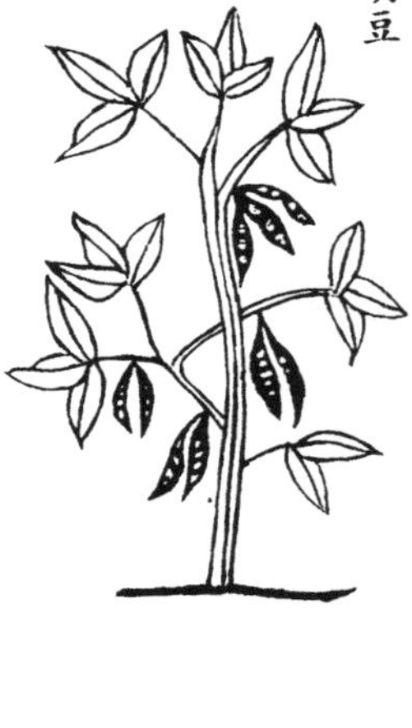

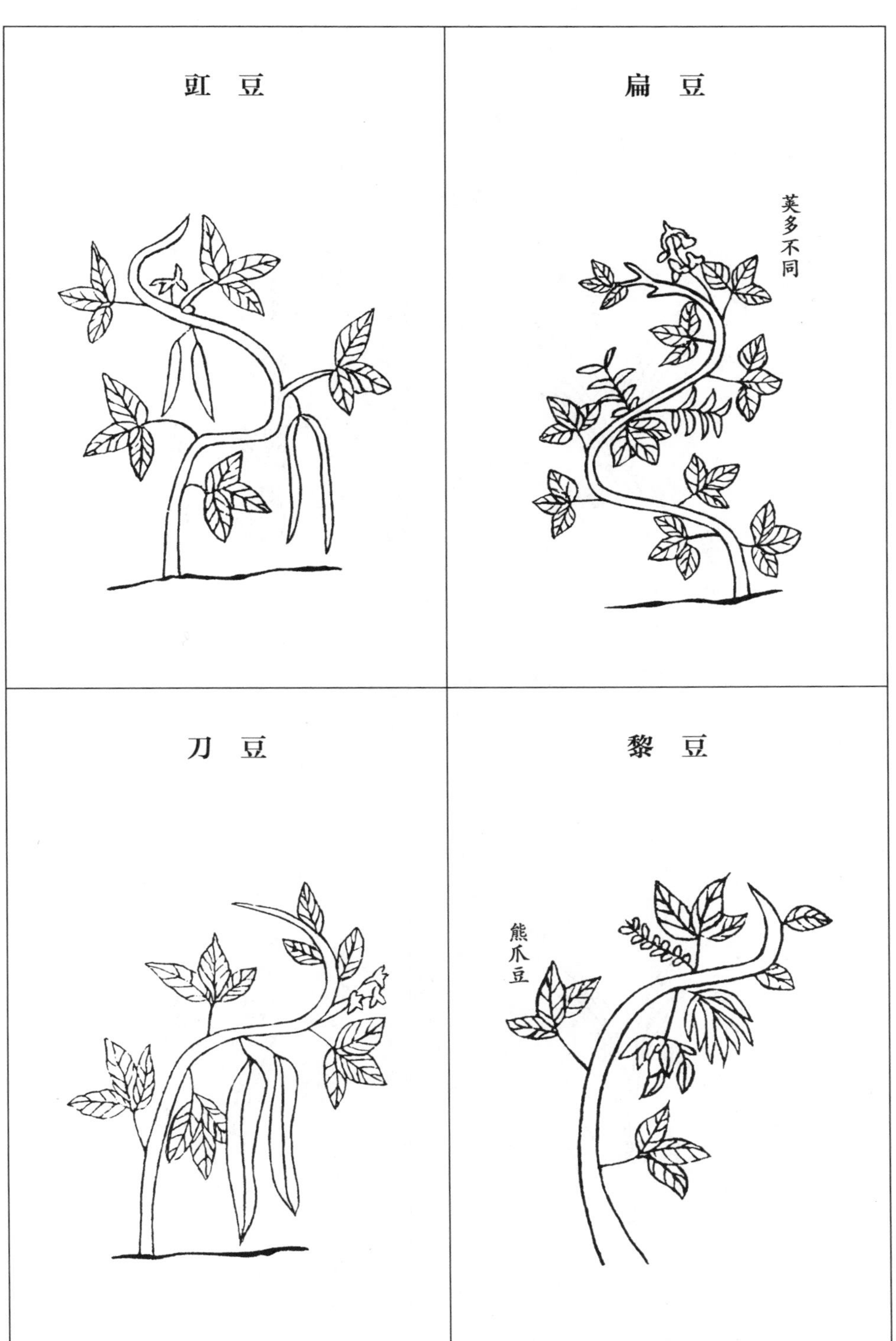
豇　豆
扁　豆
荚多不同
刀　豆
黎　豆
熊爪豆

菜部荤辛类附图

韭

葱

楼葱

胡葱

回回葱

薤

藠

蒜葫

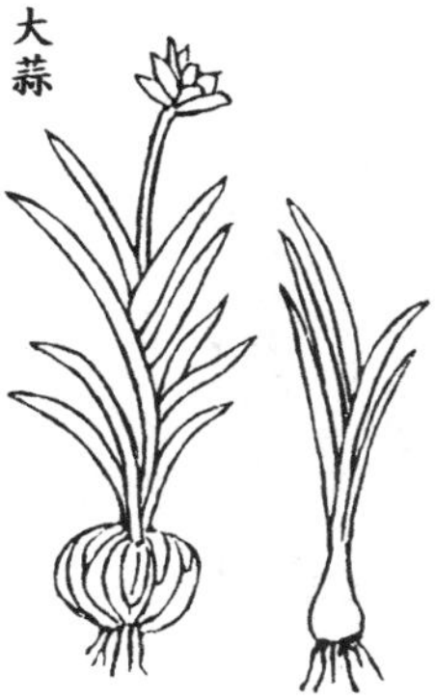

大蒜

芸薹

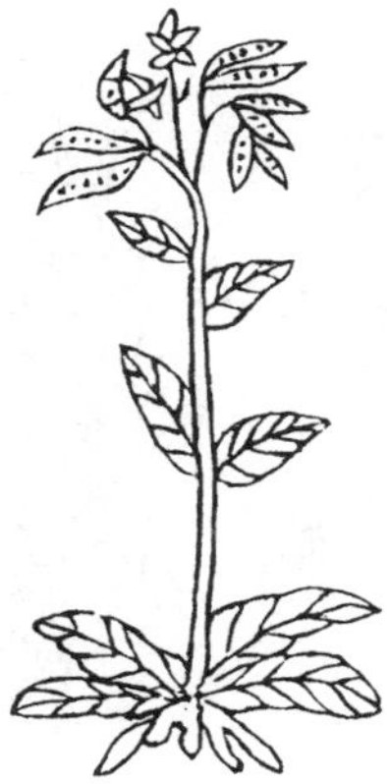

白菘

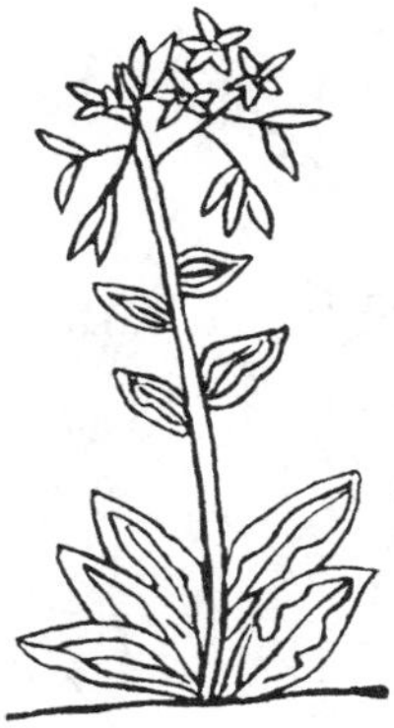

芥

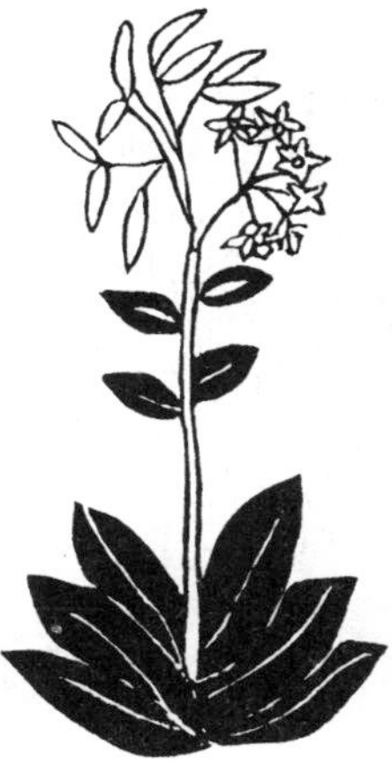

白芥

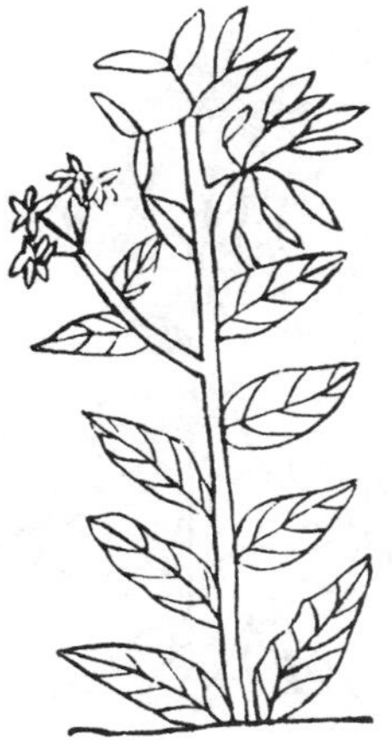

蔓菁

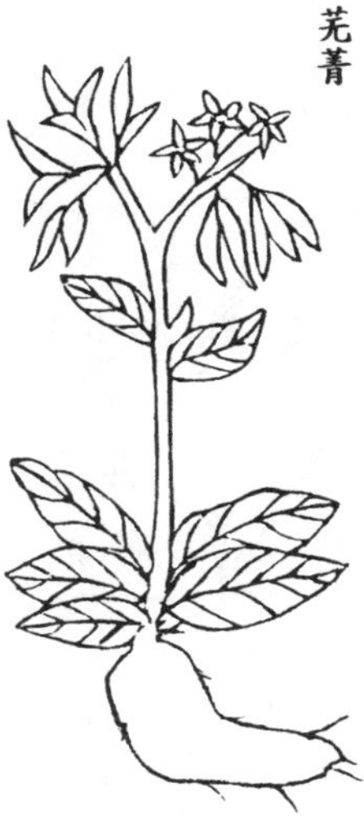

芜菁

莱菔

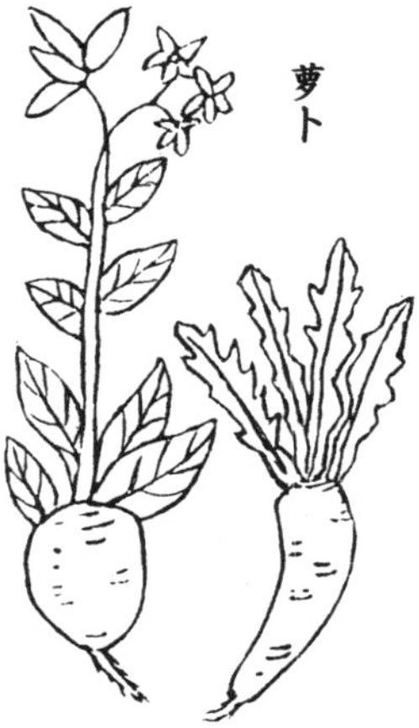

萝卜

生姜

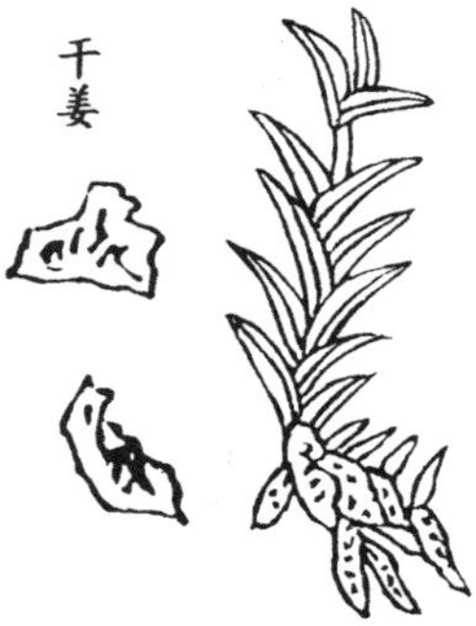

干姜

同蒿

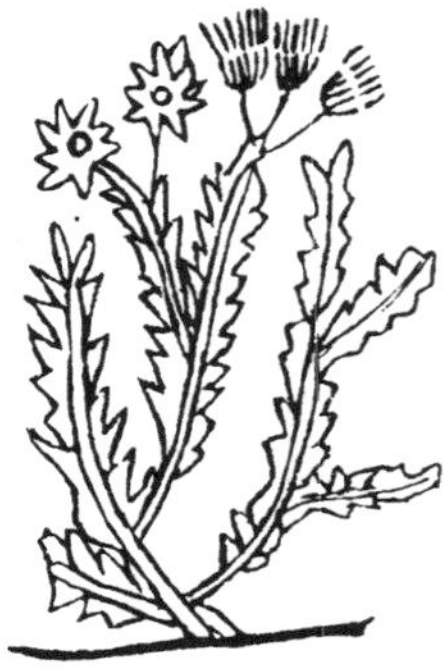

邪蒿

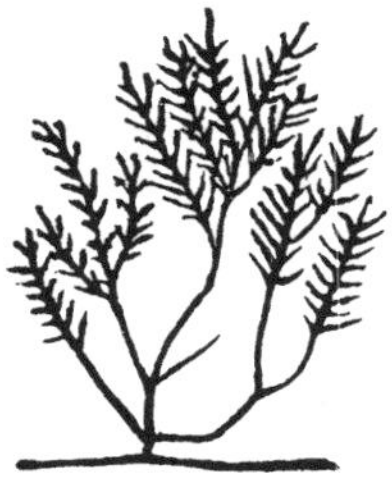

胡荽

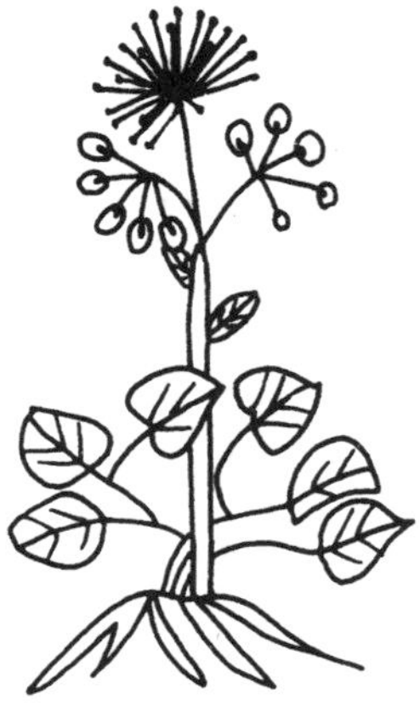

胡萝卜

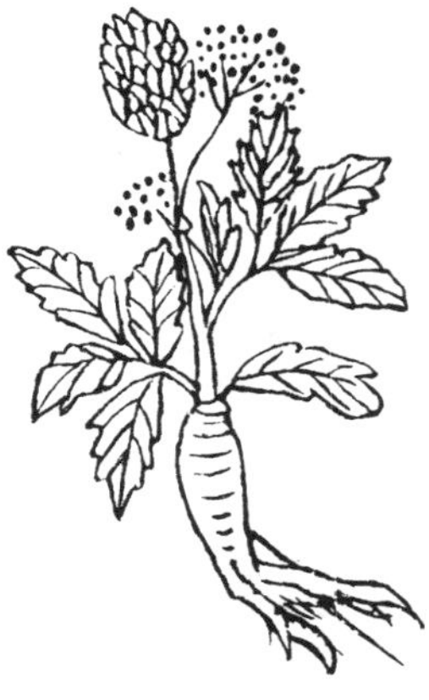

水 蘄	紫 堇	马 蘄
芹		
莳 香	莳 萝	罗 勒
茴香		兰香

附图卷之上

白花菜	獐菜
辣米菜	

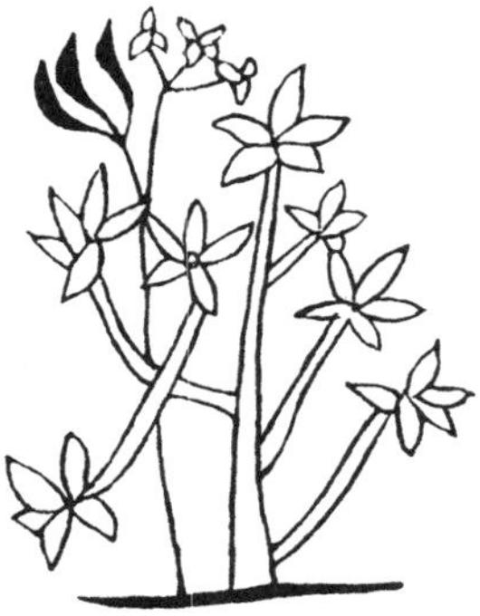

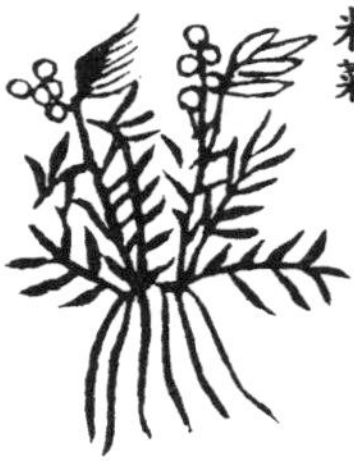

菜部柔滑类附图

菠薐

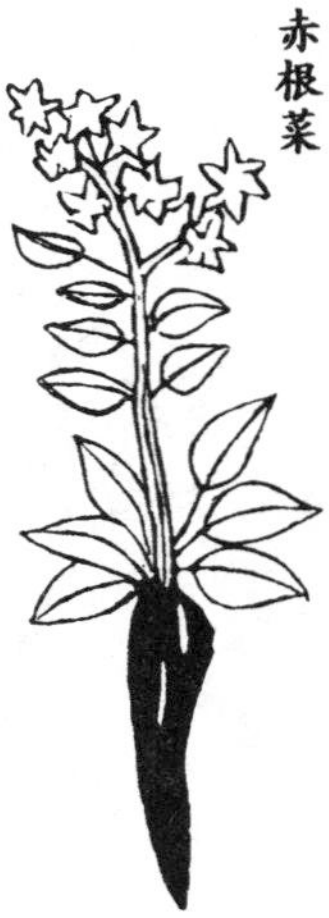

赤根菜

蕹菜

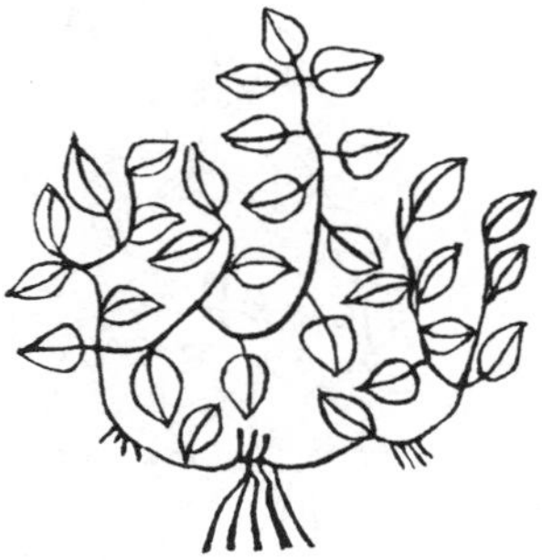

菾菜

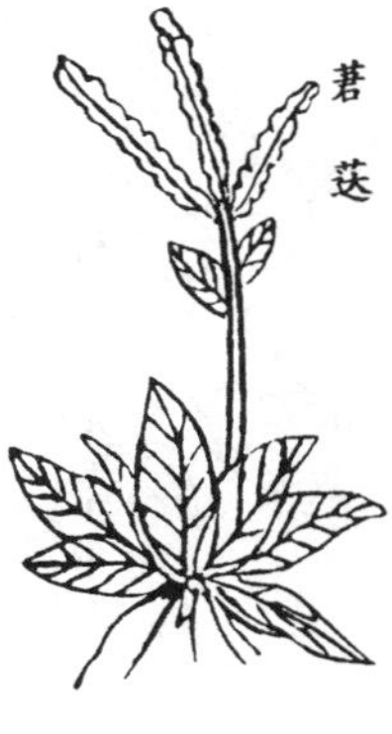

莙荙

荠菜

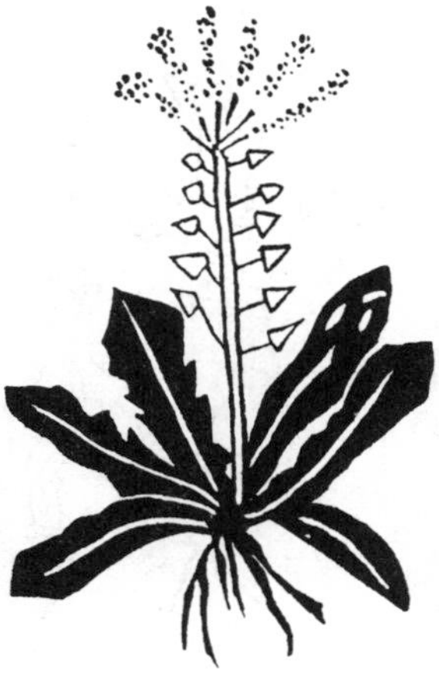

繁　缕	鸡　肠
鹅肠	
苜　蓿	苋

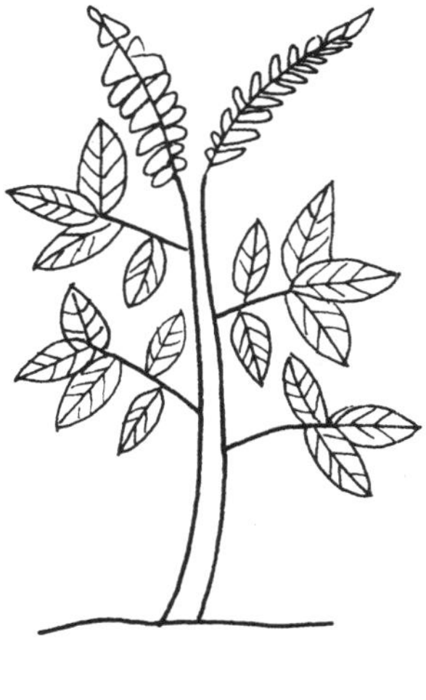

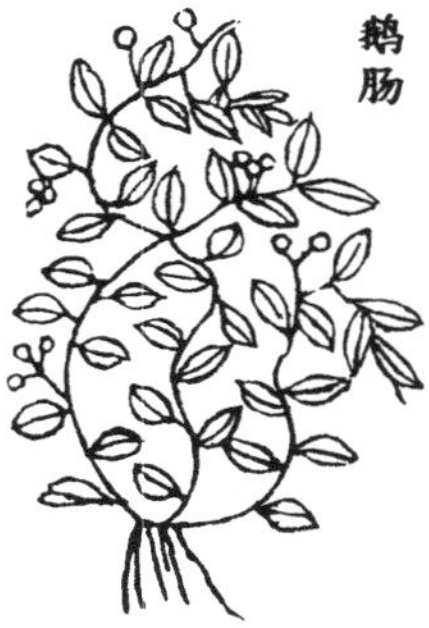

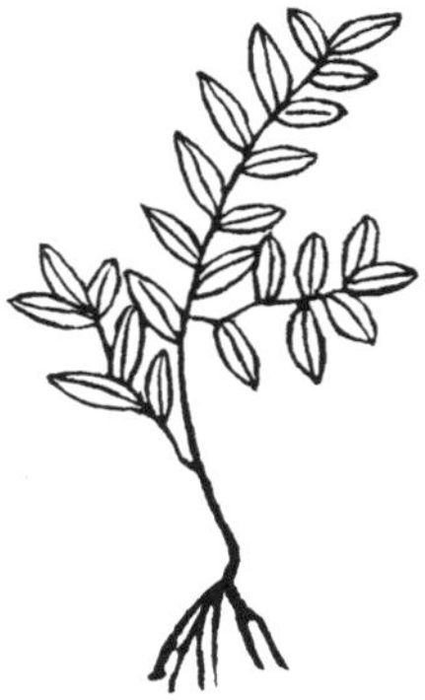

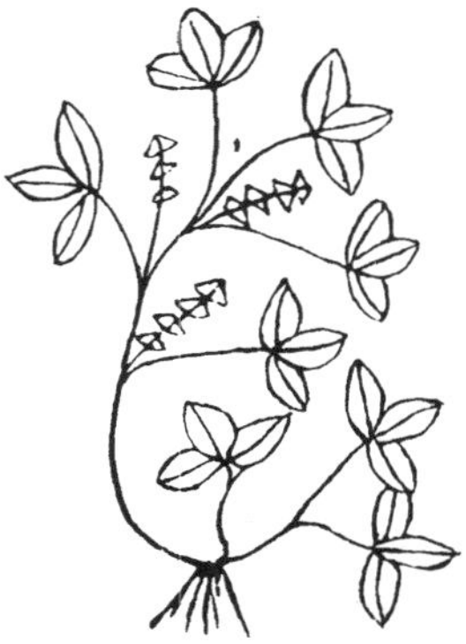

野苋

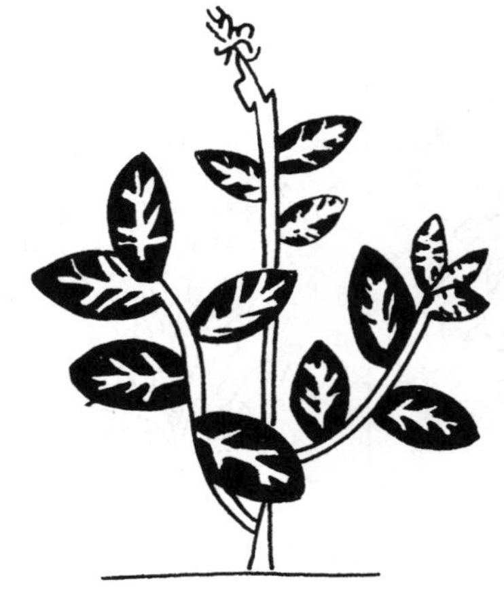

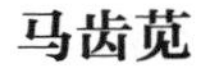

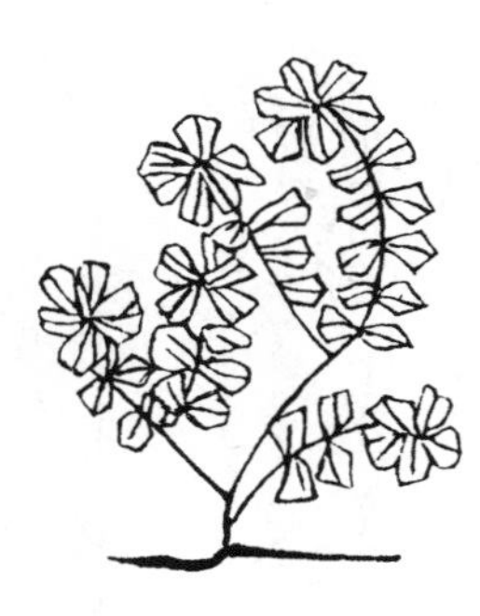

苦荬

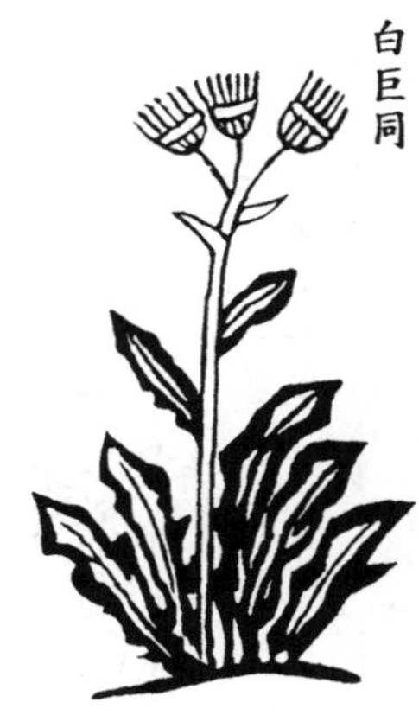

莴苣

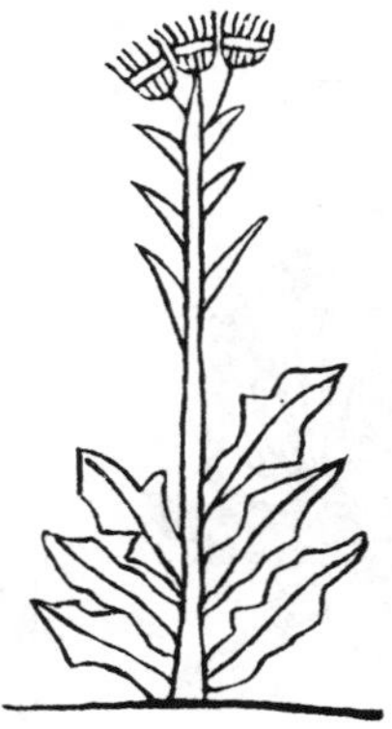

水苦荬

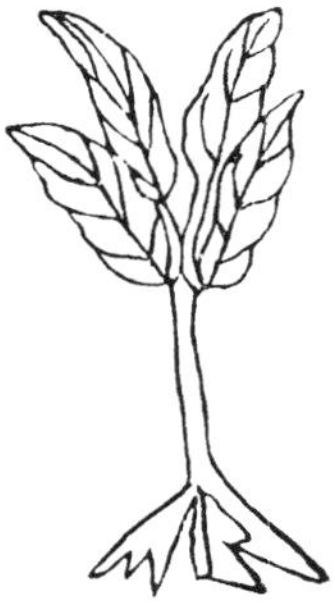

翻白草

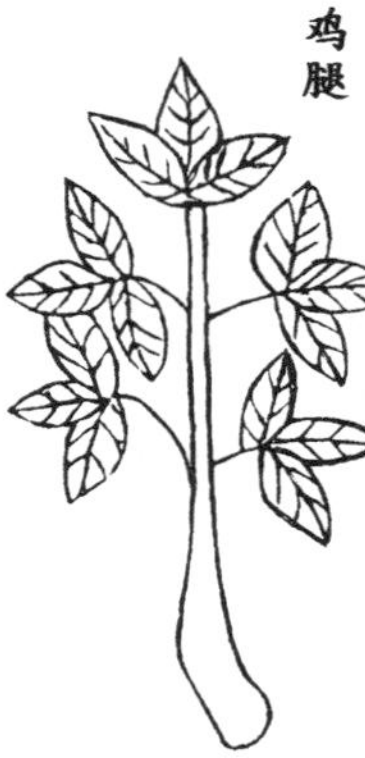

鸡腿

蒲公英

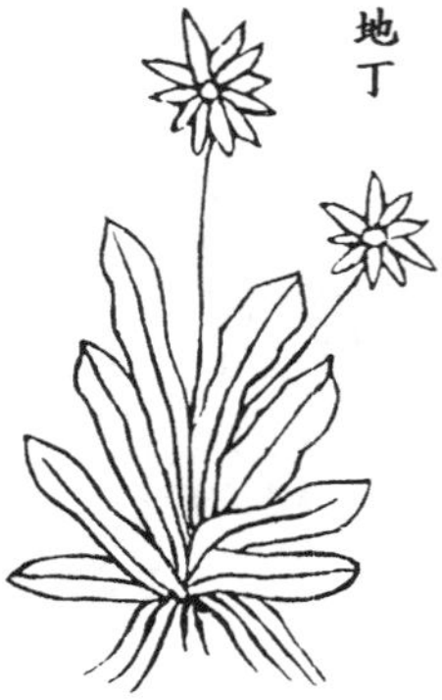

地丁

黄瓜菜

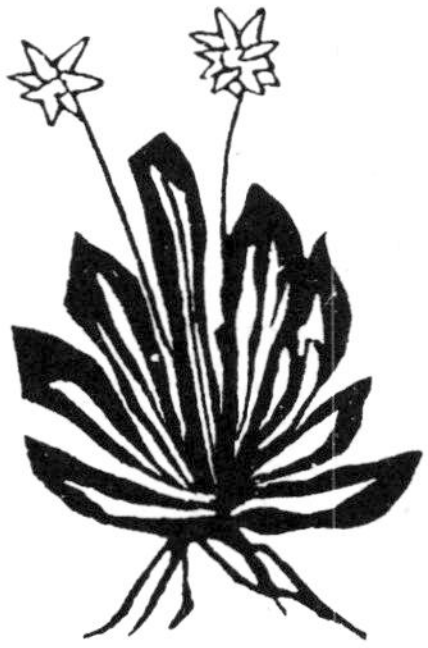

生瓜菜

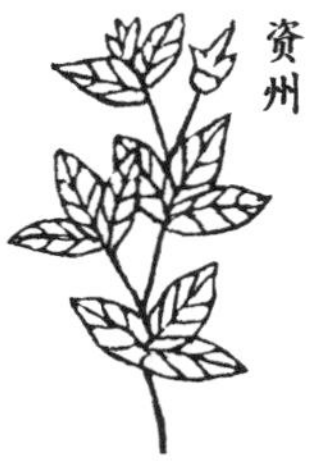

资州

落　葵

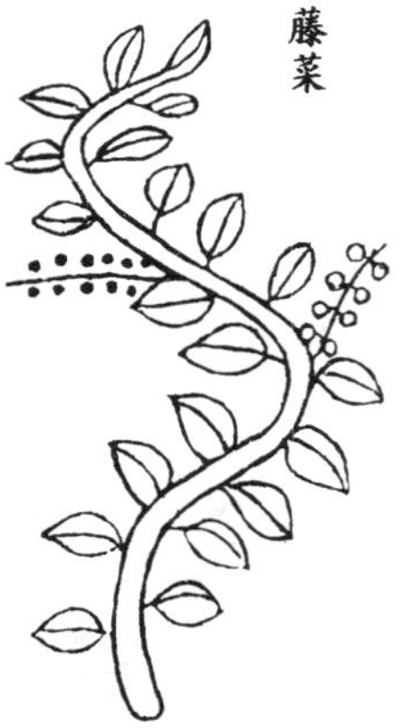

藤菜

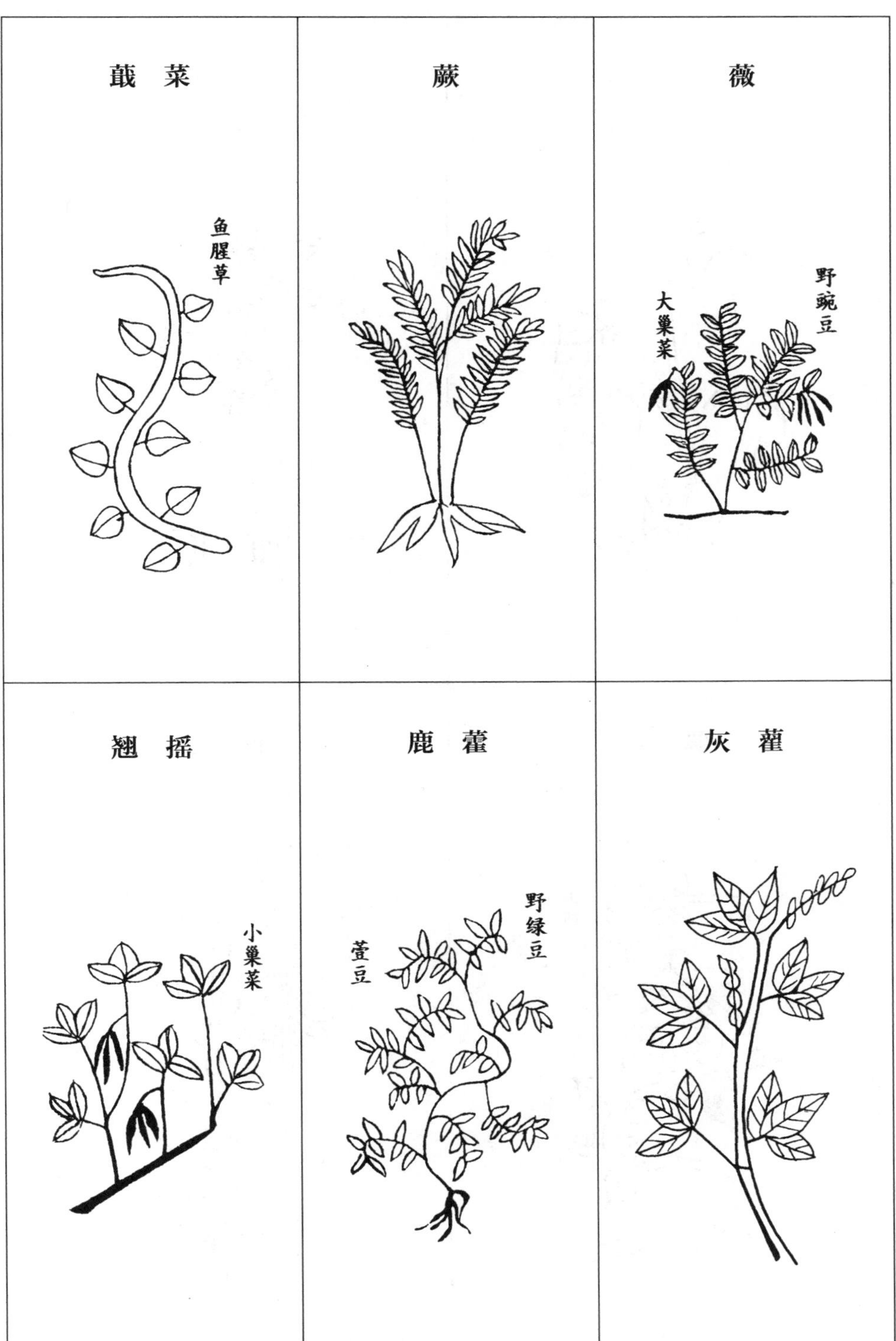
蕺菜
鱼腥草
蕨
薇
野豌豆
大巢菜
翘摇
小巢菜
鹿藿
野绿豆
萱豆
灰藋

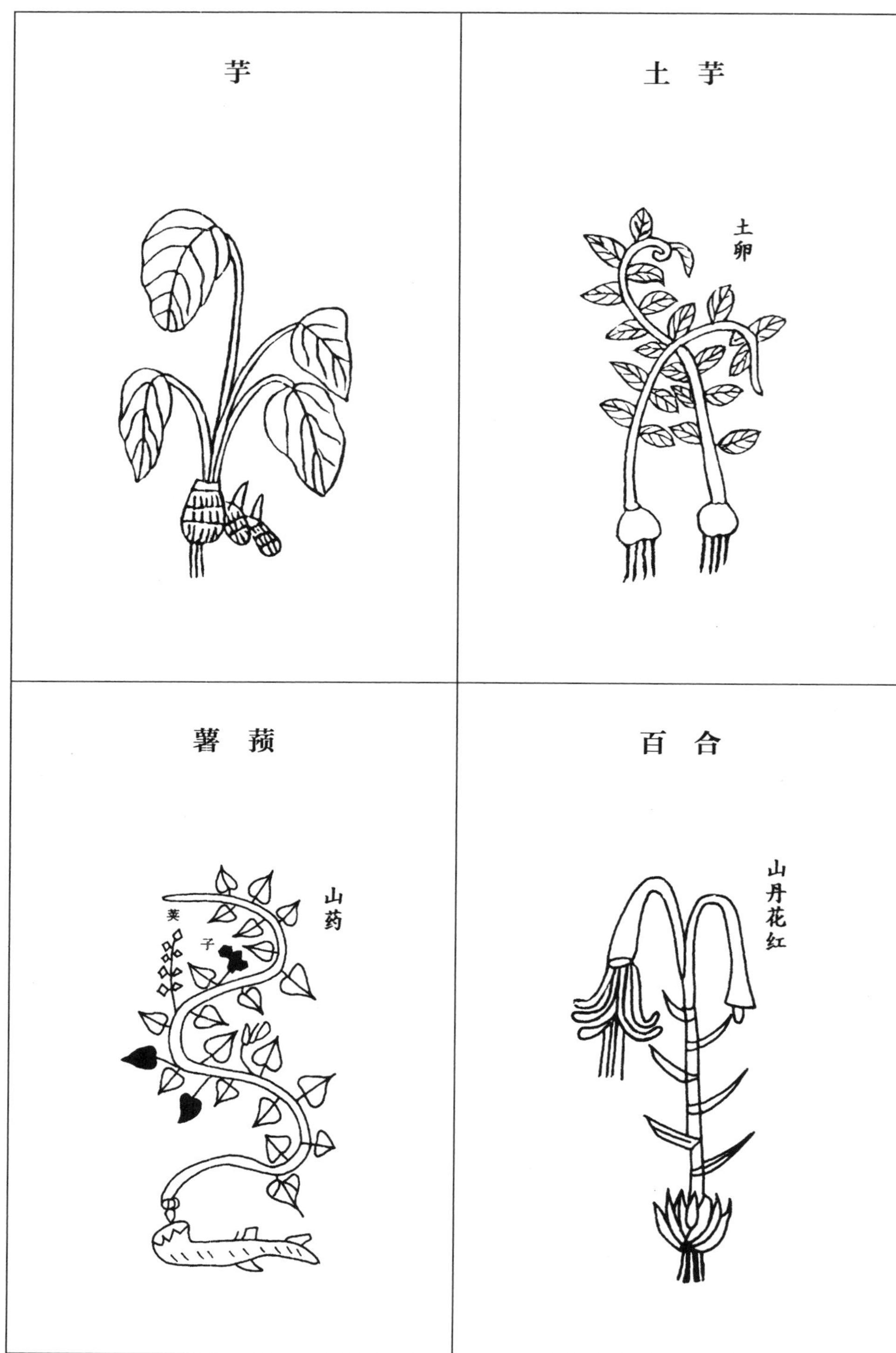
芋
土芋
土卵
薯蓣
山药
荚
子
百合
山丹花红

卷　丹	蚕石草
	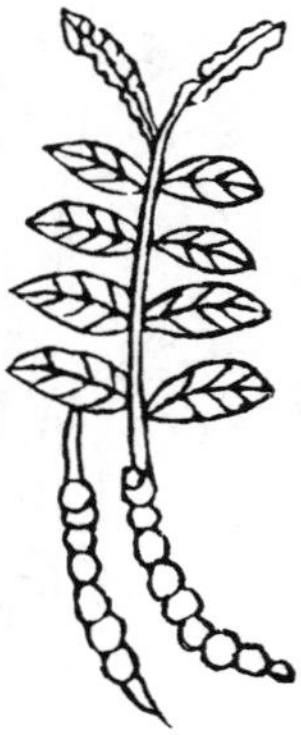 甘露子

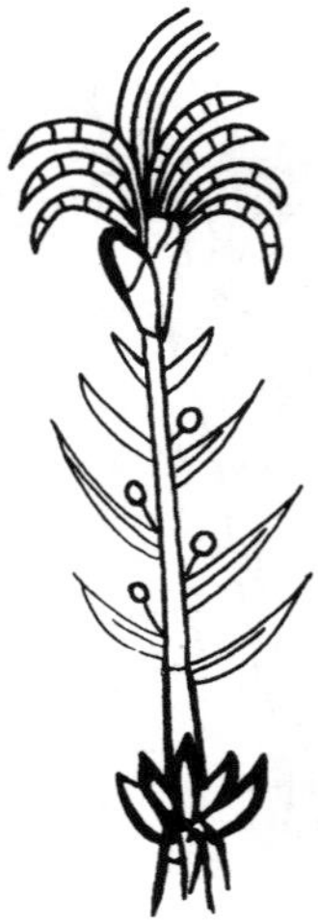

草部蓏菜类附图

茄

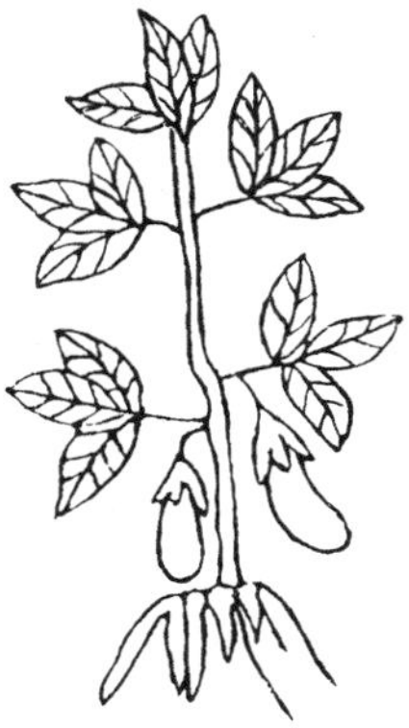

壶卢

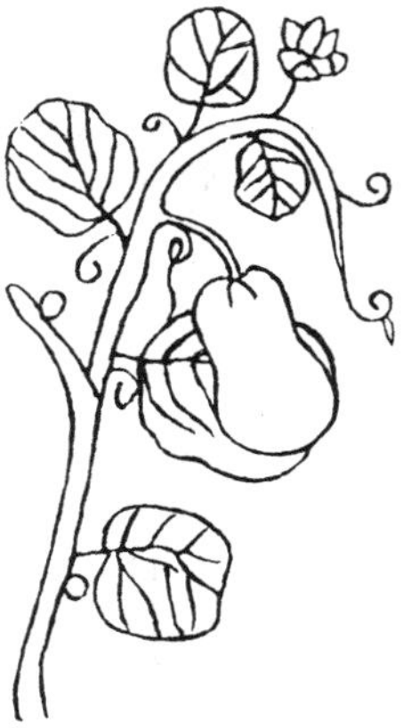

诸壶

蒲卢

匏

瓠

瓢

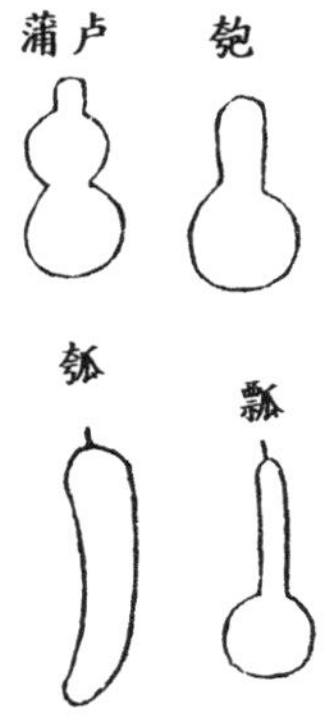

冬瓜

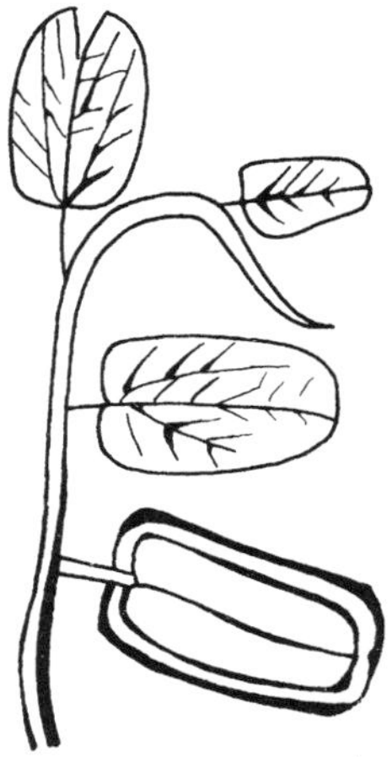

南瓜

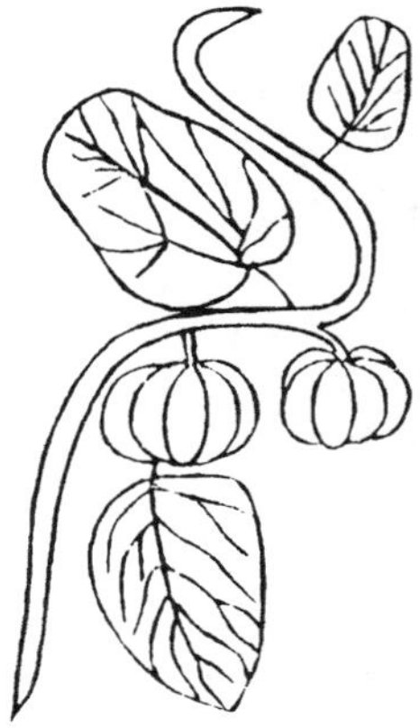

越瓜

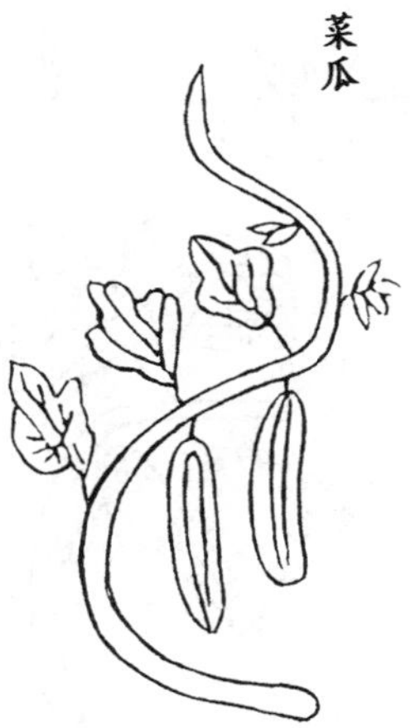

菜瓜

胡瓜

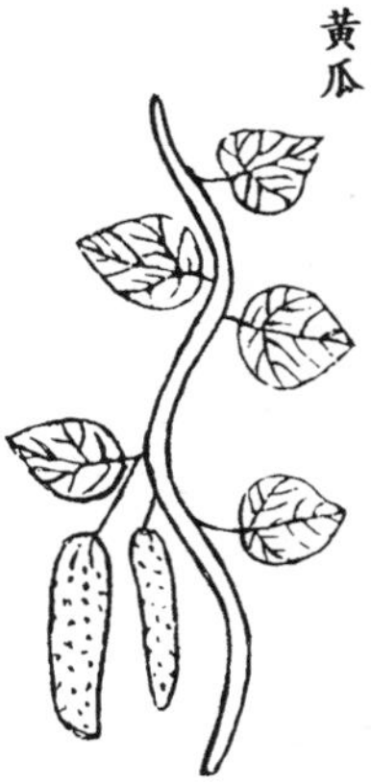

黄瓜

丝瓜

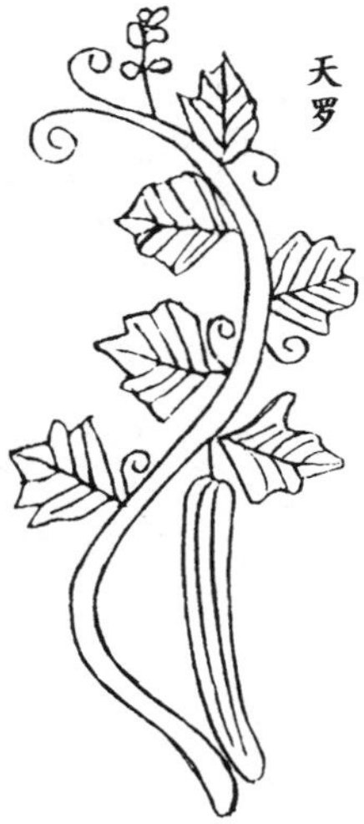

天罗

苦瓜

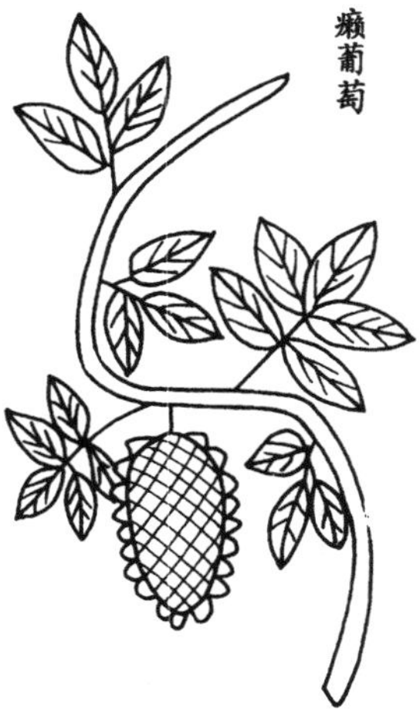

癞葡萄

菜部水菜类附图

紫菜	石莼
石花菜	鹿角菜

龙须菜

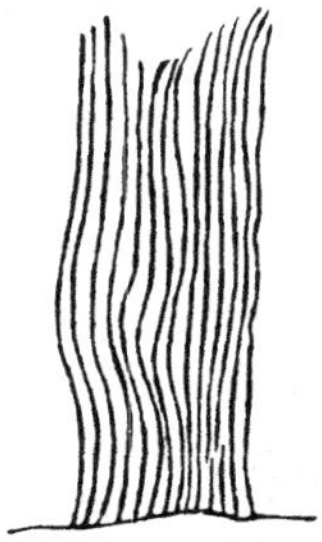

菜部芝栭类附图

诸芝	木耳
	诸耳同
香蕈	**蘑菰蕈**
诸蕈菌坳同	

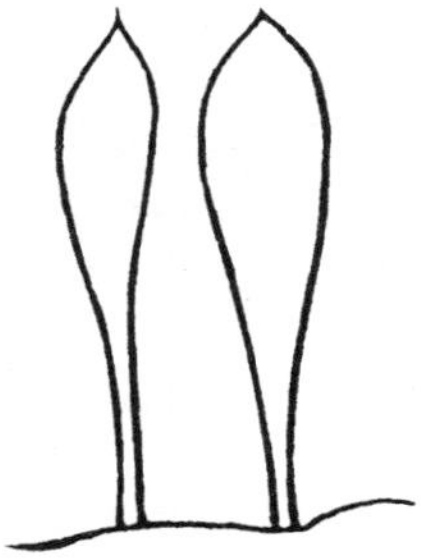

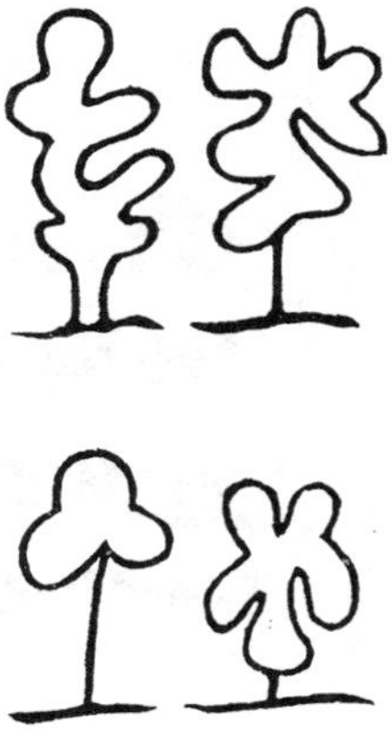

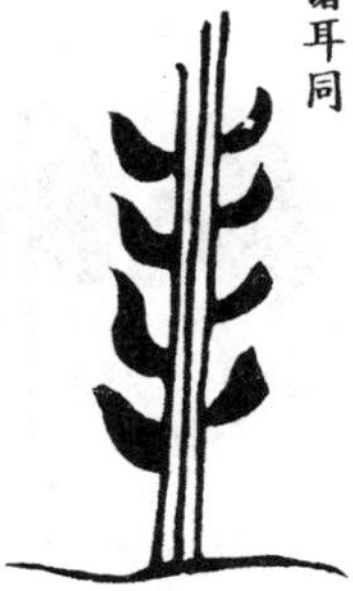

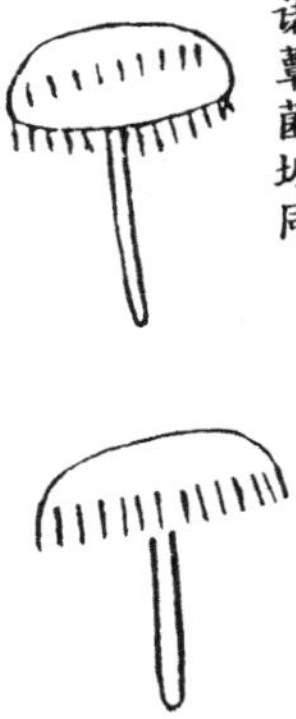

竹蓐

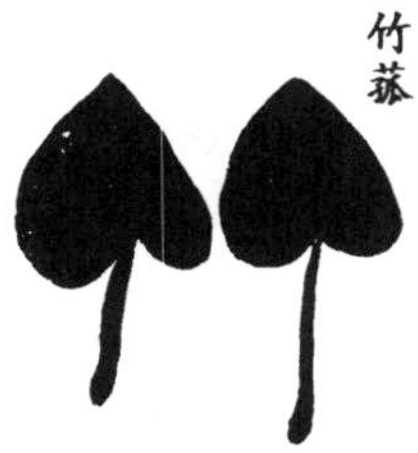

竹菰

石耳

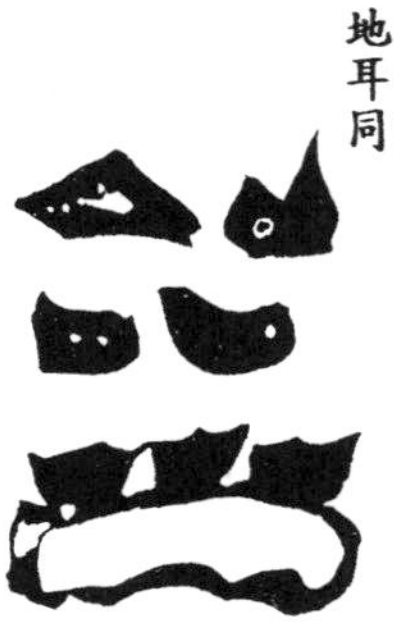

地耳同

本草纲目附图卷之下

果部五果类附图

李	杏
巴旦杏	梅

西域

椰梅

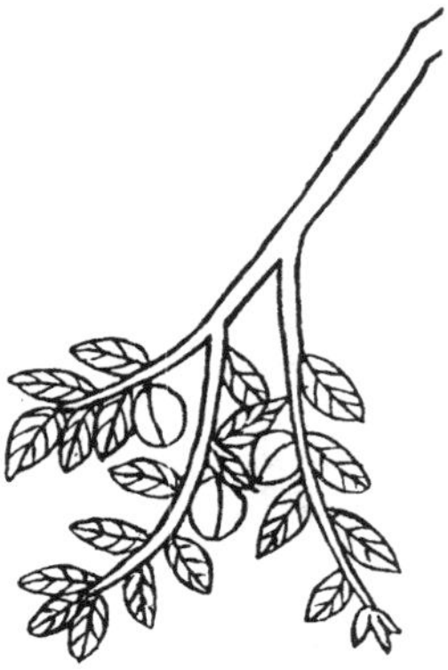

桃

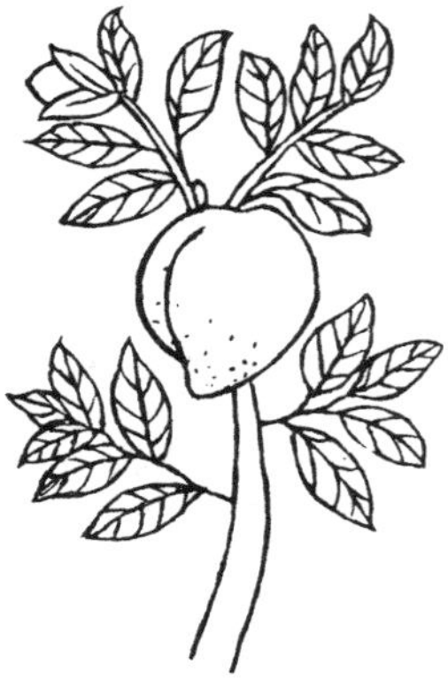

栗

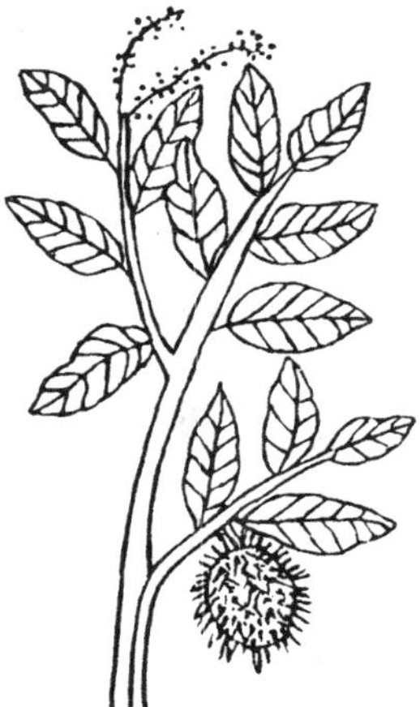

天师栗

娑罗子

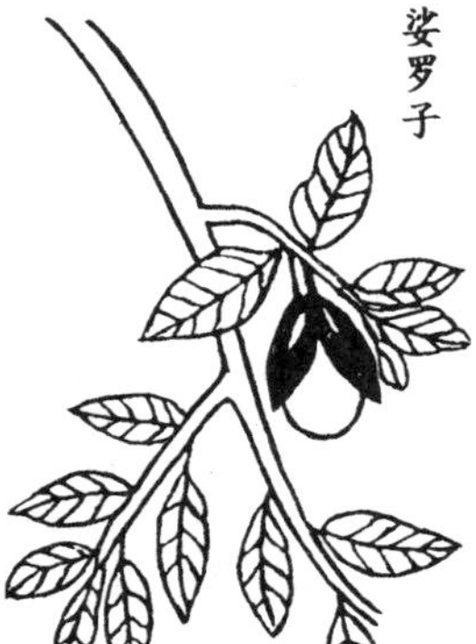

枣

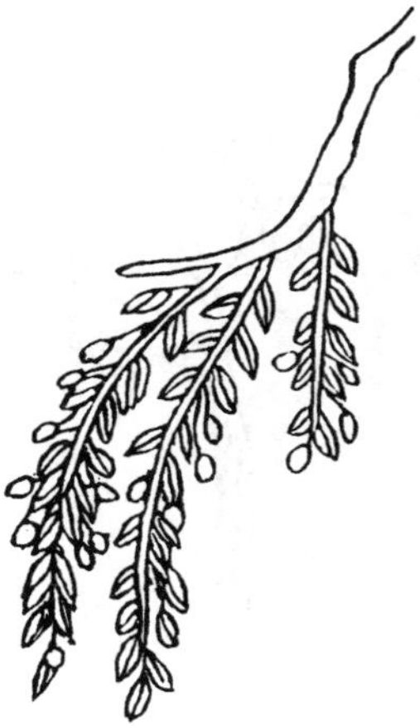

果部山果类附图

梨

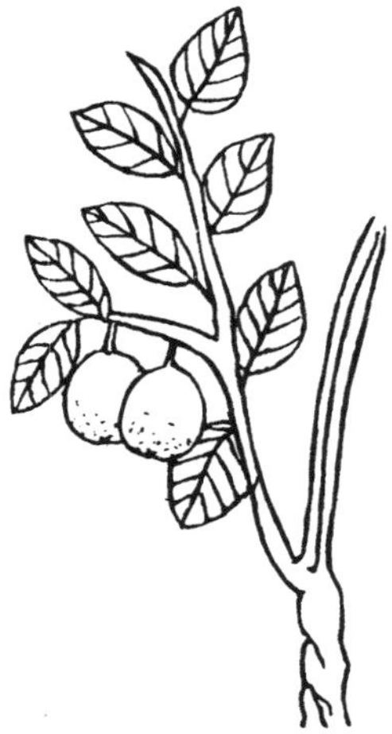

棠梨

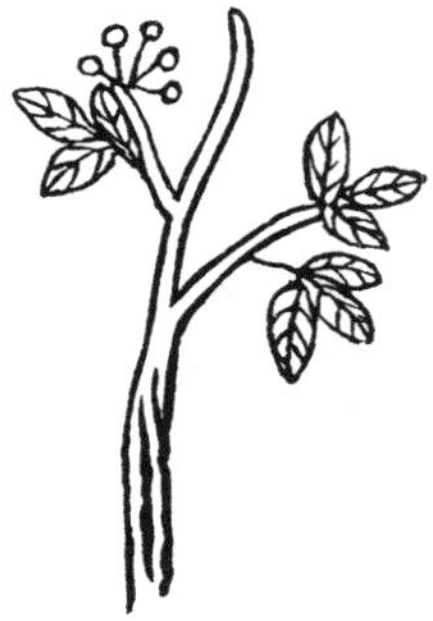

海红

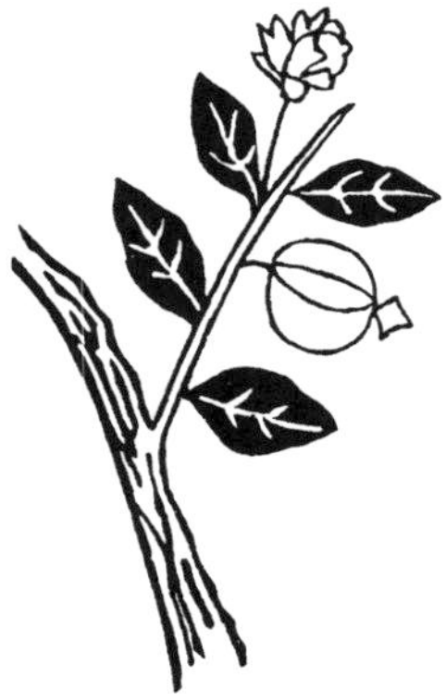

木瓜

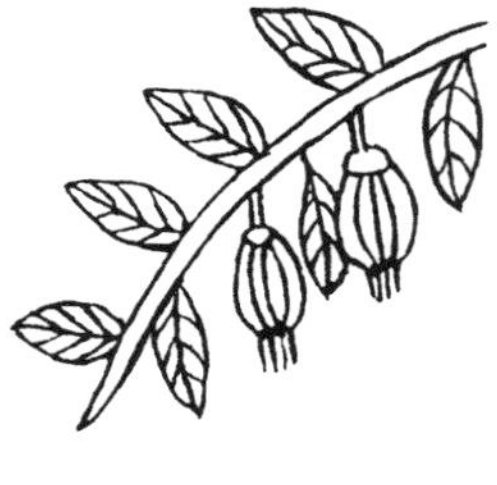

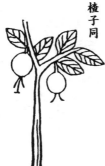

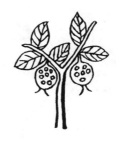

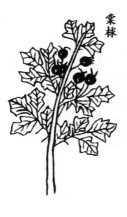

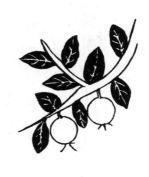

榠 楂	榲 桲
楂子同	
山 楂	庵罗果
棠梂	

奈　林檎	柿
林檎圓小	
椑　柿	君迁子
	牛奶柿　丁香柿圓

安石榴	橘	柑
橙	柚 栾	枸　橼 香橼长大近尺

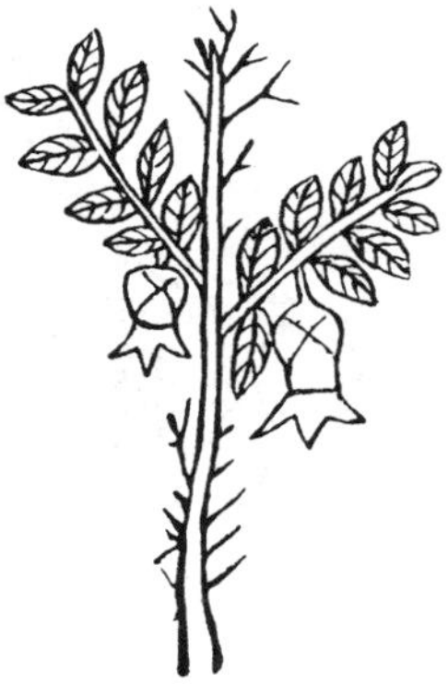

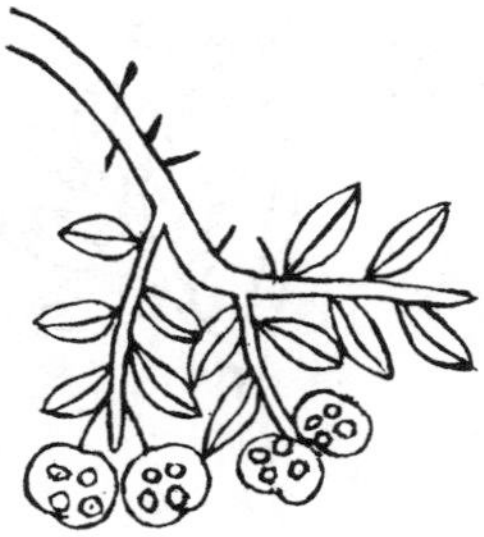

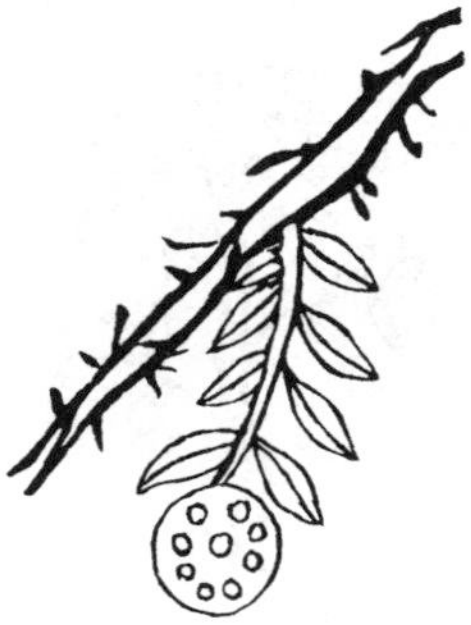

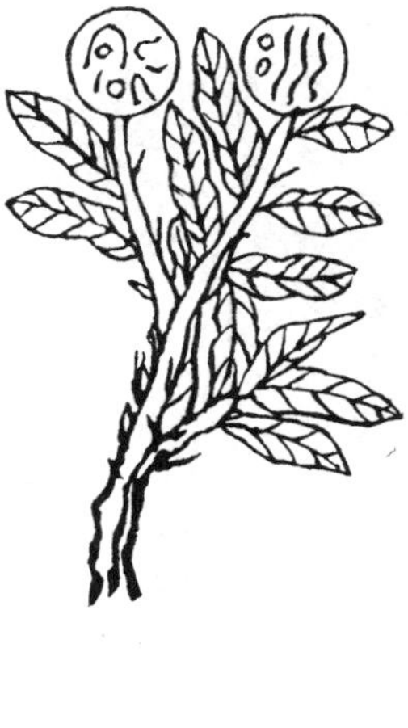

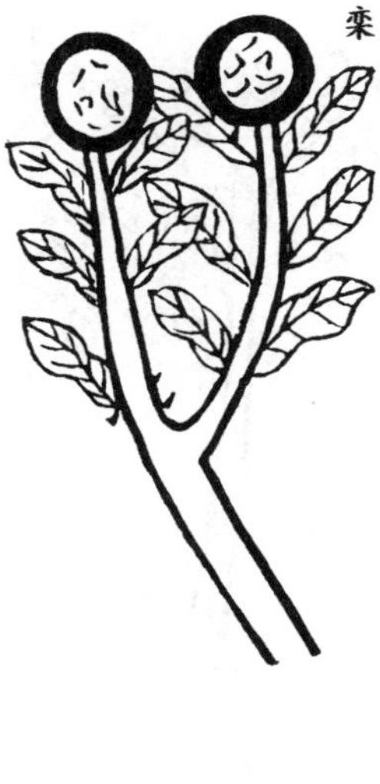

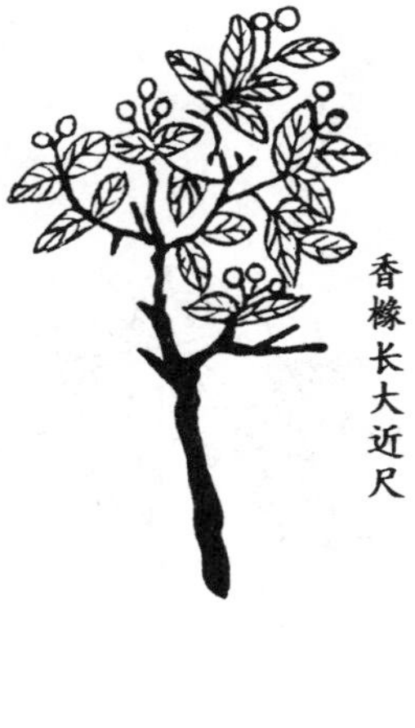

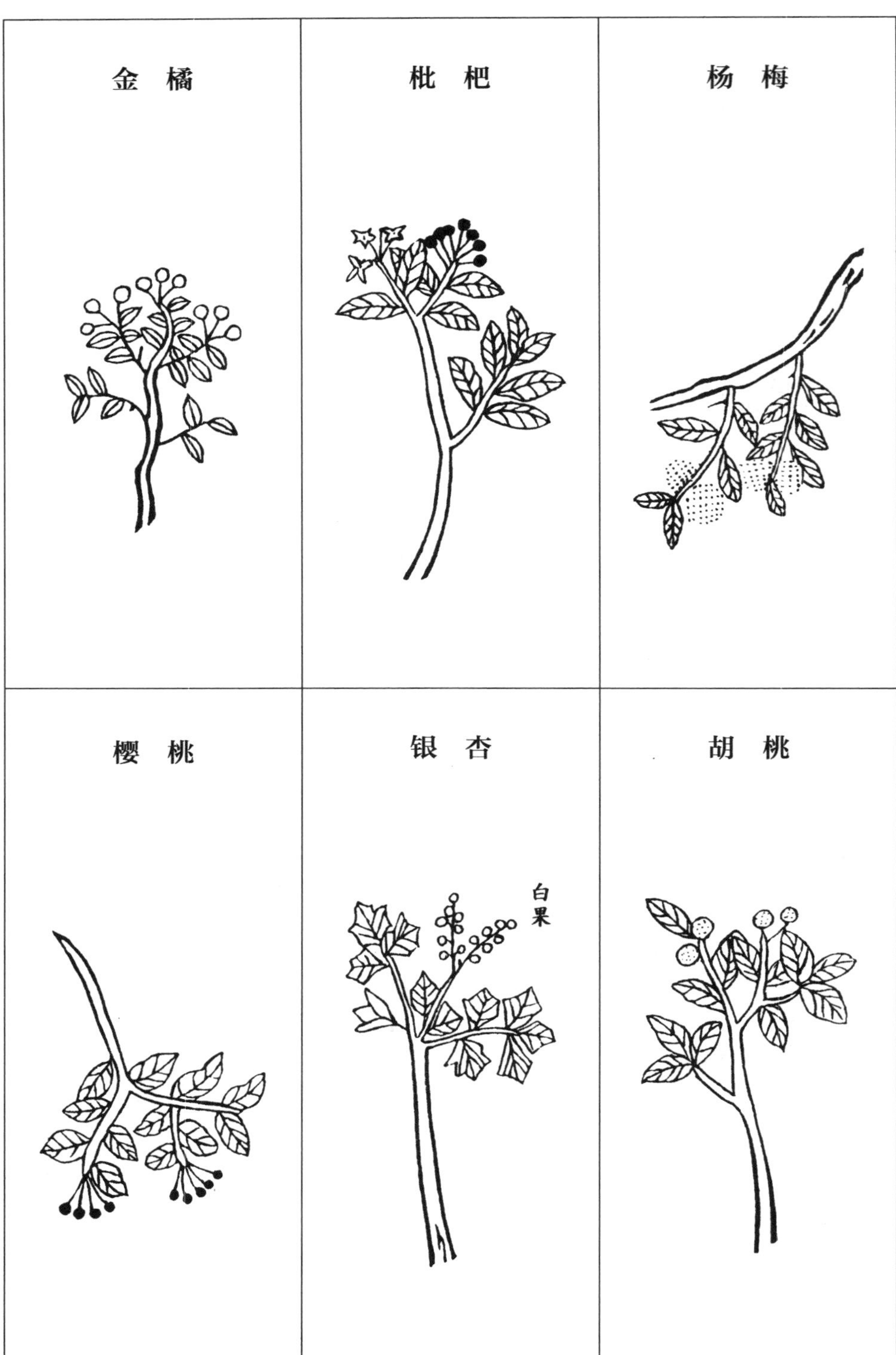
金橘
枇杷
杨梅
樱桃
银杏
白果
胡桃

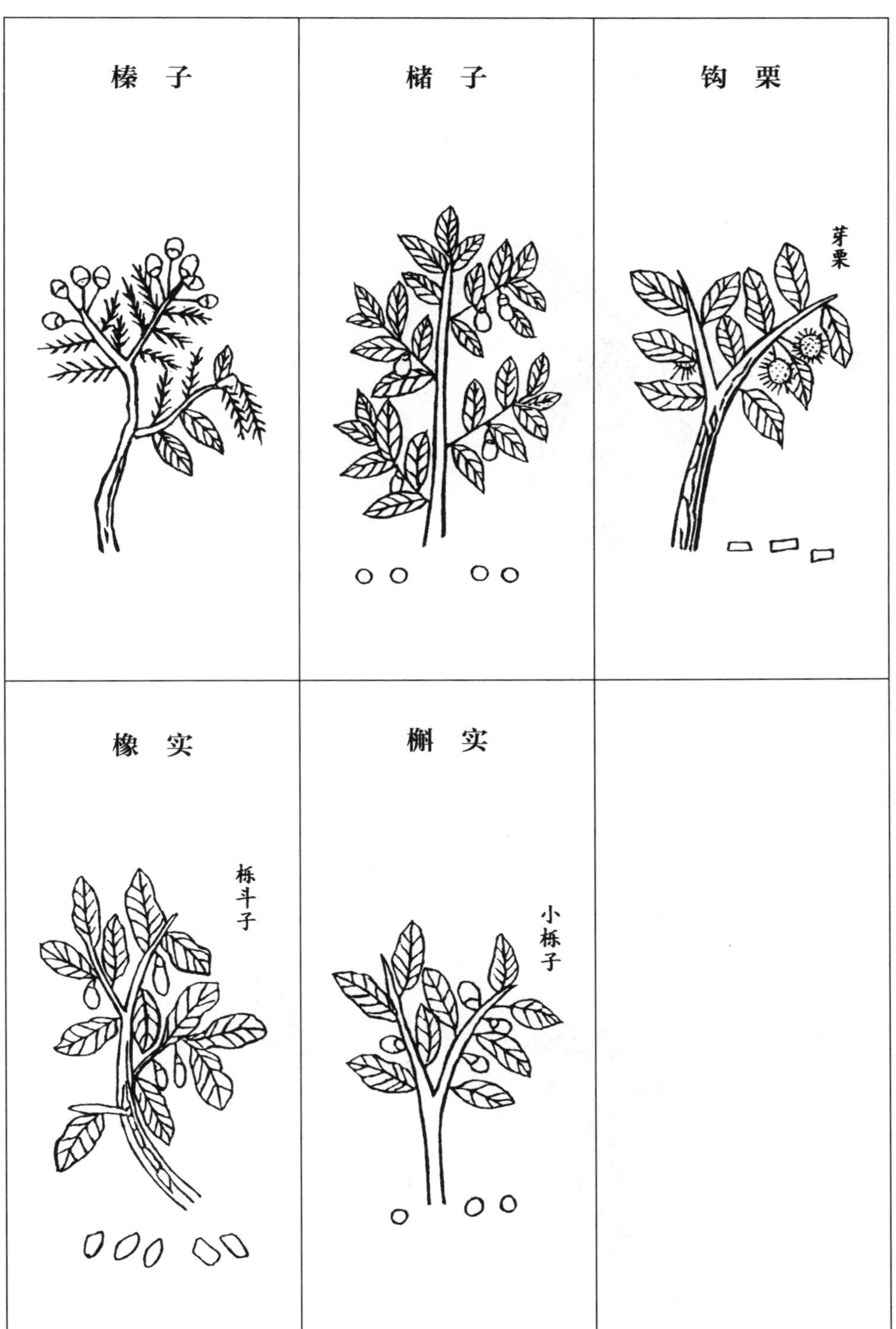
榛子
槠子
钩栗
芽栗
橡实
栎斗子
槲实
小栎子

果部夷果类附图

荔枝

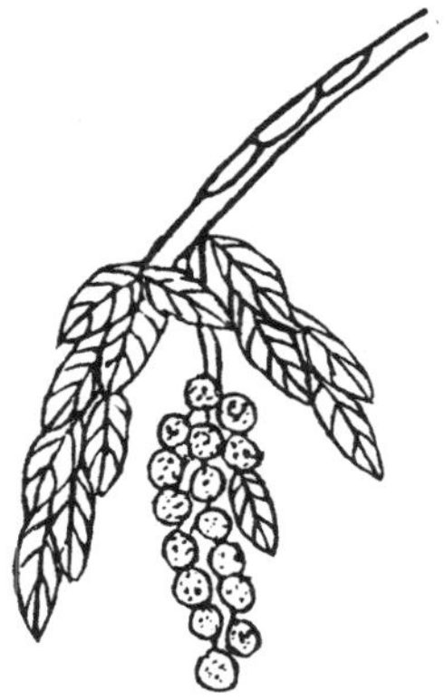

龙荔

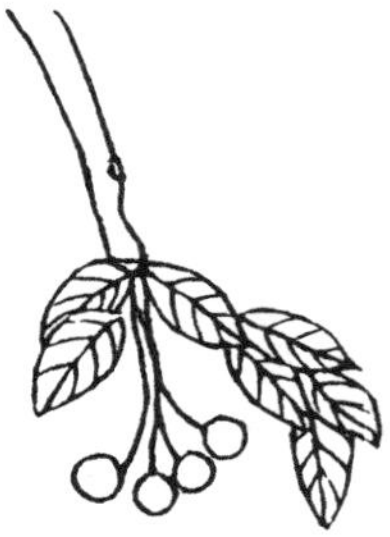

龙眼

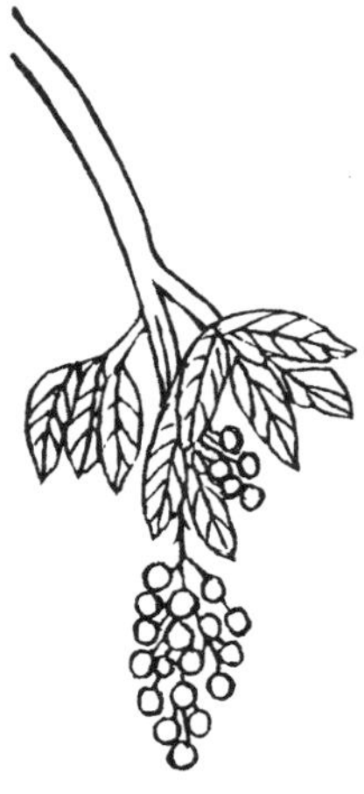

橄榄

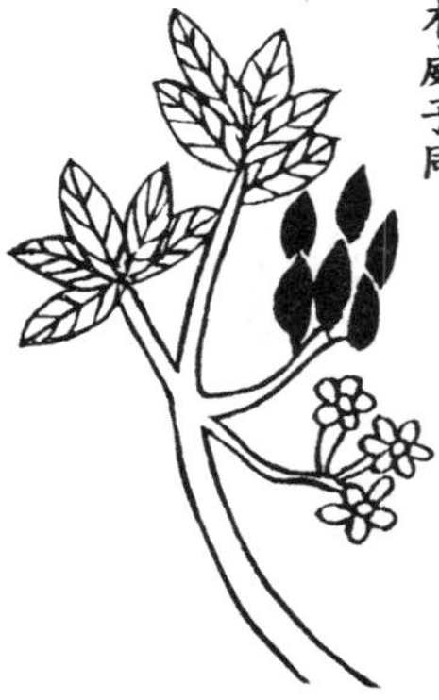

木威子同

庵罗勒

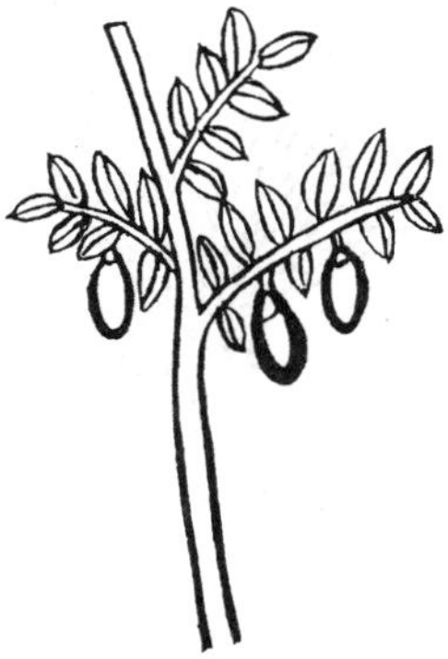

毗梨勒

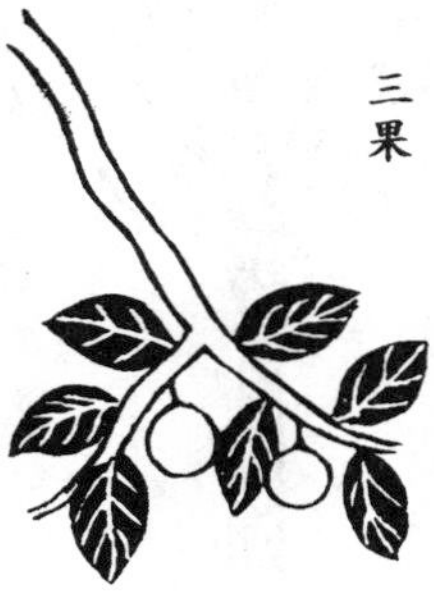

三果

五敛子

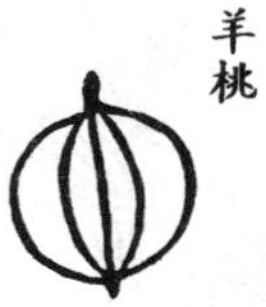

羊桃

榧　实

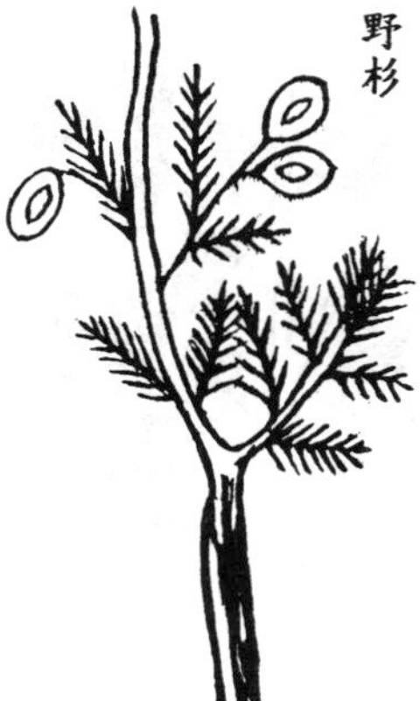

野杉

海松子

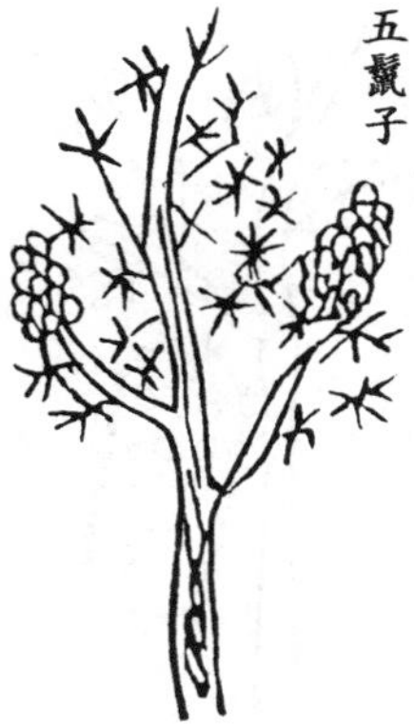

五鬣子

槟　榔

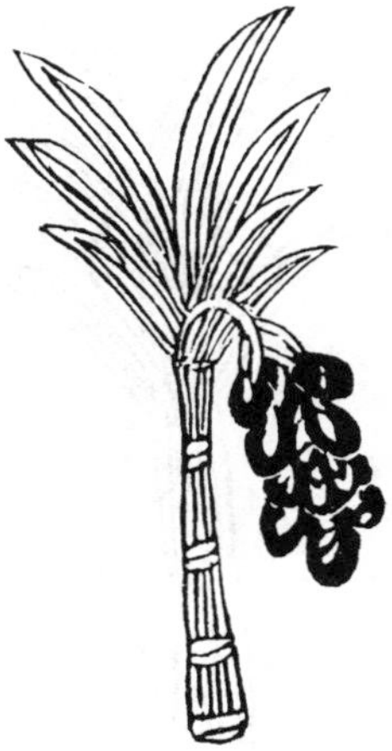

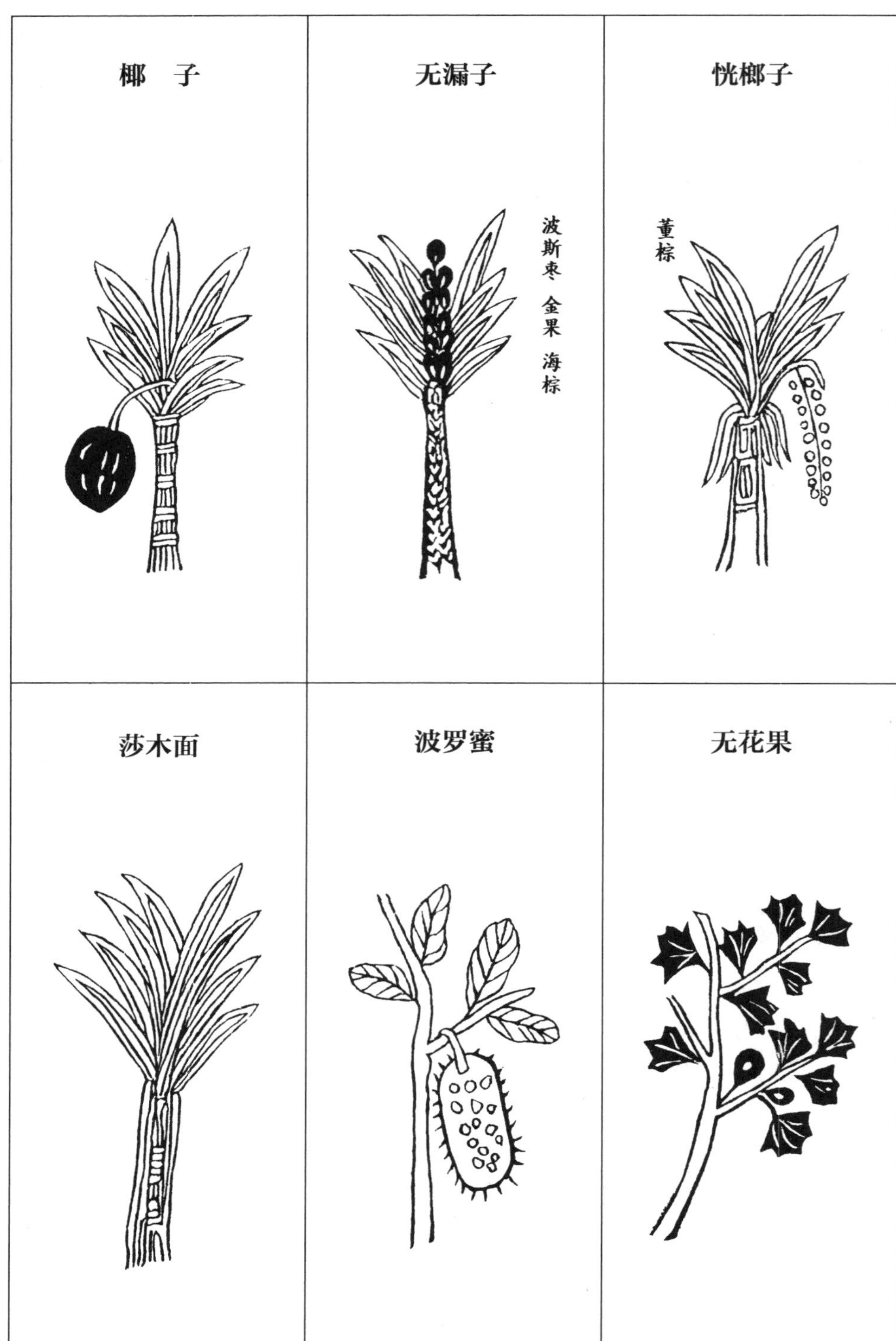
椰　子
无漏子
波斯枣
金果
海棕
桄榔子
董棕
莎木面
波罗蜜
无花果

沙棠果

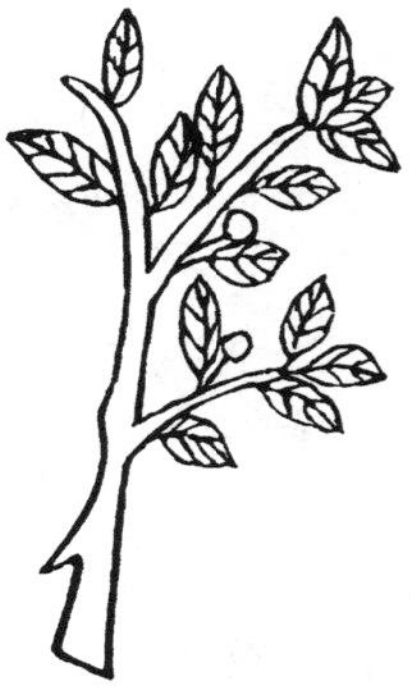

都念子

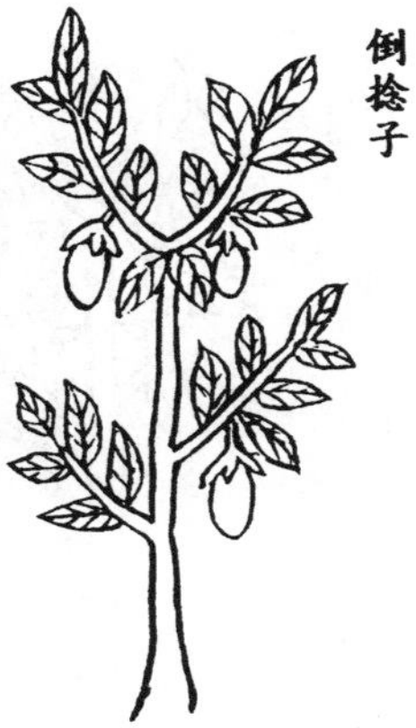

倒捻子

马槟榔

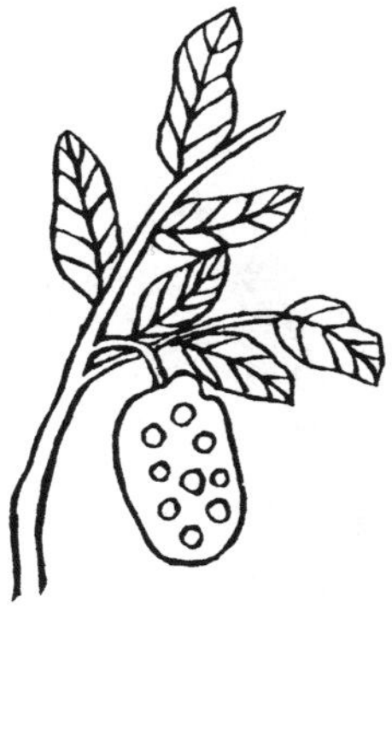

枳　椇

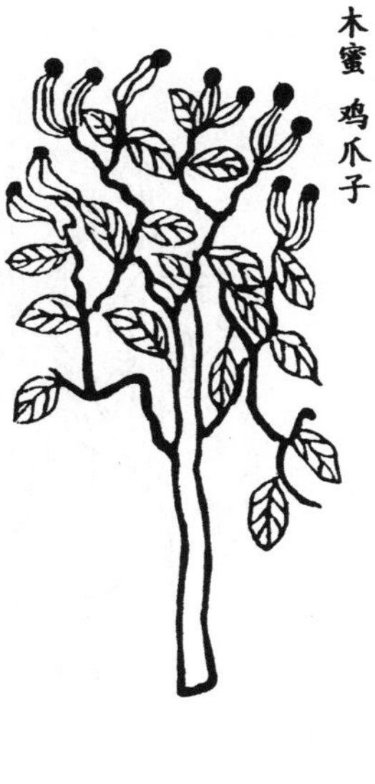

木蜜
鸡爪子

果部味类附图

<table>
<tr><td>椒</td><td>崖椒</td></tr>
<tr><td>蔓椒</td><td>地椒</td></tr>
</table>

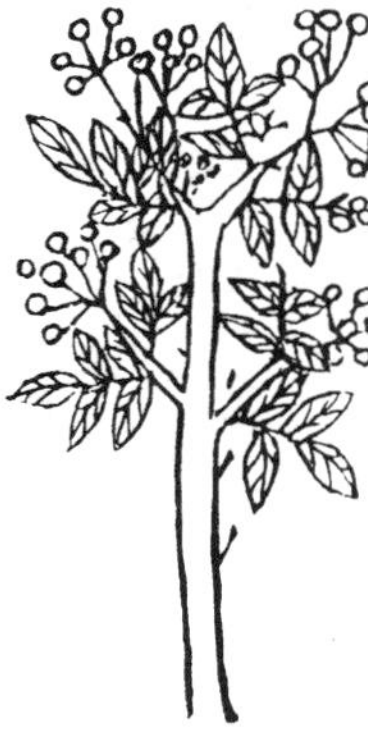

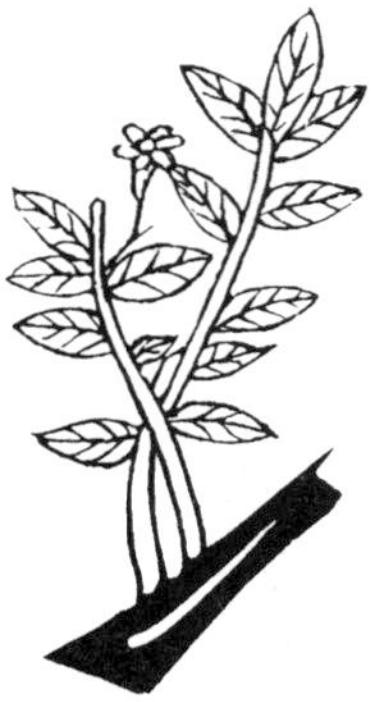

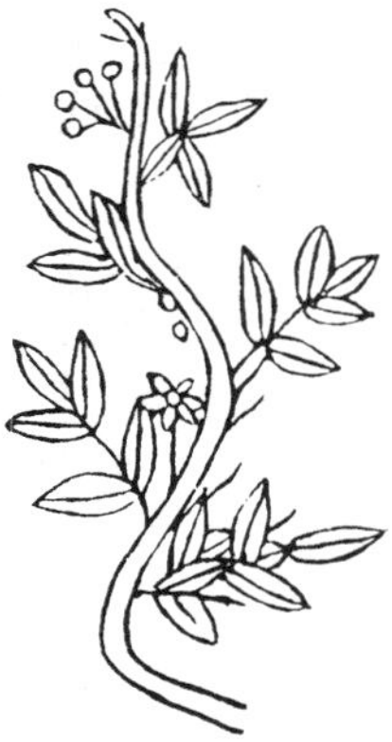

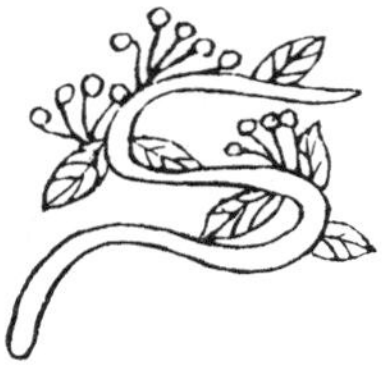

胡　椒	毕澄茄
吴茱萸	食茱萸

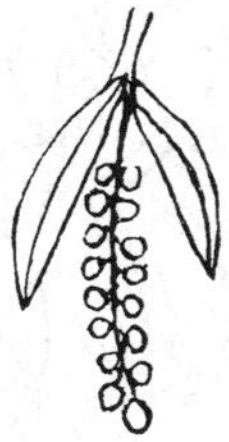

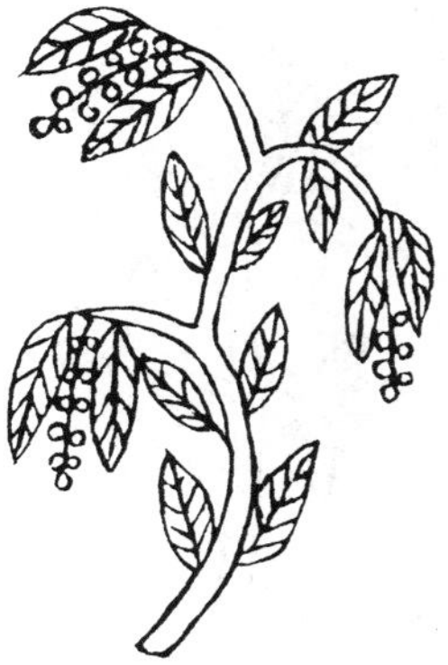

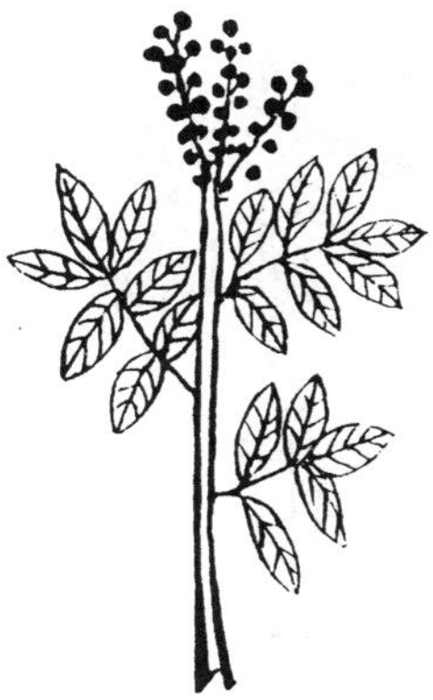

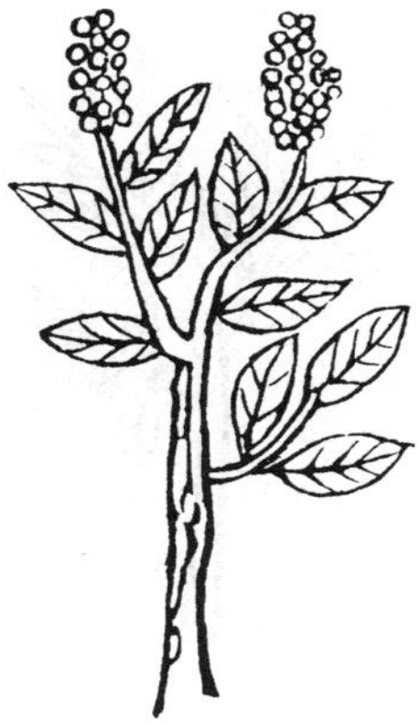

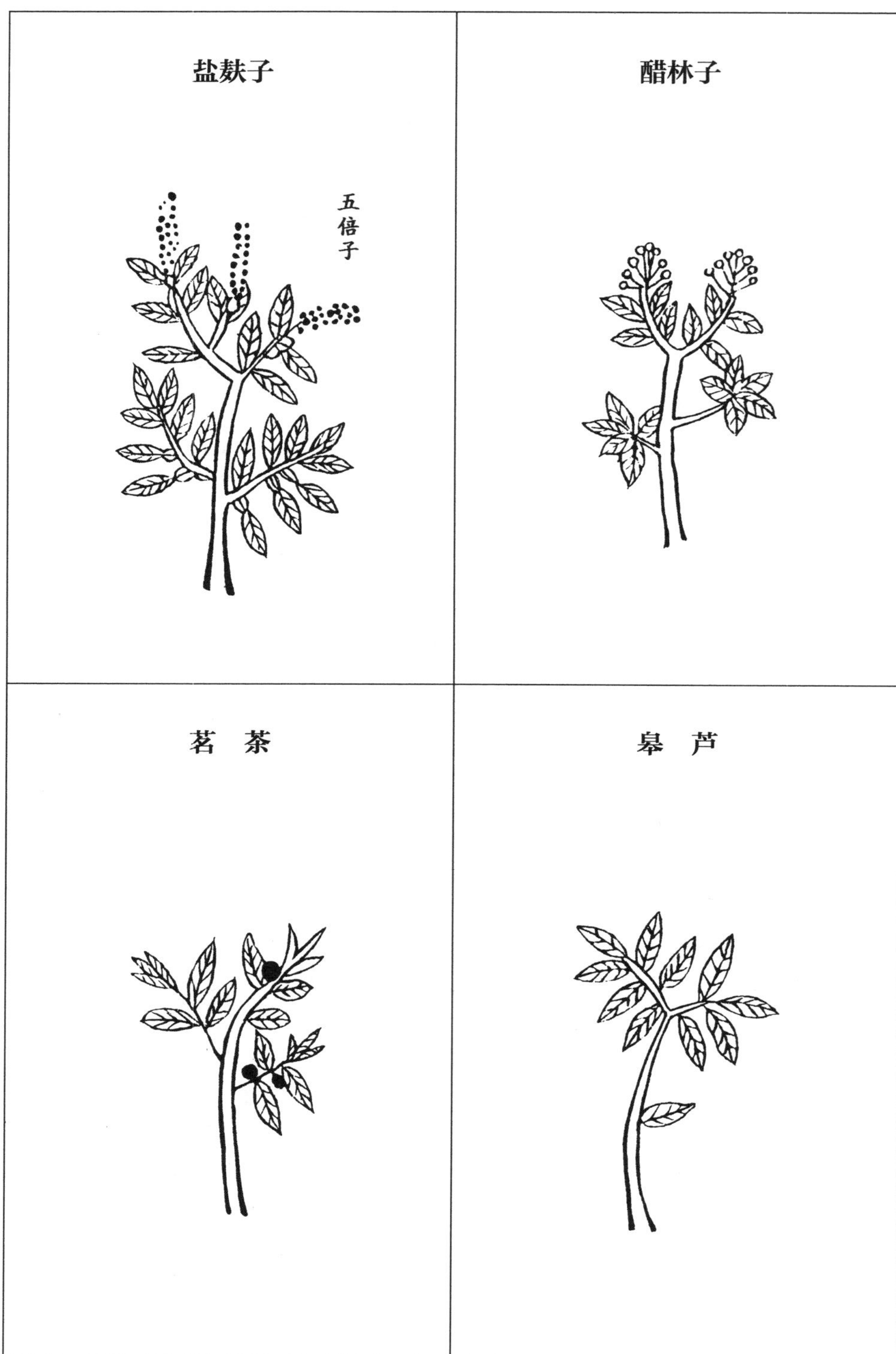
盐麸子
五倍子
醋林子
茗 茶
皋 芦

甜瓜　瓜蒂

西　瓜

葡　萄

蘡　薁

猕猴桃 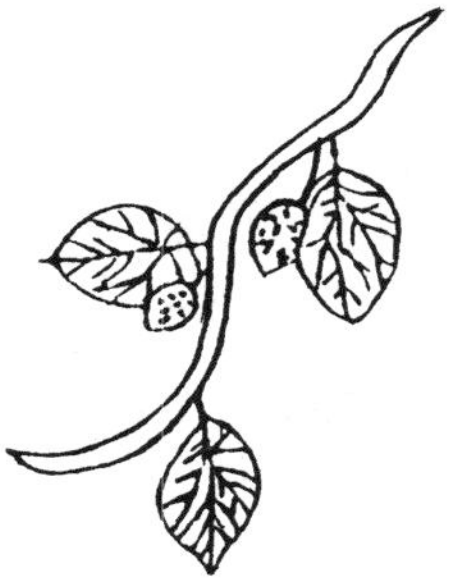	甘　蔗 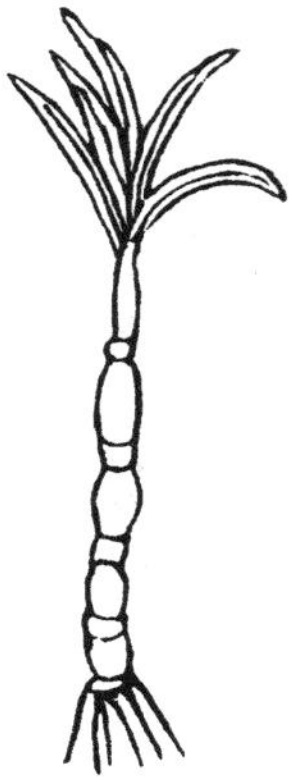

果部水果类附图

莲藕荷

芰

菱

芡

鸡头

乌芋

荸荠

慈　姑

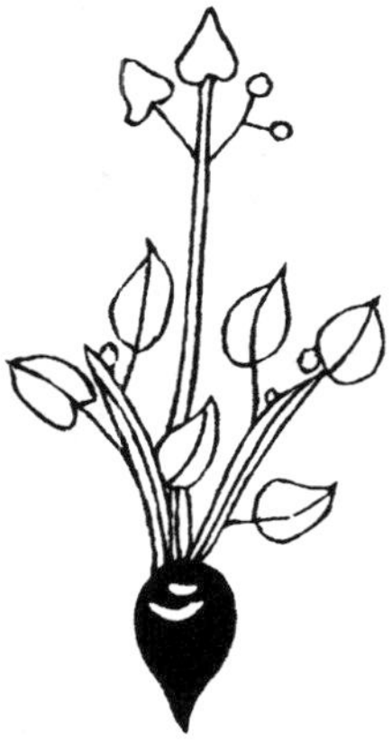

木部香木类附图

柏

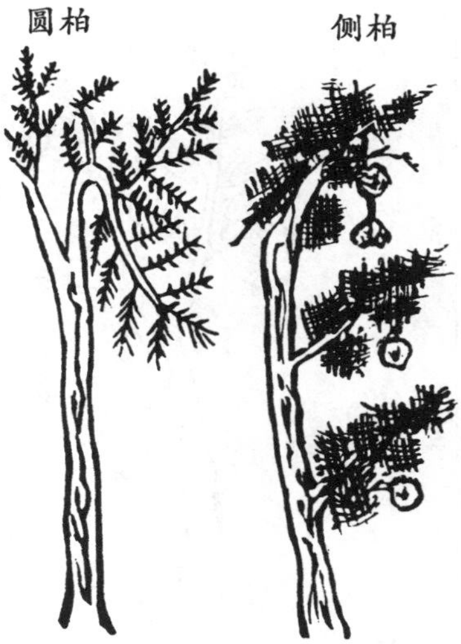

圆柏

侧柏

松

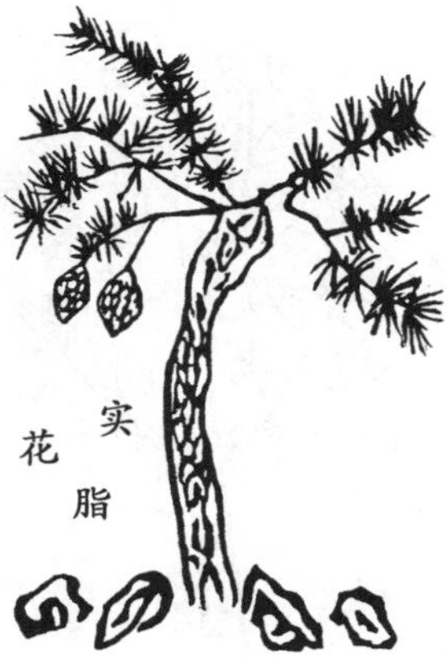

实

花

脂

杉

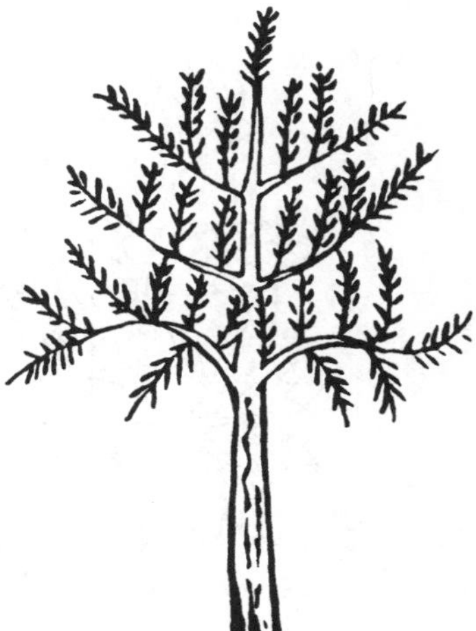

桂

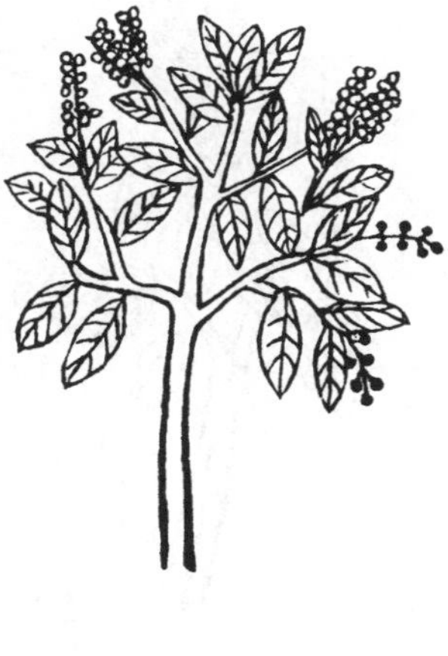

牡 桂

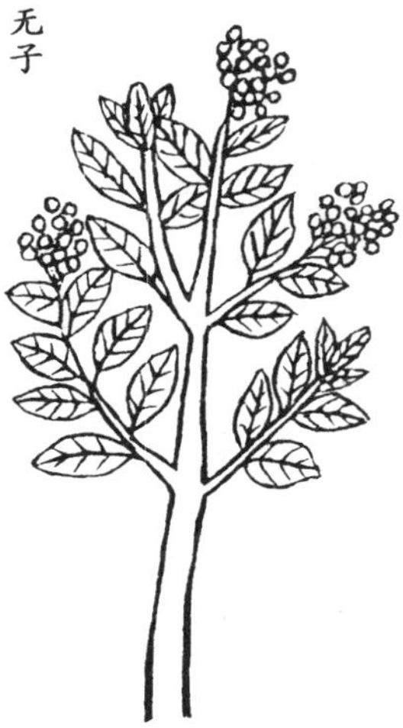

无子

菌 桂

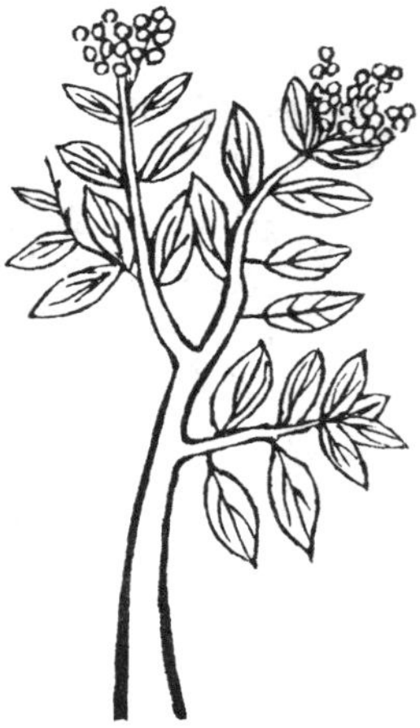

木 兰

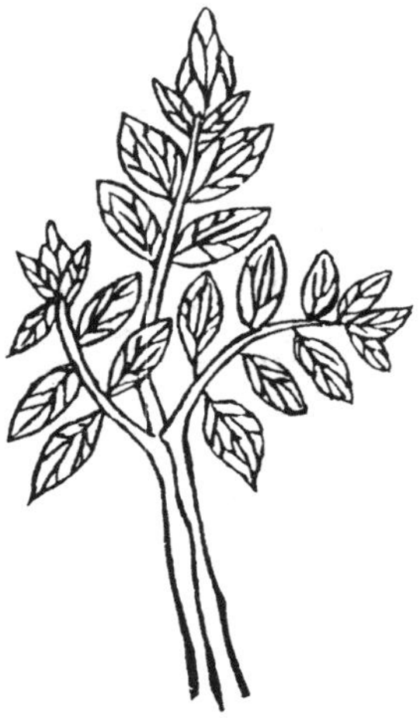

辛 夷

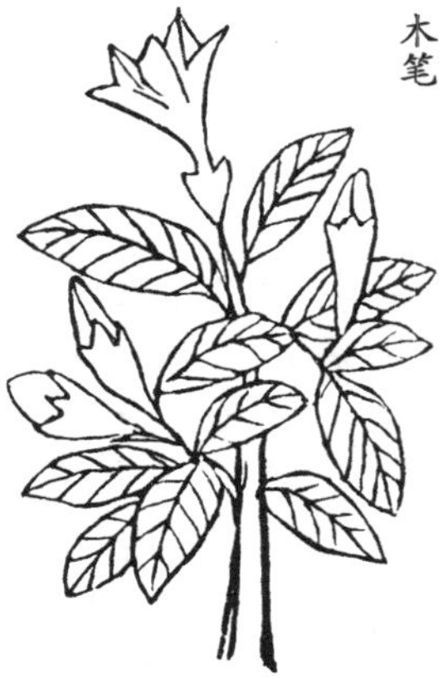

木笔

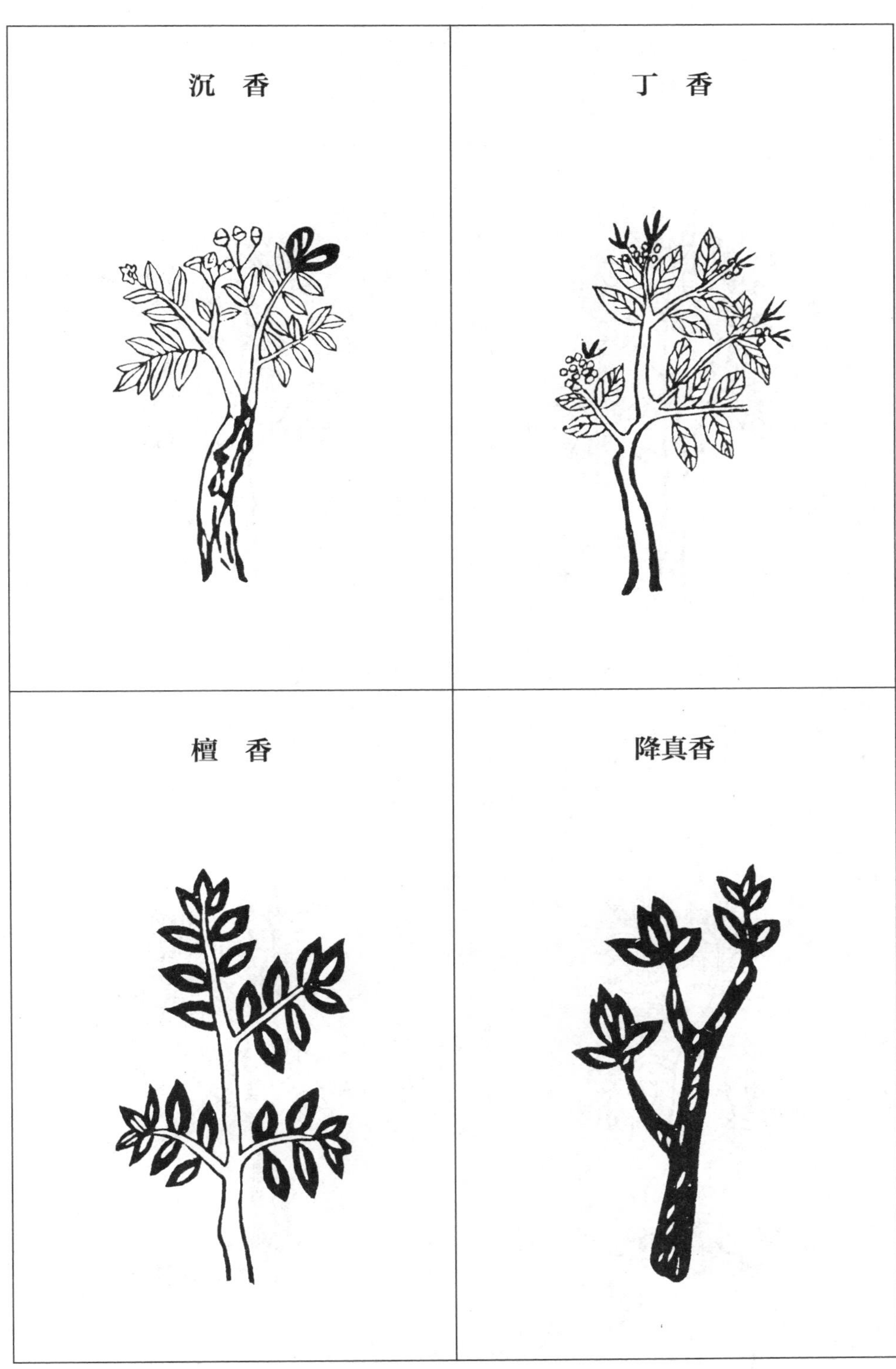
沉　香
丁　香
檀　香
降真香

楠

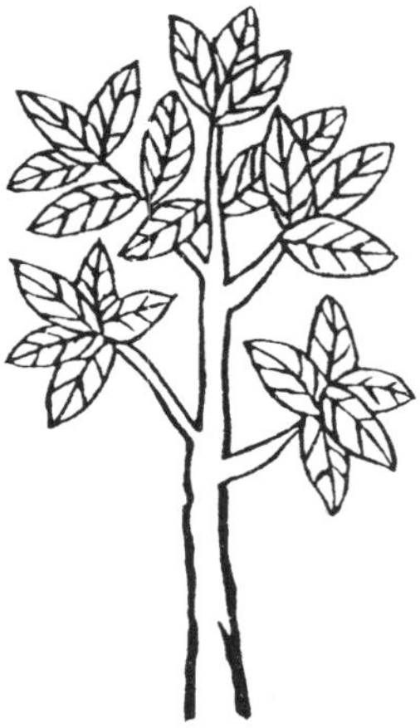

樟

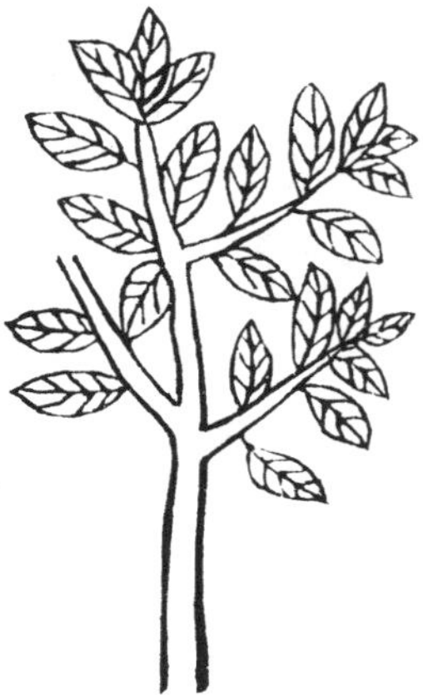

乌药

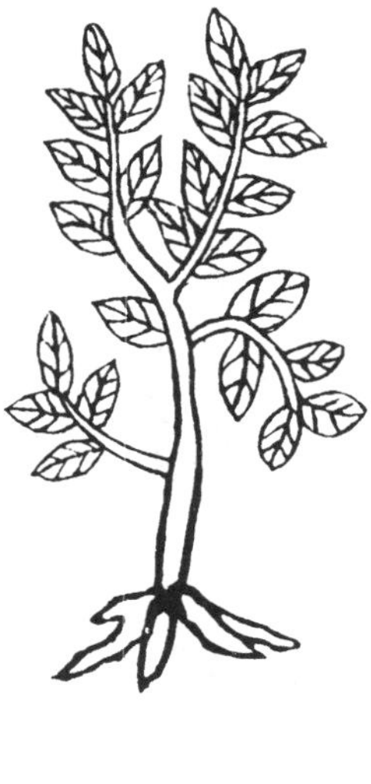

櫰香

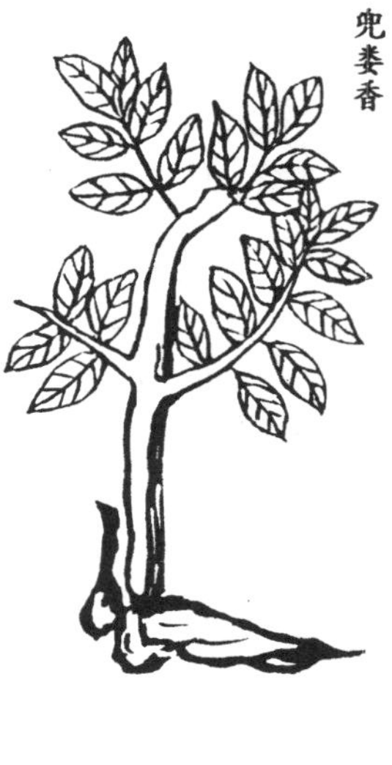

兜娄香

枫香

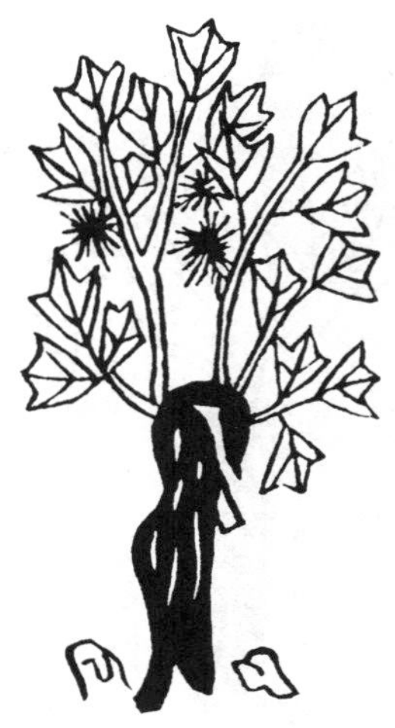

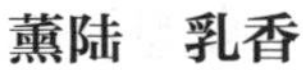

薰陆 乳香

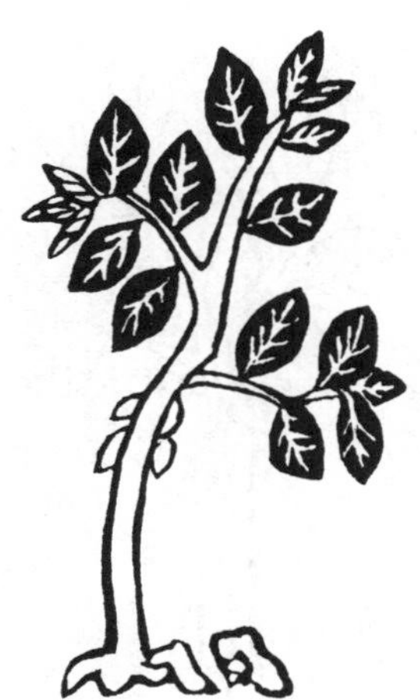

没药

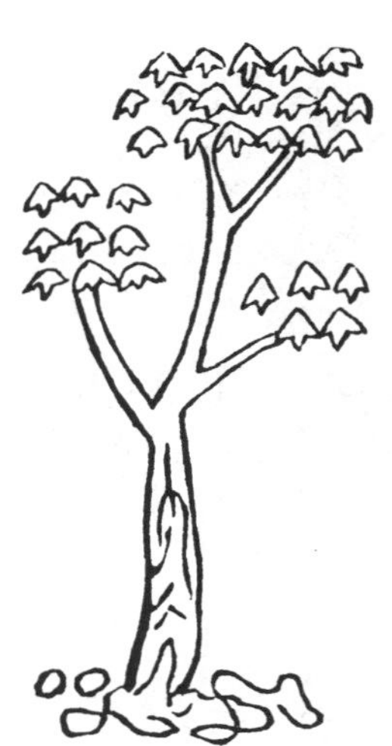

麒麟竭

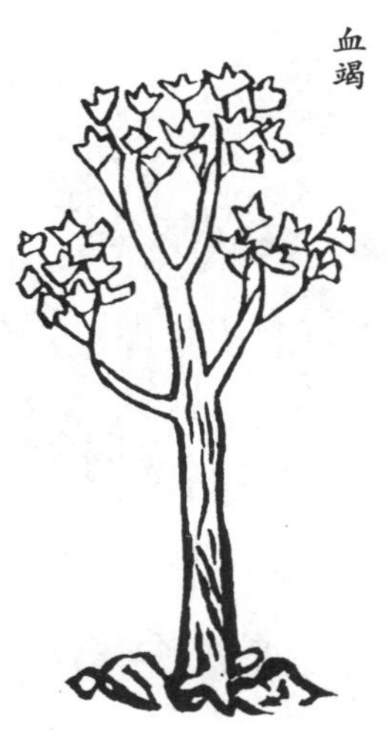

安息香

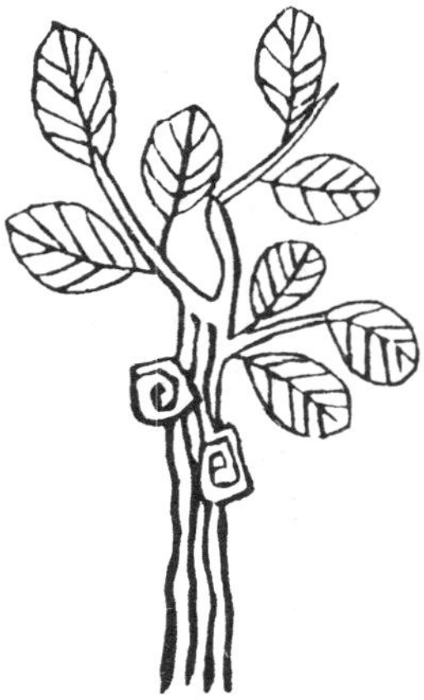

龙脑香

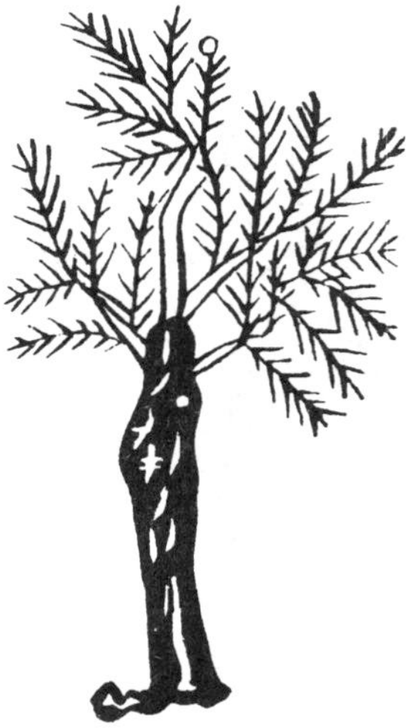

阿　魏

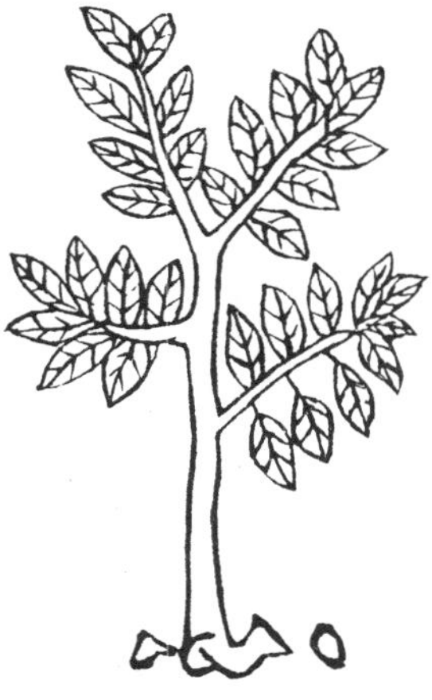

卢　会

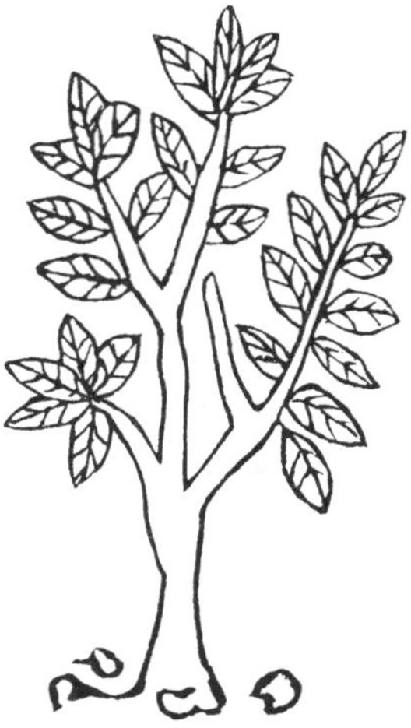

胡桐泪

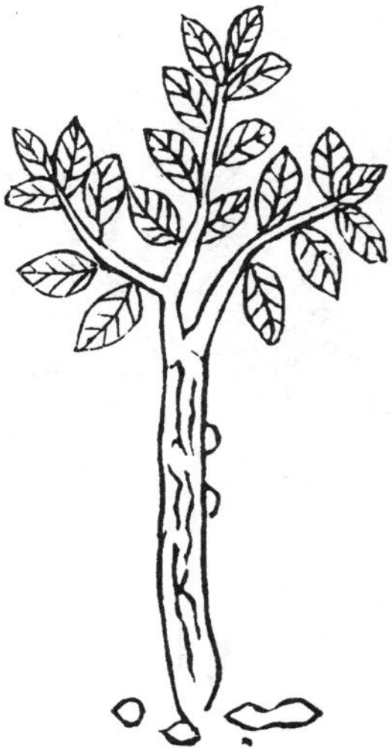

檗木 黄檗

小檗树小

根名檀桓

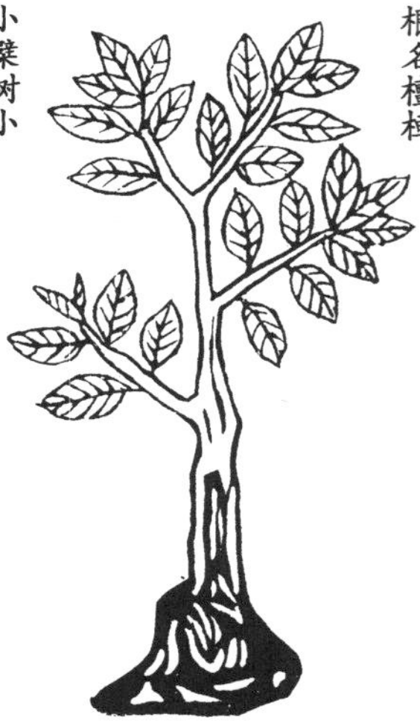

黄栌

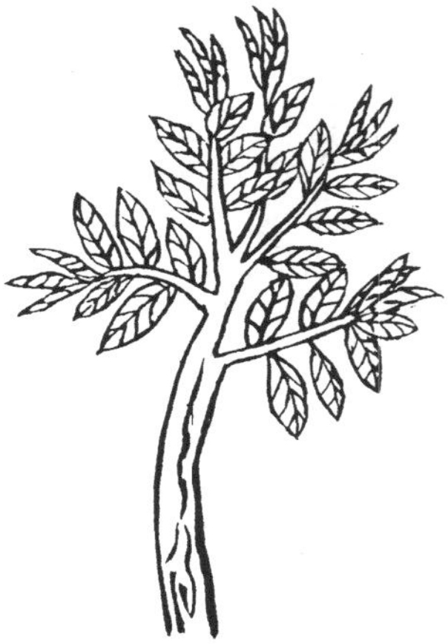

厚朴

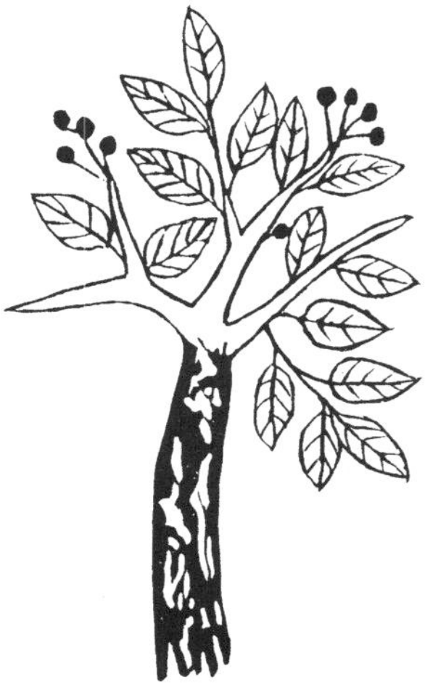

杜仲

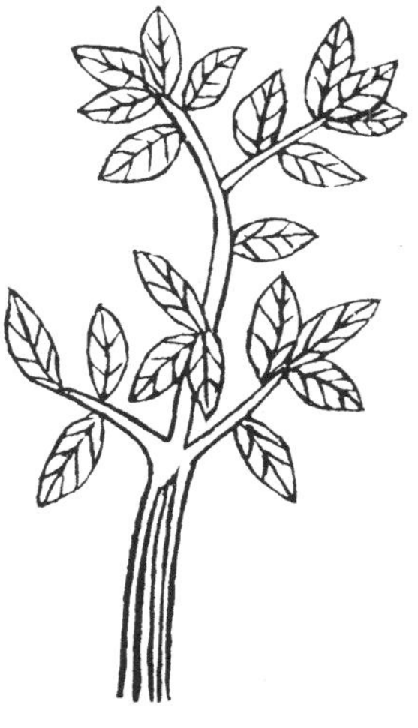

椿 樗

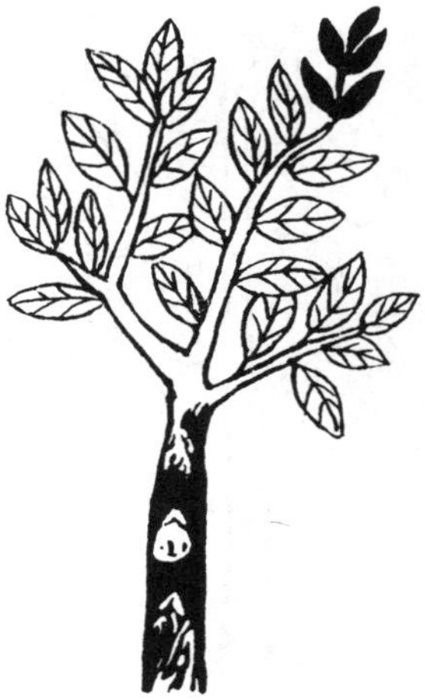

漆

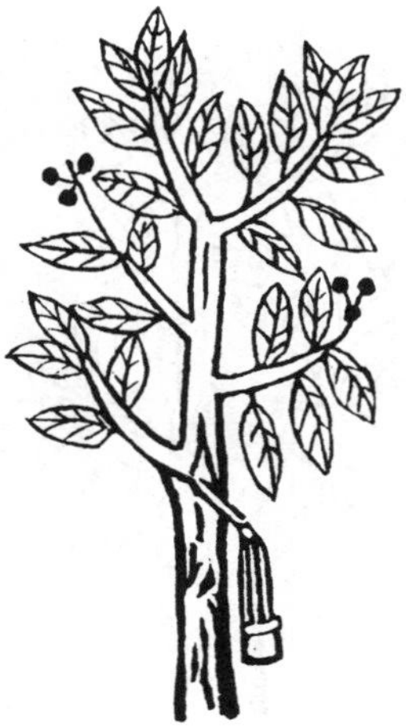

梓

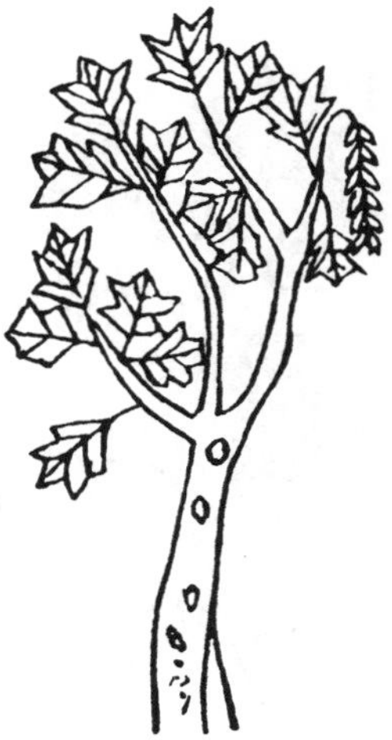

楸

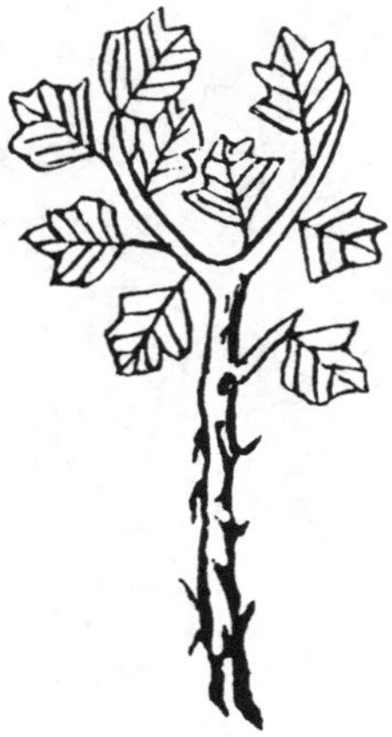

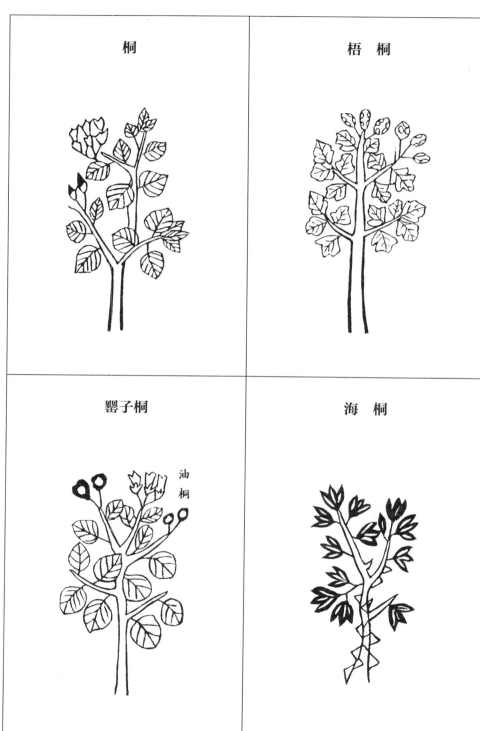

桐

梧　桐

罂子桐

油桐

海　桐

楝

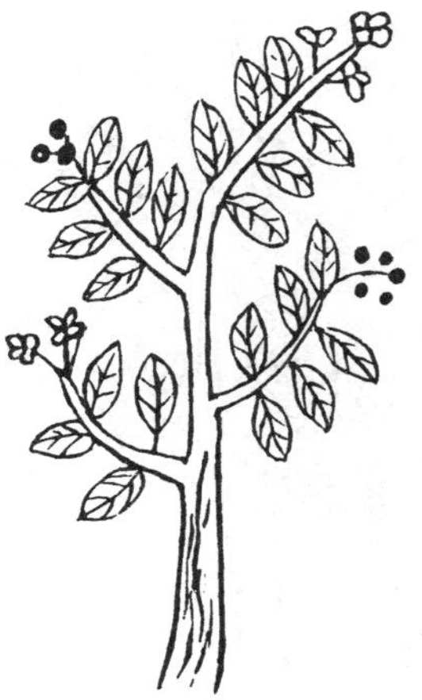

槐

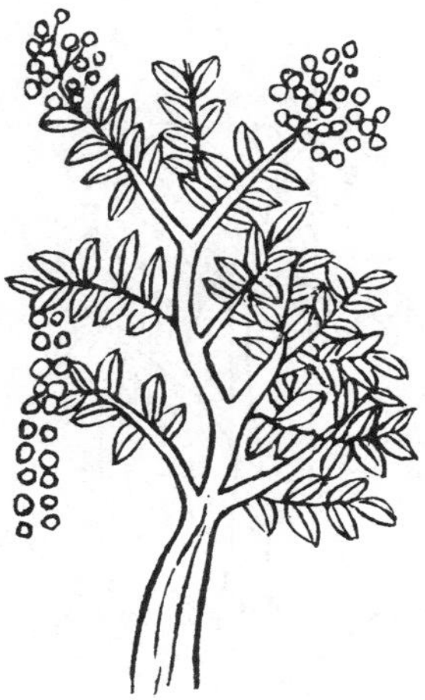

檀

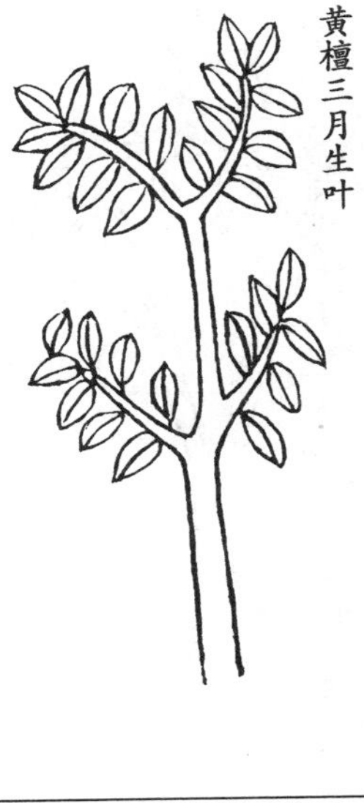

黄檀三月生叶

荚迷

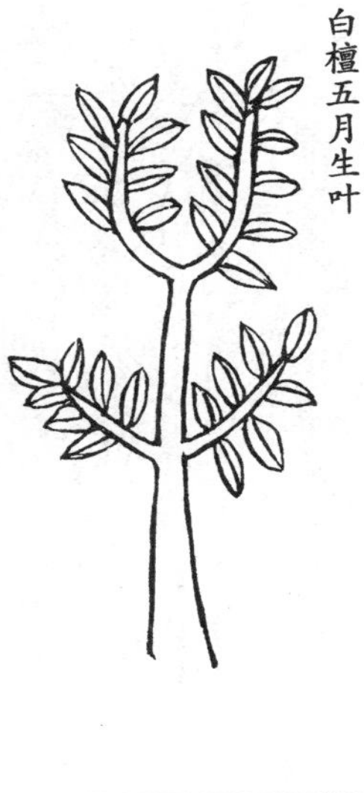

白檀五月生叶

秦皮

梣

合欢

皂荚

猪牙皂荚

肥皂荚

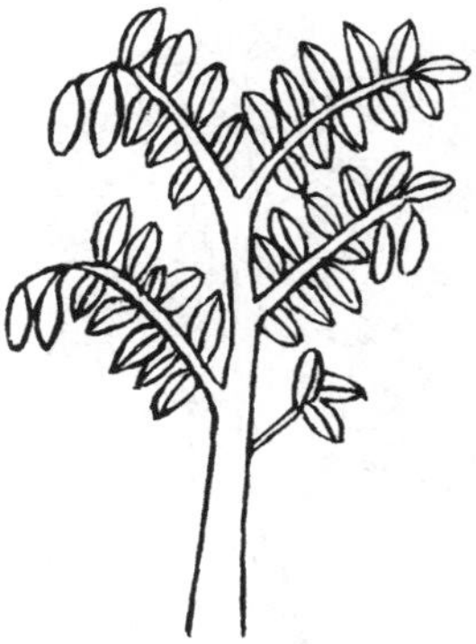

无患子

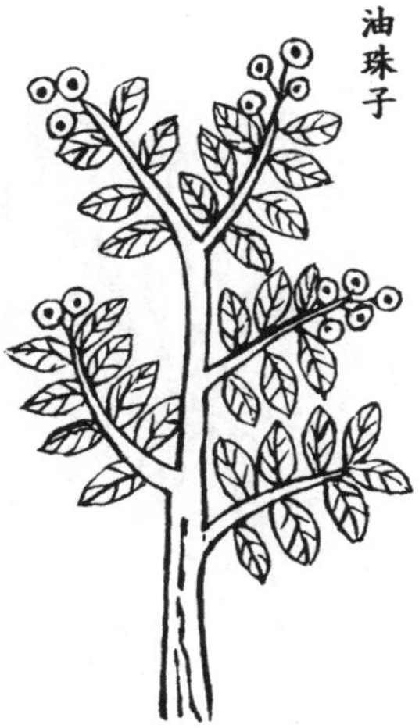

油珠子

栾　华

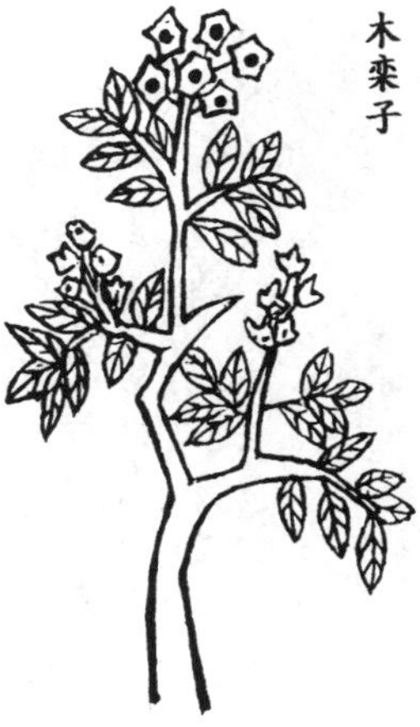

木栾子

无食子

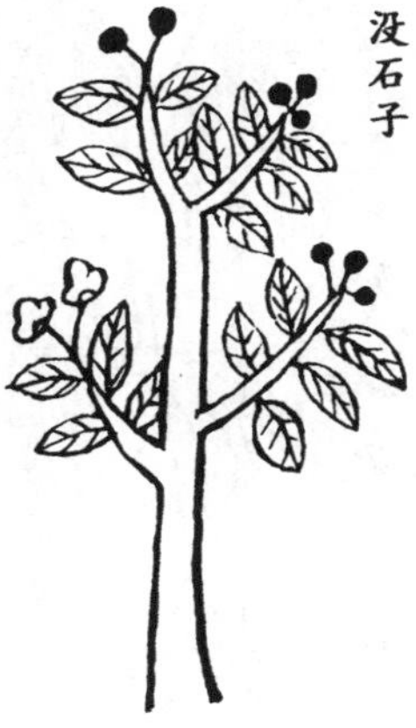

没石子

诃黎勒

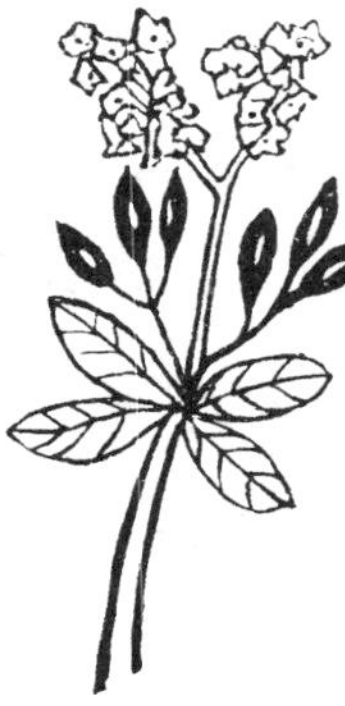

榉　柳

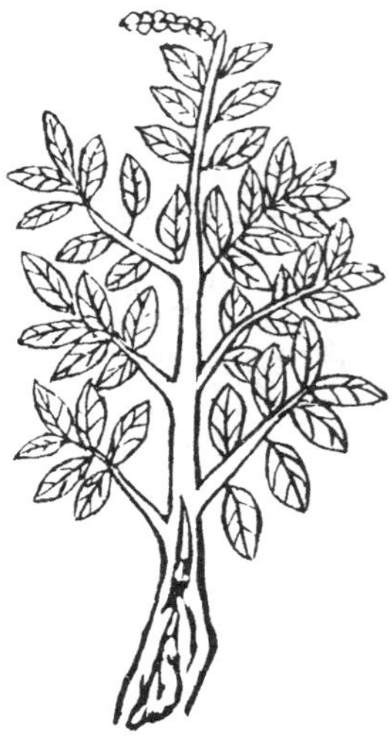

柳

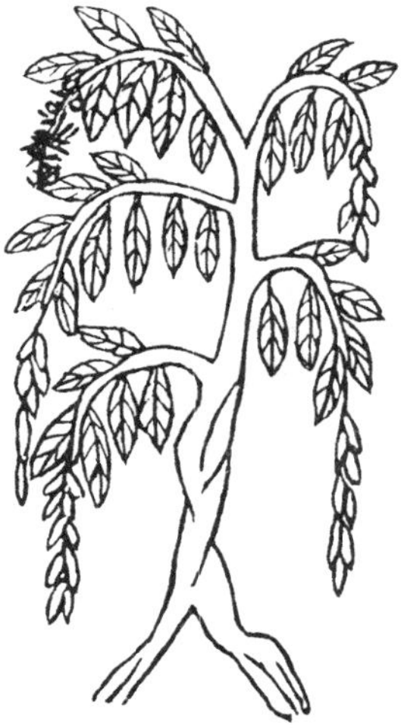

柽　柳

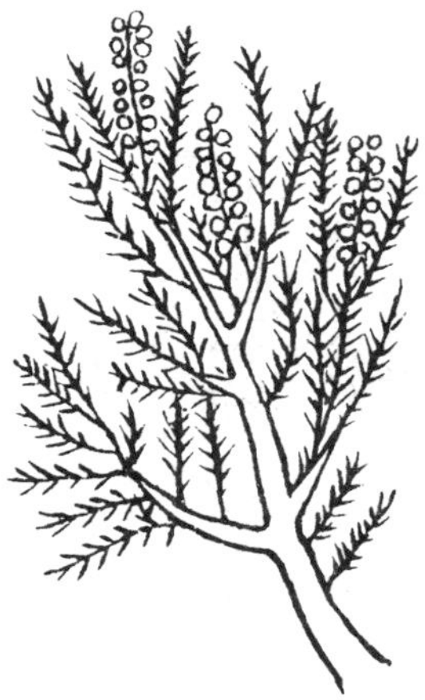

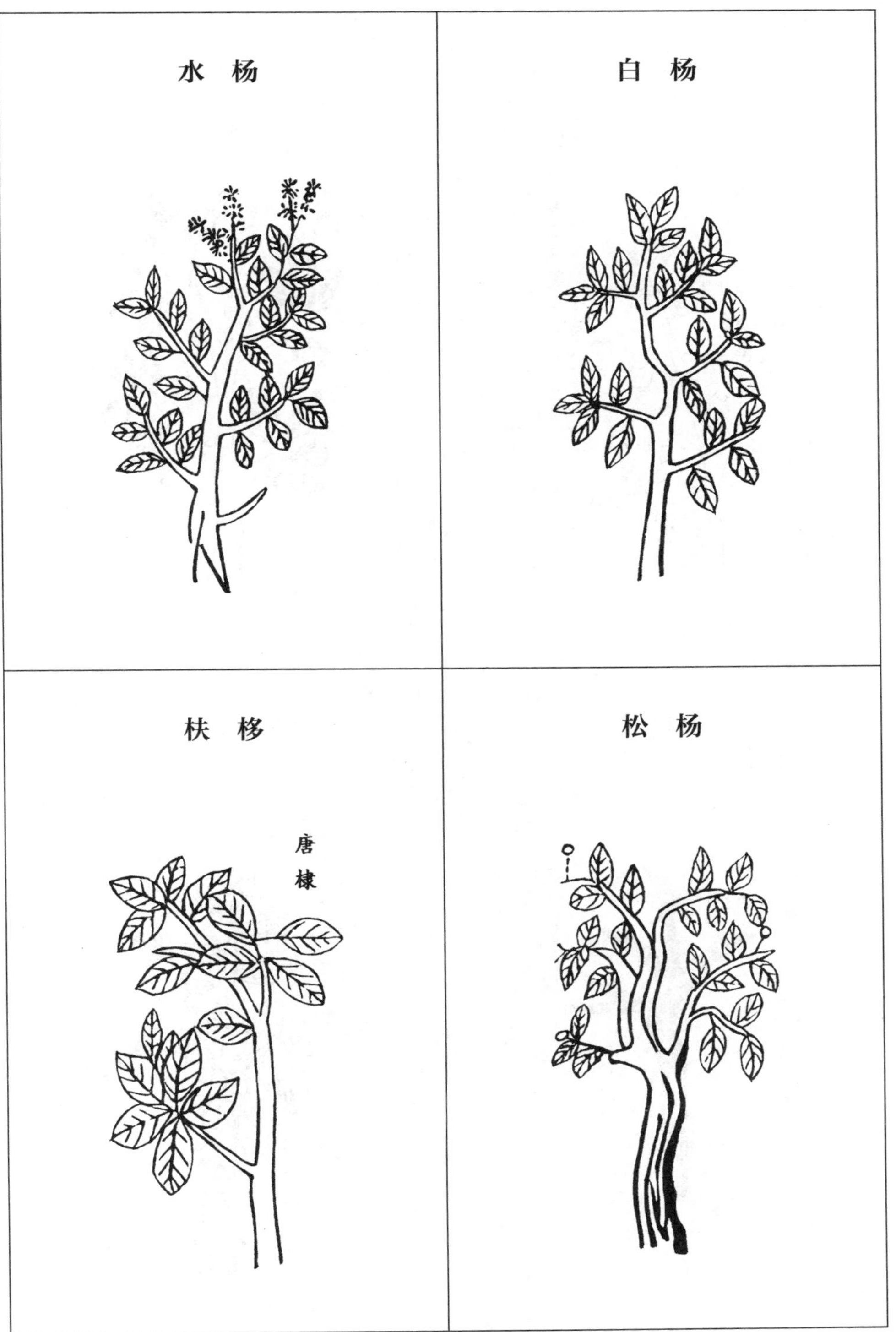
水杨
白杨
扶移
唐棣
松杨

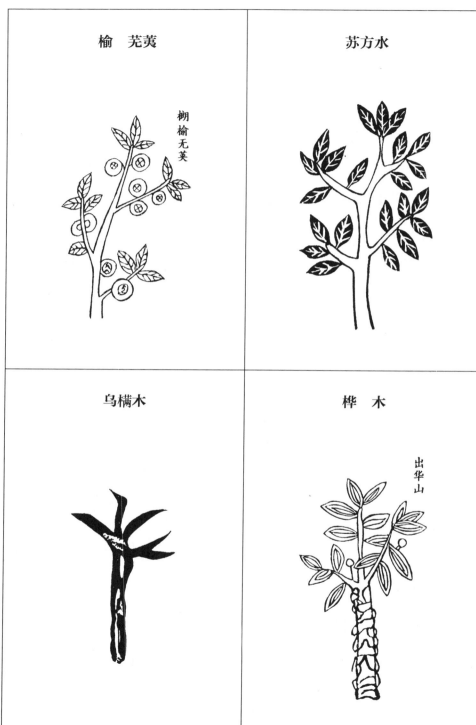

榆　芜荑

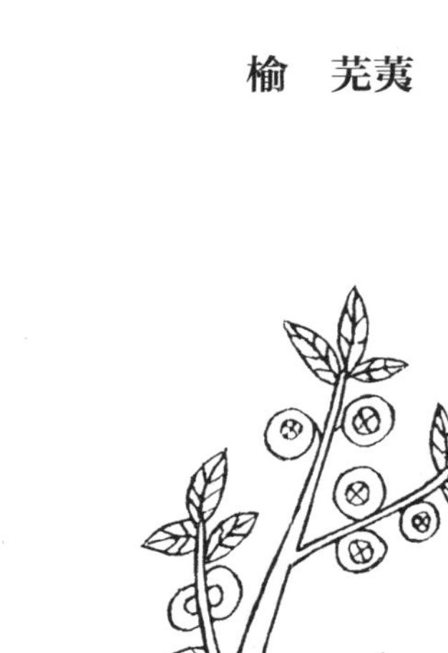

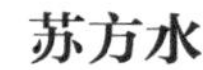

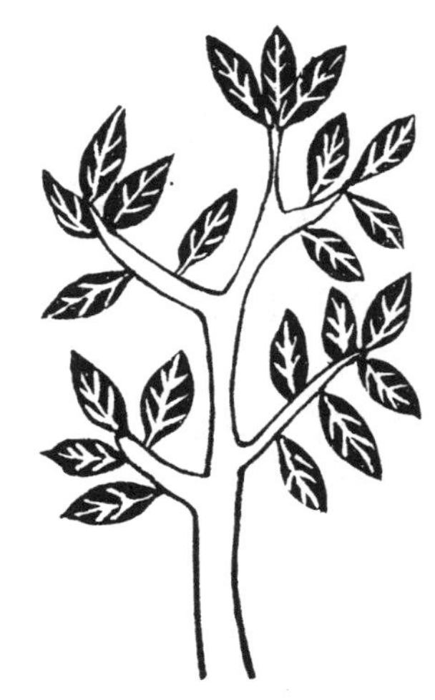

乌樠木

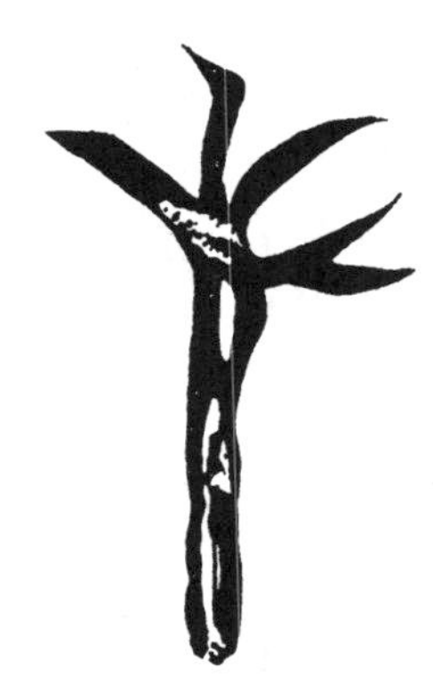

桦　木

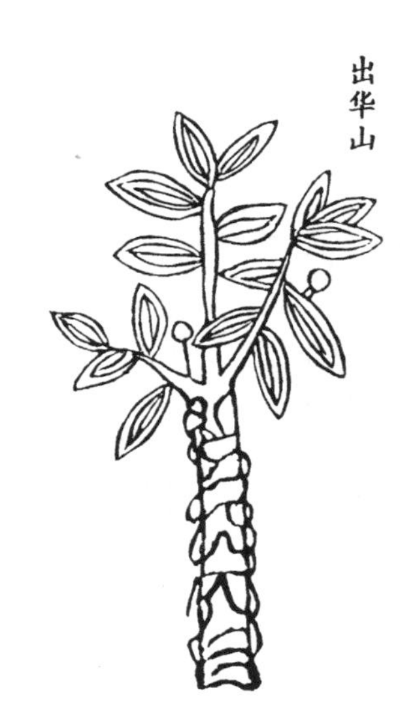

花榈木

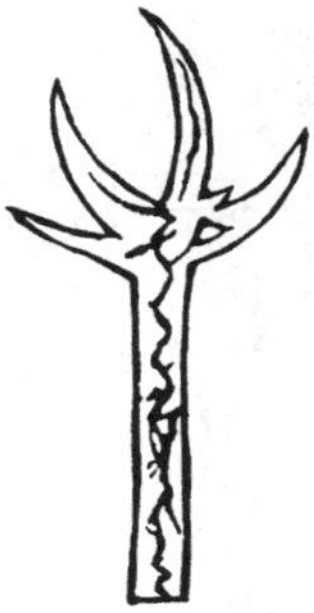

棕榈

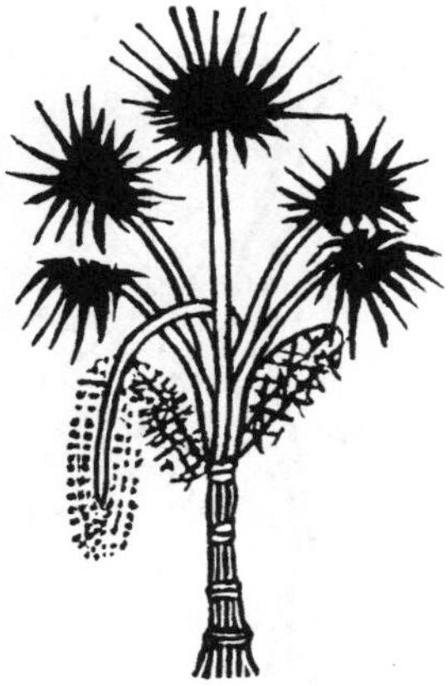

乌桕木

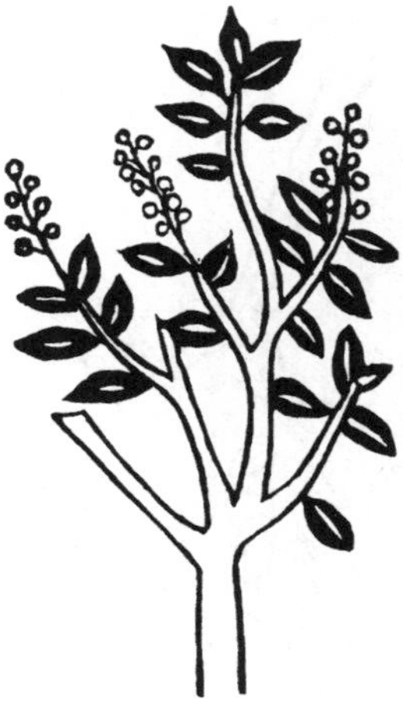

巴豆

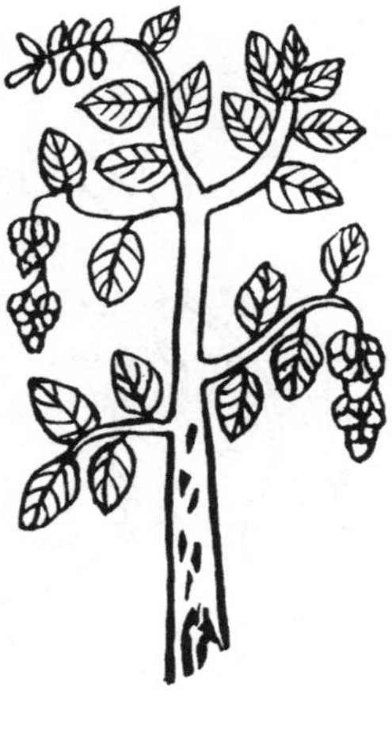

大风子

海红豆

相思子

猪腰子

石瓜

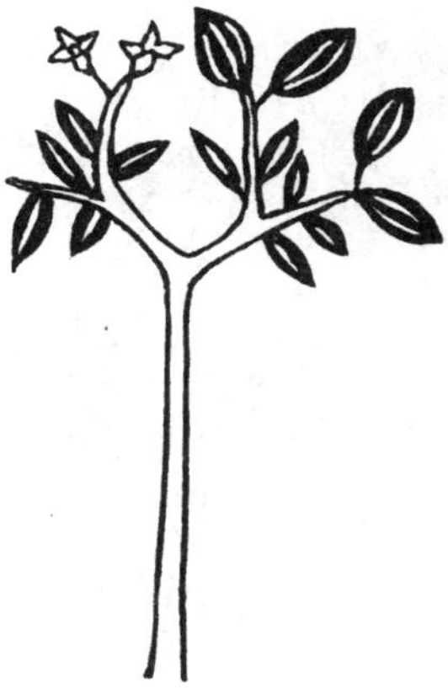

桑

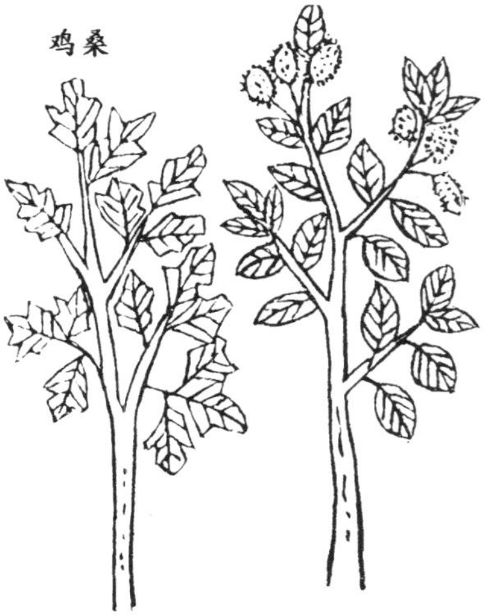

鸡桑

柘

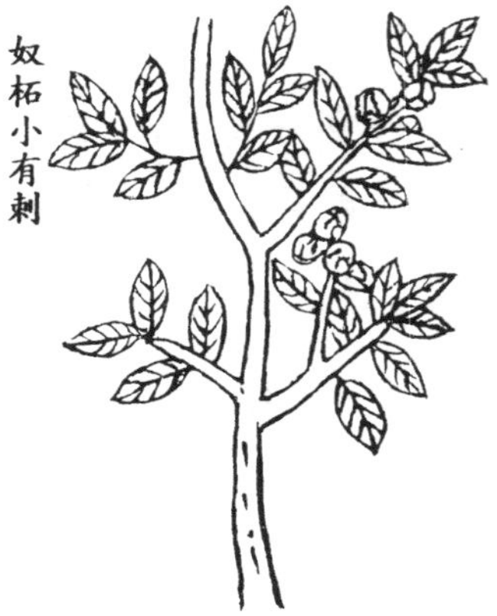

奴柘小有刺

楮

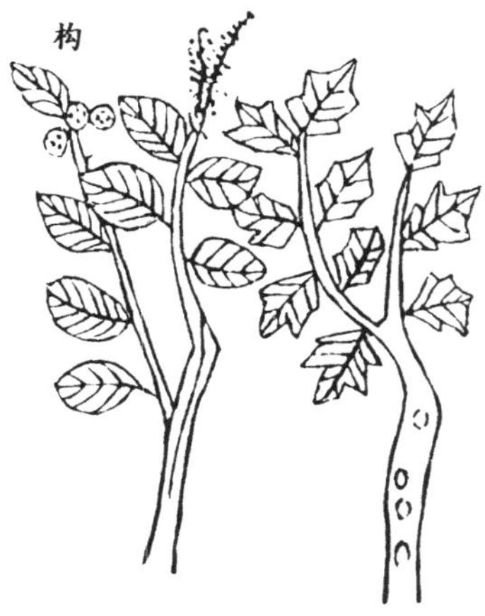

构

枳

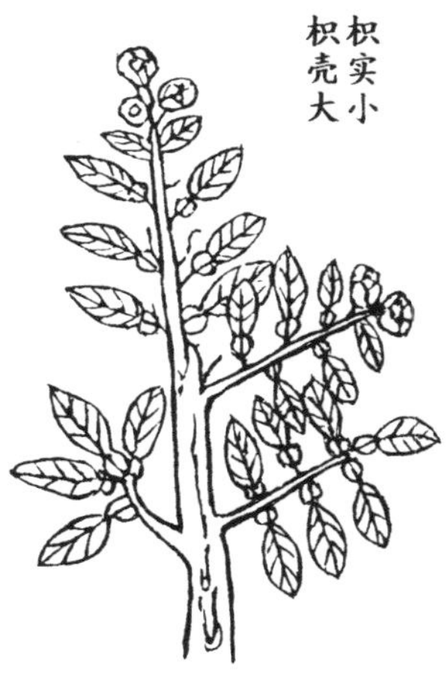

枳实小
枳壳大

枸橘

卮子

酸枣

针名白棘

蕤核

山茱萸

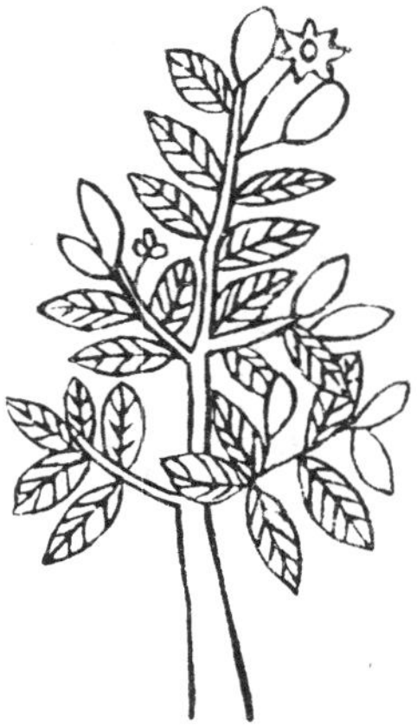

胡颓子

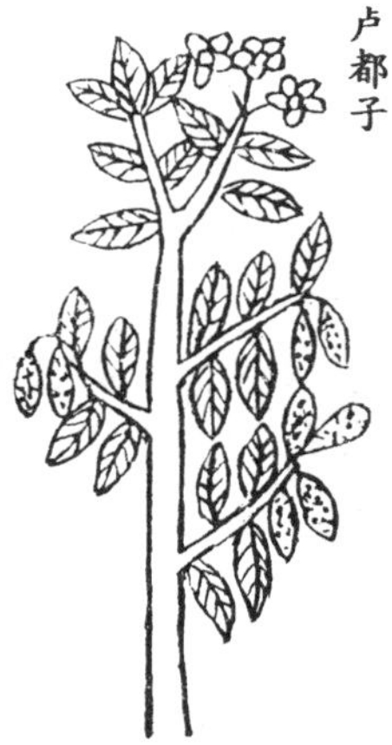

卢都子

木半夏

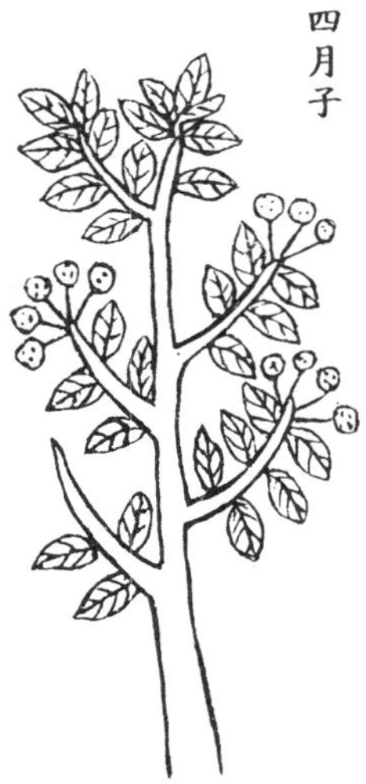

四月子

金樱子

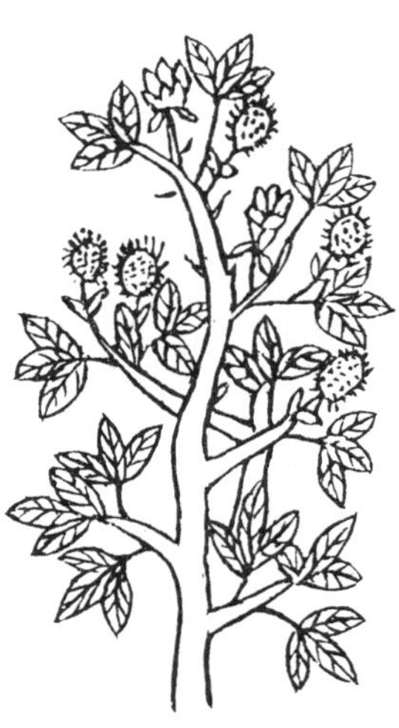

郁李

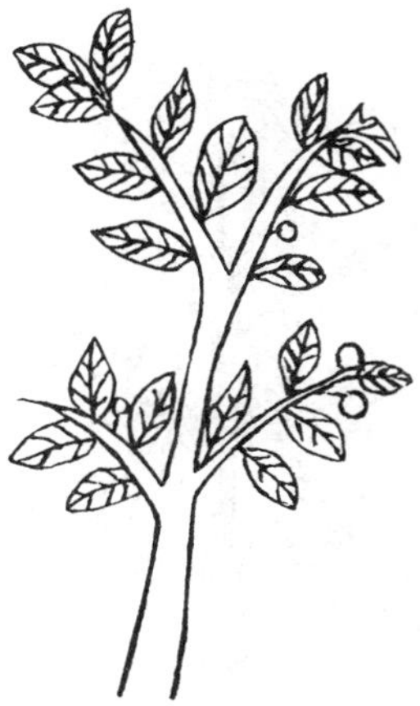

鼠李

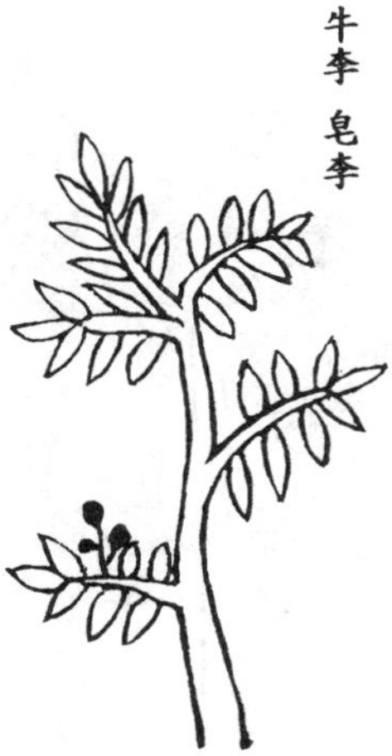

牛李　皂李

女贞

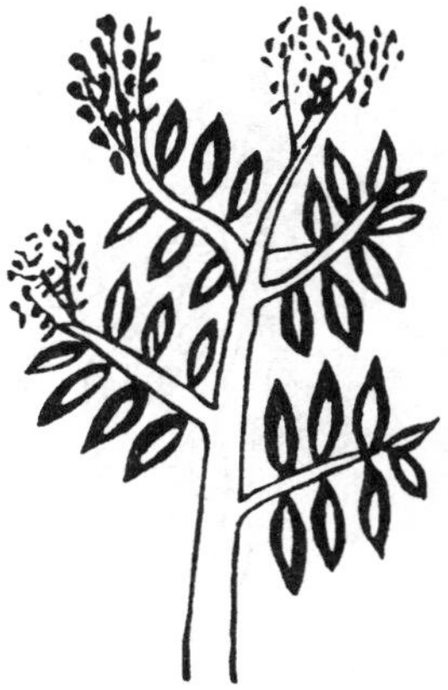

冬青

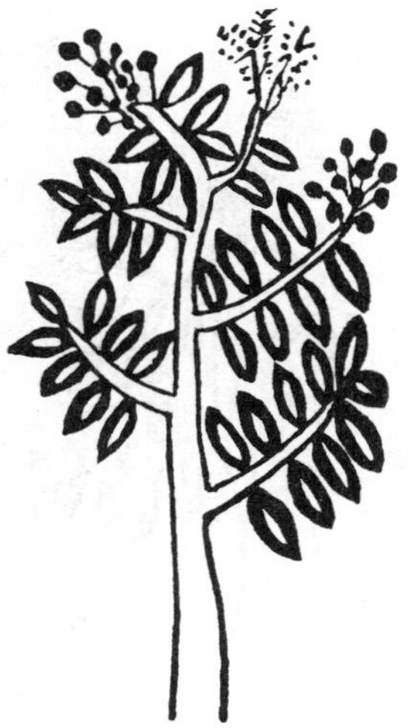

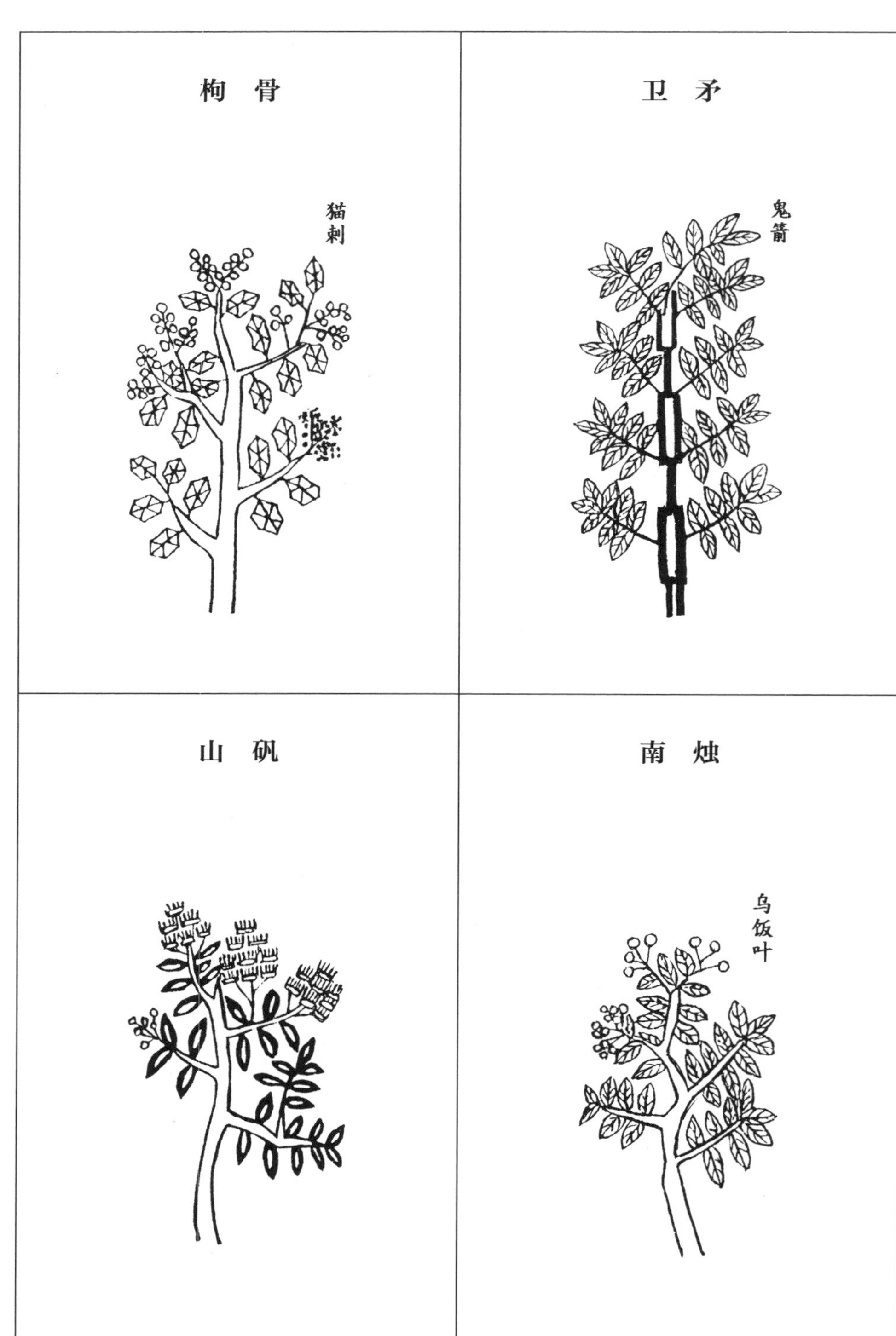
枸骨
猫刺
卫矛
鬼箭
山矾
南烛
乌饭叶

五加皮

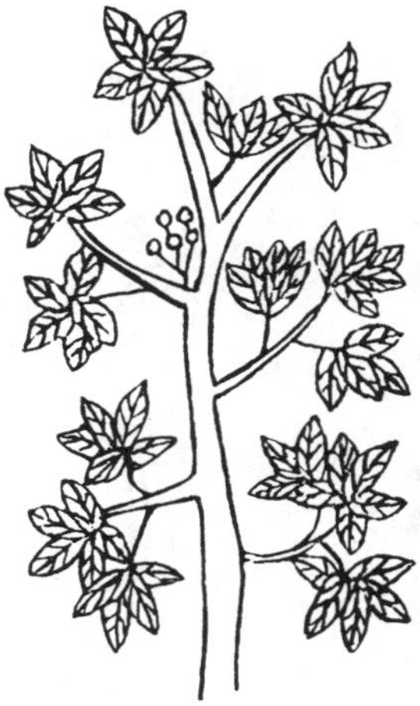

枸杞　地骨皮

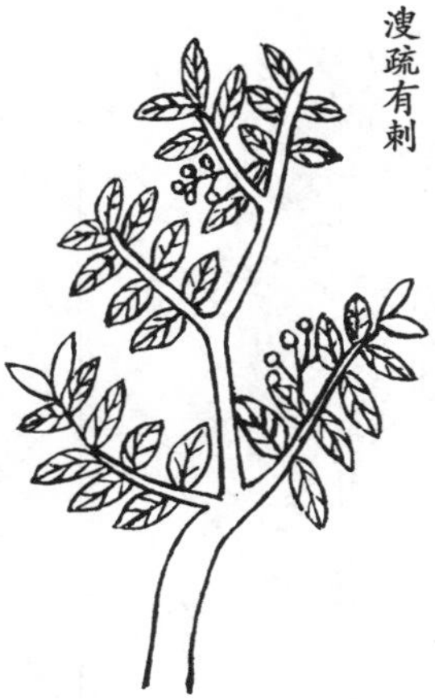

溲疏有刺

杨　栌

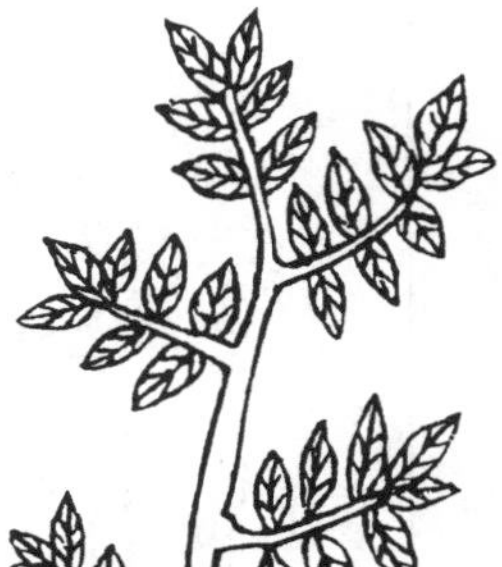

石　南

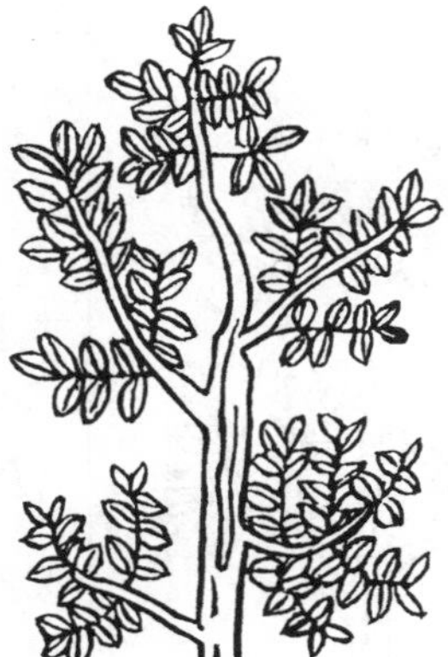

牡荆

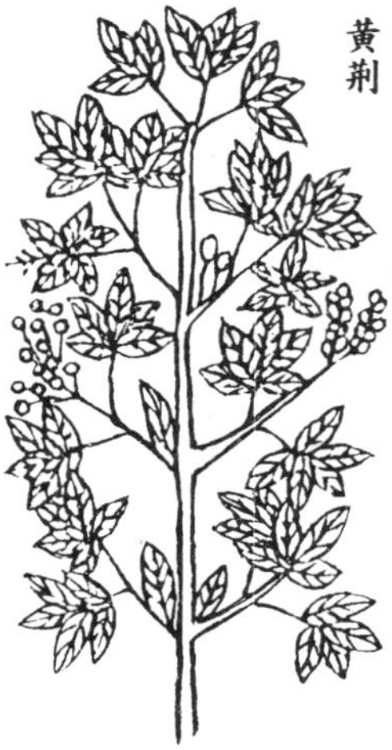

黄荆

蔓荆

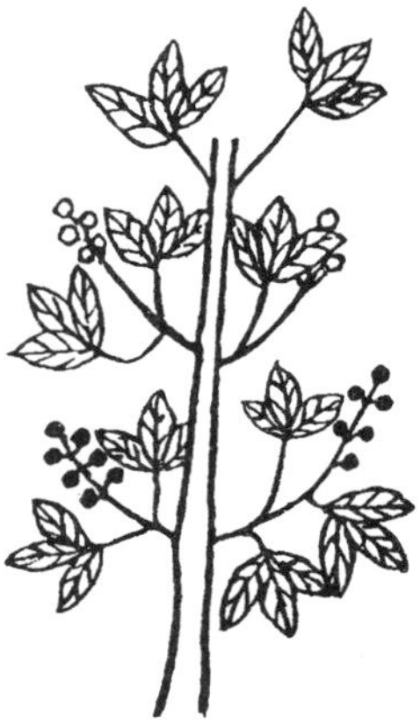

栾荆

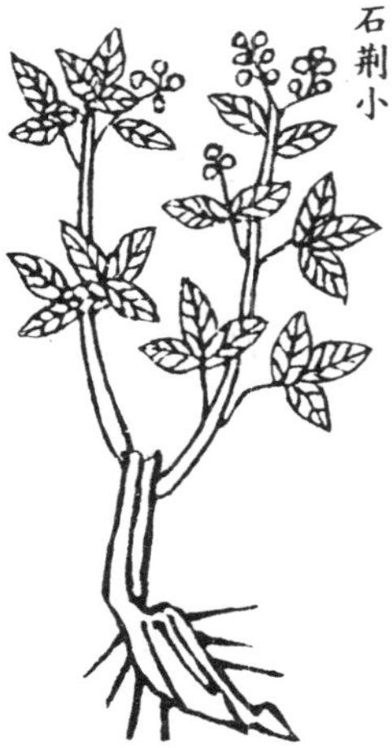

石荆小

紫荆

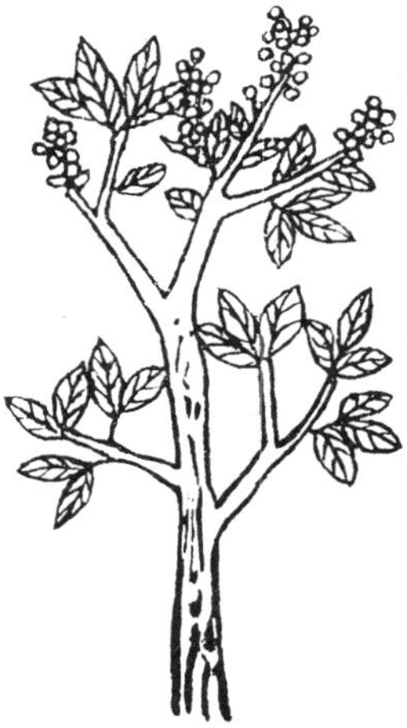

木槿

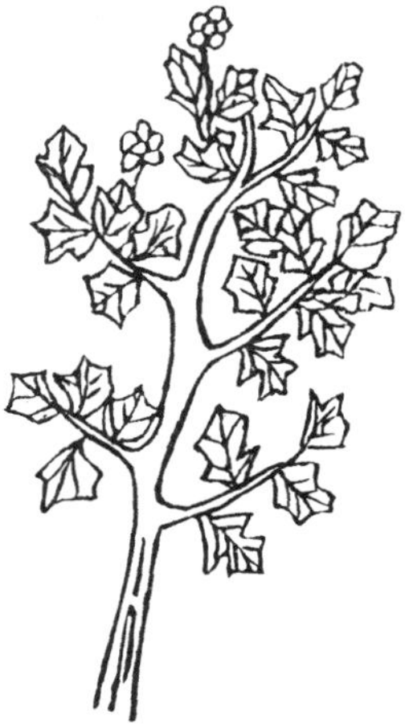

扶桑

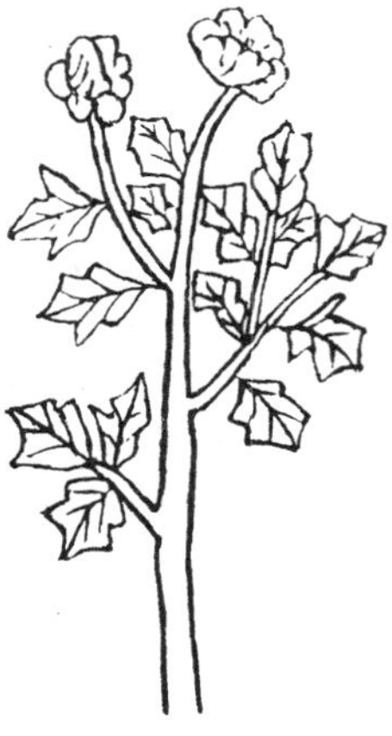

木芙蓉	山　茶	蜡　梅
拒霜		
伏牛花	密蒙花	木　绵
虎刺		

柞　木

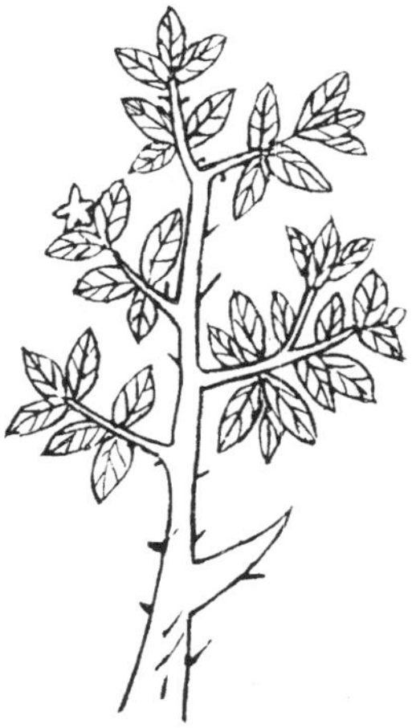

黄杨木

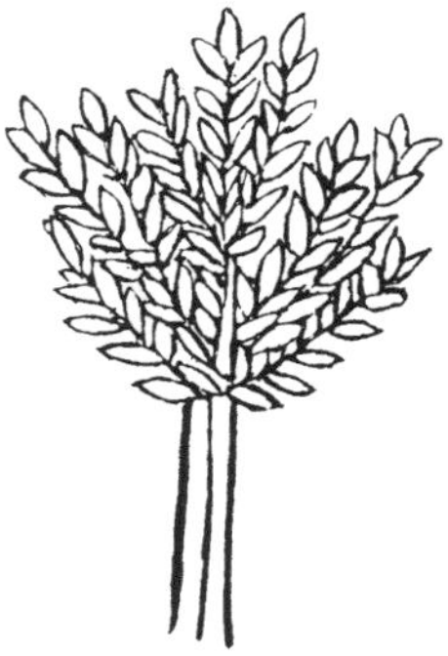

卖子木

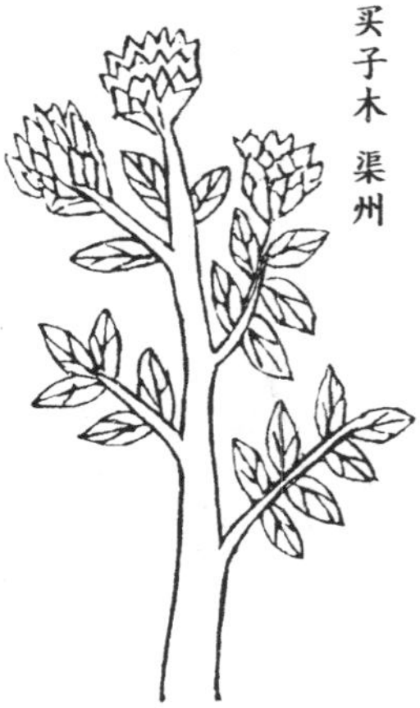

买子木　渠州

木天蓼

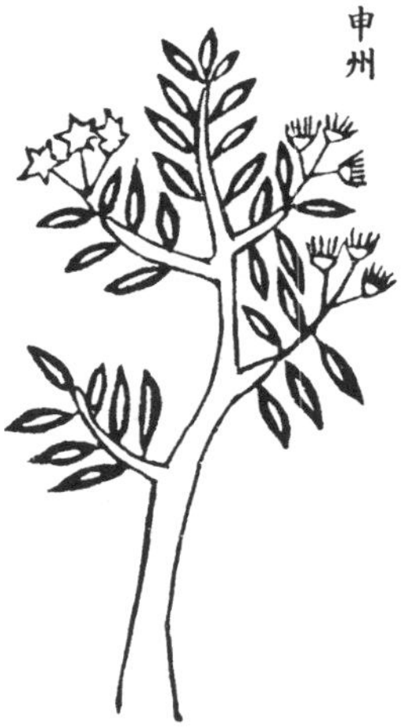

申州

放杖木

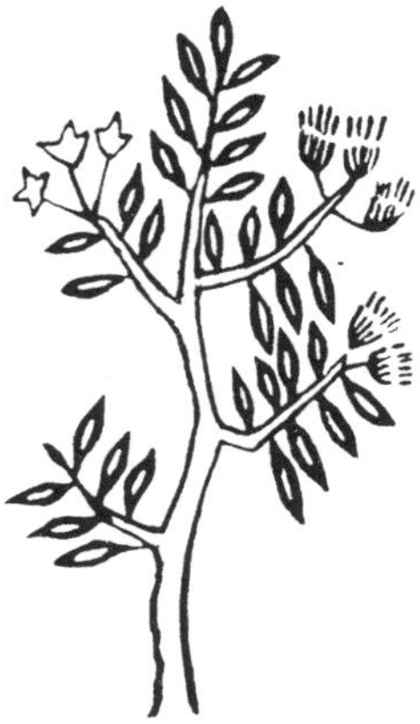

接骨木

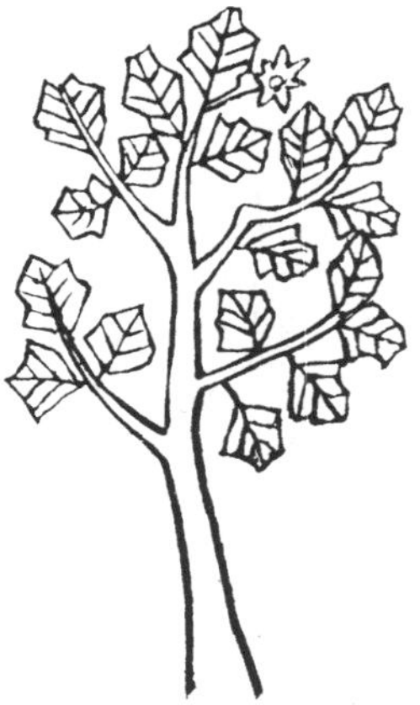

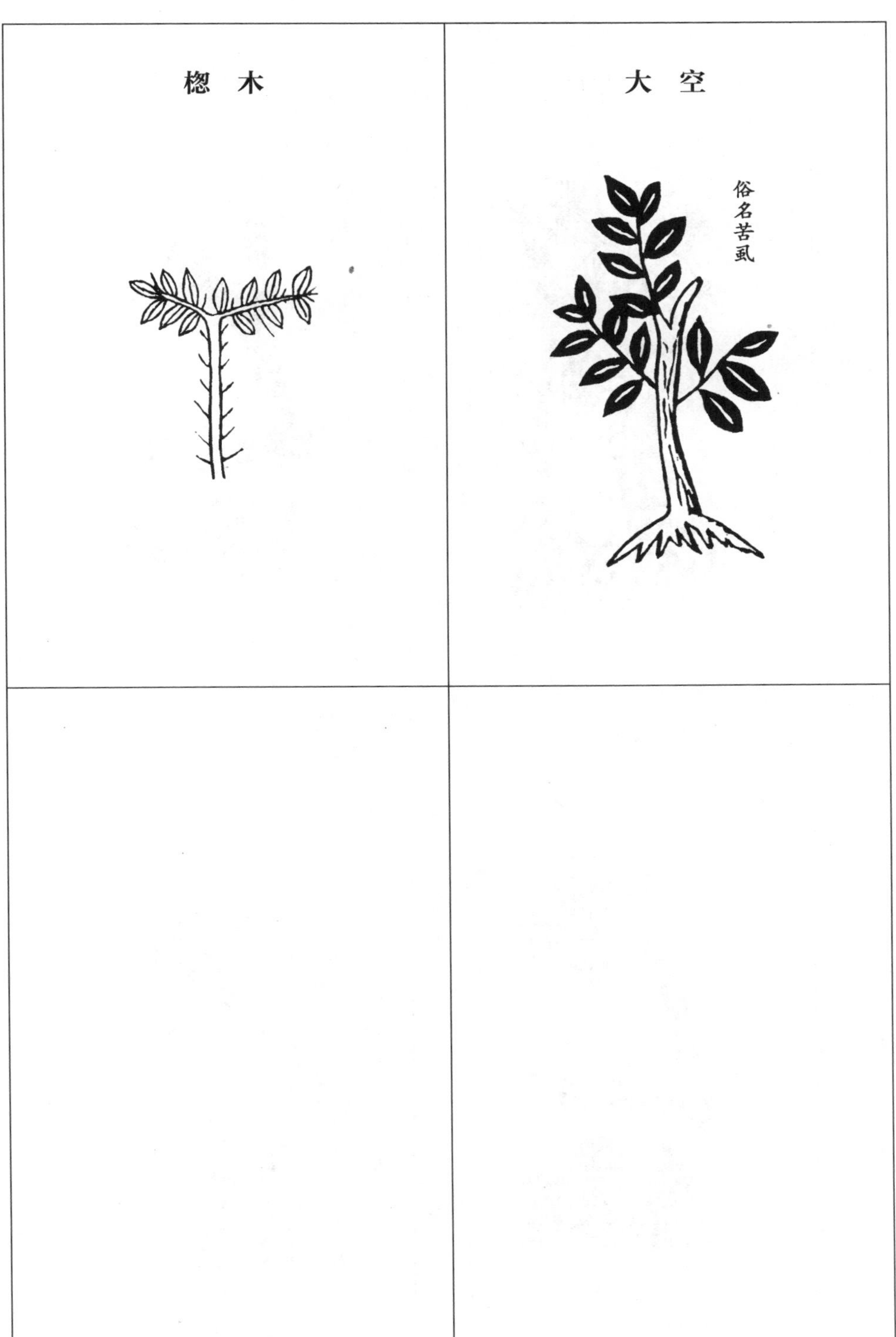

楤木
大空
俗名苦蝨

木部寓木类附图

茯苓

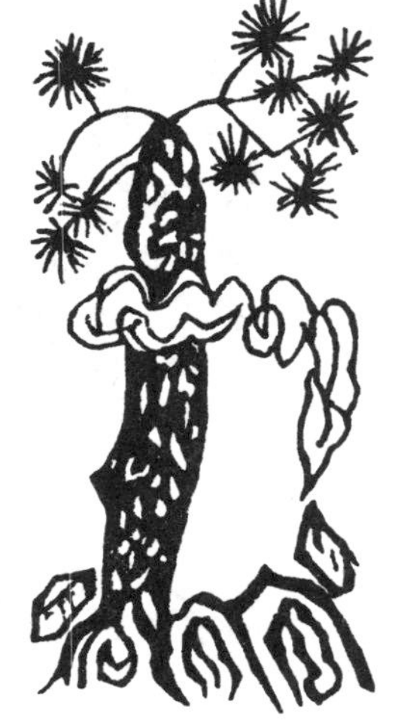

琥珀 瑿

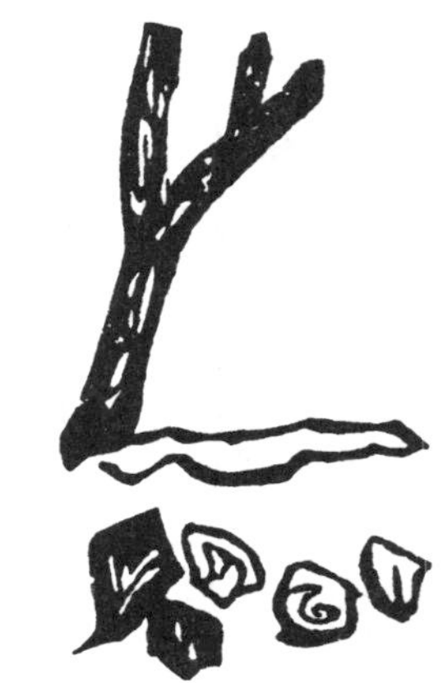

猪苓

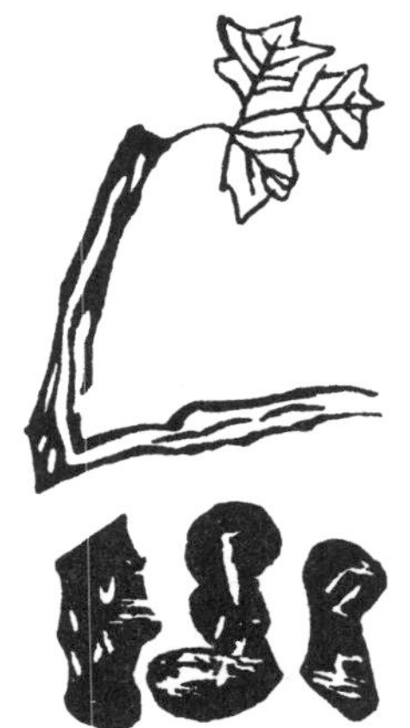

雷丸

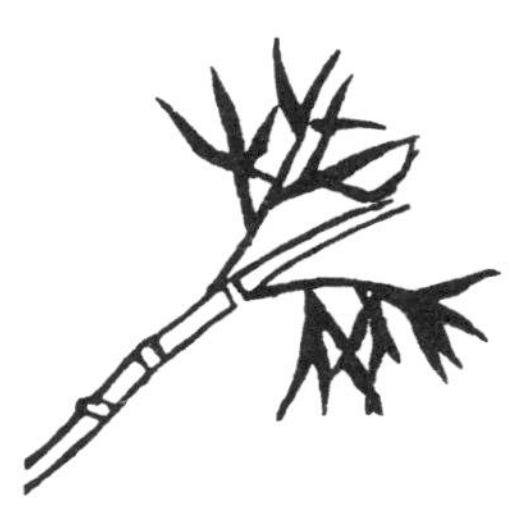

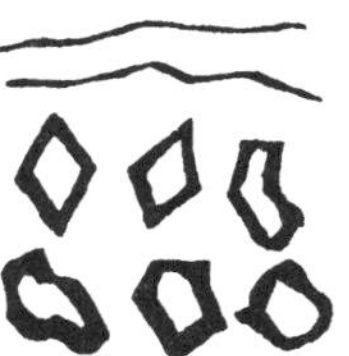

桑寄生 诸寄生同	

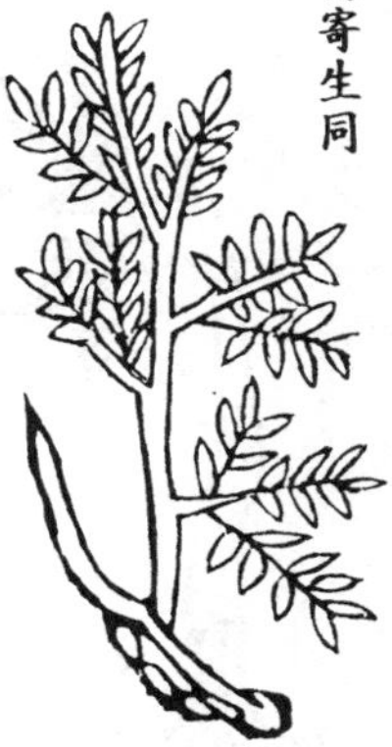

木部苞木类附图

竹	天竹黄
仙人杖	

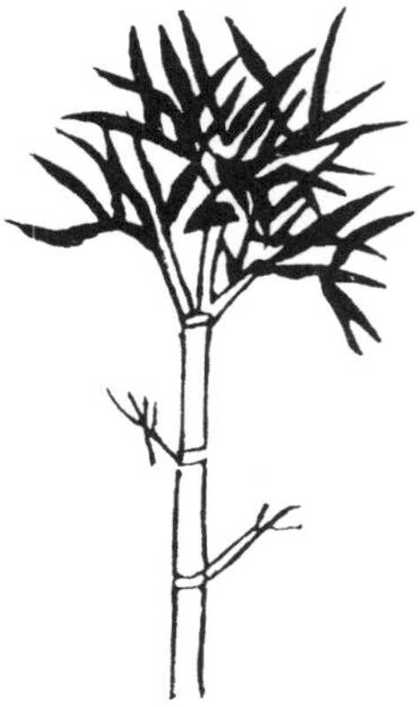

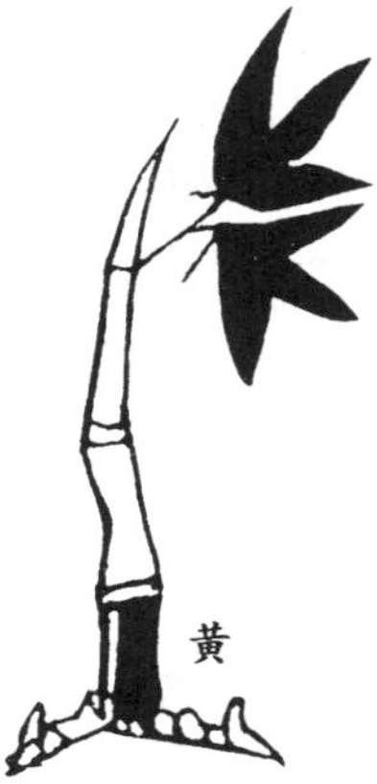

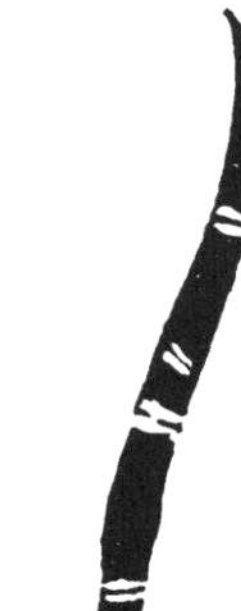

黄

虫部卵生类上附图

蜜蜂	土蜂
黄蜂　蜂房	竹蜂

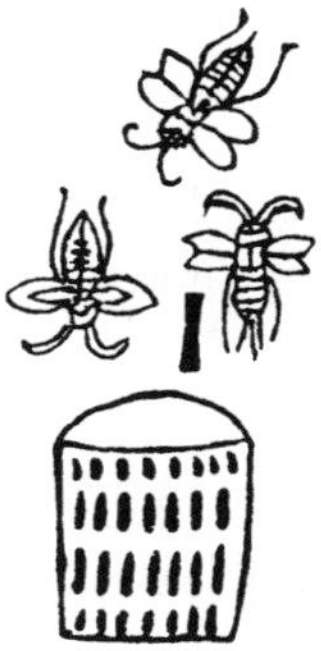

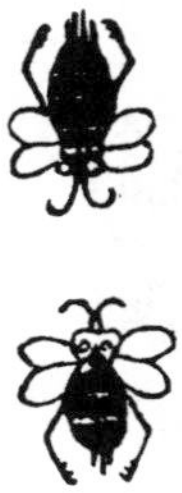

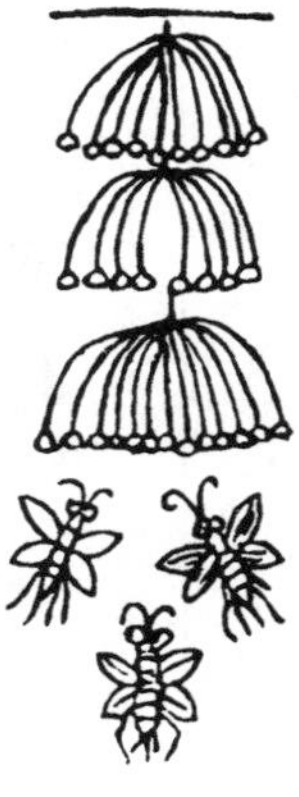

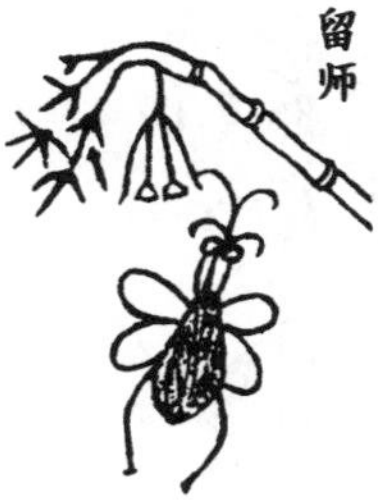

赤翅蜂

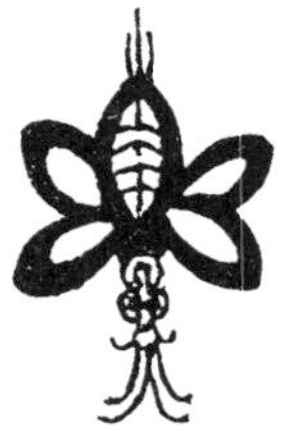

独脚蜂

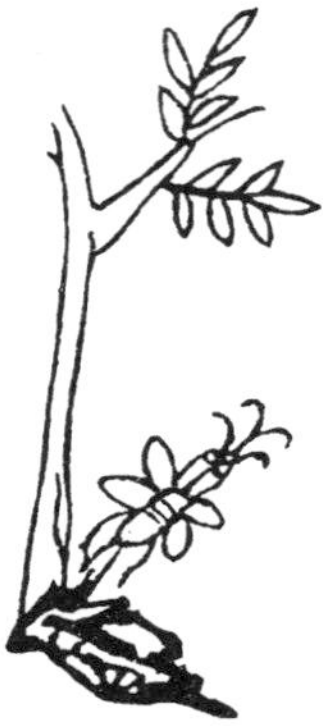

蠮螉

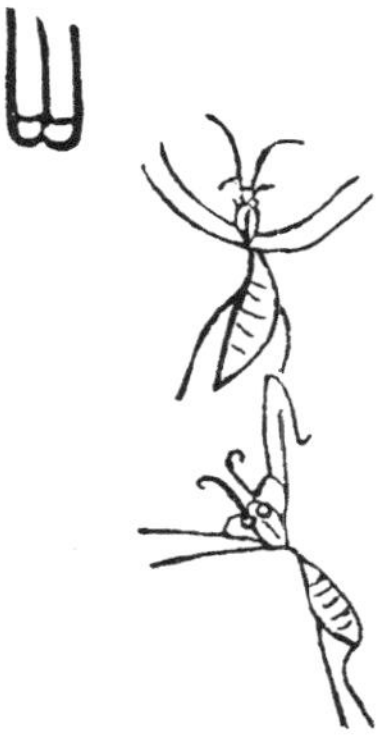

虫白蜡

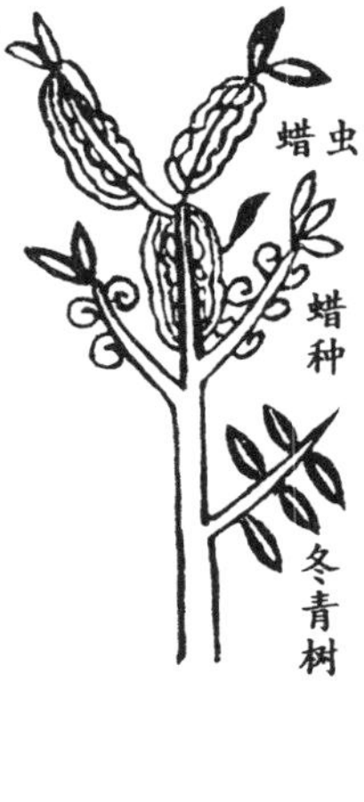

蜡虫

蜡种

冬青树

紫铆

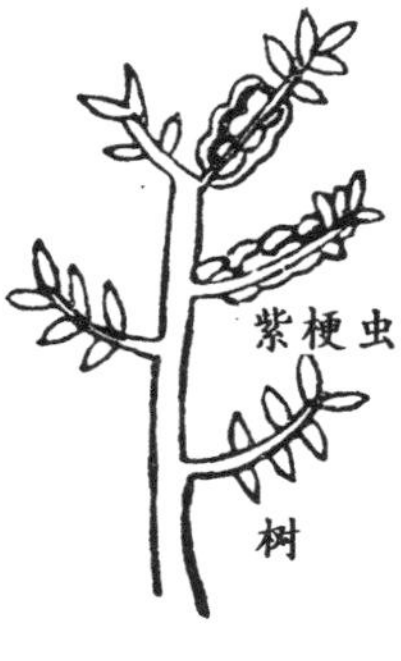

紫梗虫

树

五倍子

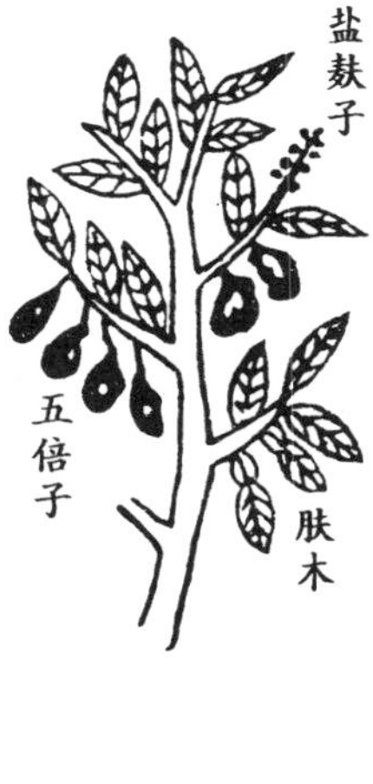

盐麸子

五倍子

肤木

螳螂　桑螵蛸	雀瓮	蚕
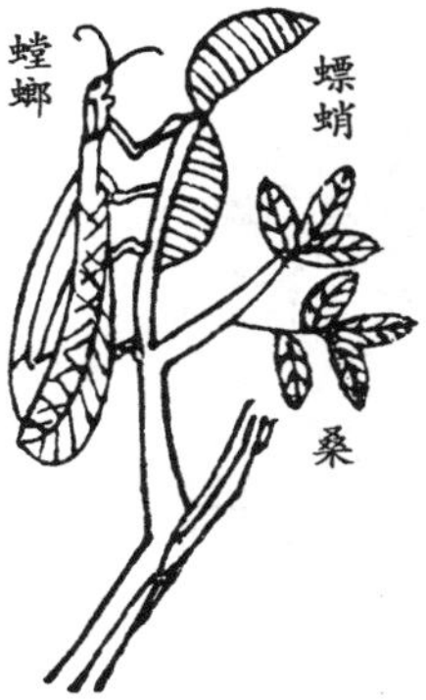 螳螂 螵蛸 桑	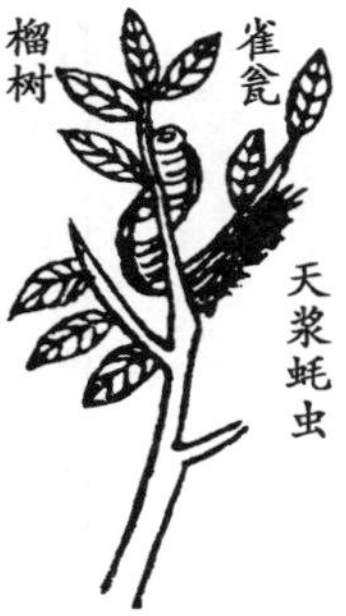 榴树 雀瓮 天浆蚝虫	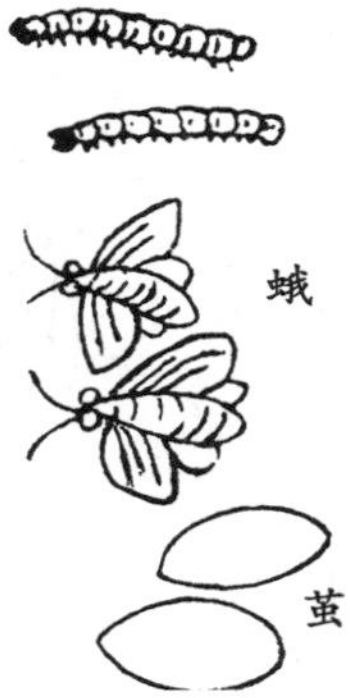 蛾 茧
石蚕	**九香虫**	**枸杞虫**
	赤水卫	

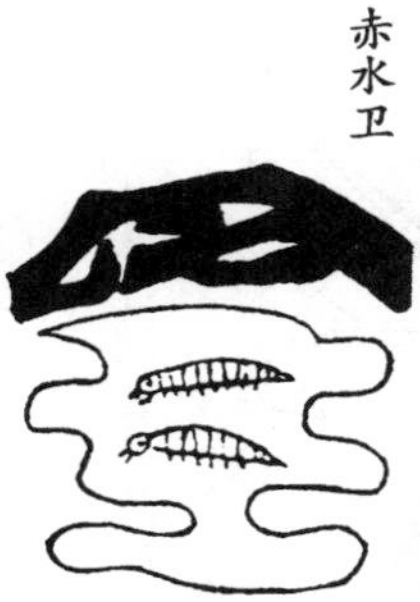

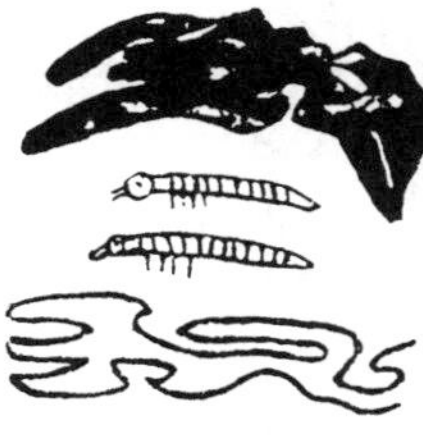

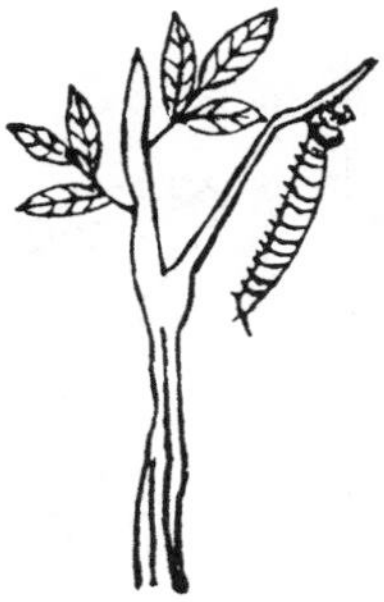

虫部卵生类下附图

青蚨

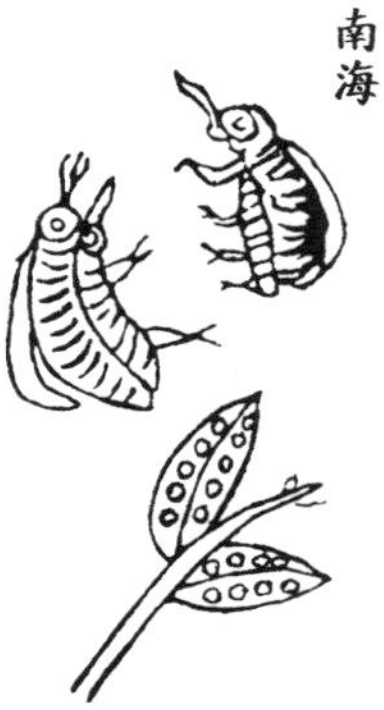

南海

蛱蝶

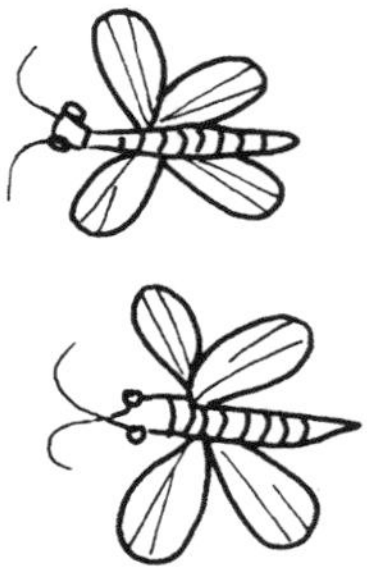

蜻蛉

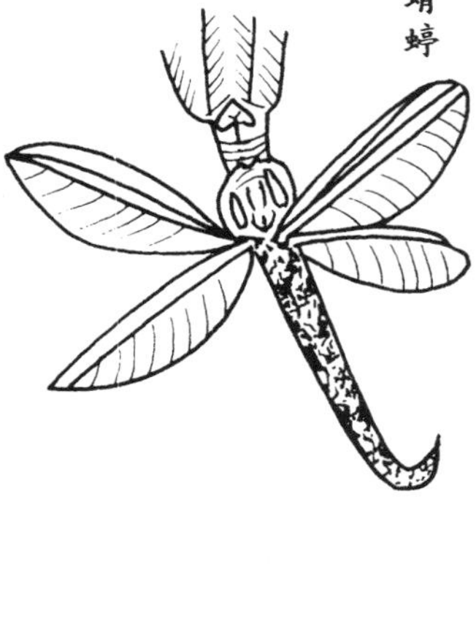

蜻蜓

樗鸡

樗木

红娘子

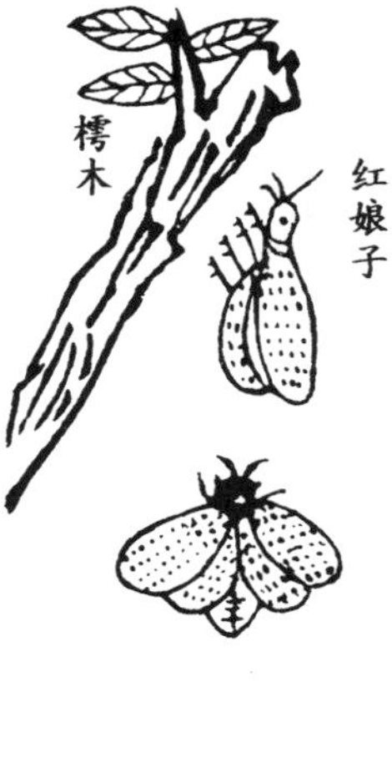

斑　蝥	芫　青	葛上亭长
地　胆	蜘　蛛	草蜘蛛 蚰蜒

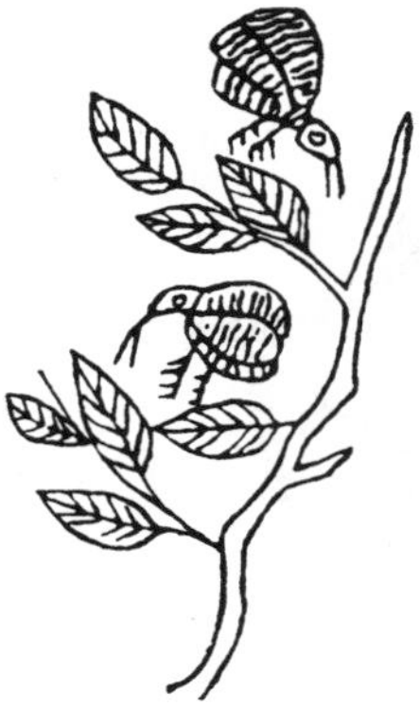

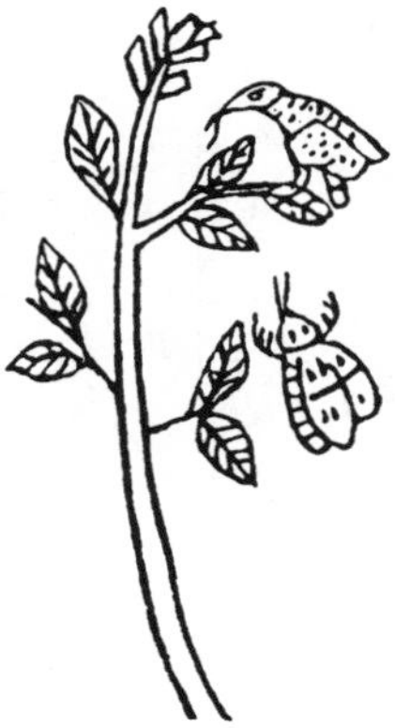

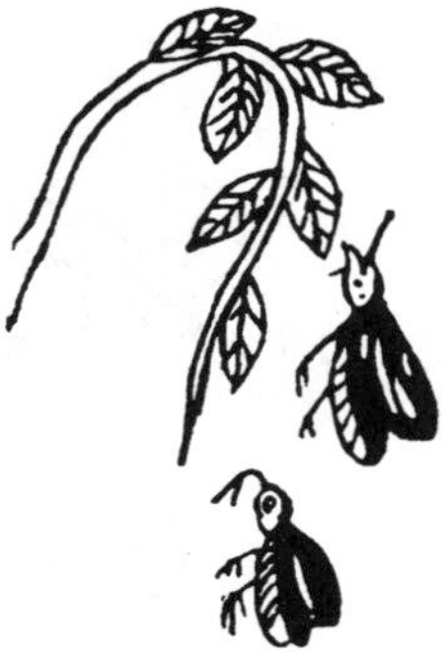

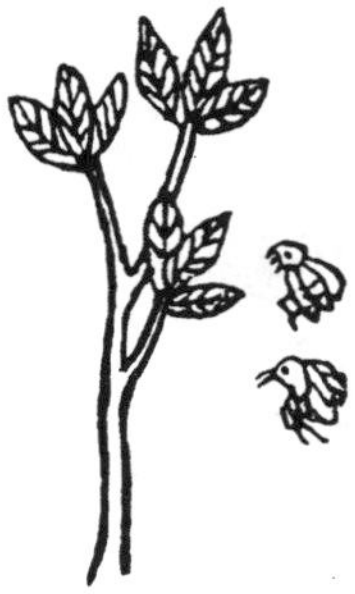

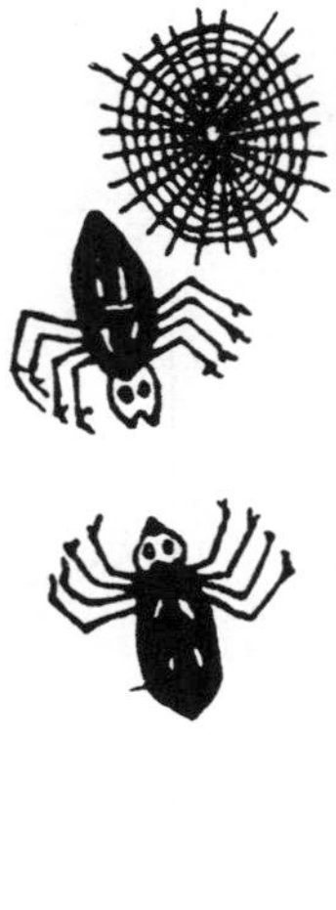

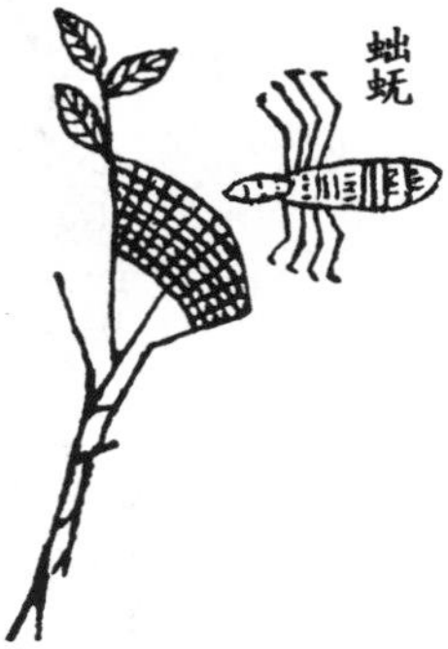

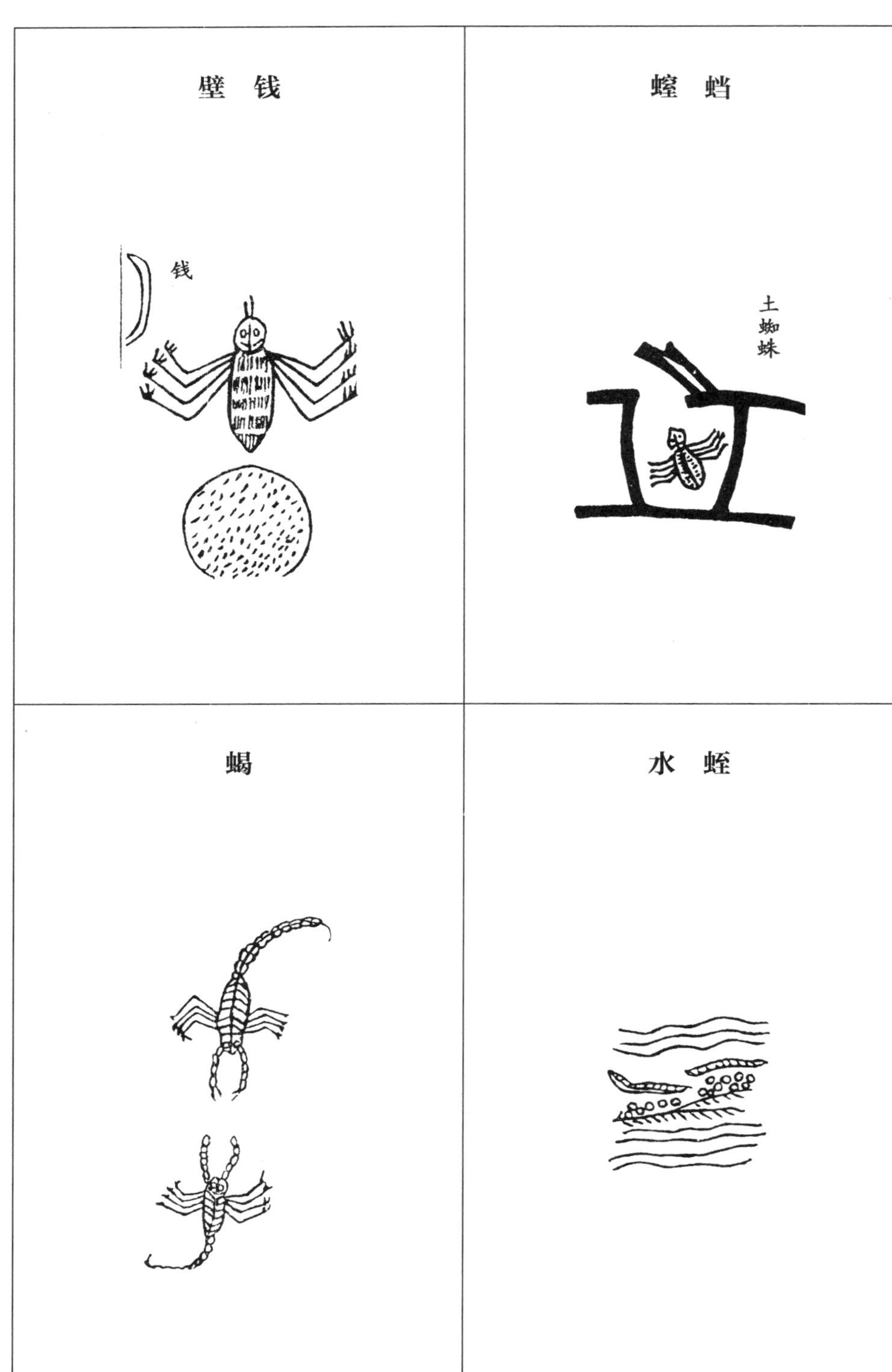
壁钱
钱
蝗蛸
土蜘蛛
蝎
水蛭

虫部化生类附图

蛴螬

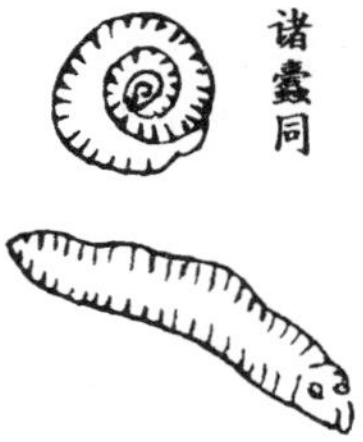

诸蠹同

蚱蝉

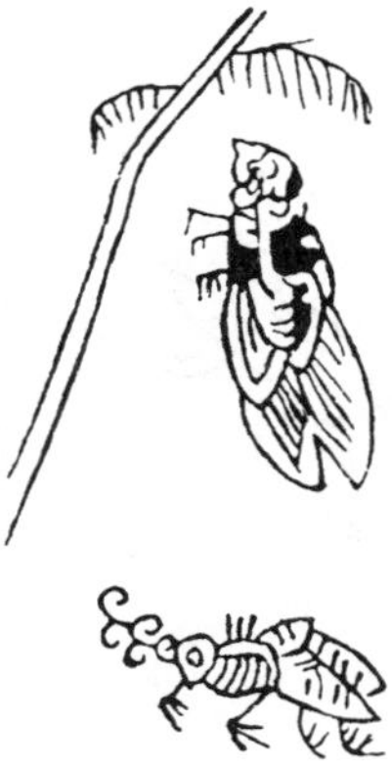

蜣螂

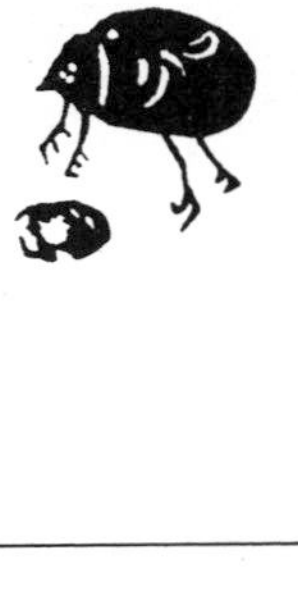

天牛

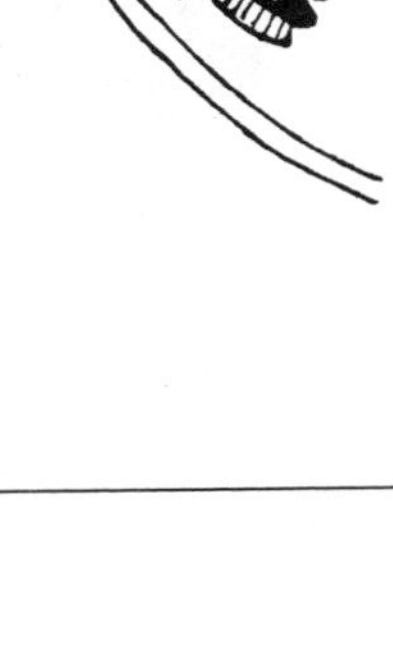

蝼蛄

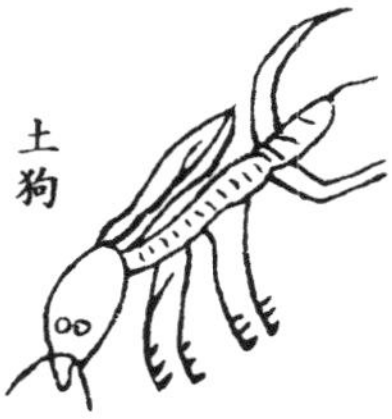

土狗

萤火

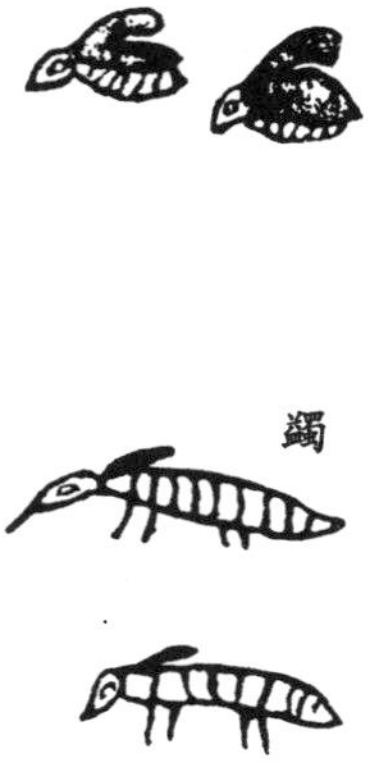

蠲

衣鱼

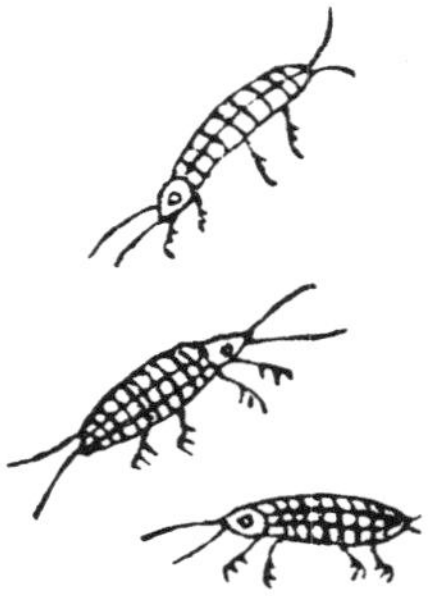

鼠妇

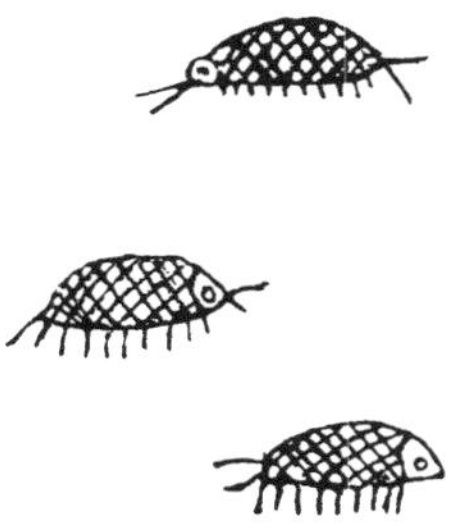

䗪虫

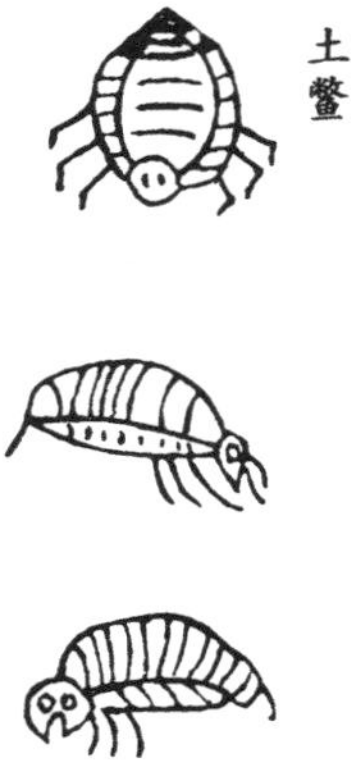

土鳖

蜚蠊

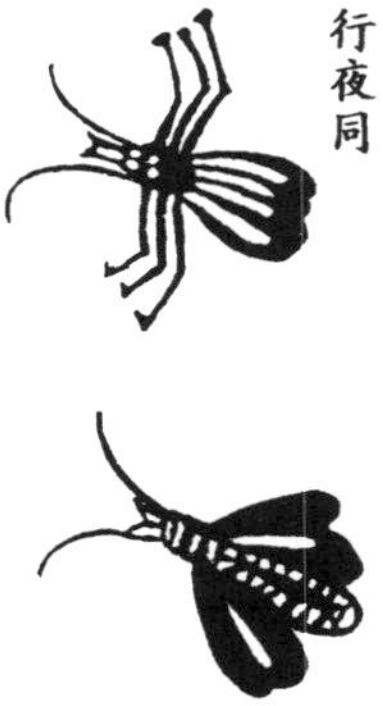

行夜同

灶马

促织

蝗螽

蚱蜢

木虻

蜚虻

鹿虻同

竹虱

虫部湿生类附图

蟾蜍	蛤蟆
蛙	蝌斗

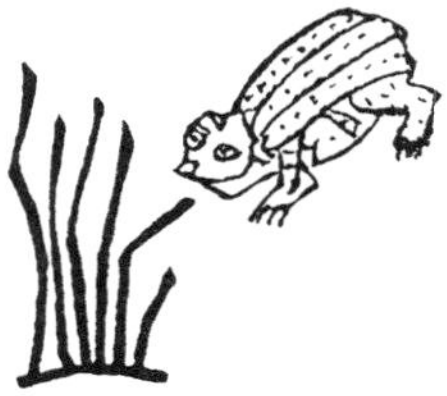

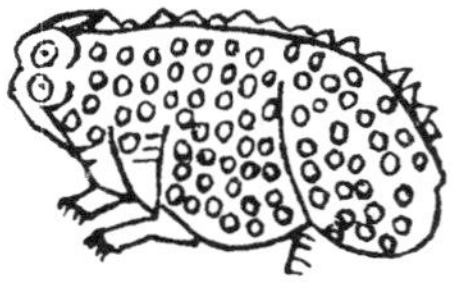

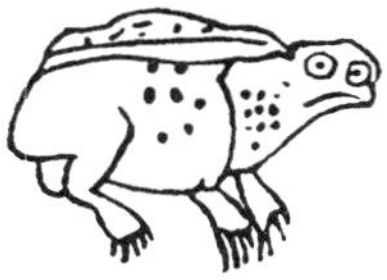

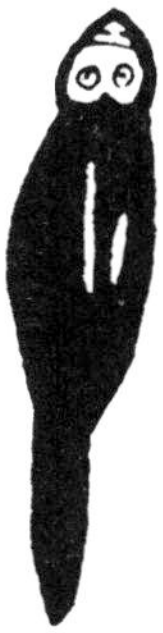

山蛤

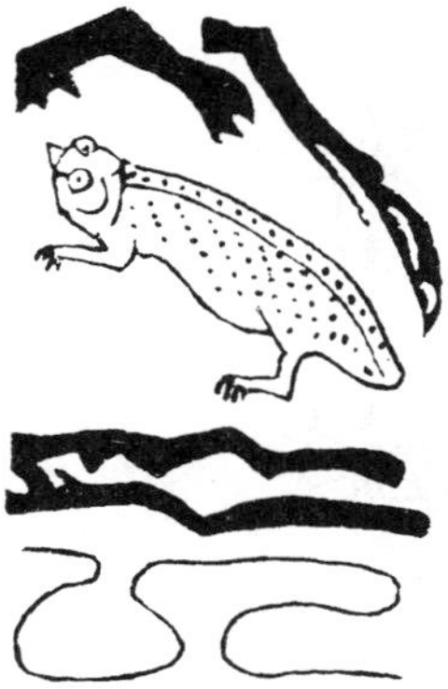

蜈蚣

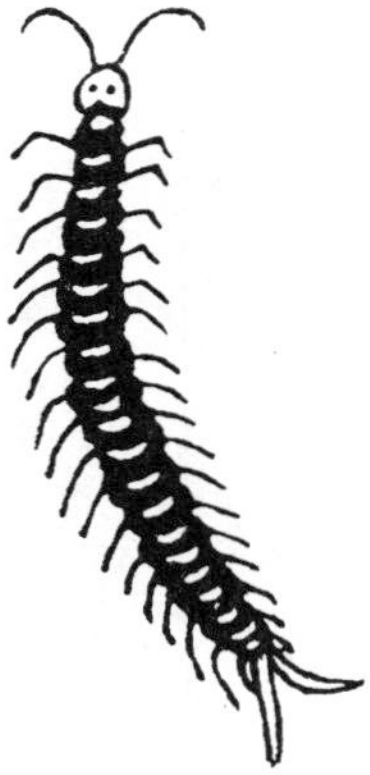

蚰蜒 蠼螋

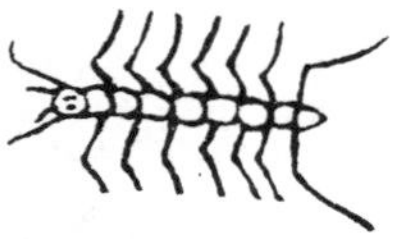

蠼螋

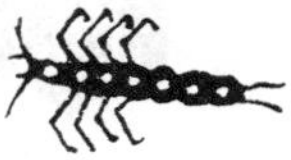

马陆

山蛩同

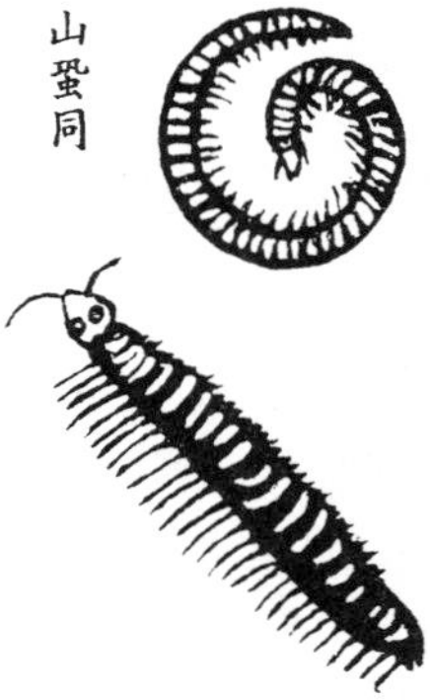

蚯蚓

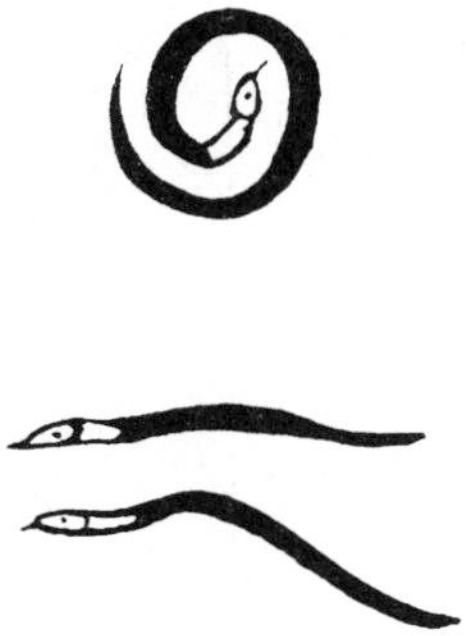

蜗牛 蛞蝓

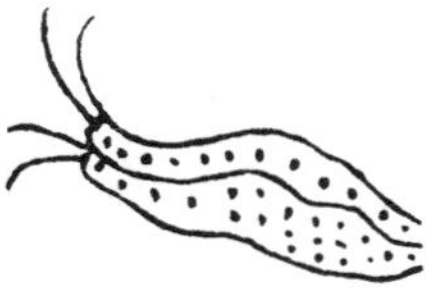

蛞蝓

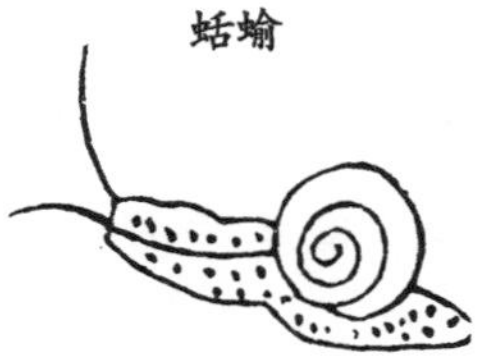

射工	水黾
溪毒	

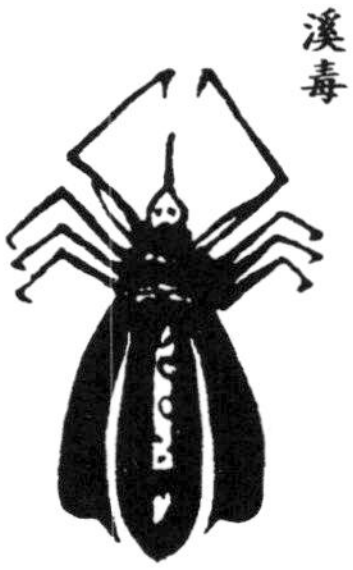

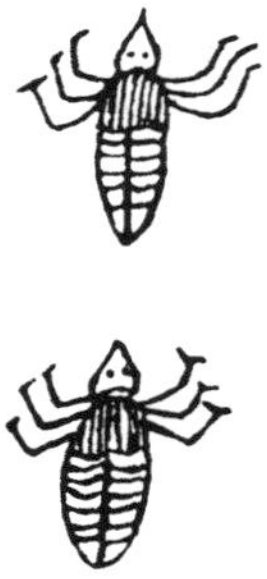

鳞部龙类附图

龙

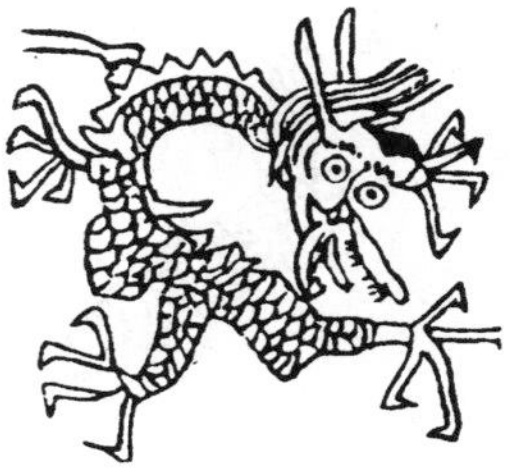

龙骨

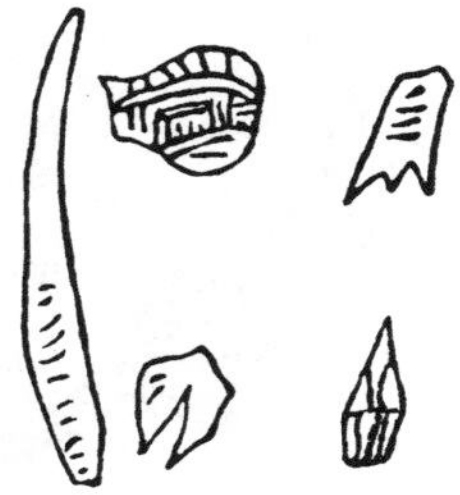

鼍龙

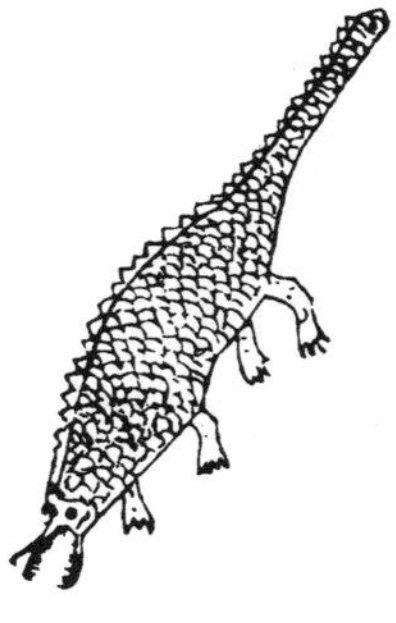

鲮鲤

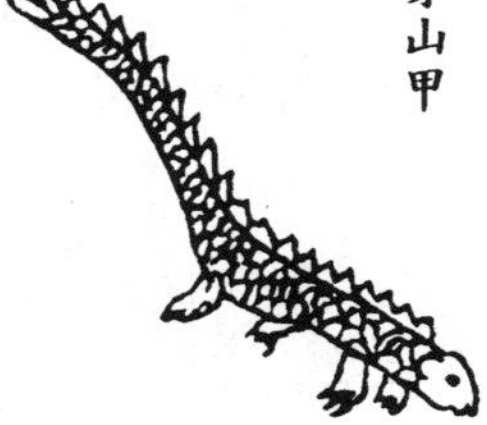

穿山甲

石龙子

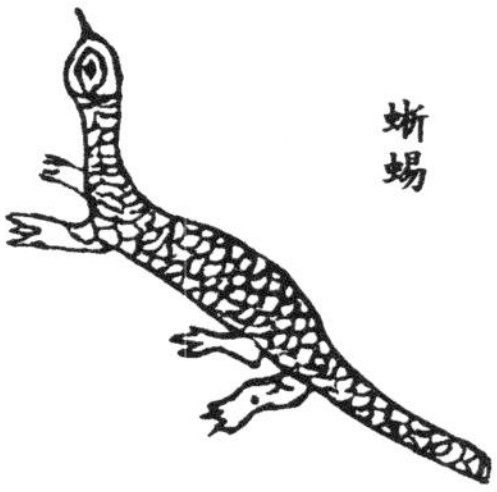

蜥蜴

守　宫

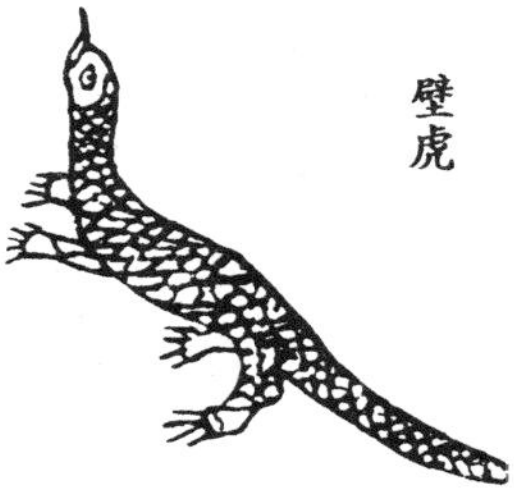

壁虎

蛤　蚧

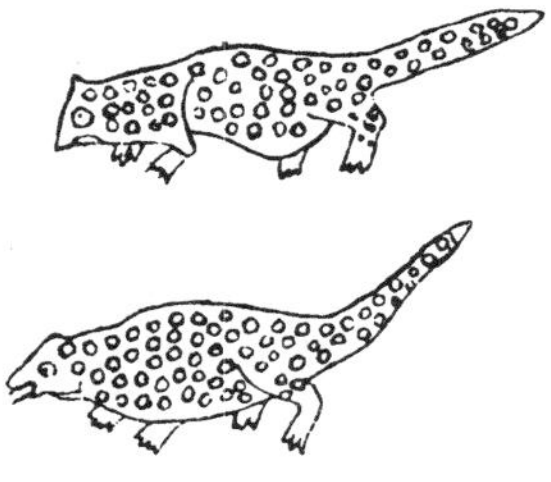

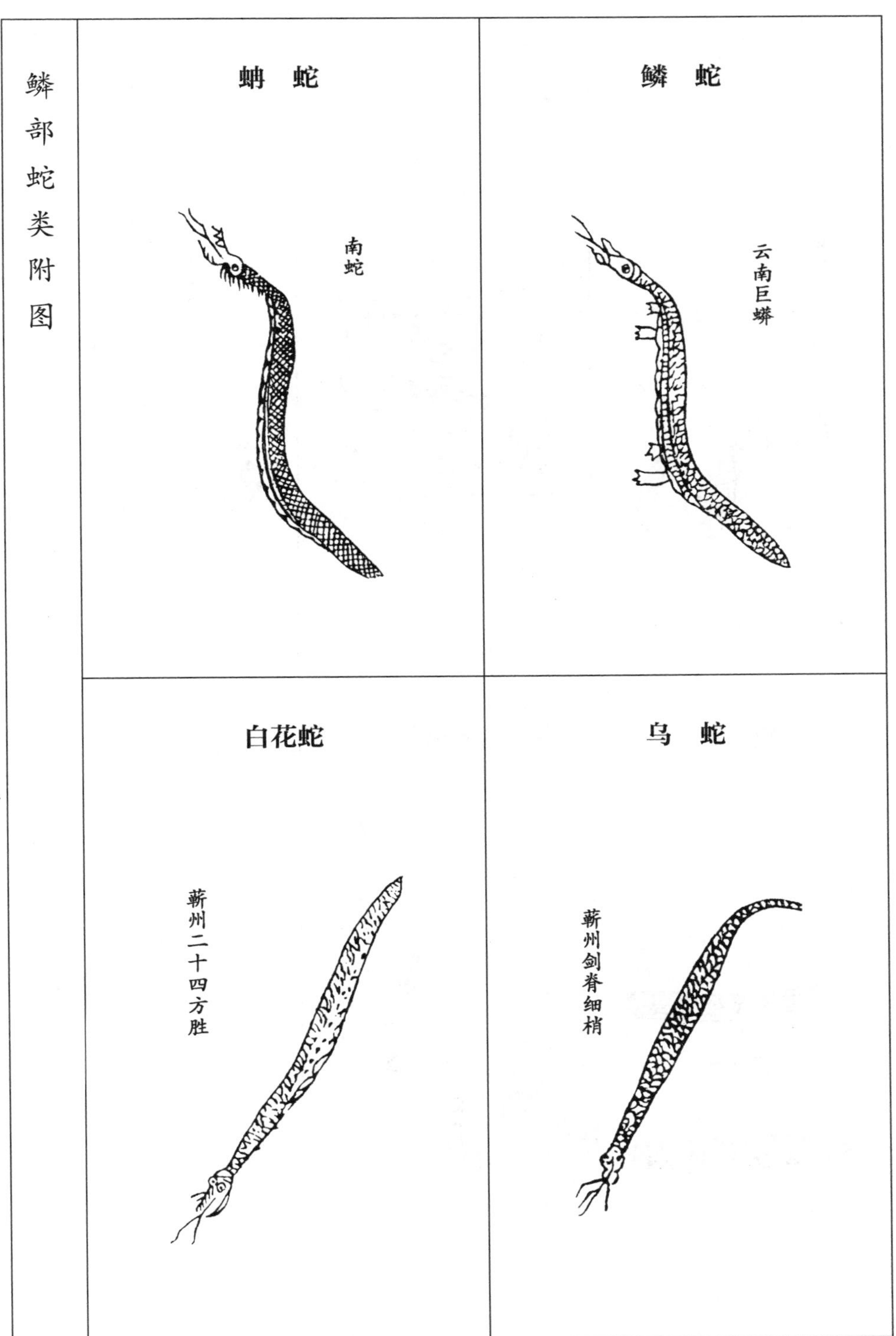
鳞部蛇类附图
蚺　蛇
南蛇
鳞　蛇
云南巨蟒
白花蛇
蕲州二十四方胜
乌　蛇
蕲州剑脊细梢

金蛇	水蛇	黄颔蛇
银蛇同 广西		赤楝蛇
蝮蛇	两头蛇	
槛同 千岁蝮		

鲤鱼

鲔鱼

鲢

鳙鱼

胖头

鳟鱼

赤眼

鲩鱼	青鱼	竹鱼
草鱼		广西
鲻鱼	**白鱼**	**鯼鱼**
子鱼	𫚭	

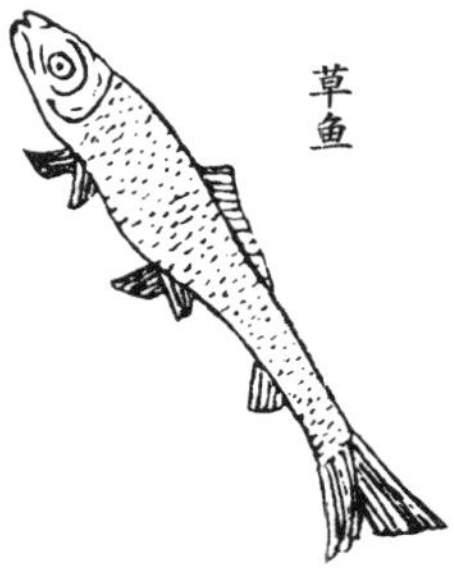

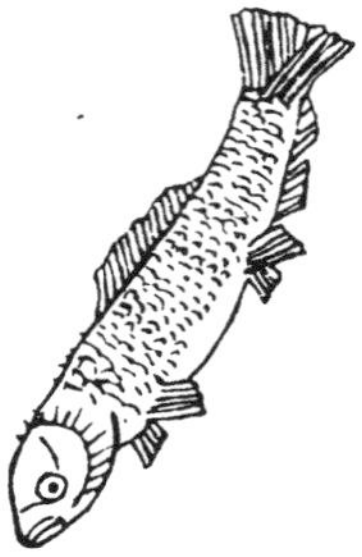

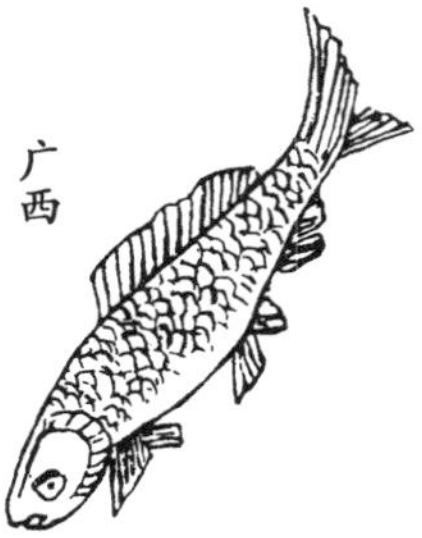

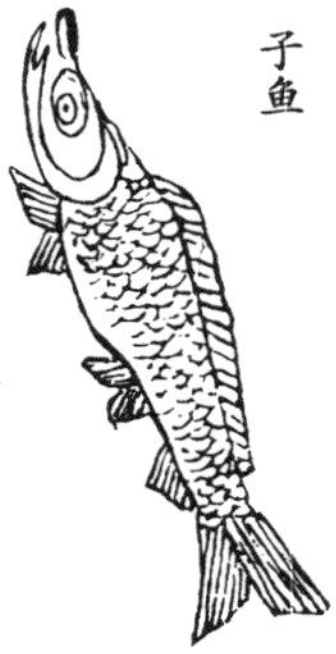

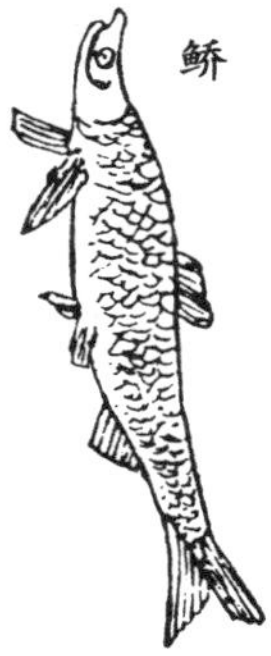

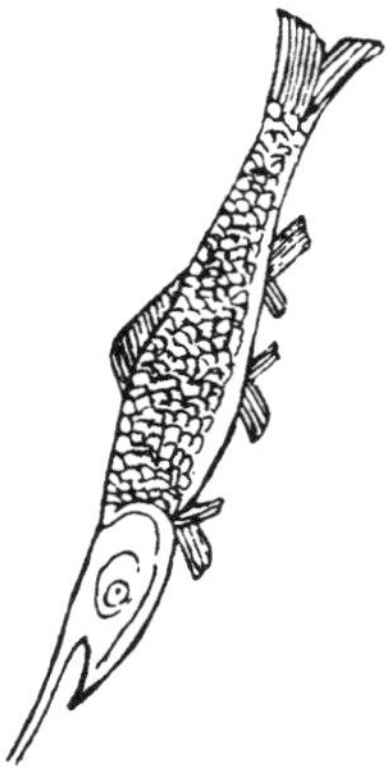

鱤　鱼	石首鱼	勒　鱼
	白鲞	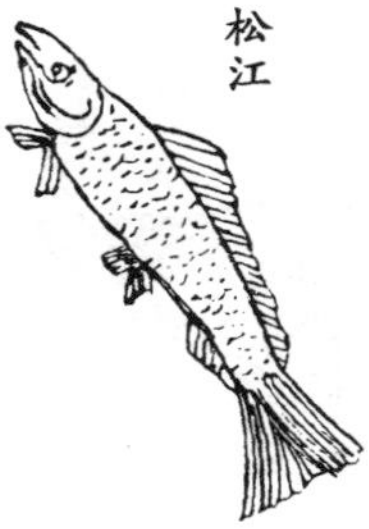 松江
鲚　鱼	鲥　鱼	嘉　鱼
刀鱼		丙穴

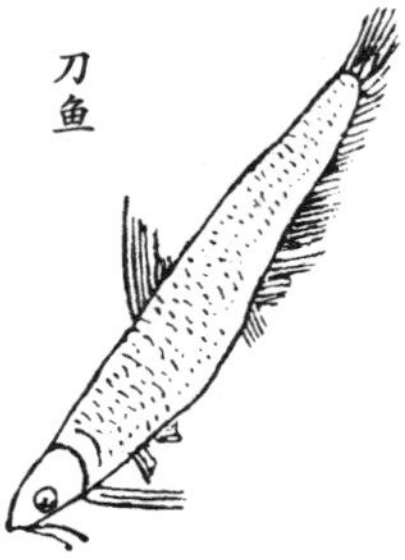

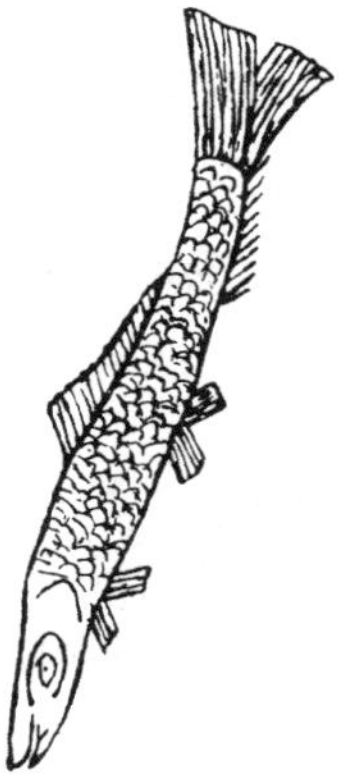

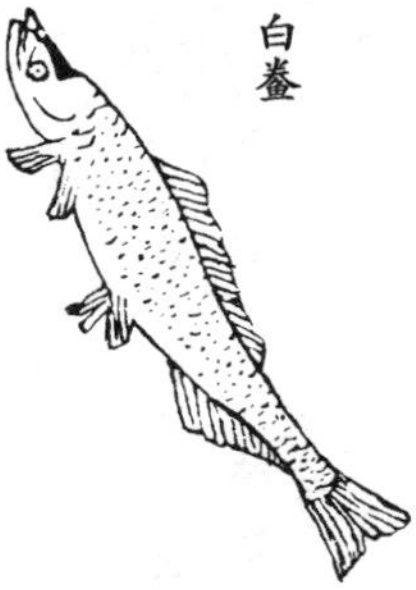

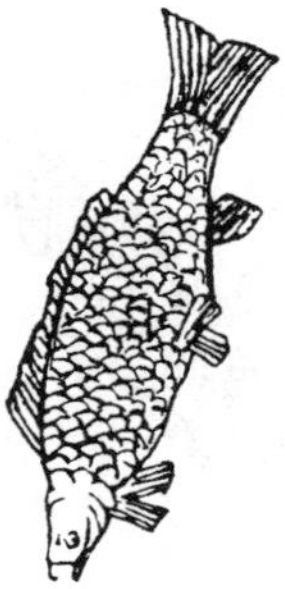

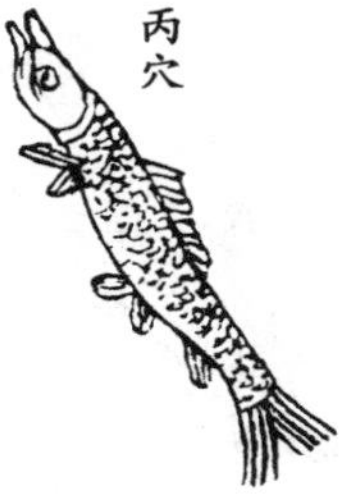

鲳 鱼

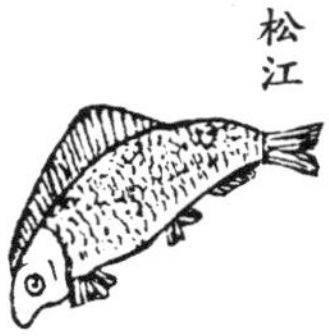

松江

鲫 鱼

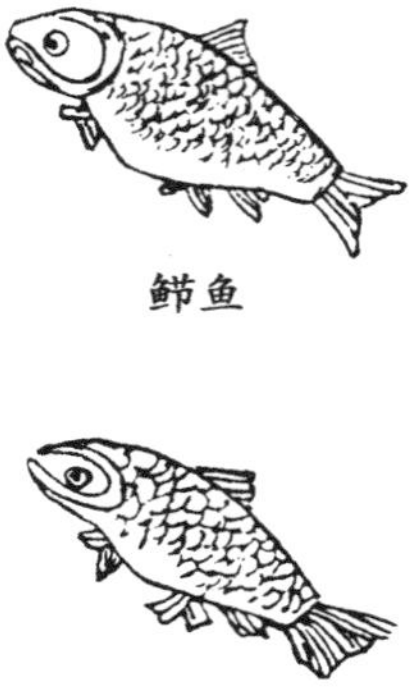

鲋鱼

鲂 鱼

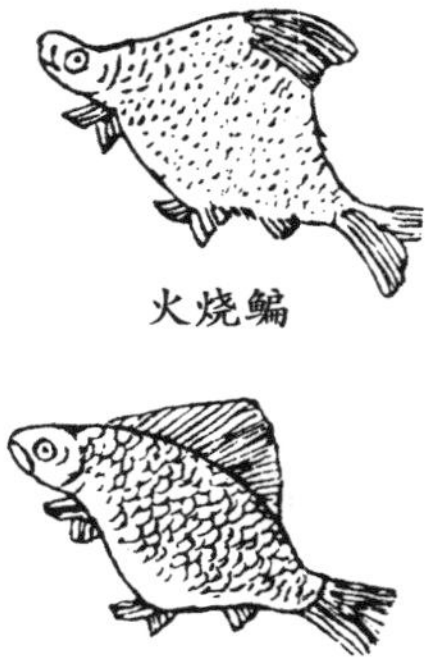

火烧鳊

鲈 鱼

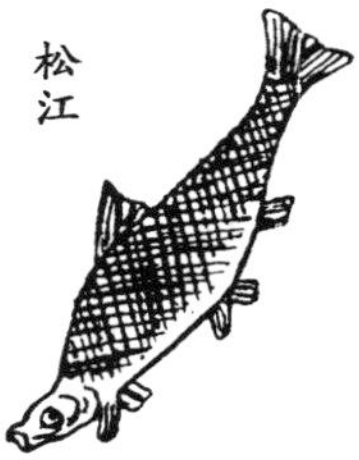

松江

鳜 鱼

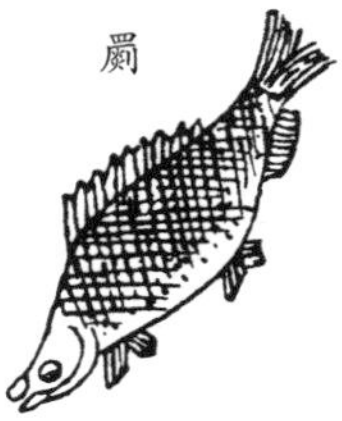

罽

鲨 鱼

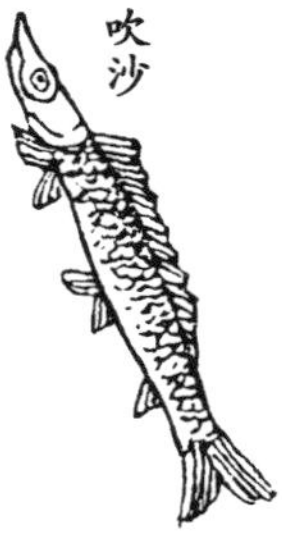

吹沙

杜父鱼	石斑鱼	石鲅鱼
黄鲴鱼	鲦　鱼 鳘	鲙残鱼 银鱼

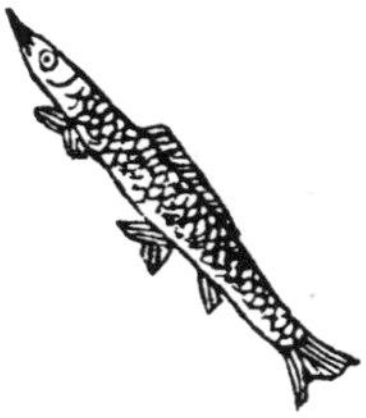

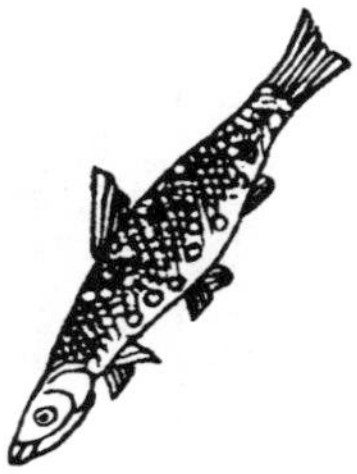

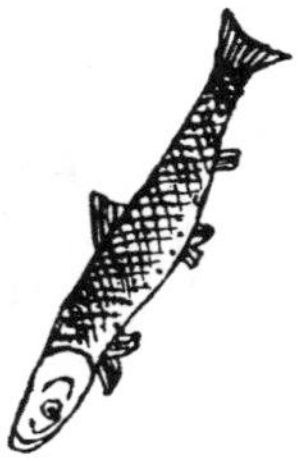

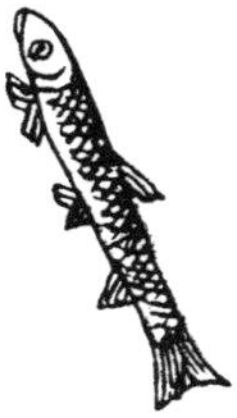

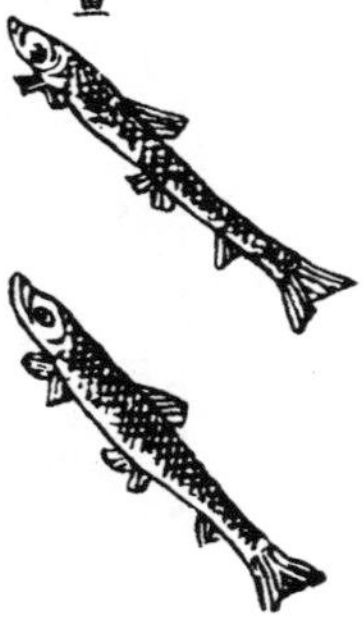

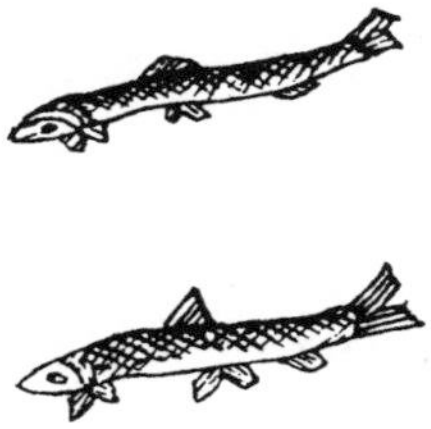

鱵　鱼

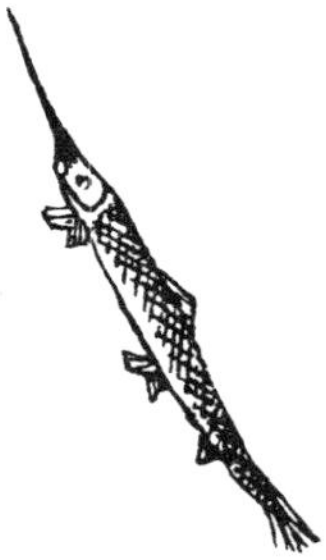

鱊　鱼

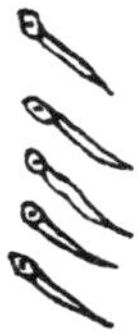

鳞部无鳞鱼类附图

鳢鱼	鳗鲡鱼
乌蠡	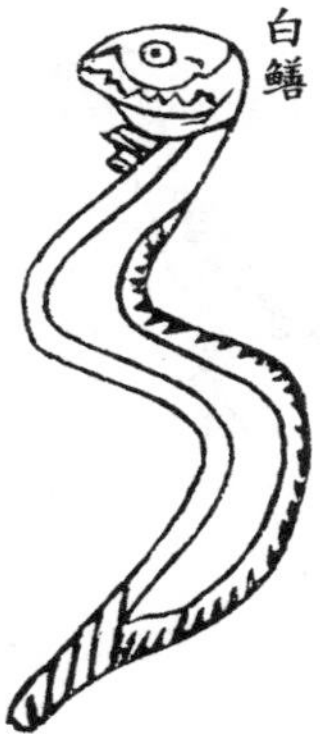 白鳝
鳝鱼	鳅鱼

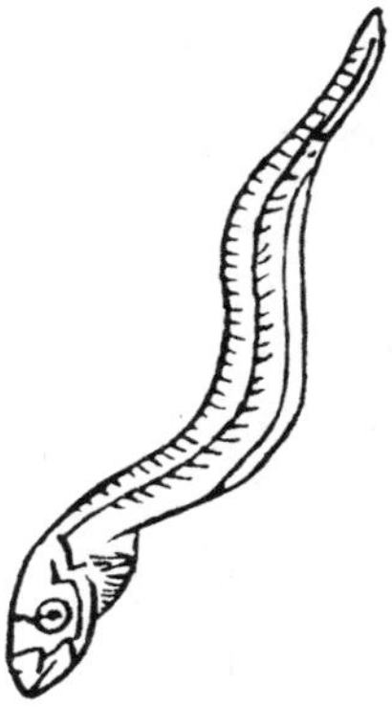

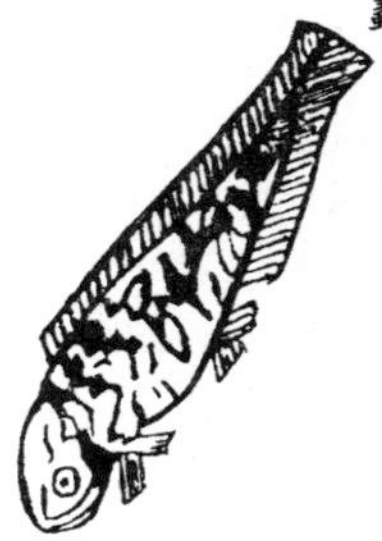

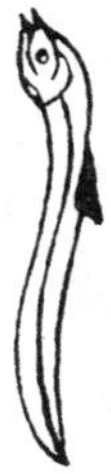

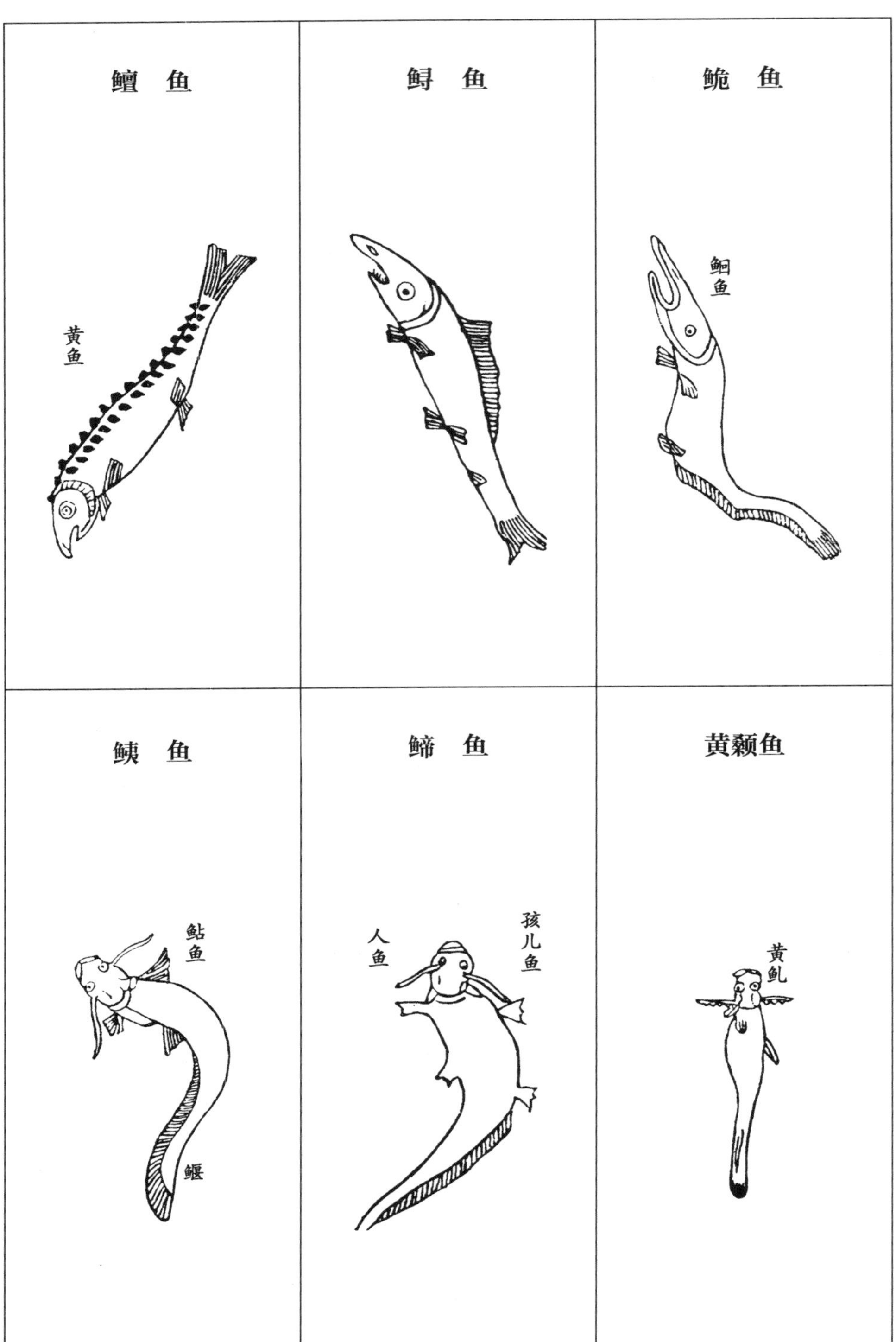

鳣鱼
黄鱼
鲟鱼
鮠鱼
鮰鱼
鮧鱼
鲇鱼
鰋
鯑鱼
人鱼
孩儿鱼
黄颡鱼

河豚

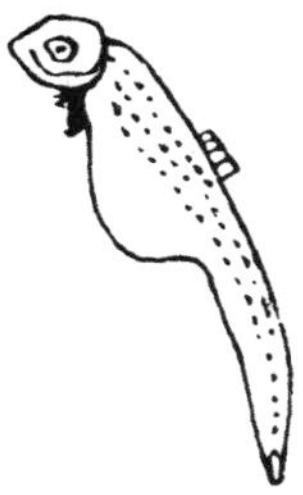

海豚

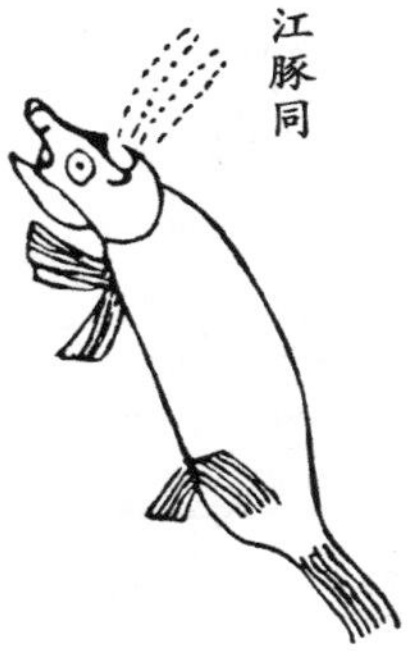

江豚同

比目鱼

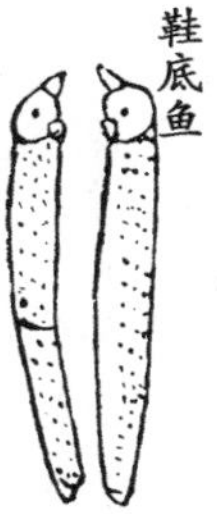

鞋底鱼

鲛鱼

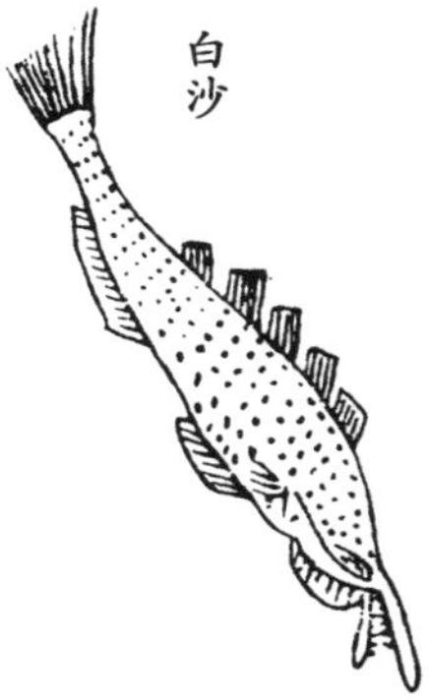

白沙

沙鱼

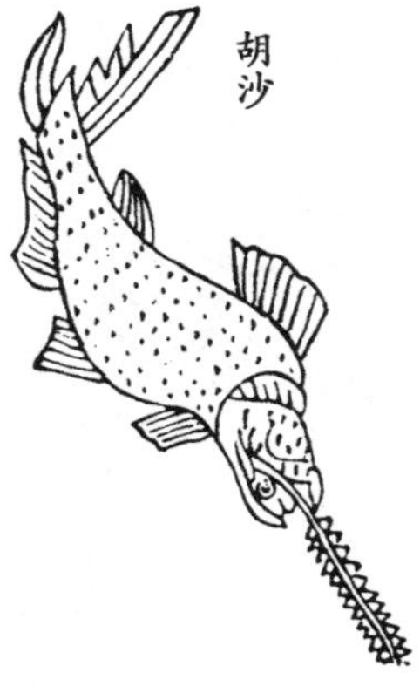

胡沙

乌贼鱼

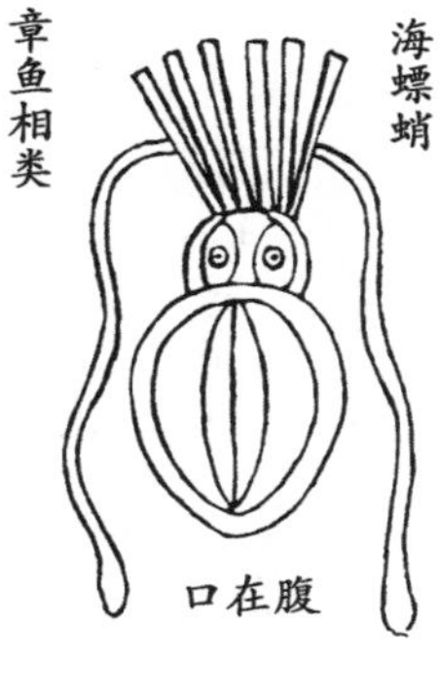

章鱼相类

海螵蛸

口在腹

海鹞鱼	鱼　虎	海　蛇
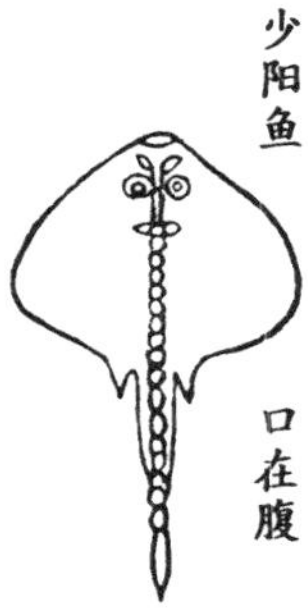 少阳鱼 口在腹	虎沙	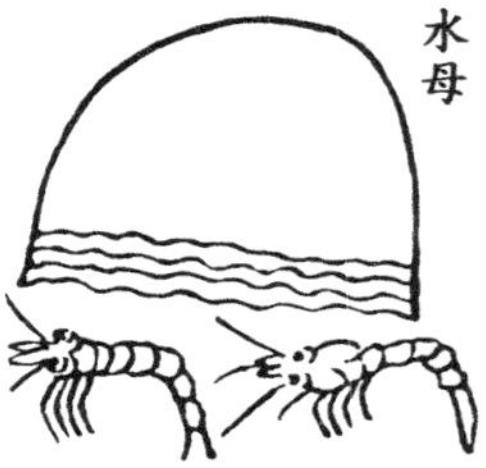 水母
虾	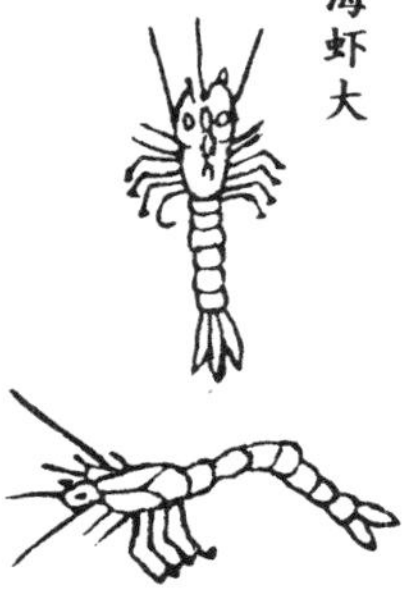 **海　马**	
海虾大		

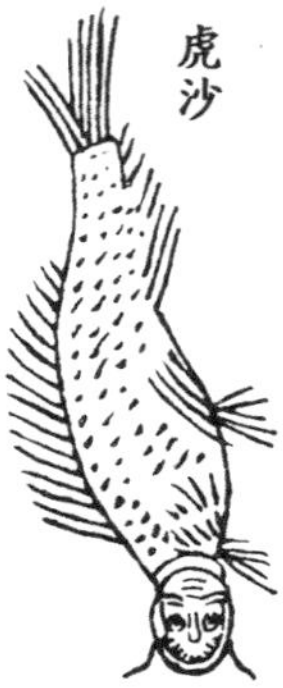

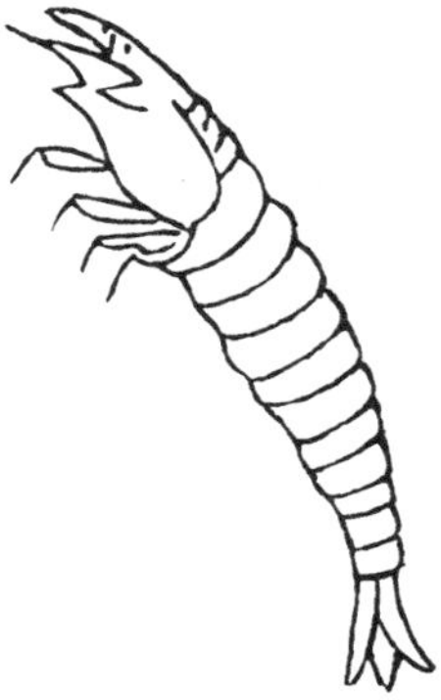

介部龟鳖类附图

龟

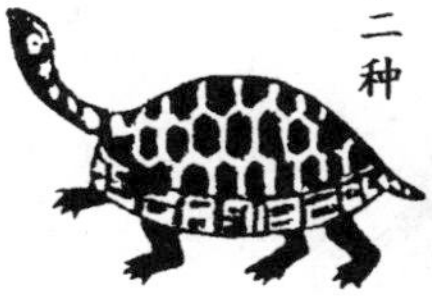

山水二种

蠵龟

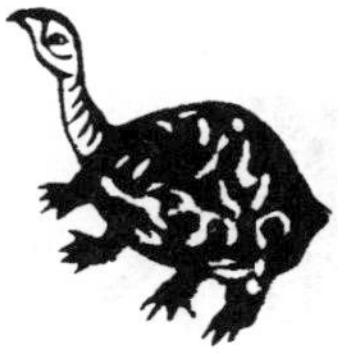

瑇瑁

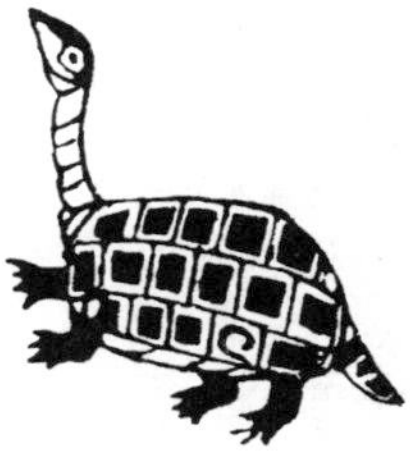

绿毛龟

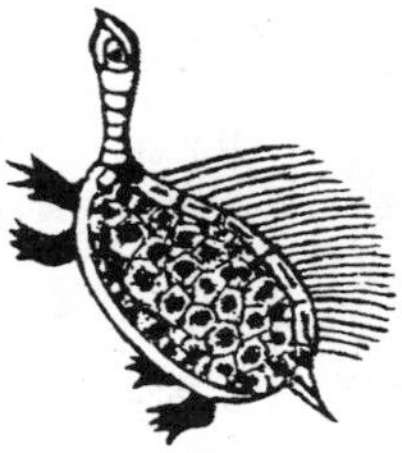

摄 龟	鳖	蟹
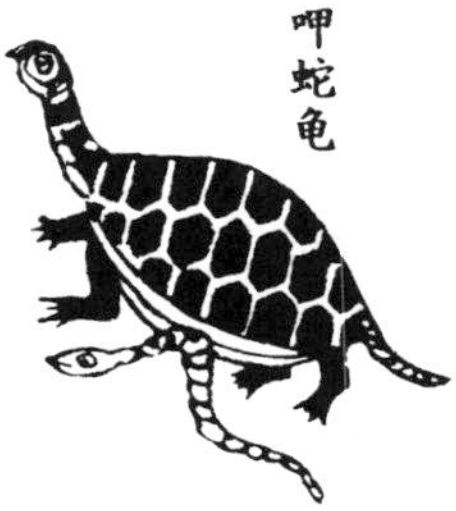 呷蛇龟	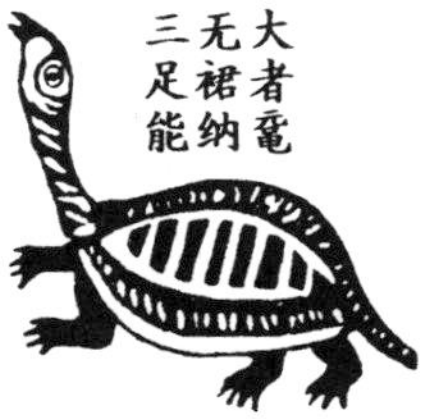 大者鼋 无裙纳 三足能	
蝤 蛑	鲎	
	十二足 雌负雄 行	

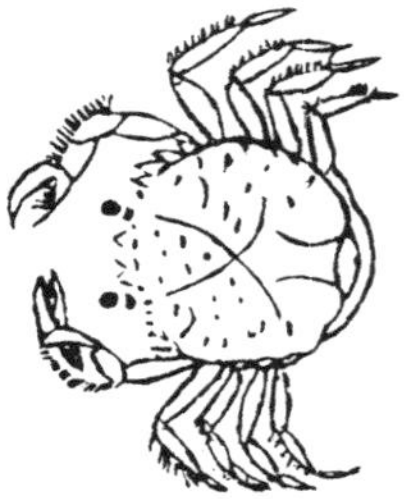

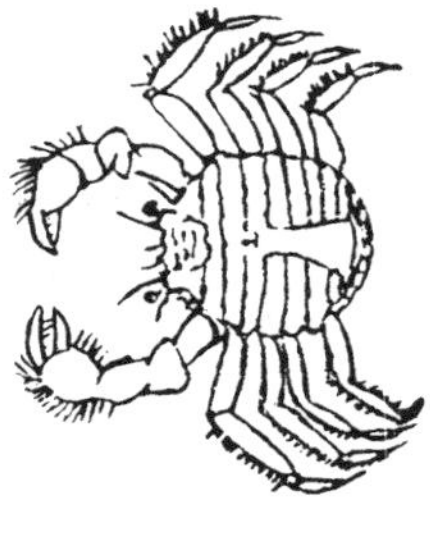

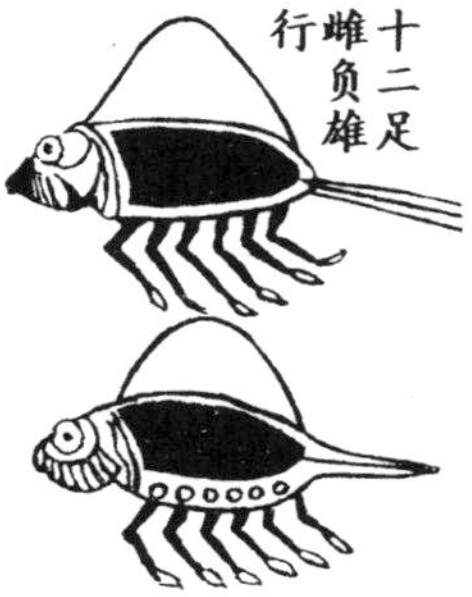

介部蚌蛤类附图

牡蛎

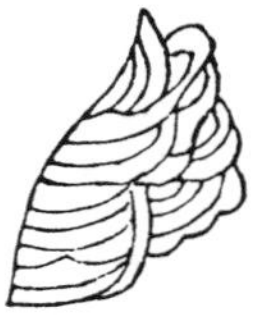

蚌

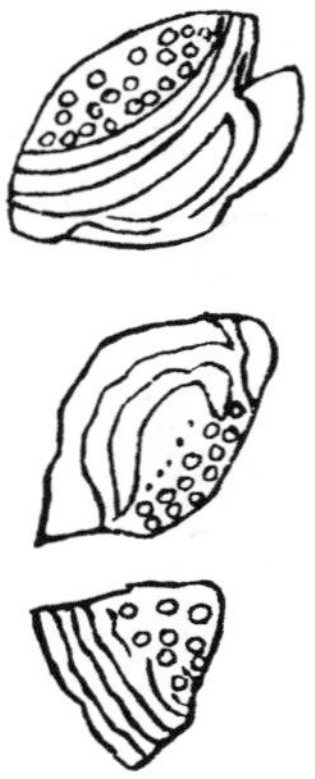

马刀

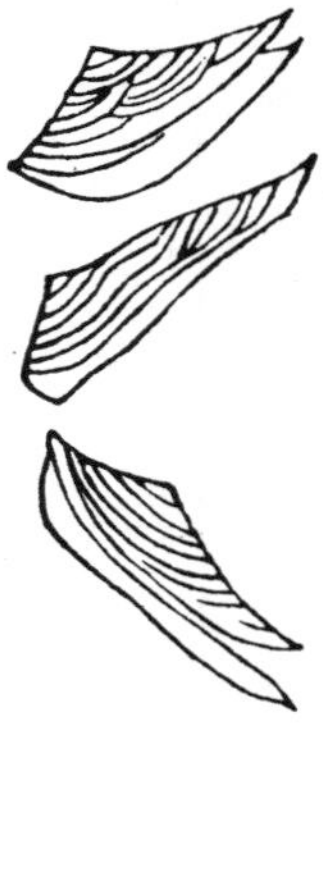

蜮蜐

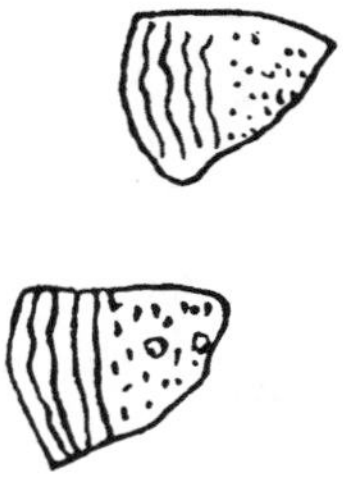

蚬	真珠牡	石决明
海　蛤	文　蛤	蛤　蜊

蛏	车　螯	魁　蛤
		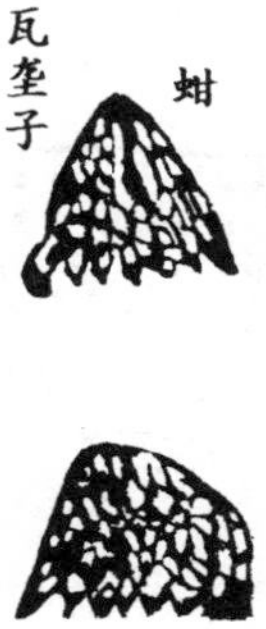 瓦垄子　蚶
车　渠	贝　子	紫　贝

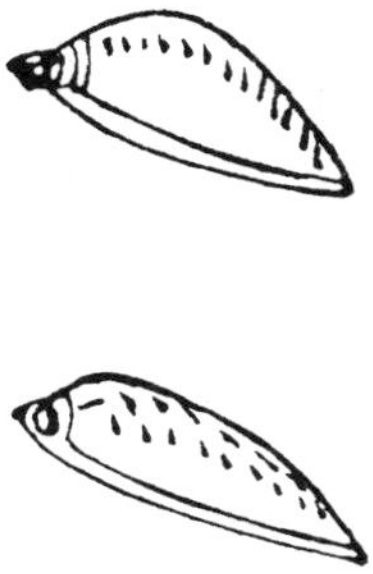

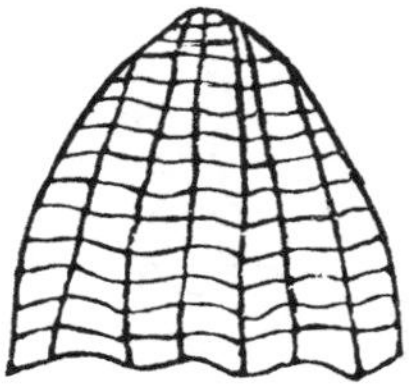

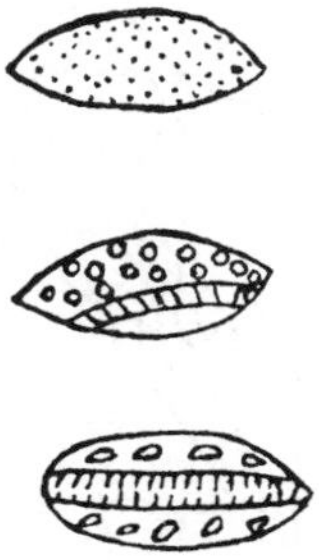

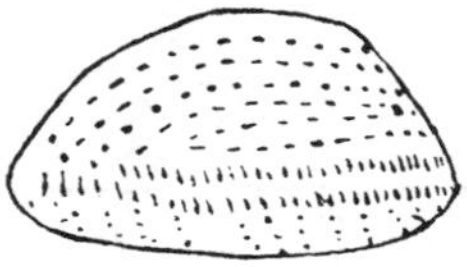

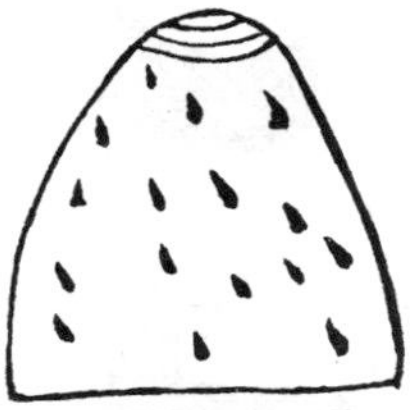

珂

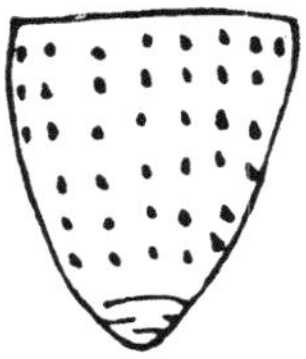

石蜐

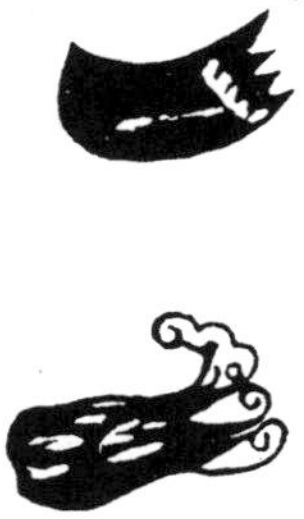

龟脚

淡菜

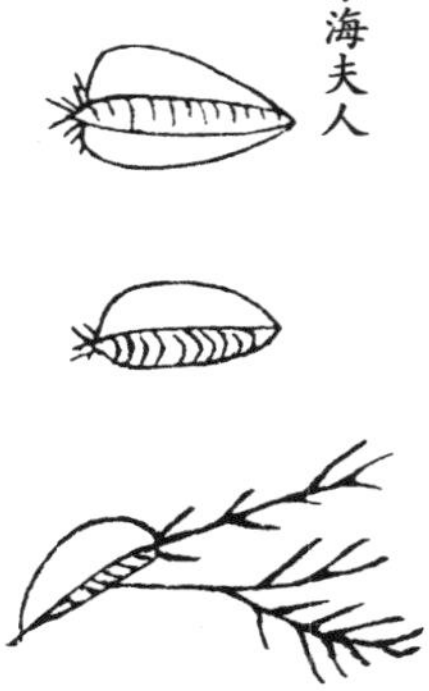

东海夫人

海螺

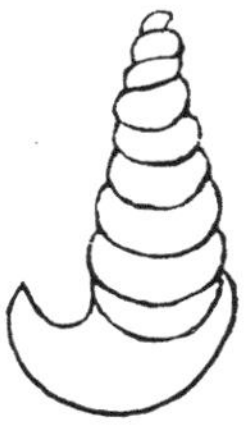

甲香

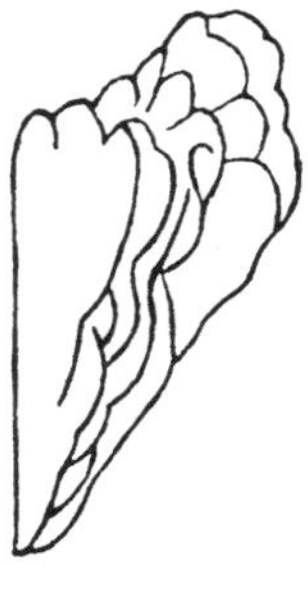

田螺

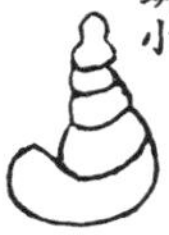

螺蛳小

寄居虫

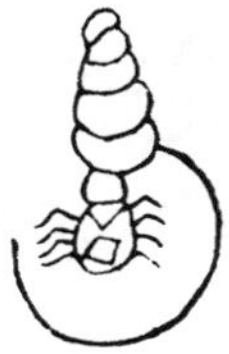

禽部水禽类附图

鹤

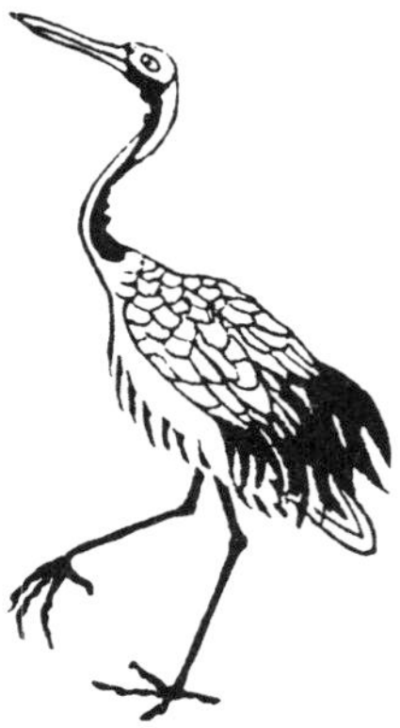

鹳

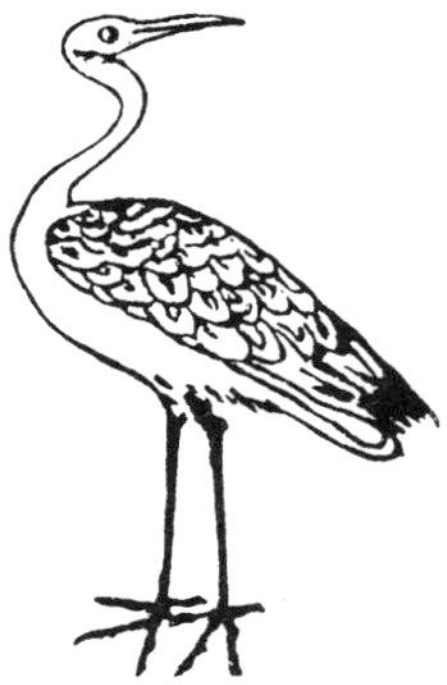

鸧鸡

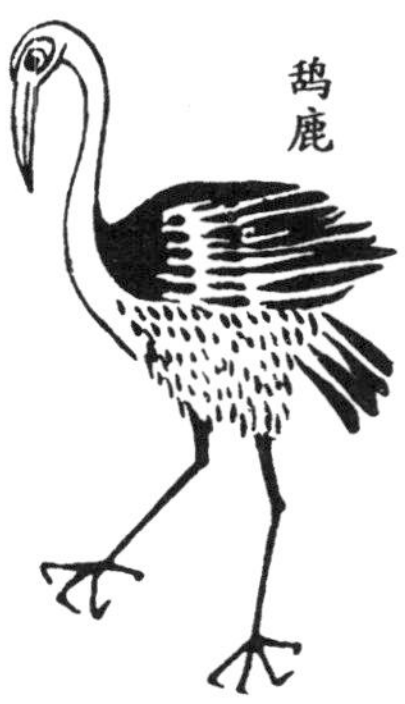

鸹鹿

阳乌

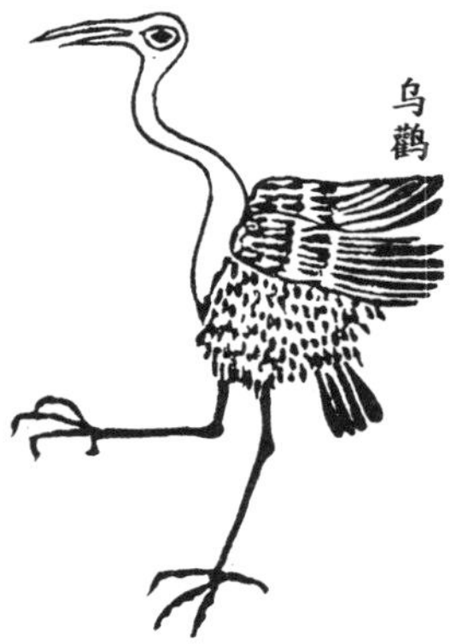

乌鹳

鵚鹙

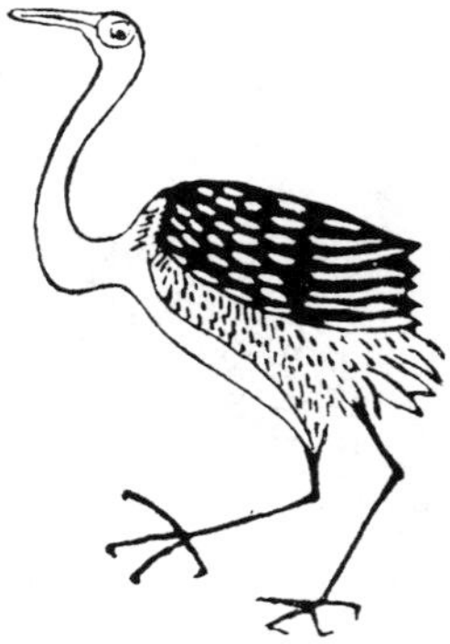

鹤顶

鹲䴀

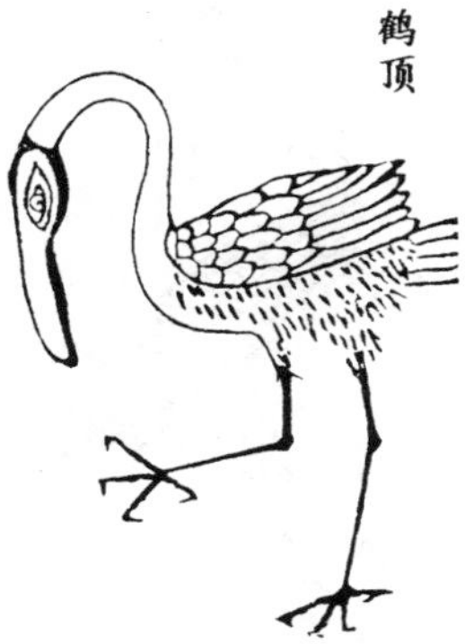

鹈鹕

淘河

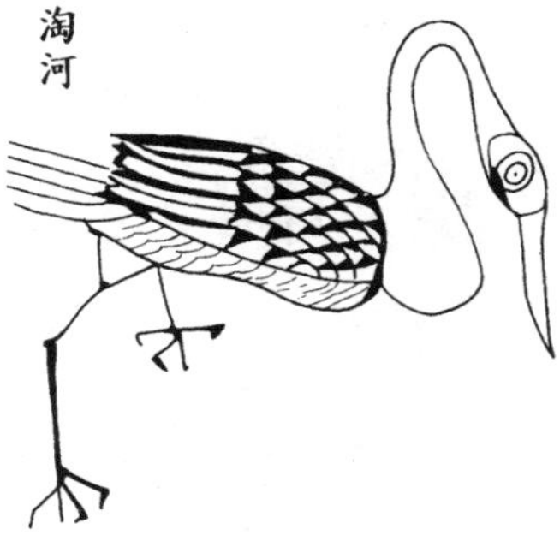

鹅

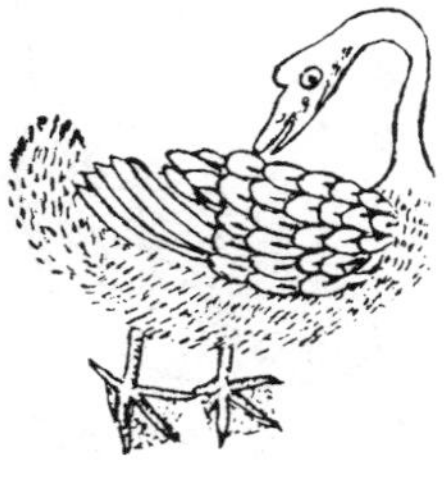

雁

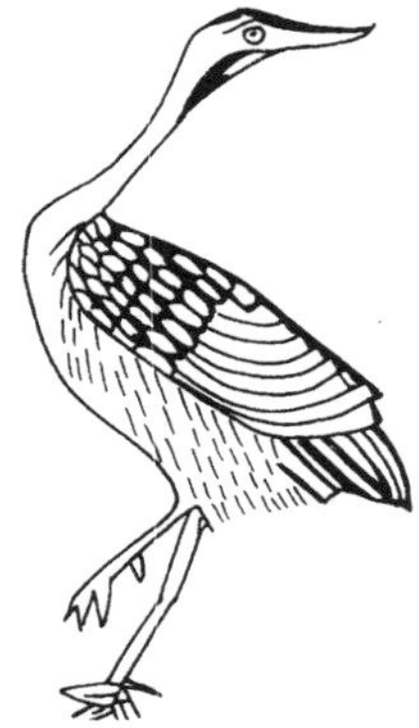

鹄

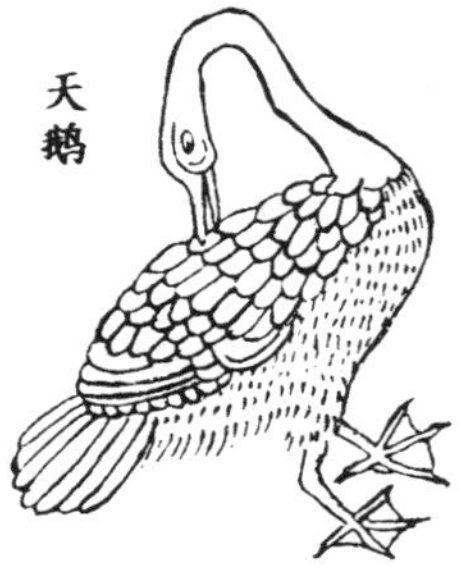

天鹅

鸨

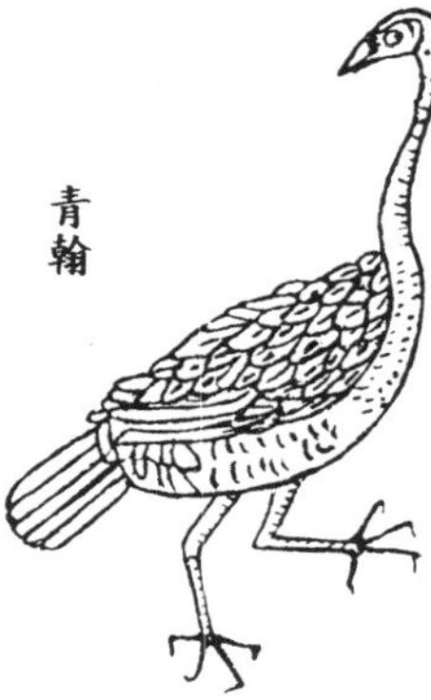

青翰

鹜

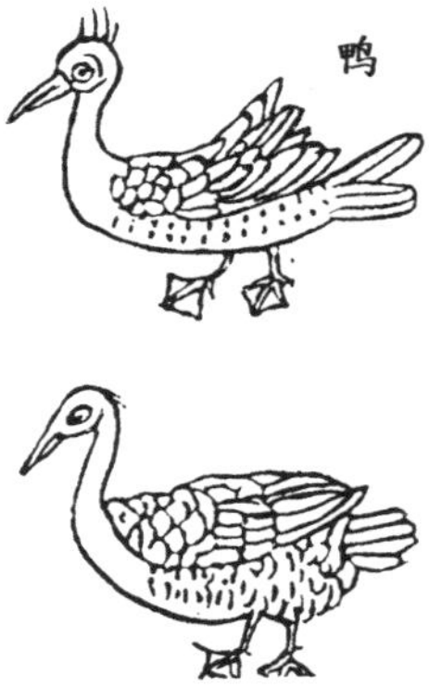

鸭

凫

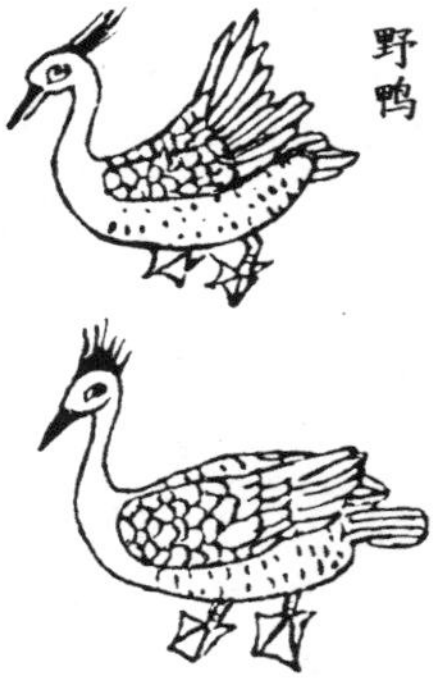

野鸭

䴙　䴘

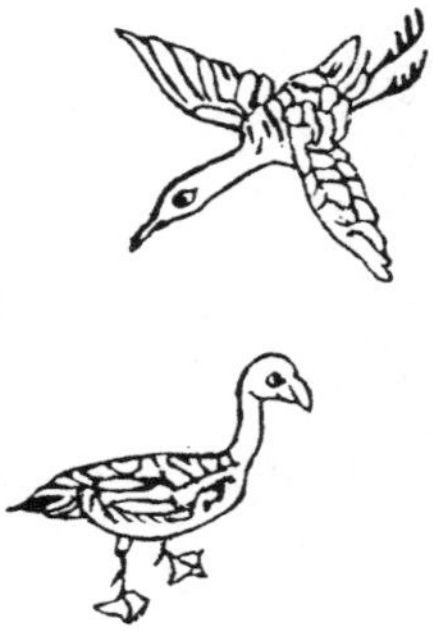

鸳　鸯

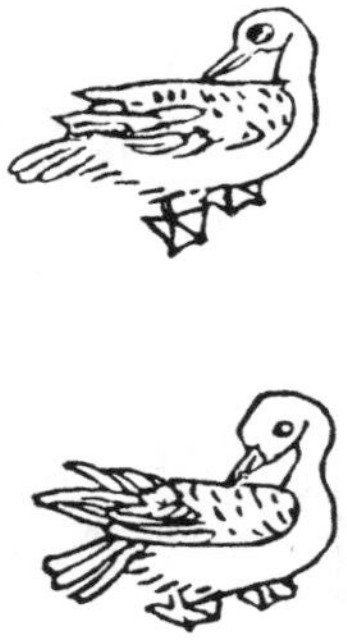

㶉　𫛶

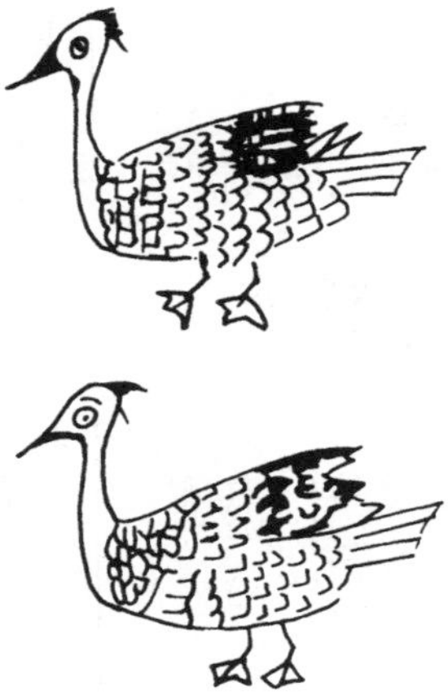

䴔䴖

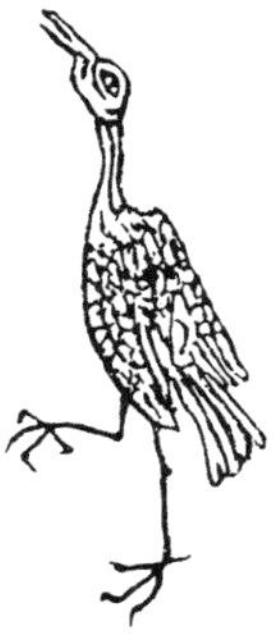

鹭鸶

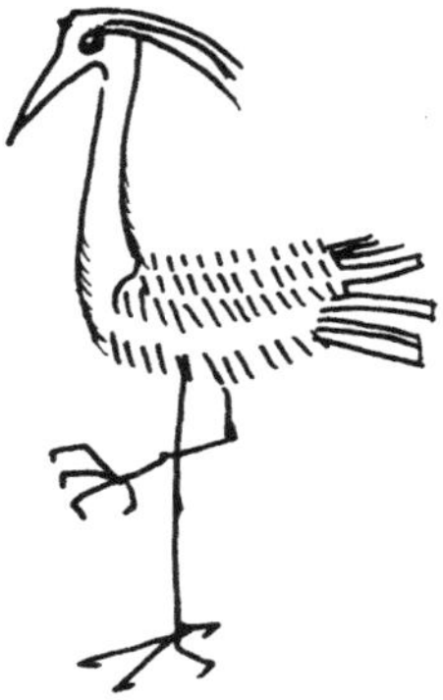

鸥

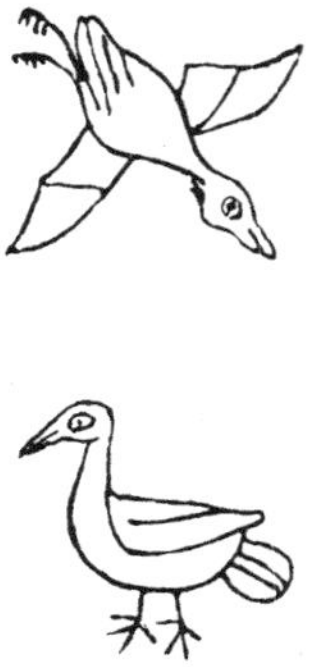

鸀䴊

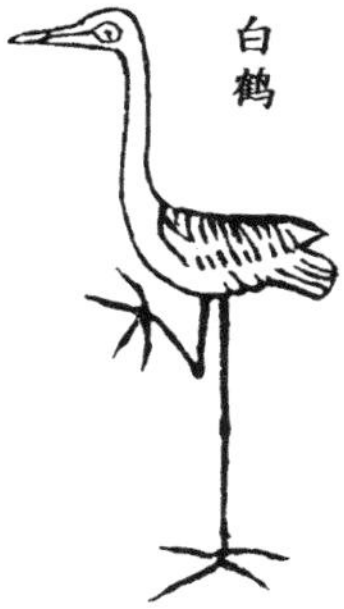

白鹤

鸬鹚

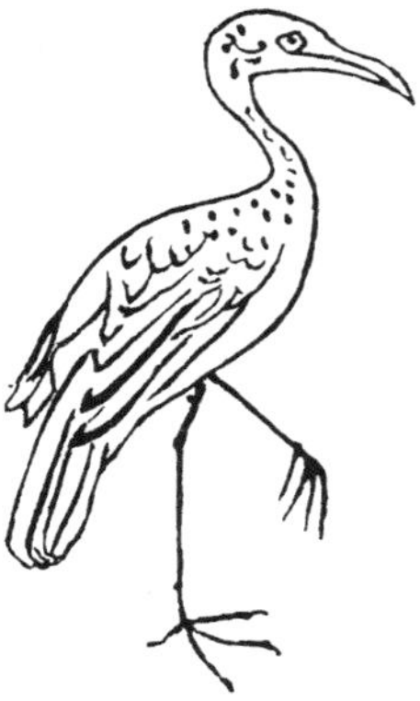

鱼狗

鱼翠

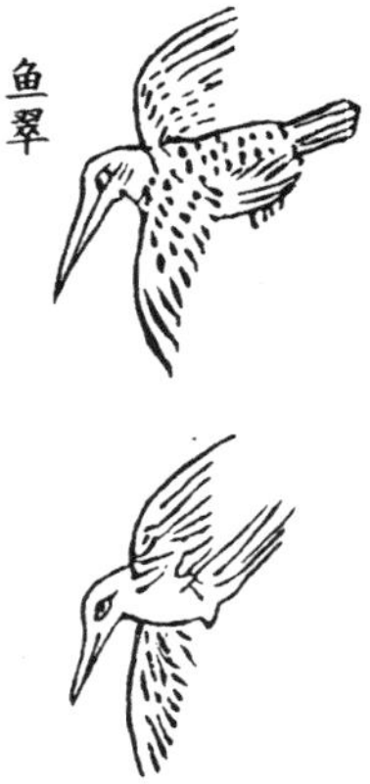

禽部原禽类附图

鸡

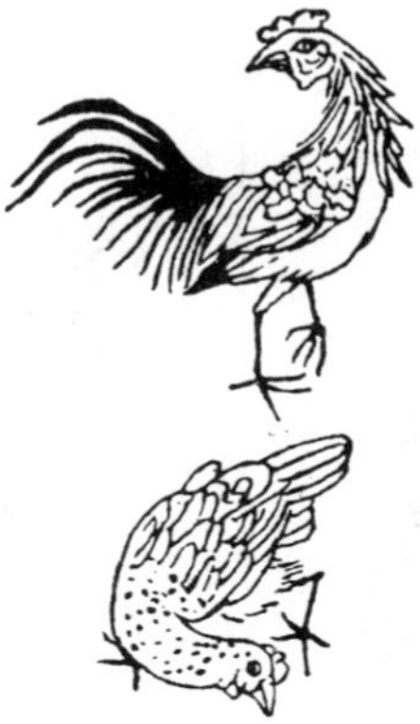

雉

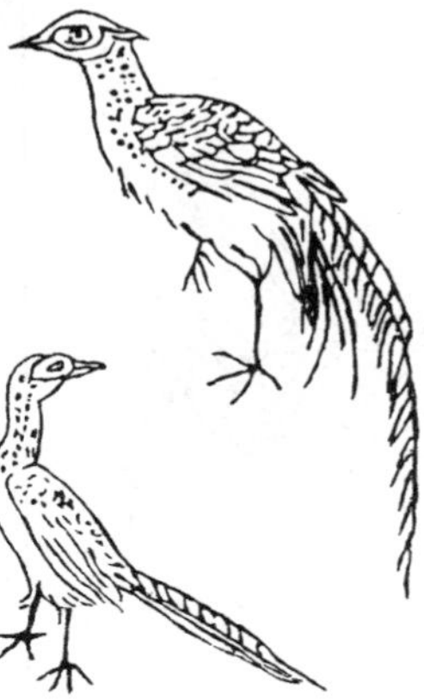

鹳雉

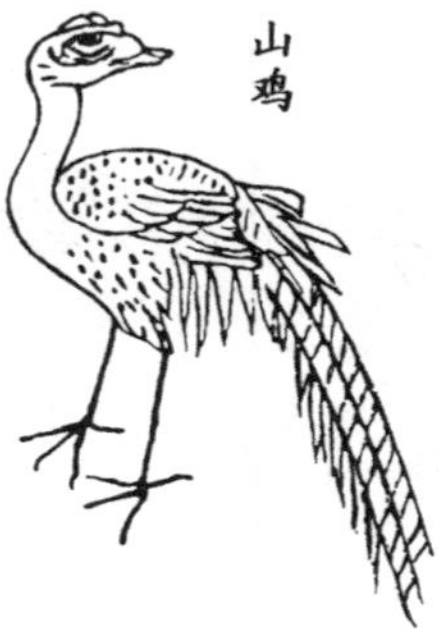

山鸡

鷩雉

锦鸡

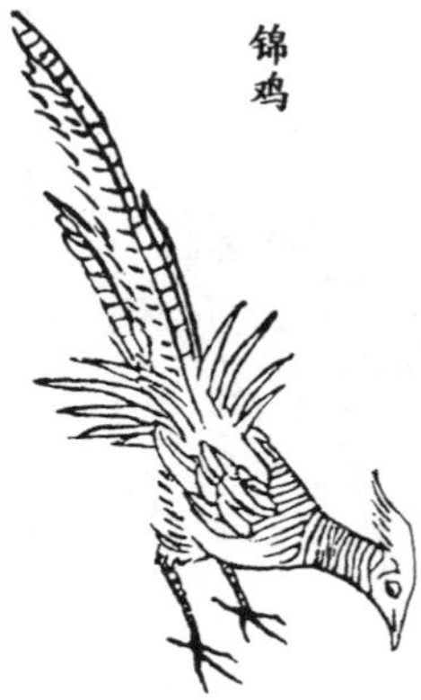

鶡鸡	白鹇	鹧鸪
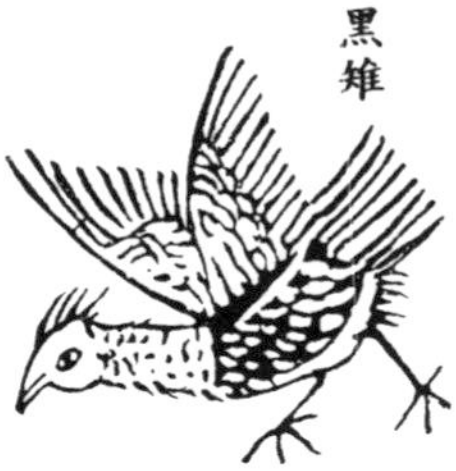 黑雉	白雉	
竹鸡	秧鸡	鹑

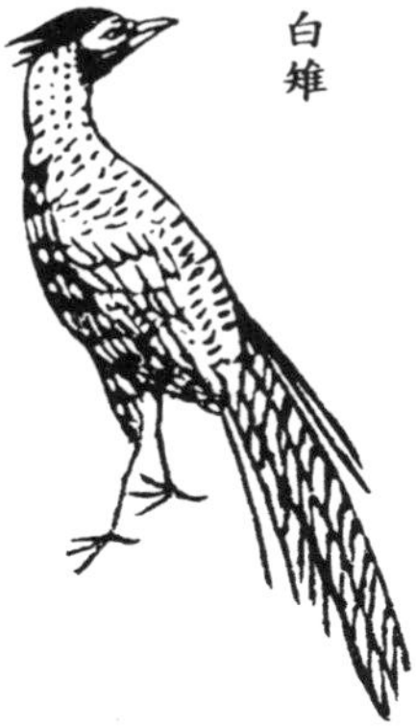

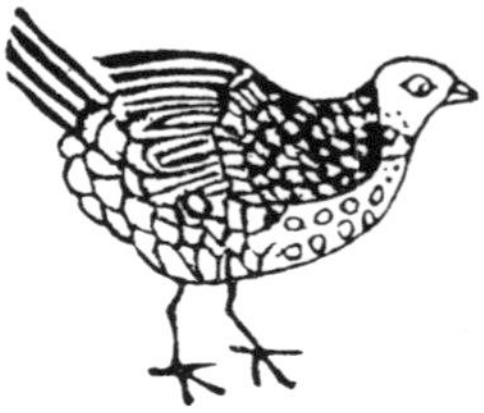

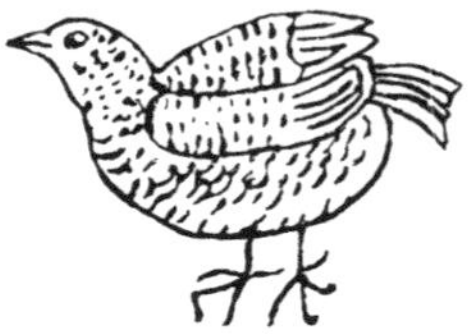

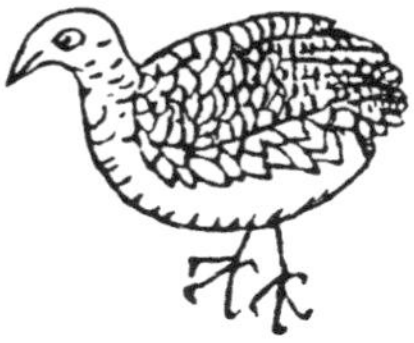

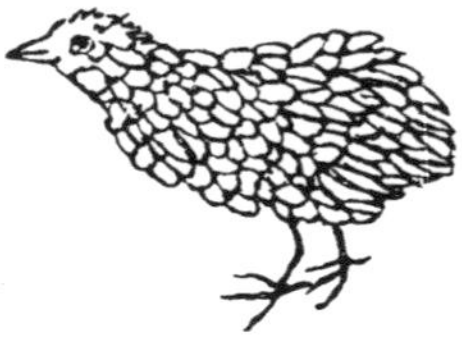

鷃	鹬	鸽
鴽		
雀	巧妇鸟	燕
	鹪鹩	

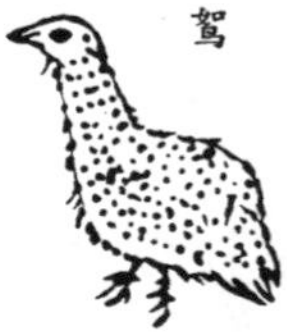

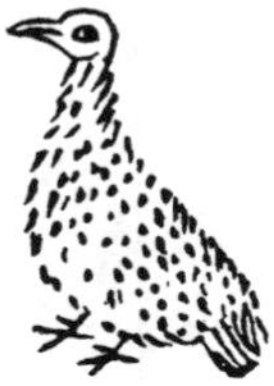

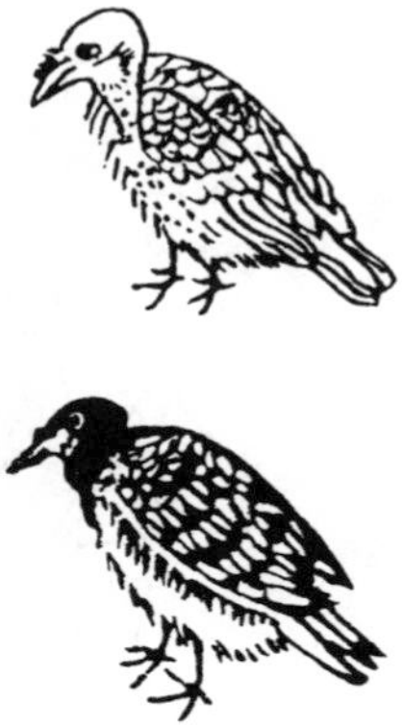

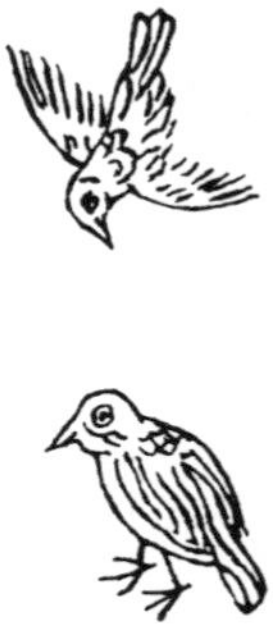

附图卷之下

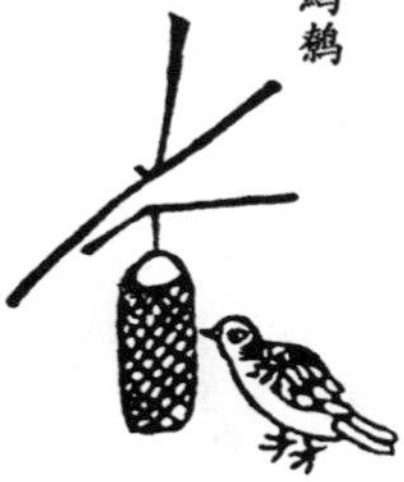

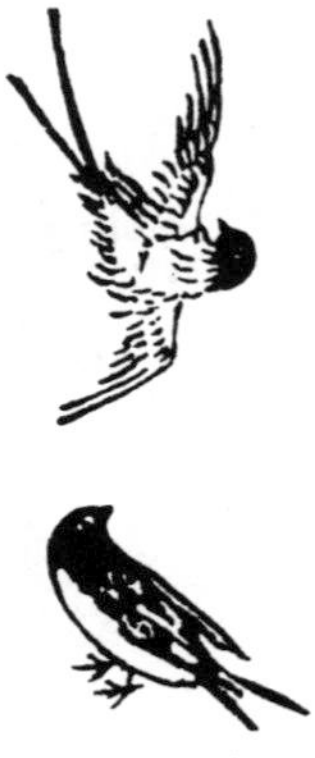

伏翼

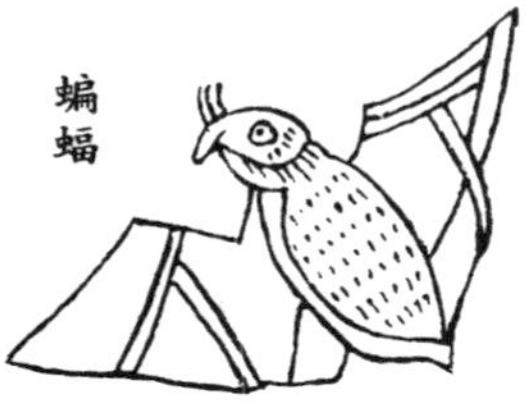

蝙蝠

鼺鼠

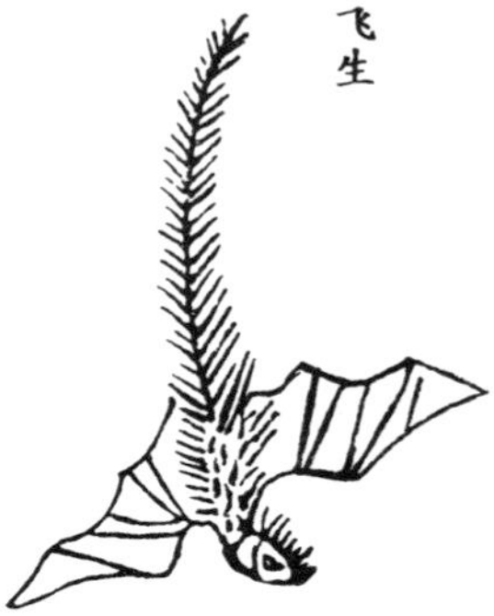

飞生

寒号虫

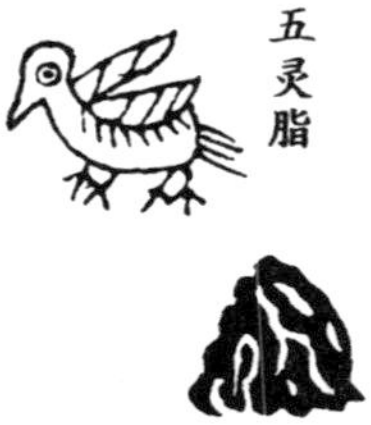

五灵脂

禽部林禽类附图

斑鸠

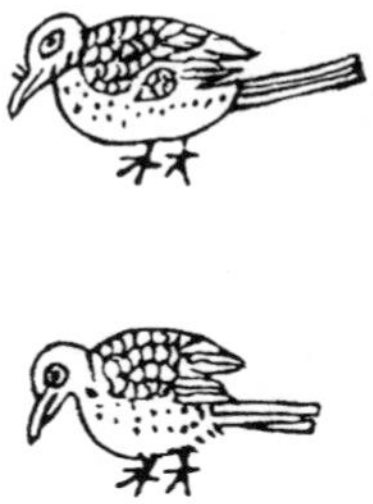

鳲鸠

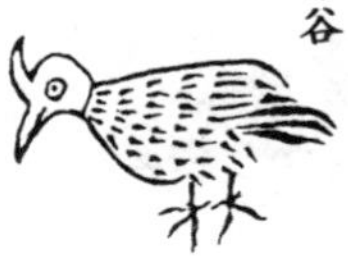

布谷

桑鳸

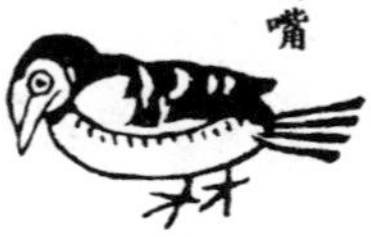

蜡嘴

伯劳

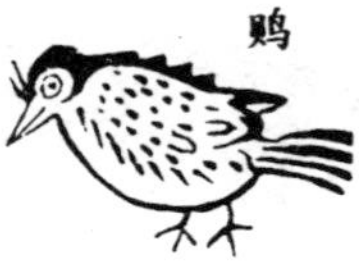

䴗

鸜鹆	百舌	练鹊
八哥		
莺	啄木鸟	慈乌

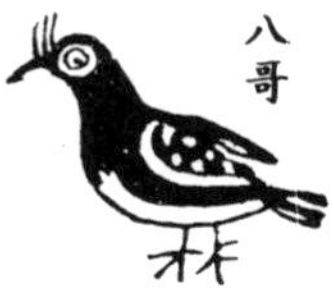

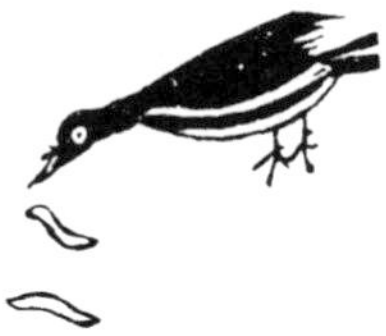

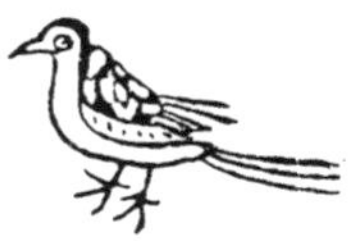

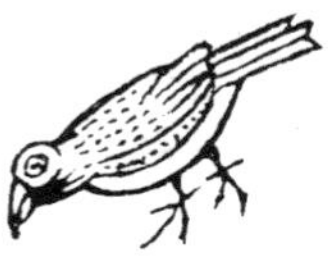

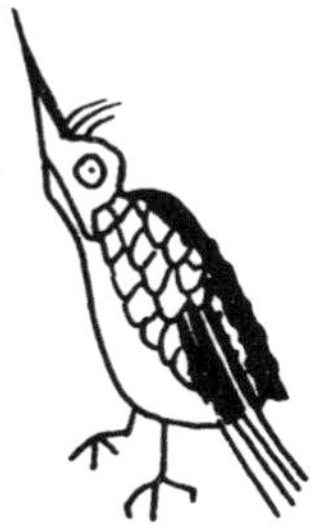

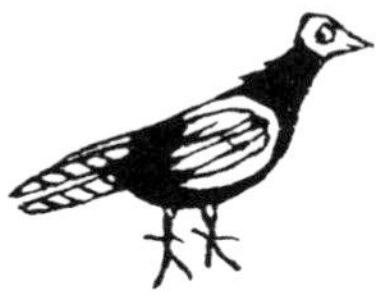

乌鸦	鹊	山鹊
		鸢
鹘嘲	杜鹃	鹦鹉
山鹰		

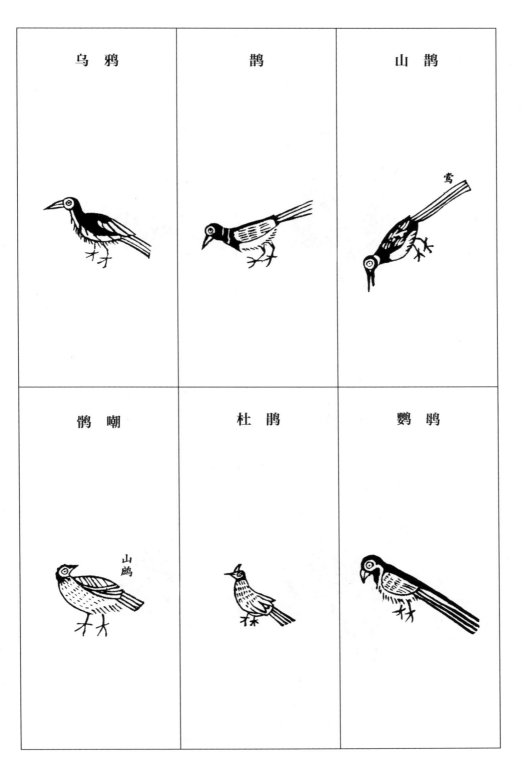

禽部山禽类附图

凤凰

孔雀

驼鸟

火鸡

鹰

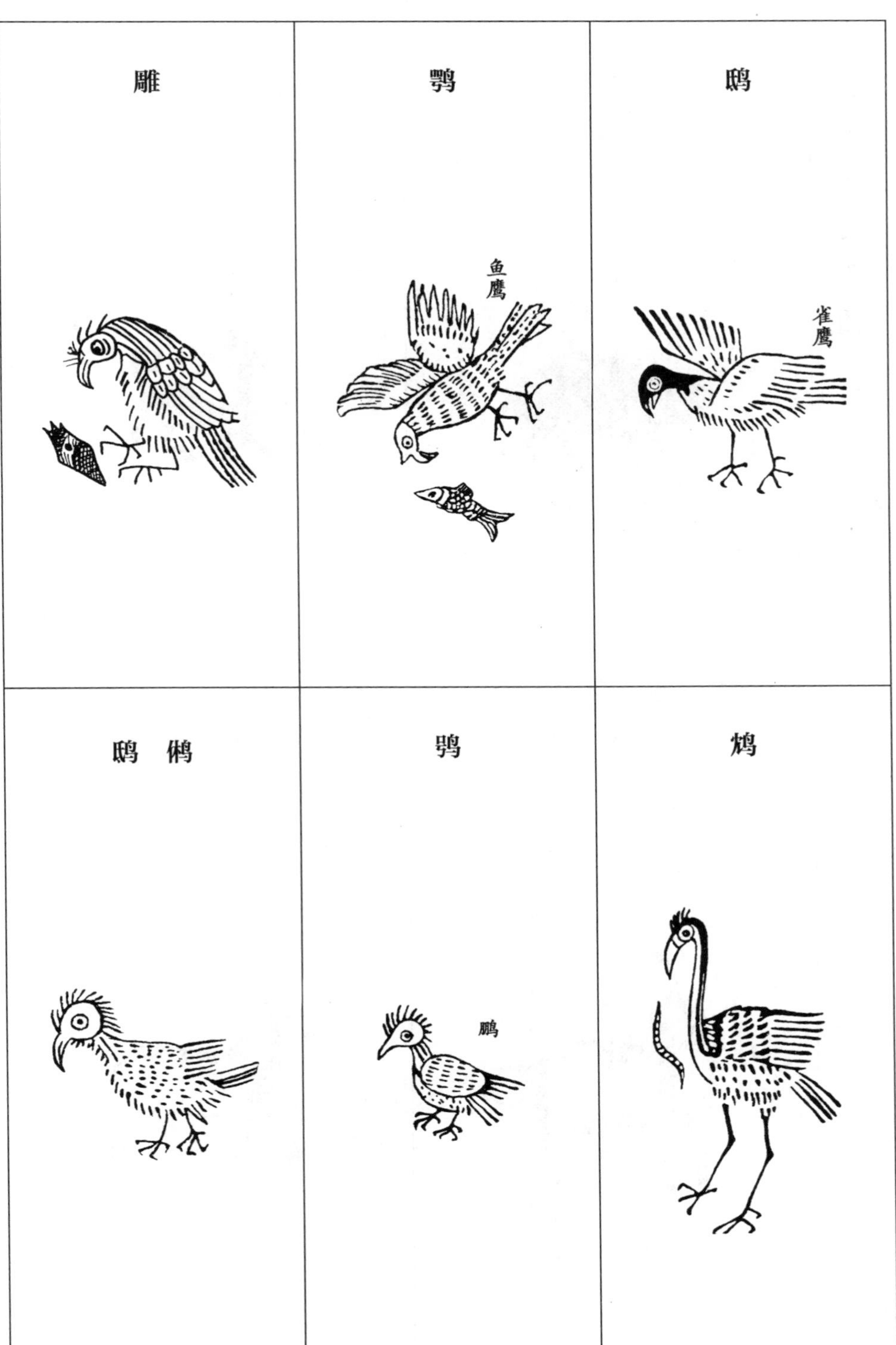
雕
鹗
鱼鹰
鸱
雀鹰
鸱 鸺
鹍
鹏
鸩

兽部畜类附图

豕

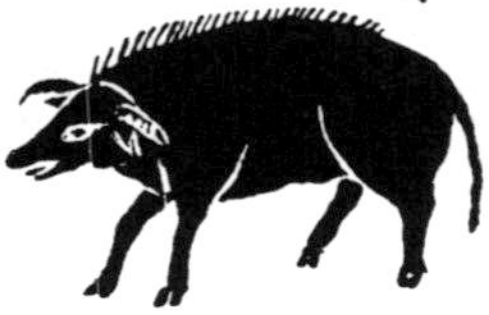

豚小

狗

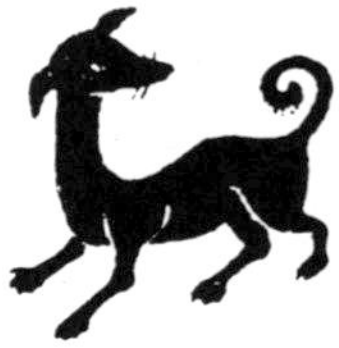

羊

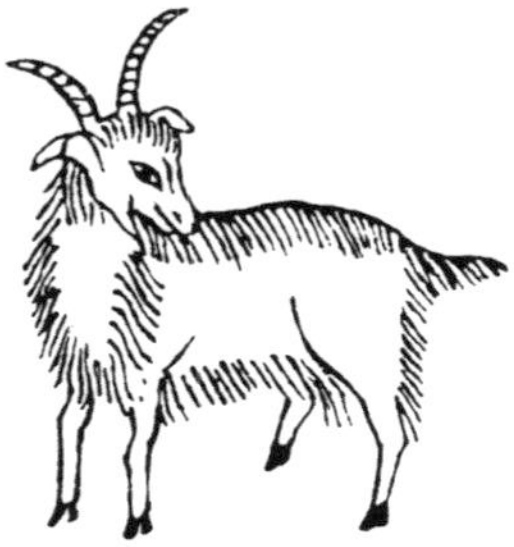

黄羊

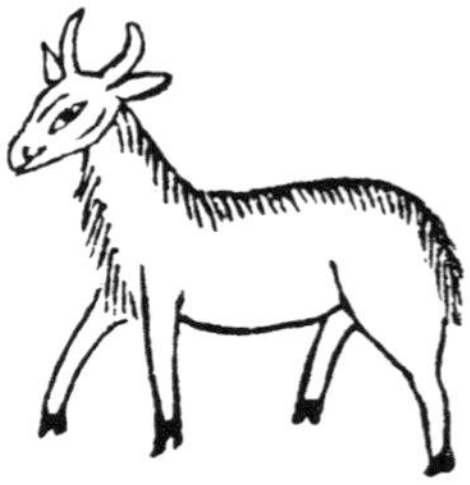

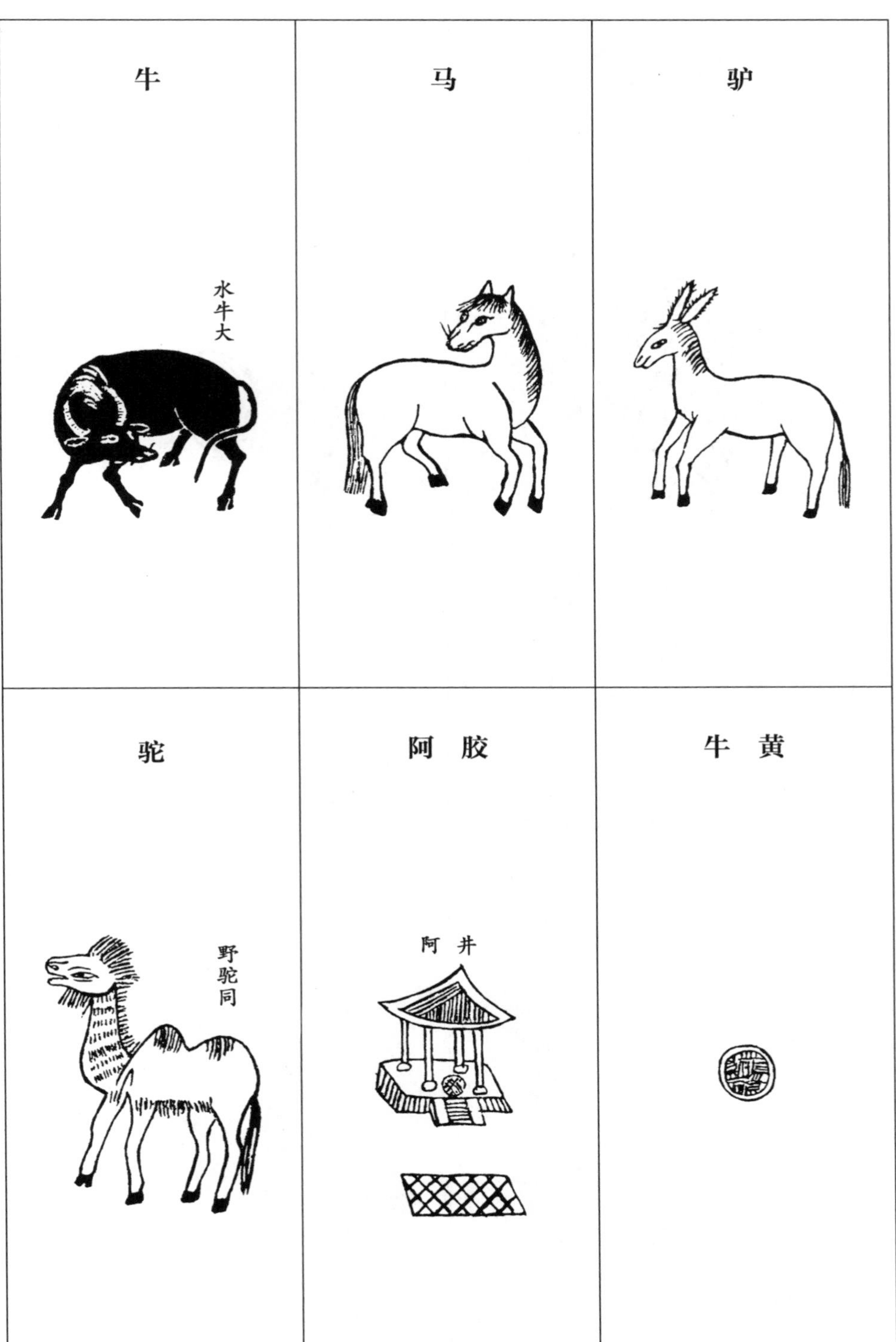
牛
马
驴
水牛大
驼
阿胶
牛黄
野驼同
阿井

鲊答	狗宝

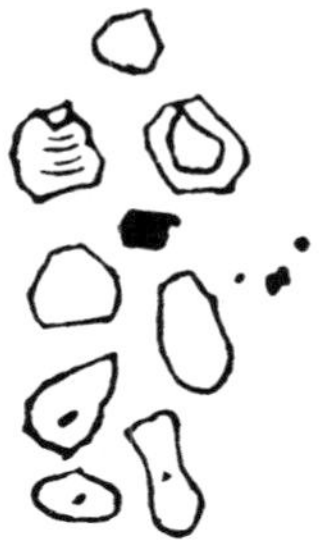

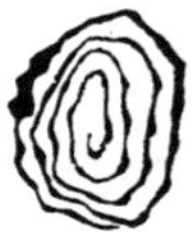

兽部兽类附图

狮	虎
豹	象

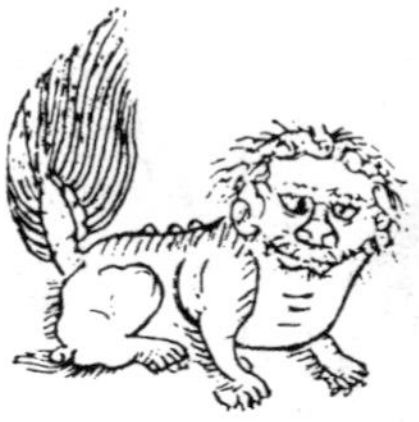

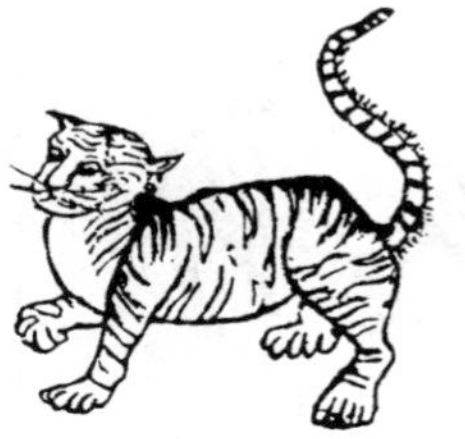

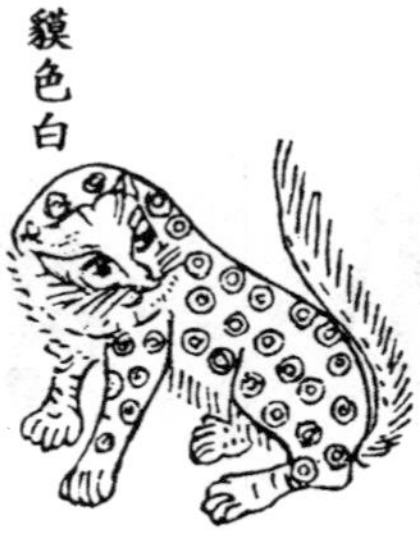

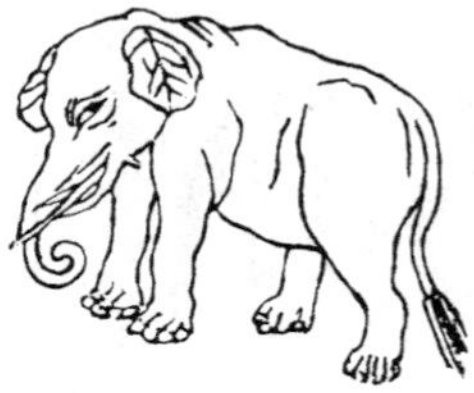

犀	犛牛	野马
	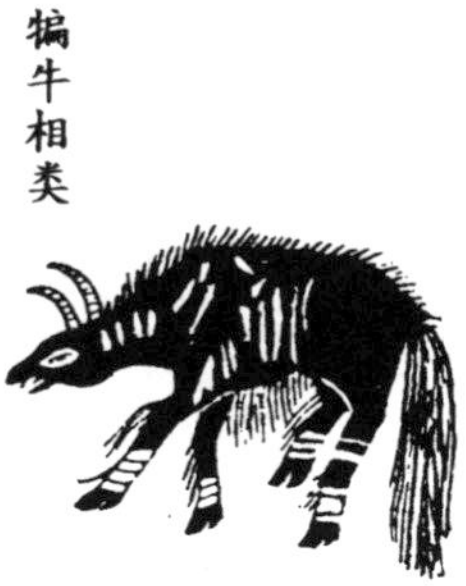 犏牛相类	
野猪	豪猪	熊
		罴大

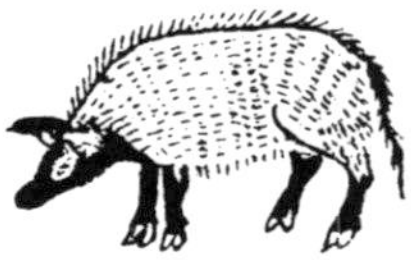

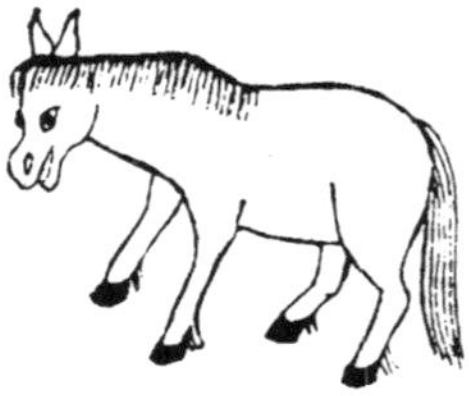

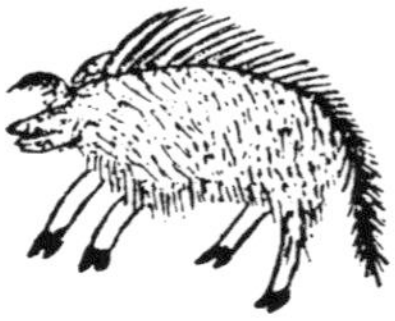

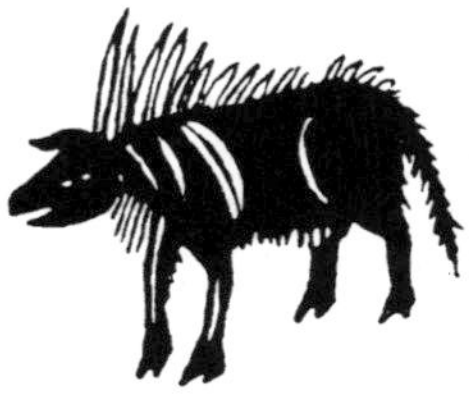

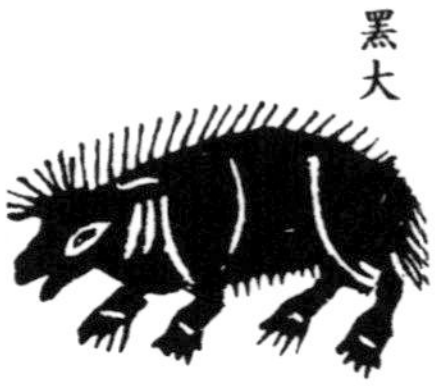

麢羊

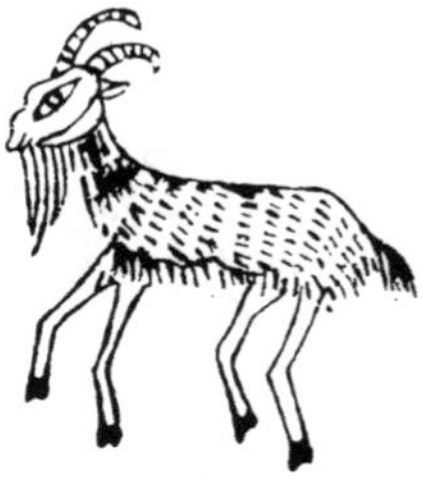

山羊

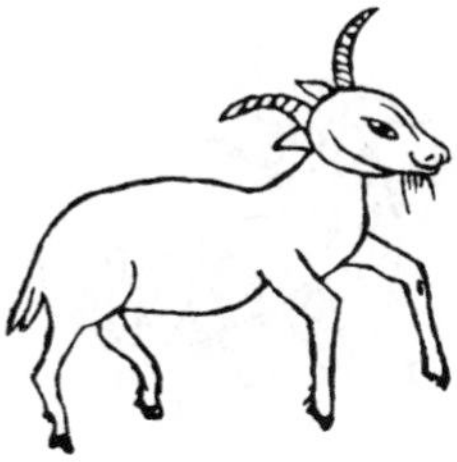

鹿

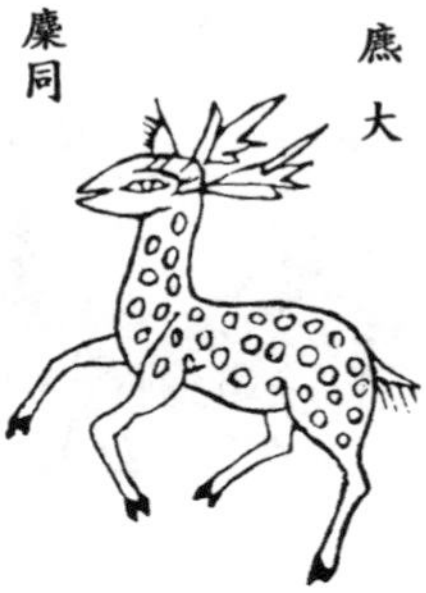

麋同

麃大

麂

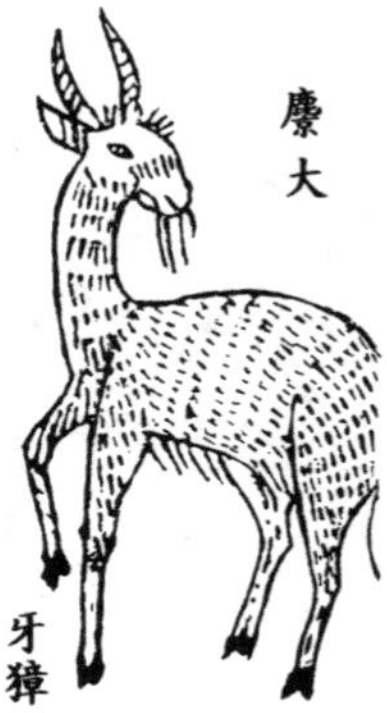

麖大

牙獐

獐

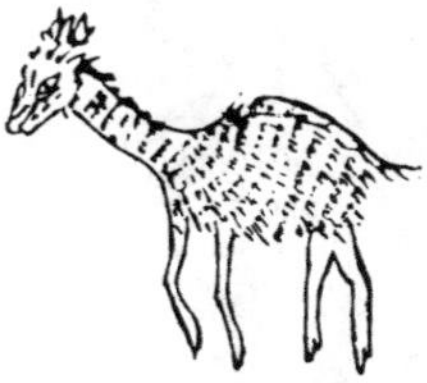

麝

香獐

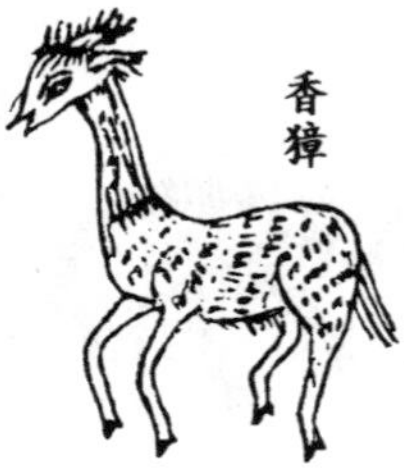

灵猫	猫	狸
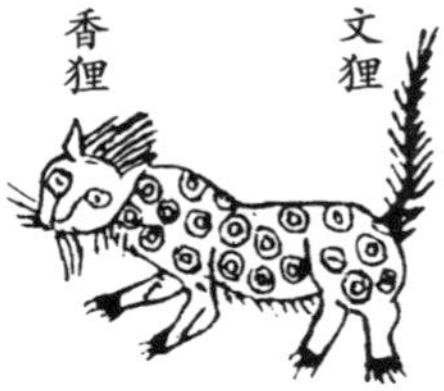 香狸 文狸		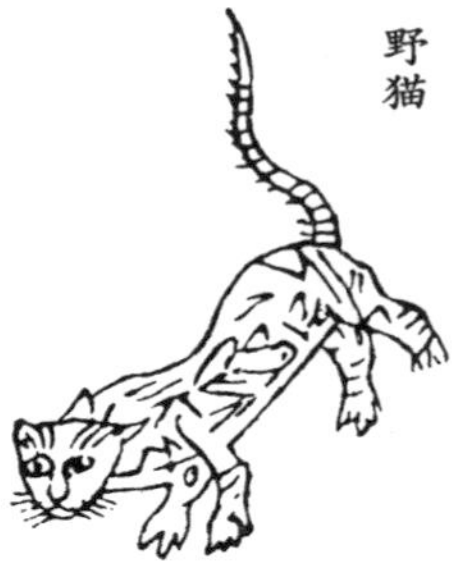 野猫
风狸	狐	貉
广西		

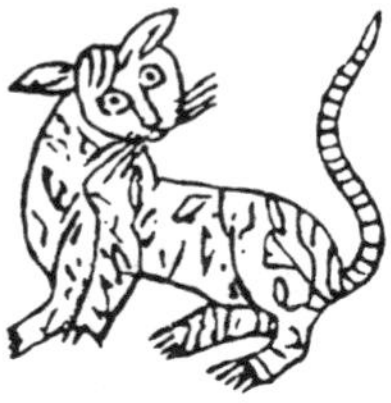

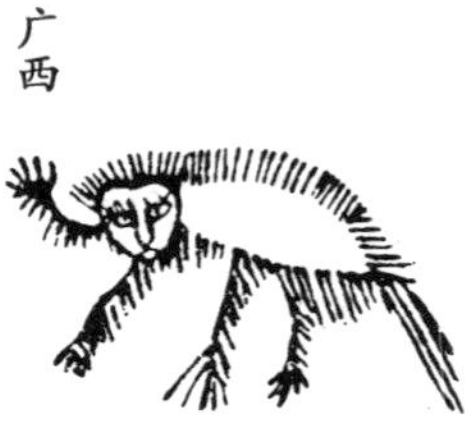

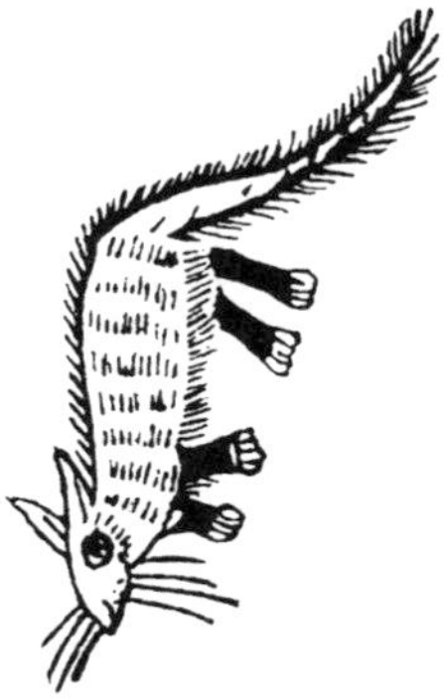

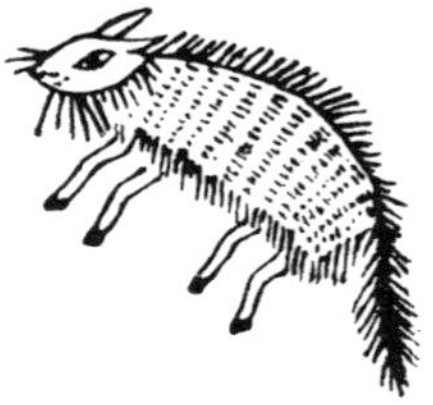

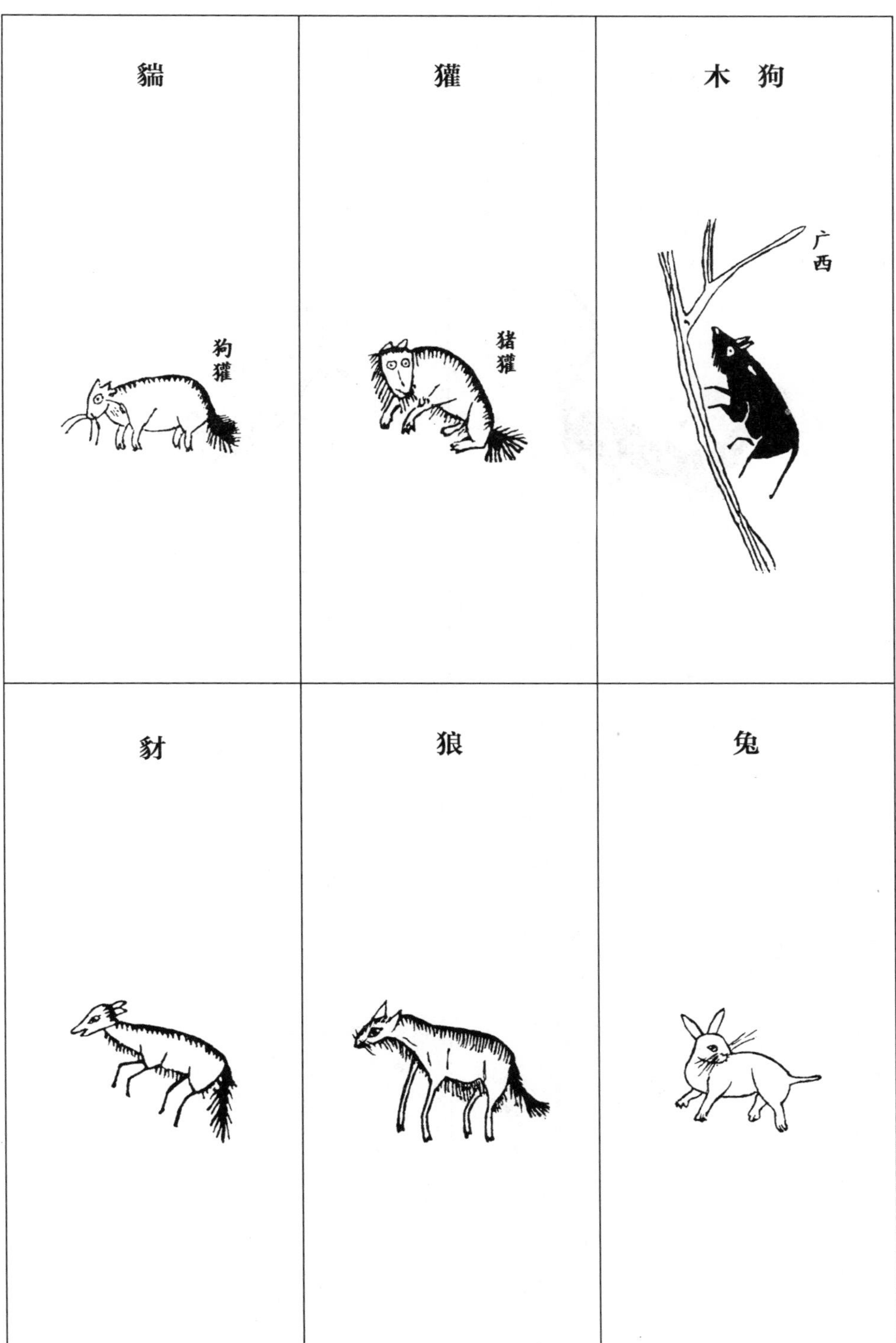
貒
狗獾
獾
猪獾
木狗
广西
豺
狼
兔

水　獭	腽肭兽

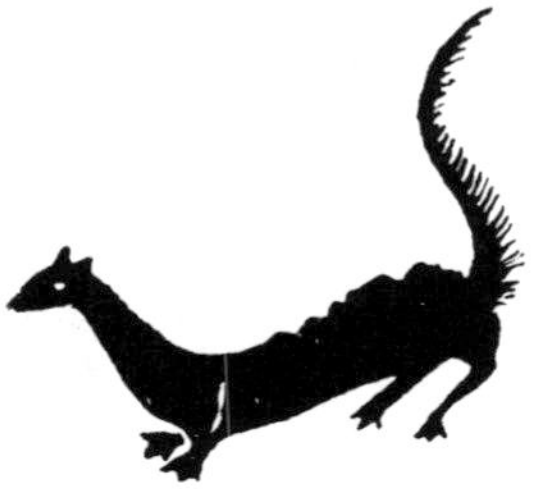

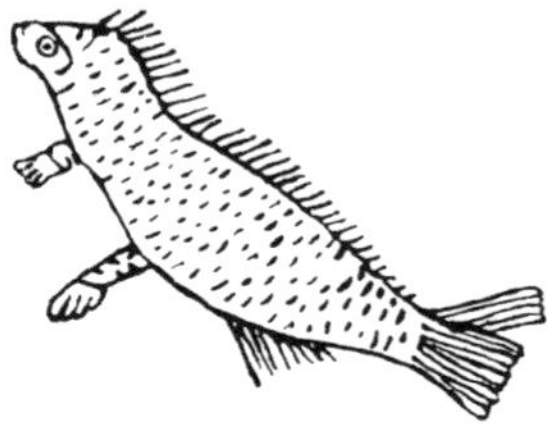

兽部鼠类附图

鼠

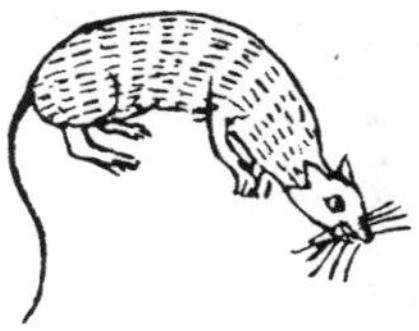

鼹鼠

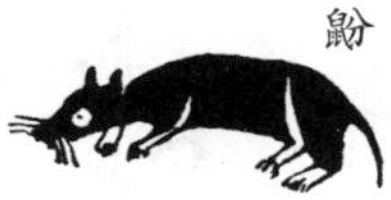

鼢

鼫鼠

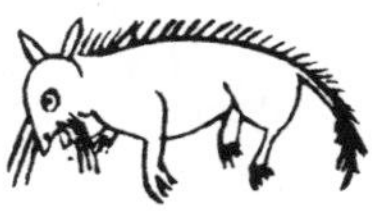

竹䶉

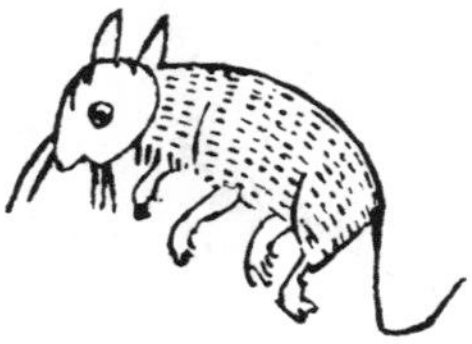

土拔鼠	貂　鼠	黄　鼠
答剌不花		

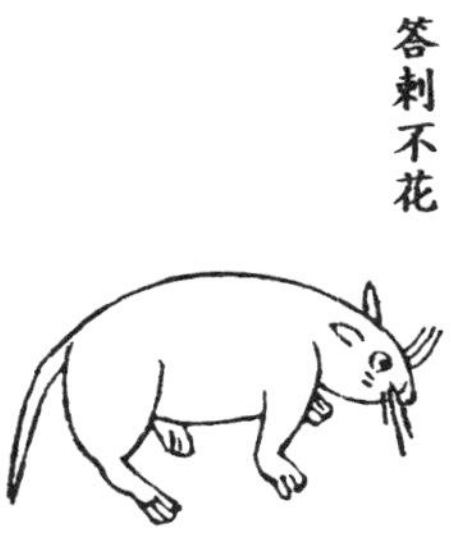

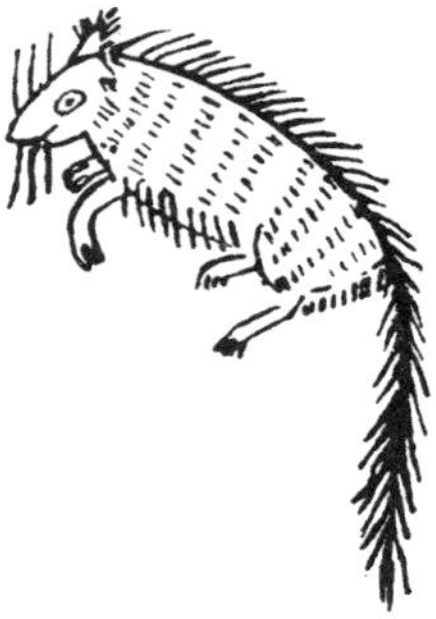

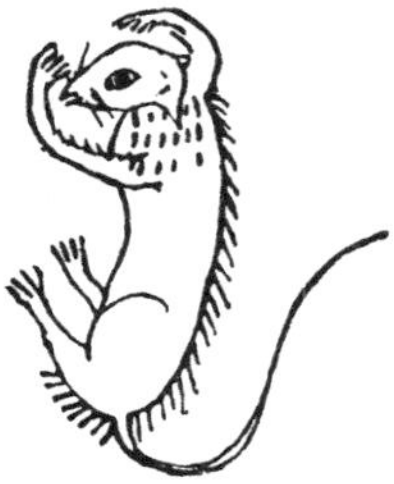

鼬　鼠	鼷　鼠	猬
鼠狼		

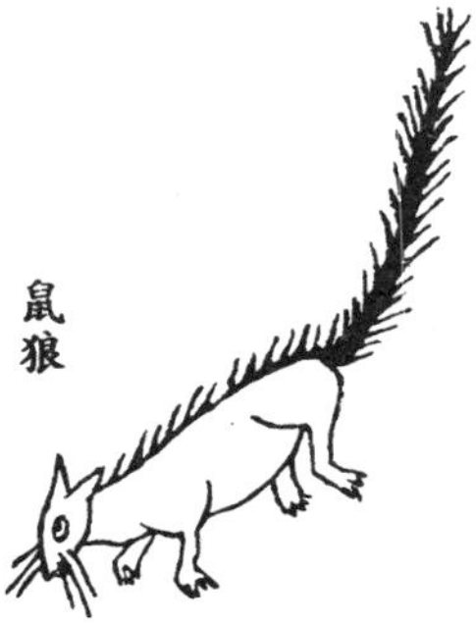

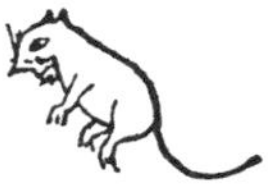

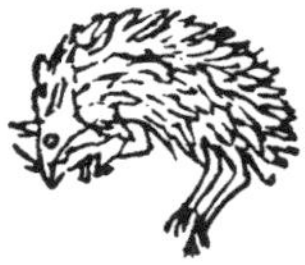

猕猴

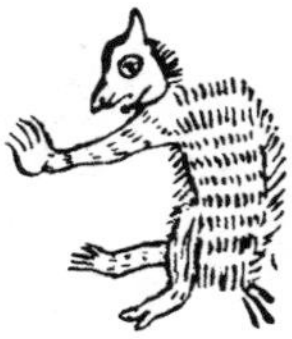

狨

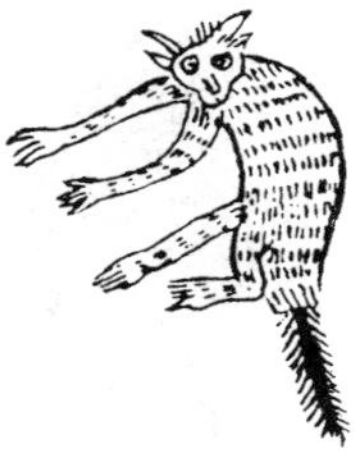

猿

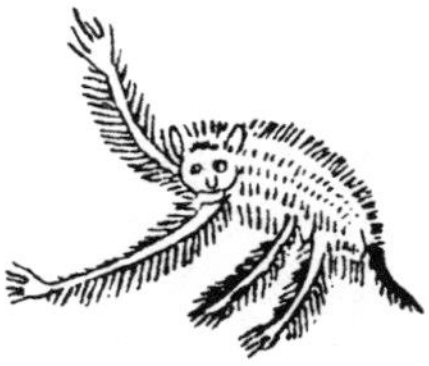

果然

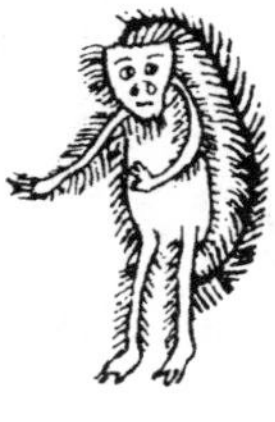

猩猩	狒狒

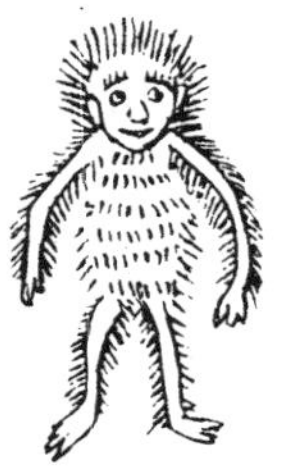

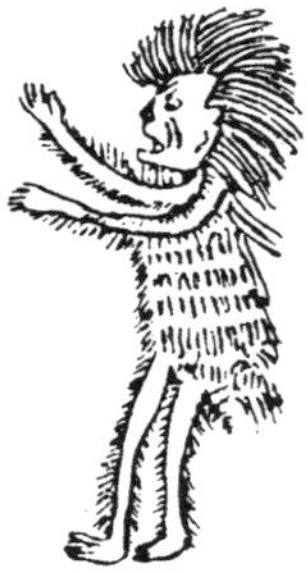

本草纲目序例目录第一卷

序例上

本草纲目序例第一卷

序例 | 上

历代诸家本草

神农本草经 〔掌禹锡曰〕旧说本草经三卷，神农所作，而不经见，汉书·艺文志亦无录焉。汉平帝纪云：元始五年，举天下通知方术本草者，所在轺传，遣诣京师。楼护传称：护少诵医经本草方术数十万言。本草之名盖见于此。唐·李世勣等以梁七录载神农本草三卷，推以为始。又疑所载郡县有后汉地名，似张机、华佗辈所为，皆不然也。按淮南子云：神农尝百草之滋味，一日而七十毒。由是医方兴焉。盖上世未著文字，师学相传，谓之本草。两汉以来，名医益众，张、华辈始因古学附以新说，通为编述，本草由是见于经录也。〔寇宗奭曰〕汉书虽言本草，不能断自何代而作。世本淮南子虽言神农尝百草以和药，亦无本草之名。惟帝王世纪云：黄帝使岐伯尝味草木，定本草经，造医方以疗众疾。乃知本草之名，自黄帝始。盖上古圣贤，具生知之智，故能辨天下品物之性味，合世人疾病之所宜。后世贤智之士，从而和之，又增其品焉。〔韩保升曰〕药有玉石、草、木、虫、兽，而云本草者，为诸药中草类最多也。

名医别录 〔李时珍曰〕神农本草药分三品，计三百六十五种，以应周天之数。梁·陶弘景复增汉、魏以下名医所用药三百六十五种，谓之名医别录，凡七卷。首叙药性之源，论病名之诊，次分玉石一品，草一品，木一品，果菜一品，米食一品，有名未用三品。以朱书神农，墨书别录，进上梁武帝。弘景字通明，宋末为诸王侍读，归隐勾曲山，号华阳隐居，武帝每咨访之，年八十五卒，谥贞白先生。其书颇有裨补，亦多谬误。〔弘景自序曰〕隐居先生在乎茅山之上，以吐纳余暇，游意方技，览本草药性，以为尽圣人之心，故撰而论之。旧称神农本经，予以为信然。昔神农氏之王天下也，画八卦以通鬼神之情，造耕种以省杀生之弊，宣药疗疾，以拯夭伤之命。此三道者，历众圣而滋彰。文王、孔子，彖、象、繇、辞，幽赞人天。后稷、伊尹，播厥百谷，惠被群生。岐、黄、彭、扁，振扬辅导，恩流含气。岁逾三千，民到于今赖之。但轩辕已前，文字未传，药性所主，当以识识相因，不尔，何由得闻。至于桐、雷，乃著在编简。此书应与素问同类，但后人多更修饬之尔。秦皇所焚，医方、卜术不预，故犹得全录，而遭汉献迁徙，晋怀奔进，文籍焚爇，十不遗一。今之所存，有此三卷。其所出郡县乃后汉时制，疑仲景、元化等所记。又有桐君采药录，说其花叶形色。药对四卷，论其佐使相须。魏、晋以来，吴普、李当之等更复损益。或五百九十五，或四百四十一，或三百一十九，或三品混糅，冷热舛错，草石不分，虫兽无辨，且所主治，互有得失。医家不能备见，则智识有浅深。今辄苞综诸经，研括烦省，以神农本经三品合三百六十五为主，又进名医别品亦三百六十五，合七百三十种。精粗皆取，无复遗落，分别科条，区畛物类，兼注诏时用，土地所出及仙经道术所须，并此序录，合为七卷。虽未足追踵前良，盖亦一家撰制，吾去世之后，可贻诸知音尔。

桐君采药录 〔时珍曰〕桐君，黄帝时臣也。书凡二卷，纪其花叶形色，今已不传。后人又有四时采药、太常采药时月等书。

雷公药对 〔禹锡曰〕北齐徐之才撰。以众药名品、君臣、性毒、相反及所主疾病，分类记之。凡二卷。〔时珍曰〕陶氏前已有此书，吴氏本草所引雷公是也。盖黄帝时雷公所著，之才增饰之尔。之才丹阳人，博识善医，历事北齐诸帝得宠，仕终尚书左仆射，年八十卒，赠司徒，封西阳郡王，谥文明。北史有传。

李氏药录 〔保升曰〕魏·李当之，华佗弟子。修神农本草三卷，而世少行。〔时珍曰〕其书散见吴氏、陶氏本草中，颇有发明。

吴氏本草 〔保升曰〕魏·吴普，广陵人，华佗弟子。凡一卷。〔时珍曰〕其书分记神农、黄帝、岐伯、桐君、雷公、扁鹊、华佗、李氏所说，性味甚详，今亦失传。

雷公炮炙论 〔时珍曰〕刘宋时雷敩所著，非黄帝时雷公也。自称内究守国安正公，或是官名也。胡洽居士重加定述。药凡三百种，为上中下三卷。其性味、炮炙、熬煮、修事之法多古奥，文亦古质，别是一家，多本于乾宁晏先生。其首序论述物理，亦甚幽玄，录载于后。乾宁先生名晏封，著制伏草石论六卷，盖丹石家书也。

唐本草 〔时珍曰〕唐高宗命司空英国公李勣等修陶隐居所注神农本草经，增为七卷。世谓之英公唐本草，颇有增益。显庆中，右监门长史苏恭重加订注，表请修定。帝复命太尉赵国公长孙无忌等二十二人与恭详定。增药一百一十四种，分为玉石、草、木、人、兽、禽、虫鱼、果、米谷、菜、有名未用十一部，凡二十卷，目录一卷，别为药图二十五卷，图经七卷，共五十三卷，世谓之唐新本草。苏恭所释虽明，亦多驳误。礼部郎中孔志约序曰：天地之大德曰生，运阴阳以播物；含灵之所保曰命，资亭育以尽年。蛰穴栖巢，感物之情盖寡；范金揉木，逐欲之道方滋。而五味或爽，时昧甘辛之节；六气斯沴，易衍寒燠之宜。中外交侵，形神分战。饮食伺衅，成肠胃之眚；风湿候隙，构手足之灾。机缠肤腠，莫之救止，渐固膏肓，期于夭折。暨炎辉纪物，识药石之功；云瑞名官，穷诊候之术。草木咸得其性，鬼神无所遁情。刳麝剸犀，驱泄邪恶；飞丹炼石，引纳清和。大庇苍生，普济黔首，功侔造化，恩迈裁成。日用不知，于今是赖。岐、和、彭、缓，腾绝轨于前；李、华、张、吴，振英声于后。昔秦政煨燔，兹经不预；永嘉丧乱，斯道尚存。梁陶弘景雅好摄生，研精药术，以为本草经者，神农之所作，不刊之书也。惜其年代浸远，简编残蠹，与桐、雷众记颇或踳驳。兴言撰缉，勒成一家，亦以雕琢经方，润色医业。然而时钟鼎峙，闻见阙于殊方；事非佥议，诠释拘于独学。至如重建平之防己，弃槐里之半夏。秋采榆仁，冬收云实。谬粱米之黄白，混荆子之牡蔓。异繁缕于鸡肠，合由跋于鸢尾。防葵狼毒，妄曰同根；钩吻黄精，引为连类。铅锡莫辨，橙柚不分。凡此比例，盖亦多矣。自时厥后，以迄于今。虽方技分镳，名医继轨，更相祖述，罕能厘正。乃复采杜衡于及己，求忍冬于络石。舍陟厘而取莂藤，退飞廉而用马蓟。承疑行妄，曾无有觉。疾瘵多殆，良深慨叹。既而朝议郎行右监门府长史骑都尉臣苏恭，摭陶氏之乖违，辨俗用之纰紊。遂表请修定，深副圣怀。乃诏太尉扬州都督监修国史上柱国赵国公臣无忌、大中大夫行尚药奉御臣许孝崇等二十二人，与苏恭详撰。窃以动植形生，因方舛性；春秋节变，感气殊功。离其本土，则质同而效异；乖于采摘，乃物是而时非。名实既爽，寒温多谬。用之凡庶，其欺已甚；施之君父，逆莫大焉。于是上禀神规，下询众议，普颁天下，营求药物。羽毛鳞介，无远不臻；根茎花实，有名咸萃。遂乃详探秘要，博综方术。本经虽缺，有验必书；别录虽存，无稽必正。考其同异，择其去取。铅翰昭章，定群言之得失；丹青绮焕，备庶物之形容。撰本草并图经目录等，凡成五十四卷。庶以网罗今古，开涤耳目。尽医方之妙极，拯生灵之性命。传万祀而无昧，悬百王而不朽。

药总诀　〔禹锡曰〕梁·陶隐居撰，凡二卷。论药品五味寒热之性、主疗疾病及采蓄时月之法。一本题曰药象口诀，不著撰人名。

药性本草　〔禹锡曰〕药性论凡四卷，不著撰人名氏。分药品之性味，君臣佐使主病之效。一本云陶隐居撰。然其药性之功，有与本草相戾者，疑非隐居书也。〔时珍曰〕药性论即药性本草，乃唐·甄权所著也。权，扶沟人，仕隋为秘省正字。唐太宗时，年百二十岁，帝幸其第，访以药性，因上此书，授朝散大夫，其书论主治亦详。又著脉经、明堂人形图各一卷。详见唐史。

千金食治　〔时珍曰〕唐·孙思邈撰，千金备急方三十卷。采摭素问、扁鹊、华佗、徐之才等所论补养诸说，及本草关于食用者，分米谷、果、菜、鸟兽、虫鱼为食治附之，亦颇明悉。思邈隐于太白山，隋、唐征拜皆不就，年百余岁卒。所著有千金翼方、枕中素书、摄生真录、福禄论、三教论、老子、庄子注。

食疗本草 〔禹锡曰〕唐同州刺史孟诜撰。张鼎又补其不足者八十九种，并旧为二百二十七条，凡三卷。〔时珍曰〕诜，梁人也。武后时举进士，累迁凤阁舍人，出为台州司马，转同州刺史。睿宗召用，固辞。卒年九十。因周礼食医之义，著此书，多有增益。又撰必效方十卷，补养方三卷。唐史有传。

本草拾遗 〔禹锡曰〕唐开元中三原县尉陈藏器撰。以神农本经虽有陶、苏补集之说，然遗沉尚多，故别为序例一卷，拾遗六卷，解纷三卷，总曰本草拾遗。〔时珍曰〕藏器，四明人。其所著述，博极群书，精核物类，订绳谬误，搜罗幽隐，自本草以来，一人而已。肤谫之士，不察其该详，惟诮其僻怪。宋人亦多删削。岂知天地品物无穷，古今隐显亦异，用舍有时，名称或变，岂可以一隅之见，而遽讥多闻哉。如辟虺雷、海马、胡豆之类，皆隐于昔而用于今；仰天皮、灯花、败扇之类，皆万家所用者。若非此书收载，何从稽考？此本草之书，所以不厌详悉也。

海药本草 〔禹锡曰〕南海药谱二卷，不著撰人名氏，杂记南方药物所产郡县及疗疾之功，颇无伦次。〔时珍曰〕此即海药本草也，凡六卷，唐人李珣所撰。珣盖肃、代时人，收采海药亦颇详明。又郑虔有胡本草七卷，皆胡中药物。今不传。

四声本草 〔禹锡曰〕唐兰陵处士萧炳撰。取本草药名上一字，以平、上、去、入四声相从，以便讨阅，无所发明，凡五卷。进士王收序之。

删繁本草 〔禹锡曰〕唐润州医博士兼节度随军杨损之撰。删去本草不急及有名未用之类为五卷。开元以后人也。无所发明。

本草音义 〔时珍曰〕凡二卷，唐·李含光撰。又甄立言、殷子严皆有音义。

本草性事类 〔禹锡曰〕京兆医工杜善方撰。不详何代人，凡一卷。以本草药名随类解释，附以诸药制使、畏恶、相反、相宜、解毒者。

食性本草 〔禹锡曰〕南唐陪戎副尉剑州医学助教陈士良撰。取神农、陶隐居、苏恭、孟诜、陈藏器诸家药关于饮食者类之，附以食医诸方，及五时调养脏腑之法。〔时珍曰〕书凡十卷，总集旧说，无甚新义。古有淮南王食经一百二十卷，并有崔浩食经九卷，竺暄食经十卷，膳馐养疗二十卷，昝殷食医心鉴三卷，娄居中食治通说一卷，陈直奉亲养老书二卷，并有食治诸方，皆祖食医之意也。

蜀本草 〔时珍曰〕蜀主孟昶命翰林学士韩保升等与诸医士，取唐本草参校增补注释，别为图经，凡二十卷，昶自为序，世谓之蜀本草。其图说药物形状，颇详于陶、苏也。

开宝本草 〔时珍曰〕宋太祖开宝六年，命尚药奉御刘翰、道士马志等九人，取唐、蜀本草详校，仍取陈藏器拾遗诸书相参，刊正别名，增药一百三十三种，马志为之注解，翰林学士卢多逊等刊正。七年，复招志等重定，学士李昉等看详。凡神农者白字，名医所传者墨字，别之，并目录共二十一卷。序曰：三坟之书，神农预其一；百药既辨，本草存其录。旧经三卷，世所流传；名医别录，互为编纂。至梁·贞白先生陶弘景，乃以别录参其本经，朱墨杂书，时谓明白，而又考彼功用，为之注释，列为七卷，南国行焉。逮乎有唐，别加参校，增药余八百味，添注为二十一卷，本经漏功则补之，陶氏误说则证之。然而载历年祀，又逾四百。朱字墨字，无本得同；旧注新注，其文互缺。非圣主抚大同之运，永无疆之休，其何以改而正之哉。乃命尽考传误，刊为定本，类例非允，从而革焉。至于笔头灰，兔毫也，而在草部，今移附兔头骨之下；半天河、地浆，皆水也，亦在草部，今移附玉石类之间。败鼓皮移附于兽皮，胡桐泪改从于木类。紫矿亦木也，自玉石品而取焉；伏翼实禽也，由虫鱼部而移焉。橘柚附于果实，食盐附于光盐。生姜、干姜，同归一说。至于鸡肠、繁缕、陆英、蒴藋，以类相似，从而附之。仍采陈藏器拾遗、李含光音义，或讨源于别本，或传效于医家，参而较之，辨其臧否。至于突厥白，旧说灰类也，今是木根；天麻根，解以赤箭，今又全异。去非取是，特立新条。自余刊正，不可悉数。下采众议，定为印板。乃以白字为神农所说，墨字为名医所传。唐附今附，各加显注。详其解释，审其形性。证谬误而辨之者，署为今注；考文记而述之者，又为今按。义既刊定，理亦详明。又以新旧药合九百八十三种，并目录二十一卷，广颁天下，传而行焉。

嘉祐补注本草 〔时珍曰〕宋仁宗嘉祐二年，诏光禄卿直秘阁掌禹锡、尚书祠部郎中秘阁校理林亿等，同诸医官重修本草。新补八十二种，新定一十七种，通计一千八十二条，谓之嘉祐补注本草，共二十卷。其书虽有校修，无大发明。其序略云：神农本草经三卷，药止三百六十五种。至陶隐居又进名医别录，亦三百六十五种，因而注释，分为七卷。唐·苏恭等又增一百一十四种，广为二十卷，谓之唐本草。国朝开宝中，两诏医工刘翰、道士马志等修，增一百三十三种，为开宝本草。伪蜀·孟昶，亦尝命其学士韩保升等稍有增广，谓之蜀本草。嘉祐二年八月，诏臣禹锡、臣亿等再加校正。臣等被命，遂更研核。窃谓前世医工，原诊用药，随效辄记，遂至增多。概见诸书，浩博难究，虽屡加删定，而去取非一。或本经已载，而所述粗略；或俚俗常用，而太医未闻。向非因事详著，则遗散多矣。乃请因其疏语，更为补注。因诸家医书、药谱所载物品功用，并从采掇。惟名近迂僻，类乎怪诞，则所不取。自余经史百家，虽非方饵之急，其间或有参说药验较然可据者，亦兼收载，务从该洽，以副诏意。凡名本草者非一家，今以开宝重定本为正。其分布卷类，经注杂糅，间以朱墨，并从旧例，不复厘改。凡补注并据诸书所说，其意义与旧文相参者，则从删削，以避重复。其旧已著见而意有未完，后书复言，亦具存之，欲详而易晓。仍每条并以朱书其端云：臣等谨按某书云某事。其别立条者，则解于其末，云见某书。凡所引书，唐、蜀二本草为先，他书则以所著先后为次第。凡书旧名本草者，今所引用，但著其所作人名曰某，惟唐、蜀本则曰唐本云、蜀本云。凡字朱墨之别，所谓神农本经者，以朱字；名医因神农旧条而有增补者，以墨字间于朱字；余所增者，皆别立条，并以墨字。凡陶隐居所进者，谓之名医别录，并以其注附于末。凡显庆所增者，亦注其末曰唐本先附。凡开宝所增者，亦注其末曰今附。凡今所增补，旧经未有，于逐条后开列云新补。凡药旧分上、中、下三品，今之新补难于详辨，但以类附见。如绿矾次于矾石，山姜花次于豆蔻，扶移次于水杨之类是也。凡药有功用，本经未见，而旧注已曾引注，今之所增，但涉相类，更不立条，并附本注之末，曰续注。如地衣附于垣衣，燕覆附于通草，马藻附于海藻之类是也。凡旧注出于陶氏者，曰陶隐居云。出于显庆者，曰唐本注。出于开宝者，曰今注。其开宝考据传记者，别曰今按、今详、又按。皆以朱字别书于其端。凡药名本经已见，而功用未备，今有所益者，亦附于本注之末。凡药有今世已尝用，而诸书未见，无所辨证者，如胡卢巴、海带之类，则请从太医众论参议，别立为条，曰新定。旧药九百八十三种，新补八十二种，附于注者不预焉。新定一十七种，总新旧一千八十二条，皆随类附著之。英公、陶氏、开宝三序，皆有义例，所不可去，仍载于首卷云。

图经本草 〔时珍曰〕宋仁宗既命掌禹锡等编绎本草，累年成书；又诏天下郡县，图上所产药物，用唐永徽故事，专命太常博士苏颂撰述成此书，凡二十一卷。考证详明，颇有发挥。但图与说异，两不相应。或有图无说，或有物失图，或说是图非。如江州菝葜乃仙遗粮，滁州青木香乃兜铃根，俱混列图；棠毬子即赤爪木，天花粉即栝楼根，乃重出条之类，亦其小小疏漏耳。颂，字子容，同安人，举进士，哲宗朝位至丞相，封魏国公。

证类本草 〔时珍曰〕宋徽宗大观二年，蜀医唐慎微取嘉祐补注本草及图经本草合为一书，复拾唐本草、陈藏器本草、孟诜食疗本草旧本所遗者五百余种，附入各部，并增五种。仍采雷公炮炙及唐本、食疗、陈藏器诸说收未尽者，附于各条之后。又采古今单方，并经、史、百家之书有关药物者，亦附之。共三十一卷，名证类本草。上之朝廷，改名大观本草。慎微貌寝陋而学该博，使诸家本草及各药单方，垂之千古，不致沦没者，皆其功也。政和中，复命医官曹孝忠校正刊行，故又谓之政和本草。

本草别说　〔时珍曰〕宋哲宗元祐中，阆中医士陈承，合本草及图经二书为一，间缀数语，谓之别说，高宗绍兴末，命医官王继先等校正本草，亦有所附，皆浅俚无高论。

日华诸家本草　〔禹锡曰〕国初开宝中，四明人撰。不著姓氏，但云日华子大明。序集诸家本草近世所用药，各以寒、温、性、味、华、实、虫、兽为类，其言功用甚悉，凡二十卷。〔时珍曰〕按千家姓大姓出东莱，日华子盖姓大名明也。或云其姓田。未审然否。

本草衍义　〔时珍曰〕宋政和中，医官通直郎寇宗奭撰。以补注及图经二书，参考事实，核其情理，援引辨证，发明良多，东垣、丹溪诸公亦尊信之。但以兰花为兰草，卷丹为百合，是其误也。书及序例凡二十卷。平阳张魏卿以其说分附各药之下，合为一书。

洁古珍珠囊　〔时珍曰〕书凡一卷，金易州明医张元素所著。元素，字洁古，举进士不第，去学医，深阐轩、岐秘奥，参悟天人幽微。言古方新病不相能，自成家法。辨药性之气味、阴阳、厚薄、升降、浮沉、补泻，六气、十二经、及随证用药之法，立为主治、秘诀、心法、要旨，谓之珍珠囊。大扬医理，灵、素之下，一人而已。后人翻为韵语，以便记诵，谓之东垣珍珠囊，谬矣。惜乎止论百品，未及遍评。又著病机气宜保命集四卷，一名活法机要。后人误作河间刘完素所著，伪撰序文词调于卷首以附会之。其他洁古诸书，多是后人依托，故驳杂不伦。

用药法象　〔时珍曰〕书凡一卷，元真定明医李杲所著。杲，字明之，号东垣。通春秋、书、易，忠信有守，富而好旋，援例为济源监税官。受业于洁古老人，尽得其学，益加阐发，人称神医。祖洁古珍珠囊，增以用药凡例、诸经向导、纲要活法，著为此书。谓世人惑于内伤外感，混同施治，乃辨其脉证、元气阴火、饮食劳倦、有余不足，著辨惑论三卷、脾胃论三卷。推明素问、难经、本草、脉诀及杂病方论，著医学发明九卷，兰室秘藏五卷。辨析经络脉法，分比伤寒六经之则，著此事难知二卷。别有痈疽、眼目诸书及试效方，皆其门人所集述者也。

汤液本草　〔时珍曰〕书凡二卷，元医学教授古赵王好古撰。好古，字进之，号海藏，东垣高弟，医之儒者也。取本草及张仲景、成无己、张洁古、李东垣之书，间附己意，集而为此。别著汤液大法四卷、医垒元戎十卷、阴证略例、癍论萃英、钱氏补遗各一卷。

日用本草　〔时珍曰〕书凡八卷，元海宁医士吴瑞，取本草之切于饮食者，分为八门，间增数品而已。瑞，字瑞卿，元文宗时人。

本草歌括 〔时珍曰〕元瑞州路医学教授胡仕可，取本草药性图形作歌，以便童蒙者。我明刘纯、熊宗立、傅滋辈，皆有歌括及药性赋，以授初学记诵。

本草衍义补遗 〔时珍曰〕元末朱震亨所著。震亨，义乌人，字彦修，从许白云讲道，世称丹溪先生。尝从罗太无学医，遂得刘、张、李三家之旨而推广之，为医家宗主。此书盖因寇氏衍义之义而推衍之，近二百种，多所发明。但兰草之为兰花，胡粉之为锡粉，未免泥于旧说，而以诸药分配五行，失之牵强耳。所著有格致余论、局方发挥、伤寒辨疑、外科精要新论、风木问答诸书。

本草发挥 〔时珍曰〕书凡三卷，洪武时丹溪弟子山阴徐彦纯用诚所集。取张洁古、李东垣、王海藏、朱丹溪、成无已数家之说，合成一书尔，别无增益。

救荒本草 〔时珍曰〕洪武初，周定王因念旱涝民饥，咨访野老田夫，得草木之根苗花实可备荒者四百四十种，图其形状，著其出产、苗叶、花子、性味、食法，凡四卷，亦颇详明可据。近人翻刻，削其大半，虽其见浅，亦书之一厄也。王号诚斋，性质聪敏，集普济方一百六十八卷、袖珍方四卷、诗、文、乐府等书。嘉靖中，高邮王磐著野菜谱一卷，绘形缀语，以告救荒，略而不详。

庚辛玉册 〔时珍曰〕宣德中，宁献王取崔昉外丹本草、土宿真君造化指南、独孤滔丹房鉴源、轩辕述宝藏论、青霞子丹台录诸书所载金石草木可备丹炉者，以成此书。分为金石部、灵苗部、灵植部、羽毛部、鳞甲部、饮馔部、鼎器部，通计二卷，凡五百四十一品。所说出产形状，分别阴阳，亦可考据焉。王号臞仙，该通百家，所著医、卜、农、圃、琴、棋、仙学、诗家诸书，凡数百卷。造化指南三十三篇，载灵草五十三种，云是土宿昆元真君所说，抱朴子注解，盖亦宋、元时方士假托者尔。古有太清草木方、太清服食经、太清丹药录、黄白秘法、三十六水法、伏制草石论诸书，皆此类也。

本草集要 〔时珍曰〕弘治中，礼部郎中慈溪王纶，取本草常用药品，及洁古、东垣、丹溪所论序例，略节为八卷，别无增益，斤斤泥古者也。纶，字汝言，号节斋，举进士，仕至都御史。

食物本草 〔时珍曰〕正德时，九江知府江陵汪颖撰。东阳卢和，字廉夫，尝取本草之系于食品者编次此书。颖得其稿，厘为二卷，分为水、谷、菜、果、禽、兽、鱼、味八类云。

食鉴本草 〔时珍曰〕嘉靖时，京口宁原所编。取可食之物，略载数语，无所发明。

本草会编 〔时珍曰〕嘉靖中，祁门医士汪机所编。机，字省之。惩王氏本草集要不收草木形状，乃削去本草上、中、下三品，以类相从，菜谷通为草部，果品通为木部，并诸家序例共二十卷。其书撮约，似乎简便而混同，反难检阅，冠之以荠，识陋可知，掩去诸家，更觉零碎，臆度疑似，殊无实见，仅有数条自得可取尔。

本草蒙筌 〔时珍曰〕书凡十二卷，祁门医士陈嘉谟撰。谟，字廷采。嘉靖末，依王氏集要，部次集成。每品具气味、产采、治疗、方法，创成对语，以便记诵。间附己意于后，颇有发明。便于初学，名曰蒙筌，诚称其实。

本草纲目 明楚府奉祠、敕封文林郎、蓬溪知县，蕲州李时珍东璧撰。蒐罗百氏，访采四方。始于嘉靖壬子，终于万历戊寅，稿凡三易。分为五十二卷，列为一十六部，部各分类，类凡六十。标名为纲，列事为目。增药三百七十四种，方八千一百六十。

引据古今医家书目

〔时珍曰〕自陶弘景以下，唐、宋诸本草引用医书，凡八十四家，而唐慎微居多。时珍今所引，除旧本外，凡二百七十六家。

黄帝素问王冰注
唐玄宗开元广济方
天宝单方图
唐德宗贞元广利方
太仓公方
宋太宗太平圣惠方
扁鹊方三卷
张仲景金匮玉函方
华佗方十卷
张仲景伤寒论成无己注
支太医方
张文仲随身备急方
徐文伯方
初虞世古今录验方
秦承祖方
王焘外台秘要方
华佗中藏经
姚和众延龄至宝方
范汪东阳方
孙真人千金备急方
孙真人食忌
孙真人千金翼方
孙真人枕中记
席延赏方
孙真人千金髓方
叶天师枕中记
箧中秘宝方
许孝宗箧中方
钱氏箧中方
刘禹锡传信方
王绍颜续传信方
延年秘录
柳州救三死方
李绛兵部手集方
御药院方
崔行功纂要方
刘涓子鬼遗方
乘闲集效方
陈延之小品方
葛洪肘后百一方
服气精义方
谢士泰删繁方
胡洽居士百病方
孙兆口诀
梅师集验方

崔元亮海上集验方
深师脚气论即梅师
姚僧坦集验方
孙氏集验方
孟诜必效方
平尧卿伤寒类要
斗门方
韦宙独行方
王珉伤寒身验方
胜金方
文潞公药准
周应简要济众方
塞上方
王衮博济方
沈存中灵苑方
救急方
张路大效方
崔知悌劳瘵方
近效方
陈抃经验方
陈氏经验后方
苏沈良方东坡、存中
十全博救方
昝殷食医心镜
必用方
张杰子母秘录
杨氏产乳集验方
昝殷产宝
谭氏小儿方
小儿宫气方
万全方

太清草木方
李翱何首乌传
普救方
神仙服食方
嵩阳子威灵仙传
寒食散方
贾相公牛经
贾诚马经
已上八十四家，系旧本所引。

灵枢经
王冰玄珠密语
张杲医说
黄帝书
褚氏遗书
李濂医史
秦越人难经
圣济总录
刘氏病机赋
皇甫谧甲乙经
宋徽宗圣济经
刘克用药性赋
王叔和脉经
张仲景金匮要略
彭祖服食经
巢元方病原论
神农食忌
神仙服食经
宋侠经心录
魏武帝食制

李氏食经
王执中资生经
娄居中食治通说
饮膳正要
刘河间原病式
太清灵宝方
玄明粉方
刘河间宣明方
戴起宗脉诀刊误
吴猛服椒诀
许洪本草指南
黄氏本草权度
祝氏证治本草
土宿真君造化指南
医余录
月池人参传李言闻
胡演升炼丹药秘诀
名医录
月池艾叶传
张子和儒门事亲
张洁古医学启源
菖蒲传
医鉴龚氏
活法机要
杨天惠附子传
洁古家珍
李东垣医学发明
东垣辨惑论
东垣脾胃论
东垣兰室秘藏
东垣试效方

王海藏医家大法
海藏医垒元戎
海藏此事难知
海藏阴证发明
罗天益卫生宝鉴
丹溪格致余论
丹溪局方发挥
卢和丹溪纂要
丹溪医案
杨珣丹溪心法
方广丹溪心法附余
丹溪活套
程充丹溪心法
滑伯仁撄宁心要
惠民和剂局方
陈言三因方
孙真人千金月令方
严用和济生方
王氏易简方王硕
杨子建万全护命方
继洪澹寮方
是斋指迷方王贶
杨士瀛仁斋直指方
余居士选奇方
黎居士易简方
杨氏家藏方杨倓
济生拔萃方杜思敬
胡濙卫生易简方
朱端章卫生家宝方
许学士本事方许叔微
鸡峰备急方张锐
孙用和传家秘宝方
王隐君养生主论
真西山卫生歌
赵士衍九籥卫生方
王方庆岭南方
岭南卫生方
初虞世养生必用方
周定王普济方一百七十卷
虞抟医学正传
李仲南永类钤方
周定王袖珍方
傅滋医学集成
萨谦斋瑞竹堂经验方
王履溯洄集
叶氏医学统旨
万表积善堂经验方
戴原礼证治要诀
医学纲目
孙氏仁存堂经验方
戴原礼金匮钩玄
医学指南
杨氏颐真堂经验方
刘纯玉机微义
医学切问
陆氏积德堂经验方
刘纯医经小学
王玺医林集要
德生堂经验方
臞仙乾坤秘韫
饶氏医林正宗
法生堂经验方
臞仙乾坤生意
周良采医方选要
刘松篁保寿堂经验方
窥玄子法天生意
杨拱医方摘要
陈日华经验方
梁氏总要
医方大成
王仲勉经验方
吴球活人心统
方贤奇效良方
刘长春经验方
吴球诸证辨疑
阎孝忠集效方
禹讲师经验方
赵氏儒医精要
孙天仁集效方
戴古渝经验方
濒湖医案
试效录验方
龚氏经验方
濒湖集简方
经验济世方
蔺氏经验方
杨起简便方
孙一松试效方
阮氏经验方
坦仙皆效方
董炳集验方
赵氏经验方

危氏得效方危亦林
朱端章集验方
杨氏经验方
居家必用方
经验良方
唐瑶经验方
邓笔峰卫生杂兴
救急易方
张氏经验方
王英杏林摘要
急救良方
龚氏经验方
白飞霞韩氏医通
白飞霞方外奇方
徐氏家传方
张三丰仙传方
温隐居海上方
郑氏家传方
王氏奇方
海上仙方
谈野翁试验方
丘玉峰群书日抄
海上名方
包会应验方
何子元群书续抄
十便良方
孟氏诜方
张氏潜江切要
李楼怪证奇方
生生编
邵真人青囊杂纂
夏子益奇疾方
摘玄方
赵宜真济急仙方
纂要奇方
端效方
王永辅惠济方
奚囊备急方
史堪指南方
王璆百一选方
臞仙寿域神方
陈直奉亲养老书
世医通变要法
吴旻扶寿精方
李鹏飞三元延寿书
何大英发明证治
王氏医方捷径
保庆集
保生余录
神医普救方
杨炎南行方
彭用光体仁汇编
传信适用方
王氏究源方
王节斋明医杂著
摄生妙用方
艾元英如宜方
济生秘览
王氏手集
萧静观方
锦囊秘览
唐仲举方
杨尧辅方
金匮名方
严月轩方
郑师甫方
芝隐方
通妙真人方
三十六黄方
葛可久十药神书
苏道玄感传尸论
上清紫庭追劳方
朱肱南阳活人书
韩祇和伤寒书
庞安时伤寒总病论
吴绶伤寒蕴要
赵嗣真伤寒论
成无己伤寒明理论
刘河间伤寒直格
陶华伤寒十书
李知先活人书括
陈自明妇人良方
郭稽中妇人方
熊氏妇人良方补遗
胡氏济阴方
妇人明理论
妇人千金家藏方
便产须知
二难宝鉴
妇人经验方
钱乙小儿直诀
刘昉幼幼新书
幼科类萃

陈文中小儿方
曾世荣活幼心书
徐用宣袖珍小儿方
张焕小儿方
寇衡全幼心鉴
演山活幼口议
阮氏小儿方
鲁伯嗣婴童百问
活幼全书
郑氏小儿方
汤衡婴孩宝鉴
卫生总微论即保幼大全
鲍氏小儿方
汤衡婴孩妙诀
姚和众童子秘诀
全婴方
王日新小儿方
小儿宫气集
魏直博爱心鉴
高武痘疹管见又名正宗
李言闻痘疹证治
痘疹要诀
李实痘疹渊源
闻人规痘疹八十一论
张清川痘疹便览
陈自明外科精要
薛己外科心法
外科通玄论
齐德之外科精义
薛己外科发挥
薛己外科经验方
杨清叟外科秘传
李迅痈疽方论
周良采外科集验方
眼科龙木论
飞鸿集
倪维德原机启微集
明目经验方
宣明眼科
眼科针钩方
咽喉口齿方
已上二百七十六家，时珍所引者。

引据古今经史百家书目

〔时珍曰〕自陶弘景、唐、宋已下所引用者，凡一百五十一家。时珍所引用者，除旧本外，凡四百四十家。

易经注疏王弼
诗经注疏孔颖达、毛苌
尔雅注疏李巡、邢昺、郭璞
尚书注疏孔安国
春秋左传注疏杜预
孔子家语
礼记注疏郑玄
周礼注疏
张湛注列子
郭象注庄子
杨倞注荀子
淮南子鸿烈解
吕氏春秋
葛洪抱朴子
战国策
司马迁史记
班固汉书
范晔后汉书
陈寿三国志
王隐晋书
沈约宋书
萧显明梁史
李延寿北史
魏征隋书
欧阳修唐书
王瓘轩辕本纪
穆天子传
秦穆公传
蜀王本纪
鲁定公传
汉武故事
汉武内传

壶居士传
崔魏公传
李宝臣传
何君谟传
李孝伯传
李司封传
柳宗元传
梁四公子记
唐武后别传
南岳魏夫人传
三茅真君传
葛洪神仙传
干宝搜神记
紫灵元君传
刘向列仙传
徐铉稽神录
玄中记
洞微志
郭宪洞冥记
乐史广异记
刘敬叔异苑
王子年拾遗记
太平广记
吴均续齐谐记
段成式酉阳杂俎
异术
王建平典术
杜佑通典
异类
何承天纂文
张华博物志
魏略
东方朔神异经
盛宏之荆州记
郭璞注山海经
何晏九州记
宗懔荆楚岁时记
华山记
顾微广州记
徐表南州记
嵩山记
裴渊广州记
万震南州异物志
南蛮记
杨孚异物志
房千里南方异物志
太原地志
刘恂岭表录异
孟琯岭南异物志
永嘉记
朱应扶南记
张氏燕吴行纪
南城志
五溪记
王氏番禺记
白泽图
轩辕述宝藏论
青霞子丹台录
斗门经
独孤滔丹房镜源
东华真人煮石法
房室图
太清草木记
神仙芝草经
异鱼图
太清石璧记
灵芝瑞草经
狐刚子粉图
魏王花木志
夏禹神仙经
四时纂要
贾思勰音叶齐民要术
三洞要录
郭义恭广志
汜胜之种植书
八帝圣化经
崔豹古今注
丁谓天香传
八帝玄变经
陆玑诗义疏
陆羽茶经
神仙感应篇
李畋该闻录
张鷟朝野佥载
神仙秘旨
杨亿谈苑
开元天宝遗事
修真秘旨
宣政录
郑氏明皇杂录
颖阳子修真秘诀
五行书
孙光宪北梦琐言

左慈秘诀
广五行记
欧阳公归田录
陶隐居登真隐诀
遁甲书
沈括梦溪笔谈
耳珠先生诀
龙鱼河图
景焕野人闲话
韩终采药诗
王充论衡
黄休复茆亭客话
金光明经
颜氏家训
范子计然
宋齐丘化书
楚辞
李善注文选
张协赋
本事诗
江淹集
宋王微赞
庾肩吾集
陈子昂集
陆龟蒙诗
梁简文帝劝医文
已上一百五十一家，
旧本所引者。

许慎说文解字
吕忱字林
周弼六书正讹
周弼说文字原
王安石字说
赵古则六书本义
顾野王玉篇
孙愐唐韵
魏子才六书精蕴
仓颉解诂
丁度集韵
黄公武古今韵会
洪武正韵
阴氏韵府群玉
包氏续韵府群玉
急就章
张揖广雅
孙炎尔雅正义
孔鲋小尔雅
曹宪博雅
罗愿尔雅翼
杨雄方言
陆佃埤雅
埤雅广义
刘熙释名
司马光名苑
陆玑鸟兽草木虫鱼疏
师旷禽经
袁达禽虫述
淮南八公相鹤经
黄省曾兽经
王元之蜂记
朱仲相贝经
龟经
张世南质龟论
钟毓果然赋
马经
傅肱蟹谱
李石续博物志
韩彦直橘谱
毛文锡茶谱
唐蒙博物志
蔡襄荔枝谱
蔡宗颜茶对
张华感应类从志
欧阳修牡丹谱
刘贡父芍药谱
赞宁物类相感志
范成大梅谱
范成大菊谱
杨泉物理论
刘蒙泉菊谱
史正志菊谱
王佐格古论
陈翥桐谱
沈立海棠记
天玄主物簿
陈仁玉菌谱
王西楼野菜谱
穆修靖灵芝记
戴凯之竹谱
叶庭珪香谱
李德裕平泉草木记
僧赞宁竹谱

洪驹父香谱
周叙洛阳花木记
苏易简纸谱
苏氏笔谱
洛阳名园记
苏氏砚谱
苏氏墨谱
张果丹砂秘诀
杜季阳云林石谱
九鼎神丹秘诀
张果玉洞要诀
李德裕黄冶论
升玄子伏汞图
桓谭盐铁论
大明一统志
韦述两京记
宝货辨疑
太平寰宇记
祝穆方舆要览
嵇含南方草木状
逸周书
郦道元注水经
沈莹临海水土记
汲冢竹书
陆禋续水经
临海异物志
左氏国语
三辅黄图
陈祈畅异物志
谢承续汉书
三辅故事
曹叔雅异物志
法盛晋中兴书
张勃吴录
薛氏荆扬异物志
后魏书
环氏吴纪
万震凉州异物志
南齐书
东观秘记
刘欣期交州记
唐会要
刘义庆世说
范成大桂海虞衡志
五代史
世本
东方朔林邑记
南唐书
类编
东方朔十洲记
宋史
逸史
任豫益州记
辽史
野史
宋祁剑南方物赞
元史
费信星槎胜览
周达观真腊记
吾学编
顾玠海槎录
刘郁出使西域记
大明会典
朱辅山溪蛮丛笑
袁滋云南记
太平御览
陈彭年江南别录
永昌志
册府元龟
江南异闻录
蜀地志
集事渊海
李肇国史补
华阳国志
马端临文献通考
楚国先贤传
茅山记
白孔六帖
葛洪西京杂记
太和山志
古今事类合璧
周密齐东野语
西凉记
祝穆事文类聚
周密癸辛杂志
荆南记
欧阳询艺文类聚
周密浩然斋日钞
永州记
郑樵通志
周密志雅堂杂钞
南裔记
陶九成说郛

罗大经鹤林玉露
竺法真罗浮山疏
虞世南北堂书钞
陶九成辍耕录
田汝成西湖志
贾似道悦生随钞
叶盛水东日记
南郡记
徐坚初学记
徐氏总龟对类
伏深齐地记
文苑英华
邵桂子瓮天语
郡国志
锦绣万花谷
毛直方诗学大成
邺中记
洪迈夷坚志
苏子仇池笔记
廉州记
淮南万毕术
鲜于枢钩玄
辛氏三秦记
高氏事物纪原
松窗杂记
金门记
伏侯中华古今注
杜宝大业拾遗录
周处风土记
应劭风俗通
苏鹗杜阳编
嵩高记
班固白虎通
方勺泊宅编
襄沔记
服虔通俗文
方镇编年录
邓显明南康记
颜师古刊谬正俗
杨慎丹铅录
方国志
杜台卿玉烛宝典
刘绩霏雪录
荀伯子临川记
河图玉版
叶梦得水云录
洪迈松漠纪闻
河图括地象
孙柔之瑞应图记
江湖纪闻
春秋题辞
许善心符瑞记
王安贫武陵记
春秋运斗枢
夏小正
赵蔡行营杂记
春秋元命包
崔寔四时月令
张匡业行程记
春秋考异邮
月令通纂
金幼孜北征录
礼斗威仪
王桢农书
张师正倦游录
孝经援神契
王旻山居录
段公路北户录
周易通卦验
山居四要
胡峤陷卢记
京房易占
居家必用
隋炀帝开河记
刘向洪范五行传
便民图纂
玉策记
遁甲开山图
刘伯温多能鄙事
述征记
南宫从岣嵝神书
臞仙神隐书
任昉述异记
皇极经世书
务本新书
祖冲之述异记
性理大全
俞宗本种树书
薛用弱集异记
五经大全
起居杂记
陈翱卓异记
通鉴纲目

洞天保生录
神异记
程氏遗书
林洪山家清供
李元独异志
朱子大全
闺阁事宜
录异记
老子
陈元靓事林广记
戴祚甄异传
鹖冠子
事海文山
异闻记
管子
万宝事山
祖台之志怪
墨子
奚囊杂纂
陶氏续搜神记
晏子春秋
三洞珠囊
杨氏洛阳伽蓝记
董子
陶隐居杂录
太上玄科
贾谊新书
西樵野记
太清外术
韩诗外传
琅琊漫钞

鲁至刚俊灵机要
刘向说苑
姚福庚己编
地镜图
杜恕笃论
王明清挥尘余话
五雷经
卢谌祭法
景焕牧竖闲谈
雷书
王睿炙毂子
陈霆两山墨谈
乾象占
叶世杰草木子
韦航细谈
列星图
梁元帝金楼子
孙升谈圃
演禽书
蔡邕独断
庞元英谈薮
吐纳经
王浚川雅述
爱竹谈薮
谢道人天空经
章俊卿山堂考索
彭乘墨客挥犀
魏伯阳参同契
洪迈容斋随笔
蔡绦铁围山丛话
萧了真金丹大成

百川学海
侯延赏退斋闲览
许真君书
翰墨全书
遁斋闲览
陶弘景真诰
文系
顾文荐负暄录
朱真人灵验篇
朱子离骚辨证
陆文量菽园杂记
太上玄变经
何孟春余冬录
王性之挥尘录
李筌太白经注
黄震慈溪日钞
赵与时宾退录
八草灵变篇
类说
叶石林避暑录
鹤顶新书
吴淑事类赋
刘禹锡嘉话录
造化指南
左思三都赋
姚宽西溪丛话
修真指南
葛洪遐观赋
俞琰席上腐谈
周颠仙碑
鲁褒钱神论

胡仔渔隐丛话
刘根别传
綦母钱神论
熊太古冀越集
法华经
稽康养生论
王济日询手记
涅槃经
王之纲通微集
李氏仕学类钞
圆觉经
储咏袪疑说
周必大阴德录
楞严经
文字指归
翰苑丛记
变化论
造化权舆
解颐新语
自然论
潘埙楮记室
赵溍养痾漫笔
刘义庆幽明录
仇远稗史
江邻几杂志
百感录
魏武帝集
张耒明道杂志
海录碎事
魏文帝集
唐小说
琐碎录
曹子建集
林氏小说
治闻说
韩文公集
晁以道客话
龙江录
柳子厚文集
刘跂暇日记
灵仙录
欧阳公文集
康誉之昨梦录
白獭髓
三苏文集
邢坦斋笔衡
异说
宛委录
苏黄手简
张世南游宦纪闻
高氏蓼花洲闲录
山谷刀笔
何远春渚纪闻
毕氏幕府燕闲录
李太白集
东坡诗集
吴澄草庐集
杜子美集
黄山谷集
吴莱渊颖集
王维诗集
宋徽宗诗
杨维祯铁崖集
岑参诗集
王元之集
宋景濂潜溪集
钱起诗集
梅尧臣诗集
方孝孺逊志斋集
白乐天长庆集
王荆公临川集
吴玉昆山小稿
元稹长庆集
邵尧夫集
陈白沙集
刘禹锡集
周必大集
何仲默集
张籍诗集
杨万里诚斋集
张东海集
李绅文集
范成大石湖集
杨升庵集
李义山集
陆放翁集
唐荆川集
左贵嫔集
陈止斋集
焦希程集
王梅溪集
张宛丘集
方虚谷集
葛氏韵语阳秋
蔡氏诗话
古今诗话
锦囊诗对
已上四百四十家，时珍所引者。

采集诸家本草药品总数

神农本草经三百四十七种除并入一十八种外，草部一百六十四种，谷部七种，菜部一十三种，果部一十一种，木部四十四种，土部二种，金石部四十一种，虫部二十九种，介部八种，鳞部七种，禽部五种，兽部一十五种，人部一种。

陶弘景名医别录三百六种除并入五十九种外，草部一百三十种，谷部一十九种，菜部一十七种，果部一十七种，木部二十三种，服器部三种，水部二种，土部三种，金石部三十二种，虫部一十七种，介部五种，鳞部十种，禽部一十一种，兽一十二种，人部五种。

李当之药录一种草部。

吴普本草一种草部。

雷敩炮炙论一种兽部。

苏恭唐本草一百一十一种草部三十四种，谷部二种，菜部七种，果部一十一种，木部二十二种，服器部三种，土部三种，金石部一十四种，虫部一种，介部二种，鳞部一种，禽部二种，兽部八种，人部一种。

甄权药性本草四种草部一种，谷部一种，服器部一种，金石部一种。

孙思邈千金食治二种菜部。

孟诜食疗本草一十七种草部二种，谷部三种，菜部三种，果部一种，鳞部六种，禽部二种。

陈藏器本草拾遗三百六十九种草部六十八种，谷部一十一种，菜部一十三种，果部二十种，木部三十九种，服器部三十四种，火部一种，水部二十六种，土部二十八种，金石部一十七种，虫部二十四种，介部一十种，鳞部二十八种，禽部二十六种，兽部一十五种，人部八种。

李珣海药本草一十四种草部四种，谷部一种，果部一种，木部五种，虫部一种，介部二种。

萧炳四声本草二种草部一种，土部一种。

陈士良食性本草二种菜部一种，果部一种。

韩保升蜀本草五种菜部二种，木部一种，介部一种，兽部一种。

马志开宝本草一百一十一种草部三十七种，谷部二种，菜部六种，果部一十九种，木部一十五种，服器部一种，土部一种，金石部九种，虫部二种，介部二种，鳞部一十一种，禽部一种，兽部四种，人部一种。

掌禹锡嘉祐本草七十八种草部一十七种，谷部三种，菜部十种，果部二种，木部六种，服器部一种，水部四种，金石部八种，鳞部一种，介部八种，禽部一十三种，兽部一种，人部四种。

苏颂图经本草七十四种草部五十四种，谷部二种，菜部四种，果部五种，木部一种，金石部三种，虫部二种，介部一种，禽部一种，兽部一种。

大明日华本草二十五种草部七种，菜部二种，果部二种，木部一种，金石部八种，虫部一种，鳞部一种，禽部一种，人部二种。

唐慎微证类本草八种菜部一种，木部一种，土部一种，金石部一种，虫部二种，兽部一种，人部一种。

寇宗奭本草衍义一种兽部。

李杲用药法象一种草部。

朱震亨本草补遗三种草部一种，谷部一种，木部一种。

吴瑞日用本草七种谷部一种，菜部三种，果部二种，兽部一种。

周定王救荒本草二种谷部一种，菜部一种。

汪颖食物本草一十七种谷部三种，菜部二种，果部一种，禽部十种，兽部一种。

宁原食鉴本草四种谷部一种，菜部一种，鳞部一种，兽部一种。

汪机本草会编三种草部一种，果部一种，虫部一种。

陈嘉谟本草蒙筌二种介部一种，人部一种。

李时珍本草纲目三百七十四种草部八十六种，谷部一十五种，菜部一十七种，果部三十四种，木部二十一种，服器部三十五种，火部十种，水部十一种，土部二十一种，金石部二十六种，虫部二十六种，介部五种，鳞部二十八种，禽部五种，兽部二十三种，人部一十一种。

神农本经名例

上药一百二十种为君，主养命以应天，无毒，多服久服不伤人。欲轻身益气，不老延年者，本上经。

中药一百二十种为臣，主养性以应人，无毒有毒，斟酌其宜。欲遏病补虚羸者，本中经。

下药一百二十五种为佐使，主治病以应地，多毒，不可久服。欲除寒热邪气，破积聚愈疾者，本下经。

三品合三百六十五种，法三百六十五度，一度应一日，以成一岁。倍其数，

合七百三十名也。〔陶弘景曰〕今按上品药性，亦能遣疾，但势力和厚，不为速效，岁月常服，必获大益。病既愈矣，命亦兼申，天道仁育，故曰应天。一百二十种者，当谓寅、卯、辰、巳之月，法万物生荣时也。中品药性，疗病之辞渐深，轻身之说稍薄，祛患为速，延龄为缓，人怀性情，故曰应人。一百二十种，当谓午、未、申、酉之月，法万物成熟时也。下品药性，专主攻击，毒烈之气，倾损中和，不可常服，疾愈即止，地体收杀，故曰应地。一百二十五种者，当谓戌、亥、子、丑之月，法万物枯藏时也，兼以闰之盈数焉。若单服或配隶，自随人患，参而行之，不必偏执也。〔掌禹锡曰〕陶氏本草例：神农以朱书，别录以墨书。本经药止三百六十五种，今此言倍其数，合七百三十名，是并别录副品而言。此一节乃别录之文，传写既久，错乱所致。遂令后世捃摭此类，以为非神农之书，率以此故也。〔时珍曰〕神农本草，药分三品。陶氏别录倍增药品，始分部类。唐、宋诸家大加增补，兼或退出。虽有朱、墨之别，三品之名，而实已紊矣。或一药而分数条，或二物而同一处；或木居草部，或虫入木部；水土共居，虫鱼杂处；淄渑罔辨，玉珷不分；名已难寻，实何由觅。今则通合古今诸家之药，析为十六部。当分者分，当并者并，当移者移，当增者增。不分三品，惟逐各部。物以类从，目随纲举。每药标一总名，正大纲也。大书气味、主治，正小纲也。分注释名、集解、发明，详其目也。而辨疑、正误、附录附之，备其体也。单方又附于其末，详其用也。大纲之下，明注本草及三品，所以原始也。小纲之下，明注各家之名，所以注实也。分注则各书人名，一则古今之出处不没，一则各家之是非有归，虽旧章似乎剖析，而支脉更觉分明。非敢僭越，实便讨寻尔。

药有君臣佐使，以相宣摄。合和宜一君、二臣、三佐、五使，又可一君、三臣、九佐使也。〔弘景曰〕用药犹如立人之制，若多君少臣，多臣少佐，则气力不周也。然检仙经世俗诸方，亦不必皆尔。大抵养命之药多君，养性之药多臣，疗病之药多佐，犹依本性所主，而复斟酌之。上品君中，复有贵贱；臣佐之中，亦复如之。所以门冬、远志，别有君臣；甘草国老，大黄将军，明其优劣，皆不同秩也。〔岐伯曰〕方制君臣者，主病之谓君，佐君之谓臣，应臣之谓使，非上、中、下三品之谓也，所以明善恶之殊贯也。〔张元素曰〕为君者最多，为臣者次之，佐者又次之。药之于证，所主同者，则各等分。或云力大者为君。〔李杲曰〕凡药之所用，皆以气味为主。补泻在味，随时换气，主病为君。假令治风，防风为君；治寒，附子为君；治湿，防己为君；治上焦热，黄芩为君；中焦热，黄连为君。兼见何证，以佐使药分治之，此制方之要也。本草上品为君之说，各从其宜尔。

药有阴阳配合，子母兄弟。〔韩保升曰〕凡天地万物皆有阴阳，大小各有色类，并有法象。故羽毛之类，皆生于阳而属于阴；鳞介之类，皆生于阴而属于阳。所以空青法木，故色青而主肝；丹砂法火，故色赤而主心；云母法金，故色白而主肺；雌黄法土，故色黄而主脾；磁石法水，故色黑而主肾。余皆以此例推之。子母兄弟，若榆皮为母，厚朴为子之类是也。

根茎花实，苗皮骨肉。〔元素曰〕凡药根之在土中者，中半已上，气脉之上行也，以生苗者为根；中半已下，气脉之下行也，以入土者为梢。病在中焦与上焦者用根，在下焦者用梢，根升梢降。人之身半已上，天之阳也，用头；中焦用身；身半已下，地之阴也，用梢。乃述类象形者也。〔时珍曰〕草木有单使一件者，如羌活之根，木通之茎，款冬之花，葶苈之实，败酱之苗，大青之叶，大腹之皮，郁李之核，檗木之皮，沉香之节，苏木之肌，胡桐之泪，龙脑之膏是也。有兼用者，远志、小草、蜀漆、常山之类是也。有全用者，枸杞、甘菊之类是也。有一物两用者，当归头尾，麻黄根节，赤白茯苓，牛膝春夏用苗、秋冬用根之类是也。羽毛、鳞介、玉石、水火之属，往往皆然，不可一律论也。

有单行者，有相须者，有相使者，有相畏者，有相恶者，有相反者，有相杀者。凡此七情，合和视之。当用相须相使者良，勿用相恶相反者。若有毒宜制，可用相畏相杀者；不尔，勿合用也。〔保升曰〕本经三百六十五种中：单行者七十一种，相须者十二种，相使者九十种，相畏者七十八种，相恶者六十种，相反者十八种，相杀者三十六种。凡此七情，合和视之。〔弘景曰〕今检旧方用药，亦有相恶相反者。如仙方甘草丸有防己、细辛，俗方玉石散用栝楼、干姜之类，服之乃不为害。或有制持之者，譬如寇、贾辅汉，程、周佐吴，大体既正，不得以私情为害。虽尔，不如不用尤良。半夏有毒，须用生姜，取其相畏相制也。〔宗奭曰〕相反为害深于相恶者，谓彼虽恶我，我无忿心，犹如牛黄恶龙骨，而龙骨得牛黄更良，此有以制伏故也。相反者，则彼我交仇，必不和合。今画家用雌黄、胡粉相近，便自黯妒，可证矣。〔时珍曰〕药有七情：独行者，单方不用辅也。相须者，同类不可离也，如人参、甘草，黄檗、知母之类。相使者，我之佐使也。相恶者，夺我之能也。相畏者，受彼之制也。相反者，两不相合也。相杀者，制彼之毒也。古方多有用相恶相反者。盖相须、相使同用者，帝道也。相畏、相杀同用者，王道也。相恶、相反同用者，霸道也。有经有权，在用者识悟尔。

药有酸、咸、甘、苦、辛五味，又有寒、热、温、凉四气。〔宗奭曰〕凡称气者，是香臭之气。其寒、热、温、凉，是药之性。且如鹅白脂性冷，不可言气冷也。四气则是香、臭、腥、臊。如蒜、阿魏、鲍鱼、汗袜，则其气臭；鸡、鱼、鸭、蛇，则其气腥；狐狸、白马茎、人中白，则其气臊；沉、檀、龙、麝，则其气香是也。则气字当改为性字，于义方允。〔时珍曰〕寇氏言寒、热、温、凉是性，香、臭、腥、臊是气，其说与礼记文合。但自素问以来，只以气味言，卒难改易，姑从旧尔。〔好古曰〕味有五，气有四。五味之中，各有四气。如辛则有石膏之寒，桂、附之热，半夏之温，薄荷之凉是也。气者天也，味者地也。温热者天之阳，寒凉者天之阴；辛甘者地之阳，咸苦者地之阴。本草五味不言淡，四气不言凉，只言温、大温、热、大热、寒、大寒、微寒、平、小毒、大毒、有毒、无毒，何也？淡附于甘，微寒即凉也。

及有毒无毒。〔岐伯曰〕病有久新，方有大小，有毒无毒，固宜常制。大毒治病，十去其六；常毒治病，十去其七；小毒治病，十去其八；无毒治病，十去其九。谷、肉、果、菜，食养尽之，无使过之，伤其正也。〔又曰〕耐毒者以厚药，不胜毒者以薄药。〔王冰云〕药气有偏胜，则脏气有偏绝，故十分去其六、七、八、九而止也。

阴干暴干，采造时月生熟。〔弘景曰〕凡采药时月，皆是建寅岁首，则从汉太初后所记也。其根物多以二月八月采者，谓春初津润始萌，未充枝叶，势力淳浓也。至秋枝叶干枯，津润归流于下也。大抵春宁宜早，秋宁宜晚，花、实、茎、叶，各随其成熟尔。岁月亦有早晏，不必都依本文也。所谓阴干者，就六甲阴中干之也。又依遁甲法，甲子旬阴中在癸酉，以药著酉地也。实不必然，但露暴于阴影处干之尔。若可两用，益当为善。〔孙思邈曰〕古之医者，自解采取，阴干暴干皆如法，用药必依土地，所以治病十愈八九。今之医者，不知采取时节，至于出产土地，新、陈、虚、实，一皆不悉，所以治病十不得五也。〔马志曰〕今按法阴干者多恶，如鹿茸阴干悉烂，火干且良。草木根苗，九月以前采者，悉宜日干；十月以后采者，阴干乃好。〔时珍曰〕生产有南北，节气有早迟，根苗异收采，制造异法度。故市之地黄以锅煮熟，大黄用火焙干，松黄和蒲黄，樟脑杂龙脑，皆失制作伪者也。孔志约云：动植形生，因地舛性；春秋节变，感气殊功，离其本土，则质同而效异，乖于采取，则物是而时非。名实既虚，寒温多谬，施于君父，逆莫大焉。〔嘉谟曰〕医药贸易多在市家。谚云：卖药者两眼，用药者一眼，服药者无眼，非虚语也。古圹灰云死龙骨，苜蓿根为土黄芪，麝香捣荔核搀藿香，采茄叶杂煮半夏为玄胡索，盐松梢为肉苁蓉，草仁充草豆蔻，西呆代南木香，熬广胶入荞面作阿胶，煮鸡子及鱼枕为琥珀，枇杷蕊代款冬，驴脚胫作虎骨，松脂混麒麟竭，番消和龙脑香。巧诈百般，甘受其侮，甚致杀人。归咎用药，乃大关系，非比寻常，不可不慎也。

土地所出，真伪陈新，并各有法。〔弘景曰〕诸药所生，皆的有境界，秦、汉已前，当言列国。今郡县之名，后人所增尔。江东以来，小小杂药，多出近道，气力性理，不及本邦。假令荆、益不通，则全用历阳当归、钱塘三建，岂得相似？所以疗病不及往人，亦当缘此。又且医不识药，惟听市人，市人又不辨究，皆委采送之家。采送之家，传习造作，真伪好恶，并皆莫测。所以钟乳醋煮令白，细辛水渍使直，黄芪蜜蒸为甜，当归酒洒取润，蜈蚣朱足令赤，螵蛸胶于桑枝，以虺床当蘼芜，以荠苨乱人参。此等既非事实，合药不量剥除。只如远志、牡丹，才不收半；地黄、门冬，三分耗一。凡去皮除心之属，分两不应，不知取足。王公贵胜合药之日，群下窃换好药，终不能觉。以此疗病，固难责效。〔宗奭曰〕凡用药必须择土地所宜者则真，用之有据，如上党人参、川西当归、齐州半夏、华州细辛。东壁土、冬月灰、半天河水、热汤、浆水之类，其物至微，其用至广，盖亦有理。若不能究厥理，治病徒费其功。〔杲曰〕陶隐居本草言狼毒、枳实、橘皮、半夏、麻黄、吴茱萸皆须陈久者良，其余须精新也。然大黄、木贼、荆芥、芫花、槐花之类，亦宜陈久，不独六陈也。凡药味须要专精。至元庚辰六月，许伯威年五十四，中气本弱，病伤寒八九日，热甚。医以凉药下之，又食梨，冷伤脾胃，四肢逆冷，时发昏愦，心下悸动，吃噫不止，面色青黄，目不欲开。其脉动中有止，时自还，乃结脉也。用仲景复脉汤加人参、肉桂，急扶正气。生地黄减半，恐伤阳气。服二剂，病不退。再为诊之，脉证相对。因念莫非药欠专精陈腐耶？再市新药与服，其证减半，又服而安。凡诸草、木、昆虫，产之有地；根、叶、花、实，采之有时。失其地，则性味少异；失其时，则气味不全。又况新陈之不同，精粗之不等。倘不择而用之，其不效者，医之过也。唐耿沣诗云："老医迷旧疾，朽药误新方"，是矣。岁物专精见后。

药性有宜丸者，宜散者，宜水煮者，宜酒渍者，宜膏煎者，亦有一物兼宜者，亦有不可入汤酒者，并随药性，不得违越。〔弘景曰〕又按病有宜服丸、服散、服汤、服酒、服膏煎者，亦兼参用，以为其制。〔华佗曰〕病有宜汤者、宜丸者，宜散者，宜下者，宜吐者，宜汗者。汤可以荡涤脏腑，开通经络，调品阴阳。丸可以逐风冷，破坚积，进饮食。散可以去风寒暑湿之邪，散五脏之结伏，开肠利胃。可下而不下，使人心腹胀满烦乱。可汗而不汗，使人毛孔闭塞，闷绝而终。可吐而不吐，使人结胸上喘，水食不入而死。〔杲曰〕汤者荡也，去大病用之。散者散也，去急病用之。丸者缓也，舒缓而治之也。㕮咀者，古制也。古无铁刃，以口咬细，煎汁饮之，则易升易散而行经络也。凡治至高之病，加酒煎。去湿以生姜，补元气以大枣，发散风寒以葱白，去膈上痰以蜜。细末者，不循经络，止去胃中及脏腑之积。气味厚者，白汤调；气味薄者，煎之和滓服。去下部之痰，其丸极大而光且圆。治中焦者次之，治上焦者极小。稠面糊取其迟化，直至中下。或酒或醋，取其散之意也。犯半夏、南星，欲去湿者，丸以姜汁稀糊，取其易化也。水浸宿炊饼，又易化；滴水丸，又易化。炼蜜丸者，取其迟化而气循经络也。蜡丸取其难化而旋旋取效，或毒药不伤脾胃也。〔元素曰〕病在头面及皮肤者，药须酒炒；在咽下脐上者，酒洗之；在下者，生用。寒药须酒浸曝干，恐伤胃也。当归酒浸，助发散之用也。〔嘉谟曰〕制药贵在适中，不及则功效难求，太过则气味反失。火制四：煅、炮、炙、炒也。水制三：渍、泡、洗也。水火共制，蒸、煮二者焉。法造虽多，不离于此。酒制升提，姜制发散，入盐走肾而软坚，用醋注肝而住痛。童便制，除劣性而降下；米泔制，去燥性而和中。乳制润枯生血，蜜制甘缓益元。陈壁土制，窃真气骤补中焦；麦麸皮制，抑酷性勿伤上膈。乌豆汤、甘草汤渍曝，并解毒致令平和；羊酥油、猪脂油涂烧，咸渗骨容易脆断。去瓤者免胀，抽心者除烦。大概具陈，初学熟玩。

欲疗病先察其原，先候病机。五脏未虚，六腑未竭，血脉未乱，精神未散，服药必活。若病已成，可得半愈。病势已过，愈将难全。〔弘景曰〕自非明医听声察色诊脉，孰能知未病之病乎？且未病之人，亦无肯自疗。故齐侯怠于皮肤之微，以致骨髓之痼。非但识悟之为难，亦乃信受之弗易。仓公有言：信巫不信医，死不治也。〔时珍曰〕素问云：上古作汤液，故为而弗服；中古道德稍衰，邪气时至，服之万全；当今之世，必齐毒药攻其中，镵石针艾治其外。又曰：中古治病，至而治之汤液，十日不已，治以草苏荄枝，本末为助，标本已得，神气乃服。暮世治病，不本四时，不知日月，不审逆从，病形已成，以为可救，故病未已，新病复起。〔淳于意曰〕病有六不治：骄恣不论于理，一不治；轻身重财，二不治；衣食不适，三不治；阴阳脏气不定，四不治；形羸不能服药，五不治；信巫不信医，六不治。六者有一，则难治也。〔宗奭曰〕病有六失：失于不审，失于不信，失于过时，失于不择医，失于不识病，失于不知药。六失有一，即为难治。又有八要：一曰虚，二曰实，三曰冷，四曰热，五曰邪，六曰正，七曰内，八曰外也。素问言：凡治病，察其形气色泽，观人勇怯、骨肉、皮肤，能知其情，以为诊法。若患人脉病不相应，既不得见其形，医止据脉供药，其可得乎。今豪富之家，妇人居帷幔之内，复以帛蒙手臂，既无望色之神，听声之圣，又不能尽切脉之巧，未免详问。病家厌繁，以为术疏，往往得药不服。是四诊之术，不得其一矣，可谓难也。呜呼！

若用毒药疗病，先起如黍粟，病去即止，不去倍之，不去十之，取去为度。〔弘景曰〕今药中单行一两种有毒，只如巴豆、甘遂、将军，不可便令尽剂，如经所云：一物一毒，服一丸如细麻；二物一毒，服二丸如大麻；三物一毒，服三丸如胡豆；四物一毒，服四丸如小豆；五物一毒，服五丸如大豆；六物一毒，服六丸如梧子；从此至十，皆以梧子为数。其中又有轻重，且如狼毒、钩吻，岂如附子、芫花辈耶？此类皆须量宜。〔宗奭曰〕虽有此例，更合论人老少虚实，病之新久，药之多毒少毒，斟量之，不可执为定法。

疗寒以热药，疗热以寒药，饮食不消以吐下药，鬼疰蛊毒以毒药，痈肿疮瘤以疮药，风湿以风湿药，各随其所宜。〔弘景曰〕药性一物兼主十余病者，取其偏长为本。复观人之虚实补泻，男女老少，苦乐荣悴，乡壤风俗，并各不同。褚澄疗寡妇尼僧，异乎妻妾，此是达其性怀之所致也。〔时珍曰〕气味有厚薄，性用有躁静，治体有多少，力化有浅深。正者正治，反者反治。用热远热，用寒远寒，用凉远凉，用温远温。发表不远热，攻里不远寒；不远热则热病至，不远寒则寒病至。治热以寒，温而行之；治寒以热，凉而行之；治温以清，冷而行之；治清以温，热而行之。木郁达之，火郁发之，土郁夺之，金郁泄之，水郁折之。气之胜也，微者随之，甚者制之；气之复也，和者平之，暴者夺之。高者抑之，下者举之，有余折之，不足补之，坚者削之，客者除之，劳者温之，结者散之，留者行之，燥者濡之，急者缓之，散者收之，损者益之，逸者行之，惊者平之。吐之、汗之、下之、补之、泻之，久新同法。又曰：逆者正治，从者反治。反治者，热因寒用，寒因热用，塞因塞用，通因通用。必伏其所主，而先其所因。其始则同，其终则异。可使破积，可使溃坚，可使气和，可使必已。又曰：诸寒之而热者取之阴，热之而寒者取之阳，所谓求其属以衰之也。此皆约取素问之粹言。

病在胸膈已上者，先食后服药；病在心腹已下者，先服药而后食。病在四肢血脉者，宜空腹而在旦；病在骨髓者，宜饱满而在夜。〔弘景曰〕今方家先食后食，盖此义也。又有须酒服者，饮服者，冷服者，热服者。服汤则有疏有数，煮汤则有生有熟。各有法用，并宜详审。〔杲曰〕古人服药活法：病在上者，不厌频而少；病在下者，不厌顿而多。少服则滋荣于上，多服则峻补于下。凡云分再服、三服者，要令势力相及，并视人之强弱，病之轻重，以为进退增减，不必泥法。

夫大病之主，有中风伤寒，寒热温疟，中恶霍乱，大腹水肿，肠澼下痢，大小便不通，奔豚上气，咳逆呕吐，黄疸消渴，留饮癖食，坚积癥瘕，癫邪惊痫鬼疰，喉痹齿痛，耳聋目盲，金疮踒折，痈肿恶疮，痔瘘瘿瘤；男子五劳七伤，虚乏羸瘦；女子带下崩中，血闭阴蚀；虫蛇蛊毒所伤。此大略宗兆，其间变动枝叶，各宜依端绪以取之。〔弘景曰〕药之所主，止说病之一名，假令中风，乃有数十种，伤寒证候亦有二十余条，更复就中求其类例，大体归其始终，以本性为根宗，然后配证以合药尔。病之变状，不可一概言之。所以医方千卷，犹未尽其理。春秋已前及和、缓之书蔑闻，而道经略载扁鹊数法，其用药犹是本草家意。至汉淳于意及华佗等方，今时有存者，亦皆条理药性。惟张仲景一部，最为众方之祖，又悉依本草，但其善诊脉、明气候，以意消息之尔。至于刳肠剖臆，刮骨续筋之法，乃别术所得，非神农家事。自晋代以来，有张苗、宫泰、刘德、史脱、靳邵、赵泉、李子豫等，一代良医。其贵胜阮德如、张茂先辈。逸民皇甫士安及江左葛洪、蔡谟、殷仲堪诸名人等，并研精药术。宋有羊欣、元徽、胡洽、秦承祖，齐有尚书褚澄、徐文伯、嗣伯群从兄弟，疗病亦十愈八九。凡此诸人，各有所撰用方，观其指趣，莫非本草者。或时用别药，亦循其性度，非相逾越。范汪方百余卷，及葛洪肘后，其中有细碎单行经用者，或田舍试验之法，或殊域异识之术。如藕皮散血，起自庖人；牵牛逐水，近出野老。饼店蒜齑，乃是下蛇之药；路边地菘，而为金疮所秘。此盖天地间物，莫不为天地间用，触遇则会，非其主对矣。颜光禄亦云：道经仙方，服食断谷，延年却老，乃至飞丹炼石之奇，云腾羽化之妙，莫不以药道为先。用药之理，一同本草，但制御之途，小异世法。所用不多，远至二十余物，或单行数种。岁月深积，便致大益，即本草所云久服之效，不如俗人微觉便止。今庸医处疗，皆耻看本草，或倚约旧方，或闻人传说，便揽笔疏之，以此表奇。其畏恶相反，故自寡昧，而药类远僻，分两参差，不以为疑。偶尔值瘥，则自信方验。旬月未瘳，则言病源深结。了不反求诸已，虚构声称，自应贻谴矣。其五经四部，军国礼服，少有乖越，止于事迹非宜尔。至于汤药，一物有谬，便性命及之。千乘之君，百金之长，可不深思戒慎耶！〔宗奭曰〕人有贵贱少长，病当别论；病有新久虚实，理当别药。盖人心如面，各各不同，惟其心不同，脏腑亦异。欲以一药通治众人之病，其可得乎？张仲景曰：有土地高下不同，物性刚柔食居亦异。是故黄帝兴四方之问，岐伯举四治之能。且如贵豪之家，形乐志苦者也。衣食足则形乐而外实，思虑多则志苦而内虚。故病生于脉，与贫下异，当因人而治。后世医者，委此不行，所失甚矣。又凡人少长老，其气血有盛壮衰三等。故岐伯曰少火之气壮，壮火之气衰。盖少火生气，壮火散气，况衰火乎。故治法亦当分三等。其少日服饵之药，于壮老之时，皆须别处，决不可忽。又云：人以气血为本。世有童男室女，积想在心，思虑过当，多致劳损。男则神色先散，女则月水先闭。盖忧愁思虑则伤心，心伤则血逆竭，故神色先散而月水先闭也。火既受病，不能营养其子，故不嗜食。脾既虚则金气亏，故发嗽。嗽既作，水气绝，故四肢干。木气不充，故多怒，鬓发焦，筋痿。俟五脏传遍，故卒不能死，然终死矣。此于诸劳最为难治。或能改易心志，用药扶接，间得九死一生耳。有人病久嗽，肺虚生寒热。以款冬花焚三两芽，俟烟出，以笔管吸其烟，满口则咽之，至倦乃已。日作五七次，遂瘥。有人病疟月余，又以药吐下之，气遂弱。观其脉病，乃夏伤暑，秋又伤风。因与柴胡汤一剂安。后又饮食不节，寒热复作，吐逆不食，胁下急痛，此名痰疟。以十枣汤一服，下痰水数升，服理中散二钱，遂愈。有妇人病吐逆，大小便不通，烦乱，四肢冷，渐无脉，凡一日半。与大承气汤二剂，至夜半大便渐通，脉渐生，翌日乃安。此关格之病，极难治。经曰关则吐逆，格则不得小便。亦有不得大便者。有人苦风痰头痛，颤掉吐逆，饮食减。医以为伤冷物，温之不愈，又以丸下之，遂厥。复与金液丹，后谵言吐逆，颤掉不省人，狂若见鬼，循衣摸床，手足冷，脉伏。此胃中有结热，故昏瞀不省人。以阳气不能布于外，阴气不持于内，即颤掉而厥。遂与大承气汤，至一剂，乃愈。有妇人病温，已十二日。诊其脉，六七至而涩，寸稍大，尺稍小，发寒热，颊赤口干，不了了，耳聋。问之，病后数日，经水乃行。此属少阳热入血室，治不对病，必死。乃与小柴胡汤二日，又加桂枝干姜汤一日，寒热止。但云：我脐下急痛。与抵当丸，微利，痛止身凉，尚不了了，复与小柴胡汤。次日云：我胸中热燥，口鼻干。又少与调胃承气汤，不利。与大陷胸丸半服，利三行。次日虚烦不宁，妄有所见，狂言，知有燥屎，以其极虚，不敢攻之，与竹叶汤，去其烦热，其大便自通，中有燥屎数枚，狂烦尽解，惟咳嗽唾沫，此肺虚也，不治，恐乘虚作肺痿。以小柴胡去人参、姜、枣，加干姜、五味子汤，一日咳减，二日悉痊。有人年六十，脚肿生疮，忽食猪肉，不安。医以药下之，稍愈。时出外，中风汗出，头面暴肿，起紫黑色，多睡，耳轮上有浮泡小疮，黄汁出，乃与小续命汤倍加羌活服之，遂愈。有人年五十四，素羸，多中寒，小年尝服生硫黄数斤，近服菟丝有效。脉左上二部、右下二部弦紧有力。五七年来，病右手足筋急拘挛，言语稍迟。遂与仲景小续命汤，加薏苡仁一两，以治筋急，减黄芩、人参、芍药各半以避中寒，杏仁只用一百五枚。后云：尚觉大冷。因尽去人参、芩、芍、加当归一两半，遂安。小续命汤今人多用，不能逐证加减，遂至危殆，故举以为例。

陶隐居名医别录合药分剂法则

古秤惟有铢两而无分名。今则以十黍为一铢，六铢为一分，四分成一两，十六两为一斤。虽有子谷秬黍之制，从来均之已久，依此用之。〔苏恭曰〕古秤皆复，今南秤是也。后汉以来，分一斤为二斤，一两为二两。古方惟张仲景，而已涉今秤，若用古秤，则水为殊少矣。〔杲曰〕六铢为一分，即二钱半也，二十四铢为一两。古云三两，即今之一两；云二两，即今之六钱半也。〔时珍曰〕蚕初吐丝曰忽，十忽曰丝，十丝曰厘，四厘曰累，音垒。十厘曰分，四累曰字，二分半也。十累曰铢，四分也。四字曰钱，十分也。六铢曰一分，去声，二钱半也。四分曰两，二十四铢也。八两曰锱，二锱曰斤。二十四两曰镒，一斤半也，准官秤十二两。三十斤曰钧。四钧曰石，一百二十斤也。方中有曰少许者，些子也。今古异制，古之一两，今用一钱可也。

今方家云等分者，非分两之分，谓诸药斤两多少皆同尔，多是丸散用之。

丸散云刀圭者，十分方寸匕之一，准如梧桐子大也。方寸匕者，作匕正方一寸，抄散取不落为度。五匕者，即今五铢钱边五字者，抄之不落为度。一撮者，四刀圭也。匕即匙也。

药以升合分者，谓药有虚实轻重，不得用斤两，则以升平之。十撮为一勺，十勺为一合，十合为一升。升方作上径一寸，下径六分，深八分。内散药，勿按抑之，正尔微动令平尔。〔时珍曰〕古之一升，即今之二合半也。量之所起为圭，四圭为撮，十撮为勺，十勺为合，十合为升，十升为斗，五斗曰斛，二斛曰石。

凡汤酒膏药云㕮咀者，谓秤毕捣之如大豆，又吹去细末。药有易碎难碎，多末少末，今皆细切如㕮咀也。〔恭曰〕㕮咀，商量斟酌之也。〔宗奭曰〕㕮咀有含味之意，如人以口齿咀啮，虽破而不尘。古方多言㕮咀，此义也。〔杲曰〕㕮咀，古制也，古无铁刃，以口咬细，令如麻豆，煎之。今人以刀㓿细尔。

凡丸药云如细麻者，即胡麻也，不必扁扁，略相称尔，黍粟亦然。云如大麻子者，准三细麻也。如胡豆者，即今青斑豆也，以二大麻准之。如小豆者，今赤小豆也，以三大麻准之。如大豆者，以二小豆准之。如梧子者，以二大豆准之。如弹丸及鸡子黄者，以四十梧子准之。〔宗奭曰〕今人用古方多不效者何也？不知古人之意尔。如仲景治胸痹，心中痞坚，逆气抢心，用治中汤。人参、术、干姜、甘草四物，共一十二两，水八升，煮取三升，每服一升，日三服，以知为度。或作丸，须鸡子黄大，皆奇效。今人以一丸如杨梅许服之，病既不去，乃曰药不神。非药之罪，用药者之罪也。

凡方云巴豆若干枚者，粒有大小，当去心皮秤之，以一分准十六枚。附子、乌头若干枚者，去皮毕，以半两准一枚。枳实若干枚者，去瓤毕，以一分准二枚。橘皮一分准三枚。枣大小三枚准一两。干姜一累者，以一两为正。

凡方云半夏一升者，洗毕秤五两为正。蜀椒一升，三两为正。吴茱萸一升，五两为正。菟丝子一升，九两为正。庵䕡子一升，四两为正。蛇床子一升，三两半为正。地肤子一升，四两为正。其子各有虚实轻重不可秤准者，取平升为正。

凡方云用桂一尺者，削去皮重半两为正。甘草一尺者，二两为正。云某草

一束者，三两为正。云一把者，二两为正。

凡方云蜜一斤者，有七合。猪膏一斤者，有一升二合也。

凡丸散药，亦先切细暴燥乃捣之。有各捣者，有合捣者，并随方。其润湿药，如天门冬、地黄辈，皆先增分两切暴。独捣碎更暴。若逢阴雨，微火烘之，既燥，停冷捣之。〔时珍曰〕凡诸草木药及滋补药，并忌铁器，金性克木之生发之气，肝肾受伤也。惟宜铜刀、竹刀修治乃佳。亦有忌铜器者，并宜如法。丸散须用青石碾、石磨、石臼，其砂石者不良。

凡筛丸散，用重密绢，各筛毕，更合于臼中，捣数百遍，色理和同，乃佳也。巴豆、杏仁、胡麻诸膏腻药，皆先熬黄，捣令如膏，指擵莫结切。视泯泯，乃稍稍入散中，合研捣散，以轻疏绢筛度之，再合捣匀。

凡煮汤，欲微火令小沸。其水依方，大略二十两药，用水一斗，煮取四升，以此为准。然利汤欲生，少水而多取汁；补汤欲熟，多水而少取汁。不得令水多少。用新布，两人以尺木绞之，澄去垽浊，纸覆令密。温汤勿用铁器。服汤宁小沸，热则易下，冷则呕涌。〔之才曰〕汤中用酒，须临熟乃下之。〔时珍曰〕陶氏所说，乃古法也。今之小小汤剂，每一两用水二瓯为准，多则加，少则减之。如剂多水少，则药味不出；剂少水多，又煎耗药力也。凡煎药并忌铜铁器，宜用银器瓦罐，洗净封固，令小心者看守，须识火候，不可太过不及。火用木炭、芦苇为佳。其水须新汲味甘者，流水、井水、沸汤等，各依方，详见水部。若发汗药，必用紧火，热服。攻下药，亦用紧火煎熟，下消、黄再煎，温服。补中药，宜慢火，温服。阴寒急病，亦宜紧火急煎服之。又有阴寒烦躁及暑月伏阴在内者，宜水中沉冷服。

凡渍药酒，皆须细切，生绢袋盛，入酒密封，随寒暑日数漉出。滓可暴燥，微捣更渍，亦可为散服。〔时珍曰〕别有酿酒者，或以药煮汁和饭，或以药袋安置酒中，或煮物和饭同酿，皆随方法。又有煮酒者，以生绢袋药入坛密封，置大锅中，水煮一日，埋土中七日，出火毒乃饮。**凡建中、肾沥诸补汤，滓合两剂，加水煮竭饮之，亦敌一剂，皆先暴燥。**〔陈藏器曰〕凡汤中用麝香、牛黄、犀角、羚羊角、蒲黄、丹砂、芒消、阿胶辈，须细末如粉，临时纳汤中，搅和服之。

凡合膏，初以苦酒渍令淹浃，不用多汁，密覆勿泄。云晬时者，周时也，从今旦至明旦。亦有止一宿者。煮膏当三上三下，以泄其热势，令药味得出。上之使匝匝沸，乃下之，使沸静良久乃止。中有薤白者，以两头微焦黄为候。有白芷、附子者，以小黄色为度。以新布绞去滓，滓亦可酒煮饮之。摩膏滓可傅病上。膏中有雄黄、朱砂、麝香辈，皆别捣如面，绞膏毕乃投中，疾搅勿使沉聚在下。有水

银、胡粉者，于凝膏中研令消散。〔时珍曰〕凡熬贴痈、疽、风、湿诸病膏者，先以药浸油中三日乃煎之，煎至药枯，以绢滤净，煎热下黄丹，或胡粉，或密陀僧，三上三下，煎至滴水成珠不散，倾入器中，以水浸三日，去火毒用。若用松脂者，煎至成丝，倾入水中，拔扯数百遍乃止。俱宜谨守火候，勿令太过不及也。其有朱砂、雄黄、龙脑、麝香、血竭、乳香、没药等料者，并待膏成时投之。黄丹、胡粉、密陀僧并须水飞瓦炒过。松脂须炼数遍乃良。

凡丸中用蜡，皆烊投少蜜中搅调以和药。〔杲曰〕丸药用蜡，取其固护药之气味势力，以过关膈而作效也。若投以蜜，下咽亦易散化，如何得到脏中。若有毒药，反又害之，非用蜡之本意也。

凡用蜜，皆先火煎，掠去其沫，令色微黄，则丸药经久不坏。〔雷敩曰〕凡炼蜜，每一斤止得十二两半是数，火少火过，并不得用也。修合丸药，用蜜只用蜜，用饧只用饧，用糖只用糖，勿交杂用，必泻人也。

采药分六气岁物

岐伯曰：厥阴司天为风化，在泉为酸化，清毒不生。少阴司天为热化，在泉为苦化，寒毒不生。太阴司天为湿化，在泉为甘化，燥毒不生。少阳司天为火化，在泉为苦化，寒毒不生。阳明司天为燥化，在泉为辛化，湿毒不生。太阳司天为寒化，在泉为咸化，热毒不生。治病者，必明六化分治。五味五色所生，五脏所宜，乃可言盈虚病生之绪。本乎天者天之气，本乎地者地之气。谨候气宜，无失病机。司岁备物，则无遗主矣。岁物者，天地之专精也。非司岁物则气散，质同而异等也。气味有厚薄，性用有躁静，治保有多少，力化有浅深。上淫于下，所胜平之；外淫于内，所胜治之。〔王冰曰〕化于天者为天气，化于地者为地气。五毒皆五行之气所为，故所胜者不生，惟司天在泉之所生者其味正。故药工专司岁气，所收药物，则所主无遗略矣。五运有余，则专精之气，药物肥浓，使用当其正气味也。不足则药不专精而气散，物不纯，形质虽同，力用则异矣。故天气淫于下，地气淫于内者，皆以所胜平治之。如风胜湿，酸胜甘之类是也。

七　方

岐伯曰：气有多少，形有盛衰，治有缓急，方有大小。又曰：病有远近，证有中外，治有轻重。近者奇之，远者偶之。汗不以奇，下不以偶。补上治上制以

缓，补下治下制以急。近而奇偶，制小其服；远而奇偶，制大其服。大则数少，小则数多。多则九之，少则二之。奇之不去则偶之，偶之不去则反佐以取之，所谓寒热温凉，反从其病也。〔王冰曰〕脏位有高下，腑气有远近，病证有表里，药用有轻重。单方为奇，复方为偶。心肺为近，肝肾为远，脾胃居中。肠膻胞胆，亦有远近。识见高远，权以合宜。方奇而分两偶，方偶而分两奇。近而偶制，多数服之；远而奇制，少数服之。则肺服九，心服七，脾服五，肝服三，肾服一，为常制也。方与其重也宁轻，与其毒也宁善，与其大也宁小。是以奇方不去，偶方主之；偶方不去，则反佐以同病之气而取之。夫微小之热，折之以寒；微小之冷，消之以热。甚大寒热，则必能与异气相格。声不同不相应，气不同不相合。是以反其佐以同其气，复令寒热参合，使其始同终异也。〔时珍曰〕逆者正治，从者反治。反佐，即从治也。谓热在下而上有寒邪拒格，则寒药中入热药为佐，下膈之后，热气既散，寒性随发也。寒在下而上有浮火拒格，则热药中入寒药为佐，下膈之后，寒气既消，热性随发也。此寒因热用，热因寒用之妙也。温凉仿此。〔完素曰〕流变在乎病，主病在乎方，制方在乎人。方有七：大、小、缓、急、奇、偶、复也。制方之体，本于气味。寒、热、温、凉，四气生于天；酸、苦、辛、咸、甘、淡，六味成于地。是以有形为味，无形为气。气为阳，味为阴。辛甘发散为阳，酸苦涌泻为阴；咸味涌泄为阴，淡味渗泄为阳。或收或散，或缓或急，或燥或润，或软或坚，各随脏腑之证，而施药之品味，乃分七方之制也。故奇、偶、复者，三方也。大、小、缓、急者，四制之法也。故曰：治有缓急，方有大小。

大方　〔岐伯曰〕君一臣二佐九，制之大也。君一臣三佐五，制之中也。君一臣二，制之小也。又曰：远而奇偶，制大其服，近而奇偶，制小其服。大则数少，小则数多。多则九之，少则二之。〔完素曰〕身表为远，里为近。大小者，制奇偶之法也。假如小承气汤、调胃承气汤，奇之小方也；大承气汤、抵当汤，奇之大方也，所谓因其攻里而用之也。桂枝、麻黄，偶之小方也；葛根、青龙，偶之大方也，所谓因其发表而用之也。故曰：汗不以奇，下不以偶。〔张从正曰〕大方有二：有君一臣三佐九之大方，病有兼证而邪不一，不可以一二味治者宜之；有分两大而顿服之大方，肝肾及下部之病道远者宜之。王太仆以心肺为近，肾肝为远，脾胃为中。刘河间以身表为远，身里为近。以予观之，身半以上其气三，天之分也。身半以下其气三，地之分也。中脘，人之分也。

小方　〔从正曰〕小方有二：有君一臣二之小方，病无兼证，邪气专一，可一二味治者宜之；有分两少而频服之小方，心肺及在上之病者宜之，徐徐细呷是也。〔完素曰〕肝肾位远，数多则其气缓，不能速达于下；必大剂而数少，取其迅急下走也。心肺位近，数少则其气急下走，不能升发于上；必小剂而数多，取其易散而上行也。王氏所谓肺服九、心服七、脾服五、肝服三、肾服一，乃五脏生成之数也。

缓方 〔岐伯曰〕补上治上制以缓，补下治下制以急，急则气味厚，缓则气味薄，适其病所，远而中道气味之者，食而过之，无越其制度也。〔王冰曰〕假如病在肾而心气不足，服药宜急过之，不以气味饲心，肾药凌心，心复益衰矣。余上下远近例同。〔完素曰〕圣人治上不犯下，治下不犯上，治中上下俱无犯。故曰：诛伐无过，命曰大惑。〔好古曰〕治上必妨下，治表必连里。用黄芩以治肺必妨脾，用苁蓉以治肾必妨心，服干姜以治中必僭上，服附子以补火必涸水。〔从正曰〕缓方有五：有甘以缓之之方，甘草、糖、蜜之属是也，病在胸膈，取其留恋也。有丸以缓之之方，比之汤散，其行迟慢也。有品件众多之缓方，药众则递相拘制，不得各骋其性也。有无毒治病之缓方，无毒则性纯功缓也。有气味俱薄之缓方，气味薄则长于补上治上，比至其下，药力已衰矣。

急方 〔完素曰〕味厚者为阴，味薄者为阴中之阳，故味厚则下泄，味薄则通气。气厚者为阳，气薄为阳中之阴，故气厚则发热，气薄则发汗是也。〔好古曰〕治主宜缓，缓则治其本也；治客宜急，急则治其标也。表里汗下，皆有所当缓、所当急。〔从正曰〕急方有四：有急病急攻之急方，中风关格之病是也。有汤散荡涤之急方，下咽易散而行速也。有毒药之急方，毒性能上涌下泄以夺病势也。有气味俱厚之急方，气味俱厚，直趋于下而力不衰也。

奇方 〔王冰曰〕单方也。〔从正曰〕奇方有二：有独用一物之奇方，病在上而近者宜之。有药合阳数一、三、五、七、九之奇方，宜下不宜汗。〔完素曰〕假如小承气，奇之小方也；大承气、抵当汤，奇之大方也，所谓因其攻下而为之也。桂枝、麻黄，偶之小方也；葛根、青龙，偶之大方也，所谓因其发散而用之也。

偶方 〔从正曰〕偶方有三：有两味相配之偶方，有古之二方相合之偶方，古谓之复方，皆病在下而远者宜之。有药合阴数二、四、六、八、十之偶方，宜汗不宜下。王太仆言汗药不以偶，则气不足以外发；下药不以奇，则药毒攻而致过。意者下本易行，故单行则力孤而微，汗或难出，故并行则力齐而大乎？而仲景制方，桂枝汗药，反以五味为奇；大承气下药，反以四味为偶，何也？岂临事制宜，复有增损乎？

复方 〔岐伯曰〕奇之不去则偶之，是谓重方。〔好古曰〕奇之不去复以偶，偶之不去复以奇，故曰复。复者，再也，重也。所谓十补一泄，数泄一补也。又伤寒见风脉，伤风得寒脉，为脉证不相应，宜以复方主之。〔从正曰〕复方有三：有二方、三方及数方相合之复方，如桂枝二越婢一汤、五积散之属是也。有本方之外别加余药，如调胃承气加连翘、薄荷、黄芩、栀子为凉膈散之属是也。有分两均齐之复方，如胃风汤各等分之属是也。王太仆以偶为复方，今七方有偶又有复，岂非偶乃二方相合，复乃数方相合之谓乎？

十　剂

徐之才曰：药有宣、通、补、泄、轻、重、涩、滑、燥、湿十种，是药之大体，而本经不言，后人未述。凡用药者，审而详之，则靡所遗失矣。

宣剂　〔之才曰〕宣可去壅，生姜、橘皮之属是也。〔杲曰〕外感六淫之邪，欲传入里，三阴实而不受，逆于胸中，天分气分窒塞不通，而或哕或呕，所谓壅也。三阴者，脾也。故必破气药，如姜、橘、藿香、半夏之类，泻其壅塞。〔从正曰〕俚人以宣为泻，又以宣为通，不知十剂之中已有泻与通矣。仲景曰：春病在头，大法宜吐，是宣剂即涌剂也。经曰：高者，因而越之，木郁则达之。宣者升而上也。以君召臣曰宣是矣。凡风痫中风，胸中诸实，痰饮寒结，胸中热郁，上而不下，久则嗽喘满胀，水肿之病生焉，非宣剂莫能愈也。吐中有汗，如引涎、追泪、嚏鼻，凡上行者，皆吐法也。〔完素曰〕郁而不散为壅，必宣以散之，如痞满不通之类是矣。攻其里，则宣者上也。泄者下也。涌剂则瓜蒂、栀子之属是矣。发汗通表亦同。〔好古曰〕经有五郁：木郁达之，火郁发之，土郁夺之，金郁泄之，水郁折之，皆宣也。〔敩曰〕宣，扬制曰宣朗，君召臣曰宣唤，臣奉君命宣布上意，皆宣之意也。〔时珍曰〕壅者，塞也；宣者，布也，散也。郁塞之病，不升不降，传化失常。或郁久生病，或病久生郁。必药以宣布敷散之，如承流宣化之意，不独涌越为宣也。是以气郁有余，则香附、抚芎之属以开之，不足则补中益气以运之。火郁微则山栀、青黛以散之，甚则升阳解肌以发之。湿郁则苍术、白芷之属以燥之，甚则风药以胜之。痰郁微则南星、橘皮之属以化之，甚则瓜蒂、藜芦之属以涌之。血郁微则桃仁、红花以行之，甚则或吐或利以逐之。食郁微则山楂、神曲以消之，甚则上涌下利以去之，皆宣剂也。

通剂　〔之才曰〕通可去滞，通草、防己之属是也。〔完素曰〕留而不行，必通以行之，如水病为痰澼之类。以木通、防己之属攻其内，则留者行也。滑石、茯苓、芫花、甘遂、大戟、牵牛之类是也。〔从正曰〕通者，流通也。前后不得溲便，宜木通、海金沙、琥珀、大黄之属通之。痹痛郁滞，经隧不利，亦宜通之。〔时珍曰〕滞，留滞也。湿热之邪留于气分，而为痛痹癃闭者，宜淡味之药上助肺气下降，通其小便，而泄气中之滞，木通、猪苓之类是也。湿热之邪留于血分，而为痹痛肿注、二便不通者，宜苦寒之药下引，通其前后，而泄血中之滞，防己之类是也。经曰味薄者通，故淡味之药谓之通剂。

补剂　〔之才曰〕补可去弱，人参、羊肉之属是也。〔杲曰〕人参甘温，能补气虚；羊肉甘热，能补血虚。羊肉补形，人参补气，凡气味与二药同者皆是也。〔从正曰〕五脏各有补泻，五味各补其脏，有表虚、里虚、上虚、下虚、阴虚、阳虚，气虚、血虚。经曰：精不足者补之以味，形不足者补之以气。五谷、五菜、五果、五肉，皆补养之物也。〔时珍曰〕经云：不足者补之。又云：虚则补其母。生姜之辛补肝，炒盐之咸补心，甘草之甘补脾，五味子之酸补肺，黄檗之苦补肾。又如茯神之补心气，生地黄之补心血；人参之补脾气，白芍药之补脾血；黄芪之补肺气，阿胶之补肺血；杜仲之补肾气，熟地黄之补肾血；芎劳之补肝气，当归之补肝血之类，皆补剂。不特人参、羊肉为补也。

泄剂　〔之才曰〕泄可去闭，葶苈、大黄之属是也。〔杲曰〕葶苈苦寒，气味俱厚，不减大黄，能泄肺中之闭，又泄大肠。大黄走而不守，能泄血闭肠胃渣秽之物。一泄气闭利小便，一泄血闭利大便。凡与二药同者皆然。〔从正曰〕实则泻之。诸痛为实，痛随利减。芒消、大黄、牵牛、甘遂、巴豆之属，皆泻剂也。其催生下乳，磨积逐水，破经泄气，凡下行者，皆下法也。〔时珍曰〕去闭当作去实。经云实者泻之，实则泻其子，是矣。五脏五味皆有泻，不独葶苈、大黄也。肝实泻以芍药之酸，心实泻以甘草之甘，脾实泻以黄连之苦，肺实泻以石膏之辛，肾实泻以泽泻之咸，是矣。

轻剂　〔之才曰〕轻可去实，麻黄、葛根之属是也。〔从正曰〕风寒之邪，始客皮肤，头痛身热，宜解其表，内经所谓轻而扬之也。痈疮疥痤，俱宜解表，汗以泄之，毒以熏之，皆轻剂也。凡熏洗蒸炙，熨烙刺砭，导引按摩，皆汗法也。〔时珍曰〕当作轻可去闭。有表闭里闭，上闭下闭。表闭者，风寒伤营，腠理闭密，阳气怫郁，不能外出，而为发热、恶寒、头痛、脊强诸病，宜轻扬之剂发其汗，而表自解也。里闭者，火热郁抑，津液不行，皮肤干闭，而为肌热、烦热、头痛、目肿、昏瞀、疮疡诸病，宜轻扬之剂以解其肌，而火自散也。上闭有二：一则外寒内热，上焦气闭，发为咽喉闭痛之证，宜辛凉之剂以扬散之，则闭自开。一则饮食寒冷抑遏阳气在下，发为胸膈痞满闭塞之证，宜扬其清而抑其浊，则痞自泰也。下闭亦有二：有阳气陷下，发为里急后重，数至圊而不行之证，但升其阳而大便自顺，所谓下者举之也。有燥热伤肺，金气膹郁，窍闭于上，而膀胱闭于下，为小便不利之证，以升麻之类探而吐之，上窍通而小便自利矣，所谓病在下取之上也。

重剂　〔之才曰〕重可去怯，磁石、铁粉之属是也。〔从正曰〕重者，镇缒之谓也。怯则气浮，如丧神守，而惊悸气上，朱砂、水银、沉香、黄丹、寒水石之伦，皆体重也。久病咳嗽，涎潮于上，形羸不可攻者，以此缒之。经云：重者，因而减之。贵其渐也。〔时珍曰〕重剂凡四：有惊则气乱，而魂气飞扬，如丧神守者；有怒则气逆，而肝火激烈，病狂善怒者，并铁粉、雄黄之类以平其肝。有神不守舍，而多惊健忘，迷惑不宁者，宜朱砂、紫石英之类以镇其心。有恐则气下，精志失守而畏，如人将捕者，宜磁石、沉香之类以安其肾。大抵重剂压浮火而坠痰涎，不独治怯也。故诸风掉眩及惊痫痰喘之病，吐逆不止及反胃之病，皆浮火痰涎为害，俱宜重剂以坠之。

滑剂 〔之才曰〕滑可去着，冬葵子、榆白皮之属是也。〔完素曰〕涩则气著，必滑剂以利之。滑能养窍，故润利也，〔从正曰〕大便燥结，宜麻仁、郁李之类；小便淋沥，宜葵子、滑石之类。前后不通，两阴俱闭也，名曰三焦约。约者，束也。宜先以滑剂润养其燥，然后攻之。〔时珍曰〕著者，有形之邪，留著于经络脏腑之间也，便尿浊带、痰涎、胞胎、痈肿之类是矣。皆宜滑药以引去其留著之物。此与木通、猪苓通以去滞相类而不同。木通、猪苓，淡泄之物，去湿热无形之邪；葵子、榆皮，甘滑之类，去湿热有形之邪。故彼曰滞，此曰着也。大便涩者，菠薐、牵牛之属；小便涩者，车前、榆皮之属；精窍涩者，黄檗、葵花之属；胞胎涩者，黄葵子、王不留行之属；引痰涎自小便去者，则半夏、茯苓之属；引疮毒自小便去者，则五叶藤、萱草根之属，皆滑剂也。半夏、南星皆辛而涎滑，能泄湿气、通大便。盖辛能润，能走气，能化液也。或以为燥物，谬矣。湿去则土燥，非二物性燥也。

涩剂 〔之才曰〕涩可去脱，牡蛎、龙骨之属是也。〔完素曰〕滑则气脱，如开肠洞泄，便溺遗失之类，必涩剂以收敛之。〔从正曰〕寝汗不禁，涩以麻黄根、防风。滑泄不已，涩以豆蔻、枯矾、木贼、罂粟壳。喘嗽上奔，涩以乌梅、诃子。凡酸味同乎涩者，收敛之义也。然此种皆宜先攻其本，而后收之可也。〔时珍曰〕脱者，气脱也，血脱也，精脱也，神脱也。脱则散而不收，故用酸涩温平之药，以敛其耗散。汗出亡阳，精滑不禁，泄痢不止，大便不固，小便自遗，久嗽亡津，皆气脱也。下血不已，崩中暴下，诸大亡血，皆血脱也。牡蛎、龙骨、海螵蛸、五倍子、五味子、乌梅、榴皮、诃黎勒、罂粟壳、莲房、棕灰、赤石脂、麻黄根之类，皆涩药也。气脱兼以气药，血脱兼以血药及兼气药，气者血之帅也。脱阳者见鬼，脱阴者目盲，此神脱也，非涩药所能收也。

燥剂 〔之才曰〕燥可去湿，桑白皮、赤小豆之属是也。〔完素曰〕湿气淫胜，肿满脾湿，必燥剂以除之，桑皮之属。湿胜于上，以苦吐之，以淡渗之是也。〔从正曰〕积寒久冷，吐利腥秽，上下所出水液澄彻清冷，此大寒之病，宜姜、附、胡椒辈以燥之。若病湿气，则白术、陈皮、木香、苍术之属除之，亦燥剂也。而黄连、黄檗、栀子、大黄，其味皆苦，苦属火，皆能燥湿，此内经之本旨也，岂独姜、附之俦为燥剂乎。〔好古曰〕湿有在上、在中、在下、在经、在皮、在里。〔时珍曰〕湿有外感，有内伤。外感之湿，雨露岚雾地气水湿，袭于皮肉筋骨经络之间；内伤之湿，生于水饮酒食及脾弱肾强，固不可一例言也。故风药可以胜湿，燥药可以除湿，淡药可以渗湿，泄小便可以引湿，利大便可以逐湿，吐痰涎可以祛湿。湿而有热，苦寒之剂燥之；湿而有寒，辛热之剂燥之，不独桑皮、小豆为燥剂也。湿去则燥，故谓之燥。

润剂 〔之才曰〕湿可去枯，白石英、紫石英之属是也。〔从正曰〕湿者，润湿也。虽与滑类，少有不同。经云辛以润之，辛能走气、能化液故也。盐、消味虽咸，属真阴之水，诚濡枯之上药也。人有枯涸皴揭之病，非独金化，盖有火以乘之，故非湿剂不能愈。〔完素曰〕津耗为枯。五脏痿弱，荣卫涸流，必湿剂以润之。〔好古曰〕有减气而枯，有减血而枯。〔时珍曰〕湿剂当作润剂。枯者燥也。阳明燥金之化，秋令也，风热怫甚，则血液枯涸而为燥病。上燥则渴，下燥则结，筋燥则强，皮燥则揭，肉燥则裂，骨燥则枯，肺燥则痿，肾燥则消。凡麻仁、阿胶膏润之属，皆润剂也。养血则当归、地黄之属，生津则麦门冬、栝楼根之属，益精则苁蓉、枸杞之属。若但以石英为润药则偏矣，古人以服石为滋补故尔。

刘完素曰：制方之体，欲成七方十剂之用者，必本于气味也。寒、热、温、凉，四气生于天；酸、苦、辛、咸、甘、淡，六味成乎地。是以有形为味，无形为气。气为阳，味为阴。阳气出上窍，阴味出下窍。气化则精生，味化则形长。故地产养形，形不足者温之以气；天产养精，精不足者补之以味。辛甘发散为阳，酸苦涌泄为阴；咸味涌泄为阴，淡味渗泄为阳。辛散、酸收、甘缓、苦坚、咸软。各随五脏之病，而制药性之品味。故方有七，剂有十。方不七，不足以尽方之变；剂不十，不足以尽剂之用。方不对证，非方也；剂不蠲疾，非剂也。此乃太古先师，设绳墨而取曲直；叔世方士，乃出规矩以为方圆。夫物各有性，制而用之，变而通之，施于品剂，其功用岂有穷哉。如是有因其性为用者，有因其所胜而为制者，有气同则相求者，有气相克则相制者，有气有余而补不足者，有气相感则以意使者，有质同而性异者，有名异而实同者。故蛇之性上窜而引药，蝉之性外脱而退翳，虻饮血而用以治血，鼠善穿而用以治漏，所谓因其性而为用者如此。弩牙速产，以机发而不括也；杵糠下噎，以杵筑下也，所谓因其用而为使者如此。浮萍不沉水，可以胜酒；独活不摇风，可以治风，所谓因其所胜而为制也如此。

麻，木谷而治风；豆，水谷而治水，所谓气相同则相求者如此。牛，土畜，乳可以止渴疾；豕，水畜，心可以镇恍惚，所谓因其气相克则相制也如此。熊肉振羸，兔肝明视，所谓其气有余补不足也如此。鲤之治水，鹜之利水，所谓因其气相感则以意使者如此。蜜成于蜂，蜜温而蜂寒；油生于麻，麻温而油寒，兹同质而异性也。蘼芜生于芎䓖，蓬蘽生于覆盆，兹名异而实同者也。所以如此之类，不可胜举。故天地赋形，不离阴阳，形色自然，皆有法象。毛羽之类，生于阳而属于阴；鳞甲之类，生于阴而属于阳。空青法木，色青而主肝；丹砂法火，色赤而主心；云母法金，色白而主肺；慈石法水，色黑而主肾；黄石脂法土，色黄而主脾。故触类而长之，莫不有自然之理也。欲为医者，上知天文，下知地理，中知人事，三者俱明，然后可以语人之疾病。不然，则如无目夜游，无足登涉，动致颠殒，而欲愈疾者，未之有也。

雷敩炮炙论·序曰：若夫世人使药，岂知自有君臣，既辨君臣，宁分相制。只如栨毛今盐草也。沾溺，立销斑肿之毒；象胆挥黏，乃知药有情异。鲑鱼插树，立便干枯；用狗涂之，以犬胆灌之，插鱼处立如故也。却当荣盛。无名无名异形似玉柳石，又如石炭，味别。止楚，截指而似去甲毛；圣石开盲，明目而如云离日。当归止血破血，头、尾效各不同；头止血，尾破血。蕤子熟、生，足睡、不眠立据。弊箅淡卤，常使者甑中箅，能淡盐味。如酒沾交。今蜜枳缴枝，又云交加枝。铁遇神砂，如泥似粉；石经鹤粪，化作尘飞。栨见橘，花似髓。断弦折剑，遇鸾血而如初；以鸾血烧作胶，粘折处，铁物永不断。海竭江枯，投游波燕子是也。而立泛。令铅拒火，须仗修天；今呼为补天石。如要形坚，岂忘紫背。有紫背天葵，如常食葵菜，只是背紫面青，能坚铅形。留砒住鼎，全赖宗心。别有宗心草，今呼石竹，不是食者粽心，恐误。其草出欻州，生处多虫兽。雌得芹花，其草名为立起，其形如芍药，花色青，可长三尺已来，叶上黄斑色，味苦涩，堪用，煮雌黄立住火。立便成庚；硇遇赤须，其草名赤须，今呼为虎须草是，用煮硇砂即生火。水留金鼎。水中生火，非猾髓而莫能；海中有兽名曰猾，以髓入在油中，粘水，水中火生，不可救之，用酒喷之即止，勿于屋下收。长齿生牙，赖雄鼠之骨末。其齿若年多不生者，取雄鼠脊骨作末，揩折处，齿立生如故。发眉堕落，涂半夏而立生；眉发堕落者，以生半夏茎杵之取涎，涂发落处立生。目辟眼䁾，有五花而自正。五加皮，其叶有雄雌，三叶为雄，五叶为雌，须使五叶者。作末酒浸饮之，其目䁾者正。脚生肉栨，裩系菪根；脚有肉栨者，取莨菪根于裩带上系之，感应永不痛。囊皱漩多，夜煎竹木。多小便者，夜煎萆薢一片服之，永不夜起也。体寒腹大，全赖鸬鹚；若患腹大如鼓米饮调鸬鹚末服，立枯如故也。血泛

经过，饮调瓜子。甜瓜子内仁捣作末，去油，饮调服之，立绝。**咳逆数数，酒服熟雄；**天雄泡过，以酒调一钱服，立定也。**遍体疹风，冷调生侧。**附子旁生者为侧子，作末冷酒服，立瘥也。**肠虚泻痢，须假草零；**捣五倍子作末，以熟水下之，立止也。**久渴心烦，宜投竹沥。除症去块，全仗消、硇；**消、硇即硇砂、消石二味，于乳钵中研作粉，同煅了，酒服，神效也。**益食加觞，须煎芦、朴。**不食者，并饮酒少者，煎逆水芦根并厚朴二味汤服。**强筋健骨，须是苁、鳝；**苁蓉并鳝鱼二味，作末，以黄精汁丸服之，可力倍常也。出乾宁记中。**驻色延年，精蒸神锦。**黄精自然汁拌细研神锦，于柳木甑中蒸七日了，以木蜜丸服，颜貌可如幼女之容色也。**知疮所在，口点阴胶；**阴胶即甑中气垢，少许于口中，可知脏腑所起，直至住处知痛，乃可医也。**产后肌浮，甘皮酒服。**产后肌浮，酒服甘皮立愈。**口疮舌拆，立愈黄、苏。**口疮舌拆以根黄涂苏炙作末，含之立差。**脑痛欲亡，鼻投消末；**头痛者，以消石作末内鼻中，立止。**心痛欲死，速觅延胡。**以延胡索作散，酒服之立愈。**如斯百种，是药之功。某忝遇明时，谬看医理，虽寻圣法，难可穷微。略陈药饵之功能，岂溺仙人之要术，其制药炮、熬、煮、炙，不能记年月哉。欲审元由，须看海集。某不量短见，直录炮、熬、煮、炙，列药制方，分为上、中、下三卷，有三百件名，具陈于后。**

气味阴阳

阴阳应象论曰：积阳为天，积阴为地。阴静阳躁，阳生阴长，阳杀阴藏。阳化气，阴成形。阳为气，阴为味。味归形，形归气，气归精，精归化，精食气，形食味，化生精，气生形。味伤形，气伤精，精化为气，气伤于味。阴味出下窍，阳气出上窍。清阳发腠理，浊阴走五脏；清阳实四肢，浊阴归六腑。味厚者为阴，薄者为阴中之阳。气厚者为阳，薄者为阳中之阴。味厚则泄，薄则通；气薄则发泄，厚则发热。辛甘发散为阳，酸苦涌泄为阴；咸味涌泄为阴，淡味渗泄为阳。六者或收或散，或缓或急，或润或燥，或软或坚，以所利而行之，调其气，使之平也。〔元素曰〕清之清者发腠理，清之浊者实四肢；浊之浊者归六腑，浊之清者走五脏。附子气厚，为阳中之阳；大黄味厚，为阴中之阴。茯苓气薄，为阳中之阴，所以利小便，入手太阳，不离阳之体也；麻黄味薄，为阴中之阳，所以发汗，入手太阴，不离阴之体也。凡同气之物必有诸味，同味之物必有诸气。气味各有厚薄，故性用不等。〔杲曰〕味之薄者则通，酸、苦、咸、平是也。味之厚者则泄，咸、苦、酸、寒是也。气之厚者发热，辛、甘、温、热是也。气之薄者渗泄，甘、淡、平、凉是也。渗谓小汗，泄谓利小便也。〔宗奭曰〕天地既判，生万物者五气耳。五气定位，则五味生。故曰生物者气也，成之者味也。以奇生则成而耦，以耦生则成而奇。寒气坚，故其味可用以软；热气软，故其味可用以坚；风气散，故其味可用以收；燥气收，故其味可用以散。土者冲气之所生，冲气则无所不和，故其味可用以缓。气坚则壮，故苦可以养气。脉软则和，故咸可以养脉。骨收则强，故酸可以养骨。筋散则不挛，故辛可以养筋。肉缓则不壅，故甘可以养肉。坚之而后可以软，收之而后可以散。欲缓则用甘，不欲则弗用，用之不可太过，太过亦病矣。古之养生治疾者，必先通乎此，否则能已人之疾者盖寡矣。

李杲曰：夫药有温、凉、寒、热之气，辛、甘、淡、酸、苦、咸之味也。升、降、浮、沉之相互，厚、薄、阴、阳之不同。一物之内，气味兼有；一药之中，理性具焉。或气一而味殊，或味同而气异。气象天，温热者天之阳，凉寒者天之阴。天有阴、阳，风、寒、暑、湿、燥、火，三阴、三阳上奉之也。味象地，辛、甘、淡者地之阳，酸、苦、咸者地之阴；地有阴、阳，金、木、水、火、土，生、长、化、收、藏下应之也。气味薄者，轻清成象，本乎天者亲上也。气味厚者，重浊成形，本乎地者亲下也。〔好古曰〕本草之味有五，气有四。然一味之中有四气，如辛味则石膏寒，桂、附热，半夏温，薄荷凉之类是也。夫气者天也，温热天之阳，寒凉天之阴。阳则升，阴则降。味者地也，辛、甘、淡地之阳，酸、苦、咸地之阴。阳则浮，阴则沉。有使气者，使味者，气味俱使者，先使气而后使味者，先使味而后使气者。有一物一味者，一物三味者；一物一气者，一物二气者。或生熟异气味，或根苗异气味。或温多而成热，或凉多而成寒，或寒热各半而成温。或热者多，寒者少，寒不为之寒；或寒者多，热者少，热不为之热，不可一途而取也。或寒热各半，昼服则从热之属而升，夜服则从寒之属而降。或晴则从热，阴则从寒。变化不一如此，况四时六位不同，五运六气各异，可以轻用为哉。

六节脏象论云：天食人以五气，地食人以五味。五气入鼻，藏于心肺，上使五色修明，音声能彰。五味入口，藏于肠胃，味有所藏，以养五气，气和而生，津液相成，神乃自生。又曰：形不足者，温之以气；精不足者，补之以味。〔王冰曰〕五气者，臊气凑肝，焦气凑心，香气凑脾，腥气凑肺，腐气凑肾也。心荣色，肺主音，故气藏于心肺，而明色彰声也。气为水之母，故味藏于肠胃而养五气。〔孙思邈曰〕精以食气，气养精以荣色；形以食味，味养形以生力。精顺五气以灵，形受五味以成。若食气相反则伤精，食味不调则损形。是以圣人先用食禁以存生，后制药物以防命，气味温补以存精形。

五味宜忌

岐伯曰：木生酸，火生苦，土生甘，金生辛，水生咸。辛散，酸收，甘缓，苦坚，咸软。毒药攻邪，五谷为养，五果为助，五畜为益，五菜为充，气味合而服之，以补精益气。此五味各有所利，四时五脏，病随所宜也。又曰：阴之所生，本在五味；阴之五宫，伤在五味。骨正筋柔，气血以流，腠理以密，骨气以精，长有天命。又曰：圣人春夏养阳，秋冬养阴，以从其根，二气常存。春食凉，夏食寒，以养阳；秋食温，冬食热，以养阴。

五欲　肝欲酸，心欲苦，脾欲甘，肺欲辛，肾欲咸，此五味合五脏之气也。

五宜　青色宜酸，肝病宜食麻、犬、李、韭。赤色宜苦，心病宜食麦、羊、杏、薤。黄色宜甘，脾病宜食粳、牛、枣、葵。白色宜辛，肺病宜食黄黍、鸡、桃、葱。黑色宜咸，肾病宜食大豆黄卷、猪、栗、藿。

五禁　肝病禁辛，宜食甘，粳、牛、枣、葵。心病禁咸，宜食酸，麻、犬、李、韭。脾病禁酸，宜食咸，大豆、豕、栗、藿。肺病禁苦，宜食麦、羊、杏、薤。肾病禁甘，宜食辛，黄黍、鸡、桃、葱。〔思邈曰〕春宜省酸增甘以养脾，夏宜省苦增辛以养肺，秋宜省辛增酸以养肝，冬宜省咸增苦以养心，四季宜省甘增咸以养肾。〔时珍曰〕五欲者，五味入胃，喜归本脏，有余之病，宜本味以通之。五禁者，五脏不足之病，畏其所胜，而宜其所不胜也。

五走　酸走筋，筋病毋多食酸，多食令人癃。酸气涩收，胞得酸而缩卷，故水道不通也。苦走骨，骨病毋多食苦，多食令人变呕。苦入下脘，三焦皆闭，故变呕也。甘走肉，肉病毋多食甘，多食令人悗心。甘气柔润，胃柔则缓，缓则虫动，故悗心也。辛走气，气病毋多食辛，多食令人洞心。辛走上焦，与气俱行，久留心下，故洞心也。咸走血，血病毋多食咸，多食令人渴。血与咸相得则凝，凝则胃汁注之，故咽路焦而舌本干。九针论作咸走骨，骨病毋多食咸。苦走血，血病毋多食苦。

五伤　酸伤筋，辛胜酸。苦伤气，咸胜苦。甘伤肉，酸胜甘。辛伤皮毛，苦胜辛。咸伤血，甘胜咸。

五过　味过于酸，肝气以津，脾气乃绝，肉胝伤胎而唇揭。味过于苦，脾气不濡，胃气乃厚，皮槁而毛拔。味过于甘，心气喘满，色黑，肾气不平，骨痛而发落。味过于辛，筋脉沮绝，精神乃失，筋急而爪枯。味过于咸，大骨气劳，短肌，心气抑，脉凝涩而变色。〔时珍曰〕五走五伤者，本脏之味自伤也，即阴之五宫，伤在五味也。五过者，本脏之味伐其所胜也，即脏气偏胜也。

五味偏胜

岐伯曰：五味入胃，各归所喜。酸先入肝，苦先入心，甘先入脾，辛先入肺，咸先入肾。久而增气，物化之常；气增而久，夭之由也。〔王冰曰〕入肝为温，入心为热，入肺为清，入肾为寒，入脾为至阴而四气兼之，皆为增其味而益其气。故各从本脏之气，久则从化。故久服黄连、苦参反热，从苦化也。余味仿此。气增不已，则脏气偏胜，必有偏绝；脏有偏绝，必有暴夭。是以药不具五味，不备四气，而久服之，虽暂获胜，久必致夭。故绝粒服饵者不暴亡，无五味资助也。〔杲曰〕一阴一阳之谓道，偏阴偏阳之谓疾。阳剂刚胜，积若燎原，为消狂痈疽之属，则天癸竭而荣涸。阴剂柔胜，积若凝水，为洞泄寒中之病，则真火微而卫散。故大寒大热之药，当从权用之，气平而止。有所偏助，令人脏气不平，夭之由也。

标本阴阳

李杲曰：夫治病者，当知标本。以身论之，外为标，内为本；阳为标，阴为本。故六腑属阳为标，五脏属阴为本；脏腑在内为本，十二经络在外为标。而脏腑阴阳气血经络又各有标本焉。以病论之，先受为本，后传为标。故百病必先治其本，后治其标。否则邪气滋甚，其病益蓄。纵先生轻病，后生重病，亦先治其轻，后治其重，则邪气乃伏。有中满及病大小便不利，则无问先后标本，必先治满及大小便，为其急也。故曰缓则治其本，急则治其标。又从前来者为实邪，后来者为虚邪。实则泻其子，虚则补其母。假如肝受心火，为前来实邪，当于肝经刺荥穴以泻心火，为先治其本；于心经刺荥穴以泻心火，为后治其标。用药则入肝之药为引，用泻心之药为君。经云本而标之，先治其本，后治其标是也。又如肝受肾水为虚邪，当于肾经刺井穴以补肝木，为先治其标；后于肝经刺合穴以泻肾水，为后治其本。用药则入肾之药为引，补肝之药为君。经云标而本之，先治其标，后治其本是也。

升降浮沉

李杲曰：药有升降浮沉化，生长收藏成，以配四时，春升夏浮，秋收冬藏，土

居中化。是以味薄者升而生，气薄者降而收，气厚者浮而长，味厚者沉而藏，气味平者化而成。但言补之以辛、甘、温、热及气味之薄者，即助春夏之升浮，便是泻秋冬收藏之药也。在人之身，肝心是矣。但言补之以酸、苦、咸、寒及气味之厚者，即助秋冬之降沉，便是泻春夏生长之药也。在人之身，肺肾是矣。淡味之药，渗即为升，泄即为降，佐使诸药者也。用药者，循此则生，逆此则死，纵令不死，亦危困矣。王好古曰：升而使之降，须知抑也；沉而使之浮，须知载也。辛散也，而行之也横；甘缓也，而行之也上；苦泄也，而行之也下；酸收也，其性缩；咸软也，其性舒，其不同如此。鼓掌成声，沃火成沸，二物相合，象在其间矣。五味相制，四气相和，其变可轻用哉。本草不言淡味、凉气，亦缺文也。

味薄者升：甘平、辛平、辛微温、微苦平之药是也。

气薄者降：甘寒、甘凉、甘淡寒凉、酸温、酸平、咸平之药是也。

气厚者浮：甘热、辛热之药是也。

味厚者沉：苦寒、咸寒之药是也。

气味平者，兼四气四味：甘平、甘温、甘凉、甘辛平、甘微苦平之药是也。

李时珍曰：酸咸无升，甘辛无降，寒无浮，热无沉，其性然也。而升者引之以咸寒，则沉而直达下焦；沉者引之以酒，则浮而上至颠顶。此非窥天地之奥而达造化之权者，不能至此。一物之中，有根升梢降，生升熟降，是升降在物亦在人也。

四时用药例

李时珍曰：经云：必先岁气，毋伐天和。又曰：升降浮沉则顺之，寒热温凉则逆之。故春月宜加辛温之药，薄荷、荆芥之类，以顺春升之气；夏月宜加辛热之药，香薷、生姜之类，以顺夏浮之气；长夏宜加甘苦辛温之药，人参、白术、苍术、黄檗之类，以顺化成之气；秋月宜加酸温之药，芍药、乌梅之类，以顺秋降之气；冬月宜加苦寒之药，黄芩、知母之类，以顺冬沉之气，所谓顺时气而养天和也。经又云：春省酸增甘以养脾气，夏省苦增辛以养肺气，长夏省甘增咸以养肾气，秋省辛增酸以养肝气，冬省咸增苦以养心气。此则既不伐天和，而又防其太过，所以体天地之大德也。味者舍本从标，春用辛凉以伐木，夏用咸寒以抑火，秋用苦温以泄金，冬用辛热以涸水，谓之时药，殊背素问逆顺之理。以夏月伏阴，冬月伏阳，推之可知矣。虽然月有四时，日有四时，或春得秋病，夏得冬病，神而明之，机而行之，变通权宜，又不可泥一也。王好古曰：四时总以芍药为脾

剂，苍术为胃剂，柴胡为时剂，十一脏皆取决于少阳，为发生之始故也。凡用纯寒纯热之药，及寒热相杂，并宜用甘草以调和之，惟中满者禁用甘尔。

五运六淫用药式

厥阴司天，巳亥年。**风淫所胜，平以辛凉，佐以苦甘，以甘缓之，以酸泻之。**王注云：厥阴气未为盛热，故以凉药平之。**清反胜之，治以酸温，佐以甘苦。**

少阴司天，子午年。**热淫所胜，平以咸寒，佐以苦甘，以酸收之。寒反胜之，治以甘温，佐以苦酸辛。**

太阴司天，丑未年。**湿淫所胜，平以苦热，佐以酸辛，以苦燥之，以淡泄之。湿上甚而热，治以苦温，佐以甘辛，以汗为故。**身半以上，湿气有余，火气复郁，则宜解表流汗而祛之也。**热反胜之，治以苦寒，佐以苦酸。**

少阳司天，寅申年。**火淫所胜，平以酸冷，佐以苦甘，以酸收之，以苦发之，以酸复之。**热气已退，时发动者，是为心虚气散不敛，以酸收之，仍兼寒助，乃能除根。热见太甚，则以苦发之。汗已便凉，是邪气尽。汗已犹热，是邪未尽，则以酸收之。已汗又热，又汗复热，是脏虚也，则补其心可也。**寒反胜之，治以甘热，佐以苦辛。**

阳明司天，卯酉年。**燥淫所胜，平以苦温，佐以酸辛，以苦下之。**制燥之法以苦温。宜下必以苦，宜补必以酸，宜泻必以辛。**热反胜之，治以辛寒，佐以苦甘。**

太阳司天，辰戌年。**寒淫所胜，平以辛热，佐以苦甘，以咸泻之。热反胜之，治以咸冷，佐以苦辛。**

厥阴在泉，寅申年。**风淫于内，治以辛凉，佐以苦，以甘缓之，以辛散之。**风喜温而恶清，故以辛凉胜之。佐以苦，随所利也。木苦急，以甘缓之。木苦抑，以辛散之。**清反胜之，治以酸温，佐以苦甘，以辛平之。**

少阴在泉，卯酉年。**热淫于内，治以咸寒，佐以甘苦，以酸收之，以苦发之。**热性恶寒，故以咸寒。热甚于表，以苦发之；不尽，复寒制之；寒制不尽，复苦发之，以酸收之。甚者再方，微者一方，可使必已。时发时止，亦以酸收之。**寒反胜之，治以甘热，佐以苦辛，以咸平之。**

太阴在泉，辰戌年。**湿淫于内，治以苦热，佐以酸淡，以苦燥之，以淡泄之。**湿与燥反，故以苦热，佐以酸淡，利窍也。**热反胜之，治以苦冷，佐以咸甘，以苦平之。**

少阳在泉，巳亥年。**火淫于内，治以咸冷，佐以苦辛，以酸收之，以苦发之。**火气大行于心腹，咸性柔软以制之，以酸收其散气。大法须汗者，以辛佐之。**寒反胜之，治以甘热，佐以苦辛，以咸平之。**

阳明在泉，子午年。**燥淫于内，治以苦温，佐以甘辛，以苦下之。**温利凉性，故以苦下之。**热反胜之，治以辛寒，佐以苦甘，以酸平之，以和为利。**

太阳在泉，丑未年。**寒淫于内，治以甘热，佐以苦辛，以咸泻之，以辛润之，以苦坚之。**以热治寒，是为摧胜，折其气也。**热反胜之，治以咸冷，佐以甘辛，以苦平之。**

李时珍曰：司天主上半年，天气司之，故六淫谓之所胜，上淫于下也，故曰平之。在泉主下半年，地气司之，故六淫谓之于内，外淫于内也，故曰治之。当其时而反得胜己之气者，谓之反胜。六气之胜，何以征之？燥甚则地干，暑胜则地热，风胜则地动，湿胜则地泥，寒胜则地裂，火胜则地涸是也。其六气胜复主客、证治、病机甚详，见素问·至真要大论，文多不载。

六腑六脏用药气味补泻

肝胆温补凉泻。辛补酸泻。

心小肠热补寒泻。咸补甘泻。

肺大肠凉补温泻。酸补辛泻。

肾膀胱寒补热泻。苦补咸泻。

脾胃温热补，寒凉泻，各从其宜。甘补苦泻。

三焦命门同心。

张元素曰：五脏更相平也。一脏不平，所胜平之。故云：安谷则昌，绝谷则亡。水去则营散，谷消则卫亡，神无所居。故血不可不养，卫不可不温。血温气和，营卫乃行，常有天命。

五脏五味补泻

肝苦急，急食甘以缓之，甘草。**以酸泻之，**赤芍药。**实则泻子。**甘草。**肝欲散，急食辛以散之，**川芎。**以辛补之，**细辛。**虚则补母。**地黄、黄檗。

心苦缓，急食酸以收之，五味子。**以甘泻之，**甘草、参、芪。**实则泻子。**甘草。**心欲软，急食咸以软之，**芒消。**以咸补之，**泽泻。**虚则补母。**生姜。

脾苦湿，急食苦以燥之，白术。**以苦泻之**，黄连。**实则泻子**。桑白皮。**脾欲缓，急食甘以缓之**，炙甘草。**以甘补之**，人参。**虚则补母**。炒盐。

肺苦气逆，急食苦以泄之，诃子。**以辛泻之**，桑白皮。**实则泻子**。泽泻。**肺欲收，急食酸以收之**，白芍药。**以酸补之**，五味子。**虚则补母**。五味子。

肾苦燥，急食辛以润之，黄檗、知母。**以咸泻之**，泽泻。**实则泻子**。芍药。**肾欲坚，急食苦以坚之**，知母。**以苦补之**，黄檗。**虚则补母**。五味子。

张元素曰：凡药之五味，随五脏所入而为补泻，亦不过因其性而调之。酸入肝，苦入心，甘入脾，辛入肺，咸入肾。辛主散，酸主收，甘主缓，苦主坚，咸主软。辛能散结润燥，致津液，通气；酸能收缓敛散；甘能缓急调中；苦能燥湿坚软；咸能软坚；淡能利窍。李时珍曰：甘缓、酸收、苦燥、辛散、咸软、淡渗，五味之本性，一定而不变者也；其或补或泻，则因五脏四时而迭相施用者也。温、凉、寒、热，四气之本性也，其于五脏补泻，亦迭相施用也。此特洁古张氏因素问饮食补泻之义，举数药以为例耳，学者宜因意而充之。

脏腑虚实标本用药式

肝藏血，属木，胆火寄于中，主血，主目，主筋，主呼，主怒。

本病：诸风眩运，僵仆强直惊痫，两胁肿痛，胸肋满痛，呕血，小腹疝痛痃瘕，女人经病。

标病：寒热疟，头痛吐涎，目赤面青多怒，耳闭颊肿，筋挛卵缩，丈夫㿗疝，女人少腹肿痛阴病。

有余泻之

泻子甘草

行气香附　芎䓖　瞿麦　牵牛　青橘皮

行血红花　鳖甲　桃仁　莪茂　京三棱　穿山甲　大黄　水蛭　虻虫　苏木　牡丹皮

镇惊雄黄　金薄　铁落　真珠　代赭石　夜明砂　胡粉　银薄　铅丹　龙骨　石决明

搜风羌活　荆芥　薄荷　槐子　蔓荆子　白花蛇　独活　防风　皂荚　乌头　白附子　僵蚕　蝉蜕

不足补之

补母枸杞　杜仲　狗脊　熟地黄　苦参　萆薢　阿胶　菟丝子

补血当归　牛膝　续断　白芍药　血竭　没药　芎䓖

补气天麻　柏子仁　白术　菊花　细辛　密蒙花　决明　谷精草　生姜

本热寒之

泻木芍药　乌梅　泽泻

泻火黄连　龙胆草　黄芩　苦茶　猪胆

攻里大黄

标热发之

和解柴胡　半夏

解肌桂枝　麻黄

心藏神，为君火，包络为相火，代君行令，主血，主言，主汗，主笑。

本病：诸热瞀瘛，惊惑谵妄烦乱，啼笑骂詈，怔忡健忘，自汗，诸痛痒疮疡。

标病：肌热畏寒战栗，舌不能言，面赤目黄，手心烦热，胸胁满痛，引腰背肩胛肘臂。

火实泻之

泻子黄连　大黄

气甘草　人参　赤茯苓　木通　黄檗

血丹参　牡丹　生地黄　玄参

镇惊朱砂　牛黄　紫石英

神虚补之

补母细辛　乌梅　酸枣仁　生姜　陈皮

气桂心　泽泻　白茯苓　茯神　远志　石菖蒲

血当归　乳香　熟地黄　没药

本热寒之

泻火黄芩　竹叶　麦门冬　芒消　炒盐

凉血地黄　栀子　天竺黄

标热发之

散火甘草　独活　麻黄　柴胡　龙脑

脾藏意，属土，为万物之母，主营卫，主味，主肌肉，主四肢。

本病：诸湿肿胀，痞满噫气，大小便闭，黄疸痰饮，吐泻霍乱，心腹痛，饮食不化。

标病：身体胕肿，重困嗜卧，四肢不举，舌本强痛，足大趾不用，九窍不通。诸痉项强。

土实泻之

泻子诃子　防风　桑白皮　葶苈

吐豆豉　栀子　萝卜子　常山　瓜蒂　郁金　虀汁　藜芦　苦参　赤小豆　盐汤　苦茶

下大黄　芒消　青礞石　大戟　甘遂　续随子　芫花

土虚补之

补母桂心　茯苓

气人参　黄芪　升麻　葛根　甘草　陈橘皮　藿香　葳蕤　缩砂仁　木香　扁豆

血白术　苍术　白芍药　胶饴　大枣　干姜　木瓜　乌梅　蜂蜜

本湿除之

燥中宫白术　苍术　橘皮　半夏　吴茱萸　南星　草豆蔻　白芥子

洁净府木通　赤茯苓　猪苓　藿香

标湿渗之

开鬼门葛根　苍术　麻黄　独活

肺藏魄，属金，总摄一身元气，主闻，主哭，主皮毛。

本病：诸气膹郁，诸痿喘呕，气短，咳嗽上逆，咳唾脓血，不得卧，小便数而欠，遗失不禁。

标病：洒淅寒热，伤风自汗，肩背痛冷，臑臂前廉痛。

气实泻之

泻子泽泻　葶苈　桑白皮　地骨皮

除湿半夏　白矾　白茯苓　薏苡仁　木瓜　橘皮

泻火粳米　石膏　寒水石　知母　诃子

通滞枳壳　薄荷　干生姜　木香　厚朴　杏仁　皂荚　桔梗　紫苏梗

气虚补之

补母甘草　人参　升麻　黄芪　山药

润燥蛤蚧　阿胶　麦门冬　贝母　百合　天花粉　天门冬

敛肺乌梅　粟壳　五味子　芍药　五倍子

本热清之

清金黄芩　知母　麦门冬　栀子　沙参　紫苑　天门冬

本寒温之

温肺丁香　藿香　款冬花　檀香　白豆蔻　益智　缩砂　糯米　百部

标寒散之

解表麻黄　葱白　紫苏

肾藏志，属水，为天一之源，主听，主骨，主二阴。

本病：诸寒厥逆，骨痿腰痛，腰冷如冰，足胻肿寒，少腹满急疝瘕，大便闭泄，吐利腥秽，水液澄彻清冷不禁，消渴引饮。

标病：发热不恶热，头眩头痛，咽痛舌燥，脊股后廉痛。

水强泻之

泻子大戟　牵牛

泻腑泽泻　猪苓　车前子　防己　茯苓

水弱补之

补母人参　山药

气知母　玄参　补骨脂　砂仁　苦参

血黄檗　枸杞　熟地黄　锁阳　肉苁蓉　山茱萸　阿胶　五味子

本热攻之

下伤寒少阴证，口燥咽干，大承气汤。

本寒温之

温里附子　干姜　官桂　蜀椒　白术

标寒解之

解表麻黄　细辛　独活　桂枝

标热凉之

清热玄参　连翘　甘草　猪肤

命门为相火之原，天地之始，藏精生血，降则为漏，升则为铅，主三焦元气。

本病：前后癃闭，气逆里急，疝痛奔豚，消渴膏淋，精漏精寒，赤白浊，溺血，崩中带漏。

火强泻之

泻相火黄檗　知母　牡丹皮　地骨皮　生地黄　茯苓　玄参　寒水石

火弱补之

益阳附子　肉桂　益智子　破故纸　沉香　川乌头　硫黄　天雄　乌药　阳起石　舶茴香　胡桃　巴戟天　丹砂　当归　蛤蚧　覆盆

精脱固之

涩滑牡蛎　芡实　金樱子　五味子　远志　山茱萸　蛤粉

三焦为相火之用，分布命门元气，主升降出入，游行天地之间，总领五脏六腑营卫经络内外上下左右之气，号中清之府。上主纳，中主化，下主出。

本病：诸热瞀瘛，暴病暴死暴喑，躁扰狂越，谵妄惊骇，诸血溢血泄，诸气逆冲上，诸疮疡痘疹瘤核。

上热则喘满，诸呕吐酸，胸痞胁痛，食饮不消，头上出汗。

中热则善饥而瘦，解㑊中满，诸胀腹大，诸病有声，鼓之如鼓，上下关格不通，霍乱吐利。

下热则暴注下迫，水液浑浊，下部肿满，小便淋沥或不通，大便闭结下痢。

上寒则吐饮食痰水，胸痹，前后引痛，食已还出。

中寒则饮食不化，寒胀，反胃吐水，湿泻不渴。

下寒则二便不禁，脐腹冷，疝痛。

标病：恶寒战栗，如丧神守，耳鸣耳聋，嗌肿喉痹，诸病胕肿，疼酸惊骇，手小指、次指不用。

实火泻之

汗麻黄　柴胡　葛根　荆芥　升麻　薄荷　羌活　石膏

吐瓜蒂　沧盐　齑汁

下大黄　芒消

虚火补之

上人参　天雄　桂心

中人参　黄芪　丁香　木香　草果

下附子　桂心　硫黄　人参　沉香　乌药　破故纸

本热寒之

上黄芩　连翘　栀子　知母　玄参　石膏　生地黄

中黄连　连翘　生苄　石膏

下黄檗　知母　生苄　石膏　牡丹　地骨皮

标热散之

解表柴胡　细辛　荆芥　羌活　葛根　石膏

胆属木，为少阳相火，发生万物，为决断之官，十一脏之主。主同肝。

本病：口苦，呕苦汁，善太息，澹澹如人将捕状，目昏不眠。

标病：寒热往来，痁疟，胸胁痛，头额痛，耳痛鸣聋，瘰疬结核马刀，足小指、次指不用。

实火泻之

泻胆龙胆　牛胆　猪胆　生蕤仁　生酸枣仁　黄连　苦茶

虚火补之

温胆人参　细辛　半夏　炒蕤仁　炒酸枣仁　当归　地黄

本热平之

降火黄芩　黄连　芍药　连翘　甘草

镇惊黑铅　水银

标热和之

和解柴胡　芍药　黄芩　半夏　甘草

胃属土，主容受，为水谷之海。主同脾。

本病：噎膈反胃，中满肿胀，呕吐泻痢，霍乱腹痛，消中善饥，不消食，伤饮食，胃管当心痛，支两胁。

标病：发热蒸蒸，身前热，身前寒，发狂谵语，咽痹，上齿痛，口眼㖞斜，鼻痛鼽衄赤瘡。

胃实泻之

湿热大黄　芒消

饮食巴豆　神曲　山楂　阿魏　硇砂　郁金　三棱　轻粉

胃虚补之

湿热苍术　白术　半夏　茯苓　橘皮　生姜

寒湿干姜　附子　草果　官桂　丁香　肉豆蔻　人参　黄芪

本热寒之

降火石膏　地黄　犀角　黄连

标热解之

解肌升麻　葛根　豆豉

大肠属金，主变化，为传送之官。

本病：大便闭结，泄痢下血，里急后重，疽痔脱肛，肠鸣而痛。

标病：齿痛喉痹，颈肿口干，咽中如核，鼽衄目黄，手大指、次指痛，宿食发热寒栗。

肠实泻之

热大黄　芒消　桃花　牵牛　巴豆　郁李仁　石膏

气枳壳　木香　橘皮　槟榔

肠虚补之

气皂荚

燥桃仁　麻仁　杏仁　地黄　乳香　松子　当归　肉苁蓉

湿白术　苍术　半夏　硫黄

陷升麻　葛根

脱龙骨　白垩　诃子　粟壳　乌梅　白矾　赤石脂　禹余粮　石榴皮

本热寒之

清热秦艽　槐角　地黄　黄芩

本寒温之

温里干姜　附子　肉豆蔻

标热散之

解肌石膏　白芷　升麻　葛根

小肠主分泌水谷，为受盛之官。

本病：大便水谷利，小便短，小便闭，小便血，小便自利，大便后血，小肠气痛，宿食夜热旦止。

标病：身热恶寒，嗌痛颔肿，口糜耳聋。

实热泻之

气木通　猪苓　滑石　瞿麦　泽泻　灯草

血地黄　蒲黄　赤茯苓　栀子　牡丹皮

虚寒补之

气白术　楝实　茴香　砂仁　神曲　扁豆

血桂心　玄胡索

本热寒之

降火黄檗　黄芩　黄连　连翘　栀子

标热散之

解肌藁本　羌活　防风　蔓荆

膀胱主津液，为胞之府，气化乃能出，号州都之官，诸病皆干之。

本病：小便淋沥，或短数，或黄赤，或白，或遗失，或气痛。

标病：发热恶寒，头痛，腰脊强，鼻窒，足小指不用。

实热泻之

泄火滑石　猪苓　泽泻　茯苓

下虚补之

热黄檗　知母

寒桔梗　升麻　益智　乌药　山茱萸

本热利之

　降火地黄　栀子　茵陈　黄檗　牡丹皮　地骨皮

标寒发之

发表麻黄　桂枝　羌活　苍术　防己　黄芪　木贼

引经报使《洁古珍珠囊》

手少阴心黄连　细辛

手太阳小肠藁本　黄檗

足少阴肾独活　桂　知母　细辛

足太阳膀胱羌活

手太阴肺桔梗　升麻　葱白　白芷

手阳明大肠白芷　升麻　石膏

足太阴脾升麻　苍术　葛根　白芍

足阳明胃白芷　升麻　石膏　葛根

手厥阴心主柴胡　牡丹皮

手少阳三焦连翘　柴胡　上：地骨皮　中：青皮　下：附子

足厥阴肝青皮　吴茱萸　川芎　柴胡

足少阳胆柴胡　青皮

本草纲目序例目录第二卷

本草纲目序例第二卷

序例 | 下

药名同异

【五物同名】

独摇草羌活　鬼臼　鬼督邮　天麻　薇衔

【四物同名】

堇堇菜　蒴藋　乌头　石龙芮

苦菜贝母　龙葵　苦苣　败酱

鬼目白英　羊蹄　紫葳　麂目

红豆赤小豆　红豆蔻　相思子　海红豆

白药桔梗　白药子　栝楼　会州白药

豚耳猪耳　菘菜　马齿苋　车前

【三物同名】

美草甘草　旋花　山姜

山姜美草　苍术　杜若

蜜香木香　多香木　沉香

女萎萎蕤　蔓楚　紫葳

鬼督邮徐长卿　赤箭　独摇草

王孙黄芪　猢狲　牡蒙

百枝萆薢　防风　狗脊

接骨草山蒴藋　续断　攀倒甑

虎须款冬花　沙参　灯心草

鹿肠败酱　玄参　斑龙肠

解毒子苦药子　鬼臼　山豆根

羊乳羜羊乳　沙参　枸杞

豕首猪头　蠡实　天门冬

山石榴金罂子　小檗　杜鹃花

狗骨犬骨　鬼箭　猫儿刺木

苦葴败酱　苦参　酸浆草

仙人杖枸杞　仙人草　立死竹

木莲木馒头　木兰　木芙蓉

白幕天雄　白英　白微

立制石理石　礜石　石胆

守田半夏　菵草　狼尾草

水玉半夏　玻璃　水精石

芑地黄　薏苡　白黍

黄牙金　硫黄　金牙石

石花琼枝菜　乌韭　钟乳　石汁

淡竹叶水竹叶　碎骨子　鸭跖草

牛舌牛之舌　车前　羊蹄

虎膏虎脂　豨莶　天南星

酸浆米浆水　灯笼草　三叶酸草

石龙蜥蜴　荭草　络石

木蜜大枣　蜜香　枳椇

石蜜乳糖　樱桃　蜂蜜

【二物同名】

淫羊藿仙灵脾　天门冬

黄芝芝草　黄精

黑三棱京三棱　乌芋

知母蝭母　沙参

地精人参　何首乌
龙衔蛇含　黄精
金钗股钗子股　忍冬藤
荠苨桔梗　杏叶沙参
神草人参　赤箭
芰草黄芪　菱
长生草羌活　红茂草
仙茅长松　婆罗门参
水香兰草　泽兰
儿草知母　芫花
千两金淫羊藿　续随子
墙蘼蛇床　营实
香草兰草　零陵草
逐马玄参　丹参
百两金牡丹　百两金草
牡蒙紫参　王孙
香菜香薷　罗勒
地筋白茅根　菅茅根
都梁香兰草　泽兰
杜衡杜若　马蹄香
香苏爵床　水苏
鼠姑牡丹　鼠妇虫
孩儿菊兰草　泽兰
漏芦飞廉　鬼油麻
兰根兰草　白茅
地血紫草　茜草
木芍药牡丹　赤芍药
白及连及　黄精
茼根兰草　防风
药实贝母　黄药子
夏枯草乃东草　茺蔚
黄昏合欢　王孙

夜合合欢　何首乌
戴椹黄芪　旋覆花
甘露子地蚕　甘蕉子
雷丸竹苓　菟葵
马蓟术　大蓟
龙珠赤珠　石龙刍
不死草卷柏　麦门冬
苦薏野菊　莲子心
乌韭石发　麦门冬
地葵苍耳　地肤子
紫河车蚤休　人胞衣
伏兔飞廉　茯苓
草蒿青蒿　青葙子
黄蒿鼠曲　黄花蒿
马肝石何首乌　乌须石
火杴茺蔚　豨莶
露葵葵菜　莼
益明茺蔚　地肤
千金藤解毒之草　陈思岌
忍冬金银藤　麦门冬
香茅鼠曲草　菁茅
丽春罂粟　仙女蒿
仙人掌草　射干
旱莲鳢肠　连翘
石发乌韭　陟厘
兰华兰草　连翘
羊婆奶沙参　萝藦子
大蓼荭草　马蓼
石衣乌韭　陟厘
鬼针鬼钗草　鬼齿烂竹
血见愁茜草　地锦
山葱茖葱　藜芦

地椒野小椒　水杨梅
斑杖虎杖　攀倒甑
鸡肠草蘩缕之类　鹅不食草
鹿葱萱草　藜芦
地节葳蕤　枸杞
芒草芭茅　莽草
凤尾草金星草　贯众
扁竹萹蓄　射干
莞草白芷　茵芋
妓女萱草　地肤苗
紫金牛草根似巴戟　射干
通草木通　通脱木
天豆云实　石龙芮
重台蚤休　玄参
胭脂菜藜　落葵
羊肠羊之肠　羊桃
白草白敛　白英
更生菊　雀翘
燕尾草兰草　慈姑
白昌商陆　水菖蒲
臭草云实　茺蔚
地菵草　赤地利
红内消紫荆皮　何首乌
龙须席草　海菜
水萍浮萍　慈姑
林兰石斛　木兰
承露仙人肝藤　伏鸡子根
象胆象之胆　芦荟
水葵水荇　莼
杜兰石斛　木兰
冬葵子葵菜　姑活
马尾马之尾　商陆
水芝芡实　冬瓜
屏风防风　水荇
三白草候农之草　牵牛
鸦臼乌桕木　鹁鸠鸟
天葵菟葵　落葵
赤葛何首乌　乌敛莓
猢狲头鳢肠　地锦
鹿藿野绿豆　葛苗
水花浮萍　浮石
酸母酸模　酢浆草
菩提子薏苡　无患子
景天慎火草　萤火虫
山芋山药　旱芋
鬼盖人参　地菌
相思子木红豆　郎君子虫
王瓜土瓜　菝葜
石南风药　南藤
萝藦雀瓢　百合
鸡骨香沉香　降真香
黄瓜胡瓜　栝楼
胡菜胡荽　芸薹
甜藤甘藤　忍冬
白马骨兽之骨　又木名
金罂金樱子　安石榴
胡豆蚕豆　豌豆
杭子山楂　杨梅
金盏银台水仙花　王不留行
木绵古贝　杜仲
水栗芰实　萍蓬草根
阳桃猕猴桃　五敛子
胡王使者羌活　白头翁
獐头獐首　土菌

独摇白杨　扶移
菥蓂大齐　白棘
桑上寄生桑耳
鼠矢鼠粪　山茱萸
苦心知母　沙参
日及木槿　扶桑
芨堇　乌头
乌犀犀角　皂荚
梫木桂　又木名
大青大青草　扁青石
茆莼　女菀
文蛤海蛤　五倍子
桦木桦皮　木芙蓉
终石草　石
榛榛子　厚朴
果蠃蠮螉　栝楼
风药石南　泽兰
将军大黄　硫黄
椑鼠李　漆柿
石鲮络石藤　穿山甲
冬青冻青　女贞
石芝芝草　石脑
榇梧桐　木槿
铅华胡粉　黄丹
处石磁石　玄石
石脑石芝　太一余粮
寒水石石膏　凝水石
石绿绿青　绿盐
石英紫石英　水晶
石盐礜石　光明盐
蜃车鳌　蜃蛟
石蚕沙虱　甘露子
占斯樟寄生　雀瓮虫
鹝田间小鸟　鱼狗鸟
地蚕蛴螬　甘露子
地鸡土菌　鼠妇
沙虱水虫　石蚕
𫛭伯劳　杜鹃
青蚨蚨蝉　铜钱
蟪蛄蝉　蝼蛄
鼯鼠蝼蛄　鼯鼠
飞生飞生虫　鼯鼠
蜗蠃蜗牛　螺蛳
负蠜鼠负　蛗螽
负盘蜚蠊　行夜
黄颊鱼鳡鱼　黄颡鱼
土龙蚯蚓　鼍龙
白鱼𫚭鱼　衣鱼
鱼师有毒之鱼　鱼狗鸟
鱼虎土奴鱼　鱼狗鸟
人鱼鯑鱼　鲵鱼
鲨鱼吹沙鱼　鲛鱼
天狗獾　鱼狗鸟
水狗獭　鱼狗鸟
山鸡翟雉　**鷩**雉
扶老秃鹙　灵寿木
鬼鸟姑获鸟　鬼车鸟
醴泉瑞水名　人口中津
无心薇衔　鼠曲草
朝开暮落花木槿　狗溺薹

【比类隐名】

土青木香马兜铃
野天麻茺蔚
鬼油麻漏芦

甜桔梗荠苨

山牛蒡大蓟

草续断石龙刍

杜牛膝天名精

野芝麻玄参

甜葶苈菥蓂

木羊乳丹参

天蔓菁天名精

草甘遂蚤休

黄芫花荛花

杏叶沙参荠苨

野鸡冠青葙子

山苋菜牛膝

黄大戟芫花

胡薄荷积雪草

龙脑薄荷水苏

青蛤粉青黛

野红花大戟

竹园荽海金沙

野园荽鹅不食草

野胡萝卜

草鸱头贯众

野茴香马芹

野甜瓜土瓜

野萱草射干

野天门冬百部

黑狗脊贯众

草血竭地锦

水巴戟香附

土细辛杜衡

獐耳细辛及己

草鸢头鸢尾

草天雄草如兰状

草附子香附

土附子草乌头

木藜芦鹿骊

山荞麦赤地利

金荞麦羊蹄

鬼蒟蒻天南星

山大黄酸模

牛舌大黄羊蹄

土萆薢土茯苓

刺猪苓土茯苓

白菝葜萆薢

赤薜荔赤地利

龙鳞薜荔常春藤

夜牵牛紫菀

便牵牛牛蒡

山甘草紫金藤

水甘草

木甘草

草云母云实

草硫黄芡实

草钟乳韭菜

草鳖甲干茄

山地栗土茯苓

羞天草海芋

羞天花鬼臼

土质汗茺蔚

茅质汗

野兰漏芦

木天蓼

木芙蓉拒霜

木莲蓬木馒头

胡韭子补骨脂

白灵砂粉霜

野槐苦参

野茄苍耳

草麝香郁金香

木半夏

石庵茼骨碎补

野生姜黄精

硬石膏长石

相须相使相畏相恶诸药

出徐之才药对，今益以诸家本草续增者。

甘草术、苦参、干漆为之使。恶远志。忌猪肉。

黄芪茯苓为之使。恶白鲜、龟甲。

人参茯苓、马蔺为之使。恶卤咸、溲疏。畏五灵脂。

沙参恶防己。

桔梗节皮为之使。畏白及、龙胆、龙眼。忌猪肉、伏砒。

黄精忌梅实。

葳蕤畏卤咸。

知母得黄檗及酒良。伏蓬砂、盐。

术防风、地榆为之使。忌桃、李、雀肉、菘菜、青鱼。

狗脊萆薢为之使。恶莎草、败酱。

贯众雚菌、赤小豆为之使。伏石钟乳。

巴戟天覆盆子为之使。恶雷丸、丹参、朝生。

远志得茯苓、龙骨、冬葵子良。畏真珠、飞廉、藜芦、齐蛤。

淫羊藿薯蓣、紫芝为之使。得酒良。

玄参恶黄芪、干姜、大枣、山茱萸。

地榆得发良。恶麦门冬。伏丹砂、雄黄、硫黄。

丹参畏咸水。

紫参畏辛夷。

白头翁蠡实为之使。得酒良。

白及紫石英为之使。恶理石。畏杏仁、李核仁。

〔**上草之一**〕

黄连黄芩、龙骨、理石为之使。忌猪肉。畏牛膝、款冬。恶冷水、菊花、玄参、白僵蚕、白鲜、芫花。

胡黄连忌猪肉。恶菊花、玄参、白鲜。

黄芩龙骨、山茱萸为之使。恶葱实。畏丹砂、牡丹、藜芦。

秦艽菖蒲为之使。畏牛乳。

柴胡半夏为之使。恶皂荚。畏女菀、藜芦。

羌独活蠡实为之使。

苦参玄参为之使。恶贝母、漏芦、菟丝子、伏汞、雌黄、焰消。

白鲜恶桔梗、茯苓、萆薢、螵蛸。

贝母厚朴、白薇为之使。恶桃花。畏秦艽、莽草、礜石。

龙胆贯众、赤小豆为之使。恶地黄、防葵。

细辛曾青、枣根为之使。忌生菜、狸肉。恶黄芪、狼毒、山茱萸。畏滑石、消石。

白薇恶黄芪、干姜、大枣、山茱萸、大黄、大戟、干漆。

〔**上草之二**〕

当归恶蔄茹、湿面。制雄黄。畏菖蒲、生姜、海藻、牡蒙。

芎䓖白芷为之使。畏黄连。伏雌黄。

蛇床恶牡丹、贝母、巴豆。

藁本恶蔄茹。畏青葙子。

白芷当归为之使。恶旋覆花。制雄黄、硫黄。

牡丹忌蒜、胡荽。伏砒。畏菟丝子、贝母、大黄。

芍药须丸、乌药、没药为之使。恶石斛、芒消。畏消石、鳖甲、小蓟。

杜若得辛夷、细辛良。恶柴胡、前胡。

补骨脂得胡桃、胡麻良。恶甘草。忌诸血、芸薹。

缩砂蜜白檀香、豆蔻、人参、益智、黄檗、茯苓、赤白石脂为之使。得诃子、鳖甲、白芜荑良。

蓬莪茂得酒、醋良。

香附子得芎䓖、苍术、醋、童子小便良。

零陵香伏三黄、朱砂。

泽兰防己为之使。

积雪草伏硫黄。

香薷忌山白桃。

〔**上草之三**〕

菊花术、枸杞根、桑根白皮、青蘘叶为之使。

庵蔺荆子、薏苡为之使。

艾叶苦酒、香附为之使。

茺蔚制三黄、砒石。

薇衔得秦皮良。

夏枯草土瓜为之使。伏汞、砂。

红蓝花得酒良。

续断地黄为之使。恶雷丸。

漏芦连翘为之使。

飞廉得乌头良。忌麻黄。

苍耳忌猪肉、马肉、米泔。

天名精垣衣、地黄为之使。

芦笋忌巴豆。

麻黄厚朴、白微为之使。恶辛夷、石韦。

〔**上草之四**〕

地黄得酒、麦门冬、姜汁、缩砂良。恶贝母。畏芜荑。忌葱、蒜、萝卜、诸血。

牛膝恶萤火、龟甲、陆英。畏白前。忌牛肉。

紫菀款冬为之使。恶天雄、藁本、雷丸、远志、瞿麦。畏茵陈。

女菀畏卤咸。

冬葵子黄芩为之使。

麦门冬地黄、车前为之使。恶款冬、苦芙、苦瓠。畏苦参、青蘘、木耳。伏石钟乳。

款冬花杏仁为之使。得紫菀良。恶玄参、皂荚、消石。畏贝母、麻黄、辛夷、黄芩、黄芪、连翘、青葙。

佛耳草款冬为之使。

决明子蓍实为之使。恶大麻子。

瞿麦牡丹、蘘草为之使。恶螵蛸。伏丹砂。

葶苈榆皮为之使。得酒、大枣良。恶白僵蚕、石龙芮。

车前子常山为之使。

女青蛇衔为之使。

荩草畏鼠负。

蒺藜乌头为之使。

〔上草之五〕

大黄黄芩为之使。恶干漆。忌冷水。

商陆得大蒜良。忌犬肉。伏硇砂、砒石、雌黄。

狼毒大豆为之使。恶麦句姜。畏醋、占斯、密陀僧。

狼牙芜荑为之使。恶地榆、枣肌。

蔄茹甘草为之使。恶麦门冬。

大戟小豆为之使。得枣良。恶薯蓣。畏菖蒲、芦苇、鼠屎。

泽漆小豆为之使。恶薯蓣。

甘遂瓜蒂为之使。恶远志。

莨菪畏蟹、犀角、甘草、升麻、绿豆。

蓖麻忌炒豆。伏丹砂、粉霜。

常山畏玉札。忌葱、菘菜。伏砒石。

藜芦黄连为之使。恶大黄。畏葱白。

附子地胆为之使。得蜀椒、食盐，下达命门。恶蜈蚣，豉汁。畏防风、甘草、人参、黄芪、绿豆、乌韭、童溲、犀角。

天雄远志为之使。恶腐婢、豉汁。

白附子得火良。

乌头远志、莽草为之使。恶藜芦、豉汁。畏饴糖、黑豆、冷水。伏丹砂、砒石。

天南星蜀漆为之使。得火、牛胆良。恶莽草。畏附子、干姜、防风、生姜。伏雄黄、丹砂、焰消。

半夏射干、柴胡为之使。恶皂荚。忌海藻、饴糖、羊血。畏生姜、干姜、秦皮、龟甲、雄黄。

鬼臼畏垣衣。

羊踯躅畏栀子。恶诸石及面。伏丹砂、硇砂、雌黄。

芫花决明为之使。得醋良。

莽草畏黑豆、紫河车。

石龙芮巴戟为之使。畏蛇蜕皮、吴茱萸。

荨麻畏人溺。

钩吻半夏为之使。恶黄芩。

〔上草之六〕

菟丝子薯蓣、松脂为之使。得酒良。恶藿菌。

五味子苁蓉为之使。恶葳蕤。胜乌头。

牵牛子得干姜、青木香良。

紫葳畏卤咸。

栝楼根枸杞为之使。恶干姜。畏牛膝、干漆。

黄环鸢尾为之使。恶茯苓、防己、干姜。

天门冬地黄、贝母、垣衣为之使。忌鲤鱼。畏曾青、浮萍。制雄黄、硇砂。

何首乌茯苓为之使。忌葱、蒜、萝卜、诸血、无鳞鱼。

萆薢薏苡为之使。畏前胡、柴胡、牡蛎、大黄、葵根。

土茯苓忌茶。

白敛代赭为之使。

威灵仙忌茶、面汤。

茜根畏鼠姑。制雄黄。

防己殷蘖为之使。恶细辛。畏萆薢、女菀、卤咸。杀雄黄、消石毒。

络石杜仲、牡丹为之使。恶铁落。畏贝母、菖蒲、杀殷蘖毒。

〔**上草之七**〕

泽泻畏海蛤、文蛤。

石菖蒲秦皮、秦艽为之使。恶麻黄、地胆。忌饴糖、羊肉、铁器。

石斛陆英为之使。恶凝水石、巴豆。畏雷丸、僵蚕。

石韦滑石、杏仁、射干为之使。得菖蒲良。制丹砂、矾石。

乌韭垣衣为之使。

〔**上草之八**〕

柏叶、柏实瓜子、桂心、牡蛎为之使。畏菊花、羊蹄、诸石及面曲。

桂得人参、甘草、麦门冬、大黄、黄芩，调中益气。得柴胡、紫石英、干地黄、疗吐逆。畏生葱、石脂。

辛夷芎䓖为之使。恶五石脂。畏菖蒲、黄连、蒲黄、石膏、黄环。

沉香、檀香忌见火。

骐麟竭得密陀僧良。

丁香畏郁金。忌火。

〔**上木之一**〕

黄檗木恶干漆。伏硫黄。

厚朴干姜为之使。恶泽泻、消石、寒水石。忌豆。

杜仲恶玄参、蛇蜕皮。

干漆半夏为之使。畏鸡子、紫苏、杉木、漆姑草、蟹。忌猪脂。

桐油畏酒。忌烟。

楝实茴香为之使。

槐实景天为之使。

秦皮苦瓠、防葵，大戟为之使。恶吴茱萸。

皂荚柏实为之使。恶麦门冬。畏人参、苦参、空青。伏丹砂、粉霜、硫黄、硇砂。

巴豆芫花为之使。得火良。恶蘘草、牵牛。畏大黄、藜芦、黄连、芦笋、酱、豉、豆汁、冷水。

栾华决明为之使。

〔**上木之二**〕

桑根白皮桂心、续断、麻子为之使。

酸枣恶防己。

山茱萸蓼实为之使。恶桔梗、防风、防己。

五加皮远志为之使。畏玄参，蛇皮。

溲疏漏芦为之使。

牡荆实防己为之使。恶石膏。

蔓荆子恶乌头、石膏。

栾荆子决明为之使。恶石膏。

石南五加皮为之使。恶小蓟。

〔**上木之三**〕

茯苓、茯神马蔺为之使。得甘草、防风、芍药、麦门冬、紫石英，疗五脏。恶白敛、米醋、酸物。畏地榆、秦艽、牡蒙、龟甲、雄黄。

雷丸厚朴、芫花、蓄根、荔实为之使。恶葛根。

桑寄生忌火。

竹沥姜汁为之使。

占斯茱萸为之使。

〔**上木之四**〕

杏仁得火良。恶黄芩、黄芪、葛根。畏蘘草。

桃仁香附为之使。

榧实壳反绿豆，杀人。

秦椒恶栝楼、防葵。畏雌黄。

蜀椒杏仁为之使。得盐良。畏款冬花、防风、附子、雄黄、橐吾、冷水、麻仁、浆。

吴茱萸蓼实为之使。恶丹参、消石、白垩。畏紫石英。

食茱萸畏紫石英。

石莲子得茯苓、山药、白术、枸杞子良。

莲蕊须忌地黄、葱、蒜。

荷叶畏桐油。

〔**上果部**〕

麻花䗪虫为之使。

麻仁恶茯苓。畏牡蛎、白微。

小麦面畏汉椒、萝卜。

大麦石蜜为之使。

罂粟壳得醋、乌梅、橘皮良。

大豆得前胡、杏仁、牡蛎、乌喙、诸胆汁良。恶五参、龙胆、猪肉。

大豆黄卷得前胡、杏子、牡蛎、天雄、乌喙、鼠屎、石蜜良。恶海藻、龙胆。

诸豆粉畏杏仁。

〔**上谷部**〕

生姜秦椒为之使。恶黄芩、黄连、天鼠粪。杀半夏、南星、莨菪毒。

干姜同。

莳香得酒良。

菥蓂子得荆实、细辛良。恶干姜、苦参。

薯蓣紫芝为之使。恶甘遂。

雚菌得酒良。畏鸡子。

六芝并薯蓣为之使。得发良。得麻子仁、牡桂、白瓜子，益人。畏扁青、茵陈蒿。

〔**上菜部**〕

金恶锡。畏水银、翡翠石、余甘子、驴马脂。

朱砂银畏石亭脂、磁石、铁。忌诸血。

生银恶锡。畏石亭脂、磁石、荷叶、蕈灰、羚羊角、乌贼骨、黄连、甘草、飞廉、鼠尾、龟甲、生姜、地黄、羊脂、苏子油。恶羊血、马目毒公。

赤铜畏苍术、巴豆、乳香、胡桃、慈姑、牛脂。

黑铅畏紫背天葵。

胡粉恶雌黄。

锡畏五灵脂、伏龙肝、羖羊角、马鞭草、地黄、巴豆、蓖麻、姜汁、砒石、硇砂。

诸铁制石亭脂。畏磁石、皂荚、乳香、灰炭、朴消、硇砂、盐卤、猪犬脂、荔枝。

〔**上金石之一**〕

玉屑恶鹿角。畏蟾肪。

玉泉畏款冬花、青竹。

青琅玕得水银良。杀锡毒。畏鸡骨。

白石英恶马目毒公。

紫石英长石为之使。得茯苓、人参、芍药，主心中结气。得天雄、菖蒲，主霍乱。恶鮀甲、黄连、麦句姜。畏扁青、附子及酒。

云母泽泻为之使。恶徐长卿。忌羊血。畏鮀甲、矾石、东流水、百草上露、茅屋漏水。制汞。伏丹砂。

〔**上金石之二**〕

丹砂恶磁石。畏咸水、车前、石韦、皂荚、决明、瞿麦、南星、乌头、地榆、桑椹、紫河车、地丁、马鞭草、地骨皮、阴地厥、白附子。忌诸血。

水银畏磁石、砒石、黑铅、硫黄、大枣、蜀椒、紫河车、松脂、松叶、荷叶、谷精草、金星草、萱草、夏枯草、莨菪子、雁来红、马蹄香、独脚莲、水慈姑、瓦松、忍冬。

汞粉畏磁石、石黄、黑铅、铁浆、陈酱、黄连、土茯苓。忌一切血。

粉霜畏硫黄、荞麦杆灰。

雄黄畏南星、地黄、莴苣、地榆、黄芩、白芷、当归、地锦、苦参、五加皮、紫河车、五叶藤、鹅肠草、鸡肠草、鹅不食草、圆桑叶、猬脂。

雌黄畏黑铅、胡粉、芎䓖、地黄、独帚、益母、羊不食草、地榆、瓦松、五加皮、冬瓜汁。

石膏鸡子为之使。畏铁。恶莽草、巴豆、马目毒公。

理石滑石为之使。恶麻黄。

方解石恶巴豆。

滑石石韦为之使。恶曾青。制雄黄。

不灰木制三黄、水银。

五色石脂畏黄芩、大黄、官桂。

赤石脂恶大黄、松脂。畏芫花、豉汁。

白石脂燕屎为之使。恶松脂。畏黄芩、黄连、甘草、飞廉、毒公。

黄石脂曾青为之使。恶细辛。畏蜚蠊、黄连、甘草。忌卵味。

孔公蘖木兰为之使。恶术、细辛。忌羊血。

石钟乳蛇床为之使。恶牡丹、玄石、牡蒙、人参、术。忌羊血。畏紫石英、蘘草、韭实、独蒜、胡葱、胡荽、麦门冬、猫儿眼草。

殷蘖恶防己。畏术。

〔**上金石之三**〕

阳起石桑螵蛸为之使。恶泽泻、雷丸、菌桂、石葵、蛇蜕皮。畏菟丝子。忌羊血。

磁石柴胡为之使。恶牡丹、莽草。畏黄石脂。杀铁毒。消金。伏丹砂。养水银。

玄石畏松脂、柏实、菌桂。

代赭石干姜为之使。畏天雄、附子。

禹余粮牡丹为之使。制五金、三黄。

太一余粮杜仲为之使。畏贝母、菖蒲、铁落。

空青、曾青畏菟丝子。

石胆水英为之使。畏牡桂、菌桂、辛夷、白微、芫花。

礜石得火良。铅丹、棘针为之使。畏水。恶马目毒公、虎掌、细辛、鹜屎。忌羊血。

砒石畏冷水、绿豆、醋、青盐、蒜、消石、水蓼、常山、益母、独帚、菖蒲、木律、菠薐、莴苣、鹤顶草、三角酸、鹅不食草。

礞石得焰消良。

〔**上金石之四**〕

大盐漏芦为之使。

朴消石韦为之使。畏麦句姜、京三棱。

凝水石畏地榆。

消石火为之使。恶曾青、苦参、苦菜。畏女菀、杏仁、竹叶、粥。

硇砂制五金、八石。忌羊血。畏一切酸浆水、醋、乌梅、牡蛎、卷柏、萝卜、独帚、羊蹄、商陆、冬瓜、苍耳、蚕沙、海螵蛸、羊䯒骨、羊踯躅、鱼腥草、河豚鱼胶。

蓬砂畏知母、芸薹、紫苏、甑带、何首乌、鹅不食草。

石硫黄曾青、石亭脂为之使。畏细辛、朴消、铁、醋、黑锡、猪肉、鸭汁、余甘子、桑灰、益母、天盐、车前、黄檗、石韦、荞麦、独帚、地骨皮、地榆、蛇床、蓖麻、菟丝、蚕沙、紫荷、菠薐、桑白皮、马鞭草。

矾石甘草为之使。恶牡蛎，畏麻黄、红心灰藋。

绿矾畏醋。

〔**上金石之五**〕

蜜蜡恶芫花、齐蛤。

蜂子畏黄芩、芍药、白前、牡蛎、紫苏、生姜、冬瓜、苦荬。

露蜂房恶干姜、丹参、黄芩、芍药、牡蛎。

桑螵蛸得龙骨，止精。畏旋覆花、戴椹。

白僵蚕恶桔梗、茯苓、茯神、萆薢、桑螵蛸。

晚蚕沙制硇砂、焰消、粉霜。

斑蝥马刀为之使。得糯米、小麻子良。恶曾青、豆花、甘草。畏巴豆、丹参、空青、黄连、黑豆、靛汁、葱、茶、醋。

芫青、地胆、葛上亭长并同斑蝥。

蜘蛛畏蔓菁、雄黄。

水蛭畏石灰、食盐。

蛴螬蜚蠊为之使。恶附子。

蜣螂畏石膏、羊角、羊肉。

衣鱼畏芸草、莽草、莴苣。

䗪虫畏皂荚、菖蒲、屋游。

蜚虻恶麻黄。

蜈蚣畏蛞蝓、蜘蛛、白盐、鸡屎、桑白皮。

蚯蚓畏葱、盐。

蜗牛、蛞蝓畏盐。

〔**上虫部**〕

龙骨、龙齿得人参、牛黄、黑豆良。畏石膏、铁器。忌鱼。

龙角畏蜀椒、理石、干漆。

鼍甲蜀漆为之使。畏芫花、甘遂、狗胆。

蜥蜴恶硫黄、斑蝥、芜荑。

蛇蜕得火良。畏慈石及酒。

白花蛇、乌蛇得酒良。

鲤鱼胆蜀漆为之使。

乌贼鱼骨恶白及、白敛、附子。

河豚鱼畏橄榄、甘蔗、芦根、粪汁、鱼茗木、乌苣草根。

〔**上鳞部**〕

龟甲恶沙参、蜚蠊。畏狗胆。

鳖甲恶矾石、理石。

牡蛎贝母为之使。得甘草、牛膝、远志、蛇床子良。恶麻黄、吴茱萸、辛夷。伏硇砂。

蚌粉制石亭脂、硫黄。

马刀得火良。

海蛤蜀漆为之使。畏狗胆、甘遂、芫花。

〔**上介部**〕

伏翼苋实、云实为之使。

夜明沙恶白敛、白微。

五灵脂恶人参。

〔**上禽部**〕

羖羊角菟丝子为之使。

羊胫骨伏硇砂。

羖羊屎制粉霜。

牛乳制秦艽、不灰木。

马脂、驼脂柔五金。

阿胶得火良。薯蓣为之使。畏大黄。

牛黄人参为之使。得牡丹、菖蒲，利耳目。恶龙骨、龙胆、地黄、常山、蜚蠊。畏牛膝、干漆。

犀角松脂、升麻为之使。恶雷丸、藋菌、乌头、乌喙。

熊胆恶防己、地黄。

鹿茸麻勃为之使。

鹿角杜仲为之使。

鹿角胶得火良。畏大黄。

麋脂忌桃、李。畏大黄。

麝香忌大蒜。

猬皮得酒良。畏桔梗、麦门冬。

猬脂制五金、八石。伏雄黄。

〔**上兽部**〕

相反诸药凡三十六种

甘草反大戟、芫花、甘遂、海藻。

大戟反芫花、海藻。

乌头反贝母、栝楼、半夏、白敛、白及。

藜芦反人参、沙参、丹参、玄参、苦参、细辛、芍药、狸肉。

河豚反煤炲、荆芥、防风、菊花、桔梗、甘草、乌头、附子。

蜜反生葱。

柿反蟹。

服 药 食 忌

甘草忌猪肉、菘菜、海菜。

黄连、胡黄连忌猪肉、冷水。

苍耳忌猪肉、马肉、米泔。

桔梗、乌梅忌猪肉。

仙茅忌牛肉、牛乳。

半夏、菖蒲忌羊肉、羊血、饴糖。

牛膝忌牛肉。

阳起石、云母、钟乳、硇砂、礜石并忌羊血。

商陆忌犬肉。

丹砂、空青、轻粉并忌一切血。

吴茱萸忌猪心、猪肉。

地黄、何首乌忌一切血、葱、蒜、萝卜。

补骨脂忌猪血、芸薹。

细辛、藜芦忌狸肉、生菜。

荆芥忌驴肉。反河豚、一切无鳞鱼、蟹。

紫苏、天门冬、丹砂、龙骨忌鲤鱼。

巴豆忌野猪肉、菰笋、芦笋、酱、豉、冷水。

苍术、白术忌雀肉、青鱼、菘菜、桃、李。

薄荷忌鳖肉。

麦门冬忌鲫鱼。

常山忌生葱、生菜。

附子、乌头、天雄忌豉汁、稷米。

牡丹忌蒜、胡荽。

厚朴、蓖麻忌炒豆。

鳖甲忌苋菜。

威灵仙、土茯苓忌面汤、茶。

当归忌湿面。

丹参、茯苓、茯神忌醋及一切酸。

凡服药，不可杂食肥猪犬肉、油腻羹脍、腥臊陈臭诸物。

凡服药，不可多食生蒜、胡荽、生葱、诸果、诸滑滞之物。

凡服药，不可见死尸、产妇、淹秽等事。

妊娠禁忌

乌头　附子　天雄　乌喙　侧子　野葛　羊踯躅　桂　南星　半夏　巴豆　大戟　芫花　藜芦　薏苡仁　薇衔　牛膝　皂荚　牵牛　厚朴　槐子　桃仁　牡丹皮　梲根　茜根　茅根　干漆　瞿麦　蔄茹　赤箭　草三棱　茵草　鬼箭　通草　红花　苏木　麦蘖　葵子　代赭石　常山　水银　锡粉　硇砂　砒石　芒消　硫黄　石蚕　雄黄　水蛭　虻虫　芫青　斑蝥　地胆　蜘蛛　蝼蛄　葛上亭长　蜈蚣　衣鱼　蛇蜕　蜥蜴　飞生　䗪虫　樗鸡　蚱蝉　蛴螬　猬皮　牛黄　麝香　雌黄　兔肉　蟹　爪甲　犬肉　马肉　驴肉　羊肝　鲤鱼　蛤蟆　鳅鳝　龟　鳖　蟹　生姜　小蒜　雀肉　马刀

饮食禁忌

猪肉忌生姜　荞麦　葵菜　胡荽　梅子　炒豆　牛肉　马肉　羊肝　麋鹿　龟　鳖　鹌鹑　驴肉

猪肝忌鱼鲙　鹌鹑　鲤鱼肠子

猪心肺忌饴　白花菜　吴茱萸

羊肉忌梅子　小豆　豆酱　荞麦　鱼鲙　猪肉　醋　酪　鲊

羊心肝忌梅　小豆　生椒　苦笋

白狗血忌羊　鸡

犬肉忌菱角　蒜　牛肠　鲤鱼　鳝鱼

驴肉忌凫茈、荆芥茶、猪肉

牛肉忌黍米　韭薤　生姜　猪肉　犬肉　栗子

牛肝忌鲇鱼

牛乳忌生鱼　酸物

马肉忌仓米　生姜　苍耳　粳米　猪肉　鹿肉

兔肉忌生姜　橘皮　芥末　鸡肉　鹿肉　獭肉

獐肉忌梅　李　生菜　鹄、虾

麋鹿忌生菜　菰蒲　鸡　鮠鱼　雉　虾

鸡肉忌胡蒜　芥末　生葱　糯米　李子　鱼汁　犬肉　鲤鱼　兔肉　獭肉　鳖肉　野鸡

鸡子忌同鸡

雉肉忌荞麦　木耳　蘑菇　胡桃　鲫鱼　猪肝　鲇鱼　鹿肉

野鸭忌胡桃　木耳

鸭子忌李子　鳖肉

鹌鹑忌菌子　木耳

雀肉忌李子　酱　诸肝

鲤鱼忌猪肝　葵菜　犬肉　鸡肉

鲫鱼忌芥末　蒜　糖　猪肝　鸡　雉　鹿肉　猴肉

青鱼忌豆藿

鱼鲊忌豆藿　麦酱　蒜　葵　绿豆

黄鱼忌荞麦

鲈鱼忌乳酪

鲟鱼忌干笋

鲴鱼忌野猪　野鸡

鲐鱼忌牛肝　鹿肉　野猪

鳅鳝忌犬肉　桑柴煮

鳖肉忌苋菜　薄荷　芥菜　桃子　鸡子　鸭肉　猪肉　兔肉

螃蟹忌荆芥　柿子　橘子　软枣

虾子忌猪肉　鸡肉

李子忌蜜　浆水　鸭　雀肉　鸡　獐

橙橘忌槟榔　獭肉

桃子忌鳖肉

枣子忌葱　鱼

枇杷忌热面

杨梅忌生葱

银杏忌鳗鲡

慈姑忌茱萸

诸瓜忌油饼

沙糖忌鲫鱼　笋　葵菜

荞麦忌猪肉　羊肉　雉肉　黄鱼

黍米忌葵菜　蜜　牛肉

绿豆忌榧子，杀人。鲤鱼鲊

炒豆忌猪肉

生葱忌蜜　鸡　枣　犬肉　杨梅

韭薤忌蜜　牛肉

胡荽忌猪肉

胡蒜忌鱼鲙　鱼鲊　鲫鱼　犬肉　鸡

苋菜忌蕨　鳖

白花菜忌猪心肺

梅子忌猪肉　羊肉　獐肉

凫茈忌驴肉

生姜忌猪肉　牛肉　马肉　兔肉

芥末忌鲫鱼　兔肉　鸡肉　鳖

干笋忌沙糖　鲟鱼　羊心肝

木耳忌雉肉　野鸭　鹌鹑

胡桃忌野鸭　酒　雉

栗子忌牛肉

李东垣随证用药凡例

风中六腑手足不遂，先发其表，羌活、防风为君，随证加药。然后行经养血，当归、秦艽、独活之类，随经用之。

风中五脏耳聋目瞀，先疏其里，三化汤。然后行经，独活、防风、柴胡、白芷、川芎，随经用之。

破伤中风脉浮在表，汗之；脉沉在里，下之。背搐，羌活、防风；前搐，升麻、白芷；两旁搐，柴胡、防风；右搐，加白芷。

伤风恶风防风为君，麻黄、甘草佐之。

伤寒恶寒麻黄为君，防风、甘草佐之。

六经头痛须用川芎，加引经药。太阳，蔓荆；阳明，白芷；太阴，半夏；少阴，细辛；厥阴，吴茱萸；巅顶，藁本。

眉棱骨痛羌活、白芷、黄芩。

风湿身痛羌活。

嗌痛颔肿黄芩、鼠粘子、甘草、桔梗。

肢节肿痛羌活。

眼暴赤肿防风、芩、连泻火，当归佐酒煎服。

眼久昏暗熟苄、当归为君，羌、防为臣，甘草、甘菊之类佐之。

风热牙疼喜冷恶热，生苄、当归、升麻、黄连、牡丹皮、防风。

肾虚牙疼桔梗、升麻、细辛、吴茱萸。

风湿诸病须用羌活、白术。

风冷诸病须用川乌。

一切痰饮须用半夏。风加南星，热加黄芩，湿加白术、陈皮，寒加干姜。

风热诸病须用荆芥、薄荷。

诸咳嗽病五味为君，痰用半夏，喘加阿胶佐之。不拘有热无热，少加黄芩。春加川芎、芍药，夏加栀子、知母，秋加防风，冬加麻黄、桂枝之类。

诸嗽有痰半夏、白术、五味、防风、枳壳、甘草。

咳嗽无痰五味、杏仁、贝母、生姜、防风。

有声有痰半夏、白术、五味、防风。

寒喘痰急麻黄、杏仁。

热喘咳嗽桑白皮、黄芩、诃子。

水饮湿喘白矾、皂荚、葶苈。

热喘燥喘阿胶、五味、麦门冬。

气短虚喘人参、黄芪、五味。

诸疟寒热柴胡为君。

脾胃困倦参、芪、苍术。

不思饮食木香、藿香。

脾胃有湿嗜卧有痰，白术、苍术、茯苓、猪苓、半夏、防风。

上焦湿热黄芩泻肺火。

中焦湿热黄连泻心火。

下焦湿热酒洗黄檗、知母、防己。

下焦湿肿酒洗汉防己、龙胆草为君，甘草、黄檗为佐。

腹中胀满须用姜制厚朴、木香。

腹中窄狭须用苍术。

腹中实热大黄、芒消。

过伤饮食热物大黄为君。冷物，巴豆为丸散。

宿食不消须用黄连、枳实。

胸中烦热须用栀子仁、茯苓。

胸中痞塞实用厚朴、枳实，虚用芍药、陈皮，痰热用黄连、半夏，寒用附子、干姜。

六郁痞满香附、抚芎。湿加苍术，痰加陈皮，热加栀子，食加神曲，血加桃仁。

诸气刺痛枳壳、香附，加引经药。

诸血刺痛须加当归，详上下用根梢。

胁痛寒热须用柴胡。

胃脘寒痛须加草豆蔻、吴茱萸。

少腹疝痛须加青皮、川楝子。

脐腹疼痛加熟苄、乌药。

诸痢腹痛下后白芍、甘草为君，当归、白术佐之。先痢后便，黄檗为君，地榆佐之。先便后痢，黄芩为君，当归佐之。里急，消、黄下之。后重，加木香、藿香、槟榔和之。腹痛用芍药，恶寒加桂，恶热加黄芩，不痛芍药减半。

水泻不止须用白术、茯苓为君，芍药、甘草佐之。谷不化，加防风。

小便黄涩黄檗、泽泻。

小便不利黄檗、知母为君，茯苓、泽泻为使。

心烦口渴干姜、茯苓、天花粉、乌梅。禁半夏、葛根。

小便余沥黄檗、杜仲。

茎中刺痛生甘草梢。

肌热有痰须用黄芩。

虚热有汗须用黄芪、地骨皮、知母。

虚热无汗用牡丹皮、地骨皮。

潮热有时黄芩。午加黄连，未加石膏，申加柴胡，酉加升麻，辰、戌加羌活，夜加当归。

自汗盗汗须用黄芪、麻黄根。

惊悸恍惚须用茯神。

一切气痛调胃，香附、木香。破滞气，青皮、枳壳。泄气，牵牛、萝卜子。助气，木香、藿香。补气，人参、黄芪。冷气，草蔻、丁香。

一切血痛活血补血，当归、阿胶、川芎、甘草。凉血，生地黄。破血，桃仁、红花、苏木、茜根、玄胡索、郁李仁。止血，发灰、棕灰。

上部见血须用防风、牡丹皮、剪草、天、麦门冬为使。

中部见血须用黄连、芍药为使。

下部见血须用地榆为之使。

新血红色生地黄、炒栀子。

陈血瘀色熟地黄。

诸疮痛甚苦寒为君，黄芩、黄连。佐以甘草，详上下用根梢及引经药。十二经皆用连翘。知母、生地黄酒洗为用。参、芪、甘草、当归，泻心火，助元气，止痛。解结，用连翘、当归、藁本。活血去血，用苏木、红花、牡丹皮。脉沉病在里，宜加大黄利之。脉浮为表，宜行经，芩、连、当归、人参、木香、槟榔、黄檗、泽泻。自腰已上至头者，加枳壳引至疮所。加鼠粘子，出毒消肿。加肉桂，入心引血化脓。坚不溃者，加王瓜根、黄药子、三棱、莪茂、昆布。

上身有疮须用黄芩、防风、羌活、桔梗。上截黄连，下身黄檗、知母、防风，用酒水各半煎。引药入疮，用皂角针。

下部痔漏苍术、防风为君，甘草、芍药佐之。详证加减。

妇人胎前有病，以黄芩、白术安胎，然后用治病药。发热及肌热者，芩、连、参、芪。腹痛者，白芍、甘草。

产后诸病忌柴胡、黄连、芍药。渴去半夏加白茯苓，喘嗽去人参，腹胀去甘草，血痛加当归、桃仁。

小儿惊搐与破伤风同。

心热摇头咬牙、额黄，黄连、甘草、导赤散。

肝热目眩，柴胡、防风、甘草、泻青丸。

脾热鼻上红，泻黄散。

肺热右腮红，泻白散。

肾热额上红，知母、黄檗、甘草。

陈藏器诸虚用药凡例

夫众病积聚，皆起于虚也，虚生百病。积者，五脏之所积，聚者，六腑之所聚，如斯等疾，多从旧方，不假增损。虚而劳者，其弊万端，宜应随病增减。古之善为医者，皆自采药，审其体性所主，取其时节早晚，早则药势未成，晚则盛势已歇。今之为医，不自采药，且不委节气早晚，又不知冷热消息、分两多少，徒有疗病之名，永无必愈之效，此实浮惑。聊复审其冷热，记增损之主尔。

虚劳头痛复热，加枸杞、葳蕤。

虚而欲吐，加人参。

虚而不安，亦加人参。

虚而多梦纷纭，加龙骨。

虚而多热，加地黄、牡蛎、地肤子、甘草。

虚而冷，加当归、芎䓖、干姜。

虚而损，加钟乳、棘刺、苁蓉、巴戟天。

虚而大热，加黄芩、天门冬。

虚而多忘，加茯神、远志。

虚而口干，加麦门冬、知母。

虚而吸吸，加胡麻、覆盆子、柏子仁。

虚而多气兼微咳，加五味子、大枣。

虚而惊悸不安，加龙齿、沙参、紫石英、小草。若冷，则用紫石英、小草；若客热，即用沙参、龙齿；不冷不热，皆用之。

虚而身强，腰中不利，加磁石、杜仲。

虚而多冷，加桂心、吴茱萸、附子、乌头。

虚而劳，小便赤，加黄芩。

虚而客热，加地骨皮、白水黄芪。白水，地名。

虚而冷，加陇西黄芪。

虚而痰，复有气，加生姜、半夏、枳实。

虚而小肠利，加桑螵蛸、龙骨、鸡膍胵。

虚而小肠不利，加茯苓、泽泻。

虚而损，溺白，加厚朴。

髓竭不足，加生地黄、当归。

肺气不足，加天门冬、麦门冬、五味子。

心气不足，加上党参、茯神、菖蒲。

肝气不足，加天麻、川芎䓖。

脾气不足，加白术、白芍药、益智。

肾气不足，加熟地黄、远志、牡丹皮。

胆气不足，加细辛、酸枣仁、地榆。

神昏不足，加朱砂、预知子、茯神。

张子和汗吐下三法

人身不过表里，气血不过虚实。良工先治其实，后治其虚。粗工或治实，或治虚。谬工则实实虚虚。惟庸工能补其虚，不敢治其实。举世不省其误，此余所以著三法也。夫病，非人身素有之物，或自外入，或自内生，皆邪气也。邪气中人，去之可也，揽而留之可乎？留之轻则久而自尽，甚则久而不已，更甚则暴死矣。若不去邪而先以补剂，是盗未出门而先修室宇，真气未胜而邪已横骛矣。惟脉脱下虚，无邪无积之人，始可议补尔。他病惟先用三法，攻去邪气，而元气自复也。

素问一书，言辛甘发散、淡渗泄为阳，酸、苦、咸涌泄为阴。发散归于汗，涌归于吐，泄归于下。渗为解表同于汗，泄为利小便同于下，殊不言补。所谓补者，辛补肝，咸补心，甘补肾，酸补脾，苦补肺，更相君臣佐使，皆以发腠理、致津液、通气血而已，非今人所用温燥邪僻之补也。盖草木皆以治病，病去则五谷、果、菜、肉皆补物也，犹当辨其五脏所宜，毋使偏倾可也。若以药为补，虽甘草、苦参，久服必有偏胜增气而夭之虑，况大毒有毒乎？是故三法犹刑罚也，粱肉犹德教也。治乱用刑，治治用德，理也。余用三法，常兼众法，有按有跷，有揃有导，有减增，有续止。医者不得余法而反诬之，哀哉！如引涎漉涎，取嚏追泪，凡上行者，皆吐法也。熏蒸、渫洗、熨烙、针刺、砭射，导引、按摩，凡解表者，皆汗法也。催生、下乳，磨积、逐水，破经、泄气，凡下行者，皆下法也。

天之六气，风、寒、暑、湿、燥、火，发病多在上；地之六气，雾、露、雨、雪、水、泥，发病多在乎下；人之六味，酸、苦、甘、辛、咸、淡，发病多在乎中，发病者

三，出病者亦三。风寒之邪，结搏于皮肤之间，滞于经络之内，留而不去，或发痛注麻痹，肿痒拘挛，皆可汗而出之。痰饮宿食在胸膈为诸病，皆可涌而出之。寒湿固冷火热客下焦发为诸病，皆可泄而出之。吐中有汗，下中有补。经云：知其要者，一言而终。是之谓也。

吐法　凡病在胸膈中脘已上者，皆宜吐之。考之本草，吐药之苦寒者，瓜蒂、栀子、茶末、豆豉、黄连、苦参、大黄、黄芩。辛苦而寒者，常山、藜芦、郁金。甘而寒者，桐油。甘而温者，牛肉。甘苦而寒者，地黄、人参芦。苦而温者，青木香、桔梗芦、远志、厚朴。辛苦而温者，薄荷、芫花、菘萝。辛而温者，萝卜子、谷精草、葱根须、杜衡、皂荚。辛而寒者，胆矾、石绿、石青。辛而温者，蝎梢、乌梅、乌头、附子尖、轻粉。酸而寒者，晋矾、绿矾、齑汁。酸而平者，铜绿。甘酸而平者，赤小豆。酸而温者，饭浆。咸而寒者，青盐、沧盐、白米饮。甘而寒者，牙消。辛而热者，砒石。诸药惟常山、胆矾、瓜蒂有小毒，藜芦、芫花、乌、附、砒石有大毒，他皆吐药之无毒者。凡用法，先宜少服，不涌渐加之，仍以鸡羽撩之；不出，以齑投之，不吐再投，且投且探，无不吐者。吐至瞑眩，慎勿惊疑，但饮冰水、新水立解。强者可一吐而安，弱者作三次吐之。吐之次日，有顿快者，有转甚者，引之未尽也，俟数日再吐之。吐后不禁物，惟忌饱食酸咸硬物干物油肥之物。吐后心火既降，阴道必强，大禁房室悲忧，病人既不自责，必归罪于吐法也。不可吐者有八：性刚暴好怒喜淫者，病势已危老弱气衰者，自吐不止者，阳败血虚者，吐血、咯血、衄血、嗽血、崩血、溺血者，病人粗知医书不辨邪正者，病人无正性反复不定者，左右多嘈杂之言者，皆不可吐，吐则转生他病，反起谤端，虽恳切求之，不可强从也。

汗法　风寒暑湿之邪，入于皮肤之间而未深，欲速去之，莫如发汗，所以开玄府而逐邪气也。然有数法：有温热发汗，寒凉发汗，熏渍发汗，导引发汗，皆所以开玄府而逐邪气也。以本草校之，荆芥、薄荷、白芷、陈皮、半夏、细辛、苍术、天麻、生姜、葱白，皆辛而温者也。蜀椒、胡椒、茱萸、大蒜，皆辛而热者也。青皮、防己、秦艽，其辛而平者乎。麻黄、人参、大枣，其甘而温者乎。葛根、赤茯苓，其甘而平者乎。桑白皮，其甘而寒者乎。防风、当归，其甘辛而温者乎。官桂、桂枝，其甘辛而大热者乎。厚朴、桔梗，其苦而温者乎。黄芩、知母、枳实、苦参、地骨皮、柴胡、前胡，其苦而寒者乎。羌活、独活，其苦辛而微温者乎。升麻，其苦甘且平者乎。芍药，其酸而微寒者乎。浮萍，其辛酸而寒者乎。凡此皆发散之属也。善择者，当热而热，当寒而寒，不善择者反此，则病有变也。发汗中病则止，不必尽剂。凡破伤风、小儿惊风、飧泄不止、酒病火病，皆宜汗之，所谓火郁则发之也。

下法 积聚陈莝于中，留结寒热于内，必用下之。陈莝去而肠胃洁，癥瘕尽而营卫通。下之者，所以补之也。庸工妄投，当寒反热，当热反寒，故谓下为害也。考以本草，下之寒者，戎盐之咸，犀角之酸咸，沧盐、泽泻之甘咸，枳实之苦酸，腻粉之辛，泽漆之苦辛，杏仁之苦甘。下之微寒者，猪胆之苦。下之大寒者，牙消之甘，大黄、牵牛、瓜蒂、苦瓠、牛胆、蓝汁、羊蹄根苗之苦，大戟、甘遂之苦甘，朴消、芒消之苦咸。下之温者，槟榔之辛，芫花之苦辛，石蜜之甘，皂角之辛咸。下之热者，巴豆之辛。下之凉者，猪、羊血之咸。下之平者，郁李仁之酸，桃花之苦。皆下药也。惟巴豆性热，非寒积不可轻用，妄下则使人津液涸竭，留毒不去，胸热口燥，转生他病也。其不可下者凡四：洞泄寒中者，表里俱虚者，厥而唇青手足冷者，小儿病后慢惊者，误下必致杀人。其余大积大聚、大痞大秘、大燥大坚，非下不可，但须寒热积气用之，中病则止，不必尽剂也。

病有八要六失六不治注见神农名例

药对·岁物药品

立冬之日，菊、卷柏先生，为阳起石、桑螵蛸使，凡十物使，主二百草为之长。立春之日，木兰、射干先生，为柴胡、半夏使，主头痛四十五节。立夏之日，蜚蠊先生，为人参、茯苓使，主腹中七节，保神守中。夏至之日，豕首、茱萸先生，为牡蛎、乌喙使，主四肢三十二节。立秋之日，白芷、防风先生，为细辛、蜀漆使，主胸背二十四节。〔禹锡曰〕五条出药对中，义旨渊深，非俗所究，而是主统之本，故载之。〔时珍曰〕此亦素问岁物之意，出上古雷公药对中，而义不传尔。按杨慎卮言云：白字本草，相传出自神农。今观其中，如肠鸣幽幽，劳极洒洒，发髮仍自还神化，及此五条，文近素问，决非后世医所能为也。此文以立冬日为始，则上古以建子为正也。

神农本草经目录

〔时珍曰〕神农古本草凡三卷，三品共三百六十五种，首有名例数条。至陶氏作别录，乃拆分各部，而三品亦移改，又拆出青葙、赤小豆二条，故有三百六十七种，逮乎唐、宋，屡经变易，旧制莫考。今又并入已多，故存此目，以备考古云耳。

上品药一百二十种

丹砂　云母　玉泉　石钟乳　矾石　消石　朴消

滑石　空青　曾青　禹余粮　太一余粮　白石英　紫石英　五色石脂　菖蒲　菊花　人参　天门冬　甘草　干地黄　术　菟丝子　牛膝　茺蔚子　女萎　防葵　麦门冬　独活　车前子　木香　薯蓣　薏苡仁　泽泻　远志　龙胆　细辛　石斛　巴戟天　白英　白蒿　赤箭　庵䕡子　菥蓂子　蓍实　赤芝　黑芝　青芝　白芝　黄芝　紫芝　卷柏　蓝实　蘼芜　黄连　络石　蒺藜子　黄芪　肉苁蓉　防风　蒲黄　香蒲　续断　漏芦　天名精　决明子　丹参　飞廉　五味子　旋花　兰草　蛇床子　地肤子　景天　茵陈蒿　杜若　沙参　徐长卿　石龙刍　云实　王不留行　牡桂　菌桂　松脂　槐实　枸杞　橘柚　柏实　茯苓　榆皮　酸枣　干漆　蔓荆实　辛夷　杜仲　桑上寄生　女贞实　蕤核　藕实茎　大枣　葡萄　蓬蘽　鸡头实　胡麻　麻蕡　冬葵子　苋实　白瓜子　苦菜　龙骨　麝香　熊脂　白胶　阿胶　石蜜　蜂子　蜜蜡　牡蛎　龟甲　桑螵蛸

中品药一百二十种

雄黄　雌黄　石硫黄　水银　石膏　磁石　凝水石　阳起石　理石　长石　石胆　白青　扁青　肤青　干姜　葈耳实　葛根　栝楼　苦参　茈胡　芎䓖　当归　麻黄　通草　芍药　蠡实　瞿麦　玄参　秦艽　百合　知母　贝母　白芷　淫羊藿　黄芩　石龙芮　茅根　紫菀　紫草　茜根　败酱　白鲜皮　酸浆　紫参　藁本　狗脊　萆薢　白兔藿　营实　白微　薇衔　翘根　水萍　王瓜　地榆　海藻　泽兰　防己　牡丹　款冬花　石韦　马先蒿　积雪草　女菀　王孙　蜀羊泉　爵床　栀子　竹叶　檗木　吴茱萸　桑根白皮　芜荑　枳实　厚朴　秦皮　秦椒　山茱萸　紫葳　猪苓　白棘　龙眼　木兰　五加皮　卫矛　合欢　彼子　梅实　桃核仁　杏核仁　蓼实　葱实　薤　假苏　水苏　水蕲　发髲　白马茎　鹿茸　牛角䚡　羖羊角　牡狗阴茎　羚羊角　犀角　牛黄　豚卵　麋脂　丹雄鸡　雁肪　鳖甲　鮀鱼甲　蠡鱼　鲤鱼胆　乌贼鱼骨　海蛤　文蛤　石龙子　露蜂房　蚱蝉　白僵蚕

下品药一百二十五种

孔公孽　殷孽　铁精　铁落　铁　铅丹　粉锡　锡镜鼻　代赭　戎盐　大盐　卤硷　青琅玕　礜石　石灰　白垩　冬灰　附子　乌头　天雄　半夏　虎

掌　鸢尾　大黄　葶苈　桔梗　莨菪子　草蒿　旋覆花　藜芦　钩吻　射干　蛇含　常山　蜀漆　甘遂　白敛　青葙子　雚菌　白及　大戟　泽漆　茵芋　贯众　荛花　牙子　羊踯躅　芫花　姑活　别羇　商陆　羊蹄　萹蓄　狼毒　鬼臼　白头翁　羊桃　女青　连翘　石下长卿　蔄茹　乌韭　鹿藿　蚤休　石长生　陆英　荩草　牛扁　夏枯草　屈草　巴豆　蜀椒　皂荚　柳华　楝实　郁李仁　莽草　雷丸　梓白皮　桐叶　石南　黄环　溲疏　鼠李　松萝　药实根　蔓椒　栾华　淮木　大豆黄卷　腐婢　瓜蒂　苦瓠　六畜毛蹄甲　燕屎　天鼠屎　鼺鼠　伏翼　蛤蟆　马刀　蟹　蛇蜕　猬皮　蠮螉　蜣螂　蛞蝓　白颈蚯蚓　蛴螬　石蚕　雀瓮　樗鸡　斑猫　蝼蛄　蜈蚣　马陆　地胆　萤火　衣鱼　鼠妇　水蛭　木虻　蜚虻　蜚蠊　䗪虫　贝子

宋本草旧目录

〔时珍曰〕旧目不录可也，录之所以存古迹也，又以见三品之混乱，不必泥古也。

新旧药合一千八十二种

三百六十种神农本经白字。

一百八十二种名医别录墨字。

一百一十四种唐本先附

一百三十三种今附开宝所附。

一百九十四种有名未用　**八十二种新补**

一十七种新定已上皆宋嘉祐本草所定者。

四百八十八种陈藏器余　**二种唐本余**

一十三种海药余　**八种食疗余**

一百种图经·外类已上皆唐慎微续收补入者。

玉石部上品七十三种。中品八十七种。下品九十三种。

草部上品之上八十七种。上品之下五十三种。中品之上六十二种。中品之下七十八种。下品之上六十二种。下品之下一百五种。

木部上品七十二种。中品九十二种。下品九十九种。

人部三品二十五种

兽部上品二十种。中品一十七种。下品二十一种。

禽部三品五十六种。

虫鱼部上品五十种。中品五十六种。下品八十一种。

果部三品五十三种。

米谷部上品七种。中品二十三种。下品一十八种。

菜部上品三十种。中品一十三种。下品二十二种。

有名未用一百九十四种。

图经·外类一百种。

本草纲目主治目录第三卷

百病主治药上

本草纲目主治第三卷

百病主治药 | 上

诸 风

有中脏、中腑、中经、中气、痰厥、痛风、破伤风、麻痹。

【吹鼻】 **皂荚末　细辛末　半夏末　梁上尘　葱茎插鼻耳**

【熏鼻】 **巴豆烟　蓖麻烟　黄芪汤**

【擦牙】 **白梅肉　南星末　蜈蚣末　苏合丸　白矾　盐　龙脑　南星**

【吐痰】 **藜芦**或煎，或散。**皂荚末**酒服。**食盐**煎汤。**人参芦**或煎，或散。**瓜蒂、赤小豆**齑汁调服。**莱菔子**擂汁。**桐油**扫入。**桔梗芦**为末，汤服二钱。**牙皂、莱菔子**为末，煎灌。**附子尖**研末，茶服。**牛蒡子末**羌活酒服。**常山末**水煎。**醋、蜜**和服。**胆矾末**醋调灌。**牙皂、晋矾末**水服。**大虾**煮熟，食虾饮汁，探吐。**苦茗茶**探吐。**石绿**醋糊为丸，每化一丸。**砒霜**研末，汤服少许。**地松**捣汁。**豨莶**捣汁。**离鬲草**汁。**芭蕉油**汁。**石胡荽**汁。**三白草**汁。**苏方木**煎酒调乳香末二钱服，治男女中风口噤，立吐恶物出。**橘红**一斤，熬逆流水一碗服，乃吐痰圣药也。

【贴㖞】 **南星末**姜汁调贴。**蓖麻仁**捣贴。**炒石灰**醋调贴。**乌头末**龟血调贴。**鸡冠血　蜗牛**捣贴。**生鹿肉**切贴。**鲇鱼尾**切贴。**皂荚末**醋调贴。**伏龙肝**鳖血调贴。**蟮鱼血　蛞蝓**捣贴。**寒食面**醋贴。**桂末**水调贴。**马膏　桂酒　大麦面**栝楼汁调。**蟹膏**贴。**衣鱼**摩之。**蜘蛛**向火摩之。**牛角鰓**炙熨。**水牛鼻**火炙熨之。**大蒜膏**贴合谷穴。**巴豆**贴手掌心。

【各经主治】 **藁本**手太阳。**羌活**足太阳。**白芷**手阳明。**葛根**足阳明。**黄芪**手少阳。**柴胡**足少阳。**防风**手太阴。**升麻**足太阴。**细辛**手少阴。**独活**足少阴。**芎䓖**手足厥阴。

【发散】 **麻黄**发散贼风、风寒、风热、风湿、身热麻痹不仁。熬膏服之，治风病取汗。**荆芥**散风热，祛表邪，清头目，行瘀血。主贼风、顽痹、㖞斜。同薄荷熬膏服，治偏风。研末，童尿、酒服，治产后中风，神效。**薄荷**治贼风，散风热、风寒，利关节，发毒汗，为小儿风涎要药。**葛根**发散肌表风寒、风热，止渴。**白芷**解利阳明及肺经风寒、风热，皮肤风痹瘙痒，利九窍，表汗不可缺之。**升麻**发散阳明风邪。**葱白**散风寒、风热、风湿，身痛。**生姜**散风寒、风湿。**桂枝**治一切风冷、风湿、骨节挛痛，解肌开腠理，抑肝气，扶脾土，熨阴痹。**黄荆根**治肢体诸风、心风、头风，解肌发汗。**铁线草**治男女诸风、产后风，发出粘汗。**水萍**治热毒风湿麻痹，左瘫右痪，三十六风，蜜丸酒服取汗。治风热瘙痒，煎水浴取汗。

【风寒风湿】〔草部〕**羌活**一切风寒风湿，不问久新，透关利节，为太阳厥阴少阴要药。**防风**三十六般风，去上焦风邪，头目滞气，经络留湿，一身骨节痛。除风去湿仙药。**藁本**一百六十恶风，头面身体风湿，手足觯曳。**石菖蒲**浸酒服，治三十六风，一十二痹，主骨痿。丸服，治中风湿痹，不能屈伸。**豨莶**治肝肾风气，麻痹瘫缓诸病，九蒸九晒，丸服。**葈耳**大风湿痹，毒在骨髓，为末水服，或丸服，百日病出，如丹如疥，如驳起皮，亦可酿酒。**牛蒡根**风毒缓弱，浸酒服。老人中风，口目瞤动，风湿久痹，筋挛骨痛，一二十年风疾病。**茵陈蒿**风湿挛缩，酿酒服。浴风痹。**白术**逐风湿，舌本强，消痰益胃。**苍术**大风顽痹。筋骨软弱，散风除湿解郁。汁酿酒，治一切风湿筋骨痛。**车前子　水蓼　陆英　飞廉　忍冬　坐拿草　蒴藋　伏牛花　石南藤　百灵藤**酒。**青藤**酒。**钩吻**并主风邪湿痹，骨痛拘挛。**防己**中风湿，不语拘挛，口目㖞斜，泻血中湿热。**茵芋**年久风湿痹痛，拘急软弱。**艾叶**灸诸风口噤。浴风湿麻痹。**白附子**诸风冷气失音，头面游风，足弱无力。风㖞，同僵蚕、全蝎研末，酒服。**附子　乌头　天雄**并主风湿痰气麻痹，拘挛不遂。通经络，开气道，燥湿痰。**草乌头**恶风冷痰瘫缓，年久麻痹。**芫花**毒风冷痰，四肢拘挛。**羊踯躅**贼风走皮中淫淫痛，风湿痹痛，不遂言蹇，酒蒸为末，牛乳酒服，亦效。**蓖麻子油**酒煮日服，治偏风不遂。作膏，通关，拔风邪出外。〔谷菜〕**大豆**炒焦投酒中饮，主风痹瘫缓，口噤口㖞，破伤中风，产后风痉头风。煮食，治湿痹膝痛。醋蒸卧，治四肢挛缩。**豆豉**浸酒，治膝挛不遂，骨痛。**大豆黄卷　巨胜**酿酒，治风痹痛。**麻仁**骨髓风毒，痛不能动，炒香浸酒饮。**麻勃**一百二十种恶风，黑色遍身苦痹挛。**麦麸**醋蒸，熨风湿痹痛。**薏苡**久风湿痹，筋急拘挛，亦煮酒服。**茄子**腰脚风血积冷，筋挛痛。煎汁熬膏，入粟粉、麝香、朱砂，丸服。〔果木〕**秦椒**治风湿痹。**蜀椒**大风肉枯，生虫游走，痹痛死肌，寒热，腰脚不遂，散寒除湿，为丸。**吴茱萸**煎酒，治顽风痹痒。同姜、豉煎酒，冷服取汗，治贼风口㖞不语。**柏叶**酿酒。**松节**酒。**秦皮**风寒湿痹。**五加皮**名追风使，治一切风湿，痿痹挛急，宜酿酒。**皂荚**通关节，搜肝风，泻肝气。**蔓荆实**除贼风，搜肝气，筋骨间寒湿痹，头旋脑鸣。**栾荆子**大风诸风不遂。〔虫部〕**蚕沙**风缓顽痹不随，炒浸酒服，亦蒸熨。**蝎**半身不遂，抽掣，口目㖞斜，研入麝香，酒服。**竹虱**半身不遂，同麝香浸酒服，出汗。〔鳞介〕**守宫**中风瘫缓，同诸药煎服。**鲮鲤甲**中风瘫缓，寒热风痹，及风湿强直，痛不可忍。**乌蛇**酒，**白花蛇**酒。**蚺蛇**酒。并主贼风，顽痹痛痒，大风，疮癣有虫。**鳝鱼**逐十二风邪湿气，作臛取汗。**水龟**酿酒，主大风缓急拘挛。煮食，除风痹痛。〔禽部〕**鸡屎白**炒研，豆淋酒服，主风寒湿痹，口噤不省人事。**五灵脂**散血活血引经有功。瘫缓，热酒服二钱。风冷痹痛，同乳、没、川乌，丸服。**雁肪**　**鹈鹕油**主风痹，透经络，引药气入内。〔兽部〕**羊脂**贼风痿痹肿痛，彻毒气，引药入内。**熊脂**风痹。**青羖羊角**炒研酒服，治风痰恍惚，闷绝复苏。**驴毛**骨中一切风，炒黄浸酒服，取汗。**狸骨**一切游风。**羊胫骨**酒。**虎胫骨**酒。并主诸风注痛。〔金石〕**雄黄**除百节中大风，搜肝气。**金牙石**一切腰脚不遂，火煅酒淬饮。**河砂**风湿顽痹，冷风瘫缓，晒热坐之，冷即易，取汗。〔土部〕**鼠壤土**蒸熨中风冷痹，偏枯死肌。

【风热湿热】〔草部〕**甘草**泻火，利九窍百脉。**黄芩**　**黄连**　**菊花**　**秦艽**并治风热湿热。**玄参**　**大青**　**苦参**　**白鲜皮**　**白头翁**　**白英**　**青葙子**　**败酱**　**桔梗**并治风热。**大黄**荡涤湿热，下一切风热。**柴胡**治湿痹拘挛，平肝胆三焦包络相火，少阳寒热必用之药。**升麻**去皮肤肌肉风热。**白微**暴中风，身热腹满，忽忽不知人。**龙葵**治风消热，令人少睡。**麦门冬**清肺火，止烦热。**天门冬**风湿偏痹及热中风。**牡丹皮**寒热，中风瘛疭，惊痫烦热，手足少阴厥阴四经伏火。**钓藤**肝风心热，大人头眩。小儿十二惊痫。**紫葳及茎叶**热风游风风刺。**蒺藜**诸风瘙痒，大便结。〔谷果〕**胡麻**久食不生风热，风病人宜食之。**绿豆**浮风风疹。**白扁豆**行风气，除湿热。**茶茗**中风昏愦多睡。**梨汁**除风热不语。叶亦作煎。〔木部〕**槐实**气热烦闷。**枝**酿酒，治大风痿痹，**白皮**治中风，皮肤不仁。身直不得屈伸，煎酒及水服。**胶**一切风热，口噤筋挛，四肢不收，顽痹周身如虫行。**侧柏叶**凡中风不省口噤，手足亸曳，便取一握同葱白捣酒煎服，能退风和气，不成废人。**花桑枝**炒香煎饮，治风气拘挛，身体风疹。久服终身不患偏风。**叶**煎酒，治一切风。蒸罨风痛。出汗。**白杨皮**毒风缓弱，气在皮肤中，浸酒服。**皂荚子**疏导五脏风热。丸服，治腰脚风痛不能行。**栀子**去热毒风。除烦闷。**黄檗皮**肾经风热。**地骨皮**肾家风湿痹。**柽叶**远近一切风，煎汁和竹沥服。**荆沥**除风热，开经络，导痰涎，日饮之。**竹沥**暴中风痹，大热烦闷，失音不语，子冒风痓，破伤风噤，养血清痰，并宜同姜汁饮之。**竹叶**痰热，中风不语，烦热。**天竹黄**诸风热痰涎，失音不语。〔虫兽〕**蝉花**一切风热瘙痒。**犀角**大热风毒，毷氉烦闷，中风失音。**羚羊角**一切热，毒风湿注，伏在骨间，及毒风卒死，子痫痉疾。〔金石〕**石膏**风热烦躁。**铁华粉**平肝，除风热。**铁落**　**劳铁**　**赤铜**并除贼风反折，烧赤浸酒饮。

【痰气】〔草部〕**天南星**中风中气痰厥，不省人事，同木香煎服。诸风口噤，同苏叶、生姜煎服。**半夏**消痰除湿，痰厥中风，同甘草、防风煎服。**前胡**化痰热，下气散风。**旋覆花**风气湿痹，胸上痰结留饮。中风壅滞，蜜丸服。**香附子**心肺虚气客热，行肝气，升降诸气。煎汤浴风疹。**木香**中气不省人事，研末服之，行肝气，调诸气。**藿香**升降诸气。**苏叶**散风寒，行气利肺。**苏子**治腰脚中湿气风结气，治风顺气化痰，利膈宽肠。煮粥食，治风寒湿痹，四肢挛急，不能践地。**玄胡索**除风治气，活血通经络。**兰叶**浴风痛，俗名风药。**大戟　甘遂**并治经络痰饮留滞，麻痹隐痛，牵引走注。**威灵仙**治诸风，宣通五脏，去冷滞痰水，利腰膝。**牵牛子**除风毒，下一切壅滞。〔果木〕**杏仁**头面风气，往来烦热，散风降气化痰。逐日生吞，治偏风不遂，失音不语，肺中风热。**陈橘皮**理气除湿痰。**枳实　枳壳**大风在皮肤中如麻豆，苦痒麻木，破气胜湿化痰。**枳茹**渍酒服，治中风身直，及口僻目斜。**槟榔**除一切风、一切气，宣利脏腑。**乌药**治中风中气，气顺则风散，气降则痰下。**龙脑香**入骨治骨痛，散经络壅滞。**苏合香　安息香**通诸窍脏腑，一切不正之气。〔虫兽〕**麝香**入骨，治风在骨髓，中风不省，香油灌二钱。**白僵蚕**散风痰。酒服七枚，治口噤发汗，并一切风疰、风疹。〔金石〕**铅霜**坠中风痰湿。**矾石**除风消痰。

【血滞】〔草部〕**当归　芎䓖**并主一切风，一切气，一切虚。破恶血，养新血。蜜丸服，治风痰，行气解郁。**丹参**除风邪留热，骨节痛，四肢不遂。破宿血，生新血。渍酒饮，治风毒足软，名奔马草。**芍药**治风，除血痹，泻肝，安脾肺。风毒在骨髓痛，同虎骨浸酒饮。**地黄**逐血痹，填骨髓。**茺蔚子**治风解热，茎叶，治血风痛。**地榆**汁酿酒，治风痹补脑。**虎杖**煮酒，治风在骨节间。**姜黄**止暴风痛，除风热，理血中之气。**红蓝花**治六十二种风及血气痛。子煎服，治女子中风烦渴。〔谷菜〕**麻仁**中风出汗，下气，逐一切风，利血脉。**韭汁**肥白人中风失音。〔果木〕**桃仁**血滞风痹，大便结。酒浸作丸，治偏风。**苏方木**男女中风口噤，同乳香服。**乳香**中风口噤，烧烟熏，口目㖞斜，活血止痛。〔虫兽〕**蜜蜡**暴风身冷如瘫，化贴并裹手足。**阿胶**男女一切风病，骨节痛不随。**醍醐**酒服，治中风烦热。**野驼脂**一切风疾，皮肤急痹，酒服并摩之。

【风虚】〔草部〕**天麻**主肝气不足，风虚内作，头运目旋，麻痹不仁，语言不遂，为定风神药。**黄芪**风虚自汗。逐五脏恶血，泻阴火，去虚热。无汗则发，有汗则止。**人参**补元气，定魂魄，生津液，消痰。**沙参**去皮肌浮风，宣五脏风气，养肝气。**长松**煮酒，治一切风虚。**黄精**补中，除风湿。**葳蕤**治中风暴热，不能动摇，虚风湿毒，风温自汗灼热，一切虚乏。**牛膝**寒湿痿痹，拘挛膝痛，强筋，补肝脏风虚。**石龙芮　骨碎补　巴戟天　狗脊　萆解　菝葜土茯苓　何首乌**并主风虚风湿，痹痛软弱，补肝肾，利关节。**列当**煮酒，去风血，补腰肾。**白及**肾中邪气，风痱不收，补肺气。**仙茅**一切风气，腰脚风冷，挛痹不能行，九蒸九晒，浸酒服。**淫羊藿**一切冷风，挛急不仁，老人昏耄。浸酒服，治偏风。**蛇床子**男女风虚，湿痹毒风，腰胯酸痛，浴大风身痒。**补骨脂**风虚冷痹，骨髓伤败，一切风气痛，作丸服。**菟丝子**补肝风虚，利腰脚。**覆盆子**劳损风虚，补肝明目。**石斛**脚膝软弱，久冷风痹。酥浸蒸，服至一镒，永不骨痛。**络石**　**木莲叶**　**扶芳藤**并主风血，暖腰脚，一切冷气，浸酒饮。〔菜果〕**薯蓣**去冷风，头面游风，强筋骨，壮脾胃。**栗**肾虚腰脚无力，日食十颗。栗楔，治筋骨风痛。**松子**诸风，骨节风。〔木部〕**松叶**风痛脚痹，浸酒服，出汗。**松节**风虚久痹，骨节痛，能燥血中之湿。**杜仲**　**海桐皮**　**山茱萸**　**枸杞子**并主风虚，腰脚痛。**冬青子**浸酒，去风虚。**神木**治周痹偏风，毒风不语。**石南**逐诸风，脚弱。**南烛**熬膏，治一切风，强筋益气。**不凋木**浸酒，去风气补虚，**放杖木**为风痹肾弱要药。**木天蓼**酿酒，治风劳虚冷有奇效。〔石部〕**磁石**周痹风湿，肢节中痛，男女风虚，同白石英浸水，煮粥食。**白石英**风虚冷痹，诸阳不足，烧淬酒饮。**孔公孽**风冷膝痹，同石斛浸酒饮。**石脑**　**石钟乳**　**阳起石**　**代赭石**　**禹余粮**　**石硫黄**并主风冷湿痹。**云母粉**中风寒热，如在舟车。**海蚕**诸风冷气虚劳。〔禽兽〕**乌鸡**中风舌强，烦热麻痹，酒煮食。**练鹊**浸酒饮，治风。**麋角**风虚冷痹，暖腰膝，壮阳。

痉　风

即痉病，属太阳、督脉二经。其证发热口噤如痫，身体强直，角弓反张，甚则搐搦。伤风有汗者，为柔痉。伤寒湿无汗者，为刚痉。金疮折伤，痈疽产后，俱有破伤风湿发痉之证。

【风寒风湿】〔草部〕**麻黄**　**桂枝**　**术**并主风寒风湿痉。**羌活**风寒风湿，伤金疮痫痉。产后中风，口噤不知人，酒水煎服。**葛根**金疮中风寒，发痉欲死，煮汁服，干者为末。**荆芥**散风湿风热。产后中风口噤，四肢强直，角弓反张，或搐搦欲死，为末，豆淋酒服，入童尿尤妙。**防风**主金疮中风湿内痉。**天南星**打扑伤损，金疮，破伤风及伤湿，牙关紧急。角弓反张，同防风末，热酒小便调服，名玉真散，三服即苏。南星、半夏等分为末，姜汁、竹沥灌服一钱。仍灸印堂。口噤，生研同姜汁或龙脑揩牙，名开关散。**薇衔**小儿破伤风口噤，同白附子末、薄荷，酒服一字。**细辛**督脉为病，脊强而厥。**防己**除风湿，手足挛急。**芍药**　**芎䓖**一切风气。**当归**客血内寒，中风痉，汗不出。产后中风不省，吐涎瘛疭，同荆芥末，童尿、酒服，下咽即有生意。**附子**阴痉自汗。**草乌**破伤风病，同白芷、葱白煎酒，取汗。**威灵仙**破伤风病，同独蒜、香油捣服，取汗。〔菜谷〕**大蒜**产后中风，角弓反张不语，煎酒服，取汗。或煎水服。**黑大豆**破伤风湿，炒半熟，研蒸，以酒淋汁服，取汗，仍傅疮上。亦同朱砂末酒服。〔石部〕**雄黄**破伤中风，同白芷煎酒服，取汗。〔鳞介〕**白花蛇**破伤中风，项强身直，同乌蛇、蜈蚣末服。**土虺蛇**破伤中风，口噤目斜，同地龙、南星丸服，取汗。**守宫**破伤风病，同南星、腻粉丸服，取汗。**龙齿**主诸痉。**鳔胶**破伤风搐强直，炒研同麝香，苏木酒服，仍封疮口。有表症，同蜈蚣末，煎羌活、防风、川芎汤服。产后搐搦，乃风入子脏，与破伤风同，炒研，蝉蜕汤服三钱。**牡蛎**破伤湿病，口噤强直，酒服二钱，并傅之。〔虫〕**蜜蜡**破伤风湿如疟，以热酒化一块服，与玉真散对用立效。**蝎**破伤中风，同天麻、蟾酥为丸，豆淋酒服，取汗，仍同麝香贴之。**蟾蜍**破伤风病，剁烂入花椒，同酒炒熟，再入酒热服，取汗。**蜈蚣**破伤中风，同蝎梢、附子、乌头末，热酒服一字，仍贴疮上，取汗。研末掺牙，立苏。**僵蚕**口噤，发汗。〔禽兽〕**鸡子**痫痉。**鸡屎白**破伤中风，产后中风，小儿脐风，口噤反张，强直瘈疭，以黑豆同炒黄，用酒沃之，少顷温服，取汗。或入竹沥。**野鸽屎**破伤风病传入里，炒研，同江鳔、白僵蚕、雄黄末，蒸饼丸服。**雀屎**破伤风，疮作白痂无血者，杀人最急，研末酒服五分。**鸭涎**小儿痉风反张，滴之。**黄明胶**破伤风，烧研酒服，取汗。**狐目**同上，神效无比。**狐肝**　**狼屎中骨**破伤风，同蝉蜕、桑花末，米饮服。**六畜毛蹄甲**痫痉。〔人〕**手足爪甲**破伤中风，油炒，热酒服，取汗便愈。手足颤掉加南星。

【风热湿热】〔石部〕**铁落**炒热，淬酒饮，主贼风痉。〔草部〕**黄连**破伤风，煎酒入黄蜡化服。**地黄**产后风痉，取汁同姜汁交浸焙研，酒服。〔果木〕**杏仁**金疮及破伤中风，角弓反张，杵蒸绞汁服，并涂疮上，仍以烛火炙之取效。**槐胶**　**桑沥**破伤中风，和酒饮至醉。**篁叶**痉风。**竹沥**去痰热子冒风痉。金疮中风，破伤中风，产后中风，小儿中风，发痉口噤，反张欲死，饮一二升，或入姜汁。**栾荆**狂痉。**苏方木**破伤中风，产后中风，为末，酒服三钱，立效。〔虫兽〕**蝉蜕**破伤风病发热，炒研，酒服一钱，仍以葱涎调涂，去恶汗。小儿脐风口禁，入全蝎、轻粉。**羚羊角**子痫痉疾。**牛黄**热痉。**乌牛尿**刺伤中水，热饮一升。〔人〕**人尿**痉风及产后风痉，入酒饮。**发髲灰**大人痉，小儿惊。

【外傅】**贝母**　**茅花**并金疮伤风。**刘寄奴**　**麦面**同烧盐。**白芋**　**炒盐**　**鹭头灰**　**鼠灰**　**乱发灰**并傅风入疮中肿痛。**胡粉**主疮入水湿肿痛，同炭灰傅。**煨葱**傅金疮伤水。同干姜、黄檗煎水，洗诸疮伤风水。**薤白**　**韭叶**并主诸疮中风寒及水湿肿痛，捣烘用之，冷即易，或加灸至水出。**箭笴漆**刮涂。**鲤鱼目**灰。**鲇鱼目**灰。并主刺疮伤风及水。傅取汗出。**猪肉**乘热贴之，连易三次，立消。**人耳塞**

破伤中风或水，痛不可忍，封之一夕，水尽即安。

【洗浸】 **鸡肠草**手足疮伤水。**桑灰汁**疮伤风水，入腹杀人。**自己尿**金疮中风，日洗数次。

【熨灸】 **商陆**疮伤水湿，捣炙，熨之，冷即易。**蜀椒**诸疮中风肿痛，和面煨熨。**槐白皮**安疮上，灸百壮。**桑枝**刺伤疮，犯露水肿痛多杀人，炮热烙之，冷即易。**黍穰　青布　牛屎　白马通　骡屎**并主诸疮，伤风及水，肿痛欲死者，单烧熏令水出尽愈。

项　强

【风湿】 **防风**凡腰痛项强，不可回头，乃手足太阳症，必须用此。**荆芥**秋后作枕及铺床下，立春去之。**羌活　白芷　藁本　薄荷　菊花　贝母。**

癫痫有风热、惊邪，皆兼虚与痰。

【吐痰】 **瓜蒂　藜芦　乌头尖　附子尖　石胆　石绿**并吐癫痫暗风痰涎。**芭蕉油**暗风痫疾，眩运仆倒，饮之取吐。**白梅**擦牙追涎，或加白矾。**皂荚**水浸，挼汁熬膏，入麝摊晒，每以一片化浆水，灌鼻取涎。

【风热惊痰】〔草木〕**羌活　防风　荆芥　薄荷　细辛　龙胆　防己　藁本　升麻　青黛　白鲜皮**并主风热惊痫。**百合　鸭跖草**并主癫邪，狂叫身热，**钓藤**卒痫，同甘草煎服。**防葵**癫痫狂走者，研末酒服。**茛菪子**癫狂风痫，浸酒煎丸服。**蛇含　紫菀　半夏**并主寒热惊痫瘈疭。**天南星**风痫痰迷，九蒸九晒，姜汁丸服。**郁金**失心风癫，痰血络聚心窍，同明矾丸。**甘遂**心风癫痫，痰迷心窍，猪心煮食。**黄连**泄心肝火，去心窍恶血。**苦参**童尿煎汁，酿酒饮，主三十年痫。**天门冬**风癫发则作吐，耳鸣引胁痛，为末酒服。**紫河车**惊痫癫疾，摇头弄舌，热在腹中。**薇衔**惊痫吐舌。**附子**暗风痫疾，同五灵脂末、猪心血丸服。**苍耳**大风痫疾。**艾叶**癫痫诸风，灸谷道正门当中，随年壮。**茯神　琥珀　雷丸　莽草　蔓荆子　木兰皮**并主风癫惊邪狂走。**苦竹笋　竹叶　竹沥　天竹黄**并主风热痰涎发癫狂痫疾。**芦荟**小儿癫痫。**苏合香**惊痓邪气。**皂荚**搜肝通肺，风痫五种，烧研，同苍耳、密陀僧丸服。**蓖麻仁**五种风痫，用麻黄、石膏煮食。**桑白皮**惊痫客忤，泻肺气。**桂心**伐肝扶脾。**芜荑**小儿虫痫，发则恶症昏搐。同漆灰水服。**紫葳花根叶**久近风痫，酒服三钱，后梳发漱水四十九口愈。**震烧木**大惊失心，煮汁服。

〔金石〕**丹砂**猪心煮过，同茯神丸服。**黄丹**同白矾末服。**黑铅**同水银、南星丸服。**密陀僧**　**金屑**　**银屑**　**生铁**　**铁粉**　**铁落**　**铁精**　**铁华粉**　**铁浆**　**古镜**　**珊瑚**　**紫石英**　**菩萨石**　**雄黄**同丹砂研末，丸服。**雌黄**同黄丹、麝香丸服。**矾石**同细茶丸服。**磁石**　**玄石**　**石青**　**消石**　**青礞石**　**代赭石**已上二十五味，并主风热痰涎癫痫。**水银**失心风，同藕节炒，丸服。**蛇黄**暗风痫疾，火煅醋淬末服。〔土部〕**伏龙肝**狂癫风邪不识人，为末水服。**天子籍田三推犁下土**惊悸癫邪，安神定魄。〔虫部〕**蜂房**　**雀瓮**　**蚯蚓**　**全蝎**　**蜈蚣**　**蜣螂**　**白僵蚕**并主癫痫发搐。**蚕退纸**癫狂乱走，悲泣妄言，及风痫病，烧灰酒服。**蚱蝉**癫病寒热，小儿痫绝不能言。**衣鱼**小儿痫，同竹沥煎酒服。〔鳞介〕**龙角**　**龙骨**　**龙齿**癫疾狂走，五惊十二痫。**白花蛇**　**乌蛇**定痫搐。**蛇蜕**蛇痫，癫疾瘈疭，摇头弄舌。**玳瑁**热痫。〔禽部〕**鸭涎**癫痫发搐。**雁毛**小儿佩之辟痫。**啄木鸟**久年风痫，同荆芥煅服。**乌鸦**暗风痫疾，煅研入朱砂服，不过十日愈。又煅研，同苍耳子、胡桃服。**鸱头**癫痫眩冒瘈疭，同黄丹为丸服。肉亦可食。**鸮肉**食之主风痫。**凤凰台**鸡痫，癫痫发狂，水磨服。〔兽部〕**狗齿及粪中骨**　**白狗血**并狗痫。**豚卵**　**猪屎**并猪痫。**羊齿**　**羊头骨**羊痫。**羖羊角**风痫，烧灰酒服。**牛齿**　**牛屎中豆**　**牛拳木**并牛痫。**马齿**　**马目**　**马悬蹄**　**马绳索**　**野马肉**并马痫。**驴乳**心热气痫。**驴脂**酒服，主狂癫不能语，不识人。**六畜毛蹄甲**惊痫癫痓。**牡鼠**煎油，主惊痫。**羚羊角**　**犀角**　**犛牛角**　**象牙**　**牛黄**　**鲊荅**　**野猪黄及胆**　**熊胆**并主风热癫痫。**麝香**　**虎睛鼻**　**狐肝**　**狐肉**并主癫痫，恍惚歌笑。**猴头骨**癫痫口噤。〔人部〕**人发**痫痓。**人胞**煮食，治久癫失志，亦和药作丸服。**人魄**磨水服，定癫狂。

【风虚】〔草部〕**人参**消胸中痰，治惊痫。小儿风痫，同辰砂、蛤粉末、猪心血丸服。**石菖蒲**开心孔，通九窍，出音声。为末，猪心汤日服，治癫痫风疾。**远志**安心志。**天麻**小儿风痫，善惊失志，补肝定风。**蛇床子**　**芍药**　**牡丹**　**女萎**并主惊痫，寒热瘈疭。**当归**　**芎䓖**　**地黄**并养血。**缩砂**　**桔梗**　**香附**并惊痫邪气。**萆薢**缓关节老血，头旋风痫。〔果木〕**酸石榴**小儿痫，酿蝎五枚，泥煅研，乳服五分。**柏实**定痫养血。〔虫禽〕**蜂蜜**　**鸡子**并痫痓。**白雄鸡及脑**癫邪狂妄。

卒　厥

有尸厥、气厥、火厥、痰厥、血厥、中恶、魇死、惊死。

【外治】**半夏**　**菖蒲**　**皂角**　**雄黄**　**梁上尘**并主卒死尸厥魇死，客忤中恶，为末吹鼻。**葱黄**插入鼻中七八寸，及纳下部。**薤汁**　**韭汁**并灌鼻。**醋**鬼击卒死，灌少许入鼻。**酒**惊怖卒死，灌之，并吹两鼻。**乳香**　**安息香**　**樟木**并烧烟熏之。**鸡冠血**寝死，中恶卒死，涂面及心，并纳口鼻。**东门上鸡头**为末酒服。**犬肉**搨心上。**青牛蹄**魇死，安头上即苏。**牛黄**　**麝香**水服。**热汤**忤恶卒死，隔衣熨腹，冷即易。**井底泥**卧忽不寤，勿以火照，但痛啮足拇趾甲际，多唾其面，以泥涂目，令人垂头于井中呼之即苏。**瓦甑**魇死不寤，覆面打破之。**鞋履**卧时一仰一覆，则不魇。**人尿**中恶不醒，尿其面上即苏。**烧人灰**置枕中，辟魇寐。

【内治】**女青**诸卒死，捣末酒灌，立活。**菖蒲汁**　**蠡实根汁**并灌之。**南星**　**木香**　**附子**同木香煎服。**陈粟米**卒得鬼打，擂水服。**白薇**妇人无故汗多，卒厥不省人事，名血厥。同当归、人参、甘草煎服。**巴豆**鬼击，同杏仁汁服，取利。**常山**小儿惊忤，中恶卒死，同牡蛎煎服吐痰。**盐胆水**吐痰厥。**烧尸场上土**尸厥，泡汤灌。**食盐**卒鬼击，水灌并巽之。**锅底土**魇寐死，末灌二钱，并吹鼻。**白鸭血**　**白犬血**　**猪心血**　**尾血**并灌之。**犀角**中恶鬼气，卒死厥逆，口鼻出清血，须臾不救，似乎尸厥，但腹不鸣，心下暖，同麝香、朱砂末服二钱，即苏。**羚羊角**热毒风攻注，中恶毒气，卒不识人。**狐胆**人卒暴亡，即取温水化灌，入喉即活，移时者无及。**马屎**卒中恶死，绞汁灌之。**白马夜眼**卒死尸厥，同尾烧丸服。**裈裆**　**汗衫**并中鬼昏厥，口鼻出血，烧灰汤服。**铁锥柄**鬼打鬼排中恶，和桃奴、鬼箭丸服。**刀鞘**鬼打，烧灰水服。

伤 寒 热 病

寒乃标，热乃本。春为温，夏为热，秋为瘅，冬为寒，四时天行为疫疠。

【发表】〔草部〕**麻黄**　**羌活**太阳、少阴。**葛根**　**升麻**　**白芷**阳明，太阴。**细辛**少阴。**苍术**太阴。**荆芥**　**薄荷**　**紫苏**并发四时伤寒不正之汗。**香薷**四时伤寒不正之气，为末，热酒服，取汗。**香附**散时气寒疫。**艾叶**时气温疫，煎服取汗。**苍耳叶**发风寒头痛汗。**浮萍**夹惊伤寒，同犀角、钓藤末服取汗。**天仙藤**治伤寒，同麻黄发汗。**牛蒡根**捣汁服，发天行时疾汗。〔谷菜〕**豆豉**治数种伤寒，同葱白，发汗通关节。汗后不解，同盐吐之。**胡麻**煎酒，发汗。**生姜**　**小蒜**　**葱白**〔果木〕**茗茶**并发汗。**杏仁**同酢煎，发时行温病汗。**桃叶**蒸卧，发伤寒汗。**胡桃**同葱、姜擂茶服，发汗。**桂枝**太阳解肌。**皂荚**伤寒初起，烧赤水服取汗。研汁和姜、蜜服，取汗。〔水石〕**百沸汤**多饮取汗。**丹砂**伤寒时气，始得一二日，煮服取汗。涂身向火亦出汗。**石膏**阳明发热，解肌出汗。**代赭石**伤寒无汗，同干姜末热醋调，涂掌心合定，暖卧取汗。

【攻里】〔草部〕**大黄**阳明、太阴、少阴、厥阴，燥热满痢诸证。**栝楼实**利热实结胸。**甘遂**寒实结胸。**葶苈**结胸狂躁。**大戟**　**芫花**胁下水饮。**荛花**行水。**蜀漆**行水。**千里及**主天下疫气，煮汁吐利。〔果木〕**桃仁**下瘀血。**巴豆**寒热结胸。〔虫石〕**水蛭**　**虻虫**下瘀血。**芒消**下痞满燥结。

【和解】〔草部〕**柴胡**少阳寒热诸症。伤寒作余热，同甘草煎服。**半夏**　**黄芩**　**芍药**　**牡丹**　**贝母**　**甘草**并主寒热。**白术**　**葳蕤**　**白微**　**白鲜皮**　**防风**　**防己**并主风温、风湿。**泽泻**　**秦艽**　**海金沙**　**木通**　**海藻**并主湿热。**黄连**　**大青**　**黄药**　**白药**　**荠苨**　**船底苔**　**陟厘**并主天行热毒狂烦。**知母**　**玄参**　**连轺**　**天门冬**　**麦门冬**　**栝楼根**并主热病烦渴。**前胡**　**恶实**　**射干**　**桔梗**并主痰热咽痛。**蕙草**　**白头翁**热痢。**五味子**咳嗽。**苦参**热病狂邪，不避水火，蜜丸服。**龙胆草**伤寒发狂，末服二钱。**青黛**阳毒发斑，及天行头痛寒热，水研服。**地黄**温毒发斑，熬黑膏服。同薄荷汁服，主热瘴昏迷。**青葙苗**捣汁服，大治温疠。**蘘荷**温病初得，头痛壮热，捣汁服。**芦根**伤寒内热，时疾烦闷，煮汁服。**葎草**汗后虚热，杵汁服。**蛇莓**伤寒大热，杵汁服。**番木鳖**热病，磨汁服。**虎杖**时疫流毒攻手足，肿痛欲断，煮汁渍之。**含水藤**天行时气烦渴。〔谷部〕**黑大豆**疫疠发肿，炒熟，同甘草煎服。**豆豉**伤寒头痛，寒热瘴气，及汗后不解，身热懊侬，同栀子煎服。余毒攻手足，煎酒服。暴痢，同薤白煎服。**赤小豆**除湿热。**薏苡仁**风湿痛。**粳米**烦热。**饧**建中。**麻子**脾约秘结。〔菜部〕**百合**百合病。**葱白**少阴下利。**干姜**痞湿及下利。**茄子**温疾。**甜菜汁**解时行壮热。**生瓜菜汁**解阳毒壮热头痛。〔果部〕**大枣**和营卫。**杏仁**利肺气。**桃仁**行血。**乌梅**烦渴及蛔厥。**橘皮**呕哕痰气。**槟榔**伤寒痞满结胸，末服。**马槟榔**伤寒热病，每嚼数枚水吞。**梨汁**热毒烦渴。木皮，伤寒温病，同甘草、秫米、锅煤服。**芰实**伤寒积热。**吴茱萸**厥阴头痛，多涎。**蜀椒**阴毒时气及蛔厥。**盐麸子**天行寒热。〔木部〕**栀子**烦热懊侬。**黄檗**热毒下利及吐血。**厚朴**满痞头痛。**枳壳**痞满。**枳实**满实。**竹叶**烦热。**竹茹**温气寒热。**秦皮**热痢。**梓白皮**时行温病，壮热发黄，煎服。**桐木皮**伤寒发狂，煎服，取吐下。**榉木皮**时行头痛，热结在肠胃。**柳叶**天行热病。**楝实**温疾伤寒，大热烦狂。**李根白皮**奔豚。**茯苓**行湿利小便。**猪苓**热渴水逆，小便不利。〔水土〕**腊雪**解伤寒时气温疾大热。**冬霜**解伤寒内热。**夏冰**阳毒热盛，置于膻中。**凉水**阳毒，浸青布贴胸中。**蚯蚓粪**谵语狂乱，凉水服。**蜣螂转丸**时气烦热，绞汁服。**梁上尘**　**釜底墨**并主阳毒发狂斑。〔金石〕**黑铅**伤寒毒气。**铅丹**火劫惊邪。**古文钱**时气欲死，煮汁入麝香服，取吐或下。**铁粉**阳毒发狂，同龙胆草、磨刀水服。**铁铧**小儿百日伤寒壮热，烧赤淬水服。**石膏**伤寒头痛如裂，壮热如火，解肌发汗，阳明潮热大渴。同黄连煎服，治伤寒发狂。**滑石**解利四时一切伤寒，同甘草末服。**凝水石**时气热盛。**雄黄**伤寒咳逆，煎酒服。烧烟熏狐惑。**食盐**伤寒寒热。**赤石脂**　**禹余粮**少阴下利。**石蟹**天时热疾。〔鳞介〕**龙骨**火劫惊邪。下利不止。**鳖甲**阴毒。**玳瑁**热结狂言，磨水服。**牡蛎**伤寒寒热，及自汗水结。**海蛤**伤寒血结，同芒消、滑石、甘草服。**文蛤**伤寒大汗，烦热口渴，末服。**贝子**伤寒狂热。〔禽部〕**鸡子**伤寒发斑下痢。生吞一枚，治伤寒发狂烦躁。打破煮浑入浆啜之，治天行不解。井中浸冷，吞七枚，治妊娠时疾，安胎。**鸡屎白**伤寒寒热。〔兽部〕**猪胆**少阳证热渴，又导大便不通。**猪膏**伤寒时气，温水服一弹丸，日三。**猪肤**少阴咽痛。**犀角**伤寒热毒，发狂发斑，吐血下血。**牛黄**天行热病。**羚羊角**伤寒热在肌肤。**牛角**时气寒热头痛。**马屎**　**羊屎**　**羊尿**伤寒手足疼欲脱，并洗之。**阿胶**热毒下痢。〔人部〕**人尿**少阴下痢，入白通汤。**人屎**大热狂走，水渍服。**人中黄**研水。**胞衣水**并主热病发狂，饮之。

【温经】〔草部〕**人参**伤寒厥逆发躁，脉沉，以半两煎汤，调牛胆南星末服。坏证不省人事，一两煎服，脉复即苏。夹阴伤寒，小腹痛，呕吐厥逆，脉伏，同姜、附煎服，即回阳，**附子**治三阴经证。及阴毒伤寒，阴阳易病。**蓼子**女劳复，卵缩入腹绞痛，煮汁服。**草乌头**阴毒，插入谷道中。〔谷菜〕**黑大豆**阴毒，炒焦投酒热服，取汗。**干姜**阴毒，同附子用，补中有发。**韭根**阴阳易病。**葱白**阴毒，炒热熨脐。**芥子**阴毒，贴脐，发汗。〔果部〕**蜀椒**阴毒，入汤液用。**胡椒**阴毒，同葱白、麝香和蜡作挺，插入茎内，出汗愈。**吴茱萸**阴毒，酒拌蒸熨足心。〔木部〕**松节**炒焦投酒服，治阴毒。**乌药子**阴毒，炒黑，水煎服，取汗。**青竹皮**女劳复，外肾肿，腹中绞痛，水煎服。**皂荚仁**阴毒。〔石禽〕**雄黄**阴毒，入汤药。**消石**　**石硫黄**阴毒，二味为末，服三钱，取汗。硫黄同巴豆丸服，治阴阳二毒。**太阴玄精石**阴毒，正阳丹用之。**鸡屎白**阴毒，同黑豆、乱发、地肤子炒焦入酒服，取汗。**鸽屎**阴毒，炒焦酒服，取汗。〔兽人〕**鼠屎**阴易腹痛，同韭根煮汁服，取汗。**豚卵**阴阳易病，小腹急痛，热酒吞二枚。**麝香**阴毒。**父母爪甲**阴阳易病，同中衣裆烧灰酒服。**妇人阴毛**阴阳易病，卵缩欲死，烧灰，以洗阴水服。〔服器〕**裈裆**女劳复及阴阳易，烧灰水服。下裳带烧服，病免劳复。**月经衣**烧末，水服。

【食复劳复】〔草部〕**麦门冬**伤寒后小劳，复作发热，同甘草、竹叶、粳米煎服。**胡黄连**劳复，同栀子丸服。**芦根**劳复食复，煮汁服。〔谷果〕**饭**伤寒多食，复作发热。烧末饮服。**曲**食复，煮服。**橘皮**食复，水煎服。〔木石〕**枳壳**劳复发热，同栀子、豉、浆水煎服。**栀子**食复发热，上方加大黄。劳复发热，同枳壳、豭鼠屎、葱白煎服。**胡粉**食复劳复，水服少许。**凝水石**解伤寒劳复。〔介禽兽人〕**鳖甲**

□复劳复，烧研水服。**抱出鸡子壳**劳复，炒研汤服一合，取汗。**马屎**劳复，烧末冷酒服。**猳鼠屎**　**人屎**劳复，烧灰酒服。**头垢**劳复，含枣许水下。〔水服器〕**洗手足水**食复劳复，饮一合。**头巾**劳复口渴，浸汁服。**缴脚布**劳复，洗汁服。**砧上垢**食复劳复，同病人足下土、鼠屎煎服。**饭箩**食复，烧灰水服。

瘟　疫

【辟禳】〔草部〕**苍术**山岚瘴气，温疾恶气，弭灾沴。烧烟黑，去鬼邪。**升麻**吐温疫时气毒疠。**苍耳**为末水服，避恶邪，不染疫疾。**虎耳**擂酒服，治瘟疫。**木香**　**辟虺雷**　**徐长卿**　**鬼督邮**　**藁本**　**女青**　**山柰**　**菝葜**　**葎草**并辟毒疫温鬼邪气。**白茅香**　**茅香兰草**并煎汤浴，辟疫气。**艾纳香**　**兜纳香**　**蜘蛛香**〔木部〕**沉香蜜香**　**檀香**　**降真香**　**苏合香**　**安息香**　**詹糖香**　**樟脑**　**返魂香**　**兜木香**　**皂荚**　**古厕木**并烧之辟疫。**钓樟叶**置门上。**乌药**　**预知子**　**阿魏**　**乳香**腊月二十四日五更，取初汲水浸至元旦五更，人嚼一块，饮水三呷，一年无疫。**松叶**细切酒服，日三，能辟五年瘟。**柏叶**时气瘴疫，社中东南枝，为末，日服。**桃枝**　**桃橛**　**桃符**并辟疫。**桃仁**茱萸、青盐炒过，每嚼一二十枚，预辟瘴疠。**三岁陈枣核中仁**常服百邪不干。〔谷菜〕**椒柏酒**　**屠苏酒**元旦饮之，辟瘟疠。**黑豆**布袋一斗，纳井中一夜取出，每服七粒，辟禳时气。**赤小豆**除夕正月朔望投井中，辟瘟病。正月七日，囊盛置井中，三日取出，男吞七粒，女吞二七，一年无病。元旦向东吞三七粒，一年无疫。立秋日面西吞七粒，不病痢。**豉**和白术浸酒常饮，除瘟疫病。**麻子仁**除夜同小豆投井中，辟疫。**穄米**为末水服，不染温疫。**蒜**时气温病，捣汁服。立春元旦，作五辛盘食，辟温疫。**蔓菁**立春后庚子日，饮汁，一年免时疾。**马齿苋**元旦食之，解疫气。**生姜**辟邪。**淡竹叶**解疫。〔服器〕**初病人衣**蒸过，则一家不染。**草绳**度所住户中壁，屈结之，则不染。〔水土〕**半天河水**饮之辟疫。**东壁土冢上土石**五月五日取，埋户外，一家不患时气。〔石部〕**丹砂**蜜丸，太岁日平旦，各吞三七丸，永无疫疾。**阳起石**解温疫冷气。**婆娑石**瘴疫，热闷头痛。〔鳞介〕**蚺蛇肉**　**鳡鱼**　**鲩鱼**　**牛鱼**　**鲍鱼头灰**　**贲龟**　**珠鳖**　**蚬肉**并食辟疫。〔禽兽〕**雄鸡**冬至作腊，立春食之，辟疫。**东门上鸡头**辟疫禳恶。**雄鹊**冬至埋圊前，辟时疾温气。**石燕肉**炒浸酒饮，辟温疫岚瘴。**五灵脂**辟疫。**獭肉**煮服，主疫气温病及牛马疫。**狸肉**温鬼毒气，皮中如针刺。**麝香**　**灵猫阴**　**雄狐屎**烧之辟疫。**马骨及蹄**佩之辟疫。**貘皮**寝之避疠。

【瘴疠】〔草部〕**升麻**吐。**钗子股**吐。**葛根**　**草犀**　**大黄**温瘴。**附子**冷瘴。

恒山吐。**芫花**下。**金丝草**　**锦地罗**　**千金藤**　**伏鸡子根**　**解毒子**　**含水藤**　**千里及**　**肉豆蔻**　**苍术**　〔菜谷〕**葱**　**茖葱**　**蒜**　**白菘**　**苦茄**　**豉**　**红曲**　**烧酒**　〔果木〕**茶**　**盐肤子**　**槟榔**　**乌梅**　**大腹皮**　**安息香**　**苏合香**　**阿魏**　**相思子**吐。〔石部〕**丹砂**　**雄黄**　**砒石**　**婆娑石**　〔鳞部〕**蚺蛇肉**　**鲮鲤甲**　**海豚鱼**作脯。**海鹞鱼**烧服。〔兽部〕**猪血**　**猪屎**　**羖羊角**　**山羊肉**　**羚羊角**　**犀角**　**麝香**　**果然肉**　**猴头骨及肉**　〔人部〕**天灵盖**

暑

有受暑中暍，受凉中暑。

【中暍】〔草谷〕**水蓼**煮汁灌。**胡麻**炒黑，井水擂灌。**寒食面**井水灌。〔菜果〕**大蒜**同道中热土捣，水澄服。**瓜蒂**吐之即省。〔水土〕**热汤**布蘸熨心即苏，仍徐灌之。**地浆**灌。**道中热土**壅脐上，令人溺于中，即苏。**车辇土**澄水服。**仰天皮**新水调灌。**热瓦**互熨心上。

【清暑】〔草部〕**香薷**解暑利小便，有彻上彻下之功。夏月解表之药，能发越阳气，消散畜水。**黄连**酒煮丸服，主伏暑在心脾，发热吐泻痢渴诸病。**石香薷**　**紫苏叶**　**苍术**　**白术**　**木通**　**车前**　**泽泻**　**半夏**　**藿香**　**缩砂**　〔谷菜〕**白扁豆**　**薏苡仁**　**稷米**　**大蒜**　〔果木〕**木瓜**　**枇杷叶**　**赤茯苓**　**厚朴**　**猪苓**并主伤暑有湿热诸病。**桂心**大解暑毒，同茯苓丸服。同蜜作渴水饮。**黄檗**去湿热，泻阴火，滋肾水，去痿弱。〔水石〕**雪水**　**夏冰**　**滑石**　**石膏**　**朱砂**解渴。**雄黄**暑毒在脾，湿气连脚，或吐或痛，或痢或疟，炼过丸服。**消石**　**硫黄**二味结砂，主外伤暑热，内伤生冷，发为头痛寒热，吐泻霍乱，心腹痛诸病。三伏吞硫黄百粒，去积滞甚妙。**玄精石**解暑消积。

【泻火益元】〔草部〕**黄芪**伤暑自汗，喘促肌热。**人参**暑伤元气，大汗痿躄，同麦门冬、五味子煎服，大泻阴火，补元气，助金水。**甘草**生泻火，熟补火，与参、芪同为泻火益气之药。**麦门冬**清肺金，降心火，止烦渴咳嗽。**黄芩**　**知母**泻肺火，滋肾水。**虎杖**同甘草煎饮，压一切暑毒烦渴，利小便。〔果木〕**苦茗**同姜煎饮，或醋同饮，主伤暑泻痢。**石南叶**煎服解暑。**乌梅**生津止渴。**西瓜**　**甜瓜**　**椰子浆**解暑毒。

湿

有风湿、寒湿、湿热。

【风湿】〔草部〕**羌独活　防风　细辛　麻黄　木贼　浮萍　藁本　芎䓖　蛇床子　黄芪　黄精　葳蕤　秦艽　菖蒲　漏芦　菊花　马先蒿　白蒿　庵䕡　旋覆　豨莶　苍耳　薇衔　蒴藋　石龙芮　茵蓣　防己　茜根　忍冬　苏子　南星　萆薢　土茯苓　龙常　葱白　薏苡　胡麻　大豆　秦椒　蔓椒　蜀椒红　柏实　松叶　沉香　龙脑　蔓荆　皂荚　枸杞　五加皮　桂枝　伏牛花　厚朴**与苍术、橘皮同除湿病。〔石部〕**磁石　白石英**〔虫鳞〕**蝎**风淫湿痹，炒研入麝香，酒服。**鳝鱼**湿风恶气，作臛食。

【寒湿】〔草部〕**苍术**除上中下三焦湿，发汗利小便，逐水功最大。湿气身重作痛，熬膏服。诸方详见本条。**草乌头**除风湿，燥脾胃，同苍术制煮作丸服。**附子　乌头　芫花　王孙　狗脊　牛膝　山柰　红豆蔻　草果　蠡实　艾叶　木香　杜若　山姜　廉姜**〔谷菜〕**葡萄酒　烧酒　豆黄　生姜　干姜　芥子　蒜、葫荽香**〔果木〕**吴茱萸　胡椒　榄子　莲实　桂心　丁香　樟脑　乌药　山茱萸**〔兽部〕**貘皮　木狗皮　诸兽毛皮毡　火针。**

【湿热】〔草部〕**山茵陈　黄芩　黄连　防己　连翘　白术　柴胡　苦参　龙胆草　车前　木通　泽泻　通草　白鲜　莸草　半夏　海金沙　地黄　甘遂　大戟　萱草　牵牛**气分。**大黄**血分。**营实根　夏枯草**〔谷菜〕**赤小豆　大豆黄卷　薏苡仁　旱芹**丸服。**干姜　生姜**〔木部〕**椿白皮　茯苓　猪苓　酸枣　柳叶　木槿　榆皮**〔介石〕**蚬子**下湿热气。**滑石　石膏　矾石　绿矾。**

火　热

有郁火、实火、虚火，气分热、血分热、五脏热、十二经热。

【升散】〔草部〕**柴胡**平肝胆三焦包络相火，除肌热潮热，寒热往来，小儿骨热疳热，妇人产前产后热。虚劳发热，同人参煎服。**升麻**解肌肉热，散郁火。**葛根**解阳明烦热，止渴散郁火。**羌活**散火郁发热。**白芷**散风寒身热，浴小儿热。**薄荷汁**骨蒸劳热。**水萍**暴热身痒，能发汗。**香附**散心腹客热气郁。

【泻火】〔草部〕**黄连**泻肝胆心脾火，退客热。**黄芩**泻肺及大肠火，肌肉骨蒸诸热。肺热如火燎，烦躁咳嗽引饮，一味煎服。**胡黄连**骨蒸劳热，小儿疳热，妇人胎蒸。**秦艽**阳明湿热，劳热潮热骨蒸。**沙参**清肺热。**桔梗**肺热。**龙胆**肝胆火，胃中伏热。**青黛**五脏郁火。**蛇莓　白鲜皮　大青**并主时行腹中大热。**连翘**少阳阳明三焦气分之火。**青蒿**热在骨间。**恶实**食前挼吞三枚，散诸结节筋骨烦热毒。**灯笼草**骨热肺热。**积雪草**暴热，小儿热。**虎杖**压一切热毒。**茵陈**去湿热。**景天**身热，小儿惊热。**钓藤**平心肝火，利小便。同甘草、滑石服，治小儿惊热。**酸浆　防己　木通　通草　灯心　泽泻　车前　地肤　石韦　瞿麦**并利小便，泄火热。**乌韭**热在肠胃。**屋游**热在皮肤。**土马骔**骨热烦败。**大黄**泻诸实热不通，足太阴手足阳明厥阴五经血分药。〔菜果〕**莙荙子　李叶　桃叶　枣叶**〔木部〕**楮叶　楝实　羊桃　秦皮　梓白皮**并浴小儿身热。**栀子**心肺胃小肠火，解郁利小便。**鼠李根皮**身皮热毒。**木兰皮**身热面疱。**桑白皮**虚劳肺火。**地骨皮**泻肺火肾火胞中火，补正气，去骨间有汗之蒸，同防风、甘草煎服。**溲疏**皮肤热，胃中热。**竹叶　竹茹　竹沥**并主烦热有痰。**荆沥**热痰。〔水石〕**雪水　冰水　井水**并除大热。**石膏**除三焦肺胃大肠火，解肌发汗退热，潮热骨蒸发热，为丸散服。食积痰火，为丸服。小儿壮热，同青黛丸服。**长石**胃中热，四肢寒。**理石**营卫中大热烦毒。**方解石**胸中留热。**玄精石**风热。**凝水石**身热，皮中如火烧，烦满，水饮之，凉血降火。**食盐　卤硷**除大热。**消石**五脏积热。**朴消**胃中结热。紫雪、碧雪、红雪、金石凌，皆解热结药也。**玄明粉**胃中实热，肠中宿垢。〔虫介〕**白颈蚯蚓**解热毒狂烦。**雪蛆　玳瑁**凉心解毒。〔兽部〕**犀角**泻肝凉心清胃，解大热诸毒气。**牛黄**凉心肝。**羚羊角**风热寒热。**象牙**骨蒸热。**牛胆　猪胆　熊胆**并除肝火。**白马胫骨**煅过，降火可代芩、连。〔人部〕**人中白**降三焦膀胱肝经相火。**人溺**滋降火甚速。**人屎**大解五脏实热，骨蒸劳热。

【缓火】〔草部〕**甘草**生用，泻三焦五脏六腑火。**黄芪**泻阴火，补元气，去虚热。无汗则发，有汗则止。**人参**与黄芪、甘草三味，为益气泻火、除肌热躁热之圣药，甘温除大热也。**麦门冬**降心火，清肺热虚劳客热，止渴。**五味子**与人参、麦门冬三味，为清金滋水、泻火止渴、止汗生脉之剂。**天门冬**肺劳风热，丸服。阴虚火动有痰热，同五味子丸服。妇人骨蒸，同生地黄丸服。**葳蕤**五劳七伤虚热。煎服，治发热口干小便少。**白术**除胃中热、肌热，止汗。妇人血虚发热，小儿脾虚骨蒸，同茯苓、甘草、芍药煎服。**茅根　地筋**客热在肠胃。**甘焦根　菰根　芦根　天花粉**并主大热烦渴。**栝楼根**润肺降火化痰。饮酒发热，同青黛、姜汁丸服。妇人月经不调，夜热痰嗽，同青黛、香附末服。〔菜谷〕**山药**除烦热，凉而补。**小麦**客热烦渴，凉心。**粱米**脾胃客热。**麻仁**虚劳客热，水煎服。〔果部〕**梨**消痰降火，凉心肺。**柿**凉肺，压胃热。**李**曝食，去骨间劳热。**乌梅**下气除热。**马槟榔**热病，嚼食。**蕉子**凉心。**甘蔗**解热。〔介禽〕**鳖肉**同柴胡诸药丸服，治骨蒸。**鸭肉　鸽肉**并解热。〔兽人〕**兔肉**凉补。**豪猪肉　猪肉**肥热人宜食之。**猪乳　酥酪　醍醐　人乳**。

【滋阴】〔草部〕**生地黄**诸经血热，滋阴退阳。蜜丸服，治女人发热成劳。蜜煎服，治小儿壮热，烦渴昏沉。**熟地黄**血虚劳热，产后虚热，老人虚燥。同生地黄为末，姜汁糊丸，治妇人劳热。**玄参**烦躁骨蒸，滋阴降火，与地黄同功。治胸中氤氲之气，无根之火，为圣剂。同大黄、黄连丸服，治三焦积热。**当归**血虚发热，困渴引饮，目赤面红，日夜不退，脉洪如白虎证者，同黄芪煎服。**丹参**冷热劳，风邪留热。同鼠屎末服，主小儿中风，身热拘急。**牡丹**治少阴厥阴血分伏火，退无汗之骨蒸。**知母**心烦，骨热劳往来，产后蓐劳，热劳。泻肺命火，滋肾水。〔木部〕**黄檗**下焦湿热，滋阴降火。

【各经火药】 **肝**气，柴胡；血，黄芩。**心**气，麦门冬；血，黄连。**脾**气，白芍药；血，生地黄。**肺**气，石膏；血，栀子。**肾**气，知母；血，黄檗。**胆**气，连翘；血，柴胡。**小肠**气，赤茯苓；血，木通。**大肠**气，黄芩；血，大黄。**膀胱**气，滑石；血，黄檗。**胃**气，葛根；血，大黄。**三焦**气，连翘；血，地骨。**包络**气，麦门冬；血，牡丹皮。

【各经发热药】 **肝**气，柴胡；血，当归。**心**气，黄连；血，生地黄。**脾**气，芍药；血，木瓜。**肺**气，石膏；血，桑白皮。**肾**气，知母；血，地黄。**胆**气，柴胡；血，栝楼。**小肠**气，赤茯苓；血，木通。**大肠**气，芒消。血，大黄。**膀胱**气，滑石；血，泽泻。**胃**气；石膏；血，芒消。**三焦**气，石膏；血，竹叶。**包络**气，麦门冬；血，牡丹皮。

诸　气

怒则气逆，喜则气散，悲则气消，恐则气下，惊则气乱，劳则气耗，思则气结，寒则气收，炅则气泄。

【郁气】〔草部〕**香附**心腹膀胱连胁下气妨，常日忧愁。总解一切气郁，行十二经气分，有补有泻，有升有降。**苍术**消气块，解气郁。**抚芎**与香附、苍术，总解诸郁。**木香**心腹一切滞气。和胃气，泄肺气，行肝气。凡气郁而不舒者，宜用之。冲脉为病，逆气里急。同补药则补，同泻药则泻。中气，竹沥、姜汁调灌。气胀，同诃子丸服。一切走注，酒磨服。**藿香**快气。**鸡苏**　**紫苏**顺气。**薄荷**去愤气。〔谷菜〕**赤小豆**缩气，散气。**莱菔子**练五脏恶气，化积滞。**葱白**除肝中邪气，通上下阳气。**胡荽**热气结滞，经年数发，煎饮。**莴苣**　**白苣**开胸膈壅气。**马齿苋**诸气不调，煮粥食。**黄瓜菜**通结气。〔果木〕**杏仁**下结气，同桂枝、橘皮、诃黎勒丸服。**青橘皮**疏肝散滞，同茴香、甘草末服。**槟榔**宣利五脏六腑壅滞，破胸中一切气，性如铁石。**大腹皮**下一切气。**栀子**五脏结气，炒黑煎服。**梨木灰**气积郁冒。**橄榄**　**毗黎勒**开胃下气。**榆荚仁**消心腹恶气，令人能食。〔石兽〕**铁落**胸膈热气，食不下。**长石**胁肋肺间邪气。**麝香**　**灵猫阴**〔人部〕**人尿**一切气块，煎苦参酿酒饮。

【痰气】〔草部〕**半夏**消心腹胸胁痰热结气。**贝母**散心胸郁结之气，消痰。**桔梗**　**前胡**　**白前**　**苏子**并主消痰，一切逆气。**射干**散胸中痰结热气。**芫花**诸般气痛，醋炒，同玄胡索服。**威灵仙**宣通五脏，去心腹冷滞，推陈致新。男妇气痛，同韭根、乌药、鸡子煮酒服。**牵牛**利一切气壅滞。三焦壅滞，涕唾痰涎，昏眩不爽，皂角汁丸服。气筑奔冲，同槟榔末服。〔谷菜〕**荞麦**消气宽肠。**黑大豆**调中下气。**生姜**心胸冷热气。暴逆气上，嚼数片即止。**莱菔子**　**白芥子**消痰下气。〔果部〕**山楂**行结气。**橘皮**痰隔气胀，水煎服。下焦冷气，蜜丸服。**橙皮**消痰下气，同生姜、檀香、甘草作饼服。**柚皮**消痰下气，及愤懑之痰，酒煮蜜拌服。**枸橼皮**除痰，止心下气痛。**金橘**下气快肠。**枇杷叶**下气止呕。**杨梅**除愦愦恶气。〔木部〕**枳实**　**枳壳**　**茯苓**破结气，逐痰水。**桑白皮**下气消痰。**皂荚**一切痰气，烧研，同萝卜子、姜汁、蜜丸服。〔介部〕**龟甲**抑结气不散，酒炙，同柏叶、香附丸服。**牡蛎**惊恚怒气，结气老血。**担罗**同昆布作羹，消结气。

【血气】〔草部〕**当归**气中之血。**芎䓖**血中之气。**蓬莪茂**气中之血。**姜黄**血中之气。**三棱**血中之气。**郁金**血气。**玄胡索**〔木部〕**乳香**　**没药**　**骐麟竭**　**安息香**并活血散气。

【冷气】〔草部〕**艾叶**心腹一切冷气恶气，捣汁服。**附子**升降诸气，煎汁入沉香服。**乌头**一切冷气，童尿浸，作丸服。**肉豆蔻**　**草豆蔻**　**红豆蔻**　**高良姜**　**益智子**　**荜茇**　**毕勃没**　**缩砂**　**补骨脂**　**胡卢巴**　**蒟酱**并破冷气。**五味子**奔豚冷气，心腹气胀。〔菜部〕**蒜葫**　**芸薹**　**蔓菁**　**芥**　**干姜**　**焯菜**　**秦荻藜**　**马芹**并破冷气。**茴香**肾邪冷气，同附子制为末服。**白芥子**腹中冷气，微炒为丸服。〔果木〕**蜀椒**解郁结。其性下行通三焦。凡人食饱气上，生吞一二十枚即散。**秦椒**　**胡椒**　**毕澄茄**　**吴茱萸**　**食茱萸**　**桂**　**沉香**　**丁香**　**丁皮**　**檀香**　**乌药**　**樟脑**　**苏合香**　**阿魏**　**龙脑树子**并破冷气，下恶气。**厚朴**男女气胀，饮食不下，冷热相攻，姜汁炙，研末饮服。**诃黎勒**一切气疾，宿食不消，每夜嚼咽。〔金石〕**金屑**破冷气。**黑铅**肾脏气发，同石亭脂、木香、麝香丸服。**铜器**炙熨冷气痛。**车辖**冷气走痛，烧淬水服。**白石英**心胃中冷气。**紫石英**寒热邪气，补心气，养肺气。**灵砂**治冷气，升降阴阳，既济水火。**玄精石**　**砒石**　**硇砂**元脏虚冷气痛，同桃仁丸服。又同川乌头丸服。**硫黄**一切冷气积痛，同青盐丸服。同消石、青皮、陈皮丸服。〔鱼禽〕**鳢鱼**下一切气，同胡椒、大蒜、小豆、葱，水煮食。**黄雌鸡**　**乌雌鸡**并治冷气着床。

痰　饮

痰有六：湿、热、风、寒、食、气也。饮有五：支、留、伏、溢、悬也。皆生于湿。

【风寒湿郁】〔草部〕**半夏**行湿下气，湿去则涎燥，气下则痰降，乃痰饮主药。法制半夏可咀嚼。胸膈痰壅，姜汁作饼煎服。停痰冷饮，同橘皮煎服。中焦痰涎，同枯矾丸服。结痰不出，同桂心、草乌头丸服。支饮作呕，同生姜、茯苓煎服。风痰湿痰，清壶丸。风痰，辰砂化痰丸。气痰，三仙丸。惊痰，辰砂半夏丸。老人风痰，半夏消石丸。小儿痰热，同南星入牛胆阴干丸服。**天南星**除痰燥湿。壮人风痰，同木香、生姜煎服。痰迷心窍，寿星丸。小儿风痰，抱龙丸。**苍术**消痰水，解湿郁，治痰夹淤血成囊。**白术**消痰水，燥脾胃。心下有水，同泽泻煎服。五饮酒癖，同姜、桂丸服。**旋覆花**胸上痰结，唾如胶漆，及膀胱留饮，焙研蜜丸服。**威灵仙**心膈痰水，宿脓久积。停痰宿饮，喘咳呕逆，同半夏，皂角水丸。**麻黄**散肺经火郁，止好唾痰喘。**细辛**破痰利水，开胸中滞结。**薄荷**小儿风涎要药。**苏子**治风顺气消痰。**佛耳草**除痰压时气。**附子**胃冷湿痰呕吐，同半夏、生姜丸服。**乌头**　**天雄**　**白附子**并主风痰湿痰。**草乌头**胸上冷痰，食不下，心腹冷痰作痛。**紫金牛**风痰。**百两金**风涎。**艾叶**口吐清水，煎服。**防己**膈间支饮喘满，木防己汤。**葶苈**胸中痰饮结气。**人参**胸中痰，变酸水，逆黄。**肉豆蔻**冷气呕沫，同半夏、木香丸。**益智子**上膈客寒，吐沫。**草豆蔻**　**高良姜**　**廉姜**　**荜茇**　**红豆蔻**　**蒟酱**　**狼毒**〔菜谷〕**干姜**并主冷痰，燥湿温中。**生姜**除湿去痰下气。痰厥卒风，同附子煎服。**芥及子**　**白芥子**痰在胁下及皮里膜外，非此莫除。同白术丸服。同苏子、莱菔子丸，下痰气。**米醋**　**烧酒**〔果木〕**木瓜**　**楂子**　**榅桲**　**橙皮**　**柚皮**并去湿痰水唾。**橘皮**除湿痰留饮，呕哕反胃。二陈汤，润下丸，宽中丸。痰膈胸中热胀，水煎服。嘈杂吐清水，为末舐之。下焦冷痰，丸服。**槟榔**消谷下气，逐水除痰澼，为末汤服。呕吐痰水，同橘皮煎或末服。**大腹皮**　**都念子**　**都咸子**　**蜀椒**温中除湿，心腹留饮。椒目，同巴豆丸服，治留饮腹痛。**吴茱萸**厥阴痰涎。**胡椒**　**毕澄茄**　**厚朴**消痰温中。痰壅呕逆，姜汁制末服。**沉香**冷痰虚热，同附子煎服。**杉材**肺壅痰滞。**皂荚**胸中痰结，挼汁熬膏丸服。一切痰气，烧研同莱菔子丸服。钓痰丸，同半夏、白矾丸含。

子及木皮，并治风痰。**白杨皮**浸酒化痰澼。**槐胶**一切风涎。〔石虫〕**矾石**痰涎饮澼。**赤石脂**饮水成澼，吐水不止，末服一斤良。**白僵蚕**散风痰结核。一切风痰，研末姜汁服。**桂蠹**寒澼。

【湿热火郁】〔草部〕**栝楼**降火清金，涤痰结。清痰利膈，同半夏熬膏服。胸痹痰嗽，取子同薤白煎服。饮酒痰擗，胁胀呕吐腹鸣，同神曲末服。**贝母**化痰降气，解郁润肺。痰胀，同厚朴丸服。**前胡**　**柴胡**　**黄芩**　**桔梗**　**知母**　**白前**　**紫菀**　**麦门冬**　**灯笼草**　**鸭跖草**　**悬钩子**　**解毒子**　**辟虺雷**　**草犀**　**泽泻**　**舵菜**　**山药**　**竹笋**　〔果木〕**乌梅**　**林檎**　**白柿**　**盐麸子**　**甘蔗汁**　**梨汁**　**藕汁**　**茗**　**皋芦叶**　**蕤核**　**枳实**　**枳壳**胸胁痰澼，停水痞胀，为末服。**桑白皮**上焦痰气。**荆沥**烦热痰唾，漾漾欲吐。**竹沥**去烦热，清痰养血。痰在经络四肢，及皮里膜外，非此不达不行。**竹茹**　**竹叶**痰热呕逆。**木槿花**风痰壅逆，研末汤服。**茯苓**膈中痰水，淡渗湿热。**诃黎勒**降火消痰。叶亦下气消痰。**天竹黄**　〔金石〕**铅**　**铅霜**　**铅丹**　**胡粉**　**铁华粉**并降风热惊痰。**密陀僧**痰结胸中不散，醋、水煮过，为末，每酒水煎二钱饮。**灵砂**上盛下虚，痰涎壅逆。**水银**小儿惊热风涎。**蓬砂**　**浮石**　〔虫鳞〕**五倍子**并化顽痰，解热毒。**百药煎**清金化痰，同细茶、海螵蛸丸服。**海螵蛸**　〔介兽〕**海蛤**　**文蛤**　**蛤粉**　**牡蛎**并化湿痰热痰老痰。**烂蚬壳**心胸痰水吞酸，烧服。**牛黄**化热痰。**阿胶**润肺化痰，利小便。

【气滞食积】〔草部〕**香附子**散气郁，消饮食痰饮，利胸膈。停痰宿食，同半夏、白矾、皂角水丸服。**鸡苏**消谷，除酸水。**苏叶**　〔谷菜〕**曲**　**神曲**　**麦糵**并消食积痰饮，下气。**醋**　**莱菔及子**消食下痰，有推墙倒壁之功。**仙人杖菜**去冷痰澼。**焯菜**消食，豁冷痰。**桑耳**癖饮积聚。留饮宿食，同巴豆蒸过丸服。**蘑菰**　**茼蒿**　〔果石〕**山楂**并消食积痰。**盐杨梅**消食去痰，作屑服。**银杏**生食降痰。**杏仁**　**雄黄**　**粉霜**　**轻粉**　**金星石**　**青礞石**　**硇砂**　**绿矾**并消痰涎积癖。**银朱**痰气结胸，同矾石丸服，有声自散。**石膏**食积痰火，煅研醋糊丸服。〔介禽〕**马刀**　**牡蛎**　**魁蛤**痰积。**蚌粉**痰涎结于胸膈，心腹痛日夜不止，或干呕，以巴豆炒赤，去豆，醋糊丸服。**鬼眼睛**痰饮积及湿痰心腹痛，烧研酒服。**五灵脂**痰血凝结，同半夏、姜汁丸服。

【宣吐】　**人参芦**　**桔梗芦**　**藜芦**　**三白草**汁。**恒山**　**蜀漆**　**郁金**同藜芦末。**杜衡**　**石苋**　**石胡荽**汁。**离鬲草**汁。**附子尖**　**土瓜根**　**及己**　**苦参**　**地松**　**豨莶**　**羊踯躅**　**紫河车**　**虎耳草**　**芭蕉油**　**萝卜子**　**苦瓠**　**瓜蒂**　**苦茗**　**乌梅**　**酸榴皮**　**梨汁**　**桐油**　**皂荚**　**栀子**　**相思子**　**松萝**　**热汤**　**齑水**　**盐卤水**　**石绿**　**石青**　**石胆**　**白青**　**砒石**　**密陀僧**　**矾石**　**大盐**　**虾汁**。

【荡涤】**甘遂**直达水气所结之处。**芫花**胸中痰水，胁下饮澼。**荛花**肠胃留澼。**大戟**湿热水澼。**续随子**痰饮宿滞。**牵牛**痰饮宿滞。**大黄** **射干** **桃花**宿水痰饮积滞，为末水服，或作饼食，取利。**接骨木**下水饮。**巴豆**寒澼宿食，大便闭，酒煮三日夜，煎丸水下。风痰湿病，安掌心取汗。**芒消** **朴消**。

脾 胃

有劳倦内伤，有饮食内伤，有湿热，有虚寒。

【劳倦】〔草部〕**甘草**补脾胃，除邪热，益三焦元气，养阴血。**人参**劳倦内伤，补中气，泻邪火。煎膏合姜、蜜服。**黄芪**益脾胃，实皮毛，去肌热，止自汗。**黄精** **葳蕤**补中益气。**白术**熬膏服良。**苍术**安脾除湿，熬膏作丸散，有四制、八制、坎离、交感诸丸。**柴胡**平肝，引清气自左而上。**升麻**入胃，引清气自右而上。**芍药**泻肝，安脾肺，收胃气。**石斛**厚脾胃，长肌肉。**使君子**健脾胃，除虚热。**连翘**脾胃湿热。**木香** **甘松香** **藿香** **缩砂蔤** **白豆蔻** **紫苏** 〔菜谷〕**罗勒** **莳萝** **马芹**并理元气。**茴香**同生姜炒黄丸服，开胃进食。**同蒿** **荠菜** **苜蓿** **菾菜** **仙人杖草** **草豉** **胡萝卜芋** **山药** **石耳** **蘑菰** **鸡㙡** **五芝** **胡麻** **小麦** **大麦** **雀麦** **糯** **粳** **籼** **稷** **黍** **蜀秫** **粱** **粟** **秫穇子** **稗子** **稂** **东廧** **雕胡** **蓬子** **水粟** **菵草米** **筛草米** **薏苡** **罂子粟** **黑大豆** **赤小豆** **绿豆** **白豆** **豌豆** **蚕豆** **豇豆** **扁豆** **刀豆** **豆豉** **豆腐** **豆黄**壮气润肌。以猪脂和丸，每服百丸，即易肥健，甚验。脾弱不食，同麻子熬香研，日服。**陈廪米** **青精饭** **诸米粥** **饴糖** **酒** **糟** 〔果木〕**大枣**同姜末点服。**仲思枣** **木瓜** **柰** **白柿** **橘皮** **钩栗** **橡子** **榛子** **龙眼** **橄榄** **榧子** **槟榔** **大腹皮** **桄榔面** **莎木面** **波罗蜜** **无花果** **摩厨子** **芡实** **莲实** **藕** **甘蔗** **沙糖** **凫茈** **清明柳枝**脾弱食不化似翻胃，煎汤煮小米，滚面晒收，每用烹食。**沉香** **檀香** **诃黎勒** **厚朴** **茯苓** 〔水石〕**潦水** **甘澜水** **立春清明水** **太一余粮** **白石脂** **石面** **代赭石** 〔虫部〕**蜂蜜** **蚕蛹** **乳虫** 〔鳞介〕**龙齿** **鳟** **鲻** **鲩** **鳡** **鲫** **鲂** **鲤** **鲈** **鳜** **鲳** **鲨** **白鲞** **鲙残鱼** **比目鱼** **虾** **鳖** **淡菜海蛇** 〔禽兽〕**鸡** **雉** **鹳雉** **英鸡** **凫** **鸊鷉** **鹭** **鹬** **雀** **突厥雀** **鸠** **青鹄** **桑鳸** **莺** **鹘嘲** **猪脾舌** **狗肉** **羊肉** **牛肉牛膍** **虎肉** **兔肉**。

【虚寒】〔草部〕**附子** **草豆蔻** **高良姜** **山姜** **廉姜** **益智子** **荜茇** **蒟酱肉豆蔻** 〔菜谷〕**干姜** **生姜** **蒜** **韭** **薤** **芥** **芜菁** **糯米** **秫** **烧酒**

〔果木〕**胡椒**　**毕澄茄**　**秦椒**　**蜀椒**　**吴茱萸**　**食茱萸**　**丁香**　**桂**。

【食滞】〔草部〕**大黄**荡涤宿食，推陈致新。**地黄**去胃中宿食。**香附**　**三棱**　**蓬莪**　**木香**　**柴胡**消谷。**荆芥**　**薄荷**　**苏荏**　**水苏**并消鱼鲙。**青黛**　**越王余算**　**海藻**　**肉豆蔻**　**草果**　**缩砂**　**蒟酱**　**红豆蔻**　**仙茅**　〔谷菜〕**大麦**　**荞麦**　**豆黄**　**蒸饼**　**女曲**　**黄蒸曲**　**神曲**同苍术丸服。**红曲**　**糵米**　**麦糵**　**饴糖**　**酱**　**醋**　**酒糟**　**蒜**　**葱**　**胡葱**　**胡荽**　**白菘**　**莱菔**　**芜菁**　**姜**　〔果木〕**杏仁**停食，用巴豆炒过，末服。**橘皮**为末，煎饮代茶。**青皮**盐、醋、酒、汤四制为末，煎服。**柑皮**　**橙皮**　**柚皮**　**木瓜**　**榅桲**　**山楂**消肉。**柰子**　**杨梅**　**银杏**生食。**槟榔**　**大腹子**　**榧子**　**无漏子**　**茶芄茈**　**蜀椒**　**胡椒**　**毕澄茄**　**茱萸**　**巴豆**一切生冷硬物。**阿魏**消肉。**皂荚**　**楸白皮**　**厚朴**　**乌药**　**樟材**　**檀香**　**桂**食果腹胀，饭丸吞七枚。**诃黎勒**　**枳实**　**郁李仁**　〔水土〕**齑水**吐。**浆水**消。**生熟汤**消。**百草霜**　**梁上尘**　〔金石〕**朴消**食饮热结。**青礞石**食积宿滞，同巴豆等丸服。**水中白石**食鲙成瘕，烧淬水服七次，利下。**食盐**酒肉过多胀闷，擦牙漱下，如汤沃雪。**硇砂**消肉。**蓬砂**　**孔公糵**　〔介禽〕**鳖甲**　**淡菜**　**海月**　**白鲞**并消宿食。**鳝头**烧服，去痞癥，食不消。**凫**　**鸡屎白**　**鹰屎白**　**雀屎白**　**鸽屎**　**五灵脂**。

【酒毒】〔草部〕**葛花**　**葛根汁**　**白茅根汁**　**水萍**　**菰笋**　**秦艽**　**苦参**　**地榆**　**菊花**酒醉不语，为末酒服。**悬钩子**　**木鳖子**醋磨。**天南星**同朱砂丸服，解酒毒积毒。**五味子**　**山姜花**　**高良姜**　**红豆蔻**　**缩砂**　**白豆蔻**　**蒟酱**　**肉豆蔻**　**蠡实**　**蕉子**　〔谷菜〕**麦苗汁**　**丹黍米**饮酒不醉。**黑大豆**　**赤小豆**　**腐婢**　**绿豆**　**蚕豆苗**煮食。**扁豆**　**豆腐**烧酒醉死，切片贴身。**豉**同葱白煎。**曲**　**萝卜**　**蔓菁**大醉不堪，煮粥饮汁。根蒸三次研末，酒后水服二钱，不作酒气。**白菘**解酒醉不醒，研子一合，井水服。**水芹**　**苦苣**　**白苣**　**苦竹笋**　**酸笋**　**越瓜**　**甜瓜**　〔果木〕**橘皮**　**柑皮**　**橙皮**　**柚皮**　**金橘**　**杨梅**干屑服之，止呕吐酒。**乌梅**　**椰梅**　**梨**　**楂子**　**榅桲**　**柿**　**椑柿**　**银杏**　**橄榄**　**槟榔**　**波罗蜜**　**都桷子**　**枳椇子**　**盐麸子**　**醋林子**　**甘蔗**　**沙糖**　**石蜜**　**藕**　**芰**　**西瓜**　**丁香**　**长寿仙**　**人柳**酒病，为末酒服。**河边木**端午投酒中饮之，令人不醉。**桑椹汁**　**苦竹叶**　〔水石〕**新汲水**烧酒醉死，浸发及手足，仍少灌之。**食盐**擦牙漱咽，解酒毒。先食一匙，饮酒不醉。**蓬砂**服之，饮酒不醉。**雄黄**饮酒成癖，遇酒即吐，同巴豆、蝎梢、白面丸服。**石灰**酒毒下痢，泥煅，醋糊丸服。**铅霜**　〔虫鱼〕**五倍子**　**鳝鱼**　**黄颡鱼**　〔介部〕**蚌**　**蛎黄**　**蛤蜊**　**车螯**　**田螺**　**蜗螺**　**海月**　〔禽兽〕**鸡内金**消酒积，同豆粉丸服。**五灵脂**酒积黄肿，入麝丸服。

豭猪项肉酒积黄胀，同甘遂服，取下酒布袋。**猪肾**酒积掺葛粉炙食。**牛膍**　**狐胆**　**麝香**并解酒毒。**鹿茸**饮酒成泄，冲任虚寒，同狗脊、白敛丸服。**驴蹄底**饮酒过度，欲至穿肠，水煮浓汁冷饮。

吞酸嘈杂

有痰食热证，有阳气下陷虚证。

【痰食】〔草部〕**苍术**　**香附**　**黄连**　**蓬莪茂**　**缩砂仁**　**半夏**　**鸡苏**生食。**荠苧**生食，去肠间酸水。**旋覆花**　〔菜谷〕**萝卜**食物作酸，生食即止。**米醋**破结气，心中酸水痰饮。**神曲**　**麦蘖**　〔果木〕**橘皮**　**木瓜**　**楂子**　**榠楂**　**榅桲**　**山楂**并除心间酸水，止恶心。**胡桃**食物醋心，以干姜同嚼下，立止。**槟榔**醋心吐水，同橘皮末服。**大腹皮**痰隔醋心，同疏气药、盐、姜煎服。**厚朴**吐酸水，温胃气。**樟材**宿食不消，常吐酸臭水，煎汤服。**皂荚子心**嚼食，治膈痰吞酸。**卮子**　〔虫兽〕**蚬壳**吞酸心痛，烧服。**羊屎**煎酒服。**头垢**噫吐酸浆，以浆水煎服一杯。

【阳陷】〔草部〕**人参**消胸中痰变酸水。妊娠吐水，心酸痛，不能饮食，同干姜丸服。**柴胡**除痰热。**升麻**　**葛根**凡胃弱伤冷，郁遏阳气者，宜三味升发之。**荜茇**胃冷口酸流清水，凡连脐痛，同厚朴末、鲫鱼肉丸服。**廉姜**胃口冷，吐清水。**草豆蔻**　**益智子**　**红豆蔻**　**高良姜**　〔木鳞〕**吴茱萸**醋心甚者，煎服。有人服之，二十年不发也。**鱼鲙**心下酸水。

噎　膈

噎病在咽嗌，主于气，有痰有积。膈病在膈膜，主于血，有挟积、挟饮澼、挟瘀血及虫者。

【利气化痰】〔草部〕**半夏**噎膈反胃，大便结者，同白面、轻粉作丸煮食，取利。**山豆根**研末，橘皮汤下。**昆布**气噎，咽中如有物，吞吐不出，以小麦煮过，含咽。**栝楼**胸痹咽塞，同薤白、白酒煮服。**芦根**五噎吐逆，煎服。**天南星**　**前胡**　**桔梗**　**贝母**　**香附子**　**紫苏子**　**木香**　**藿香**　**泽泻**　**缩砂**　**茴香**　**高良姜**　**红豆蔻**　**草果**　**白豆蔻**　**生姜**咽中有物，吞吐不出，含之一月愈。噎气，姜入厕内浸过，漂晒研末，入甘草末服。〔果木〕**橘皮**卒气噎，去白焙研，水煎服。胸痹咽塞，习习如痒，唾沫，同枳实、生姜煎服。**槟榔**五膈五噎，同杏仁以童尿煎服。**青橘皮**　**厚朴**　**茯苓**　**沉香**膈气，同木香、乌药、枳壳为末，盐汤下。**檀**

香　苏合香　丁香　枳壳　枳实。

【开结消积】〔草部〕**三棱**治气胀，破积气。反胃，同丁香末服。**蓬莪茂**破积气，治吐酸水。**郁金**破恶血，止痛。**阿魏**五噎膈气，同五灵脂丸服。**威灵仙**噎膈，同蜜煎服，吐痰。**凤仙子**噎食不下，酒浸晒研，酒丸服。**马蹄香**噎食膈气，为末，酒熬膏服。**紫金牛**治噎膈。**板蓝汁**治噎膈，杀虫，频饮。**红蓝花**噎膈拒食，同血竭浸酒服。**荛花　甘遂**梅核气，同木香末服。**大黄**食已即吐，大便结，同甘草煎服。〔谷菜〕**杵头糠**膈气噎塞，蜜丸噙咽。卒噎，噙之咽汁，或煎饮。**荞麦秸灰**淋取硷，入蓬砂服，治噎食。**韭汁**去胃脘血。入盐，治噎膈，入姜汁、牛乳，治反胃。〔果木〕**乌芋**主五噎膈气。**乌梅　杏仁　山楂　桃仁　桑霜**消噎食积块。**巴豆霜**　〔水石〕**粮罂中水**饮之，主噎疾杀虫。**浸蓝水**主噎疾，温饮一杯，杀虫。**梁上尘**主噎膈食积。**硇砂**噎膈吐食，有积癥，用之神效。荞面包煅，同槟榔、丁香末，烧酒服。同人言、黄丹各升打过，同桑霜末，烧酒服。同平胃散末，点服三钱，当吐黑物如石。**黑铅**膈气，同水银、人言结砂，入阿魏丸服。灰，同醋熬膏，蒸饼和丸服。**绿矾**面包泥固煅研，枣肉丸服。鲫鱼留胆去肠，酿，煅末服。**白矾**治噎膈，化痰澼，蒸饼丸服。或同硫黄炒过，入朱砂丸服。**雄黄　轻粉　石硷　蓬砂　砒石**并化积垢，通噎膈。〔服器〕**寡妇木梳**烧灰，钥匙汤下。〔虫鳞〕**蛇含蛤蟆**煅研酒服。**蜣螂**同地牛儿用，治噎膈。**壁虎**噎膈反胃，炒焦入药用。**鲫鱼**膈气，酿大蒜，泥包煨焦，和平胃散，丸服。〔禽兽〕**鸠**食之不噎。**巧妇窠**噎膈，烧研酒服，神验。**鹏雏**煅研酒服。**五灵脂**噎膈痰涎夹血。**鸬鹚头**烧研酒服。**鹰粪**食哽，烧灰，水服。**白鹅尾毛**噎食，烧灰，饮服。**鸡嗉**噎气不通，烧研，入木香，沉香、丁香、红枣丸服。**狼喉结**噎疾，晒研，以五分入饭食。**白水牛喉**噎膈，结肠不通，醋炙五次，为末，每服一钱，饮下，立效。**狗宝**噎食病，每用一分，以威灵仙、食盐浸水服，日三服，三日愈。**黄狗胆**和五灵脂末，丸服。**狗屎中粟**噎膈吐食，淘净煮粥，入薤白、沉香末食。**狸骨**噎病不通饮食，炒研白汤服。**羚羊角**噎塞不通，研末，饮服二钱，日三。〔人部〕**野人粪**治噎膈，同阿魏末，以姜片蘸食。**人溺　秋石**噎病，每服一钱。**人淋石**治噎食，俗名涩饭病，磨汁服。**人癖石**消坚，治噎膈。**天灵盖**噎膈，用七个同黑豆煅研，酒服一钱。**人胆**噎膈病，盛糯米阴干取黑色者，每服十五粒，通草汤下。**胞衣水**膈气反胃，饮一钟，当有虫出。**头垢**主噎疾，以酸浆煎膏用之，立愈。**人屎**烧服。

反　胃

主于虚，有兼气、兼血、兼寒、兼痰、兼积者。病在中下二焦，食不能入，是有火；食入反出，是无火。

【温中开结】〔草部〕**附子**温中破积。反胃不下食，以石灰泡热，姜汁淬三次，同丁香、粟米煎服，或为末舐，或为丸噙。或包丁香，以姜汁煮焙丸服。**白豆蔻**脾虚反胃，同丁香、缩砂、陈廪米，姜汁丸服。**白芷**血风反胃，猪血蘸食。**木香**同丁香煎服，治反胃关格。**王瓜**反胃，烧研酒服。或入平胃散末。**木鳖子**三十个去皮油，牛乳、蜂蜜各半斤，石器慢熬干研，日取一匙入粥食。**火杴草**焙末蜜丸。**荜茇**　**草豆蔻**　**红豆蔻**　**高良姜**　**肉豆蔻**　**藿香**　**抚芎**　**苏子**　**前胡**　**香附**　**半夏**并温中消食止吐。**三棱**同丁香末服。**益智子**客寒犯胃，多唾沫。〔谷菜〕**干饧糟**同姜捣饼焙研，入甘草、食盐服。**韭菜**炸熟，盐醋吃十顿，治噎膈反胃。**生姜**汁煮粥食。麻油煎研，软柿蘸食。**白芥子**酒服二钱。**紫芥子**　**大蒜**　**干姜**　**兰香**作饼。**莳萝**　**茴香**　**杵头糠**　**萝卜**蜜煎细嚼。**薤白**〔果木〕**槟榔**　**青皮**　**橘皮**西壁土炒，姜、枣煎服。**胡椒**醋浸七次，酒糊丸服，或加半夏或同煨姜煎服。**毕澄茄**吐出黑汁者，米糊丸服。**枇杷叶**同人参、丁香煎服。**栗子壳**煮汁。**松节**煎酒。**千槌花**煮汁。**丁香**盐梅丸咽。姜、蔗汁丸服。木香同煎服。**桂心**　**沉香**　**檀香**　**茯苓**　**厚朴**　**枳实**〔金石〕**雄黄**　**雌黄**同甘草丸服。**铅灰**醋熬，蒸饼丸服。**铅丹**坠痰消积，同白矾、石亭脂煅研，丸服。**水银**同铅结砂，入硫黄、官桂为末，姜汁服，清镇反胃。**灵砂**镇坠反胃神丹也。**赤石脂**蜜丸服。**砒石**同巴豆、附子、黄蜡丸服。**白矾**　**丹砂**　**釜煤**　**朴消**　**蓬砂**　**轻粉**　**硇砂**〔鳞介〕**烂蛤**烧服。**蚌粉**姜汁服。同田螺壳灰、乌梅烧研，人参汤服。**鲫鱼**酿绿矾，煅研服。**鲤鱼**童尿浸煨，研末入粥食。〔禽兽〕**抱出鸡子壳**酒服。**鸡膍胵皮**烧研酒服。**鹈鹕皮毛**烧研酒服。**五灵脂**狗胆汁丸，热姜酒磨服。或加沉香、木香、阿魏。**猫衣**煅研，入朱砂噙。**虎肚**煅研，入平胃散末服。**虎脂**切块，麻油浸收，每以酒一钟，和油一杯服。不问久近皆效。**猬皮**煮汁服，或炙食，或烧灰酒服。**白马尿**热饮。**驴尿**已上并能杀虫。**驴屎**　**羊屎**五钱，童尿煎服。**牛龄草**同杵头糠、糯米粉、牛乳和丸煮食。**羊胲子**煅研，入枣肉、平胃散末，沸汤点服。

【和胃润燥】〔草部〕**人参**止反胃吐食，煎饮或煮粥食，或同半夏、生姜、蜜煎服。**白术**　**芍药**　**芦根**止反胃五噎吐逆，去膈间客热，煮汁服。**茅根**反胃上气，除客热在胃，同芦根煎汁饮。〔谷菜〕**山药**　**粟米**作丸，醋煮吞。**罂粟**同人参、山药煮食。**陈仓米**水煎服。或炊焙为末，入沉香末服。**马齿苋**饮汁。**柳蕈**煎服。**莼心**　**麻仁**　**胡麻油**〔果木〕**杏仁**　**桃仁**　**梨**插丁香十五粒煨食，止反胃。**棠梨叶**炒研酒服，止反胃。**甘蔗汁**同姜汁饮，治反胃。**干柿**连蒂捣酒服，止反胃，开胃化痰。**干枣叶**同丁香、藿香煎服，止反胃。**石莲**入少肉豆蔻末，蜜汤服，止反胃。**乌芋**主五噎膈气。**梓白皮**主反胃。**淡竹茹　竹沥　醴泉　井华水**并主反胃。〔土虫〕**螺蛳泥**每火酒服一钱，止反胃。**地龙屎**同木香、大黄末，水服，止反胃。**白善土**醋煅。**西壁土　灶中土**米饮服三钱。**蚕茧**反胃吐食，煎汁煮鸡子食之。**缲丝汤**煮粟米粥食，止反胃。〔禽兽〕**牛羊乳**反胃燥结，时时咽之，或入汤剂。**牛涎**噎膈反胃，以水服二匙，或入蜜，或入麝香，或和糯米粉作丸，煮食。**羊肉**蒜、薤作生食。**羊胃**作羹食。**乌雄鸡**虚冷反胃，入胡荽子煮，食二只愈。**乌雌鸡**炒香，投酒中一夜饮。**反毛鸡**同人参、当归煮食。

呕　　吐

有痰热，有虚寒，有积滞。

【痰热】〔草部〕**葛根**大热呕吐，小儿呕吐，荡粉食。**泽泻**行水止吐。**香附**妊娠恶阻，同藿香、甘草煎服。**黄连　苦耽**劳乏呕逆。**麦门冬**止呕吐燥渴。**前胡**化痰止吐。**芦根**主呕逆不食，除膈间客热，水煮服。或入童尿。**干苔**煮汁。**赤小豆　豌豆**止呕逆。**绿豆粉　茆草子**〔果木〕**茯苓　猪苓　栀子　楸白皮　梓白皮**止呕逆，下气。**苏方木**人常呕吐，用水煎服。**杨梅**止呕吐，除烦愦。**枇杷**止吐下气。**木白皮**止呕逆，煮服大佳。**叶**止呕吐不止。〔水石〕**黄丹**止吐逆。**胡粉　水银　铅　滑石**暴得吐逆，汤服二钱。**石膏**胃火吐逆。**阴阳水**饮数口即定。〔虫兽〕**蝉蜕**胃热吐食，同滑石末水服。**芦蠹虫**小儿乳后吐逆，二枚煮汁服。**羊屎**呕吐酸水，以十枚煎酒服。**牛乳**小儿吐乳，入葱、姜煎服。**兔头骨**天行吐不止，烧研饮服。〔人部〕**人乳**小儿初生吐乳，同蘧篨篾、盐少许，煎汁入牛黄服。

【虚寒】〔草部〕**细辛**虚寒呕吐，同丁香末服。**苍术**暖胃消谷，止呕吐。**白术**胃虚呕逆，及产后呕吐。**人参**止呕吐，胃虚有痰，煎汁入姜汁、竹沥服。胃寒，同丁香、藿香、橘皮煎服。妊娠吐水，同干姜丸服。**艾叶**口吐清水，煎服。**半夏**呕逆厥冷，内有寒痰，同面作弹丸，煮吞之。妊娠呕吐，同人参、干姜丸服。小儿痰吐，同面包丁香煨熟丸服。**南星**除痰下气止呕。**旋覆花**止呕逆不下食，消痰下气。**苏子**止吐。**香薷**伤暑呕吐。**藿香**脾胃吐逆为要药。**木香　当归**温中，止呕逆。**茅香**温胃止吐。**白豆蔻**止吐逆，散冷气，胃冷忽恶心，嚼数枚酒下。小儿胃寒吐乳，同缩砂、甘草末饮服。**生附子**胃寒有痰，同半夏、生姜煎服。**缩砂仁　廉姜　白芷　红豆蔻　高良姜**温中下气消食。忽呕清水，含咽即平。**肉豆蔻**温中下气止吐，及小儿乳霍。**益智子**胃冷。〔谷菜〕**糯米**虚寒吐逆。**烧酒　白扁豆　豇豆　干姜　生姜**煎醋食。又同半夏煎服，去痰下气，杀虫止呕吐。**芥子**

胃寒吐食。**白芥子**〔果木〕**橘皮**止吐消痰温中。嘈杂吐清水，去白研末，时舐之。**蜀椒**止吐杀虫。**胡椒**去胃中寒痰，食已即吐水，甚验。**毕澄茄**　**吴茱萸**　**食茱萸**并止冷吐。**槟榔**止吐水，同橘皮煎服。**沉香**　**檀香**　**丁香**治吐，同陈皮煎服，小儿丸服，或同半夏丸服。**厚朴**痰壅呕逆不食，姜汁炙研，米饮服。主胃冷，吐不止。**诃黎勒**止呕吐不食，消痰下气，炒研糊丸服。〔石兽〕**赤石脂**饮食冷过多，成澼吐水，每酒服方寸匕，尽一斤，终身不吐痰水。**硫黄**诸般吐逆，同水银研，姜汁糊丸服。**鹿髓**主呕吐。**熊脂**饮食呕吐。

【积滞】〔草谷〕**香附子**止呕吐，下气消食。**缩砂蔤**温中消食止吐。**大黄**口中常呕淡泔，煎服。**续随子**痰饮不下食，呕吐。**牵牛**　**神曲**　**麦糵**〔木禽〕**巴豆**　**五灵脂**治呕吐汤药不能下者，狗胆丸服。

哕　　哕

有痰热，有虚寒。

【痰热】**芦根**客热呕哕，煮汁服。**茅根**温病热哕，同葛根煎服。温病冷哕，同枇杷叶煎服。**苏叶**卒哕不止，浓煎呷。**葛根汁**干呕不止，呷之。**前胡**　**胡麻**呕哕不止。合清油煎服。**大麻仁**止呕逆，炒研，水绞汁服。**小麦**　**小麦面**呕哕不止，醋作弹丸煮熟，热茶吞之。未定再作。**赤小豆**止呕逆。**生姜**干呕厥逆，时嚼之，亦同半夏煎服，乃呕家圣药。**萝卜**　**蔓菁子**〔果木〕**枇杷**止吐逆。叶，下气消痰。哕哕不止，煮汁或嚼汁咽。**杨梅**止呕哕去痰。**枳椇**止呕哕，解酒毒。**甘蔗**止呕哕不息，入姜汁服。**茯苓**　**猪苓**　**淡竹茹**　**仙人杖**哕气呕逆，煮汁服。〔水石〕**阴阳水**　**古砖**煮汁。**滑石**〔虫鳞〕**蠮螉**　**黄蜂子**干呕。**蝉蜕**胃热呕逆。**芦蠹虫**　**海蛤**　**蛤粉**　**白蚬壳**并止呕哕。**蛇蜕**止呕。〔禽兽〕**鸡子**天行呕逆，水煮浸冷吞之。**鸡卵黄**炼汁服。**雁肪**治结热呕逆。**水牛肉**主哕。

【虚寒】〔草部〕**细辛**虚寒呕哕，同丁香、柿蒂汤服。**半夏**伤寒干哕，为末，姜汤服。胃寒哕逆，停痰留饮，同藿香、丁皮煎服。支饮作呕，哕逆欲死，同生姜煎服。**燕蓐草**烧服，止呕哕。**白术**产后呕哕，同生姜煎服。**草豆蔻**胃弱呕逆，同高良姜煎汁和面煮食。**高良姜**止胃寒呕哕。**荜茇**冷痰恶心，末服。胃冷流清水，心腹痛，同厚朴、鲫鱼和丸服。**白豆蔻**胃冷忽恶心，嚼之酒下。**益智子**　**麻黄**并止客寒犯胃多唾。**桔梗**止寒呕。**木香**　**藿香**　**旋覆花**　**红豆蔻**　**肉豆蔻**　**附子**　**乌头**　**蒟酱**　**苍术**〔谷菜〕**糯米**　**糟笋中酒**止哕气呕逆，或加人参及牛乳。**烧酒**　**白扁豆**　**干姜**止干呕。**薤**止干呕，煮服。**芥**　**兰香**哕呕，取汁服。

〔果部〕**橘皮**除湿消痰止呕。凡呕清水者，去白研末，时舐之。**橙皮**止恶心，下气消痰。**木瓜**止呕逆，心膈痰呕。**榠楂**止恶心，去胸中酸水。**楂子**同。**山楂** **葡萄藤叶** **蘡薁藤**并主呕啘厥逆，煮汁饮。**五子实柿蒂**煮汁饮，止咳逆哕气。同丁香、生姜煎服。寒加良姜、甘草，痰加半夏，虚加人参，气加陈皮、青皮。**槟榔** **荜澄**茄止寒呕。**吴茱萸** 〔木石〕**梓白皮**温病感寒，变为胃啘，煮汁服。**丁香**胃寒咳逆哕气，煮汁服。**诃黎勒**呕逆不食，炒研糊丸服。**厚朴**痰壅呕哕。**黄丹** **代赭石** **硫黄** 〔鳞兽〕**鳡鱼**食之已呕。**鲫鱼** **石首鱼** **鳖肉** **羊乳**大人干呕，小儿哕啘，时时呷之。**青羊肝**病后呕逆，作生淡食，不过三次。**牛䏶** **鹿角**食后喜呕，烧研，同人参末、姜汤服。小儿哕痰，同大豆末涂乳饮之。**獭骨**呕哕不止，煮汁饮。

呃　逆

呃音噫，不平也。有寒有热，有虚有实，其气自脐下冲上，作呃呃声，乃冲脉之病，世亦呼为咳逆，与古之咳嗽气急之咳逆不同。朱肱以哕为咳逆，王履以咳嗽为咳逆，皆非也。

【虚寒】〔草谷菜部〕**半夏**伤寒呃逆，危证也，以一两，同生姜煎服。**紫苏**咳逆短气，同人参煎服。**乌头**阴毒咳逆，同干姜等分，研炒色变，煎服。**缩砂**同姜皮冲酒服。**麻黄**烧烟嗅之立止。**细辛**卒客忤逆，口不能言，同桂安口中。**旋覆花**心痞噫不息，同代赭石服。**高良姜** **蒟酱** **苏子** **荏子** **紫菀** **女菀** **肉豆蔻** **刀豆**病后呃逆，连壳烧服。**姜汁**久患咳噫，连至四五十声，以汁和蜜煎服，三次立效。亦擦背。**兰香叶**咳噫，以二两同生姜四两捣，入面四两，椒盐作烧饼，煨熟食。〔果木〕**橘皮**呃逆，二两去白煎服。或加丁香。**荔枝**呃噫，七个烧末汤下，立止。**胡椒**伤寒咳逆，日夜不止，寒气攻胃也，入麝煎酒服。**毕澄茄**治上证，同高良姜末煎，入少醋服。**吴茱萸**止咳逆。肾气上筑于咽喉，逆气连属不能出，或至数十声，上下不得喘息，乃寒伤胃脘，肾虚气逆，上乘于胃，与气相并也，同橘皮、附子丸服。**蜀椒**呃噫，炒研糊丸，醋汤下。**梨木灰**三十年结气咳逆，气从脐旁起上冲，胸满气促郁冒，同麻黄诸药丸服。**石莲子**胃虚呃逆，炒末水服。一加丁香、茯苓。**棁子** **丁香**伤寒呃逆及哕逆，同柿蒂末、人参汤下。**沉香**胃冷久呃，同紫苏、白豆蔻末，汤服。**乳香**阴证呃逆，同硫黄烧烟熏之，或煎酒嗅。**桂心** 〔土石〕**伏龙肝**产后咳逆，同丁香、白豆蔻末、桃仁、茱萸煎汤下。**代赭石**心痞噫逆。**硫黄** 〔虫部〕**黄蜡**阴病打呃，烧烟熏之。

【湿热】〔草果〕**大黄**伤寒阳证呃逆便闭者下之，或蜜兑导之。**人参芦**因气昏瞀呃噫者，吐之。**人参**吐利后胃虚膈热而咳逆者，同甘草、陈皮、竹茹煎服。**干柿**产后咳逆心烦，水煮呷。**柿蒂**煮服，止咳逆哕气。**青橘皮**伤寒呃逆，末服。〔木石〕**枳壳**伤寒呃噫，同木香末，白汤服。**淡竹叶**　**竹茹**　**牡荆子**　**滑石**病后呃噫，参、术煎服益元散。

霍　乱

有湿热、寒湿，并七情内伤，六气外感。

【湿热】〔草部〕**香薷**霍乱转筋腹痛，水煮汁服。**石香薷**　**术**健胃安脾，除湿热，止霍乱吐下。**蓼子**霍乱烦渴，同香薷煎服。**前胡**　**桔梗**并下气，止霍乱转筋。**苏子**　**紫苏**水煮服，止霍乱胀满。**薄荷**　**鸡苏**　**扁竹**霍乱吐利，入豉煮羹服。**芦根茎叶**霍乱烦闷，水煮汁服。胀痛加姜、橘。**蓬莪**煮汁服。**蘡薁藤汁**　**通草**　**防己**同白芷服。**木通**　**泽泻**　**芍药**霍乱转筋。**干苔**霍乱不止，煮汁服。**麋舌**　**女菀**　**水堇**　**海根**〔谷菜〕**黄仓米**　**粟米**　**丹黍米**　**蜀黍**　**黄、白粱米**并主霍乱大渴杀人，煮汁或水研绞汁饮。**粟米泔**　**粳米**霍乱烦渴，水研汁，入竹沥、姜汁饮。**白扁豆**霍乱吐利不止，研末醋服。花、叶皆可绞汁，入醋服。同香薷、厚朴煎服。**豌豆**同香薷煎服。**豇豆**　**大豆**霍乱腹胀痛，生研水服。**绿豆叶**绞汁入醋服。**绿豆粉**新水调服。**水芹**止小儿吐泻。〔果木〕**木瓜**霍乱大吐下，转筋不止，水煎或酒煎服。核及枝、叶、皮、根皆可用。**榠楂**　**楂子**并同。**梨叶**煮汁服。**棠梨枝叶**同木瓜煎服。**梅叶**煮汁服。**乌梅**止吐逆霍乱，下气消痰止渴。**盐梅**煎汁呷。**藕汁**入姜汁同饮。**莲薏**止霍乱。**栀子**霍乱转筋，烧研汤服。**桑叶**煎饮。**桑白皮**止霍乱吐泻。**荆叶**煎饮。**柏木**洗转筋。**槐叶**同桑叶、甘草煎饮。**苏方木**煎饮。**枫皮**〔服器〕**厕筹**中恶霍乱转筋，烧烟床下熏之。**厕户帘**烧灰酒服，主小儿霍乱。**尿桶板**煎服。**败木梳**霍乱转筋，一枚烧灰酒服。**寡妇荐**三七茎，煮汁，止小儿霍乱疾。**头缯**霍乱吐利，本人者，泡汁呷之。**故麻鞋底**霍乱转筋，烧投酒中饮。**路旁草鞋**洗净煎饮。**绵絮**霍乱转筋，酒煮裹之。**青布**浸汁和姜汁服，止霍乱。〔水土〕**东流水**　**井泉水**饮之，仍浸两足。**山岩泉水**多饮令饱，名洗肠。**醴水**　**热汤**转筋，器盛熨之。**生熟汤**饮之即定。**酸浆水**煎干姜屑呷。**地浆**干霍乱欲死，饮之即愈。**东壁土**煮汁饮。**釜脐墨**泡汤，饮一二口即止。**倒挂尘**泡汤饮。**土蜂窠**小儿吐泻，炙研服。**蜣螂转丸**烧研酒服。〔金石〕**铅丹**主霍乱。**黑铅**同水银结砂，作丸服。**水银**不拘冷热吐泻霍乱，同硫黄研末服，亦丸服。**古文**

钱霍乱转筋，以七枚同木瓜、乌梅煎服。**朱砂**霍乱转筋已死，心下微温者，以二两和蜡三两烧烟，熏令汗而苏。**石膏**小儿伤热，吐泻黄色，同寒水石、甘草末服。**滑石**伏暑吐泻，同藿香、丁香末服。**玄精石**冷热霍乱，同硫黄、半夏丸服。**消石**同硫黄、滑石、矾石、白面丸服，治暑月吐泻诸病。**白矾**沸汤服二钱。〔虫兽人〕**蜜蜡**霍乱吐利，酒化一弹丸服。**牛涎**小儿霍乱，入盐少许服。**牛龄草**霍乱，同人参、生姜，浆水煎服。**乌牛尿**　**黄牛屎**绞汁服。**白狗屎**绞汁服。**人尿**小儿霍乱，抹乳上乳之。

【寒湿】〔草部〕**藿香**霍乱腹痛垂死，同橘皮煎服。暑月同丁香、滑石末服。**木香**霍乱转筋，为末酒服。**香附子**　**附子**霍乱吐下，为末四钱，盐半钱，水煎服。小儿吐泻，小便白，熟附子、白石脂、龙骨丸服。**南星**吐泻厥逆，不省人事，为末，姜、枣同煎服，仍以醋调贴足心。**半夏**霍乱腹满，同桂末服。**人参**止霍乱吐利，煎汁入鸡子白服，或加丁香，或加桂心。**缩砂蔤**　**荜茇**　**蒟酱**　**山姜**　**杜若**　**山柰**　**刘寄奴**　**藒车香**并温中下气消食，止霍乱。**肉豆蔻**温中消食。霍乱胀痛，为末，姜汤服。**白豆蔻**散冷滞，理脾胃。**草豆蔻**温中消食下气。霍乱烦渴，同黄连、乌豆煎饮。**高良姜**温中消食下气。霍乱腹痛，炙香煮酒，或水煎冷服。**蓬莪茂**霍乱冷气。**艾叶**霍乱转筋，煎服。**水蓼**霍乱转筋，煎饮，并捋脚。〔谷菜〕**糯米**止霍乱后吐逆不止，水研汁服。**糯米泔**止霍乱烦渴。**烧酒**和新汲水饮。**醋**霍乱吐利，或不得吐利，煎服。转筋，绵蘸搨之。**葱白**霍乱转筋，同枣煎服。**薤**霍乱干呕，煮食数次。**小蒜**煮汁饮，并贴脐，灸七壮。**胡蒜**转筋，捣贴足心。**芥子**捣末傅脐。**白芥子**　**蔓菁子**煮汁服。**干姜**霍乱转筋，茶服一钱。**生姜**煎酒服。**莳萝**　**茴香**　〔果木〕**橘皮**除湿痰霍乱，但有一点胃气者，服之回生，同藿香煎服，不省者灌之。**槟榔**　**大腹皮**　**椰子皮**煮汁饮。**桃叶**止霍乱腹痛，煮汁服。**胡椒**二七粒吞之，或同绿豆研服。**毕澄茄**　**吴茱萸**煮服，或入干姜。叶亦可。**食茱萸**　**丁香**末服。**丁皮**　**桂心**　**沉香**　**白檀香**磨汁。**乳香**　**安息香**　**苏合香**　**樟脑**　**樟材**　**楠材**　**钓樟**磨汁。**乌药**并主中恶霍乱，心腹痛。**乌木屑**酒服。**诃黎勒**风痰霍乱，为末酒服，小儿汤服。**皂荚**霍乱转筋，吹鼻。**厚朴**霍乱胀满腹痛，为末服。或加桂心、枳实、生姜煎服。**海桐皮**中恶霍乱，煎服。〔金石〕**硫黄**伏暑伤冷吐泻，同消石炒成砂，糯糊丸服。或同水银研黑，姜汁服。暑月吐泻，同滑石末，米饮服。**阳起石**　**不灰木**霍乱厥逆，同阳起石、阿魏、巴豆丸服。**炒盐**霍乱腹痛，熨之。转筋欲死者，填脐灸之。**铜器**霍乱转筋腹痛，炙热熨之。

【积滞】〔草谷〕**大黄**同巴豆、郁金丸服，治干霍乱。**陈仓米**吐泄，同麦芽、黄连煎服。**矿麦糵**　**神曲**　〔木部〕**巴豆**伏暑伤冷，同黄丹、蜡丸服。**樟木**干霍乱不吐不利，煎服取吐。〔石部〕**食盐**吐干霍乱。〔器部〕**屠砧上垢**干霍乱，酒服一团，取吐。〔禽部〕**雄雀粪**干霍乱胀闷欲死，取三七枚研，酒服。〔人部〕**百齿霜**小儿霍乱，水服少许。

泄　泻

有湿热、寒湿、风暑、积滞、惊痰、虚陷。

【湿热】〔草部〕**白术**除湿热，健脾胃。湿泄，同车前子末服。虚泄，同肉豆蔻、白芍药丸服。久泄，同茯苓、糯米丸服。小儿久泄，同半夏、丁香丸服。老人脾泄，同苍术、茯苓丸服。老小滑泄，同山药丸服。**苍术**湿泄如注，同芍药、黄芩、桂心煎服。暑月暴泄，同神曲丸服。**车前子**暑月暴泄，炒研服。**苎叶**骤然水泄，阴干研服。**秦艽**暴泄引饮，同甘草煎。**黄连**湿热脾泄，同生姜末服。食积脾泄，同大蒜丸服。**胡黄连**疳泻。**泽泻**　**木通**　**地肤子**　**灯心**〔谷菜〕**粟米**并除湿热，利小便，止烦渴，燥脾胃。**青粱米**　**丹黍米**　**山药**湿泄，同苍术丸服。**薏苡仁**〔木石〕**栀子**食物直出，十个微炒，煎服。**黄檗**小儿热泻，焙研米汤服，去下焦湿热。**茯苓**　**猪苓**　**石膏**水泄腹鸣如雷，煅研，饭丸服二十丸，二服，愈。**雄黄**暑毒泄痢，丸服。**滑石**〔兽部〕**猪胆**入白通汤，止少阴下利。

【虚寒】〔草部〕**甘草**　**人参**　**黄芪**　**白芍药**平肝补脾，同白术丸服。**防风**　**藁本**治风泄，风胜湿。**火枕草**风气行于肠胃，泄泻，醋糊丸服。**蘼芜**湿泄，作饮服。**升麻**　**葛根**　**柴胡**并主虚泄风泄，阳气下陷作泄。**半夏**湿痰泄，同枣煎服。**五味子**五更肾泄，同茱萸丸服。**补骨脂**水泄日久，同粟壳丸服。脾胃虚泄，同豆蔻丸服。**肉豆蔻**温中消食，固肠止泄。热泄，同滑石丸服。冷泄，同附子丸服。滑泄，同粟壳丸服。久泄，同木香丸服。老人虚泻，同乳香丸服。**木香**煨热，实大肠，和胃气。**缩砂**虚劳冷泄，宿食。**草豆蔻**暑月伤冷泄。**益智子**腹胀忽泄，日夜不止，诸药不效，元气脱也，浓煎二两服。**荜茇**暴泄，身冷自汗脉微，同干姜、肉桂、高良姜丸服，名已寒丸。**附子**少阴下利厥逆，同干姜、甘草煎服。脏寒脾泄，同肉豆蔻丸服。大枣煮丸服。暴泄脱阳，久泄亡阳，同人参、木香、茯苓煎服。老人虚泄，同赤石脂丸服。**草乌头**水泄寒利，半生半炒丸服。**艾叶**泄泻，同吴茱萸煎服。同姜煎服。**莨菪子**久泄，同大枣烧服。**菝葜**〔谷菜〕**陈廪米**涩肠胃，暖脾。**糯米粉**同山药、沙糖食，止久痢泄。**烧酒**寒湿泄。**黄米粉**　**干麨**　**干糕**并止老人久泄。**罂粟壳**水泄不止，宜涩之，同乌梅、大枣煎服。**神曲**　**白扁豆**　**薏苡仁**　**干姜**中寒水泄，炮研饮服。**葫蒜**　**薤白**　**韭白**〔果木〕

栗子煨食，止冷泄如注。**乌梅**涩肠止渴。**酸榴皮**一二十年久泄，焙研米饮服，便止。**石莲**除寒湿，脾泄肠滑，炒研米饮服。**胡椒**夏月冷泄，丸服。**蜀椒**老人湿泄，小儿水泄，醋煮丸服。久泄飧泄不化谷，同苍术丸服。**吴茱萸**老人脾冷泄，水煎入盐服。**橡斗子**　**大枣**　**木瓜**　**榅桲**　**都桷**　**槠子**　**诃黎勒**止泄实肠。久泄，煨研入粥食。同肉豆蔻末服。长服方，同厚朴、橘皮丸服。**厚朴**止泄厚肠温胃，治腹中鸣吼。**丁香**冷泄虚滑，水谷不消。**乳香**泄澼腹痛。**桂心**　**没石子**　**毗梨勒**〔石虫鳞介〕**白垩土**水泄，同干姜、楮叶丸服。**石灰**水泄，同茯苓丸服。**赤石脂**滑泄疳泄，煅研米饮服。大肠寒泄遗精，同干姜、胡椒丸服。**白石脂**滑泄，同干姜丸服。同龙骨丸服。**白矾**止滑泄水泄，醋糊丸服。老人加诃子。**消石**伏暑泄泻，同硫黄炒，丸服。同硫黄、白矾、滑石、飞面，水丸服。**硫黄**元脏冷泄，黄蜡丸服。久泄加青盐。脾虚下白涕，同炒面丸服。气虚暴泄，同枯矾丸服。伏暑伤冷，同滑石末服，或同胡椒丸服。**禹余粮**冷劳肠泄不止，同乌头丸服。**阳起石**虚寒滑泄，厥逆精滑，同钟乳、附子丸服。**钟乳粉**大肠冷滑，同肉豆蔻丸服。**霹雳砧**止惊泄。**五倍子**久泄，丸服。水泄，加枯矾。**龙骨**滑泄，同赤石脂丸服。**龟甲**久泄。〔禽兽〕**乌鸡骨**脾虚久泄，同肉豆蔻、草果煮食。**黄雌鸡**　**羖羊角灰**久泄，同矾丸服。**鹿茸**饮酒即泄，同苁蓉丸服。**猪肾**冷利久泄，掺骨碎补末，煨食。**猪肠**脏寒久泄，同吴茱萸蒸丸服。**猪肝**冷劳虚泄。**牛髓**泄利。

【积滞】 **神曲**　**麦糵**　**荞麦粉**脾积泄，沙糖水服三钱。**芜荑**气泄久不止，小儿疳泄，同豆蔻、诃子丸服。**楮叶**止一切泄利，同巴豆皮炒研、蜡丸服。**巴豆**积滞泄泻，可以通肠，可以止泄。夏月水泄，及小儿吐泻下痢，灯上烧，蜡丸水服。**黄丹**　**百草霜**并治积泄。

【外治】 **田螺**傅脐。**木鳖子**同丁香、麝香贴脐上，虚泄。**蛇床子**同熟艾各一两，木鳖子四个，研匀，绵包安脐上，熨斗熨之。**蓖麻仁**七个，同熟艾半两，硫黄二钱，如上法用。**猪苓**同地龙、针砂末，葱汁和，贴脐。**椒红**小儿泄，酥和贴囟。蓖麻九个贴囟亦可。**巴豆纸**小儿泄，剪作花，贴眉心。**大蒜**贴两足心，亦可贴脐。**赤小豆**酒调，贴足心。

痢

有积滞、湿热、暑毒、虚滑、冷积、蛊毒。

【积滞】 **大黄**诸痢初起，浸酒服，或同当归煎服。**巴豆**治积痢，同杏仁丸服。小儿用百草霜同化蜡丸服。**巴豆皮**同楮叶烧丸服，治一切泻痢。**藜芦**主泄痢。**紫苋　马苋**和蜜食，主产后痢。**莱菔**汁和蜜服，干者嚼之，止噤口痢。**莱菔子**下痢后重。**青木香**下痢腹痛，气滞里急，实大肠。**山楂**煮服，止痢。**曲**消谷止痢。一日百起，同马兰子为散服。**蒸饼　捻头**汤调地榆末服，止血痢。**槟榔**消食下气，治下痢后重如神。**枳实　枳壳**止痢顺气。**荞麦粉**消积垢。鸡子白丸服，主噤口痢。**百草霜**消食积。同黄连末服，止热痢。**腻粉**消积滞。同定粉丸服，止血痢。**定粉**止久积痢，鸡子白和炙研服。**黄丹**消积痢，同蒜服。又同黄连丸服。**密陀僧**煅研，醋汤服。**硇砂**一切积痢，同巴豆、朱砂，蜡丸服。**砒霜**积痢休息，同黄丹末，蜡丸服。**红矾**止积痢。**鸡内金**焙服。主小儿痢。

【湿热】〔草部〕**黄连**热毒赤痢，水煎，露一夜，热服。小儿入蜜，或炒焦，同当归末、麝香，米汤服。下痢腹痛，酒煎服。伤寒痢，同艾水煎服。暴痢，同黄芩煎服。气痢后重，同干姜末服。赤白日久，同盐梅烧末服。鸡子白丸服。诸痢脾泄，入猪肠煮丸。湿痢，同吴茱萸炒丸服。香连丸加减，通治诸痢。四治黄连丸，治五痔八痢。**胡黄连**热痢，饭丸服。血痢，同乌梅、灶下土末，茶服。**白头翁**一切毒痢，水煎服。赤痢咽肿，同黄连、木香煎服。赤痢下重，同黄连、黄檗、秦皮煎服。**柴胡**积热痢，同黄芩，半水半酒煎服。**大青**热病下痢困笃者，同甘草、胶、豉、赤石脂煎服。**龙牙草**热痢，同陈茶煎服。根为末，米饮服。**青蒿**冷热久痢，同艾叶、豆豉作饼，煎服。**白蒿**夏月暴水痢，为末服。**地榆**冷热痢，煮汁熬服，止久痢疳痢。**青黛**疳痢，末服。**益母草**同米煮粥，止疳痢。同盐梅烧服，止杂痢。**菒耳**熬膏。**荆芥**烧末。**蛇含**水煎，并主产后痢。**山苏**末服，止休息痢。**黄芩**下痢腹痛日久，同芍药、甘草用。**地黄**止下痢腹痛。汁，主蛊痢。**蘘荷汁**蛊痢。**葛谷**十年赤白痢。**马蔺子**水痢，同面服。**鸡肠草**汁，和蜜服。**车前汁**和蜜服。**蒲根**同粟米煎服。**鸭跖草**煎。**牛膝　龙胆　赤地利**煎。**女萎　王瓜子**炒服。**风延母　甘藤　陟厘　水藻**十三味，并主热痢。**菰手**小儿水痢。**冬葵子**同末茶服。**刘寄奴**同乌梅、白姜煎。**地肤子**同地榆、黄芩末服。苗、叶用汁。**千里及**同小青煎。**山漆**米泔服。**旱莲**末服。**苦参**炒焦，水服。**榼藤子**烧灰。狼牙水煎。**贯众**酒煎。**地锦**末服。**山豆根　忍冬**煎。**蓝汁　紫参**同甘草煎服。**桔梗　白及　蒲黄　昨叶何草**〔谷菜〕**绿豆**火麻汁煮。皮蒸食，二三年赤痢。**赤小豆**合蜡煎服。**黑豆**二十一味，并主血痢。**胡麻**和蜜食。**麻子仁**炒研。**豆豉**炒焦酒服，入口即定。**小豆花**热痢，入豉汁作羹食。痢后气满不能食，煮食一顿即愈。**豇豆　豌豆　荠根茎**烧灰水服。**白扁豆**并主赤白痢。**豆腐**休息痢，醋煎服。**葱白**下痢腹痛，煮粥食，又煮鲫鱼鲊食。**菾菜**夏月毒痢，煮粥食。**黄瓜**小儿热痢，同蜜食。**冬瓜叶**积热痢，拖面食。**丝瓜**酒痢便血，烧灰酒服。**茄根茎叶**同榴皮末，沙糖水服。**胡荽**炒末服。**木耳**血痢，姜醋煮食，或烧灰水服。久痢，炒研酒服。久者加鹿角胶。**芸薹汁**和蜜服。**苦荬菜**〔果木〕**乌芋**火酒浸收用。**胡桃**同枳壳、皂荚烧服。并治血痢。**柿**止小儿秋痢血痢。**柿根** **荷蒂** **杨梅**烧服。**刺蜜** **无花果** **甜瓜** **乌药**烧灰丸服。**槐花**炒研服。**榉皮**同犀角煎服。**盐麸子及树皮**煮服。并止血痢。**樗白皮**除湿热杀虫。血痢，醋糊丸服。脏毒下痢，为末服。水谷痢、小儿疳痢，并水和作馄饨煮食。休息痢，同木香为丸，或加诃子、丁香。**柏叶**血痢，同芍药炒，水煎服。血痢蛊痢疳痢，同黄连煎。小儿洞痢，煎代茶。**栀子**主热痢下重。血痢连年，同鼠尾草、蔷薇汁熬丸服。**黄檗**除下焦湿热及血痢，同黄连、醋煎服。孕痢，同大蒜丸服，神验。**天蓼**末服，止气痢。**桑寄生**治毒痢，同川芎、防风、甘草煎服。**木槿花**噤口痢，煎面食。皮煮汁，止血痢渴。**茯苓**渗湿热。**棕灰** **败船茹**并止血痢。〔水土石部〕**新汲水** **滑石**俱治热痢。**黄土**热毒痢，水煮澄清服。**雄黄**暑毒泄痢，蒸过丸服。**古文钱**煮酒，止痢。**白盐**血痢，烧服或入粥食。**石绿**〔鳞介虫禽〕**蜗螺**热痢。**水蛇**毒痢。**贝子** **五灵脂**俱血痢。**白鸭血**小儿白痢如鱼冻，酒泡服。**白鸭通**〔兽人〕**犀角**俱热毒痢。**猪胆**盛黑豆吞之。犬胆、牛胆俱同。**熊胆**疳痢。**野猪黄**血痢，水服。**童子尿**休息痢，煮杏仁、猪肝食。

【虚寒】〔草部〕**甘草**泻火止痛。久痢，煎服。又浆水炙，同生姜煎服。同肉豆蔻煎服。**芍药**补脾散血，止腹痛后重。**人参**冷痢厥逆，同诃子、生姜煎服。禁口痢，同莲肉煎呷。老人虚痢，同鹿角末服。**当归**止腹痛里急后重，生血养血。久痢，吴茱萸炒过蜜丸服。**白术**胃虚及冷痢多年。**苍术**久痢，同川椒丸服。**熟艾叶**止腹痛及痢后寒热，醋煎服，或入生姜。久痢，同橘皮，酒糊丸服。**乌头**久痢，烧研蜡丸服。**附子**休息痢，鸡子白丸服。**草乌头**寒痢，半生半烧，醋糊丸服。**肉豆蔻**冷痢，醋面包煨研服。气痢，煨熟同榄子、仓米末服。**蕙草**伤寒下痢，同当归、黄连煮酒服。五色诸痢，同木香末服。**漏芦**冷劳泄痢，同艾叶丸服。**独用将军**酒服，治禁口痢。**玄胡索**下痢腹痛，酒服二钱。**缩砂仁**赤白痢、休息痢，腹中虚痛。同干姜丸服，治冷痢。**草豆蔻**泄痢寒痛。**荜茇**虚痢呕逆。用牛羊乳汁煎服。**破故纸**久痢胃虚。**黄芪**泄痢腹痛。**漏篮子**休息恶痢。**云实** **肉苁蓉** **艾纳香**〔谷菜〕**秫米** **丹黍米** **粳米**并主泄痢肠澼。**火麻叶**冷痢白冻，为末，冷水服。**小豆花**痢后气满不能食，煮食一顿即愈。**白扁豆花**同胡椒作馄饨煮食。**糯壳**爆米花，以姜汁服，治禁口痢、虚寒痢。**山药**半生半炒末服，治禁口痢。**大蒜**禁口痢及小儿痢，同冷水服，或丸黄丹服。**薤白**疳痢久痢，煮粥、作饼、炒黄皆宜。**韭白**醋炒食。**生姜**久痢，同干姜作馄饨食。**浮麦**和面作饼食。**麦面**炒焦服。

小麦粉 〔果木〕**蜀椒** 　椋子并止冷痢。**胡椒**赤白痢，同绿豆丸服。**吴茱萸**燥湿热，止泻痢，同黄连丸服。同黑豆搓热吞之。**石莲**禁口痢，末服。**沙糖**禁口痢，同乌梅煎呷。**桃胶**产痢疗痛后重，同沉香、蒲黄末服。**桂心**久痢，姜汁炙紫，同黄连等分，为末服。**肥皂荚**风湿下痢，同盐烧入粥食。**皂荚刺**风入大肠，久痢脓血，同枳实、槐花丸服。子，治久痢，焙研米糊丸服。里急后重，子，同枳壳丸服。**厚朴**止泄痢，厚肠胃。水谷痢，同黄连煎服。**乳香**虚冷腹痛。**沉香**气痢。**丁香**禁口痢，同莲肉末，米饮服。〔土石〕**白垩** 　**赤壁土** 　**代赭**并止泄痢。**蚯蚓泥**久痢，一升，炒烟尽，沃水半升饮。**墨**赤白痢，同干姜，醋糊丸服。**钟乳粉**冷滑不止，同肉豆蔻，枣肉丸服。**石硫黄**虚冷久痢，蛤粉丸服。〔虫鳞介部〕**蜂蜜**赤白痢，和姜汁服。**黄蜡**厚肠胃，同阿胶、当归、黄连、黄檗、廪米煮服。**蝮蛇骨**烧服。**鳝头**烧。**鳗鲡头**烧服，并止疳痢。**鲤鱼**暴痢，烧灰，饮服。**鲫鱼**久痢，酿五倍子烧服。血痢，酿白矾烧服。头灰，止痢。**白鲞** 　**金鱼** 　**鳖臛** 　**龟臛** 　**龟甲** 〔禽兽〕**乌骨鸡**并止虚痢。**黄雌鸡**煮汁，止噤口痢。**鸡卵**久痢产痢，醋煮食。小儿痢，和蜡煎食。疳痢，同定粉炒食。**鸡卵黄**白痢，同胡粉煅，酒服。胎痢，同黄丹烧服。**雉**虚痢产痢，作馄饨食。**阿胶**赤白虚痢，同黄连、茯苓丸服。**乳腐**赤白痢，浆水煮食。**牛乳**冷气痢，同荜茇煎服。**牛肝** 　**牛䐣**虚冷痢，并醋煮食。**羊脂**痢痛，同阿胶煮粥食。孕痢，煮酒服。**羊肾**劳痢，作羹食。**羊肝**冷滑久痢，缩砂末逐片掺上，焙研，入干姜末等分，饭丸服。下痢垂死，掺白矾炙食。**羊脊骨**通督脉，止痢。**羊骨灰**洞泄下痢，水服。**牛骨灰**水谷痢。**狗骨灰**休息痢，饮服。**狗头骨灰**久痢劳痢，同干姜、莨菪灰丸服。**羚羊角**热毒痢，末服。小儿痢，烧服。**鹿角**小儿痢，烧同发灰服。**鹿茸** 　**狗肝**煮粥。**猪肾**作馄饨食。**山羊肉**作脯，并主虚冷久痢。**貒肉**丹石毒痢。**猪肉**禁口痢，作脯炙食。**猪肠**热毒酒痢，同黄连蒸丸服。**猪肝**休息痢，同杏仁、童尿煮食。**猬皮灰**五色痢，酒服。**虎骨**休息痢，炙研服。小儿洞注下痢，烧服。**诸朽骨**水痢，同面服。

【止涩】〔草部〕**赤白花鼠尾草**赤白诸痢，浓煮作丸，或末，或煎服。**狼把草**久痢、血痢、疳痢，或煎或末服。**赤白鸡冠花**酒煎。**木贼**煎水。**菝葜**同蜡茶，白梅丸服。**营实根**疳痢，煎服。**五味子** 〔谷果〕**罂粟**同壳炙，蜜丸服。**粟壳**醋炙，蜜丸服。同陈皮末服。同槟榔末服。同厚朴末服。**阿芙蓉** 　**苦茶**热毒痢，末服，或同醋，或同姜煎服。同白梅丸服。**乌梅**止渴，除冷热痢，水煎服。血痢，同茶、醋服。同黄连丸服。休息痢，同建茶、干姜丸服。**梅叶**煮汁，止休息痢。**林檎**止痢，煮食。小儿痢，同楮实杵汁服。**荔枝壳**同橡斗、榴皮、甘草煎服。**酸榴**捣汁或烧服。**酸榴皮及根**或煎，或散，或丸，或烧服。**大枣**疳痢，和光粉烧食。

蛀枣止小儿痢。**橡实**同楮叶，末服。**槲白皮**煮汁熬膏服。**橡斗**　**阿月浑子**　**木瓜**　**海红**　**棠梨**煨食。**鹿梨**煨食。**榠楂**煨食。**胡颓子**　**毗梨勒**　**韶子**　**探子**生食。**醋林子**　**李根白皮**煮。**荷叶灰**〔木部〕**楮叶**炒研，和面作饼食，断痢。小儿痢，浸水煮木瓜服。**没石子**虚滑久痢、血痢，饭丸服。产后痢，烧研酒服。**枸橘叶**同萆薢炒研服。**白杨皮**孕痢，煎服。**赤松皮**三十年痢，研面一斗和粥食。**松杨木皮**冷热水谷痢，煮服。**水杨枝叶**久痢，煮服。**金樱子**久痢，同粟壳丸服，花、叶、子、根并可用。**海桐皮**疳痢久痢。**诃子**止久痢，实大肠。**枫皮**煎饮。**山矾叶**　**城东腐木**〔石服虫部〕**桃花石**　**禹余粮**　**五石脂**并止泄痢。**赤石脂**末服。冷痢，加干姜作丸。伤寒下痢，同干姜、粳米煎服。**白石脂**小肠澼便血，米饮服。久痢，加干姜丸服。**矾石**醋糊丸服。冷劳痢，加羊肝。**石灰**十年血痢，熬黄澄水，日三服。酒积下痢，水和泥裹煅研，醋糊丸服。**云母粉**米饮服。**故衣帛**主胎前痢、小儿痢。**五倍子**久痢，半生半烧丸服，或加枯矾。赤痢，加乌梅。**百药煎**酒痢，同五倍子、槐花丸服。**露蜂房**　**蛤蟆灰**并止小儿痢。**柳蠹粪**　**桑蠹粪**并主产后痢。**蝉蜕**烧服。**蜣螂**烧。**蚕连**〔鳞介〕**龙骨**涩虚痢。伤寒痢、休息痢，煮汁服，或丸服。**鲮鲤甲**久痢里急，同蛤粉炒研服。**蚺蛇胆**止疳痢、血痢，䗪虫为使。**鲎壳**产后痢。**蚌粉**　**海蛤**　**魁蛤**　**烂蚬壳**　**牡蛎**　**甲香**〔禽兽〕**猪蹄甲**　**马粪灰**水服一丸。**獭屎灰**并止久痢。**鹈鹕嘴**　**牛屎汁**　**羊屎汁**　**兔头灰**　**狸头灰**　**豺皮灰**并主疳痢。**牛角䚡**冷痢、小儿痢，饮服。

【外治】**木鳖子**六个研，以热面饼挖孔，安一半，热贴脐上，少顷再换即止。**芥子**同生姜捣膏封脐。**黄丹**同蒜捣封脐，仍贴足心。**水蛙**入麝捣，贴脐。**田螺**入麝捣，贴脐。**蓖麻**同硫黄捣，填脐。**针砂**同官桂、枯矾，水调贴脐。

疟

有风、寒、暑、热、湿、食、瘴、邪八种，五脏疟，六腑疟，劳疟，疟母。

【暑热】〔草部〕**柴胡**少阳本经药，通治诸疟为君，随寒热虚实，入引经佐使。**黄芩**去寒热往来，入手少阴、阳明、手足少阳、太阴六经。**甘草**五脏六腑寒热。**黄芪**太阴疟寒热，自汗虚劳。**牛膝**久疟劳疟，水煎日服。茎叶浸酒服。**苍耳子**久疟不止，酒糊丸服。叶捣汁。**马鞭草**久疟，捣汁酒服。**马兰**诸疟寒热，捣汁，发日早服。**香薷**同青蒿末，酒服。暑疟，加桂枝、麦芽。**青蒿**虚疟寒热，捣汁服，或同桂心煎酒服。温疟但热不寒，同黄丹末服。截疟，同常山、人参末酒服。**人参**虚疟食少，必同白术用。孕疟、产后疟、瘴疟，未分阴阳，一两煎冷服。**白**

术同苍术、柴胡，为疟家必用之药。**升麻**邪入阴分者，同红花，入柴胡四物提之。**葛根**无汗者加之。久疟，同柴胡、二术用，一补一发。**芎䓖　知母　葳蕤　牛蒡根**并主劳疟。**当归**水煎，日服。**地黄　菖蒲　玄参　紫参　白及　胡黄连　女青　防己　青木香**〔谷菜〕**麦苗**汁。**胡麻**并主温疟。**粳米**热疟、肺疟，白虎汤用。**秫米**肺疟有痰，同恒山、甘草煎服。**豆豉**心疟、肾疟。**寒食面**热疟，青蒿汁丸服二钱。**翻白草**煎酒。**冬瓜叶**断疟，同青蒿、马鞭草、官桂，糊丸服。**翘摇**〔果木〕**蜀椒**并温疟。**甘蔗**劳疟。**竹叶**温疟、心疟。**地骨皮**虚疟、热疟。**猪苓　茯苓**〔水石虫部〕**冬霜**热疟，酒服一钱。**石膏**热甚口渴头痛者加之。**鼠负**七枚，饴糖包吞即断。同豆豉丸服。**蚯蚓**热疟狂乱，同薄荷、姜、蜜服。泥，同白面丸服。**蝉花**〔鳞介〕**乌贼骨**并温疟。**龟壳**断疟，烧研酒服。**鳖甲**久疟，病在血分。劳疟、老疟，醋炙末服。**牡蛎**虚疟寒热自汗。牡疟，同麻黄、蜀漆、甘草煎服。

【寒湿】〔草部〕**附子**五脏气虚，痰饮结聚发疟，同红枣、葱、姜，水煎冷服。眩仆厥逆，加陈皮、甘草、诃子。瘴疟，同生姜煎服。断疟，同人参、丹砂丸服，取吐。**草乌头**秋深久疟，病气入腹，腹高食少，同苍术、杏仁煎服。**草豆蔻**虚疟自汗，煨入平胃散。瘴疟，同熟附子煎服。山岚发疟，同常山浸酒饮。一切疟，同恒山炒焦糊丸，冷酒服，名瞻仰丸。**苍术　麻黄　羌活　高良姜**脾虚，同干姜炮研，猪胆丸服。〔谷菜〕**火麻**叶炒研服。**生姜汁**露一夜服，孕疟尤效。**干姜**炒黑，发时酒服。**独蒜**烧研酒服。**薤白　韭白**〔果木石部〕**乌梅**劳疟，同姜、豉、甘草、柳枝、童便服。**橘皮**痎疟，以姜汁浸煮，焙研，同枣煎服。**青橘皮**治疟疏肝，当汗而不透者，须再汗之，以此佐紫苏。止疟，烧研，发日早，酒服一钱，临发再服。**桂心**寒多者加之。同青蒿，看寒热多少，三七分为末，姜酒服。**丁香**久疟，同常山、槟榔、乌梅，浸酒服。**硫黄**朱砂等分，糊丸服。同茶末，冷水服。**云母石**牝疟，但寒不热，同龙骨、蜀漆为散服。**代赭石**〔鳞禽兽部〕**龙骨**老疟，煮服取汗。**鸡子白**久疟。**鹧鸪**煮酒饮。**猪脾**虚寒疟，同胡椒、高良姜、吴茱萸末，作馄饨食。**牛肝**醋煮食。**羊肉　黄狗肉**并作臛食，取汗。**山羊肉**久疟，作脯食。**果然肉**食，去瘴疟。皮，亦辟疟。**驴脂**多年疟，和乌梅丸服。**鹿角**小儿疟，生研服。

【痰食】〔草部〕**常山**疟多痰水饮食，非此不能破癖利水。醋煮干，水煎服，不吐不泻。鸡子清丸，煮熟服。同茯苓、甘草浸酒服。同草果、知母、贝母煎酒服。同大黄、甘草煎水服。同小麦、竹叶煎水服。同黄丹丸服。瘴疟，同知母、青蒿、桃仁煎服。孕疟，同乌梅、甘草、石膏，酒、水浸服。**芫花**久疟结癖在胁，同朱砂丸服。**醉鱼花**鲫鱼酿煨服，治久疟成癖，并捣花贴之。**大黄**疟多败血痰水，当下不尽者，须再下之，必此佐常山。**阿魏**痰癖寒热，同雄黄、朱砂丸服。**半夏**痰药必用，痰多者倍加。同白豆蔻、生姜、大枣、甘草各二十五块，如皂子大，同葱根煎一碗，露一夜，分三服，热疟重者极效。**三棱**　**莪茂**　〔谷果〕**神曲**　**麦蘖**并治食疟，消疟母。**槟榔**消食辟瘴。同酒蒸常山丸服，名胜金丸，或加穿山甲。**桃仁**同黄丹丸服，或加蒜。**桃花**末服，取利。**杏仁**　〔木石〕**巴豆**　**砒霜**为劫痰截疟神剂。同硫黄、绿豆丸。同雄黄、朱砂、白面丸。同绿豆、黑豆、朱砂丸。同恒山、丹砂作饼，麻油炸熟研末，并冷水服。**黄丹**坠痰消积。诸疟，蜜水调服一钱。同青蒿丸。同百草霜丸。同独蒜丸。同桃仁丸。同建茶丸。同恒山丸。并止疟。**矾红**食疟，同蒜丸服。**绿矾**阴疟，同干姜、半夏，醋汤服。**矾石**醋糊丸服。**古石灰**同五灵脂、头垢丸服。**密陀僧**　〔虫禽〕**白僵蚕**痰疟，丸服。**鲮鲤甲**痎疟、牡疟、寒热疟，同干枣烧研服。同酒蒸当归、柴胡、知母，丸服。**夜明砂**五疟不止及胎前疟，冷茶服二钱，或加朱砂、麝香，丸服。**鸡膍胵黄皮**小儿疟，烧服。**雄鸡屎**。

【邪气】〔谷果服器〕**端午粽尖**丸疟药。**桃枭**水丸服。五种疟，同巴豆、黑豆、朱砂丸服。**钟馗**烧服。**历日**烧灰丸服。**故鞋底**灰。**甑带**　〔虫介禽兽〕**蜈蚣**　**勒鱼骨**入断疟药。**疟龟**痎疟，烧服，或浴，或佩。**鸱鸮**炸食。**犬毛**烧服。**白狗屎**烧服。**白驴蹄**同砒霜丸服，治鬼疟。**猴头骨**烧水服。**黑牛尾**烧酒服。**乌猫屎**小儿病，桃仁汤下。**狸屎灰**鬼病，发无期度。**灵猫阴**　〔人部〕**头垢**　**天灵盖**　**小儿脐带**烧灰，饮服。**人胆**装糯米，入麝香熏干，青者治久疟连年，陈皮汤下十五粒。

【吐痰】**常山**　**蜀漆**　**藜芦**煎。**地菘**汁。**豨莶**汁。**葎草**汁。**石胡荽**汁。**离鬲草**汁。**三白草**汁。**泽漆**　**荛花**　**豉汤**　**瓜蒂**　**相思子**擂水。**逆流水**　**人尿**和蜜，取吐。

【外治】**旱莲**　**毛茛草**　**石龙芮**　**马齿苋**　**小蒜**同胡椒、百草霜杵。同阿魏、胭脂。同桃仁罨。**蜘蛛**　**蛤蟆**　**烧人场上黑土**并系臂。**吴葵华**挼手。**鱼腥草**擦身，取汗。**乌头末**发时，酒调涂背上。**鬼箭羽**同鲮鲤甲末，发时嗃鼻。**燕屎**泡酒，熏鼻。**野狐粪**同夜明砂，醋糊丸，把嗅。**野狐肝**糊丸，绯帛裹系中指。**虎睛**　**虎骨**　**虎爪**　**麝香**　**狸肝**　**野猪头骨**　**驴皮骨**　**牛骨**　**天牛**　**马陆**　**两头蛇**佩。**蛇蜕**塞耳。**人牙**　**人胆**。

心下痞满

痛者为结胸胸痹，不痛者为痞满。有因下而结者，从虚及阳气下陷；有不因下而痞结者，从土虚及痰饮食郁湿热治之。

【湿热气郁】〔草部〕**桔梗**胸胁痛刺，同枳壳煎。**黄连**湿热痞满。**黄芩**利胸中气，脾经湿热。**柴胡**伤寒心下诸痰热结实，胸中邪气，心下痞，胸胁痛。**前胡**痰满胸胁中痞，心腹结气。**贝母**主胸胁逆气，散心胸郁结之气，姜汁炒丸。**芎䓖**治一切气、一切血，燥湿开郁，搜肝气。**木香**能升降诸气，专泄胸腹滞塞。阳衰气胀懒食，同诃子，糖和丸服。**甘松**理元气，去郁病。**香附子**利三焦，解六郁，消饮食痰饮。一切气疾，同砂仁、甘草末服。同乌药末煮服。同茯神丸服。一味浸酒服之。**泽泻**主痞满，渗湿热，同白术、生姜煎服。**芍药**脾虚中满，心下痞。**白豆蔻**散肺中滞气**射干**胸膈热满，腹胀。**大黄**泄湿热，心下痞满。伤寒下早，心下满而不痛，同黄连煎服。**草豆蔻**　**吴茱萸**湿热痞满，同黄连煎服。〔果木〕**枳实**除胸膈痰澼，逐停水，破结实，消胀满，心下急，痞痛逆气，解伤寒结胸，胃中湿热。卒胸痹痛，为末，日服。胸痹结胸，同厚朴、栝楼、薤白煎服。同白术丸服。**枳壳**　**厚朴**并泄脾消痰，除胸痞胁胀。**皂荚**破痰囊，腹胀满欲令瘦者，煨丸取利。**栀子**解火郁，行结气。**蕤核**破心下结痰痞气。**茯苓**胸胁气逆胀满，同人参煎服。

【痰食】〔草部〕**半夏**消痰热满结。小结胸，痛止在心下，同黄连、栝楼煎服。**旋覆花**汗下后，心下痞满，噫气不止。**缩砂**痰气膈胀，以萝卜汁浸，焙研汤服。**泽漆**心下伏瘕如杯，同大黄、葶苈丸服。**栝楼**胸痹痰结，痛彻心背，痞满喘咳，取子丸服，或同薤白煎酒服。**三棱**胸满，破积。**牵牛**胸膈食积，以末一两，同巴豆霜，水丸服。〔谷菜〕**神曲**同苍术丸服，除痞满食气。**麦糵**同神曲、白术、橘皮丸服，利膈消食。**生姜**心下坚痞，同半夏煮服。**姜皮**消痞。**白芥子**冷痰痞满，同白术丸服。〔果木〕**橘皮**痰热痞满，同白术丸服，或煎服。**青橘皮**胸膈气滞，同茴香、甘草、白盐制末，点服。四制为末，煎服，名快膈汤。**瓜蒂**吐痰痞。**槟榔**消水谷，下痰气。伤寒痞满不痛者，同枳实研末，黄连汤下。结胸痛者，酒煎二两服。**大腹皮**痞满醋心。**诃黎勒**胸膈结气。**巴豆**阴证寒实结胸，大便不通，贴脐灸之。〔金石〕**密陀僧**胸中痰结，醋水煎干为末，酒水煎服，取吐。**银朱**痰气结胸，同明矾丸服。**芒消**。

【脾虚】〔草部〕**人参**主胸胁逆满，消胸中痰，消食变酸水，泻心肺脾胃火邪。心下结硬，按之无，常觉痞满，多食则吐，气引前后，噫呃不除，由思虑郁结，同橘皮去白丸服。**术**除热消食，消痰水。胸膈烦闷，白术末，汤服。消痞强胃，同枳实为丸服。心下坚大如盘，水饮所作，腹满胁鸣，实则失气，虚则遗尿，名气分，同枳实水煎服。**苍术**除心下急满，解郁燥湿。**远志**去心下膈气。**升麻**　**柴胡**

升清气，降浊气。**附子** 〔兽部〕**羊肉**老人膈痞不下食，同橘皮、姜、面作臛食。

胀　满

有湿热，寒湿，气积，食积，血积。

【湿热】 **术**除湿热，益气和中。脾胃不和，冷气客之为胀满，同陈皮丸服。**黄连**去心火及中焦湿热。**黄芩**脾经诸湿，利胸中热。**柴胡**宣畅气血，引清气上行。**桔梗**腹满肠鸣，伤寒腹胀，同半夏、橘皮煎服。**射干**主胸胁满，腹胀气喘。**薄荷**　**防风**　**车前**　**泽泻**　**木通**　**白芍药**去脏腑壅气，利小便，于土中泻木而补脾。**大黄**主肠结热，心腹胀满。**半夏**消心腹痰热满结，除腹胀。小儿腹胀，以酒和丸，姜汤下，仍姜汁调，贴脐中。**牵牛**除气分湿热，三焦壅结。湿气中满，足胫微肿，小便不利，气急咳嗽，同厚朴末服。水蛊胀满，白黑牵牛末各二钱，大麦面四两，作饼食。小儿腹胀，水气流肿，小便赤少，生研一钱，青皮汤下。**忍冬**治腹胀满。**泽泻**渗湿热。**赤小豆**治热，利小便，下腹胀满，散气。**豌豆**利小便，腹胀满。**荠菜**子，治腹胀。根，主胀满腹大，四肢枯瘦，尿涩，以根同甜葶苈丸服。**木瓜**治腹胀、善噫。**厚朴**消痰下气，除胀满，破宿血，化水谷，治积年冷气雷鸣。腹胀脉数，同枳实，大黄煎服。腹痛胀满，加甘草、桂、姜、枣。男女气胀，冷热相攻，久不愈，姜汁炙研，米饮日服。**皂荚**主腹胀满。胸腹胀满，煨研丸服，取利甚妙。**枳实**消食破积，去胃中湿热。**枳壳**逐水消胀满，下气破结。老幼气胀，气血凝滞，四制丸服。**茯苓**主心腹胀满，渗湿热。**猪苓**　**鸬鹚**大腹鼓胀，体寒，烧研，米饮服。**鸡屎白**下气，利大小便，治心腹鼓胀，消积。**鸡屎醴**治鼓胀，旦食不能暮食，以袋盛半升渍酒，日饮三次，或为末酒服。欲下，则煮酒顿服。**野鸡**心腹胀满，同茴香、马芹诸料，入蒸饼作馄饨食。**豪猪肚及屎**主热风鼓胀，烧研酒服。**猪血**中满腹胀，旦食不能暮食，晒研酒服，取利。**牛溺**主腹胀，利小便气胀，空心温服一升。症癖鼓胀，煎如饴，服枣许，取利。**蛤蟆**鼓气，煅研酒服。青蛙，入猪肚内煮食。

【寒湿】 **草豆蔻**除寒燥湿，开郁破气。**缩砂蔤**治脾胃结滞不散，补肺醒脾。**益智子**主客寒犯胃。腹胀忽泻，日夜不止，二两煎汤服，即止。**胡卢巴**治肾冷，腹胁胀满，面色青黑。**胡椒**虚胀腹大，同全蝎丸服。**附子**胃寒气满，不能传化，饥不能食，同人参、生姜末，煎服。**丁香**小儿腹胀，同鸡屎白，丸服。**诃黎勒**主冷气，心腹胀满，下气。**禹余粮**。

【气虚】 **甘草**除腹胀满，下气。**人参**治心腹鼓痛，泻心肺脾中火邪。**萎蕤**

主心腹结气。**青木香**主心腹一切气，散滞气，调诸气。**香附子**治诸气胀满，同缩砂、甘草为末服。**紫苏**治一切冷气，心腹胀满。**莱菔子**气胀气蛊，取汁浸缩砂炒七次，为末服。**生姜**下气，消痰喘胀满，亦纳下部导之。**姜皮**消胀痞，性凉。**马芹子**主心腹胀满，开胃下气。**山药**心腹虚胀，手足厥逆，或过服苦寒者，半生半炒为末，米饮服。**百合**除浮肿，胪胀痞满。**败瓢**酒炙三五百次，烧研服，治中满鼓胀。**槟榔**治腹胀，生捣末服。**沉香**升降诸气。**全蝎**病转下后，腹胀如鼓，烧灰，入麝，米饮服。

【积滞】 **蓬莪茂**治积聚诸气胀。**京三棱**治气胀，破积。**刘寄奴穗**血气胀满，为末，酒服三钱，乃破血下胀仙药也。**马鞭草**行血活血。鼓胀烦渴，身干黑瘦，剉曝，水煮服。**神曲**补虚消食。三焦滞气，同莱菔子煎服。少腹坚大如盘，胸满食不消化，汤服方寸匕。**蘖米**消食下气，去心腹胀满。产后腹胀，不得转气，坐卧不得，酒服一合，气转即愈。**葫蒜**下气，消谷化肉。**山楂**化积消食，行结气。**橘皮**下气破癖，除痰水滞气。**胡椒**腹中虚胀，同蝎尾、莱菔子丸服。**车脂**少小腹胀，和轮下土服。**胡粉**化积消胀。小儿腹胀，盐炒摩腹。**古文钱**心腹烦满，及胸胁痛欲死，水煮汁服。**钢铁**主胸膈气塞，不化食。**水银**治积滞鼓胀。**黑盐**腹胀气满，酒服六铢。酒肉过多，胀满不快，用盐擦牙，温水漱下，二三次即消。**芒消**治腹胀，大小便不通。**绿矾**消积滞，燥脾湿，除胀满，平肝，同苍术丸服，名伐木丸。**猪项肉**酒积，面黄腹胀，同甘遂捣丸服。取下酒布袋也。

诸　肿

有风肿，热肿，水肿，湿肿，气肿，虚肿，积肿，血肿。

【开鬼门】〔草部〕**麻黄**主风肿、水肿，一身面目浮肿，脉浮，小便不利，同甘草煮汤服，取汗。水肿脉沉，浮者为风，虚肿者为气，皆非水也，麻黄、甘草、附子煮汤服。**羌活**疗风用独活，疗水用羌活。风水浮肿，及妊娠浮肿，以萝卜子炒过研末，酒服二钱，日二。**防风**治风行周身，及经络中留湿，治风去湿之仙药也。**柴胡**主大肠停积水胀。**浮萍**去风湿，下水气，治肿，利小便，为末，酒服方寸匕。**鼠粘子**除肤风，利小便。风水身肿欲裂，炒末，每服二钱，日三。风热浮肿，半炒研末酒服。水蛊腹大，面糊丸服。根、茎亦主风肿，逐水效。**天仙藤**妊娠浮肿，谓之子气，乃素有风气，勿作水治，同香附、陈皮、甘草、乌药、紫苏煎服。**忍冬**去寒热身肿，风湿气。**蒺藜**洗浮肿。**陆英**洗水气虚肿。**狗脊**〔谷菜〕**黍穰**　**葱白根**〔果木〕**杏叶**并洗足肿。**楠材**肿自足起，同桐木煎洗，并少饮之。**桐叶**手足浮肿，同小豆煮汁渍洗，并少饮之。**柳枝及根皮**洗风肿。

【洁净府】〔草部〕**泽泻**逐三焦停水，去旧水，养新水，消肿胀，渗湿热。水湿肿胀，同白术末服。**鸭跖草**和小豆煮食，下水。**苍耳子**大腹水肿，烧灰，同葶苈末服。**苏子**消渴变水，同莱菔子服，水从小便出。**木通**利大小便，水肿，除诸经湿热。**通脱木**利小便，除水肿。**香薷**散水肿，利小便。大叶者浓煎汁熬，丸服，治水甚捷，肺金清而热自降也。暴水、风水、气水，加白术末丸，至小便利为效。**灯心草**除水肿癃闭。**冬葵子**利小便，消水气。妊娠水肿，同茯苓末服，小便利则愈。**蜀葵子**利小便，消水肿。**葶苈**利水道，下膀胱水，皮间邪水上出，面目浮肿，大降气，与辛酸同用，以导肿气。通身肿满，为末，枣肉丸服，神验。或用雄鸡头捣丸。阳水暴肿，喘渴尿涩，同防己末，以绿头鸭血，和丸服之效。**马鞭草**大腹水肿，同鼠尾草煮汁熬稠丸服，神效。**马兰**水肿尿涩，同黑豆、小麦，酒、水煎服。**益母草**服汁，主浮肿，下水。**旋覆花**除水肿大腹，下气。**萱草根、叶**通身水肿，晒研，二钱，入席下尘，米饮服。**蓼子**下水气，面浮肿。**海金沙**脾胃肿满，腹胀如鼓，喘不得卧，同白术、甘草、牵牛为末服。**汉防己**利大小便，主水肿，通行十二经，去下焦湿肿，泄膀胱火，必用之药。皮水，胕肿在皮肤中，不恶风，按之不没指，同黄芪、桂枝、茯苓、甘草煎服。**水蘋**主暴热，下气，利小便。**海藻**下十二水肿，利小便。**海带**　**昆布**利水道，去面肿。**越王余算**去水肿浮气。**天蓼**主水气。**茅根**虚病后，饮水多，小便不利作肿，同赤小豆煮食，水随小便下。**蒲公英**煮服，消水肿。**薇**利大小便，下浮肿。〔谷部〕**薏苡仁**水肿喘急，以郁李仁绞汁煮粥食。**黑大豆**逐水去肿。桑柴灰煮食，下水鼓。范汪方：煮汁入酒，再煮服，水从小便出。肘后方：煮干为末服。**赤小豆**下水肿，利小便。桑灰汁煮食代饭，冬灰亦可。同姜、蒜煮食。水蛊，腹大有声，皮黑者，同白茅根煮食。足肿，煮汁渍洗。**腐婢**下水气。**绿豆**煮食，消肿下气。十种水气，同附子逐日煮食。〔菜部〕**葫蒜**同蛤粉丸服，消水肿。同田螺、车前，贴脐，通小便。**胡葱**浮肿，同小豆、消石煮食。**罗勒**消水气。**百合**除浮肿胪胀。**冬瓜**小腹水胀，利小便。酿赤小豆煨熟，丸服。瓜瓤淡煮汁饮，止水肿烦渴。**胡瓜**水病肚胀肢浮，以醋煮食，须臾水下。〔果部〕**李核仁**下水气，除浮肿。**杏核仁**浮肿急，小便少，炒研入粥食。头面风肿，同鸡子黄涂帛上贴之，七八次愈。**乌梅**水气满急，同大枣煮汁，入蜜咽之。**桃白皮**水肿，同秫米酿酒服。**椒目**治十二种水气胀满，行水渗湿。炒研，酒服方寸匕。**败荷叶**阳水浮肿，烧研水服。足肿，同藁本煎洗。〔木部〕**木兰皮**主水肿。**柳叶**下水气。**榉皮**通身水肿，煮汁日饮。**榆皮、叶**消水肿，利小便。皮末，同米煮粥食之。**柯树皮**大腹水病，煮汁熬丸服，病从小便出也。**桑白皮**去肺中水气，水肿腹满胪胀，利水道也。**桑椹**利水气，消肿。水肿胀满，以桑白皮煎水煮椹，同糯米酿酒饮。**桑叶**煎饮代茶，除水肿，利大小肠。**桑枝**同上。**桑柴灰**淋汁煮小豆食，下水胀。**楮实**水气蛊胀，用洁净釜熬膏，和茯苓、白丁香丸服，效。**楮叶**通身水肿，煎汁如饴，日服。积年水气，面肿如水，煎汁煮粥食。**楮白皮**逐水肿气满，利小便。煮汁酿酒，治水肿入腹，短气咳嗽，及妇人新产，风入脏内，肿胀短气。风水肿浮，同木通、猪苓、桑白皮、陈皮煎服。膀胱石水，肢削，小腹胀，取根皮同桑白皮、白术、同黑豆煎汁，入酒服之效。**楮汁**天行病后，脐下如水肿，日服一杯，小便利即消。**栀子**热水肿疾，炒研饮服。妇人胎肿，属湿，丸服有验。**茯苓及皮**主水肿，利水道。皮同椒目煎水，日饮。**猪苓**利水发汗，主肿胀满急，消胎肿。**皂荚**身面卒肿，炙渍酒饮，或加黑锡。**五加皮**风湿肿。**枳茹**水胀暴风。〔石部〕**滑石**利水，燥湿，除热。**白石英**石水，腹坚胀满，煮酒服。**凝水石**除胃中热，水肿，小腹痹，泻肾。**矾石**却水。水肿，同青矾、白面丸服。**青矾**水肿黄病，作丸服。〔虫部〕**蝼蛄**利大小便，治肿甚效。十种水病，腹满喘促，五枚焙研，汤服。肘后方：每日炙食十枚。普济方：左右用，同大戟、芫花、甘遂服。同轻粉嗃鼻，消水病。**青蛙**消水肿，同胡黄连末，入猪肚内煮食。水蛊，腹大有声，皮黑，酥炙，同蝼蛄、苦瓠末服。〔介鳞〕**海蛤**治十二种水气浮肿，利大小肠。水瘌肿病，同杏仁、防已、葶苈、枣肉丸服。水肿发热，同木通、猪苓、泽泻、滑石、葵子、桑皮煎服。石水肢瘦腹独大者，同防已、葶苈、茯苓、桑皮、橘皮、郁李丸服。气肿，同昆布、凫茈、海螵蛸、荔枝壳煎饮服。**蛤粉**清热利湿，消浮肿，利小便。气虚浮肿，同大蒜丸服。**贝子**下水气浮肿。**田螺**利大小便，消手足浮肿，下水气。同大蒜、车前贴脐，水从小便出。**鲤鱼**煮食，下水气，利小便。用醋煮食。赤小豆煮食。酿白矾，泥包煨研，食粥，随上下用。**白鱼**开胃下气，去水气。**鲫鱼**合小豆、商陆煮食，消水肿。**鲈鱼**治水气。**鳢鱼**合小豆煮食，下大水面目浮胀及妊娠水气。入冬瓜、葱白，主十种水垂死。**鲮鱼**疗水肿，利小便。**黄颡鱼**合大蒜、商陆煮食，消水，利小便。绿豆同煮亦可。〔禽兽人〕**青头鸭**大腹水肿垂死，煮汁服取汗，亦作粥食。**雄鸭头**治水肿，利小便。捣，和汉防已末，丸服。**凫肉**治热毒水肿。**鸬鹚**利水道。**鸡子**身面肿满，涂之频易。**猪脂**主水肿。**猪肾**包甘遂煨食，下水。**羊肺**水肿，尿短喘嗽，同莨菪子、醋，蜜丸服。**豪猪肚及屎**水病，热风鼓胀，烧研酒服。**牛溺**水肿腹胀，利小便，空腹饮之。喘促者，入诃子皮末熬，丸服，当下水。**水牛角鰓**　**人中白**水气肿满，煎令可丸，每服一豆。**秋石**拌食代盐。

【逐陈莝】〔草部〕**三白草**水肿，服汁取吐。**蒴藋根**浑身水肿，酒和汁服，取吐利。**蓖麻子仁**水症肿满，研水服，取吐利。**商陆**主水肿胀满，疏五脏水气，泻十种水病，利大小肠。切根，同赤小豆、粳米煮饭，日食甚效。或同粟米粥食。或取汁和酒饮，利水为妙。或同羊肉煮食。**大戟**主十二水，腹满痛，发汗，利大小便。水肿喘急及水蛊，同干姜末服。或同当归、橘皮煎服。或同木香末，酒服。或同木香、牵牛末，猪肾煨食。或煮枣食。并取利水为神效。**泽漆**去大腹水气，四肢面目浮肿。十肿水气，取汁熬膏，酒服。**甘遂**主面目浮肿，下五水，泄十二水疾，泻肾经及隧道水湿痰饮，直达水气所结之处，及泄水之圣药。水肿腹满，同牵牛煎呷。膜外水气，同荞麦面作饼食，取利。身面浮肿，以末二钱入猪肾煨食，取利。正水胀急，大小便不利欲死，半生半炒为末，和面作棋子煮食，取利。小儿疳水，同青橘皮末服。水蛊喘胀，同大戟煎呷，不过十服。妊娠肿满，白蜜丸服。**续随子**治肺中水气，日服十粒，下水最速，不可多服。一两去油，分作七服，治七人，用酒下。阳水肿胀，同大黄丸服。**芫花**主五水在五脏皮肤及饮澼。水蛊胀满，同枳壳醋煮丸服。**荛花**主十二水，肠中留澼。**莨菪子狼毒**破水癖。**防葵**肿满洪大，为末酒服。**牵牛**利大小便，除虚肿水病，气分湿热。阴水阳水，俱同大黄末，锅焦饭丸服。诸水饮病，同茴香末服。水肿气促，坐卧不得，用二两炒，取末，乌牛尿浸一夜，入葱白一握，平旦煎，分二服，水从小便出。小儿肿病，二便不利，白黑牵牛等分，水丸服。水蛊胀满，同大麦面作饼烧食，降气。**马兜铃**去肺中湿气，水肿腹大喘急，煎汤服。**羊桃根**去五脏五水，大腹，利小便，可作浴汤。水气鼓，大小便涩，同桑白皮、木通、大戟煎汁熬稠服，取利。**紫藤**煎汁熬服，下水癞病。〔谷菜木石〕**大豆黄卷**除胃中热，消水病胀满，同大黄醋炒为末服。**荞麦**水肿喘急，同大戟末作饼食，取利。**米醋**散水气。**葱白**水癞病，煮汁服，当下水。病已困者，烂捣坐之，取气，水自下。**老丝瓜**巴豆炒过，入陈仓米同炒，取米去豆，丸服。**巴豆**十种水病。水蛊大腹有声，同杏仁丸服。煮汁，拭身肿。**郁李仁**大腹水肿，面目皆浮，酒服七七粒，能泻结气，利小便。肿满气急，和面作饼食，大便通即愈，**乌桕木**暴水症结，利大小便。水气虚肿，小便少，同木通、槟榔末服。**鼠李**下水肿腹胀。**接骨木根**下水肿。**楤木**煮服，下水。**针砂**消积平肝。水肿尿短，同猪苓、地龙、葱涎贴脐。**轻粉**　**粉霜**消积，下水。**银朱**正水病，大便利者，同硫黄丸服。

【调脾胃】〔草部〕**白术**逐皮间风水结肿，脾胃湿热。四肢肿满，每用半两，同枣煎服。**苍术**除湿发汗，消痰饮，治水肿胀满。**黄连**湿热水病，蜜丸，每服四五丸，日三服。**黄芪**风肿自汗。**香附子**利三焦，解六郁，消胕肿。酒肿虚肿，醋煮丸服。气虚浮肿，童尿浸焙丸服。**藿香**风水毒肿。**砂仁**遍身肿满，阴肿，同土狗一个等分研，和老酒服。**葳蕤**小儿痫后，气血尚虚，热在皮肤，身面俱肿，同葵子、龙胆、茯苓、前胡煎服。**使君子**小儿虚肿，上下皆浮，蜜炙末服。**附子**脾虚湿肿，同小豆煮焙丸服。男女肿因积得，积去肿再作，喘满，小便不利，医者到此多束手，盖中下二焦气不升降，用生附子一个，入生姜十片，煎水入沉香汁冷服，须数十枚乃效。**乌头**阴水肿满，同桑白皮煮汁熬膏服。〔菜果〕**姜皮**消浮肿腹胀。**萝卜**酒肿及脾虚足肿，同皂荚煮熟，去皂荚，入蒸饼，捣丸服。**柑皮**产后虚浮，四肢肿，为末酒服。**槟榔**逐水消胀。**椰子浆**消水。**沙棠果**食之却水病。**吴茱萸**燥脾行水。**苏合香**下水肿，同水银、白粉服。〔禽兽〕**白雄鸡**　**黄雌鸡**并同小豆煮食，消肿。**猪肝**肝虚浮肿，同葱、豉、蒜、醋炙食。脊肉亦可。**狗肉**气水鼓胀，尿少，蒸食。**羊肉**身面浮肿，同当陆煮臛食。**水牛肉**消水除湿，头尾皆宜。**牛脆**热气水气。**貒肉**水胀垂死，作羹下水大效。**獭肉**水胀热毒，煮汁服。**鼠肉**水鼓石鼓，身肿腹胀，煮粥食。

【血肿】〔草部〕**红蓝花**捣汁服，不过三服。**刘寄奴**下气，治水胀。**泽兰**产后血虚浮肿，同防己末，醋汤服。**紫草**胀满，通水道。

黄　疸

有五，皆属热湿。有瘀热，脾虚，食积，瘀血，阴黄。

【湿热】〔草部〕**茵陈**治通身黄疸，小便不利。阳黄，同大黄用；阴黄，同附子用。湿热黄疸，五苓散加之。酒疸，同栀子、田螺擂烂，酒服。痫黄如金，同白鲜皮煎服。同生姜，擦诸黄病。**白鲜皮**主黄疸、热黄、急黄、谷黄、劳黄、酒黄。**秦艽**牛乳煎服，利大小便，疗酒黄黄疸，解酒毒，治胃热。以一两酒浸饮汁，治五疸。**大黄**治湿热黄疸。伤寒瘀热发黄者，浸水煎服，取利。**栝楼**根除肠胃痼热，八疸，身面黄。黑疸危疾，捣汁服，小儿加蜜。酒疸、黄疸，青栝楼焙研煎服，取利。时疾发黄，黄栝楼绞汁，入芒消服。**胡黄连**小儿黄疸，同黄连末入黄瓜内，面里煨熟，捣丸服。**黄连**诸热黄疸。**柴胡**湿热黄疸，同甘草、茅根水煎服。**苦参**主黄疸，除湿热。**贝母**主时行黄疸。**山慈姑**同苍耳擂酒服，治黄疸。**茅根**利小便，解酒毒，治黄疸。五种疸疾，用汁合猪肉作羹食。**葛根**酒疸，煎汤服。**紫草**火黄，身有赤点，午前即热，同吴蓝、黄连、木香煎服。**恶实**治急黄，身热发狂，同黄芩煎服。**苍耳叶**挼安舌下，出涎，去目黄。**麦门冬**身重目黄。**龙胆**除胃中伏热，时疾热黄，去目中黄，退肝经邪热。谷疸因食得，劳疸因劳得，用一两，同苦参末二两，牛胆汁丸服亦效。**马蔺**解酒疸。**荆芥**除湿疸。**丽春草**疗时患变成阴黄疸，采花末服，根杵汁服，取利。**大青**主热病发黄。**麻黄**伤寒发黄表热，煎酒服取汗。**灯心根**四两，酒水各半，煎服。**萱草根**治酒疸，捣汁服。**苦耽**治热结发黄，目黄，大小便涩，捣汁服，多效，除湿热。**漆草**主黄疸，杵汁和酒服。**鬼臼**黑疸不妨食者，捣汁服。**翘根**治伤寒瘀热发黄。**萹蓄**治黄疸，利小便，捣汁顿服一斤。多年者，日再服。**紫花地丁**黄疸内热，酒服末三钱。**大戟**泄天行黄病。**藜芦**黄疸肿疾，为末水服，取吐。**芫花**酒疸尿黄，同椒目烧末，水服。**木鳖子**酒疸脾黄，磨醋服一二盏，取利。**土瓜根**利大小便，治酒黄病。黄疸变黑及小儿发黄，取汁服，病从小便出。**百条根**同糯米饭捣，罨脐上，黄肿自小便出。**鸡子根**主诸热急黄，天行黄疸。**山豆根**治五般急黄，水服末二钱。**茜根**主黄疸。**木通**主脾疸，常欲眠，心烦，利小便。**白英**主寒热八疸，煮汁饮。**泽泻**利小便。**菰笋**除目黄，利大小便，解酒毒。**莼**治热疸。**地锦**主脾劳黄疸，同皂矾诸药丸服。**乌韭　垣衣**主疸。〔谷部〕**胡麻**杀五黄、下三焦热毒气。伤寒发黄，乌麻油和水，搅鸡子白服之。**麦苗**消酒毒，酒疸目黄，捣汁日饮。**谷颖**主黄病，为末酒服。**薏苡根**主黄疸如金，捣汁和酒服。**丽春花**治黄病，麻油服三钱。**蔓菁子**利小便，煮汁服。黄疸如金，生研水服。急黄便结，生捣，水绞汁服，当鼻中出水及下诸物则愈。**莴苣子**肾黄如金，水煎服。**翘摇**杵汁服，主五种黄疾。**芹菜**煮饮。**苦瓠**嗃鼻，去黄水。〔果部〕**桃根**黄疸如金，煎水日服。**瓜蒂**嗃鼻，取黄水，或揩牙追涎。**乌芋**消疸。**盐麸子**解酒毒黄疸，根白皮捣，米泔浸一夜，温服一二升，治酒疸。〔木部〕**栀子**解五种黄病。**黄檗**胃中结热黄疸。**黄栌**解酒疸目黄，水煮服。**柳华**黄疸面黑。**柳根皮**黄疸初起，水煎服。**桦皮**诸疸煮服。**柞木皮**黄疸，烧末水服。**木兰皮**酒疸，利小便，同黄芪末服。〔石部〕**滑石**化食毒，除热黄疸。**方解石**热结黄疸。**朴消**积热黄疸。〔介部〕**蟹**湿热黄疸，烧研丸服。**田螺**利大小便，去目黄。生擂酒服，治酒疸。〔兽部〕**猪脂**五疸，日服取利。**牛脂**走精黄，面目俱黄，舌紫面裂，同豉煎热，绵裹烙舌上。**牛乳**老人黄疸，煮粥食。**牛胆**谷疸食黄，和苦参、龙胆丸服。**牛屎**黄疸，绞汁服。或为末丸服。**豪猪屎**烧服，治疸。〔人服器〕**发髲**伤寒发黄，烧研水服。女劳黄疸，发热恶寒，小腹满，用一团，猪膏煎化服，病从小便出。**女人月经衣**女劳黄疸，烧灰酒服。

【脾胃】〔草部〕**黄芪**酒疸，心下痛，胫肿发斑，由大醉当风入水所致，同木兰皮末，酒服。**白术**主疸，除湿热，消食，利小便。泻血萎黄积年者，土炒，和熟地黄丸服。苍术亦可。**远志**面目黄。**当归**白黄，色枯舌缩，同白术煎服。〔菜果〕**老茄**妇人血黄，竹刀切，阴干为末，每服二钱，酒下。**椒红**治疸。〔服石〕**妇人内**

衣房劳黄病，块起若瘕，十死一生，烧灰酒服。**白石英**　**五色石脂**〔禽部〕**黄雌鸡**时行黄疾，煮食饮汁。**鸡子**三十六黄，用一个连壳烧研，醋一合温服，鼻中虫出为效，甚者不过三次神效。时行发黄，以酒、醋浸鸡子一夜，吞白数枚。

【食积】〔谷部〕**神曲**　**麦糵**　**黄蒸**食黄黄汗，每夜水浸，平旦绞汁温服。**米醋**黄疸、黄汗。〔菜木〕**丝瓜**食黄，连子烧研，随所伤物煎汤，服二钱。**皂荚**食气黄肿，醋炙，同巴豆丸服。〔金石〕**针砂**消积，平肝，治黄。脾劳黄病，醋炒七次，同干漆、香附、平胃散，丸服。湿热黄疸，同百草霜、粳米丸服。**矾石**黄疸水肿，同青矾、白面丸服。女劳黄疸，变成黑疸，腹胀如水，同消石丸服。妇人黄疸，因经水时房劳所致，同橘皮化蜡丸服。**绿矾**消积燥湿，化痰除胀。脾病黄肿，同百草霜、当归丸服。同百草霜、五倍子、木香丸服。同平胃散，丸服。酒黄，同平胃散、顺气散，丸服。食劳黄，枣肉丸服。血证黄肿，同百草霜、炒面丸服，或同小麦、枣肉丸服。**百草霜**消积滞，治黄疸。〔禽部〕**白丁香**急黄欲死，汤服立苏。**五灵脂**酒积黄肿，入麝香，丸服。

脚　气

有风湿，寒湿，湿热，食积。

【风寒湿气】〔草部〕**牛蒡**脚气风毒，浸酒饮。**忍冬**脚气筋骨引痛，热酒服末。**木鳖子**麸炒去油，同桂末，热酒服，取汗。**高良姜**脚气人晚食不消，欲作吐者，煎服即消。**苏子**风湿脚气，同高良姜、橘皮丸服。**丹参**风痹足软，渍酒饮。**胡卢巴**寒湿脚气，酒浸，同破故纸末，入木瓜蒸熟，丸服。**麻黄**　**羌活**　**细辛**　**苍术**　**白术**　**天麻**　**牡蒙**　**夏枯草**　**附子**　**侧子**　**艾叶**　**秦艽**　**白蒿**　**庵蔄**　**薇衔**　**马先蒿**　**水苏**　**紫苏**　**漏芦**　**飞廉**　**青葙**　**苍耳**　**茵芋**　**马蔺子**　**茜根**　**菊花**　**旋覆**　**菖蒲**　**水萍**　**萆薢**　**青藤**酒。**石南藤**酒。**菝葜**酒浸服。**土茯苓**〔谷菜〕**芸薹**并主风寒湿痹脚气。**豉**患脚人常渍酒饮，以滓傅之。**薏苡仁**干湿脚气，煮粥食，大验。**茴香**干湿脚气，为末酒服。**葱白**〔果木〕**杏仁**　**秦椒**　**蜀椒**　**蔓椒**　**大腹皮**并主风寒湿脚气。**槟榔**风湿脚气冲心，不识人，为末，童尿服。沙牛尿亦可。老人弱人脚气胀满，以豉汁服。**吴茱萸**寒湿脚气，利大肠壅气。冲心，同生姜擂汁服。**乌药**脚气掣痛，浸酒服。**五加皮**风湿脚痛五缓，煮酒饮，或酒制作丸服。**枎移**　**白杨皮**毒风脚气缓弱，浸酒饮。**松节**风虚脚痹痛，酿酒饮。**松叶**十二风痹脚气，酿酒尽一剂，便能行远。**椿芽**作蔬，去风毒脚气。**乳香**同血竭、木瓜丸服，主久新脚气。**苏合香**　**厚朴**　**皂荚子**　**官桂**　**栾**

荆　**干漆**　**石南叶**　**海桐皮**　〔金石〕**石亭脂**同川乌、无名异、葱汁丸服。**礜石**浸酒。**硫黄**牛乳煎。**慈石**　**玄精石**　**白石英**　〔虫鳞〕**晚蚕沙**浸酒。**青鱼**　**鳢鱼**　**鳗鲡**　**秦龟甲**　〔禽兽〕**乌雄鸡**　**牛酥**　**羊脂**　**麋脂**　**熊肉**并主风湿脚气。**猪肚**烧研酒服。**羊乳**　**牛乳**调硫黄末服，取汗。**牛皮胶**炒研酒服，寒湿脚气痛立止。

【湿热流注】〔草部〕**木通**　**防己**　**泽泻**　**香薷**　**荆芥**　**豨莶**　**龙常草**　**车前子**　**海金沙**　**海藻**　**大黄**　**商陆**合小豆、绿豆煮饭食。**甘遂**泻肾脏风湿下注，脚气肿痛生疮，同木鳖子入猪肾煨食，取利。**牵牛**风毒脚气肠秘，蜜丸日服，亦生吞之。**威灵仙**脚气入腹，胀闷喘急，为末，酒服二钱，或为丸服，痛减药亦减。**菰草**湿痹脚气尿少，同小豆煮食。**三白草**脚气风毒，擂酒服。**巴戟天**饮酒人脚气，炒过同大黄炒研，蜜丸服。**香附子**　〔谷菜〕**胡麻**腰脚痛痹，炒末，日服至一年，永瘥。**大麻仁**脚气腹痹，浸酒服。肿渴，研汁煮小豆食。**赤小豆**同鲤鱼煮食，除湿热脚气。**黑大豆**煮汁饮，主风毒脚气冲心，烦闷不识人。**马齿苋**脚气浮肿，尿涩，煮食。**百合**　**竹笋**风热脚气。**紫菜**　〔果木〕**木瓜**湿痹，脚气冲心，煎服。枝、叶皆良。**橘皮**脚气冲心，同杏仁丸服。**桃仁**脚气腰痛，为末酒服，一夜即消。**枇杷叶**脚气恶心。**杨梅核仁**湿热脚气。**枳壳**同甘草末服，疏导脚气。**桑叶及枝**脚气水气，浓煎汁服，利大小肠。**郁李仁**脚气肿喘，大小便不利，同薏苡煮粥食。**紫荆皮**煎酒服。**茯神木**脚气痹痛，为末酒服。**赤茯苓**　**猪苓**　〔石部〕**滑石**　〔介部〕**淡菜**　**蚬肉**　〔兽部〕**猪肝、肾、肚**作生食，治老人脚气。**乌特牛尿**热饮，利小便，主风毒脚气肿满，甚妙。

【洗渫】**水蓼**　**水荭**　**毛蓼**　**甘松**　**水英**　**陆英**　**曼陀罗花**　**螺厣草**　**大戟**　**猫儿眼睛草**　**苦参**　**落雁木**　**黍瓤**同椒目。**生葱莱菔根**　**荷心**同藁本。**苏木**同忍冬。**杉材**　**楠材**　**樟材**　**钓樟**　**扶移**并煎水熏洗。**白矾汤**　**鳖肉**同苍术、苍耳、寻风藤煮汁洗。

【敷贴】**附子**姜汁调。**天雄**　**草乌头**姜汁调，或加大黄、木鳖子末。**白芥子**同白芷末。**皂荚**同小豆末。**蓖麻仁**同苏合香丸贴足心，痛即止。**乌桕皮**脚气生疮有虫，末傅追涎。**人中白**脚气成漏孔，煅水滴之。**羊角**烧研酒调傅之，取汗，永不发。**田螺**脚气攻注，同盐杵，傅股上即定。**木瓜**袋盛踏之。**蜀椒**袋盛踏之。**樟脑**　**柳华**　**治鸟巢**　**萝卜花**并藉鞋靴。**木狗皮**　**豺皮**　**麂皮**并裹足。

【熨熏】**麦麸**醋蒸热熨。**蚕沙**蒸热熨。**蒴藋根**酒、醋蒸热熨。**蓖麻叶**蒸裹频易。**荆叶**蒸热卧之，取汗。烧烟熏涌泉穴。**针砂**同川乌末炒，包熨。**食盐**蒸热踏之，或擦腿膝后洗之，并良。**火针**。

痿

有湿热，湿痰，瘀血。血虚属肝肾，气虚属脾肺。

【湿热】〔草部〕**黄芩**去脾肺湿热，养阴退阳。**秦艽**阳明湿热，养血荣筋。**知母**泻阴火，滋肾水。**生地黄　黄连　连翘　泽泻　威灵仙　防己　木通**并除湿热。**薇衔**治痿躄，去风湿。**卷柏**治痿躄，强阴。**陆英**足膝寒痛，阴痿短气。**升麻　柴胡**引经。〔木部〕**黄檗**除湿热，滋肾水。益气药中加之，使膝中气力涌出，痿软即去，为痿病要药。**茯苓　猪苓**并泄湿热。**五加皮**主痿躄，贼风伤人，软脚。

【痰湿】〔草部〕**苍术**除湿，消痰，健脾，治筋骨软弱，为治痿要药。**白术　神曲　香附子　半夏**并除湿消痰。**天南星**筋痿拘缓。**白附子**诸风冷气，足弱无力。**附子　天雄**风痰冷痹，软脚毒风，为引经药。**豨莶　类鼻**并风湿痿痹。〔果木〕**橘皮**利气，除湿痰。**松节**酿酒，主脚弱，能燥血中之湿。**桂**引经。酒调，涂足躄筋急。

【虚燥】〔草部〕**黄芪**益元气，泻阴火，逐恶血，止自汗，壮筋骨，利阴气，补脾肺。**人参**益元气，泻阴火，益肺胃，生津液，降痿痹，消痰生血。**麦门冬**降心火，定肺气，主痿躄。强阴益精。**知母**泻阴火，滋肾水，润心肺。**甘草**泻火调元。**山药**补虚羸，强筋骨，助肺胃。**石斛**脚膝冷疼痹弱，逐皮肌风，壮筋骨，益气力。**牛膝**痿痹，腰膝软怯冷弱，不可屈申。或酿酒服。**菟丝子**益精髓，坚筋骨，腰疼膝冷，同牛膝丸服。**何首乌**骨软行步不得，腰膝痛，遍身瘙痒，同牛膝丸服。**萆薢**腰脚痹软，同杜仲丸服。**菝葜**风毒脚弱，煮汁酿酒服。**土茯苓**除风湿，利关节，治拘挛，令人健行。**狗脊**男妇脚弱腰痛，补肾。**骨碎补**治痢后远行，或房劳，或外感，致足痿软，或痛或痹，汁和酒服。**菖蒲**酿酒饮，主骨痿。**芎䓖　芍药　当归　地黄　天门冬　紫菀　紫葳**并主痿躄养血润燥。**肉苁蓉　锁阳　列当　五味子　覆盆子　巴戟天　淫羊藿**〔木部〕**山茱萸　枸杞子　杜仲**〔兽部〕**白胶　鹿茸　鹿角　麋角　腽肭　脐**并强阴气，益精血，补肝肾，润燥养筋，治痿弱。

转　筋

有风寒外束，血热，湿热吐泻。

【内治】〔草部〕**木香**木瓜汁入酒调服。**桔梗**　**前胡**　**艾叶**　**紫苏**　**香薷**　**半夏**　**附子**　**五味子**　**菖蒲**　**缩砂**　**高良姜**〔菜部〕**葱白**　**薤白**　**生姜**　**干姜**〔果木〕**木瓜**利筋脉，主转筋、筋挛诸病。枝、叶、皮、根并同。**棠梨枝、叶**　**楂子**　**榠樝**　**吴茱萸**炒煎酒服，得利安。叶，同艾、醋罨之。**松节**转筋挛急，同乳香炒焦研末，木瓜酒服。**桂**霍乱转筋。足躄筋急，同酒涂之。**沉香**止转筋。**厚朴**　**栀子**〔器水土禽〕**厕筹**并霍乱转筋。**故麻鞋底**烧赤，投酒中饮。**梳篦**烧灰，酒服。**败蒲席**烧服。**屠几垢**酒服取吐。**山岩泉水**多服令饱，名洗肠。**釜底墨**酒服。**古文钱**同木瓜、乌梅煎服。**鸡矢白**转筋入腹，为末水服。**羊毛**醋煮裹脚。

【外治】**蓼**洗。**蒜**盐捣敷脐，灸七壮。擦足心，并食一瓣。**柏叶**捣裹，并煎汁淋。枝、叶亦可。**楠木**洗。**竹叶**熨。**皂荚末**嗃鼻。**热汤**熨之。**车毂中脂**涂足心。**青布**　**绵絮**并酢煮搨之。**铜器**炙，熨肾堂。**朱砂**霍乱转筋，身冷心下温者，蜡丸烧笼中熏之，取汗。**蜜蜡**脚上转筋，销化贴之。

喘逆

古名咳逆上气。有风寒，火郁，痰气，水湿，气虚，阴虚，脚气，齁䶎。

【风寒】〔草部〕**麻黄**风寒，咳逆上气。**羌活**诸风冷湿，奔喘逆气。**苏叶**散风寒，行气，消痰，利肺。感寒上气，同橘皮煎服。**款冬花**咳逆上气，喘息呼吸，除烦消痰。**南藤**上气咳嗽，煮汁服。**细辛**　**荩草**　**破故纸**〔果木〕**蜀椒**并主虚寒喘嗽。**松子仁**小儿寒嗽壅喘，同麻黄、百部、杏仁丸服。**桂**咳逆上气，同干姜、皂荚丸服。**皂荚**咳逆上气不得卧，炙研蜜丸，服一丸。风痰，同半夏煎服。痰喘咳嗽，以三挺分夹巴豆、杏仁、半夏，以姜汁、香油、蜜分炙为末，舐之。**巴豆**寒痰气喘，青皮一片夹一粒烧研，姜汁、酒服，到口便止。〔鳞部〕**鲤鱼**烧末，发汗定喘。咳嗽，入粥中食。

【痰气】〔草部〕**半夏**痰喘，同皂荚煎服。失血喘急，姜汁和面煨研，丸服。**桔梗**痰喘，为末，童尿煎服。**白前**下胸胁逆气，呼吸欲绝。久咳上气不得卧，同紫菀、半夏、大戟渍水饮。喉呷作声不得眠，焙末酒服。**蓬莪茂**上气喘急，五钱煎酒服。气短不接，同金铃子末，入蓬砂，酒服。**苏子**消痰利气定喘，与橘皮相宜。上气咳逆，研汁煮粥食。**缩砂仁**上气咳逆，同生姜擂酒服。**莨菪子**积年上气咳嗽，羊肺蘸末服。**葶苈**肺壅上气喘促，肺湿痰喘，枣肉丸服，亦可浸酒。**甘遂**水气喘促，同大戟末，服十枣丸。控涎丹。**泽漆**肺咳上气，煮汁，煎半夏诸药服。

大戟水喘，同荞面作饼食，取利。**栝楼**痰喘气急，同白矾末，萝卜蘸食。小儿痰喘膈热，去子，以寒食面和饼炙研，水服。**贝母**　**荏子**　**射干**　**芫花**　**荛花**　**黄环**　**前胡**　**蒟酱**　**荞麦粉**咳逆上气，同茶末、生蜜水服，下气不止，即愈。**芥子**并消痰下气，定喘咳。**白芥子**咳嗽支满，上气多唾，每酒吞七粒。老人痰喘，同莱菔子、苏子煎服。**莱菔子**老人气喘，蜜丸服。痰气喘，同皂荚炭，蜜丸服。久嗽痰喘，同杏仁丸服。**生姜**暴逆上气，嚼之屡效。**茴香**肾气上冲胁痛，喘息不得卧，擂汁和酒服。〔果木〕**橘皮**　**杏仁**咳逆上气喘促，炒研蜜和，含之。上气喘息，同桃仁丸服，取利。久患喘急，童尿浸换半月，焙研，每以枣许，同薄荷、蜜煎服，甚效。浮肿喘急，煮粥食。**桃仁**上气咳嗽喘满，研汁煮粥食。**槟榔**痰喘，为末服。四磨汤。**椒目**诸喘不止，炒研，汤服二钱劫之，乃用他药。**崖椒**肺气喘咳，同干姜末，酒服一钱。**茗茶**风痰喘嗽不能卧，同白僵蚕末，汤服。子，同百合丸服。**银杏**降痰，定喘，温肺，煨食。**瓜蒂**吐痰。**柿蒂**　**都咸子**　**马兜铃**肺气喘急，酥炒，同甘草末煎服。**楸叶**上气咳嗽，腹满瘦弱，煎水熬膏，纳入下部。**诃黎勒**　**桑白皮**　**厚朴**　**枳实**　**茯苓**　**牡荆**〔金石〕**青礞石**并泻肺气，消痰定喘。**雌黄**停痰在胃，喘息欲绝，同雄黄作大丸，半夜投糯粥中食。**硫黄**冷澼在胁，咳逆上气。**轻粉**小儿涎喘，鸡子蒸食，取吐利。**金屑**　**玉屑**　**白石英**　**紫石英**　**石硷**〔介虫〕**海蛤**　**文蛤**　**蛤粉**　**白僵蚕**〔禽兽〕**蝙蝠**久咳上气，烧末饮服。**猪蹄甲**久咳痰喘，入半夏、白矾煅研，入麝香服。或同南星煅，丸服。**阿胶**肺风喘促，涎潮目窜，同紫苏、乌梅煎服。**驴尿**卒喘，和酒服。

【火郁】〔草部〕**知母**久嗽气急，同杏仁煎服，次以杏仁、萝卜子丸服。**茅根**肺热喘急，煎水服，名如神汤。**蓝叶**上气咳嗽，呀呷有声，捣汁服，后食杏仁粥。**大黄**人忽喘急闷绝，涎出吐逆，齿动，名伤寒并热霍乱，同人参煎服。**天门冬**　**麦门冬**　**黄芩**　**沙参**　**前胡**　**荩草**　**蔛草**〔谷菜果服〕**丹黍根**煮服，并主肺热喘息。**生山药**痰喘气急，捣烂，入蔗汁热服。**沙糖**上气喘嗽，同姜汁煎咽。**桃皮**肺热喘急欲死，客热往来，同芫花煎汤薄胸口，数刻胸口，数即止。**故锦**上气喘急，烧灰茶服，神效。〔石鳞〕**石膏**痰热喘急，同寒水石末，人参汤下。或同甘草末服。**龙骨**恚怒气伏在心下，不得喘息，咳逆上气。〔人部〕**人溺**久嗽，上气失声。

【虚促】〔草部〕**人参**阳虚喘息，自汗，头运欲绝，为末汤服。甚者，加熟附子同煎。产后发喘，血入肺窍，危证也，苏木汤调服五钱。**五味子**咳逆上气，以阿胶为佐，收耗散之气。痰嗽气喘，同白矾末，猪肺蘸食。**马兜铃**肺热喘促，连连不止，清肺补肺。酥炒，同甘草末煎服。**黄芪**　**紫菀**　**女菀**　**款冬花**

〔菜果木部〕**韭汁**喘息欲绝，饮一升。**大枣**上气咳嗽，酥煎含咽。**胡桃**虚寒喘嗽，润燥化痰，同生姜嚼咽。老人喘嗽，同杏仁、生姜，蜜丸服。产后气喘，同人参煎服。**沉香**上热下寒喘急，四磨汤。**蒲颓叶**肺虚喘咳甚者，焙研，米饮服，三十年者亦愈。**乌药**　〔金石〕**石钟乳**肺虚喘急，蜡丸服。**太乙余粮**　〔鳞禽〕**蛤蚧**虚喘面浮，同人参蜡丸，入糯粥呷之。**鱼鲙**风人，脚气人，上气喘咳。**鹳雉**五脏气喘不得息，作臛食。**鸡卵白**　〔兽部〕**阿胶**虚劳喘急，久嗽经年，同人参末，日服。**猪肉**上气咳嗽烦满，切作䭔子，猪脂煎食。**猪肪**煮熟切食。**猪胰**肺干胀喘急，浸酒服。**羊肺**　**青羊角**吐血喘急，同桂末服。**貒骨**炙研酒服，日三。**獭肝**虚劳上气。

【齁䶎】〔草部〕**石胡荽**寒齁，擂酒服。**醉鱼草花**寒齁，同米粉作果炙食。**半边莲**寒齁，同雄黄煅，丸服。**石苋**同甘草煎服，取吐。**苎根**痰齁，豆腐蘸食。**蓖麻仁**炒，取甜者食。叶，同白矾，猪肉裹煨食。年久者，同桑叶、御米壳丸服。**马蹄香**末。**藜芦**并吐。**木鳖子**小儿咸齁，磨水饮，即吐出痰，重者三服即效。〔谷菜〕**脂麻秸灰**小儿盐齁，淡豆腐蘸食。**淡豉**齁喘痰积，同砒霜、枯矾丸，水服即止。**莱菔子**遇厚味即发者，蒸研，蒸饼丸服。〔果木〕**银杏**同麻黄、甘草煎服。定喘汤：加半夏、苏子、杏仁、黄芩、桑白皮、款冬花。**茶子**磨米泔汁，滴鼻取涎。喘急咳嗽，同百合蜜丸服。**苦丁香**　**皂荚**酥炙，蜜丸服，取利。**榆白皮**阴干为末煎，日二服。**柏树皮汁**小儿盐齁，和面作饼烙食，取吐下。**白瓷器**为末蘸食。〔鳞介禽兽〕**鲫鱼**人尿浸死，煨食，主小儿齁。**海螵蛸**小儿痰齁，米饮服一钱。**烂螺壳**小儿齁，为末，日落时服。**鸡子**尿内浸三日，煮食，主年深齁。**蝙蝠**一二十年上气，烧研服。**猫屎灰**痰齁，沙糖水服。

咳　　嗽

有风寒，痰湿，火热，燥郁。

【风寒】〔草菜〕**麻黄**发散风寒，解肺经火郁。**细辛**去风湿，泄肺破痰。**白前**风寒上气，能保定肺气，多以温药佐使。久咳唾血，同桔梗、桑白皮、甘草煎服。**百部**止暴嗽，浸酒服。三十年嗽，煎膏服。小儿寒嗽，同麻黄、杏仁丸服。**款冬花**为温肺治嗽要药。**牛蒡根**风寒伤肺壅咳。**飞廉**风邪咳嗽。**佛耳草**除寒嗽，同款冬花、地黄烧烟吸，治久近咳嗽。**缩砂**　**紫苏**　**芥子**并主寒嗽。**生姜**寒湿嗽，烧含之。久嗽，以白饧或蜜煮食。小儿寒嗽，煎汤浴之。**干姜**　〔果木〕**蜀椒**　**桂心**并主寒嗽。〔土石〕**釜月下土**卒咳嗽，同豉丸服。**车釭**妊娠咳嗽，烧投酒中，冷饮。**石灰**老小暴嗽，同蛤粉丸服。**钟乳石**肺虚寒嗽。〔虫鱼〕**蜂房**小儿咳嗽，烧灰服。**鲫鱼**烧服，止咳嗽。〔禽兽〕**白鸡**卒嗽，煮苦酒服。**鸡子白皮**久咳，同麻黄末服。**羊胰**远年咳嗽，同大枣浸酒服。

【痰湿】〔草部〕**半夏**湿痰咳嗽，同南星、白术丸服。气痰咳嗽，同南星、官桂丸服。热痰咳嗽，同南星、黄芩丸服。肺热痰嗽，同栝楼仁丸服。**天南星**气痰咳嗽，同半夏、橘皮丸服。风痰咳嗽，炮研煎服。**莨菪子**久嗽不止，煮炒研末，同酥煮枣食。三十年呷嗽，同木香熏黄烧烟吸。**葶苈**肺壅痰嗽，同知母、贝母、枣肉丸服。**芫花**卒得痰嗽，煎水煮枣食。有痰，入白糖，少少服。**玄胡索**老小痰嗽，同枯矾和饧食。**旋覆花　白药子　千金藤　黄环　荛花　大戟　甘遂　草犀　苏子　荏子**〔菜谷〕**白芥子　蔓菁子**并主痰气咳嗽。**莱菔子**痰气咳嗽，炒研和糖含。上气痰嗽，唾脓血，煎汤服。**莱菔**痨瘦咳嗽，煮食之。**丝瓜**化痰止嗽，烧研，枣肉丸服。**烧酒**寒痰咳嗽，同猪脂、茶末，香油、蜜浸服。〔果木〕**白果　榧子　海枣　楺子　都念子　盐麸子**并主痰嗽。**香橼**煮酒，止痰嗽。**橘皮**痰嗽，同甘草丸服。经年气嗽，同神曲、生姜、蒸饼丸服。**枳壳**咳嗽痰滞。**皂荚**咳嗽囊结。卒寒嗽，烧研，豉汤服。咳嗽上气，蜜炙丸服。又同桂心、干姜丸服。**淮木**久嗽上气。**楮白皮**水气咳嗽。**桑白皮**去肺中水气。咳血，同糯米末服。**厚朴**〔金石〕**矾石**化痰止嗽，醋糊丸服。或加人参或加建茶，或同炒栀子丸服。**浮石**清金化老痰，咳嗽不止，末服或丸。**雌黄**久嗽，煅过丸服。**雄黄**冷痰劳嗽。**密陀僧　礞石　硇砂**〔介虫〕**马刀　蛤蜊粉**并主痰嗽。**鲎鱼壳**积年咳嗽，同贝母、桔梗、牙皂丸服。**蚌粉**痰嗽面浮，炒红，齑水入油服。**鬼眼睛　白蚬壳**卒嗽不止，为末酒服。**海蛤　白僵蚕**酒后痰嗽，焙研茶服。

【痰火】〔草部〕**黄芩　桔梗　荠苨　前胡　百合　天门冬　山豆根　白鲜皮　马兜铃**并清肺热，除痰咳。**甘草**除火伤肺咳。小儿热嗽，猪胆汁浸炙，蜜丸服。**沙参**益肺气，清肺火，水煎服。**麦门冬**心肺虚热，火嗽，嚼食甚妙，寒多人禁服。**百部**热咳上气，火炙，酒浸服。暴咳嗽，同姜汁煎服。三十年嗽，汁和蜜炼服。小儿寒嗽，同麻黄、杏仁丸服。**天花粉**虚热咳嗽，同人参末服。**栝楼**润肺，降火，涤痰，为咳嗽要药。干咳，汁和蜜炼含。痰嗽，和明矾丸服。痰咳不止，同五倍子丸噙。热咳不止，同姜、蜜蒸含。肺热痰嗽，同半夏丸服。酒痰咳嗽，同青黛丸服。妇人夜咳，同香附、青黛末服。**灯笼草**肺热咳嗽喉痛，为末汤服，仍傅喉外。**贝母**清肺消痰止咳，沙糖丸食。又治孕嗽。小儿晬嗽，同甘草丸服。**知母**消痰润肺，滋阴降火。久近痰嗽，同贝母末，姜片蘸食。**石韦**气热嗽，同槟榔，姜汤服。**射干**老血在心脾间，咳唾气臭，散胸中热气。**马勃**肺热久嗽，蜜丸服。

桑花〔谷菜〕**丹黍米**并止热咳。**百合**肺热咳嗽，蜜蒸含之。**土芋**〔果木〕**枇杷叶**并止热咳。**杏仁**除肺中风热咳嗽，童尿浸，研汁熬，酒丸服。**巴旦杏** **梨汁**消痰降火，食之良。卒咳，以一碗入椒四十粒，煎沸入黑饧一块，细服。又以一枚刺孔，纳椒煨食。又切片酥煎冷食。又汁和酥、蜜、地黄汁熬稠含。**干柿**润心肺，止热咳。嗽血，蒸熟，掺青黛食。**柿霜** **余甘子**丹石伤肺咳嗽。**甘蔗汁**虚热咳嗽涕唾，入青粱米煮粥食。**大枣** **石蜜** **刺蜜** **桑叶**并主热咳。〔金石〕**金屑**风热咳嗽。**石膏**热盛喘咳，同甘草末服。热嗽痰涌如泉，煅过，醋糊丸服。**浮石**热咳，丸服。**石灰木**肺热，同玄精石诸药末服。**玄精石** **硼砂**消痰止咳。**五倍子**敛肺降火，止嗽。**百药煎**清肺化痰。敛肺劫嗽，同诃子、荆芥丸含。化痰，同黄芩、橘皮、甘草丸含。

【虚劳】〔草部〕**黄芪**补肺泻火，止痰嗽、自汗及咳脓血。**人参**补肺气。肺虚久嗽，同鹿角胶末煎服。化痰止嗽，同明矾丸服。喘嗽有血，鸡子清五更调服。小儿喘嗽，发热自汗，有血，同天花粉服。**五味子**收肺气；止咳嗽，乃火热必用之药。久咳肺胀，同粟壳丸服。久嗽不止，同甘草、五倍子、风化消末噙。又同甘草、细茶末噙。**紫菀**止咳脓血，消痰益肺。肺伤咳嗽，水煎服。吐血咳嗽，同五味子丸服。久嗽，同款冬花、百部末服。小儿咳嗽，同杏仁丸服。**款冬花**肺热劳咳，连连不绝，涕唾稠粘，为温肺治嗽之最。痰嗽带血，同百合丸服。以三两烧烟，筒吸之。**仙灵脾**劳气，三焦咳嗽，腹满不食，同五味子、覆盆子丸服。**地黄**咳嗽吐血，为末酒服。**柴胡**除劳热胸胁痛，消痰止嗽。**牛蒡子**咳嗽伤肺。**鬼臼**咳劳。〔谷果〕**罂粟壳**久咳多汗，醋炒，同乌梅末服。**阿芙蓉**久劳咳，同牛黄、乌梅诸药丸服。同粟壳末服。**寒具**消痰润肺止咳。**桃仁**急劳咳嗽，同猪肝、童尿煮，丸服。**胡桃**润燥化痰。久咳不止，同人参、杏仁丸服。**金果**补虚，除痰嗽。**仲思枣** **乌梅**〔木石〕**干漆**并主劳嗽。**诃梨勒**敛肺降火，下气消痰。久咳，含之咽汁。**钟乳粉**虚劳咳嗽。**赤石脂**咳则遗屎，同禹余粮煎服。〔诸虫鳞介〕**蜜蜡**虚咳，发热声嘶，浆水煮，丸服。**蛇含蛙**久劳咳嗽，吐臭痰，连蛇煅末，酒服。**鲫鱼头**烧研服。**鳖**骨蒸咳嗽，同柴胡诸药煮食。**生龟**一二十咳嗽，煮法酿酒服。**龟甲** **蛤蚧**〔禽兽人〕**鹳鸽** **鹦鹉**并主劳咳。**慈乌**骨蒸劳咳，酒煮食。**乌鸦**骨蒸劳咳嗽，煅末酒服。心，炙食。**五灵脂**咳嗽肺胀，同胡桃仁丸服，名敛肺丸。**猪肾**同椒煮食。卒嗽，同干姜煮食，取汗。**猪胰**二十年嗽，浸酒饮。同腻粉煅研服。**猪肺**肺虚咳嗽，麻油炒食。**猪胆**瘦病咳嗽，同人尿、姜汁、橘皮、诃子煮汁服。**羊胰**久嗽，温肺润燥，同大枣浸酒服。**羊肺** **羊肉** **貒骨** **獭肝** **阿胶**并主劳咳。**黄明胶**久嗽，同人参末、豉汤日服。**人尿**虚劳咳嗽。

【外治】 **木鳖子**肺虚久嗽，同款冬花烧烟，筒吸之。**榆皮**久嗽欲死，以尺许出入喉中，吐脓血愈。**熏黄**三十年呷嗽，同木通、莨菪子烧烟，筒熏之。**钟乳粉**一切劳嗽，同雄黄款冬花、佛耳草烧烟吸之。**故茅屋上尘**老嗽不止，同石黄诸药烧烟吸。

肺 痿 肺 痈

有火郁，分气虚、血虚。

【排逐】〔草谷〕**鸡苏**肺痿吐血咳嗽，研末米饮服。**防己**肺痿咯血，同葶苈末，糯米汤服。肺痿喘咳，浆水煎呷。**桔梗**肺痈，排脓养血，补内漏。仲景治胸满振寒，咽干吐浊唾，久久吐脓血，同甘草煎服，吐尽脓血愈。**苇茎**肺痈，咳嗽烦满，心胸甲错，同桃仁、瓜瓣、薏苡煎服，吐脓血愈。**芦根**骨蒸肺痿，不能食，同麦门冬、地骨皮、茯苓、橘皮、生姜煎服。**甘草**去肺痿之脓血。久咳肺痿，寒热烦闷，多唾，每以童尿调服一钱。肺痿吐涎沫，头眩，小便数而不咳，肺中冷也，同干姜煎服。**王瓜子**肺痿吐血，炒研服。**升麻**　**紫菀**　**贝母**　**败酱**并主肺痈，排脓破血。**知母**　**黄芩**并主肺痿，咳嗽喉腥。**薏苡仁**肺痈，咳脓血，水煎入酒服。煮醋服，当吐血出。〔果木〕**橘叶**肺痈，捣汁一盏服，吐出脓血愈。**柘黄**肺痈不问已成未成，以一两，同百草霜二钱，糊丸，米饮服三十丸，甚捷。**夜合皮**肺痈唾浊水，煎服。**竹沥**老小肺痿，咳臭脓，日服三五次。**淡竹茹**　**茯苓**　〔人部〕**人尿**肺痿寒热，气急面赤，调甘草服。**人中白**　**天灵盖**热劳肺痿。

【补益】〔草部〕**人参**消痰，治肺痿，鸡子清调服。**天门冬**肺痿，咳涎不渴，捣汁入饴、酒、紫菀末丸含。**栝楼**肺痿咳血，同乌梅、杏仁末，猪肺蘸食。**款冬花**劳咳肺痿，同百合末服。**麦门冬**肺痿肺痈，咳唾脓血。**蒺藜子**肺痿唾脓。**五味子**　**女菀**　**沙参**　〔果石〕**白柿**并润肺止咳。**白石英**肺痿唾脓。〔鳞兽〕**鲫鱼**肺痿咳血，同羊肉、莱菔煮服。**蛤蚧**久咳肺痿，肺痈咯血。**羊肺**久咳肺痿，同杏仁、柿霜、豆粉、真酥、白蜜炙食。**羊脂髓**肺痿骨蒸，同生苄汁、姜汁、白蜜炼服。**猪肺**肺痿嗽血，蘸薏苡食。**猪胰**和枣浸酒服。**鹿血**酒服。**阿胶**　**醍醐**　**鹿角胶**　**黄明胶**肺痿唾血，同花桑叶末服。

虚 损

有气虚，血虚，精虚，五脏虚，虚热，虚寒。

【气虚】〔草部〕**甘草**五劳七伤，一切虚损，补益五脏。大人羸瘦，童尿煮服。小儿羸瘦，炙焦蜜丸服。**人参**五劳七伤，虚而多梦者加之，补中养营。虚劳发热，同柴胡煎服。房劳吐血，独参汤煎服。**黄芪**五劳羸瘦，寒热自汗，补气实表。**黄精**五劳七伤，益脾胃，润心肺，九蒸九晒食。**青蒿**劳热在骨节间作寒热，童尿熬膏，或为末服。或入人参、麦门冬丸服。**石斛**五脏虚劳羸瘦，长肌肉，壮筋骨，锁涎。涩丈夫元气，酒浸酥蒸服满镒，永不骨痛。**骨碎补**五劳六极，手足不收，上热下寒，肾虚。**五味子**壮水锁阳，收耗散之气。**忍冬藤**久服轻身长年益寿，煮汁酿酒饮。**补骨脂**五劳七伤，通命门，暖丹田，脂麻炒过丸服。同茯苓、没药丸服，补肾养心养血。**附子**补下焦阳虚。**天雄**补上焦阳虚。**蛇床子**暖男子阳气、女子阴气。**仙茅**丸服。**淫羊藿**　**狗脊**并主冷风虚劳。**柴胡**　**秦艽**　**薄荷**并解五劳七伤虚热。**羌活**五劳七伤酸痛。**苏子**补虚劳，肥健人。**青木香**气劣不足。同补药则补，同泻药则泻。**天门冬**　**沙参**　**葳蕤**　**白茅根**　**白英**　**地肤子**　**黄连**　**术**　**薰草**　**石蕊**　**玉柏**　**千岁蘽**〔菜谷〕**五芝**　**石耳**　**韭白**　**薤白**　**山药**　**甘薯**并补中益气。**大麻子**虚劳内热，大小便不利，水煎服。**胡麻**〔果木〕**柿霜**　**藕**并补中益元气，厚肠。**莲实**补虚损，交心肾，固精气，利耳目，厚肠胃，酒浸入猪肚煮丸服，或蒸熟蜜丸服，仙方也。**柏子仁**恍惚虚损吸吸。**枸杞子**五劳七伤，煮粥食。**地骨皮**去下焦肝肾虚热。虚劳客热，末服。热劳如燎，同柴胡煎服。虚劳寒热苦渴，同麦门冬煎服。**五加皮**五劳七伤，采茎叶末服。**冬青**风热，浸酒服。**女贞实**虚损百病，同旱莲、桑椹丸服。**柘白皮**酿酒，补虚损。**厚朴**虚而尿白者加之。**沉香**补脾胃命门。**桂**补命门营卫。**松根白皮**　**茯苓**　**白棘**　**桑白皮**〔石虫〕**云母粉**并主五劳七伤虚损。**五色石脂**补五脏。**白石英**　**紫石英**补心气下焦。**枸杞虫**起阳益精，同地黄丸服。**蚕蛹**炒食，治劳瘦，杀虫。**海蚕**虚劳冷气，久服延年。〔鳞介禽兽〕**鲫鱼**　**鲥鱼**　**嘉鱼**　**石首鱼**　**鳜鱼**　**鳖肉**　**淡菜**　**海蛇**　**鸡肉**　**白鹭**炙食。**桑鳫**　**鸠**　**雀**并补虚羸。**犬肉**　**牛肉**　**牛肚**　**狐肉**作生。**狢肉**　**貒肉**并主虚劳。**狗肾**产后肾劳，如疟体冷。**猪肚**同人参、粳米、姜、椒煮食，补虚。**猴肉**风劳，酿酒。**山獭**〔人部〕**紫河车**一切男女虚劳。

【血虚】〔草木〕**地黄**男子五劳七伤，女子伤中失血。同人参、茯苓熬，琼玉膏。酿酒、煮粥皆良。面炒研末酒服，治男女诸虚积冷，同菟丝子丸服。**麦门冬**五劳七伤客热。男女血虚，同地黄熬膏服。**泽兰**妇人频产劳瘦，丈夫面黄，丸服。**黄檗**下焦阴虚，同知母丸服，或同糯米丸服。**当归**　**芎䓖**　**白芍药**　**丹参**　**玄参**　**续断**　**牛膝**　**杜仲**　**牡丹皮**〔介兽〕**龟版**　**绿毛龟**　**鳖甲**　**阿胶**　**醍醐**　**酥酪**　**驼脂**　**牛骨髓**　**牛乳**　**羊乳**并补一切虚、一切血。**羊肉**益产妇。**羊脂**产后虚羸，地黄汁、姜汁、白蜜煎服。**羊肝**同枸杞根汁作羹食。**羊胃**久病虚羸，同白术煮饮。

【精虚】〔草木〕**肉苁蓉**五劳七伤，茎中寒热痛，强阴益精髓。同羊肉煮食。**列当**　**锁阳**同上。**菟丝子**五劳七伤，益精补阳，同杜仲丸服。**覆盆子**益精强阴，补肝明目。每旦水服三钱，益男子精，女人有子。**何首乌**益精血气，久服有子，服食有方。**萝摩子**益精气，同枸杞、五味、地黄诸药末服，极益房室。**巴戟天**　**车前子**　**远志**　**蓬蘽**　**百脉根**　**决明子**　**蒺藜子**　**五味子**　**旋花根**　**萆薢**　**菝葜**　**土茯苓**　**杜仲皮**　〔石虫〕**石钟乳**　**阳起石**　**石脑**　**石髓**并补益精气，五劳七伤。**磁石**养胃益精，补五脏，同白石英浸水煮粥，日食。**石硫黄**　**桑螵蛸**　**青蚨**　**九香虫**　〔介兽〕**牡蛎**　**羊脊髓**　**猪脊髓**并补虚劳，益精气。**羊肾**虚劳精竭，作羹食。五劳七伤，同肉苁蓉煮羹食。虚损劳伤，同白术煮粥饮。**鹿茸**虚劳洒洒如疟，四肢酸痛，腰脊痛，小便数，同当归丸服。同牛膝丸服。**白胶**同茯苓丸服。**麋茸**研末，同酒熬膏服。**麋角**　**鹿髓**　**鹿血、肾獐肉、骨**酿酒。**腽肭脐**并补精血。

瘵　疰

有虫积，尸气。

【除邪】〔草部〕**青蒿**骨蒸鬼气，熬膏，入猪胆，甘草末丸服。子，功同。**王瓜子**传尸劳瘵，焙研，酒服一钱。**玄参**传尸邪气，作香烧。**甘松**同玄参，熏劳瘵。**茅香**冷劳久病，同艾叶烧，丸服。**苦耽**传尸伏连鬼气。**鬼臼**尸疰殗殜，传尸劳瘵。**天麻**　**鸢尾**　**海根**并主飞尸鬼气殗殜，传尸劳瘵。**知母**　**秦艽**　**胡黄连**　**芦根**　**酸浆子**　**百部**　**紫菀**　**甘草**　**桔梗**　**人参**　**黄芪**　〔谷菜〕**浮麦**并主传尸，骨蒸劳热，自汗。**阿芙蓉**　**鹿角菜**小儿骨蒸热劳。**茄子**传尸劳气。〔果木〕**李**去骨节间劳热。**杏核仁**男女五劳七伤，童尿煮七次，蜜蒸食。**乌梅**虚劳骨蒸。**冬桃**解劳热。**桃核仁**主骨蒸作热，一百二十颗杵为丸，平旦井水下，饮酒令醉，任意吃水，隔日一作。急劳咳嗽，同猪肝、童尿煮丸服。冷劳减食，茱萸炒收，日食二十粒，酒下，重者服五百粒愈。传尸鬼气，咳嗽痃癖，煮汁作粥食。五尸鬼疰，九十九种，传及傍人，急以桃仁五十枚研泥，水四升煮服，取吐，不尽再吐。**蜀椒**丸服。**槟榔**　**安息香**　**苏合香**并杀传尸劳瘵虫。**樟木节**风劳有虫，同天灵盖诸药服。**干漆**传尸劳瘵，五劳七伤，同柏子仁、酸枣、山茱萸丸服。**皂荚**卒热劳疾，酥炙丸服。急劳烦热，同刺及木皮烧灰淋煎，嗽，入麝香，以童尿浸，蒸饼丸服。

桑柴灰尸疰鬼疰，三十六种，变动九十九种，死复传人，淋汁煮赤小豆，同羊肉作羹食。**樗白皮**鬼疰传尸，童尿、豆豉煎服。**地骨皮**骨蒸烦热，同防风、甘草煎服。**酸枣仁**骨蒸劳热，擂汁煮粥食。**阿魏**传尸冷气。**无患子皮**飞尸。**柳叶** **阿勒勃** **黄檗**〔金石〕**金薄**并主骨蒸劳热。**石膏**骨蒸劳热，研粉服。**雄黄**五尸劳病，同大蒜丸服。骨蒸发热，小便研，烧石熏之。**鹅管石**熏劳嗽。**白矾**冷劳泄痢，同羊肝丸服。**禹余粮**冷劳肠泄，同乌头丸服。**阳起石** **磁石**并主五劳七伤虚乏。**霹雳砧**〔诸虫鳞介〕**虫白蜡**并杀余虫。**石决明**骨蒸劳极。**纳鳖**传尸劳。**鳖甲**冷痛劳瘦，除骨节间劳热结实，补阴补气。**鳖肉**益气补不足，去血热。骨蒸潮热咳嗽，同前胡、贝母等药煮食，丸服。**蛤蚧**治肺劳传尸，咳嗽咯血。**蛇吞蛙**劳嗽吐臭痰，煅研酒服。**鳗鲡鱼**传尸疰气劳损。骨蒸劳瘦，酒煮服。〔禽兽〕**啄木鸟**取虫，煅研酒服。**慈乌**补劳治瘦，止咳嗽骨蒸，五味淹食。**乌鸦**瘦病咳嗽，骨蒸劳痰，煅研酒服。五劳七伤，吐血咳嗽，酿栝楼根，日煮食。**鹰矢白**杀劳虫。**猪脊髓**骨蒸劳伤，同猪胆、童尿、柴胡等煎服。**猪肝**急劳瘦悴寒热，同甘草丸服。**猪肾**传尸劳瘵，童尿、酒煮服。**猪肚**骨蒸热劳，四时宜食。**猪胆**骨蒸劳极。**羊肉**骨蒸久冷，同山药作粥食。骨蒸传尸，同皂荚、酒煮食，当吐虫出。**白羊头蹄**五劳七伤，同胡椒、荜茇、干姜煮食。**诸朽骨**骨蒸劳热，煮汁淋之，取汗。**猫肝**杀劳瘵虫，生晒研，每朔望五更酒服。**獭肝**传尸伏连殗殜，劳瘵虚汗，咳嗽发热，杀虫，阴干为末，水服，日三。**鹿茸** **腽肭脐**虚劳。**熊脂**酒服，杀劳虫，补虚损。**象牙**骨蒸。**獭肉** **狸骨** **虎牙** **鼠肉**并杀劳虫。〔人部〕**人屎**骨蒸劳极，名伏连传尸，同小便各一升，入新粟米饭五升，曲半饼，密封二七日，每旦服一合，午再服，并去恶气。人屎浸水早服之，晚服童尿。**人尿**滋阴降火。男女劳证，日服二次。骨蒸发热，以五升煎一升，入蜜三匙，每服一碗，日二服。**人中白**传尸热劳，肺痿消瘦，降火，消瘀血。**秋石**虚劳冷疾，有服法。**人乳**补五脏，治瘦悴。虚损劳瘵，同麝香、木香服，或同胞衣末服。**人牙**烧用，治劳。**天灵盖**传尸尸疰，鬼疰伏连。肺痿，骨蒸盗汗，退邪气，追劳虫，炙黄，水煎服。同麝香丸服。小儿骨蒸，加黄连，末服。追虫，有天灵盖散。**人胞**男女一切虚损劳极，洗煮，入茯神丸服。河车大造丸。**人胆**尸疰伏连。**人肉**瘵疾。

邪　祟

邪气乘虚，有痰、血、火、郁。

【除辟】〔草部〕**升麻**杀百精老物，殃鬼邪气。中恶腹痛，鬼附啼泣。**徐长**

卿鬼疰精物邪恶气，百精老魅注易，亡走啼哭恍惚。**鬼督邮**　**马目毒公**　**鬼臼**杀鬼疰精物，避恶气不祥，尸疰传尸。**忍冬**飞尸、遁尸、风尸、沉尸、尸疰、鬼击，并煮汁服，或煎膏化酒服。**丹参**中恶，百邪鬼魅，腹痛气作，声音鸣吼，定精。**防葵**狂邪，鬼魅精怪。**白鲜皮**大热饮水，狂走大呼。**白蒺藜**卒中五尸，丸服。**女青**　**赤箭**　**天麻**　**野葛**　**海根**　**雷丸**　**蓝实**　**败芒箔**　**卷柏**　**桔梗**　**知母**　**小草**　**远志**　**甘松**　**藁本**　**迷迭香**　**白微**　**人参**　**苦参**　**沙参**　**紫菀**　**狼毒**　**草犀**　**白茅香**　**茅香**　**白及**　**商陆**　**木香**　**缩砂**　**藿香**　**瓶香**　**藒车香**　**兰草**　**山柰**　**山姜**　**蒟酱**　**蕙草**　**姜黄**　**莪茂**　**郁金香**　**鸡苏**　**菖蒲**　**艾叶**　**苦耽**　**云实**　**蓖麻**　**蜀漆**　**艾纳香**　**射罔**　**射干**　**鸢尾**　**芫花**　**荛花**　**水堇**　**钩吻**　**羊踯躅**　**海藻**　**蘼芜**　**青蒿**　**石长生**　**独行根**　**白兔藿**　**续随子**　**蜘蛛香**　**屋四角茅**　**赤车使者**　〔谷菜〕**豌豆**煮汁。**白豆**　**大豆**并主鬼毒邪气疰忤。**酒**　**醋**　**陈粟米**并主鬼击。**粳米**五种尸病，日煮汁服。**芥子**邪恶鬼疰气，浸酒服。**白芥子**御恶气，飞尸遁尸，邪魅。**大蒜**杀鬼去痛，同香墨、酱汁服。鬼毒风气，同杏仁、雄黄服。**百合**百邪鬼魅，啼泣不止。**胡荽**　**罗勒**　**旱芹**　〔果木服器〕**桃枭**　**桃花**　**桃白皮**　**桃胶**　**桃毛**并主邪恶鬼疰精气。**桃仁**鬼疰寒热疼痛，研服。**陈枣核中仁**疰忤恶气。常服，百邪不干。**榧子**　**蜀椒**　**毕澄茄**　**吴茱萸**　**柏实**　**鬼箭**　**沉香**　**蜜香**　**丁香**　**檀香**　**乌药**　**必栗香**　**竹叶**　**鬼齿**并主中恶邪鬼疰气。**降真香**带之辟邪恶气、宅舍怪异。**安息香**心腹恶气，鬼疰，魍魉，鬼胎，中恶魇寐。常烧之，去鬼来神。妇人夜梦鬼交，烧熏永断。**苏合香**辟恶，杀鬼精物。**詹糖香**　**樟脑**　**乳香**　**阿魏**　**桦皮脂**　**樗白皮**　**干漆**　**皂荚**　**桑柴灰**　**无患子**　**巴豆**　**琥珀**并杀鬼精尸疰。**栀子**五尸注病，烧研水服。**乌臼根皮**尸疰中恶，煎入朱砂服。**古厕木**鬼魅传尸，魍魉神祟，烧之。**古榇板**鬼气疰忤，中恶心腹痛，梦悸，常为鬼神祟挠，和桃枝煎酒服，取吐下。**死人枕**　**桃橛**　**甑带**煮汁。**铳楔**　**败芒箔**　〔水土金石〕**粮罂水**并主尸疰鬼气。**半天河水**鬼疰，狂邪气，恍惚妄言。**铸钟黄土**　**鼢鼠壤土**　**伏龙肝**　**釜脐墨**　**京墨**　**黑铅**　**铅丹**并主疰忤邪气。**古镜**　**铜镜鼻**　**铁落**　**朱砂**　**水银**　**硫黄**　**石膏**　**生银**　**雄黄**　**代赭**　**金牙石**　**金刚石**　**砺石**　**蛇黄**　**食盐**　**霹雳砧**　〔诸虫鳞介〕**露蜂房**　**芫菁**　**龙骨**　**龙齿**　**鼍甲**并主疰病鬼邪。**鲮鲤**五邪惊啼悲伤，妇人鬼魅哭泣。**蛤蚧**　**鳗鲡**　**鲛鱼皮**　**海虾**　**蟹爪**　**贝子**　**牡蛎**　〔禽兽〕**丹雄鸡**　**黑雌鸡**　**乌骨鸡**　**鸡冠血**　**东门鸡头**并主邪气鬼物疰忤。**鸡卵白**五遁尸气冲心，或牵腰脊，顿吞七枚。**胡燕卵黄**　**乌鸦**　**鹊巢**烧服。**白鸭血**并主鬼魅邪气。**鹰肉**食之，去野狐邪魅。觜、爪烧灰，水服。屎白烧灰，酒服。**牛黄**　**野猪黄**　**羊**

脂　猪脂　白犬血　猪心血　尾血　猪乳　豚卵　羖羊角烧。**羚羊角及鼻　犀角　鹿角及茸　鹿头　麂头骨　猴头骨　狐头、尾及屎**烧灰，辟邪恶。五脏，主狐魅及人见鬼，作羹食。**兔头及皮　猫头骨　猫肉　狸肉及骨　豹肉及鼻　虎肉及骨**取二十六种魅。爪、牙、皮、屎同。**象牙　狼牙　熊胆　麝香　灵猫阴　獭肝**鬼疰邪魅，烧末服。**腽肭脐**鬼气尸疰狐魅。**六畜毛、蹄甲　马悬蹄　马屎　狮屎　底野迦　鼠屎　彭侯**〔人部〕**乱发**尸疰，烧灰服。**头垢　人尿**鬼气疰病，日日服之。**天灵盖**尸疰鬼气。**人胆**。

寒　热

有外感，内伤，火郁，虚劳，疟，疮，瘰疬。

【和解】〔草部〕**甘草**五脏六腑寒热邪气，凡虚而多热者加之。**知母**肾劳，憎寒烦热。**丹参**虚劳寒热。**白头翁**狂易寒热。**胡黄连**小儿寒热。**黄芩**寒热往来，及骨蒸热毒。**柴胡**寒热邪气，推陈至新，去早辰潮热，寒热往来，妇人热入血室。**前胡**伤寒寒热，推陈致新。**白鲜皮**主壮热恶寒。**茅根　大黄**并主血闭寒热。**旋覆花**五脏间寒热。**茵预**寒热如疟。**屋游**浮热在皮肤，往来寒热。**乌韭　龙胆**骨间寒热。**白微**寒热酸痛。**秦艽　当归　芎䓖　芍药**并主虚劳寒热。**荆芥　积雪草　紫草　夏枯草　蠡实　芦根　云实　木通　蒲黄　吴蓝　连翘　蛇含　鸭跖草　凌霄花　土瓜根**〔菜果〕**冬瓜**泡汁饮。**茄子　马齿苋　苋实　薤白　杏花**女子伤中寒热痹。**桃毛**血瘕寒热。〔木石〕**厚朴**解利风寒寒热。**牡荆　蔓荆**并除骨间寒热。**冷水**服丹石，病发恶寒，冬月淋至百斛，取汗乃愈。**松萝　枳实　竹茹　雄黄**肝病寒热。**石膏**中风寒热。**滑石**胃热寒热。**曾青**养肝胆，除寒热。**石青　石胆　食盐　朴消　矾石**〔虫介兽人〕**雀瓮　龟甲**骨中寒热，或肌体寒热欲死，作汤良。**海蛤**胸痛寒热。**蛤蜊**老癖为寒热。**贝子**温疰寒热，解肌，散结热。**龙齿**大人骨间寒热。**鼍甲**伏坚寒热。**猪悬蹄甲**小儿寒热，烧末乳服。**牛黄　人尿**。

【补中清肺】〔草谷〕**黄芪**虚疾寒热。**沙参　黄精　葳蕤　术**并除寒热，益气和中。**桔梗**除寒热，利肺。**灯笼草　麦门冬　紫菀　旋花根　黄环　天门冬　白英　忍冬　豌豆　绿豆　赤小豆　秫　百合　山药**〔果木〕**吴茱萸　椒红　桂**利肝肺气，心腹寒热。**辛夷**五脏身体寒热。**沉香**诸虚寒热冷痰，同附子煎服。**乌药**解冷热。**桑叶**除寒热，出汗。**茯苓　酸枣　山茱萸**〔石部〕**殷蘖**瘀血寒热。**阳起石　禹余粮**〔禽兽〕**鹜肪**风虚寒热。**猳猪头肉**寒热。**熊脂　鹿角　麋脂**。

吐血衄血

有阳乘阴者，血热妄行；阴乘阳者，血不归经。血行清道出于鼻，血行浊道出于口。呕血出于肝，吐血出于胃，衄血出于肺。耳血曰衈，眼血曰衈，肤血曰血汗，口鼻并出曰脑衄，九窍俱出曰大衄。

【逐瘀散滞】〔草部〕**大黄**下瘀血血闭。心气不足，吐血衄血，胸胁刺胀，同芩、连煎服。亦单为散，水煎服。**甘遂**　**芫花**　**大戟**吐血痰涎，血不止者，服此下行即止。**杜衡**吐血有瘀，用此吐之。**红蓝花**　**郁金**破血。为末，井水服，止吐血。**茜根**活血行血。为末，水煎服，止吐衄诸血。或加黑豆、甘草丸服。同艾叶、乌梅丸服。**剪草**一切失血，为末和蜜，九蒸九晒服。**三七**吐衄诸血，米泔服三钱。**蓖麻叶**涂油炙，熨囟上，止衄。**三棱**末，醋调涂五椎上，止衄。〔谷菜〕**麻油**衄血，注鼻，能散血。**醋**衄血，和胡粉服，仍和土敷阴囊上。**韭汁**止吐血。和童尿服，消胃脘瘀血。**葱汁**散血。塞鼻，止衄。**蔓菁汁**止吐血。**莱菔汁**止吐血大衄，仍注鼻中。**桑耳**塞鼻，止衄。〔果木〕**栗楔**破血。烧服，止吐衄。壳亦可。**荷叶**破恶血，留好血。口鼻诸血，生者擂汁服，干者末服，或烧服，或加蒲黄。**藕汁**散瘀血，止口鼻诸血。亦注鼻止衄。**桃仁**破瘀血血闭。**桃枭**破血。止吐血，诸药不效，烧服。**榴花**散血。为末服，止吐衄。同黄葵花煎服，或为末服，亦塞鼻止衄。**干柿**脾之果，消宿血，治吐血咯血。**棕灰**消瘀血。止吐衄诸血，水服。**血竭**吹鼻，止衄。**山茶**吐衄，为末，酒入童尿服。**胡颓子根**吐血，煎水服。**蕤核**衄血。**枫香**吐衄，为末水服，或加蛤粉，或加绵灰。**椰子皮**止衄。**苏木**　〔服器〕**红绵灰**水服。**黄丝绢灰**水服。**白纸灰**水服，止吐衄，效不可言。**麻纸灰**　**藤纸灰**入麝香，酒服，止衄血。**屏风故纸灰**酒服，止衄。**败船茹**止吐血。〔土石〕**白垩土**衄血，水服二钱，除根。**伏龙肝**水淘汁，入蜜服，止吐血。**金墨**吐衄，磨汁服。**铛墨**炒过，水服二钱，止吐衄诸血。**百草霜**水服，并吹鼻止衄。**白瓷器末**吐血，皂角仁汤服二钱。衄血，吹鼻。**地龙粪**吐血，水服二钱。**花乳石**能化血为水，主诸血。凡喷血出升斗者，煅研，童尿入酒服三五钱。**金星石**主肺损吐血嗽血。**石灰**散瘀血。凡卒吐血者，刀头上烧研，水服三钱。**白矾**吹鼻，止衄。**硇砂**衄血不止，水服二钱。**食盐**散血。**戎盐**主吐血。**芒消**下瘀血。**珊瑚**吹鼻，止衄。〔虫鳞〕**蚕退纸灰**吐血不止，蜜丸含咽。**蛴螬**主吐血在胸腹不出。**蜘蛛网**卒吐血者，米饮吞一团。**露蜂房**主吐衄血。**蜗牛**焙研，同乌贼骨吹鼻，止衄。**虻虫**　**水蛭**　**五倍子末**水服，并吹鼻，止衄。**壁钱窠**塞鼻，止衄。**龙骨**服，止吐血；吹鼻，止衄；

吹耳，止衄。**鲤鱼鳞灰**散血。衄不止，水服二钱。**乌贼骨**末服，治卒吐血；吹鼻，止衄。**鳔胶**散瘀血，止呕血。**鳝血**滴鼻，止衄。**胆**滴耳，止衄。〔禽兽〕**五灵脂**吐血，同芦荟丸服。同黄芪末，水服。**鸡屎白**　**老鸱骨**　**驼屎灰**　**骡屎灰**　**马悬蹄灰**　**牛骨灰**　**猬皮灰**并吹鼻止衄。**白马通**服汁，塞鼻，并止吐衄。**牛耳垢**塞鼻，止衄。**黄明胶**贴山根，止衄。炙研，同新绵灰饮服，止吐血。〔人部〕**发灰**散瘀血。止上下诸血，并水服方寸匕，日三。吹鼻，止衄。**人尿**止吐衄，姜汁和服，降火散瘀血，服此者十无一死。**吐出血**炒黑研末，麦门冬汤服三分，以导血归源。**衄血**接取点目角，并烧灰水服一钱。**人爪甲**刮末吹鼻，止衄妙。

【滋阴抑阳】〔草部〕**生地黄**凉血生血。治心肺损，吐血衄血，取汁和童尿煎，入白胶服。心热吐衄，取汁和大黄末丸服。同地龙、薄荷末，服之。**紫参**唾血衄衄。同人参、阿胶末服，止吐血。**丹参**破宿血，生新血。**地榆**止吐衄，米醋煎服。**牡丹皮**和血，生血，凉血。**当归**头止血，身和血，尾破血。衄血不止，末服一钱。**芎䓖**破宿血，养新血，治吐衄诸血。**芍药**散恶血，逐贼血，平肝助脾。太阳衄衄不止，赤芍药为末，服二钱。咯血，入犀角汁。**黄芩**诸失血。积热吐衄，为末水煎服。**黄连**吐衄不止，水煎服。**胡黄连**吐衄，同生地黄、猪胆汁丸服。**黄药子**凉血降火。吐血，水煎服。衄血，磨汁服，或末服。**白药子**烧服。**蒲黄**　**青黛**水服。**蓝汁**　**车前子**　**大小蓟汁**。**马兰**　**泽兰**　**水苏**煎或末。**紫苏**熬膏。**薄荷**　**青蒿**汁。**青葙**汁。**马蔺子**　**阴地厥**　**鳢肠**汁。**蘘荷根**汁。**生葛**汁。**浮萍**末。**桑花**末。**船底苔**煎。**土马骔**并止吐血衄血。**荆芥**吐血，末服。口鼻出血，烧服。九窍出血，酒服。**茅根**汁或末。**茅针**　**茅花**　**金丝草**　**白鸡冠花**并主吐血衄血。**屋上败茅**浸酒。**地菘**末。**龙葵**同人参末。**螺厣草**擂酒，并止吐血。**苍耳**汁。**贯众**末。**黄葵子**末。**王不留行**煎。**萱根**汁。**决明**末。**龙鳞薜荔**末。**垣衣**汁。**屋游**末服，并止衄血。**地肤**九窍出血，同栀子、甘草、生姜、大枣、灯草，水煎服。**麦门冬**吐衄不止，杵汁和蜜服，或同地黄煎服，即止。**马勃**积热吐血，沙糖丸服。妊娠吐血，米饮和服。〔谷菜〕**小麦**止唾血。**淅泔**饮，止吐血。**麦面**水服，止吐衄。**粟米粉**绞汁，止衄。**翻白草**吐血，煎服。〔果木〕**莲花**酒服末，止损血。**柏叶**煎、丸、散、汁，止吐衄诸血。**栀子**清胃脘血，止衄。**桑叶**末。**地骨皮**煎服，并主吐血。**柳絮**末服，止吐咯血。**槐花**末服，主吐唾咯血。同乌贼骨，吹衄血。**楮叶**汁。**黄檗**末。**槲若**末。**竹叶**　**竹茹**并主吐血衄血。**荆叶**九窍出血，杵汁入酒服。〔金石〕**朱砂**同蛤粉酒服，主诸般吐血。**滑石**水服。**铅霜**水服。**胡粉**炒醋。**黄丹**水服。**玄明粉**水服。**水银**并主热衄。〔介兽〕**螺蛳**服汁，主黄疸吐血。**蛤粉**同槐花末，水服。**犬胆**并止衄血。**犀角**汁，止积热吐衄。〔人部〕**人中白**入麝，酒服，止衄。**人中黄**末服，主呕血。烧灰，吹鼻衄。

【理气导血】〔草木〕**香附**童尿调末服，或同乌药、甘草煎服。**桔梗**末。**箬叶**灰。**乌药**　**沉香**并止吐血衄血。**防风**上部见血须用。**白芷**破宿血，补新血。涂山根，止衄。**半夏**散瘀血。**天南星**散血，末服。**贝母**末。**芦荻皮**灰。**栝楼**灰。**榧子**末服，并主吐血。**石菖蒲**肺损吐血，同面，水服。**芎䓖**同香附末服，主头风即衄。**灯心草**末。**香薷**末。**谷精草**末。**枇杷叶**末。**玄胡索**塞耳。并止衄。〔服器〕**折弓弦**口鼻大衄，烧灰同白矾吹之。

【调中补虚】〔草谷〕**人参**补气生血，吐血后煎服一两。内伤，血出如涌泉，同荆芥灰、蒸柏叶、白面水服。**黄芪**逐五脏恶血。同紫萍末服，止吐血。**甘草**养血补血，主唾脓血。**白及**羊肺蘸食，主肺损吐血。水服，止衄。**百合**汁，和蜜蒸食，主肺病吐血。**稻米**末服，止吐衄。**萆薢叶**香油炒食。**饴糖**　**白扁豆**　**白术**　〔石部〕**钟乳粉**　**五色石脂**　**代赭石**并主虚劳吐血。**灵砂**暴惊九窍出血，人参汤服三十粒。〔介兽〕**鳖甲**　**蛤蚧**　**淡菜**　**阿胶**　**白狗血**热饮。**鹿角胶**并主虚损吐血。**水牛脑**劳伤吐血，同杏仁、胡桃、白蜜、麻油熬干，末服。**羊血**热饮，主衄血经月。**酥酪**　**醍醐**灌鼻，止涕血。

【从治】**附子**阳虚吐血，同地黄、山药丸服。**益智子**热伤心系吐血，同丹砂、青皮、麝香末服。**桂心**水服。**干姜**童尿服。并主阴乘阳吐血衄血。**艾叶**服汁，止吐衄。**姜汁**服汁，仍滴鼻。**芥子**涂囟。**葫蒜**贴足心。并主衄血。又服蒜汁，止吐血。

【外迎】**冷水**耳目鼻血不止，以水浸足、贴囟、贴顶、噀面、薄胸皆宜。

齿　衄

有阳明风热，湿热，肾虚。

【除热】**防风**　**羌活**　**生苄**　**黄连。**

【清补】**人参**齿缝出血成条，同茯苓、麦门冬煎服，奇效。上盛下虚，服凉药益甚者，六味地黄丸、黑锡丹。

【外治】**香附**姜汁炒研，或同青盐、百草霜。**蒲黄**炒焦。**苦参**同枯矾。**骨碎补**炒焦。**丝瓜藤**灰。**寒水石**同朱砂、甘草、片脑。**五倍子**烧。**地龙**同矾、麝。**紫铆**　**枯矾**　**百草霜**并揩掺。**麦门冬**　**屋游**　**地骨皮**　**苦竹叶**　**盐**并煎水漱。**童尿**热漱。**蜀椒**　**苦竹茹**并煎醋漱。**蟾酥**按。**铁钉**烧烙。

血　汗

即肌衄，又名脉溢，血自毛孔出。心主血，又主汗，极虚有火也。

【内治】 **人参**气散血虚，红汗污衣，同归、芪诸药煎服。又建中汤、辰砂、妙香散皆宜。抓伤血络，血出不止，以一两煎服。**葎草**产妇大喜，汗出赤色污衣，喜则气出也。捣汁一升，入醋一合，时服一杯。**黄芩**灸疮血出不止，酒炒末下。**生姜汁**毛窍节次血出，不出则皮胀如鼓，须臾口目皆胀合，名脉溢，以水和汁各半服。**郁李仁**鹅梨汁调末服，止血汗。**朱砂**血汗，入麝，水服。**人中白**血从肤腠出，入麝，酒服二钱。**水银**毛孔出血，同朱砂、麝香服。**黄犊脐中屎**九窍四肢指歧间血出，乃暴怒所致，烧末水服方寸匕，日五次。

【外治】 **旱莲**傅灸疮血出不止。**蜣螂灰**同上。**粪桶箍**烧傅搔痒血出不止。**五灵脂**掺抓痣血出不止。**男子胎发**医毛孔血出。**煮酒瓶上纸**同上。

咳　嗽　血

咳血出于肺，嗽血出于脾，咯血出于心，唾血出于肾。有火郁，有虚劳。

【火郁】 **麦门冬**　**片黄芩**　**桔梗**　**生地黄**　**金丝草**　**茅根**　**贝母**　**姜黄**　**牡丹皮**　**芎䓖**　**白芍药**　**大青**　**香附子**　**茜根**　**丹参**　**知母**　**荷叶**末。**藕汁**　**桃仁**　**柿霜**　**干柿**入脾肺，消宿血、咯血、痰涎血。**杏仁**肺热咳血，同青黛、黄蜡作饼，干柿夹煨，日食。**水苏**研末饮服。**紫菀**同五味子蜜丸服，并治吐血后咳。**白前**久咳唾血，同桔梗、甘草、桑白皮煎服。**荆芥穗**喉脘痰血，同甘、桔煎服。**蒲黄**　**桑白皮**　**茯神**　**柳絮**末。**韭**汁，和童尿。**生姜**蘸百草霜。**黄檗**　**槐花**末服。**槲若**水煎。**发灰**　**童尿**并主咳咯唾血。**栀子**炒焦，清胃脘血。**诃子**火郁嗽血。**乌鸦**劳嗽吐血。

【虚劳】 **人参**　**地黄**　**百合**　**紫菀**　**白及**　**黄芪**　**五味子**　**阿胶**　**白胶**　**酥酪**　**黄明胶**肺损嗽血，炙研汤服。**猪胰**一切肺病，咳唾脓血。**猪肺**肺虚咳血，蘸薏苡仁末食。**猪心**心虚咯血，包沉香、半夏末，煨食。**乌贼骨**女子血枯，伤肝唾血。

诸　汗

有气虚，血虚，风热，湿热。

【气虚】〔草部〕**黄芪**泄邪火，益元气，实皮毛。**人参**一切虚汗，同当归、猪肾煮食，止怔忡自汗。**白术**末服，或同小麦煎服，止自汗。同黄芪、石斛、牡蛎末服，主脾虚自汗。**麻黄根**止诸汗必用，或末，或煎，或外扑。**葳蕤**　**知母**　**地榆**并止自汗。**附子**亡阳自汗。**艾叶**盗汗，同茯神、乌梅煎服。**何首乌**贴脐。**郁金**涂乳。**粳米粉**外扑。**麻勃**中风汗出。**糯米**同麦麸炒，末服。**韭根**四十九根煎服，止盗汗。〔果木〕**酸枣仁**睡中汗出，同参、苓末服。**茯神**虚汗盗汗，乌梅汤服。血虚心头出汗，艾汤调服。**柏实**养心止汗。**桂**主表虚自汗。**杜仲**产后虚汗，同牡蛎服。**吴茱萸**产后盗汗恶寒。**雷丸**同胡粉扑。〔虫介鳞禽兽〕**五倍子**同荞麦粉作饼，煨食，仍以唾和填脐中。**牡蛎粉**气虚盗汗，同杜仲酒服。虚劳盗汗，同黄芪、麻黄根煎服。产后盗汗，麸炒研，猪肉汁服。阴汗，同蛇床子、干姜、麻黄根扑之。**龙骨**止夜卧惊汗。**黄雌鸡**伤寒后虚汗，同麻黄根煮汁，入肉苁蓉、牡蛎粉煎服。**猪肝**脾虚，食即汗出，为丸服。**羊胃**作羹食。**牛羊脂**酒服，止卒汗。

【血虚】〔草兽〕**当归**　**地黄**　**白芍药**　**猪膏**产后虚汗，同姜汁、蜜、酒煎服。**猪心**心虚自汗，同参、归煮食。**肾**产后汗蓐劳，煮粥臛食。

【风热】〔草部〕**防风**止盗汗，同人参、芎䓖末服。自汗，为末，麦汤服。**白芷**盗汗，同朱砂服。**荆芥**冷风出汗，煮汁服。**龙胆**男女小儿及伤寒一切盗汗，为末酒服，或加防风。**黄连**降心火，止汗。**胡黄连**小儿自汗。**麦门冬**　〔谷菜〕**小麦**　**浮麦**　**麦面**盗汗，作丸煮食。**豉**盗汗，熬末酒服。**蒸饼**每夜食一枚，止自汗盗汗。**黄蒸**　**米醋**并止黄汗。**胡瓜**小儿出汗，同黄连、胡黄连、黄檗、大黄诸药，丸服。〔果木〕**桃枭**止盗汗，同霜梅、葱白、灯心等煎服。**椒目**盗汗，炒研，猪唇汤服。**盐麸子**收汗。**经霜桑叶**除寒热盗汗，末服。**竹沥**产后虚汗，热服。〔服器〕**败蒲扇灰**水服并扑。**甑蔽灰**水服。**死人席灰**煮浴。**五色帛**拭盗汗，乃弃之。

怔　忡

血虚，有火，有痰。

【养血清神】〔草木〕**人参**同当归末，猪肾煮食。**当归**　**地黄**　**黄芪**　**远志**　**黄芩**　**黄连**泻心火，去心窍恶血。**巴戟天**益气，去心痰。**香附**忧愁心松，少气疲瘦。**牡丹皮**主神不足，泄包络火。**麦门冬**　**茯神**　**茯苓**　**酸枣**　**柏实**安魂定魄，益智宁神。

健　　忘

心虚，兼痰，兼火。

【补虚】〔草木〕**甘草**安魂魄，泻火养血，主健忘。**人参**开心益智，令人不忘，同猪肪炼过，酒服。**远志**定心肾气，益智慧不忘，为末。酒服。**石菖蒲**开心孔，通九窍，久服不忘不惑，为末，酒下。**仙茅**久服通神，强记聪明。**淫羊藿**益气强志，老人昏耄，中年健忘。**丹参**　**当归**　**地黄**并养血安神定志。**预知子**心气不足，忧惚错忘，忪悸烦郁，同人参、菖蒲、山药、黄精等，为丸服。〔谷菜果木〕**麻勃**主健忘。七夕日收一升，同人参二两为末，蒸熟，每卧服一刀圭，能尽知四方事。**山药**镇心神，安魂魄，主健忘，开达心孔，多记事。**龙眼**安志强魂，主思虑伤脾，健忘怔忡，自汗惊悸，归脾汤用之。**莲实**清心宁神，末服。**乳香**心神不足，水火不济，健忘惊悸，同沉香、茯神丸服。**茯神**　**茯苓**　**柏实**　**酸枣**　〔鳞兽〕**白龙骨**健忘，同远志末，汤服。**龙骨**同龙骨、远志，末服。**六畜心**心昏多忘，研末酒服。

【痰热】〔草果〕**黄连**降心火，令人不忘。**玄参**补肾止忘。**麦门冬**　**牡丹皮**　**紫胡**　**木通**通利诸经脉壅寒热之气，令人不忘。**商陆花**人心昏塞，多忘喜误，为末，夜服。梦中亦醒悟也。**桃枝**作枕及刻人佩之，主健忘。〔金石兽〕**旧铁铧**心虚恍惚健忘，火烧淬酒浸水，日服。**铁华粉**　**金薄**　**银薄**　**银膏**　**朱砂**　**空青**　**白石英**心脏风热，惊悸善忘，化痰安神，同朱砂为末服。**牛黄**除痰热健忘。

惊　　悸

有火，有痰，兼虚。

【清镇】〔草谷〕**黄连**泻心肝火，去心窍恶血，止惊悸。**麦门冬**　**远志**　**丹参**　**牡丹皮**　**玄参**　**知母**并定心，安魂魄，止惊悸。**甘草**惊悸烦闷，安魂魄。伤寒心悸脉代，煎服。**半夏**心下悸忪，同麻黄丸服。**天南星**心胆被惊，神不守舍，恍惚健忘，妄言妄见。同朱砂、琥珀丸服。**柴胡**除烦止惊，平肝胆包络相火。**龙胆**退肝胆邪热，止惊悸。**芍药**泻肝，除烦热惊狂。**人参**　**黄芪**　**白及**　**胡麻**　〔菜木〕**山药**　**淡竹沥**　**黄檗**　**柏实**　**茯神**　**茯苓**　**乳香**　**没药**　**血竭**　**酸枣仁**　**厚朴**　**震烧木**火惊失志，煮汁服。〔金石〕**霹雳砧**大惊失心恍惚，安神定志。

天子藉田犁下土惊悸颠邪，水服。**金屑**　**银屑**　**生银**　**朱砂银**　**朱砂银膏**　**自然铜**　**铅霜**　**黄丹**　**铁精**　**铁粉**　**紫石英**煮汁。**雄黄**　**玻璃**　**白石英**　**五色石脂**〔**鳞介禽兽**〕**龙骨**　**龙齿**　**夜明沙**　**鼍甲**　**牛黄**　**羚羊角**　**虎睛、骨、胆**　**羖羊角**　**象牙**　**麝脐香**　**犀角**　**醍醐**并镇心平肝，除惊悸。**猪心**除惊补血，产后惊悸，煮食。**猪心血**同青黛、朱砂丸服，治心病邪热。**猪肾**心肾虚损，同参、归煮食。**六畜心**心虚作痛，惊悸恐惑。**震肉**因惊失心，作脯食。〔人部〕**人魄**磨水服，定惊悸狂走。

狂　　惑

有火，有痰，及畜血。

【清镇】〔草部〕**黄连**　**蓝汁**　**麦门冬**　**荠苨**　**茵陈**　**海金沙**并主伤寒发狂。**葳蕤**　**紫参**　**白头翁**并主狂疟。**白微**暴中风热，忽忽不知人，狂惑邪气。**白鲜皮**腹中大热饮水，欲走发狂。**龙胆**伤寒发狂，为末，入鸡子清、生蜜，凉水服。**撒法郎**即番红花，水浸服，主伤寒发狂。**葛根**　**栝楼根**　**大黄**热病谵狂，为散服。**攀倒甑汁**主风热狂躁，服。**苦参**热病发狂，不避水火，蜜丸服。**麦门冬**　**芍药**　**景天**　**鸭跖草**并主热狂。**葶苈**卒发狂，白犬血丸服。**郁金**失血颠狂，同明矾丸服。**莨菪子**　**防葵**并主颠狂，多服令人狂走。〔谷菜〕**麦苗**汁，主时疾狂热。**麦奴**阳毒热狂大渴。**葱白**天行热狂。**百合**颠邪狂叫涕泣。**淡竹笋**热狂有痰。〔果木〕**瓜蒂**热水服，取吐。**甘蔗**天行热狂，腊月瓶封粪坑中，绞汁服。**苦枣**　**桃花**　**楝实**　**淡竹叶**并主热狂。**竹沥**痰在胸膈，使人颠狂。小儿狂语，夜后便发，每服二合。**栀子**蓄热狂躁，同豉煎服，取吐。**桐木皮**吐下。**雷丸**颠痫狂走。**栾花**诸风狂痓。**经死绳灰**卒发狂，水服。〔水土金石〕**半天河**鬼狂。**腊雪**热狂。**伏龙肝**狂颠风邪，水服。**釜墨**　**百草霜**并阳毒发狂。**车脂**中风发狂，醋服一团。**朱砂**颠痫狂乱，猪心煮过，同茯神丸服。产后败血入心，狂颠见祟，为末，地龙滚过，酒服。**寒水石**伤寒发狂，逾垣上屋，同黄连末服。**玄明粉**伤寒发狂，同朱砂服。**粉霜**伤寒积热，及风热生惊如狂，同铅霜、轻粉、白面，作丸服。**玄精石**　**菩萨石**　**雄黄**并热狂。**铁落**平肝去怯，善怒发狂，为饮服，下痰气。**铁甲**忧结善怒，狂易。**铁浆**发热狂走。**银屑**　**银膏**　**金屑**〔鳞介〕**龙齿**并镇神，定狂热。**文鳐**食之已狂。**贝子**　**玳瑁**并主伤寒热狂。

〔虫禽〕**蚕退纸灰**颠狂邪祟，狂走悲泣自高，酒服一匕。**白雄鸡**颠邪狂妄，自贤自圣，作羹粥食。惊愤邪僻，志气错越，入真珠、薤白煮食。**鸡子**天行热疾狂走，生吞一枚。**鸥**燥渴狂邪，五味腌食。**鹊巢灰**服，主颠狂。**凤凰台**磨水服，主热狂。〔兽人〕**羚羊角**惊梦狂越僻谬，平肝安魂。**犀角**时疾热毒入心，狂言妄语，镇肝退热，消痰解毒。**牛黄**　**犛牛黄**并惊。**驴脂**狂颠，和乌梅丸服。**驴肉**风狂忧愁不乐，安心止烦，煮食，或作粥食之。**六畜毛、蹄甲**颠狂妄走。**豭猪肉**狂病久不愈。**白犬血**热病发狂，见鬼垂死，热贴胸上。**狗肝**心风发狂，擦消石、黄丹，煮嚼。**灵猫阴**狂邪鬼神，镇心安神。**人中黄**热病发狂如见鬼，久不得汗，及不知人，煅研水服。**人屎**时行大热狂走，水服。**人尿**血闷热狂。**人魄**磨水服，定惊悸颠狂。**胞衣水**诸热毒狂言。**紫河车**煮食，主失心风，**耳塞**颠狂鬼神。

烦　躁

肺主烦，肾主躁。有痰，有火，有虫厥。

【清镇】〔草部〕**黄连**　**黄芩**　**麦门冬**　**知母**　**贝母**　**车前子**　**丹参**　**玄参**　**甘草**　**柴胡**　**甘蕉根**　**白前**　**葳蕤**　**龙胆草**　**防风**　**蠡实**　**芍药**　**地黄**　**五味子**　**酸浆**　**青黛**　**栝楼子**　**葛根**　**菖蒲**　**菰笋**　**萱根**　**土瓜根**　**王不留行**并主热烦。**海苔**研饮，止烦闷。**胡黄连**主心烦热，米饮末服。**牛蒡根**服汁，止热攻心烦。**款冬花**润心肺，除烦。**白术**烦闷，煎服。**苎麻**　**蒲黄**并主产后心烦。〔谷菜〕**小麦**　**糯米泔**　**淅二泔**　**赤小豆**　**豉**　**麸**　**蘖米**　**酱汁**　**米醋**　**芋**　**堇**　**水芹菜**　**白菘菜**　**淡竹笋**　**壶卢**　**冬瓜**　**越瓜**〔果木〕**西瓜**　**甜瓜**　**乌梅及核仁**　**李根白皮**　**杏仁**　**大枣**　**榅桲**　**椑柿**　**荔枝**　**巴旦杏**　**橄榄**　**波罗蜜**　**梨汁**　**枳椇**　**葡萄**　**甘蔗**　**刺蜜**　**都咸子**　**都桷子**　**藕**　**荷叶**　**芡茎**　**猕桃**　**竹沥**　**竹叶**　**淡竹叶**　**楝实**　**厚朴**　**黄栌**　**卢会**　**栀子**　**荆沥**　**猪苓**　**酸枣仁**　**胡桐泪**　**茯神**　**茯苓**　**槐子**大热心烦，烧研酒服。**黄檗**〔金石〕**铅霜**　**不灰木**　**真玉**　**禹余粮**　**滑石**煎汁煮粥。**五色石脂**　**朱砂**　**理石**　**凝水石**　**石膏**　**玄明粉**　**石硷**　**甜消**〔鳞介〕**龙骨**　**文蛤**　**真珠**合知母服。**蛏肉**〔禽兽〕**抱出鸡子壳**小儿烦满欲死，烧末酒服。**鸡子白**　**诸畜血**　**驴肉**　**羚羊角**并主热烦。**犀角**磨汁服，镇心，解大热，风毒攻心，毷氉热闷。**水羊角灰**气逆烦满，水服。**白犬骨灰**产后烦懑，水服。

不　眠

有心虚，胆虚，兼火。

【清热】〔草部〕**灯心草**夜不合眼，煎汤代茶。**半夏**阳盛阴虚，目不得瞑，同秫米，煎以千里流水，炊以苇火，饮之即得卧。**地黄**助心胆气。**麦门冬**除心肺热，安魂魄。〔谷菜〕**秫米**　**大豆**日夜不眠，以新布火炙熨目，并蒸豆枕之。**干姜**虚劳不眠，研末二钱，汤服取汁。**苦竹笋**　**睡菜**　**厥菜**　**马蕲子**〔果木〕**乌梅**　**榔榆**并令人得睡。**榆荚仁**作糜羹食，令人多睡。**蕤核**熟用。**酸枣**胆虚烦心不得眠，炒熟为末，竹叶汤下，或加人参、茯苓、白术、甘草，煎服。或加人参、辰砂、乳香，丸服。**大枣**烦闷不眠，同葱白煎服。**木槿叶**炒煎饮服，令人得眠。**郁李仁**因悸不得眠，为末酒服。**松萝**去痰热，令人得睡。**乳香**治不眠，入心活血。**茯神**　**知母**　**牡丹皮**〔金石〕**生银**　**紫石英**　**朱砂**〔虫禽兽〕**蜂蜜**　**白鸭**煮汁。**马头骨灰**胆虚不眠，同乳香、酸枣，末服。

多　眠

脾虚，兼湿热，风热。

【脾湿】〔草木〕**木通**脾病，常欲眠。**术**　**葳蕤**　**黄芪**　**人参**　**沙参**　**土茯苓**　**茯苓**　**荆沥**　**南烛**并主好睡。**蕤核**生用治足睡。**花构叶**人耽睡，晒研汤服，日二。〔鳞禽〕**龙骨**主多寐泄精。**鸤鸠**安神定志，令人少睡。

【风热】〔草部〕**苦参**　**营实**并除有热好眠。**甘蓝及子**久食益心力，治人多睡。**龙葵**　**酸浆**并令人少睡。**当归**　**地黄**并主脾气痿躄嗜卧。**苍耳**　**白微**风温灼热多眠。**白苣**　**苦苣**〔果木〕**茶**治风热昏愦，多睡不醒。**皋卢**除烦消痰，令人不睡。**酸枣**胆热好眠，生研汤服。**枣叶**生煎饮。〔兽部〕**马头骨灰**胆热多眠，烧灰水服，日三夜一。亦作枕。又同朱砂、铁粉、龙胆，丸服。

消　渴

上消少食，中消多食，下消小便如膏油。

【生津润燥】〔草部〕**栝楼根**为消渴要药，煎汤、作粉、熬膏皆良。**黄栝楼**酒洗熬膏，白矾丸服。**王瓜子**食后嚼二三两。**王瓜根**　**生葛根**煮服。**白**

芍药同甘草煎服，日三，渴十年者亦愈。**兰叶**生津止渴，除陈气。**芭蕉根汁**日饮。**牛蒡子**　**葵根**消渴，小便不利，煎服；消中尿多，亦煎服。**甘藤汁**　**大瓠藤汁**〔谷菜〕**菰米**煮汁。**青粱米**　**粟米**　**麻子仁**煮汁。**沤麻汁**　**菠薐根**同鸡内金末，米饮日服，治日饮水一石者。**出了子萝卜**杵汁饮，或为末，日服，止渴润燥。**蔓菁根**　**竹笋**　**生姜**鲫鱼胆和丸服。〔果木〕**乌梅**止渴生津，微研水煎，入豉再煎服。**椑柹**止烦渴。**君迁子**　**李根白皮**　**山矾**〔石虫介〕**矾石**　**五倍子**生津止渴，为末，水服，日三。**百药煎**　**海蛤**　**魁蛤**　**蛤蜊**　**真珠**　**牡蛎**煅研，鲫鱼汤服，二三服即止。〔禽兽〕**炟鸡汤**澄清饮，不过三只。**炟猪汤**澄清日饮。**酥酪**　**牛羊乳**　**驴马乳**。

【降火清金】〔草部〕**麦门冬**心肺有热，同黄连丸服。**天门冬**　**黄连**三消，或酒煮，或猪肚蒸，或冬瓜汁浸，为丸服。小便如油者，同栝楼根丸服。**浮萍**捣汁服，同栝楼根丸服。**葎草**虚热渴，杵汁服。**紫葛**产后烦渴，煎水服。**凌霄花**水煎。**泽泻**　**白药**　**贝母**　**白英**　**沙参**　**荠苨**　**茅根**煎水。**茅针**　**芦根**　**菰根**　**凫葵**　**水蘋**　**水莼**　**水藻**　**陟厘**　**菰草**　**灯心草**　**苎根**　**苦杖**　**紫菀**　**荭草**　**白芷**风邪久渴。**款冬花**消渴喘息。**苏子**消渴变水，同萝卜末，桑白皮汤，日三服，水从小便出。**燕蓐草**烧灰，同牡蛎、羊肺为末。〔谷菜〕**小麦**作粥饭食。**麦麸**止烦渴。**薏苡仁**煮汁。**乌豆**置牛胆百日，吞之。**大豆苗**酥炙末服。**赤小豆**煮汁。**腐婢**　**绿豆**煮汁。**豌豆**淡煮。**冬瓜**利小便，止消渴，杵汁饮。干瓤煎汁。苗、叶、子俱良。〔果木〕**梨汁**　**庵罗果**煎饮。**林檎**　**芰实**　**西瓜**　**甘蔗**　**乌芋**　**黄檗**止消渴，尿多能食，煮汁服。**桑白皮**煮汁。**地骨皮**　**荆沥**　**竹沥**日饮。**竹叶**　**茯苓**上盛下虚，火炎水涸，消渴，同黄连等分，天花粉糊丸服。**猪苓**〔服器〕**故麻鞋底**煮汁服。**井索头灰**水服。**黄绢**煮汁。〔水石〕**新汲水**　**腊雪水**　**夏冰**　**甘露**　**醴泉**　**乌古瓦**煮汁。**黑铅**同水银结如泥，含豆许咽汁。**铅白霜**同枯矾丸噙。**黄丹**新水服一钱。**密陀僧**同黄连丸服。**锡吝脂**主三焦消渴。**滑石**　**石膏**　**长石**　**无名异**同黄连丸服。**朱砂**主烦渴。**凝水石**　**卤硷**　**汤瓶硷**粟米和丸，人参汤，每服二十丸。同葛根、水萍煎服。同菝葜、乌梅末煎服。**浮石**煮汁服。同青黛、麝香服。同蛤粉、蝉蜕末，鲫鱼胆调服。〔虫介兽〕**石燕**煮汁服，治久患消渴。**蚕茧**煮汁饮。**蚕蛹**煎酒服。**晚蚕沙**焙研，冷水服二钱，不过数服。**缲丝汤**　**雪蚕**　**蜗牛**浸水饮，亦生研汁。**田螺**浸水饮。**蜗螺**　**蚬**浸水饮。**海月**　**猪脬**烧研，酒服。**雄猪胆**同定粉丸服。**牛胆**除心腹热渴。

【补虚滋阴】〔草部〕**地黄**　**知母**　**葳蕤**止烦渴，煎汁饮。**人参**生津液，止消渴，为末，鸡子清调服。同栝楼根，丸服。同粉草、猪胆汁，丸服。同葛粉、蜜，熬膏服。**黄芪**诸虚发渴，生痈或痈后作渴，同粉草半生半炙末服。**香附**消渴累年，同茯苓末。日服。**牛膝**下虚消渴，地黄汁浸曝，为丸服。**五味子**生津补肾。**菟丝子**煎饮。**蔷薇根**水煎。**菝葜**同乌梅煎服。**覆盆子**　**悬钩子**〔谷菜果木〕**糯米粉**作糜一斗食，或绞汁和蜜服。**糯谷**炒取花，同桑白皮煎饮，治三消。**稻穰心灰**浸汁服。**白扁豆**栝楼根汁和丸服。**韭菜**淡煮，吃至十斤效。**藕汁**　**椰子浆**　**栗壳**煮汁服。**枸杞**　**桑椹**单食。**松脂**〔石鳞禽兽〕**矾石**　**石钟乳**　**蛤蚧**　**鲤鱼**　**嘉鱼**　**鲫鱼**酿茶煨食，不过数枚。**鹅**煮汁。**白雄鸡**　**黄雌鸡**煮汁。**野鸡**煮汁。**白鸽**切片，同土苏煎汁，咽之。**雄鹊肉**　**白鸥肉**主躁渴狂邪。**雄猪肚**煮汁饮。仲景方：黄连、知母、麦门冬、栝楼根、粱米同蒸，丸服。**猪脊骨**同甘草、木香、石莲、大枣、煎服。**猪肾**　**羊肾**下虚消渴。**羊肚**胃虚消渴。**羊肺**　**羊肉**同瓠子、姜汁、白面、煮食。**牛胃**　**牛髓**　**牛脂**同栝楼汁，熬膏服。**牛脑**　**水牛肉**　**牛鼻**同石燕，煮汁服。**兔及头骨**煮汁服。**鹿头**煮汁服。

【杀虫】〔木石〕**苦楝根皮**消渴有虫，煎水入麝香服，人所不知。研末，同茴香末服。**烟胶**同生姜浸水，日饮。**水银**主消渴烦热，同铅结砂，入酥炙皂角、麝香，末服。**雌黄**肾消尿数，同盐炒干姜，丸服。〔鳞禽〕**鳝头**　**鳅鱼**烧研，同薄荷叶，新水服二钱。**鲫鱼胆**　**鸡肠**　**鸡内金**膈消饮水，同栝楼根炒为末，糊丸服。**五灵脂**同黑豆末，每服三钱，冬瓜皮汤下。〔兽人〕**犬胆**止渴杀虫。**牛粪**绞汁服。**麝香**饮酒食果物成渴者，研末酒丸，以枳椇子汤下。**牛鼻拳**煮汁饮，或烧灰酒服。**众人溺坑水**服之。

遗精梦泄

有心虚，肾虚，湿热，脱精。

【心虚】〔草木果石〕**远志**　**小草**　**益智**　**石菖蒲**　**柏子仁**　**人参**　**菟丝子**思虑伤心，遗沥梦遗，同茯苓、石莲丸服。又主茎寒精自出，溺有余沥，**茯苓**阳虚有余沥，梦遗，黄蜡丸服。心肾不交，同赤茯苓熬膏，丸服。**莲须**清心，通肾，固精。**莲子心**止遗精，入辰砂末服。**石莲肉**同龙骨、益智等分末服。酒浸，猪肚丸，名水芝丹。**厚朴**心脾不调，遗沥，同茯苓，酒、水煎服。**朱砂**心虚遗精，入猪心煮食。**紫石英**。

【肾虚】〔草菜〕**巴戟天**夜梦鬼交精泄。**肉苁蓉**茎中寒热痛，泄精遗沥。**山药**益肾气，止泄精，为末酒服。**补骨脂**主骨髓伤败，肾冷精流，同青盐末服。**五味子**肾虚遗精，熬膏日服。**石龙芮**补阴气不足，失精茎冷。**葳蕤**　**蒺藜**　**狗脊**固精强骨，益男子，同远志、茯神、当归丸服。**益智仁**梦泄，同乌药、山药丸服。**木莲**惊悸遗精，同白牵牛末服。**覆盆子**　**韭子**宜肾壮阳，止泄精。为末酒服，止虚劳梦泄，亦醋煮丸服。**菩葱子**　**葱实**〔果木〕**胡桃**房劳伤肾，口渴精溢自出，大便燥，小便或赤或利，同附子、茯苓丸服。**芡实**益肾固精，同茯苓、石莲、秋石丸服。**樱桃**　**金樱子**固精，熬膏服，或加芡实丸，或加缩砂丸服。**柘白皮**劳损梦交泄精，同桑白皮煮酒服。**乳香**卧时含枣许嚼咽，止梦遗。**棘刺**阴痿精自出，补肾益精。**沉香**男子精冷遗失，补命门。**安息香**男子夜梦鬼交遗失。**杜仲**　**枸杞子**　**山茱萸**〔金石〕**石硫黄**　**五石脂**　**赤石脂**小便精出，大便寒滑，干姜、胡椒丸服。**石钟乳**止精壮阳，浸酒日饮。**阳起石**精滑不禁，大便溏泄，同钟乳、附子丸服。〔虫鳞〕**桑螵蛸**男子虚损，昼寐泄精，同龙骨末服。**晚蚕蛾**止遗精白浊，焙研丸服。**九肋鳖甲**阴虚梦泄，烧末酒服。**龙骨**多寐泄精，小便泄精，同远志丸服，亦同韭子末服。**紫稍花**〔禽兽〕**鸡肶胵**　**黄雌鸡**　**乌骨鸡**遗精白浊，同白果、莲肉、胡椒煮食。**鹿茸**男子腰肾虚冷，夜梦鬼交，精溢自出，空心酒服方寸匕，亦煮酒饮。**鹿角**水磨服，止脱精梦遗。酒服，主妇人梦与鬼交，鬼精自出。**白胶**虚遗，酒服。**阿胶**肾虚失精，酒服。**猪肾**肾虚遗精，入附子末，煨食。**狗头骨皮**梦遗，酒服。**獐肉**〔人部〕**秋石**。

【湿热】〔草木〕**半夏**肾气闭，精无管摄妄遗，与下虚不同，用猪苓炒过，同牡蛎丸服。**薰草**梦遗，同参、术等药煮服。**车前草**服汁。**续断**　**漏芦**　**泽泻**　**苏子**梦中失精，炒研服。**黄檗**积热心忪梦遗，入片脑丸服。**龙脑**　**五加皮**〔金介〕**铁锈**内热遗精，冷水服一钱。**牡蛎粉**梦遗便溏，醋糊丸服。**蛤蜊粉**　**烂蚬壳**　**田螺壳**　**真珠**并止遗精。

赤 白 浊

赤属血，白属气。有湿热，有虚损。

【湿热】〔草谷菜〕**猪苓**行湿热，同半夏末酒煮，羊卵丸服。**半夏**猪苓炒过，同牡蛎丸服。**黄连**思想无穷，发为白淫，同茯苓丸服。**知母**赤白浊及梦遗，同黄檗、蛤粉、山药、牡蛎丸服。**茶茗叶**尿白如注，小腹气痛，烧入麝香服。**生地黄**心虚热赤浊，同木通、甘草煎服。**大黄**赤白浊，以末入鸡子内蒸食。**苍术**脾湿下流，浊沥。**荞麦粉**炒焦，鸡子白丸服。**稻草**煎浓汁，露一夜服。**神曲萝卜**酿茱萸蒸过，丸服。**冬瓜仁**末，米饮服。**松蕈**〔果木〕**银杏**十枚，擂水日服，止白浊。**榧子**　**椿白皮**同滑石等分，饭丸服。一加黄檗、干姜、白芍、蛤粉。**榆白皮**水煎。

楮叶蒸饼丸服。**柳叶**清明日采，煎饮代茶。**牡荆子**酒饮二钱。**厚朴**心脾不调，肾气浑浊，姜汁炒，同茯苓服。

【虚损】〔草果木兽〕**黄芪**气虚白浊，盐炒，同茯苓丸服。**五味子**肾虚白浊脊痛，醋糊丸服。**肉苁蓉**同鹿茸、山药、茯苓丸服。**菟丝子**思虑伤心肾，白浊遗精，同茯苓、石莲丸服。又同麦门冬丸服。**络石**养胃气，土邪干水，小便白浊，同人参、茯苓、龙骨，末服。**木香**小便浑如精状，同当归、没药丸服。**萆薢**下焦虚寒，白浊茎痛，同菖蒲、益智、乌药煎服。**附子**白浊便数，下寒，炮末，水煎服。**益智**白浊，同厚朴煎服；赤浊，同茯神、远志、甘草丸服。**远志**心虚赤浊，同益智、茯神丸服。**石莲**心虚赤浊，研末六钱，甘草一钱，煎服；白浊，同茯苓煎服。**芡实**白浊，同茯苓、黄蜡丸服。**土瓜根**肾虚，小便如淋。**石菖蒲**心虚白浊。**茱萸**　**巴戟天**　**山药**　**茯苓**心肾气虚，梦遗白浊，赤白各半，地黄汁及酒熬膏丸服。阳虚甚，黄蜡丸服。**羊骨**虚劳白浊，为末酒服。小便膏淋，橘皮汤服。**羊胫骨**脾虚白浊，同厚朴、茯苓丸服。**鹿茸**。

癃　淋

有热在上焦者，口渴；热在下焦者，不渴；湿在中焦，不能生肺者。前后关格者，下焦气闭也。转胞者，系了戾也。五淋者，热淋、气淋、虚淋、膏淋、沙石淋也。

【通滞利窍】〔草部〕**瞿麦**五淋小便不通，下沙石。**龙葵根**同木通、胡荽，煎服，利小便。**蜀葵花**大小便关格，胀闷欲死，不治则杀人。以一两捣入麝香五分，煎服，根亦可。**子**末服，通小便。**赤藤**五淋，同茯苓、苎根末，每服一钱。**车前汁**和蜜服。**子**煎服，或末。**杜衡**吐痰，利水道。**泽泻**　**灯心草**　**木通**　**扁竹**煎服。**石韦**末服。**通草**　**防己**　**羊桃**汁。**蒲黄**　**败蒲席**煮汁。**芦根**　**石龙刍**　**葵根**煎。**葵子**　**地肤**　**旋花**　**黄藤**煮汁。**黄环根**汁。**酸浆**　**乌敛莓**　**黄葵子**末服。**王不留行**　**含水藤**　〔菜谷〕**苦瓠**小便不通胀急者，同蝼蛄末，冷水服，亦煮汁渍阴。**蘩缕**　**水芹**　**苋**　**马齿苋**　**莴苣**　**菠薐**　**蕨萁**　**麦苗**　**蜀黍根**煮汁。**黍茎**汁。**粟奴**　**粟米**　**粱米**　**仓米**　**米泔**　**米粥**　〔果木〕**葡萄根**　**猪苓**　**茯苓**　**榆叶**煮汁。**榆皮**煮汁。**木槿**　**桑枝**　**桑叶**　**桑白皮**　**楮皮**　〔水石〕**井水**　**浆水**　**东流水**　**长石**　**滑石**燥湿，分水道，降心火，下石淋为要药，汤服之。

【清上泄火】〔草部〕**桔梗**小便不通，焙研，热酒频服。**葎草**膏淋，取汁和醋服，尿下如豆汁。**黄芩**煮汁。**卷柏**　**船底苔**煎服。**麦门冬**　**天门冬**　**苦杖**并清肺利小便。**鸡肠草**气淋胀痛，同石韦煎服。**土马骔**　**水荇菜**　**水蘋**　**海藻**　**石莼**〔菜谷〕**菰笋**　**越瓜**　**壶卢**　**冬瓜**　**小麦**五淋，同通草煎服。**大麦**卒淋，煎汁和姜汁饮。**乌麻**热淋，同蔓菁子浸水服。**赤小豆**　**黑豆**　**绿豆**　**麻仁**　**捻头**〔果木〕**甘蔗**　**沙糖**　**干柿**热淋，同灯心煎服。**苦茗**　**皋卢**　**枳椇**　**淡竹叶**煎饮。**琥珀**清肺利小肠，主五淋，同麝香服。转脬，用葱白汤下。**栀子**利五淋，通小便，降火从小便出。**枸杞叶**　**溲疏**　**柳叶**〔石土〕**戎盐**通小便，同茯苓、白术煎服。**白盐**和醋服，仍烧吹入孔中。**蚯蚓泥**小便不通，同朴消服。〔虫禽介兽〕**蚯蚓**擂水服，通小便。老人加茴香。小儿入蜜，傅茎卵上。**田螺**煮食，利大小便，同盐傅脐。**甲香**下淋。**鸭肉**　**豚卵**　**豭猪头**寒热五癃。**猪脂**水煎服，通小便。**猪胆**酒服。**猪乳**小儿五淋。

【解结】〔草木〕**大黄**　**大戟**　**郁李仁**　**乌桕根**　**桃花**并利大小肠宿垢。〔金石土〕**古文钱**气淋，煮汁服。**黑铅**通小便，同生姜、灯心煎服。**寒水石**男女转脬，同葵子、滑石煮服。**芒消**小便不通，茴香酒服二钱。亦破石淋。**消石**小便不通，及热、气、劳、血、石五淋，生研服，随证换引。**石燕**伤寒尿涩，葱汤服之。**白石英**煮汁。**云母粉**水服。**白瓷器**淋痛，煅研，同地黄服。**石槽灰下土**井水服，通小便。〔鳞虫禽兽〕**白鱼**小便淋闷，同滑石、发灰服，仍纳茎中。小儿以摩脐腹。**蜣螂**利大小便及转脬，烧二枚水服。**鼠妇**气癃不便，为末酒服。亦治产妇尿闭。**蚕蜕**烧灰，主热淋如血。**蛇蜕**通小便，烧末酒服。**伏翼**利水，通五淋。**鸡屎白**利大小便。**孔雀屎**　**胡燕屎**　**败笔头**　**牛屎**　**象牙**煎服，通小便；烧服，止小便。〔人部〕**人爪甲灰**水服，利小便及转脬。**头垢**通淋闭。

【湿热】〔草谷〕**葳蕤**卒淋，以一两同芭蕉四两煎，调滑石末服。**苎根**煮汁服，利小便。又同蛤粉水服，外傅脐。**菝草**合小豆煮食。**海金沙**小便不通，同蜡茶末，日服。热淋急痛，甘草汤调服。膏淋如油，甘草、滑石同服。**三白草**　**葶苈**　**马先蒿**　**章柳**　**茵陈蒿**　**白术**　**秦艽**　**水萍**　**葛根**　**薏苡子、根、叶**并主热淋。**黄麻皮**热淋，同甘草煎服。**烧酒**〔果木〕**椒目**　**樗根白皮**并除湿热，利小便。〔土部〕**梁上尘**水服。**松墨**水服。

【沙石】〔草部〕**人参**沙淋石淋，同黄芪等分为末，以蜜炙萝卜片蘸，食盐汤下。**马蔺花**同败笔灰、粟米末酒服，下沙石。**菝葜**饮服二钱，后以地榆汤浴腰腹，即通。**地钱**同酸枣汁、地龙同饮。**瞿麦**末服。**车前子**煮服。**黄葵花**末服。**菟葵**汁。**葵根**煎。**萱根**煎。**虎杖**煎。**石帆**煎。**瓦松**煎水熏洗。〔谷菜〕**薏苡根**煎。**黑豆**同粉草、滑石服。**玉蜀黍**　**苜蓿根**煎。**黄麻根**汁。**壶卢**　**萝卜**蜜炙嚼食。〔果部〕**胡桃**煮粥。**桃胶**　**桃花**　**乌芋**煮食。**胡椒**同朴消服，日二。**猕猴桃**

〔器石〕**故甑蔽**烧服。**越砥**烧淬酒服。**滑石**下石淋要药。**河沙**炒热，沃酒服。**霹雳砧**磨汁。**石胆**　**浮石**煮酢服。**消石**　**硇砂**　〔虫鳞介部〕**蝼蛄**焙末酒服。**葛上亭长腹中子**水吞。**地胆**　**斑蝥**　**鲤鱼齿**古方多用烧服。**石首鱼头中石**研水服。**鳖甲**末酒服。**蜥蜴**　**蛤蚧**　**马刀**　〔禽兽人〕**鸡屎白**炒末服。**雄鸡胆**同屎白，酒服。**伏翼**　**雄鹊肉**　**胡燕屎**冷水服。**牛角**烧服。**牛耳毛**　**阴毛**烧服。**淋石**磨水服。

【调气】〔草部〕**甘草梢**茎中痛，加酒煮玄胡索、苦楝子尤妙。**玄胡索**小儿小便不通，同苦楝子末服。**木香**　**黄芪**小便不通，二钱煎服。**芍药**利膀胱大小肠。同槟榔末煎服，治五淋。**马蔺花**同茴香、葶苈末，酒服，通小便。**白芷**气淋，醋浸焙末服。**附子**转脬虚闭，两脉沉伏，盐水浸炮，同泽泻煎服。**箬叶**烧同滑石服。亦治转脬。**徐长卿**小便关格，同冬葵根诸药煎服。**酸草**汁合酒服，或同车前汁服。**桔梗**　**半夏**　〔菜器〕**胡荽**通心气。小便不通，同葵根煎水，入滑石服。**葱白**初生小儿尿闭，用煎乳汁服。大人炒热熨脐，或加艾灸，或加蜜捣合阴囊。**大蒜**煨熟，露一夜，嚼以新水下，治淋沥。小儿气淋，同豆豉蒸饼丸服。**萝卜**末服，治五淋。**多年木梳**烧灰，水服。**甑带**洗汁，煮葵根服。**连枷关**转脬，烧灰水服。**好绵**烧入麝酒服，治气结淋病。〔果木〕**陈橘皮**利小便五淋。产后尿闭，去白二钱，酒服即通。**杏仁**卒不小便，二七个炒研服。**槟榔**利大小便气闭，蜜汤服，或童尿煎服。亦治淋病。**茱萸**寒湿患淋。**槲若**冷淋茎痛，同葱白煎服。孩子淋疾，三片煮饮即下。**苦楝子**利水道，通小肠，主膏淋，同茴香末服。**棕毛**烧末，水、酒服二钱，即通。**沉香**强忍房事，小便不通，同木香末服。**紫檀**　**皂荚刺**烧研，同破故纸末酒服，通淋。**大腹皮**　**枳壳**　〔禽部〕**鸡子壳**小便不通，同海蛤、滑石末服。

【滋阴】〔草部〕**知母**热在下焦血分，小便不通而不渴，乃无阴则阳无以化，同黄檗酒洗各一两，入桂一钱，丸服。**牛膝**破恶血，小便不利，茎中痛欲死，以根及叶煮酒服。或云：热淋、沙石淋，以一两水煎日饮。**牛蒡叶**汁同地黄汁蜜煎，调滑石末服，治小便不通急痛。**蓟根**热淋，服汁。**续断**服汁。**菟丝子**煎服。**恶实**炒研煎服。**紫菀**妇人小便卒不得出，井水服末三撮即通。有血，服五撮。**益母草**　**生地黄**　〔果木〕**生藕汁**同地黄、葡萄汁，主热淋。**紫荆皮**破宿血，下五淋，水煮服。产后诸淋，水、酒煎服。〔石虫〕**白石英**煮汁。**云母粉**水服。**桑螵蛸**小便不通，及妇人转脬，同黄芩煎服。〔鳞介〕**牡蛎**小便淋闭，服血药不效，同黄檗等分，末服。**贝子**五癃。利小便不通，烧研酒服。**石决明**水服，通五淋。**蚬石蜐**　**鲤鱼**　**鮧鱼**　**黄颡鱼**　〔禽兽人〕**白雄鸡**并利小便。**鸡子黄**小便不通，生吞数枚。**阿胶**小便及转脬，水煮服。**牛耳毛**　**尾毛**　**阴毛**并主诸淋，烧服。**发灰**五癃，关格不通，利水道，下石淋。

【外治】 **蓖麻仁**研入纸捻，插孔中。**瓦松**熏洗沙石淋。**苦瓠汁**渍阴。**莴苣**贴脐。**茴香**同白蚯蚓贴脐。**大蒜**同盐贴脐。蒜、盐、栀子贴脐。同甘遂贴脐，以艾灸二七壮。百药无效，用此极效。**葱管**插入三寸，吹之即通。**葱白**同盐炒贴脐。葱、盐、姜、豉贴脐。葱、盐、巴豆、黄连贴脐上，灸七壮取利。**高良姜**同苏叶、葱白煎汤，洗后服药。**苎根**贴脐。**炒盐**吹入孔内。**滑石**车前汁和，涂脐阔四寸，热即易。**白矾**同麝香贴脐。**蝼蛄**焙末吹入孔中。**白鱼**纳数枚入孔中。**田螺**同麝贴脐。**猪胆**连汁笼阴头，少顷汁入即消，极效。**猪脬**吹气法。

溲数遗尿

有虚热，虚寒。肺盛则小便数而欠，虚则欠咳小便遗。心虚则少气遗尿。肝实则癃闭，虚则遗尿。脬遗热于膀胱则遗尿。膀胱不约则遗，不藏则水泉不禁。脬损，则小便滴沥不禁。

【虚热】〔草菜〕**香附**小便数，为末酒服。**白微**妇人遗尿，同白芍末酒服。**败船茹**妇人遗尿，为末酒服。**菰根汁**　**麦门冬**　**土瓜根**并止小便不禁。**牡丹皮**除厥阴热，止小便。**生地黄**除湿热。**续断**　**漏芦**并缩小便。**桑耳**遗尿，水煮，或为末酒服。**松蕈**食之，治溲浊不禁。〔木石兽〕**茯苓**小便数，同矾煮山药为散服。不禁，同地黄汁熬膏，丸服。小儿尿床，同茯神、益智，末服。**黄檗**小便频数，遗精白浊，诸虚不足，用糯米、童尿，九浸九晒，酒糊丸服。**溲疏**止遗尿。**椿白皮**　**石膏**小便卒数，非淋，人瘦，煮汁服。**雌黄**肾消尿数不禁，同盐炒干姜，丸服。**乌古瓦**煮汁服，止小便。**胡粉**　**黄丹**　**象牙**　**象肉**水煮服，通小便；烧服，止小便多。

【虚寒】〔草部〕**仙茅**丈夫虚劳，老人失尿，丸服。**补骨脂**肾气虚寒，小便无度，同茴香丸服。小儿遗尿，为末，夜服。**益智子**夜多小便，取二十四枚入盐煎服。心虚者，同茯苓、白术末服，或同乌梅丸服。**覆盆子**益肾脏，缩小便，酒焙末服。**草乌头**老人遗尿，童尿浸七日，炒盐，酒糊丸，服二十丸。**萆薢**尿数遗尿，为末，盐汤服，或为丸服。**菝葜**小便滑数，为末酒服。**狗脊**主失尿不节，利老人，益男子。**葳蕤**茎中寒，小便数。**人参**　**黄芪**气虚遗精。**牛膝**阴消，老人失尿。**蔷薇根**止小便失禁及尿床，捣汁为散，煎服，并良。**甘草头**夜煎服，止小儿遗尿。**鸡肠草**止小便数遗，煮羹食。**菟丝子**　**五味子**　**肉苁蓉**　**蒺藜**　**菖蒲**并暖水脏，止小便多。**附子**暖丹田，缩小便。〔菜谷〕**山药**矾水煮过，同茯苓末服。**茴香**止便数，同盐蘸糯糕食。**韭子**入命门，治小便频数遗尿，同糯米煮粥食。**山韭**宜肾，主大小便数。**干姜**止夜多小便。**小豆叶**煮食，止小便数。杵汁，止遗尿。**豇豆**止小便。**糯米**暖肺，缩小便。**粢糕**〔果木〕**芡实**小便不禁，同茯苓、莲肉、秋石丸服。**莲实**小便数，入猪肚煮过，醋糊丸服。**银杏**小便数，七生七煨食之，温肺益气。**胡桃**小便夜多，卧时煨食，酒下。**蜀椒**通肾，缩小便。**桂**小儿遗尿，同龙骨、雄鸡肝丸服。**乌药**缩小便。叶，煎代茶饮。**山茱萸**〔石虫〕**硇砂**冷病，夜多小便。**桑螵蛸**益精止遗尿，炮熟为末，酒服。**紫稍花**　**青蚨**　**露蜂房**　**海月**〔禽兽人〕**雀肉**、**卵**并缩小便。**鸡子**作酒，暖水脏，缩小便。**黄雌鸡**　**雄鸡肝**、**肠**、**嗉**、**膍胵**　**翎羽**并止小便遗失不禁。**鸡屎白**产后遗尿，烧灰酒服。**鹿茸**小便数，为末服。**鹿角**炙末酒服。**鹿角霜**上热下寒，小便不禁，为丸服，频数加茯苓。**麝香**止小便利水，服一钱。**羊肺**　**羊肚**作羹食，止小便。**羊脬**下虚遗尿，炙熟食。**猪脬**梦中遗尿，炙食。同猪肚盛糯米，煮食。**猪肠**　**秋石**并主梦中遗尿数。

【止塞】〔果木〕**酸石榴**小便不禁，烧研，以榴白皮煎汤服二钱，枝亦可，日二。**荷叶**　**金樱子**　**诃黎勒**〔服器〕**麻鞋带鼻**水煮服，治尿床。又尖头烧，水服。**本人荐草**烧水服。**白纸**安床下，待遗上，晒干烧末，酒服。〔禽介〕**鹊巢中草**小便不禁，烧研，蔷薇根汤服。**燕蓐草**遗尿，烧研水服。**鸡窠草**烧研酒服。**牡蛎**不渴而小便大利欲死，童尿煎二两服。〔鳞石〕**龙骨**同桑螵蛸为末服。**白矾**男女遗尿，同牡蛎服。**赤石脂**同牡蛎、盐末，丸服。

小便血

不痛者为尿血，主虚；痛者为血淋，主热。

【尿血】〔草部〕**生地黄汁**，和姜汁、蜜服。**蒲黄**地黄汁调服，或加发灰。**益母草汁**。**车前草汁**。**旱莲**同车前取汁服。**芭蕉根**旱莲等分，煎服。**白芷**同当归末服。**镜面草汁**。**五叶藤汁**。**茅根**煎饮。劳加干姜。**玄胡索**同朴消煎服。**升麻**小儿尿血，煎服。**刘寄奴**末服。**龙胆草**煎服。**荆芥**同缩砂末服。**甘草**小儿尿血，煎服。**人参**阴虚者，同黄芩，蜜炙萝卜蘸食。**郁金**破恶血，血淋尿血，葱白煎。**当归**煎酒。**香附**煎酒，服后服地榆汤。**狼牙草**同蚌粉、槐花、百药煎，末服。**葵茎**烧灰酒服。**败酱**化脓血。**苎根**煎服。**牛膝**煎服。**地榆**　**菟丝子**　**肉苁蓉**　**蒺藜**　**续断**　**漏芦**　**泽泻**〔菜谷〕**苦荬**酒、水各半，煎服。**水芹汁**日服。**韭汁**和童尿服。**韭子**　**葱汁**　**葱白**水煎。**萵苣**贴脐。**淡豉**小便血条，煎饮。**黍根灰**酒服。**胡麻**水浸绞汁。**火麻**水煎。**麦麸**炒香，猪脂蘸食。**胡燕窠中草灰**妇人尿血，酒服。〔果木〕**荷叶**水煎。**乌梅**烧末，醋糊丸服。**棕榈**半烧半炒，水服。**地**

骨皮新者，浓煎入酒服。**柏叶**同黄连末，酒服。**竹茹**煎水。**琥珀**灯心汤调服。**槐花**同郁金末，淡豉汤服。**栀子**水煎。**棘刺**水煎。**荆叶**汁，和酒服。**乳香**末，饮服。〔器用〕**墨**大小便血，阿胶汤化服二钱。**败船茹**妇人尿血，水煎。〔虫鳞禽兽〕**衣鱼**妇人尿血，纳入二十枚。**五倍子**盐梅丸服。**蚕茧**大小便血，同蚕连、蚕沙、僵蚕为末，入麝香服。**龙骨**酒服。**鸡膍胵**　**鹿角**末服。**白胶**水煮服。**鹿茸**〔人部〕**丈夫爪甲**烧灰酒服。**发灰**酒服。

【血淋】〔草部〕**牛膝**煎。**车前子**末服。**海金沙**沙糖水服一钱。**生地黄**同车前汁温服，又同生姜汁服。**地锦**服汁。**小蓟**　**葵根**同车前子煎服。**茅根**同干姜煎服。**黑牵牛**半生半炒，姜汤服。**香附**同陈皮、赤茯苓煎服。**酢浆草**汁，入五苓散服。**山箬叶**烧，入麝香服。**山慈姑花**同地檗花煎服。**白薇**同芍药酒服。**地榆**　**鸡苏**　**葵子**〔菜谷〕**水芹根**汁。**茄叶**末，盐、酒服二钱。**赤小豆**炒末，葱汤服。**大豆叶**煎服。**青粱米**同车前子煮粥，治老人血淋。**大麻根**水煎。〔果木〕**桃胶**同木通、石膏，水煎服。**莲房**烧，入麝香，水服。**槟榔**磨，麦门冬汤服。**干柿**三枚，烧服。**槲白皮**同桑黄煎服。**琥珀**末服。**山栀子**同滑石末，葱汤服。**藕节**汁。**竹茹**水煎。〔石虫鳞〕**浮石**甘草汤服。**石燕**同赤小豆、商陆、红花，末服。**百药煎**同黄连、车前、滑石、木香、末服。**晚蚕蛾**末，热酒服二钱。**蜣螂**研水服。**海螵蛸**生地黄汁调服。又同地黄、赤茯苓，末服。**鲟鱼**煮汁。**鲤鱼齿**〔禽兽人〕**鸡屎白**小儿血淋，糊丸服。**阿胶**　**黄明胶**　**发灰**米汤入醋服，大小便血。雪淋，入麝香。

阴　痿

有湿热者，属肝脾；有虚者，属肺肾。

【湿热】〔草菜〕**天门冬**　**麦门冬**　**知母**　**石斛**并强阴益精。**车前子**男子伤中。养肺强阴，益精生子。**葛根**起阴。**牡丹皮**　**地肤子**　**升麻**　**柴胡**　**泽泻**　**龙胆**　**庵蕳**并益精补气，治阴痿。**丝瓜汁**阴茎挺长，肝经湿热也，调五倍子末傅之，内服小柴胡加黄连。〔果木〕**枳实**阴痿有气者加之。**茯苓**　**五加皮**　**黄檗**〔水石〕**菊花上水**益色壮阳。**丹砂**同茯苓，丸服。

【虚弱】〔草部〕**人参**益肺肾元气，熬膏。**黄芪**益气利阴。**甘草**益肾气内伤，令人阴不痿。**熟地黄**滋肾水，益真阴。**肉苁蓉**茎中寒热疼痒，强阴，益精气，多子。男子绝阳不生，女子绝阴不产，壮阳，日御过倍，同羊肉煮粥食之。**锁阳**益精血，大补阴气，润燥治痿，功同苁蓉。**列当**兴阳，浸酒服。**何首乌**长筋骨，益精髓，坚阳道，令人有子。**牛膝**治阴痿补肾，强筋填髓。**远志**益精强志，坚阳道，利丈夫。**巴戟天**同上。**百脉根**除劳，补不足，浸酒服。**狗脊**坚腰脊，利俯仰，宜老人。**仙茅**丈夫虚劳，老人无子，益阳道，房事不倦。**附子**　**天麻**益气长阴，助阳强筋。**牡蒙**　**淫羊藿**阴痿茎中痛，丈夫绝阳无子，女人绝阴无子，老人昏耄，煮酒饮。**蓬虆**益精长阴，令人坚强有子。**覆盆子**强阴健阳，男子精虚阴痿，酒浸为末，日服三钱，能令坚长。**菟丝子**强阴，坚筋骨，茎寒精出。**蛇床子**主阴痿，久服令人有子，益女人阴气，同五味、菟丝，丸服。**五味子**强阴，益男子精，壮水镇阳，为末酒服，尽一斤，可御十女。**补骨脂**主骨髓伤败肾冷，通命门，暖丹田，兴阳事，同胡桃诸药丸服。**艾子**壮阳，助水脏，暖子宫。**萝摩子**益精气，强阴道。叶同。**木莲**壮阳。**木香**　〔菜果〕**山药**益气强阴。**韭**　**薤**归肾壮阳。**葫**温补。**胡桃**阳痿，同补骨脂、蜜丸服。**阿月浑子**肾虚痿弱，得山茱萸良。**吴茱萸**女子阴冷，嚼细纳入，良久如火。〔木石〕**山茱萸**补肾气，添精髓，兴阳道，坚阴茎。**枸杞**补肾强阴。**石南**肾气内伤，阴衰脚弱，利筋骨皮毛。**白棘**丈夫虚损，阴痿精出。**女贞实**强阴。**没石子**烧灰，治阴毒痿。**石钟乳**下焦伤竭，强阴益阳，煮牛乳或酒服。**阳起石**男子阴痿，茎头寒，腰酸膝冷，命门不足，为末酒服。又同地肤子服。**慈石**浸酒服。**硇砂**除冷病，暖水脏，大益阳事。止小便。**白石英**阴痿，肺痿。**石硫黄**阳虚寒，壮阴道。〔虫鳞介〕**雄蚕蛾**益精气，强阴道，交接不倦，炒蜜丸服。**枸杞虫**和地黄丸服，大起阴，益精。**蜂窠**阴痿，烧研酒服，并傅之。**紫稍花**益阳秘精，治阴痿，同龙骨、麝香丸服。**鲤鱼胆**同雄鸡肝丸服。**虾米**补肾兴阴，以蛤蚧、茴香、盐治之良。**九香虫**补脾胃，壮元阳。**蜻蛉**　**青蚨**　**樗鸡**　**桑螵蛸**　**海马**　**泥鳅**食之。**海蛤**　**魁蛤**　〔禽兽〕**雀卵**阴痿不起，强之令热，多精有子，和天雄、菟丝丸服。**雀肉**冬月食之，起阳道，秘精髓。**雀肝**　**英鸡**　**蒿雀**　**石燕**　**雄鸡肝**起阴，同菟丝子、雀卵丸服。**鹿茸**　**鹿角**　**鹿髓及精**　**鹿肾**　**白胶**　**麋角**　**麝香**　**豮猪肾**同枸杞叶、豆豉汁，煮羹食。**牡狗阴茎**伤中阴痿，令强热生子。**狗肉**　**羊肉**　**羊肾**　**灵猫阴**　**腽肭脐**　**白马阴茎**和苁蓉丸服，百日见效。**山獭阴茎**阴虚阴痿，精寒而清，酒磨服。**败笔头**男子交婚之夕茎痿，烧灰，酒服二钱。〔人部〕**秋石**　**紫河车**。

强　中

有肝火盛强，有金石性发。其证茎盛不衰，精出不止，多发消渴痈疽。

【伏火解毒】**知母**　**地黄**　**麦门冬**　**黄芩**　**玄参**　**荠苨**　**黄连**　**栝楼**

根　大豆　黄檗　地骨皮　冷石　石膏　猪肾　白鸭通。

【补虚】 **补骨脂**玉茎长硬不痿，精出捏之则脆痒如刺针，名肾漏。韭子各一两，为末，每服三钱，水煎服，日三。**山药　肉苁蓉　人参　茯神　磁石　鹿茸**。

囊　痒

阴汗、阴臊、阴疼，皆属湿热，亦有肝肾风虚。厥阴实则挺长，虚则暴痒。

【内服】 **白芷　羌活　防风　柴胡　白术　麻黄根　车前子　白蒺藜　白附子　黄芩　木通　远志　藁本香　黑牵牛　石菖蒲　生地黄　当归　细辛　山药　荆芥穗　补骨脂**男子阴囊湿痒。**黄芪**阴汗，酒炒为末，猪心蘸食。**毕勃没**止阴汗。**苍术　龙胆草　川大黄　天雄　大蒜**阴汗作痒，同淡豉丸服。**栀子仁　茯苓　黄檗　五加皮**男女阴痒。**杜仲　滑石　白僵蚕**男子阴痒痛。**猪脬**肾气阴痒，多食，盐酒下。

【熏洗】 **蛇床子　甘草　水苏　车前子　狼牙草　莨菪子　墙头烂草**妇人阴痒，同荆芥、牙皂煎洗。**荷叶**阴肿痛及阴痿囊痒。同浮萍、蛇床煎洗。**阿月浑子　木皮　茱萸　槐花　松毛　牡荆叶　木兰皮　白矾　紫稍花**。

【傅扑】 **五味子**阴冷。**蒲黄　蛇床子　生大黄**嚼傅。**麻黄根**同牡蛎、干姜扑。又同硫黄末扑之。**没石子　菖蒲**同蛇床子傅。**干姜**阴冷。**胡麻**嚼涂。**大豆黄**嚼涂。**吴茱萸　蜀椒**同杏仁傅，又主女人阴冷。**杏仁**炒，塞妇人阴痒。**银杏**阴上生虱作痒，嚼涂。**桃仁**粉涂。**茶末　松香**同花椒浸香油、烧灰滴搽。**皂角**糯禾烧烟日熏。**肥皂**烧搽。**麸炭**同紫苏叶，香油调涂。**铸铧锄孔中黄土　炉甘石**同蚌粉扑。**密陀僧　滑石**同石膏入少矾傅。**阳起石**涂湿痒臭汗。**雄黄**阴痒有虫，同枯矾、羊蹄汁搽。**五倍子**同茶末涂。**龙骨　牡蛎　乌贼骨　鸡肝　羊肝　猪肝**并塞妇人阴痒。**牛屎**烧傅。

大便燥结

有热，有风，有气，有血，有湿，有虚，有阴，有脾约，三焦约，前后关格。

【通利】〔草部〕**大黄　牵牛**利大小便，除三焦壅结，气秘气滞，半生半炒服，或同大黄末服，或同皂荚丸服。**芫花　泽泻　荛花**并利大小便。**射干**汁服，利大小便。**独行根**利大肠。**甘遂**下水饮，治二便关格，蜜水服之，亦傅脐。**续随子**利大小肠，下恶滞物。〔果木〕**桃花**水服，通大便。**桃叶**汁服，通大小便。**郁李仁**利大小肠，破结气血燥，或末或丸，作面食。**乌桕皮**煎服，利大小便；末服，治三焦约，前后大小便关格不通。**巴豆**　**樗根白皮**　**雄楝根皮**〔石虫〕**腻粉**通大肠壅结，同黄丹服。**白矾**利大小肠，二便关格，围脐中，滴冷水。**蜣螂**二便不通，焙末水服。**蝼蛄**二便不通欲死，同蜣螂末服。

【养血润燥】〔草部〕**当归**同白芷末服。**地黄**　**冬葵子**　**吴葵花**　**羊蹄根**　**紫草**利大肠。痈疽痘疹闭结，煎服。**土瓜根汁**灌肠。〔谷菜〕**胡麻**　**胡麻油**　**麻子仁**老人虚人产后闭结，煮粥食之。**粟米**　**秫**　**荞麦**　**大小麦**　**麦酱汁**　**马齿苋**　**苋菜**　**芋**　**百合**　**葫**　**苦耽**　**菠薐菜**　**苦荬菜**　**白苣**　**菘**　**苜蓿**　**薇**　**落葵**　**笋**〔果木〕**甘蔗**　**桃仁**血燥，同陈皮服。产后闭，同藕节煎服。**杏仁**气闭，同陈皮服。**苦枣**　**梨**　**菱**　**柿子**　**柏子仁**老人虚闷，同松子仁、麻仁，丸服。〔石虫介〕**食盐**润燥，通大小便，傅脐及灌肛内，并饮之。**炼盐黑丸**通治诸病。**蜂蜜**　**蜂子**　**螺蛳**　**海蛤**并利大小便。**田螺**傅脐。〔禽兽〕**鸡屎白**　**牛乳**　**驴乳**　**乳腐**　**酥酪**　**猪脂**　**诸血**　**羊胆**下导。**猪胆**下导。**猪肉**冷利。**兔**　**水獭**　**阿胶**利大小肠，调大肠圣药也。老人虚闭，葱白汤服。产后虚闭，同枳壳、滑石，丸服。**黄明胶**〔人部〕**发灰**二便不通，水服。**人溺**利大肠。

【导气】〔草部〕**白芷**风闭，末服。**蒺藜**风闭，同皂荚末服。**烂茅节**大便不通，服药不利者，同沧盐，吹入肛内一寸。**生葛**　**威灵仙**　**旋覆花**　**地蜈蚣汁**并冷利。**草乌头**二便不通，葱蘸插入肛内，名霹雳箭。**羌活**利大肠。〔菜谷〕**石莼**风闭，煮饮。**萝卜子**利大小肠风闭气闭，炒，擂水服。和皂荚末服。**蔓菁子油**二便闭，服一合。**葱白**大肠虚闭，同盐捣贴脐。二便闭，和酢傅小腹，仍灸七壮。小儿虚闭，煎汤调阿胶末服。仍蘸蜜，插肛内。**生姜**蘸盐，插肛内。**茴香**大小便闭，同麻仁、葱白煎汤，调五苓散服。**大麦蘖**产后闭塞，为末服。〔果木〕**枳壳**利大小肠。同甘草煎服，治小儿闭塞。**枳实**下气破结。同皂荚丸服，治风气闭。**陈橘皮**大便气闭，连白酒煮，焙研，酒服二钱。老人加杏仁，丸服。**槟榔**大小便气闭，为末，童尿、葱白煎服。**乌梅**大小便不通，气奔欲死，十枚纳入肛内。**瓜蒂**末，塞肛内。**厚朴**大肠干结，猪脏煮汁丸服。**茶末**产后闭结，葱涎和丸，茶服百丸。**皂荚**风人虚人脚气人，大肠或闭或利。酥炒，蜜丸服。便闭，同蒜捣，傅脐内。**白胶香**同鼠屎，纳下部。〔器兽〕**甑带**大小便闭，煮汁和蒲黄服。**雄鼠屎**二便不通，水调傅脐。

【虚寒】〔草部〕**黄芪**老人虚闭，同陈皮末，以麻仁煮，蜜煎匀和服。**人参**产后闭，同枳壳、麻仁，丸服。**甘草**小儿初生，大便不通，同枳壳一钱，煎服。**肉苁蓉**老人虚闭，同沉香、麻仁，丸服。**锁阳**虚闭，煮食。**半夏**辛能润燥，主冷闭，同硫黄丸服。**附子**冷闭，为末蜜水服。〔果石〕**胡椒**大小便关格，胀闷杀人，二十一粒煎，调芒消半两服。**吴茱萸枝**二便卒关格，含一寸自通。**硫黄**性热而利，老人冷闭。

脱　肛

有泻痢，痔漏，大肠气虚也。附肛门肿痛。

【内服】〔草部〕**防风**同鸡冠花丸服。**茜根**榴皮煎酒服。**蛇床子**同甘草末服。**黄栝楼**服汁，或入矾煅为丸。**防己实**焙煎代茶。**榼藤子**烧服。**卷柏**末服。**鸡冠花**同棕灰、羌活末服。**益奶草**浸酒服。**紫堇花**同慈石毛服，并傅。**阿芙蓉**　〔果木〕**荷钱**酒服并傅。**蜀椒**每旦嚼一钱，凉水下，数日效。**槐角**同槐花炒末，猪肾蘸食。**花构叶**末服，并涂。**诃黎勒**　**桑黄**并治下痢肛门急疼。**甑带**煮汁。〔石虫〕**慈石**火煅醋淬末服，仍涂囟上。**百药煎**同乌梅、木瓜煎服。〔介兽〕**鳖头**烧服，并涂。**虎胫骨**蜜炙丸服。**猬皮灰**同慈石、桂心服。

【外治】〔草部〕**木贼**　**紫萍**　**莨菪子**　**蒲黄**　**蕙草根中涕**并涂。**苎根**煎洗。**苦参**同五倍子、陈壁土煎洗，木贼末傅之。**香附子**同荆芥煎洗。**女萎**烧熏。**曼陀罗子**同橡斗、朴消煎洗。**酢浆草**煎洗。〔菜谷〕**生萝卜**捣贴脐中，束之。**胡荽**烧熏。**胡荽子**痔漏脱肛，同粟糠、乳香烧烟熏。**蕺菜**捣涂。**粟糠**烧熏。**榴皮**洗。**枳实**蜜炙熨。**橡斗**可洗可傅。**巴豆壳**同芭蕉汁洗后，以麻油、龙骨、白矾傅。**皂荚**烧熏，亦炙熨。**黄皮桑树叶**洗。**龙脑**傅。**槿皮**洗。**故麻鞋底**同鳖头烧灰傅之。〔土金石部〕**东壁土**傅。**孩儿茶**同熊胆、片脑傅。**梁上尘**同鼠屎烧熏。**石灰**炒热坐。**食盐**炒坐。**赤石脂**　**铁精**　**铁铧粉**并傅。**生铁汁**热洗。**朴消**同地龙涂。**白矾**　〔虫介鳞兽〕**蛞蝓**　**缘桑螺**烧灰。**蜗牛**烧灰。**蜣螂**烧灰。**蜘蛛**烧灰，并涂。**蛱蝶**研末，涂手心。**蛤蟆皮**烧熏。**五倍子**可傅可洗。**田螺**捣坐，化水洗。**烂螺壳**　**龟血**　**鳖血**　**鲫鱼头灰**　**白龙骨**　**狗涎**　**羊脂**　**败笔头灰**并涂。**熊胆**贴肛边肿痛极效。

痔　漏

初起为痔，久则成漏。痔属酒色郁气血热或有虫，漏属虚与湿热。

【内治】〔草部〕**黄连**煮酒丸服。大便结者，加枳壳。**黄芩**　**秦艽**　**白芷**　**牡丹**　**当归**　**木香**　**苦参**　**益母草**饮汁。**茜根**　**海苔**　**木贼**下血，同枳壳、干姜、大黄、炒焦服之。**蘘荷根**下血，捣汁服。**苍耳茎、叶**下血，为末服。**萹蓄**汁服。**苦杖**焙研，蜜丸服。**酢浆草**煮服。**连翘　旱莲**捣酒服。**蒲黄**酒服。**羊蹄**煮炙。**忍冬**酒煮丸服。**萆薢**同贯众末，酒服。**何首乌　榼藤子**烧研饮服。**牵牛**痔漏有虫，为末，猪肉蘸食。〔谷菜〕**神曲**主食痔。**赤小豆**肠痔有血，苦酒煮晒为末服。**腐婢**积热痔漏下血。**粟糠　粟浆**五痔饮之。**糯米**以骆驼作饼食。**胡麻**同茯苓入蜜作炒日食。**胡荽子**炒研酒服。**芸薹子**主血痔。**莙荙子**治漏，同诸药、鲫鱼烧研服。**莴苣子**痔瘘下血。**桑耳**作羹食。**鸡纵　槐耳**烧服。〔果木〕**胡桃**主五痔。**橡子**痔血，同糯米粉炒黄和蒸，频食。**杏仁汁**煮粥，治五痔下血。**莲花蕊**同牵牛、当归末，治远年痔漏。**黄檗**肠痔脏毒，下血不止，四制作丸服。**棉芽**肠痔下血，作蔬及煎汁服。**梧桐白皮**主肠痔。**苦楝子**主虫痔。**槐实**五痔疮瘘，同苦参丸服，或煎膏纳窍中。**槐花**外痔长寸许，日服，并洗之。**槐叶**肠风痔疾，蒸晒，代茗饮。**枳实**蜜丸服，治五痔。**冬青子**主痔，九蒸九晒吞之。**紫荆皮**煎服，主痔肿。**伏牛花**五痔下血。**赤白茯苓**同没药、破故纸酒浸蒸饼研丸服，治痔漏效。**榭若**血痔，同槐花末服。**椒目**痔漏肿痛，水服。**都桷子　枳椇木皮　醋林子**痔漏下血。**蔓椒根**主痔，烧末服，并煮汁浸之。**槟榔**虫痔，研末服。〔服石〕**针线袋**烧灰水服。**新绵灰**酒服二钱。**石灰**虫痔，同川乌头丸服。**赤石脂　白石脂　白矾**痔漏，同生盐末，白汤服五钱。**石燕**治肠风痔瘘年久者。**禹余粮**主痔漏。〔虫鳞〕**蚕纸灰**酒服止血。**蟾蜍**烧研，煮猪脏蘸食。**蝛蜐**食之。**蚌**食之，主痔。**鲎鱼**杀虫痔。**蛸鱼**主五痔下血，瘀血在腹。**鳡鱼**五痔下血肛痛，同葱煮食。**鲫鱼**酿白矾烧研服，主血痔。**鼍皮骨**烧服，杀痔虫。**鲮鲤甲**烧服，杀痔虫。〔禽兽〕**鹰嘴爪**烧服，主五痔虫。**鹰头**痔瘘，烧灰入麝香，酒服。**鹳鹆**五痔止血，炙或为末服。**竹鸡**炙食，杀虫痔。**鸳鸯**炙食，主血痔。**猬皮**痔漏多年，炙研饮服，并烧灰涂之。**鼹鼠**食之，主痔瘘。**獭肝**烧研水服，杀虫痔。**土拨鼠**痔瘘，煮食。**狐四足**痔瘘下血，同诸药服。**野狸**肠风痔瘘，作羹臛食。**野猪肉**久痔下血，炙食。**猯猪头**煮食，主五痔。**犬肉**煮食，引痔虫。**牛脾**痔瘘，腊月淡煮，日食一度。**牛角鰓**烧灰酒服。**虎胫骨**痔瘘脱肛，蜜炙丸服。

【洗渍】**苦参　飞廉　苦芙　白鸡冠　白芷　连翘　酢浆草木　鳖子**洗并涂。**稻藁灰**汁。**胡麻　丁香　槐枝　柳枝**洗痔如瓜，后以艾灸。**芜荑　棘根　木槿根**煎洗。花，末傅之。**仙人杖　桃根　猕猴桃　无花果　冬瓜　苦瓠　苦荬菜　鱼腥草**煎洗，并入枯矾、片脑傅。**马齿苋**洗，并食之。**葱白　韭菜　五倍子　童尿**。

【涂点】**胡黄连**鹅胆调。**草乌头**反内痔。**白头翁**捣烂。**白及　白敛　黄连**

汁。**旱莲汁**。**山豆根汁**。**土瓜根**　**通草花粉**　**繁缕**傅积年痔。**荞麦秸灰**点痔。**卢会**　**耳环草**　**龙脑**葱汁化搽。**木瓜鲫**涎调，贴反花痔。**桃叶**杵坐。**血竭**血痔。**没药**　**楮叶**杵。**孩儿茶**同麝香，唾调贴。**无名异**火煅醋淬研，塞漏孔。**密陀僧**同铜青涂。**黄丹**同滑石涂。**石灰**点。**硇砂**点。**石胆**煅点。**孔公孽**　**殷孽**　**硫黄**　**黄矾**　**绿矾**　**水银**枣研塞漏孔。**铁华粉**　**白蜜**同葱捣涂。肛门生疮，同猪胆熬膏导之。**乌烂死蚕**　**露蜂房**　**蛞蝓**研，入龙脑傅之。**蜈蚣**痔漏作痛，焙研，入片脑傅之。或香油煎过，入五倍子末收搽之。**蜣螂**焙末搽之。为末，入冰片，纸捻蘸入孔内，渐渐生肉退出。**蛴螬**研末傅。**田螺**入片脑取水搽，白矾亦可。**甲香**五痔。**鱼鲊**　**鱼脍**　**海豚鱼**　**鳝鱼**　**鳢鱼**炙贴，引虫。**鲤鱼肠**　**鲤鱼鳞**绵裹坐，引虫。**蝮蛇屎**杀痔瘘虫。**蚺蛇胆**　**蛇蜕**　**啄木**痔瘘，烧研纳之。**胡燕屎**杀痔虫。**鸡胆**搽。**鸭胆**　**鹅胆**　**牛胆**　**鼠膏**　**猬胆**　**熊胆入**片脑搽。**麝香**同盐涂。**猯肉及皮**　**男子爪甲灰**涂之。

【熏灸】**马兜铃**　**粟糠烟**　**酒**痔䘌，掘土坑烧赤沃之，撒茱萸入内，坐之。**艾叶**灸肿核上。**枳壳**炙熨痔痛，煎水熏洗。**干橙烟**　**茱萸**蒸肠痔，杀虫。**灯火**焠痔肿甚妙。**毡袜**烘熨之。**鳗鲡**烧熏痔瘘，杀虫。**羊粪**烧熏痔瘘。**猪悬蹄**烧烟。

下　　血

血清者，为肠风，虚热生风，或兼湿气。血浊者，为脏毒，积热食毒，兼有湿热。血大下者为结阴，属虚寒。便前为近血，便后为远血。又有蛊毒虫痔。

【风湿】〔草菜〕**羌活**　**白芷**肠风下血，为末，米饮服。**秦艽**肠风泻血。**赤箭**止血。**升麻**　**天名精**止血破瘀。**木贼**肠风下血，水煎服。肠痔下血，同枳壳、干姜、大黄，炒研末服。**胡荽子**肠风下血，和生菜食，或为末服。**皂角蕈**泻血，酒服一钱。**葱须**治便血肠澼。〔木部〕**皂角**羊肉和丸服。同槐实为散服。里急后重，同枳壳丸服。**皂角刺灰**同槐花、胡桃、破故纸为末服。**肥皂荚**烧研丸服。**槐实**去大肠风热。**槐花**炒研酒服，或加柏叶，或加栀子，或加荆芥，或加枳壳，或煮猪脏为丸服。〔虫兽〕**干蝎**肠风下血，同白矾末，饮服半钱。**野猪肉**炙食，不过十顿。外肾烧研，饮服。

【湿热】〔草部〕**白术**泻血萎黄，同地黄丸服。**苍术**脾湿下血，同地榆煎服。肠风下血，以皂荚汁煮焙，丸服。**贯众**肠风酒痢痔漏诸下血，焙研米饮服，或醋糊丸服。**地榆**下部见血必用之。结阴下血，同甘草煎服。下血二十年者，同鼠尾草煎服。虚寒人勿用。**黄连**中部见血须用之。积热下血，四制丸服。脏毒下血，同蒜丸服。酒痔下血，酒煮丸服。肠风下血，茱萸炒过，丸服。**黄芩**水煎服。**苦参**肠风泻血。**木香**同黄连入猪肠煮，捣丸服。**郁金**肠毒入胃，下血频痛，同牛黄，浆水服。**香附子**诸般下血，童尿浸，米醋炒，服二钱，或醋糊丸服。或入百草霜、麝香，尤效。**水苏**煎服。**青蒿**酒痔下血，为末服。**益母草**痔疾下血，捣汁饮。**刘寄奴**大小便下血，为末茶服。**鸡冠**止肠风泻血，白花并子炒煎服。结阴下血，同椿根白皮丸服。**大小蓟**卒泻鲜血属火热，捣汁服之。**马蔺子**同何首乌、雌雄黄丸服。**苍耳叶**五痔下血，为末服。**箬叶**烧灰汤服。**芦花**诸失血病，同红花、槐花、鸡冠花煎服。**桔梗**中蛊下血。**蘘荷根**痔血，捣汁服。**萱根**大小便血，和生姜、香油炒热，沃酒服。**地黄**凉血，破恶血，取汁，化牛皮胶服。肠风下血，生熟地黄、五味子丸服。小儿初生便血，以汁和酒蜜，与服数匙。**紫菀**产后下血，水服。**地肤叶**泻血，作汤煮粥食。**王不留行**粪后血，末服。**金盏草**肠痔下血。**虎杖**肠痔下血，焙研，蜜丸服。**车前草**捣汁服。**马鞭草**酒积下血，同白芷烧灰，蒸饼丸服。**旱莲**焙末饮服。**凌霄花**粪后血，浸酒服。**蔷薇根**止下血。**栝楼实**烧灰，同赤小豆末服。**王瓜子**烧研，同地黄、黄连丸服。**生葛汁**热毒下血，和藕汁服。**白敛**止下血。**威灵仙**肠风下血，同鸡冠花，米醋煮研服。**茜根**活血，行血，止血。**木莲**风入脏，或食毒积热，下鲜血，或酒痢，烧研，同棕灰、乌梅、甘草等分，末服。大便涩者，同枳壳末服。**羊蹄根**肠风下血，同老姜炒赤，沃酒饮。**蒲黄**止泻血，水服。**金星草**热毒下血，同干姜末，水服之。**石韦**便前下血，为末，茄枝汤下。**金疮小草**肠痔下血，同甘草浸酒饮。〔菜部〕**丝瓜**烧灰酒服，或酒煎服。**经霜老茄**烧灰酒服。蒂及根、茎、叶，俱治肠风下血。**蕨花**肠风热毒，焙末饮服。**败瓢**烧灰，同黄连末服。**翻白草**止下血。**萝卜**下血，蜜炙任意食之。酒毒，水煮入少醋食，或以皮同薄荷叶烧灰，入生蒲黄末服。**芸薹**同甘草末服，治肠风脏毒。**独蒜**肠毒下血，和黄连丸服。暴下血，同豆豉丸服。〔果木〕**银杏**生和百药煎丸服，亦煨食。**乌芋**汁，和酒服。**藕节汁**止下血，亦末服。**茗叶**热毒下血，同百药煎末服。**黄檗**主肠风下血，里急后重，热肿痛。小儿下血，同赤芍药丸服。**椿根白皮**肠风泻血，醋糊丸服，或酒糊丸。或加苍术，或加寒食面。经年者，加人参、酒煎服。**椿荚**半生半烧，米饮服。**木槿**肠风泻血，作饮。**山茶**为末，童尿、酒服。**栀子**下鲜血，烧灰水服。**枳壳**烧黑，同羊胫炭末服。根皮亦末服。**枳实**同黄芪末服。**橘核**肠风下血，同樗根皮末服。**楮白皮**为散服。**柏叶**烧服，或九蒸九晒，同槐花丸服。**柏子**酒煎服。**松木皮**焙末服。〔土石〕**黄土**水煮汁服。**车辖**小儿下血，烧赤淬水服。**血师**肠风下血，火煅醋淬七次，为末，每服一钱，白汤下。〔虫介兽〕**白僵蚕**肠风泻血，同乌梅丸服。**蚕茧**大小便血，同蚕蜕纸、晚蚕沙、白僵蚕，炒研服。**桑蠹屎**烧研，酒服。**柳蠹屎**止肠风下血。**海螵蛸**一切下血，炙研，木贼汤下。**田螺**酒毒下血，烧焦末服，壳亦止下血。**鲎鱼尾**止泻血。**乌龟肉**炙食，止泻血。**猪血**卒下血不止，酒炒食。**猪脏**煮黄连丸服，煮槐花丸服，煮胡荽食之。**白马通**　**犀角**磨汁服。同地榆、生地黄丸服。

【虚寒】〔草菜〕**人参**因酒色甚下血，同柏叶、荆芥、飞面末、水服。**黄芪**泻血，同黄连丸服。**艾叶**止下血，及产后泻血，同老姜煎服。**附子**下血日久虚寒，同枯矾丸服，或同生黑豆煎服。**草乌头**结阴下血，同茴香、盐煎露服。**天南星**下血不止，用石灰炒黄，糊丸服。**莨菪子**肠风下血，姜汁酒同熬，丸服。**云实**主肠澼。**骨碎补**烧末酒服。**干姜**主肠澼下血。〔木石〕**桂心**结阴下血，水服方寸匕。**天竺桂**　**乌药**焙研，饭丸服。**雄黄**结阴便血，入枣内同铅汁煮一日，以枣肉丸服。〔鳞兽〕**鲫鱼**酿五倍子煅研，酒服。**鳜鱼**止泻血。**鹿角胶**。

【积滞】〔果木〕**山楂**下血，用寒热脾胃药俱不效者，为末，艾汤服即止。**巴豆**煨鸡子食。**芜荑**猪胆汁丸服，治结阴下血。**苦楝实**蜜丸服。〔虫兽〕**水蛭**漏血不止，炒末酒服。**鸡膍胵黄皮**止泻血。**猬皮**炙末，饮服。**猬脂**止泻血。**獭肝**肠痔下血，煮食之。

【止涩】〔草部〕**金丝草**　**三七**白酒服二钱，或入四物汤。**卷柏**大肠下血，同侧柏、棕榈烧灰酒服。生用破血，炙用止血。远年下血，同地榆煎服。**昨叶何草**烧灰，水服一钱。**血见愁**姜汁和捣，米饮服。〔果木〕**荷叶**　**莲房灰**　**橡斗壳**同白梅煎服。**酸榴皮**末服，亦煎服。**乌梅**烧研，醋糊丸服。**橄榄**烧研，米饮服。**干柿**入脾消宿血。久下血者，烧服，亦丸服。**黄柿**小儿下血，和米粉蒸食。**柿木皮**末服。**棕榈皮**同栝楼烧灰，米饮服。**诃黎勒**止泻血。**鼠李**止下血。**金樱东行根**炒用，止泻血。〔服器木〕**黄丝绢灰**水服。**败皮巾灰**　**皮鞋底灰**　**甑带灰**涂乳上，止小儿下血。**百草霜**米汤调，露一夜服。〔石虫〕**绿矾**酿鲫鱼烧灰服，止肠风泻血。煅过，入青盐、硫黄再煅，入熟附子末，粟糊丸服，治积年下血，一服见效。**石燕**年入肠风，磨水日服。**蛇黄**醋煅七次，末服。**五倍子**半生半烧丸服，肠风加白矾。**百药煎**半生半炒饭丸服，肠风加荆芥灰，脏毒加白芷、乌梅烧过，酒毒加槐花。〔兽人〕**牛骨灰**水服。**牛角鳃**煅末，豉汁服。**人爪甲**积年泻血，百药不效，同麝香、干姜、白矾、败皮巾灰，等分饮服，极效。**发灰**饮服方寸匕。

瘀　血

有郁怒，有劳力，有损伤。

【破血散血】〔草部〕**生甘草**行厥阴、阳明二经污浊之血。**黄芪**逐五脏间恶血。**白术**利腰脐间血。**黄芩**热入血室。**黄连**赤目瘀血，上部见血。**败酱**破多年凝血。**射干**消瘀血、老血在心脾间。**萆薢**关节老血。**桔梗**打击瘀血，久在肠内时发动者，为末，米饮服。**大黄**煎酒服，去妇人血癖，男女伤损瘀血，醋丸。治干血气，产后血块。**蓬莪茂**消扑损内伤瘀血，通肝经聚血，女人月经血气。**三棱**通肝经积血，女人月水，产后恶血。**牡丹皮**瘀血留舍肠胃，女人一切血气。**芍药**逐贼血，女人血闭，胎前产后一切血病。**红蓝花**多用破血，少用养血。酒煮，下产后血。**常春藤**腹内诸冷血风血，煮酒服。**当归**　**丹参**　**芎䓖**　**白芷**　**泽兰**　**马兰**　**大小蓟**　**芒箔**　**芒茎**并破宿血，养新血。**玄参**治血瘕，下寒血。**贯众**　**紫参**　**玄胡索**　**茅根**　**杜衡**　**紫金牛**　**土当归**　**芭蕉根**　**天名精**　**牛蒡根**　**苎麻叶**　**飞廉**　**续断**　**蘩菜**　**茺蔚**　**藨蒿**　**紫苏**　**荆芥**　**爵床**　**野菊**　**番红花**　**刘寄奴**　**庵䕡**　**薰草**　**苦杖**　**马鞭草**　**车前**　**牛膝**　**蒺藜**　**独用将军**　**地黄**　**紫金藤**　**葎草**　**茜草**　**剪草**　**通草**　**赤雹儿**并破瘀血血闭。**半夏**　**天南星**　**天雄**　**续随子**　**山漆**　〔谷菜〕**赤小豆**　**米醋**　**黄麻根**　**麻子仁**并消散瘀血。**黑大豆**　**大豆黄卷**　**红曲**　**饴饧**　**芸薹子**并破瘀血。**韭汁**清胃脘恶血。**葱汁**　**莱菔**　**生姜**　**干姜**　**堇菜**　**繁缕**　**木耳**　**杨栌耳**　**苦竹肉**　〔果木〕**桃仁**　**桃胶**　**桃毛**　**李仁**　**杏枝**并破瘀血老血。**红柿**　**桄榔子**　**槠子**　**山楂**　**荷叶**　**藕**　**蜀椒**　**秦椒**　**柳叶**　**桑叶**　**琥珀**并消瘀血。**栀子**清胃脘血。**茯苓**利腰脐血。**乳香**　**没药**　**骐麟竭**　**质汗**并活血散血止血。**松杨**破恶血，养新血。**杖栘**踠跌瘀血。**白杨皮**去折伤宿血在骨肉间疼。**干漆**削年深积滞老血。**苏方木**　**榈木**　**紫荆皮**　**卫矛**　**奴柘**　〔石虫〕**朴消**并破瘀恶血。**雄黄**　**花乳石**　**金星石**　**硇砂**　**菩萨石**并化腹内瘀血。**自然铜**　**生铁**　**石灰**　**殷蘖**　**越砥**　**砺石**　**水蛭**　**虻虫**　〔鳞介〕**鳜鱼**　**鲔鱼**　**鳔胶**　**龟甲**　**鳖甲**　〔禽兽〕**白雄鸡翮**并破腹内瘀血。**黑雌鸡**破心中宿血，补心血。**五灵脂**生行血，熟止血。**鸦翅**　**牛角鳃**　**白马蹄**　**犛牛酥**　**狮屎**　**犀角**　**羚羊角**　**鹿角**　〔人部〕**人尿**　**人中白**并破瘀血。

积 聚 癥 瘕

左为血，右为食，中为痰气。积系于脏，聚系于腑，癥系于气与食，瘕系于血与虫，痃系于气郁，癖系于痰饮。心为伏梁，肺为息贲，脾为痞气，肝为肥气，肾为奔豚。

【血气】〔草部〕**三棱**老癖癥瘕积聚结块，破血中之气。小儿气癖，煮汁作羹与乳母食。**蓬莪茂**破痃癖冷气，血气积块，破气中之血，酒磨服。**郁金**破血积，专入血分。**姜黄**癥瘕血块，入脾，兼治血中之气。**香附子**醋炒，消积聚癥瘕。**蒴藋根**鳖瘕坚硬肿起，捣汁服。卒暴癥块如石欲死，煎酒服。**大黄**破癥瘕积聚留饮，老血留结。醋丸，或熬膏服，产后血块尤宜。同石灰、桂心熬醋，贴积块。男子败积，女子败血，以荞面同酒服，不动真气。**牡丹**　**芍药**　**当归**　**芎䓖**　**丹参**　**玄参**　**紫参**　**白头翁**　**玄胡索**　**泽兰**　**赤车使者**　**刘寄奴**　**续断**　**凤仙子**　**茼茹**　**大戟**　**蒺藜**　**虎杖**　**水荭**　**马鞭草**　**土瓜根**　**麻黄**　**薇衔**〔谷菜〕**米醋**并除积癥瘕，恶血癖块。醋煎生大黄，治痃癖。**胡麻油**吐发瘕。**白米**吐米瘕。**秫米**吐鸭癥。**丹黍米泔**治鳖瘕。**寒食饧**吐蛟龙癥。**芸薹子**破癥瘕结血。**山蒜**积块，妇人血瘕，磨醋贴。**陈酱茄**烧研，同麝贴鳖瘕。**生芋**浸酒服，破癖气。**桑耳**〔果木〕**桃仁**并破血闭癥瘕。**桃枭**破伏梁结气，为末酒服。**甜瓜子仁**腹内结聚，为肠胃内壅要药。**橄榄**　**观音柳**腹中痞积，煎汤露一夜服，数次即消。**芜荑**嗜酒成酒鳖，多怒成气鳖，炒煎日服。**橉木灰**淋汁酿酒服，消癥瘕痃癖。**琥珀**　**瑿**　**木麻**　**没药**〔土石〕**土墼**鳖瘕。**白垩**　**自然铜**　**铜镜鼻**并主妇女癥瘕积聚。**石灰**同大黄、桂心熬膏，贴腹胁积块。**石炭**积聚，同自然铜、大黄、当归，丸服。**阳起石**破子脏中血结气，冷癥寒瘕。**凝水石**腹中积聚邪气，皮中如火烧。**食盐**五脏癥结积聚。**禹余粮**　**太一余粮**　**空青**　**曾青**　**石胆**〔虫部〕**水蛭**　**葛上亭长**〔鳞介兽〕**龙骨**　**鼍甲**并主血积癥瘕。**守宫**血块，面煨食数枚，即下。**鳖肉**妇人血瘕，男子痃癖积块，桑灰，蚕沙淋汁煮烂捣，丸服。**鳖甲**癥块痃癖，坚积寒热，冷瘕劳瘦，醋炙牛乳服。血瘕，同琥珀、大黄末，酒服即下。**魁蛤**冷癥血块，烧过，醋淬丸服。**龟甲**　**秦龟甲**　**玳瑁**　**牡蛎**　**蛤蜊**　**车螯壳**　**鲼鱼**并主积瘕。**海马**远年积聚癥块，同大黄诸药丸服。**虾**鳖瘕作痛，久食自消。**夜明沙**〔兽部〕**熊脂**并主积聚寒热。**猫头灰**鳖瘕，酒服。**鼠灰**妇人狐瘕，同桂末服。**麝香**〔人部〕**人尿**癥积满腹，服一升，下血片，二十日即出。**癖石**消坚积。

【食气】〔草部〕**青木香**积年冷气痃癖，癥块胀疼。**白蒿**去伏瘕，女人癥瘕。**蓍叶**同独蒜、穿山甲、盐、醋调，贴痞块，化为脓血。**海苔**消茶积。**木鳖子**痞积痞块。**番木鳖**　**预知子**　**苏子**〔谷菜〕**米秕**并破癥结，下气消食。**麦面**米食成积，同酒曲丸服。**荞麦面**炼五脏滓秽，磨积滞。**神曲**　**麦蘖**　**蘖米**　**蔓菁**并消食下气，化癥瘕积聚。**萝卜**化面积痰癖，消食下气。**水蕨**腹中痞积，淡食二月，即下恶物。**姜叶**食鲙成癥，捣汁服。**皂角蕈**积垢作疼，泡汤饮作泄。**马齿苋**〔果木〕**山楂**化饮食，消肉积癥瘕。子亦磨积。**槟榔**　**桑灰霜**破积块。**阿魏**破癥积肉积。

枳壳五积六聚，巴豆煮过，丸服。**枳实**〔土石〕**百草霜**　**梁上尘**并消食积。**砂锅**消食块，丸服。**锻灶灰**　**胡粉**　**黄丹**　**密陀僧**　**铁华粉**　**蓬砂**　**玄精石**并主癥瘕食积。**针砂**食积黄肿。**朱砂**心腹癥癖，以饲鸡取屎炒，末服。**雄黄**胁下痃癖及伤食，酒、水同巴豆、白面丸服。竹筒蒸七次，丸服，治癥瘕积聚。同白矾，贴痞块。**青礞石**积年食癥攻刺，同巴豆、大黄、三棱作丸服。一切积病，消石煅过，同赤石脂丸服。**绿矾**消食积，化痰燥湿。**硇砂**冷气痃癖癥瘕，桑柴灰淋过，火煅，为丸服。积年气块，醋煮木瓜酿过，入附子丸服。**石硷**消痰磨积，去食滞宿垢，同山楂、阿魏、半夏丸服。**石髓**〔鳞禽兽〕**鱼鲙**去冷气痃瘕，横关伏梁。**鱼脂**熨癥块。**五灵脂**化食消气，和巴豆、木香丸服。酒积黄肿，同麝丸服。**鸡屎白**食米成癥，合米炒研水服，取吐。鳖瘕及宿癥，炒研酒服。**鹰屎白**小儿奶癖，膈下硬，同密陀僧、硫黄、丁香末服。**雀粪**消癥瘕久痼，蜜丸服。和姜、桂、艾叶丸服，烂痃癖伏梁诸块。**鸽粪**痞块。**猪项肉**合甘遂丸服，下酒布袋积。**猪脾**朴消煮过，用水荭花子末服，消痞块。**猪肾**同葛粉炙食，治酒积面黄。**猪肪**食发成瘕，嗜食与油，以酒煮沸，日三服。**猪肚**消积聚癥瘕。**牛肉**同恒山煮食，治癖疾。同石灰蒸食，治痞积。**牛脑**脾积痞气，同朴消蒸饼丸服。又同木香、鸡肫等末服。**鼠肉**煮汁作粥，治小儿癥瘕。**狗胆**痞块，同五灵脂、阿魏丸服。**狗屎**浸酒服，治鱼肉成癥。**驴屎**癥癖诸疼。**驴尿**杀积虫。**白马尿**肉癥思肉，饮之当有虫出。男子伏梁，女子瘕疾，旦旦服之。食发成瘕，饮之。痞块心疼，和僵蚕末傅之。**腽肭脐**男子宿癥气块，积冷劳瘦。

【痰饮】〔草部〕**威灵仙**去冷滞痰水，久积癥瘕，痃癖气块，宿脓恶水。停痰宿饮，大肠冷积，为末，皂角熬膏丸服。或加半夏。**牵牛**去痃癖气块。男妇五积，为末蜜丸服。食积，加巴豆霜。**芎䓖**酒癖胁胀呕吐，腹有水声，同三棱为末，每葱汤服二钱。**续随子**一切痃癖。同腻粉、青黛丸服，下涎积。**狼毒**积聚饮食，痰饮癥瘕，胸下积癖。**紫菀**肺积息贲。**商陆**腹中暴癥，如石刺痛。**黄连**　**天南星**并主伏梁。**柴胡**　**桔梗**　**苦参**并寒热积聚。**白术**　**苍术**　**黄芪**　**人参**　**高良姜**　**防葵**　**旋覆花**　**葶苈**　**鸢尾**　**独行根**　**三白草**　**常山**　**蜀漆**　**甘遂**　**赭魁**　**昆布**　**海藻**并主痃瘕痰水。**莨菪子**积冷痃癖，煮枣食之。**附子**　**天雄**　**草乌头**〔谷菜〕**烧酒**并主冷毒气块痃癖。**蒜**烂痃瘕，日吞三颗。又吐蛇瘕。**韭菜**煮食，除心腹痼冷痃癖。**生芋**浸酒饮，破痃癖。**白芥子**贴小儿乳癖。**仙人杖**〔果木〕**大枣**并去痰癖。**栗子**日食七枚，破冷癖气。**橘皮**胸中瘕热，湿痰痃癖。**青皮**破积结坚癖。**林檎**研末，傅小儿闪癖。**桃花**末服，下痰饮积滞。**榧子**食茶成癖，日食之。**苦茗**嗜茶成癖。**蜀椒**破癥癖。食茶面黄，作丸服。**胡椒**虚寒积癖在两胁，喘急，久则为疽，同蝎尾、木香丸服。**吴茱萸**酒煮，熨癥块。**巴豆**破癥瘕结聚，留饮痰澼。一切积滞，同黄檗、蛤粉丸服。**桂心　沉香　丁香　草豆蔻　蒟酱**并破冷癥痃癖。**郁李仁**破癖气，利冷脓。**乌桕根皮**水癥结聚。**奴柘**痃癖，煎饮。**白杨皮**痰癖，浸酒饮。**枳实　枳壳　婆罗得　木天蓼**〔金石〕**浮石**并化痰癖。**赤白玉**痃癖气块往来痛，糊丸服。**理石**破积聚。酒渍服，治癖。**石硫黄**冷癖在胁，积聚。**消石**破积散坚。**砒石　礜石　特生礜石**并痼冷坚癖积气。**玄明粉**宿滞癥结。**朴消**留澼癥结。同大蒜、大黄，贴痞块。**黑锡灰　水银粉　粉霜　银朱**〔介禽〕**海蛤　蛤蜊粉**并主积聚痰涎。**蚌粉**痰涎积聚，心腹痛，或哕食，巴豆炒过，丸服。**蝤蛑**小儿痞气，煮饮食。**淡菜**冷气痃癖，烧食。**鹳胫骨及觜　雀胫骨及觜**并主小儿乳癖，煮汁，烧灰服。〔兽部〕**牛乳**冷气痃癖。**驼脂**劳风冷积，烧酒服之。

诸　虫

有蛔、白、蛲、伏、肉、肺、胃、弱、赤九种。又有尸虫、劳虫、疳虫、瘕虫。

【杀虫】〔草部〕**术嗜**生米有虫，蒸饼丸服。**蓝叶**杀虫蚑。应声虫及鳖瘕，并服汁。**马蓼**去肠中蛭虫。**鹤虱**杀蛔、蛲及五脏虫，肉汁服末。心痛，醋服。**狼毒　狼牙　藜芦**并杀腹脏一切虫。**萑草**杀九虫。**龙胆**去肠中小虫及蛔痛，煎服。**白芷**浴身。**黄精**并去三尸。**杜衡　贯众　蘼芜　紫河车　云实　白菖　百部　天门冬　赭魁　石长生**并杀蛔、蛲、寸白诸虫。**连翘　山豆根**下白虫。**黄连　苦参　苍耳　飞廉　天名精　蜀羊泉　蒺藜　干苔　酸草　骨碎补　羊蹄根　赤藤　牵牛　蛇含　营实根**并杀小虫、疳虫。**艾叶**蛔痛，捣汁服，或煎水服，当吐下虫。虫食肛，烧熏之。**萹蓄**小儿蛔痛，煮汁，煎醋，熬膏，皆有效。**使君子**杀小儿蛔，生食煎饮，或为丸散，皆效。**石龙刍　漏芦　肉豆蔻　蒟酱　马鞭草**熬膏。**瞿麦　灯笼草　地黄　白及**〔谷菜〕**小麦**炒，末服。并杀蛔虫。**薏苡根**下三虫，止蛔痛，一升煎服，虫尽死。**大麻子**同茱萸根浸水服，虫尽下。亦捣汁服。**白米**米癥嗜米，同鸡屎白炒服，取吐。**秫米**食鸭成癥瘕，研水服，吐出鸭雏。**丹黍米泔**服，治鳖瘕。**寒食饧**吐蛟龙癥。**生姜**杀长虫。**槐耳**烧末水服，蛔立出。**萑菌**去三虫，为末，入臛食。**天花蕈　藜　灰藋　马齿苋　苦瓠　败瓢**〔果部〕**柿**并杀虫。**橘皮**去寸白。**榧华**去赤虫。**桃仁　桃叶**杀尸虫。**槟榔**杀三虫、伏、尸，为末，大腹皮汤下。**榧子**去三虫，食七日，虫化为水。**阿勃勒　酸榴东行根　樱桃东行根　林檎东行根**并杀三虫，煎水服。**吴茱萸东行根**杀三虫，酒、水煎服。肝劳生虫，同粳米、鸡子白丸服。肝劳发热有虫，令人好呕，同橘皮、大麻子，浸酒服。**醋林子**寸白、蛔痛，小儿疳蛔，皆为末，酒服。**藕**同蜜食，令人腹脏肥，不生诸虫。**杏仁**杀小虫。**蜀椒**蛔痛，炒淋酒服。**乌梅**煎服，安蛔。**盐麸树皮**　〔木部〕**乌药**并杀蛔。**柏叶**杀五脏虫，益人，不生诸虫。**相思子**杀腹脏皮肤一切虫。**桑白皮**　**金樱根**　**郁李根**　**蔓荆**并杀寸白虫。**阿魏**　**卢会**　**黄檗**　**樗白皮合欢皮**　**皂荚及小刺、木皮**　**大风子**　**苦竹叶**　**石南**并杀小虫、疳虫。**干漆**杀三虫，小儿虫痛，烧同芜荑末服。叶亦末服。**楝白皮**杀蛔虫，煎水服，或为末，或入麝香，或煮鸡子食。实，杀三虫。醋浸塞谷道中，杀长虫。花，杀蚕虱。**芜荑**去三虫、恶虫，为末饮服。或同槟榔丸服。炒煎，日服，治气鳖、酒鳖。**大空**去三虫。涂发，杀虮虱。**荚蒾**煮粥食，杀三虫。**雷丸**　**厚朴**　**梓白皮**　**楸白皮**　**桐木皮**　**山茱萸**　**丁香**　**檀香**　**苏合香**　**安息香**　**龙脑香**　**樟脑香**并杀三虫。〔水石〕**神水**和獭肝丸，杀虫积。**浸蓝水**杀虫，下水蛭。**黑锡灰**沙糖服，下寸白。**黄丹**　**密陀僧**　**曾青**并下寸白。**胡粉**葱汁丸服，治女人虫心疼，下寸白。**硫黄**杀腹脏虫、诸疮虫。气鳖、酒鳖，以酒常服。**雌黄**　**雄黄**虫疼吐水，煎醋服。又杀诸疮虫。**食盐**杀一切虫。**霹雳砧**杀劳虫。**石灰**杀蛲虫。**砒石**　**理石**　**长石**　**白青**并杀三虫。〔服器〕**梳篦**去虱癥。**死人枕席**杀尸疰、石蛔。〔虫鳞〕**蜂子**小儿五虫，从口吐出。**蜂窠灰**酒服，寸白、蛔虫皆死出。**蚕茧及蛹**除蛔。**白蜡**　**白僵蚕**　**蚺蛇胆及肉**　**蝮蛇**并杀三虫。**鼍甲**　**鳜鱼**　**鲟鱼**并杀小虫。**鳗鲡鱼**淡煮食，杀诸虫、劳虫。**虾**鳖瘕，宜食。**海虾鲊**杀虫。**河豚**　**海豚**　**海螵蛸**　〔禽兽〕**鸱头**　**竹鸡**　**百舌**　**乌鸦**并杀虫。**皂**杀三虫及腹脏一切虫。**五灵脂**心脾虫痛，同槟榔末服。小儿虫痛，同灵矾丸服，取吐。**鸡子白**蛔痛，打破，合醋服。入好漆在内吞之，虫即出。**鸡屎白**鳖癥、米瘕。**鸽屎**杀蛔，烧服。**蜀水花**杀蛔。**啄木鸟**　**鹰屎白**　**熊脂**　**獭肝**　**猫肝**　**虎牙**并杀劳虫。**猪肚**杀劳虫。酿黄米蒸丸服。治疳蛔瘦病。**猪血**嘈杂有虫，油炒食之。**猪肪**发瘕，煮食。**猫头灰**酒服，治鳖瘕。**獾肉**　**鼠肉**　**兔屎**并杀疳、劳、蛔虫。**羊脂**　**牛胆**　**熊胆**　**麝香**　**猬皮及脂**并杀小虫。**鼬鼠心肝**虫痛，同乳、没丸服。**六畜心**包朱砂、雄黄煮食，杀虫。**白马溺**　**驴溺**　〔人部〕**人尿**并杀癥瘕有虫。**胞衣水**　**天灵盖**杀劳虫。

肠　　鸣

有虚气，水饮，虫积。

〔草部〕**丹参**　**桔梗**　**海藻**并主心腹邪气上下，雷鸣幽幽如走水。**昆布**

女菀　**女萎**并主肠鸣游气，上下无常处。**半夏**　**石香薷**　**荜茇**　**茳豆蔻**　**越王余算**并主虚冷肠鸣。**大戟**痰饮，腹内雷鸣。**黄芩**主水火击搏有声。**穬麦糵**　**饴糖**〔果木〕**橘皮**　**杏仁**并主肠鸣。**厚朴**积年冷气，腹内雷鸣。**栀子**热鸣。〔石部〕**硇砂**血气不调，肠鸣宿食。**石髓**〔虫鳞介〕**原蚕沙**肠鸣热中。**鳝鱼**冷气肠鸣。**淡菜**〔兽部〕**羚羊屎**久痢肠鸣。

心　腹　痛

有寒气，热气，火郁，食积，死血，痰澼，虫物，虚劳，中恶，阴毒。

【温中散郁】〔草部〕**木香**心腹一切冷痛、气痛，九种心痛，妇人血气刺痛，并磨酒服。心气刺痛，同皂角末丸服。内钓腹痛，同乳、没丸服。**香附子**一切气、心腹痛，利三焦，解六郁，同缩砂仁、甘草末点服。心脾气痛，同高良姜末服。血气痛，同荔枝烧研酒服。**艾叶**心腹一切冷气鬼气，捣汁饮，或末服。同香附，醋煮丸服，治心腹小腹诸痛。**芎䓖**开郁行气。诸冷痛中恶，为末，烧酒服，**藁本**大实心痛，已用利药，同苍术煎服，彻其毒。**苍术**心腹胀痛，解郁宽中。**甘草**去腹中冷痛。**高良姜**腹内暴冷久冷痛，煮饮。心脾痛，同干姜丸服。又四制丸服。**苏子**一切冷气痛，同高良姜、橘皮等分，丸服。**姜黄**冷气痛，同桂末，醋服。小儿胎寒，腹痛，吐乳，同乳香、没药、木香丸服。**附子**心腹冷痛，胃寒蛔动，同炒栀子酒糊丸服。寒厥心痛，同郁金、橘红，醋糊丸服。**香薷**暑月腹痛。**石菖蒲**　**紫苏**　**藿香**　**甘松香**　**山柰**　**廉姜**　**山姜**　**白豆蔻**　**草豆蔻**　**缩砂**　**蒟酱**　**白茅香**　**蕙草**　**益智子**　**荜茇**〔谷部〕**胡椒粥**　**茱萸粥**　**葱豉酒**　**姜酒**　**茴香**并主一切冷气，心痛、腹痛、心腹痛。**烧酒**冷痛，入盐服。阴毒腹痛，尤宜。**黑大豆**肠痛如打，炒焦，投酒饮。**神曲**食积心腹痛，烧红淬酒服。〔菜部〕**葱白**主心腹冷气痛，虫痛，疝痛，大人阴毒，小儿盘肠内钓痛。卒心痛，牙关紧急欲死，捣膏，麻油送下，虫物皆化黄水出。阴毒痛，炒熨脐下，并擂酒灌之。盘肠痛，炒贴脐上，并浴腹，良久尿出愈。**葱花**心脾如刀刺，同茱萸一升，煎服。**小蒜**十年五年心痛，醋煮饱食即愈。**葫**冷痛，同乳香丸服。醋浸煮食之。鬼注心腹痛，同墨及酱汁服。吐血心痛，服汁。**韭**腹中冷痛，煮食。胸痹痛如锥刺，服汁，吐去恶血。**薤白**胸痹刺痛彻心背，喘息咳唾，同栝楼实，白酒煮服。**生姜**心下急痛，同半夏煎服，或同杏仁煎。**干姜**卒心痛，研末服。心脾冷痛，同高良姜丸服。**芥子**酒服，止心腹冷痛。阴毒，贴脐。**马芹子**卒心痛，炒末酒服。**茴香**　**蔊菜**　**菥蓂子**　**秦荻藜**　**蔓菁**　**芥**〔果部〕**杏仁**并主心腹冷痛。**乌梅**胀痛欲死，煮服。**大**

枣急心痛，同杏仁、乌梅丸服。陈枣核仁，止腹痛。**胡桃**急心痛，同枣煨嚼，姜汤下。**荔枝核**心痛、脾痛，烧研酒服。**椰子皮**卒心痛，烧研水服。**橘皮**途路心痛，煎服甚良。**木瓜**　**枸橼**并心气痛。**胡椒**心腹冷痛，酒吞三七粒。**茱萸**心腹冷痛，及中恶心腹痛，擂酒服。叶亦可。**榄子**同上。〔木部〕**桂**秋冬冷气腹痛，非此不除。九种心疼，及寒疝心痛，为末酒服。心腹胀痛，水煎服。产后心痛，狗胆丸服。**乌药**冷痛，磨水入橘皮、苏叶煎服。**松节**阴毒腹痛，炒焦入酒服。**乳香**冷心痛，同胡椒、姜、酒服。同茶末、鹿血丸服。**丁香**暴心痛，酒服。**安息香**心痛频发，沸汤泡服。**天竺桂**　**沉香**　**檀香**　**苏合香**　**必栗香**　**龙脑香**　**樟脑香**　**樟材**　**杉材**　**楠材**　**阿魏**　**皂荚**　**白棘**　**枸杞子**　**厚朴**　〔金石〕**铁华粉**并主冷气心腹痛。**铜器**炙熨冷痛。**灵砂**心腹冷痛，同五灵脂，醋糊丸服。**硫黄**一切冷气痛，黄蜡丸服。同消石、青皮、陈皮丸服。**消石**同雄黄末点目眦，止诸心腹痛。**砒石**积气冷痛，黄蜡丸服。**硇砂**冷气，血气，积气，心腹痛，诸疼。**神针火**　〔鳞兽〕**鲍鱼灰**妊娠感寒腹痛，酒服。**猪心**急心痛经年，入胡椒十粒煮食。心血，蜀椒丸服。

【活血流气】〔草部〕**当归**和血，行气，止疼。心下刺疼，酒服方寸匕。女人血气，同干漆丸服。产后痛，同白蜜煎服。**芍药**止痛散血，治上中腹痛。腹中虚痛，以二钱同甘草一钱煎服。恶寒加桂，恶热加黄芩。**玄胡索**活血利气。心腹少腹诸痛，酒服二钱，有神。热厥心痛，同川楝末二钱服。血气诸痛，同当归、橘红丸服。**蓬莪莲**破气，心腹痛，妇人血气，丈夫奔豚。一切冷气及小肠气，发即欲死，酒、醋和水煎服。一加木香末，醋汤服。女人血气，同干漆末服。小儿盘肠，同阿魏研末服。**郁金**血气冷气痛欲死，烧研醋服，即苏。**姜黄**产后血痛，同桂末酒服，血下即愈。**刘寄奴**血气，为末酒服。**红蓝花**血气，擂酒服。**大黄**干血气，醋熬膏服。冷热不调，高良姜丸服。**蒲黄**血气心腹诸疼，同五灵脂煎醋或酒服。**紫背金盘**女人血气，酒服。**丹参**　**牡丹**　**三棱**　**败酱**　〔谷菜〕**米醋**并主血气冷气心腹诸痛。**青粱米**心气冷痛，桃仁汁煮粥食。**红曲**女人血气，同香附、乳香末，酒服。**丝瓜**女人干血气，炒研酒服。**桑耳**女人心腹痛，烧研酒服。**杉菌**〔果木〕**桃仁**卒心痛，疰心痛，研末水服。桃枝，煎酒。**桃枭**血气中恶痛，酒磨服。**没药**血气心痛，酒、水煎服。**乳香**　**骐麟竭**　**降真香**　**紫荆皮**　〔金石〕**铜青**　**赤铜屑**并主血气心痛。**自然铜**血气痛。火煅醋淬，末服。**诸铁器**女人心痛，火烧淬酒饮。**石炭**同上。**白石英**　**紫石英**并主女人心腹痛。〔鳞部〕**乌贼鱼血**血刺心痛，磨醋服。**青鱼枕**血气心腹痛。磨水服。〔禽兽〕**五灵脂**心腹胁肋少腹诸痛。疝痛，血气，同蒲黄煎醋服。或丸，或一味炒焦酒服。虫痛加槟榔。**狗胆**血气撮痛，丸服。

【痰饮】**半夏**湿痰心痛，油炒丸服。**狼毒**九种心痛，同吴茱萸、巴豆、人参、附子、干姜丸服。心腹冷痰胀痛，同附子、旋覆花丸服。**草乌头**冷痰成包，心腹疞痛。**百合** **椒目**留饮腹痛，同巴豆丸服。**牡荆子**炒研服。**枳实**胸痹痰水痛，末服。**枳壳**心腹结气痰水。**矾石**诸心痛，以醋煎一皂子服。同半夏丸服。同朱砂、金薄丸服。**五倍子**心腹痛，炒焦，酒服立止。牡蛎粉烦满心脾痛，煅研酒服。**蛤粉**心气痛，炒研，同香附末服。**白螺壳**湿痰心痛及膈气痛，烧研酒服。

【火郁】〔草部〕**黄连**卒热心腹烦痛，水煎服。**苦参**大热腹中痛，及小腹热痛，面色青赤，煎醋服。**黄芩**小腹绞痛，小儿腹痛。得厚朴、黄连，止腹痛。**山豆根**卒腹痛，水研服，入口即定。**青黛**心口热痛，姜汁服一钱。**马兜铃**烧研酒服。**马兰汁**绞肠沙痛。**沙参** **玄参**〔谷果〕**生麻油**卒热心痛，饮一合。**麻子仁**妊娠心痛，研水煎服。**荞麦粉**绞肠沙痛，炒热，水烹服。**黍米**十年心痛，淘汁温服。**粳米** **高粱米**并煮汁服，止心痛。**绿豆**心痛，以三七粒，同胡椒二七粒，研服。**茶**十年五年心痛，和醋服。〔木部〕**川楝子**入心及小肠，主上下腹痛，热厥心痛，非此不除。同玄胡索末，酒服。**槐枝**九种心痛，煎水服。**槐花** **乌桕根** **石瓜**并主热心痛。**栀子**热厥心痛，炒焦煎服。冷热腹痛，同附子丸服。**郁李仁**卒心痛，嚼七粒，温水下，即止。**茯苓** **琥珀**〔石兽〕**戎盐** **食盐**吐，心腹胀痛。**玄明粉**热厥心腹痛，童尿服三钱。**丹砂**男女心腹痛，同白矾末服。**蜂蜜**卒心痛。**黄蜡**急心痛，烧化丸，凉水下。**晚蚕沙**男女心痛，泡汤服。**驴乳**卒心痛连腰脐，热饮二升。**羚羊角**腹痛热满，烧末水服。**犀角**热毒痛。**阿胶**丈夫少腹痛。**兔血**卒心痛，和茶末、乳香丸服。**败笔头**心痛不止，烧灰，无根水下。**狗屎**心痛欲死，研末酒服。**山羊屎**心痛，同油发烧灰，酒服断根。**狐屎**肝气心痛，苍苍如死灰，喘息，烧和姜黄服。**驴屎汁** **马屎汁**〔人部〕**人屎**和蜜、水。**人溺**并主绞肠沙痛欲死，服之。**虫痛**见诸虫下。

【中恶】〔草部〕**艾叶**鬼击中恶，卒然着人如刀刺状，心腹切痛，或即吐血下血，水煎服。实，亦可用。**桔梗** **升麻** **木香**磨汁。**藿香** **郁金香** **茅香** **兰草** **蕙香** **山柰** **山姜** **缩砂** **蘼芜** **蜘蛛香** **蒟酱** **丹参** **苦参**煎酒。**姜黄** **郁金** **莪蒁** **肉豆蔻** **菖蒲** **鸡苏** **甘松** **忍冬**水煎。**卷柏** **女青**末服。**芒箔**煮服。**鬼督邮** **草犀** **狼毒** **海根** **藁本** **射干** **鸢尾** **鬼臼** **续随子**〔谷菜〕**醇酒** **豌豆** **白豆** **大豆** **胡荽** **罗勒** **芥子**浸酒。**白芥子** **大蒜**〔果木〕**榧子** **桃枭**末服。**桃胶** **桃符** **桃花**末服。**桃仁**研服。**桃白皮** **三岁枣中仁**常服。**蜀椒** **茱萸** **蜜香** **沉香** **檀香** **安息香**化酒。**乳香**

丁香　阿魏　樟材　鬼箭　鬼齿水煎。**琥珀　苏合香**化酒。**城东腐木**煎酒。**古棕板**煎酒。〔服器〕**桃橛**煮汁。**车脂**化酒。**刀鞘灰**水服。**砧垢**吐。**铁椎柄灰**丸服。**履屧鼻绳灰**酒服。**毡袜跟灰**酒服。**网巾灰**酒服。〔水土〕**粮罂中水　黄土**画地作王字，取中土，水服。**陈壁土**同矾丸服。**铸钟土**酒服。**柱下土**水服。**伏龙肝**水服。**仰天皮**人垢和丸服。**釜墨**汤服。**墨**　〔石介〕**古钱**和薏苡根煎服。**铅丹**蜜服。**食盐**烧服取吐。**雄黄　灵砂　硫黄　金牙　蛇黄　田螺壳**烧服。**鳖头灰**　〔禽兽〕**乌骨鸡**搨心上。**白雄鸡**煮汁，入醋、麝、真珠服。肝同。**鸡子白**生吞七枚。**鹳骨　犀角　鹿茸及角　麋角　麝香　灵猫阴　猫肉及头骨　狸肉及骨　腽肭脐　熊胆**并主中恶心腹绞痛。

胁　痛

有肝胆火，肺气，郁，死血，痰澼，食积，气虚。

【木实】〔草部〕**黄连**猪胆炒，大泄肝胆之火，肝火胁痛，姜汁炒丸。左金丸：同茱萸炒，丸服。**柴胡**胁痛主药。**黄芩　龙胆　青黛　卢会**并泻肝胆之火。**芍药　抚芎**并搜肝气。**生甘草**缓火。**木香**散肝经滞气，升降诸气。**香附子**总解诸郁，治膀胱连胁下气妨。**地肤子**胁下痛，为末酒服。〔果木〕**青橘皮**泻肝胆积气必用之药。**栀子　卢会　桂枝**。

【痰气】〔草部〕**芫花**心下痞满，痛引两胁，干呕汗出，同甘遂、大戟为散，枣汤服。**大戟　甘遂**痰饮胁痛。控涎丸。**狼毒**两胁气结痞满，心下停痰鸣转，同附子、旋覆花丸服。**香薷**心烦胁痛连胸欲死，捣汁饮。**防风**泻肺实烦满胁痛。**半夏　天南星　桔梗　苏梗　细辛　杜若　白前　贝母**　〔谷菜〕**生姜**并主胸胁逆气。**白芥子**痰在胸胁支满，每酒吞七粒。又同白术丸服。**薏苡根**胸胁卒痛，煮服即定。〔果木〕**橘皮　槟榔　枳壳**心腹结气痰水，两胁胀痛。因惊伤肝，胁骨痛，同桂末服。**枳实**胸胁痰澼气痛。**茯苓**　〔虫介〕**白僵蚕　牡蛎粉　文蛤**并主胸胁逆气满痛。〔兽石〕**羚羊角**胸胁痛满，烧末水服。**麝香　古钱**心腹烦满，胸胁痛欲死，煮汁服。

【血积】〔草部〕**大黄**腹胁老血痛。**凤仙花**腰胁引痛不可忍，晒研，酒服三钱，活血消积。**当归　芎䓖　姜黄　玄胡索　牡丹皮　红蓝花**　〔谷菜〕**神曲　红曲**并主死血食积作痛。**韭菜**瘀血，两胁刺痛。〔果木禽〕**吴茱萸**食积。**桃仁　苏木　白棘刺**腹胁刺痛，同槟榔煎酒服。**巴豆**积滞。**五灵脂**胁痛，同蒲黄煎醋服。

【虚陷】〔草谷菜部〕**黄芪　人参　苍术　柴胡　升麻**并主气虚下陷，两胁支痛。**黑大豆**腰胁卒痛，炒焦煎酒服。**茴香**胁下刺痛，同枳壳末，盐、酒服。**马芹子**腹冷胁痛。

【外治】**食盐　生姜　葱白　韭菜　艾叶**并炒熨。**冬灰**醋炒熨。**芥子　茱萸**并醋研傅。**大黄**同石灰、桂心熬醋贴。同大蒜、朴消捣贴。

腰　痛

有肾虚，湿热，痰气，瘀血，闪肭，风寒。

【虚损】〔草部〕**补骨脂**骨髓伤败，腰膝冷。肾虚腰痛，为末酒服，或同杜仲、胡桃丸服。妊娠腰痛，为末，胡桃、酒下。**菊花**腰痛去来陶陶。**艾叶**带脉为病，腰溶溶如坐水中。**附子**补下焦之阳虚。**蒺藜**补肾，治腰痛及奔豚肾气，蜜丸服。**萆薢**腰脊痛强，男子臂腰痛，久冷痹软，同杜仲末，酒服。**狗脊　菝葜　牛膝　肉苁蓉　天麻　蛇床子　石斛**〔谷菜〕**山药**并主男子腰膝强痛，补肾益精。**韭子**同安息香丸服。**茴香**肾虚腰痛，猪肾煨食。腰痛如刺，角茴末，盐酒服，或加杜仲、木香，外以糯米炒熨。**干姜　菥蓂子　胡麻**〔果木〕**胡桃**肾虚腰痛，同补骨脂丸服。**栗子**肾虚腰脚不遂，风干日食。**山楂**老人腰痛，同鹿茸丸服。**阿月浑子　莲实　芡实　沉香　乳香**并补腰膝命门。**杜仲**肾虚冷臂痛，煎汁煮羊肾作羹食。浸酒服。为末酒服。青娥丸。**枸杞根**同杜仲、萆薢，浸酒服。**五加皮**贼风伤人，软脚臂腰，去多年瘀血。**柏实**腰中重痛，肾中寒，膀胱冷脓宿水。**山茱萸　桂**〔介兽〕**龟甲**并主腰肾冷痛。**鳖甲**卒腰痛，不可俯仰，炙研酒服。**猪肾**腰虚痛，包杜仲末煨食。**羊肾**为末酒服。老人肾硬，同杜仲炙食。**羊头、蹄、脊骨**和蒜、薤煮食。同肉苁蓉、草果煮食。**鹿茸**同菟丝子、茴香丸服。同山药煮酒服。**鹿角**炒研酒服，或浸酒。**麋角及茸**酒服。**虎胫骨**酥炙，浸酒饮。

【湿热】〔草部〕**知母**腰痛，泻肾火。**葳蕤**湿毒腰痛。**威灵仙**宿脓恶水，腰膝冷疼，酒服一钱取利，或丸服。**青木香**气滞腰痛，同乳香酒服。**地肤子**积年腰痛时发，为末酒服，日五六次。**蛤蟆草**湿气腰痛，同葱、枣煮酒常服。**牵牛子**除湿热气滞，腰痛下冷脓，半生半炒，同硫黄末，白面作丸，煮食。**木鳖子　蕙草**〔果木〕**桃花**湿气腰痛，酒服一钱，一宿即消。或酿酒服。**槟榔**腰重作痛，为末酒服。**甜瓜子**腰腿痛，酒浸末服。**皂荚子**腰脚风痛，酥炒丸服。**郁李仁**宣腰胯冷脓。**茯苓**利腰脐间血。**海桐皮**风毒腰膝痛。**桑寄生**〔介兽〕**淡菜**腰痛胁急。**海蛤　牛黄**妊娠腰痛，烧末酒服。

【风寒】 **羌活　麻黄**太阳病腰脊痛。**藁本**十种恶风鬼注，流入腰痛。

【血滞】〔草谷菜〕**玄胡索**止暴腰痛，活血利气，同当归、桂心末，酒服。**蘘荷根**妇人腰痛，捣汁服。**甘草　细辛　当归　白芷　芍药　牡丹　泽兰　鹿藿**并主女人血沥腰痛。**术**利腰脐间血，补腰膝。**庵蕳子**闪挫痛，擂酒服。**甘遂**闪挫痛，入猪肾煨食。**续断**折跌，恶血腰痛。**神曲**闪挫，煅红淬酒服。**莳萝**闪挫，酒服二钱。**莴苣子**闪挫，同粟米、乌梅、乳、没丸服。**丝瓜根**闪挫，烧研服。子亦良，渣傅之。**冬瓜皮**折伤，烧研酒服。〔果木〕**西瓜皮**闪挫，干研酒服。**橙核**闪挫，炒末酒服。**橘核**肾疰。**青橘皮**气滞。**桃枭　干漆**〔虫介〕**红娘子**并行血。**鳖肉**妇人血瘕腰痛。**鼍甲**腰中重痛。

【外治】 **桂**反腰血痛，醋调涂。**白檀香**肾气腰痛，磨水涂。**芥子**痰注及扑损痛，同酒涂。**猫屎**烧末，和唾涂。**天麻**半夏、细辛同煮，熨之。**大豆　糯米**并炒熨寒湿痛。**蒴藋**寒湿痛，炒热眠之。**黄狗皮**裹腰痛。**爵床　葡萄根**并浴腰脊痛。

疝　㿗

腹病曰疝，丸病曰㿗。有寒气，湿热，痰积，血滞，虚冷。男子奔豚，女子育肠。小儿木肾。

【寒气】〔草部〕**附子　乌头**寒疝厥逆，脉弦紧，煎水入蜜服，或蜜煮为丸。寒疝滑泄，同玄胡索、木香煎服。**草乌头**寒气心疝二十年者，同茱萸丸服。**胡卢巴**同附子、硫黄丸服，治肾虚冷痛。得茴香、桃仁，治膀胱气。炒末，茴香酒下，治小肠气。同茴香、面丸服，治冷气疝瘕。同沉香、木香、茴香丸服，治阴㿗肿痛。**马蔺子**小腹疝痛冷积，为末酒服，或拌面煮食。**木香**小肠疝气，煮酒日饮。小儿阴肿，同枳壳、甘草煎服。**玄胡索**散气和血，通经络，止小腹痛。同全蝎等分，盐、酒服。**艾叶**一切冷气少腹痛，同香附醋煮丸服，有奇效。**牡蒿**阴肿，擂酒服。**紫金藤**丈夫肾气。〔菜果〕**茴香**疝气，膀胱育肠气，煎酒，煮粥皆良。同杏仁、葱白为末，酒服。又同蚕沙丸服。同荔枝末服。同川椒末服。炒熨脐下。**薤白汁　木瓜**并主奔豚。**橘核**膀胱小肠气，阴㿗肾冷，炒研酒服，或丸服。**荔枝核**小肠疝气，烧酒服，或加茴香、青皮。阴㿗，同硫黄丸服。**胡桃**心腹疝痛，烧研酒服。**槟榔**奔豚膀胱诸气，半生半熟，酒服。**吴茱萸**寒疝往来，煎酒服。四制丸服，治远近疝气，偏堕诸气。**胡椒**疝痛，散气开郁，同玄胡索末等分，茴香酒下。**蜀椒　橄榄核**阴㿗。同荔核、山楂核烧服。**栗根**偏气，煎酒服。**芡根**偏堕气块，切煮食。**桃仁**男子阴肿，小儿卵㿗，炒研酒服，仍傅之。**山楂核**〔木石〕**楝实**㿗疝肿痛，五制丸服。叶，主疝入囊痛，煎酒服。**苏方木**偏堕肿痛，煮酒服。**楮叶**疝气入囊，为末酒服。木肾，同雄黄丸服。**阿魏**㿗疝痛，败精恶血，结在阴囊，同硇砂诸药丸服。**牡荆子**小肠疝气，炒擂酒服。**杉子**疝痛，一岁一粒，烧研酒服。**鼠李子**疝瘕积冷，九蒸酒渍服。**铁秤锤**疝肿，烧淬酒服。**古镜**小儿疝硬，煮汁服。**硇砂**疝气卵肿，同乳香、黄蜡丸服。〔虫鳞〕**茴香虫**疝气。**蜘蛛**大人小儿㿗。狐疝偏有大小，炒焦同桂末服。**蜥蜴**小儿阴㿗，烧灰酒服。**杜父鱼**小儿差颓，核有小大，以鱼咬之，七下即消。**淡菜**腰痛疝瘕。〔禽兽〕**乌鸡**寒疝绞痛，同生地黄蒸取汁服，当下出寒癖。**鸡子黄**小肠疝气，温水搅服。**雄鸡翅**阴肿如斗，随左右烧灰饮服。**雀**肾冷偏堕疝气，同茴香、缩砂、椒、桂煨食，酒下。小肠疝，同金丝矾研酒服。**雀卵**　**雀屎**并疝瘕。**乌鸦**偏堕疝气，煅研，同胡桃、苍耳子末，酒服。**狐阴茎**　**狸阴茎**男子卵㿗，烧灰水服。

【湿热】〔草部〕**黄芩**小腹绞痛，小便如淋，同木通、甘草煎服。**柴胡**平肝胆三焦火，疝气寒热。**龙胆**厥阴病，脐下至足肿痛。**丹参**通心包络。**沙参**　**玄参**并主卒得疝气，小腹阴肿相引痛欲死，各酒服二钱。**地肤子**膀胱疝瘕。疝危急者，炒研酒服。狐疝阴卵㿗疾，同白术、桂心末服。**马鞭草**妇人疝气，酒煎热服，仍浴身取汗。**羌活**男子奔豚，女人疝瘕。**海藻**疝气下堕，卵肿。**藁本**　**蛇床子**　**白鲜皮**并主妇人疝瘕。**泽泻**　**屋游**〔谷菜〕**赤小豆**并小肠膀胱奔豚气。**莴苣子**阴㿗肿痛，为末煎服。**丝瓜**小肠气痛连心，烧研酒服。〔果木〕**梨叶**小儿疝痛，煎服。**栀子**湿热因寒气郁抑，劫药，以栀子降湿热，乌头去寒郁，引入下焦，不留胃中，有效。**杏仁**　**甘李根皮**　**桐木皮**　**诃黎勒**〔水石〕**甘烂水**并主奔豚气。**代赭石**小肠疝气，火煅醋淬末服。**禹余粮**肓肠气痛，为末饮服。**甘锅**偏堕疝，热酒服。

【痰积】〔草木〕**牵牛**肾气作痛，同川椒、茴香入猪肾煨食，取下恶物。**射干**利积痰瘀血疝毒。阴疝痛刺，捣汁服，取利，赤丸服。**大黄**小腹痛，老血留结。**甘遂**疝瘕。偏气，同茴香末酒服。**狼毒**阴疝欲死，同防风、附子丸服。**荆芥**破结聚气，下瘀血。阴㿗肿痛，焙末酒服。**蒲黄**同五灵脂，治诸疝痛。**三棱**破积。**蓬莪莲**破痃癖，妇人血气，大夫奔豚。一切气痛疝痛，煨研葱、酒服。**香附子**治食积痰气疝痛，同海石末，姜汁服。**商陆**　**天南星**　**贝母**　**芫花**　**防葵**　**巴豆**　**干漆**　**五加皮**　**鼠李**　**山楂**核同。**枳实**末服。**青橘皮**并主疝瘕积气。**胡卢巴**小肠疝，同茴香、荞面丸服，取下白脓，去根。〔虫兽〕**斑蝥**小肠气，枣包煨食。**芫青**　**地胆**　**桑螵蛸**　**雀粪**　**五灵脂**并主疝瘕。**猬皮**疝积，烧灰酒服。

【挟虚】〔草兽〕**甘草**缓火止痛，**苍术**疝多湿热，有挟虚者，先疏涤，而后用参、术，佐以疏导。虚损偏堕，四制苍术丸。**赤箭**　**当归**　**芎䓖**　**芍药**并主疝瘕，搜肝止痛。**山茱萸**　**巴戟**　**远志**　**牡丹皮**并主奔豚冷气。**熟地黄**脐下急痛。**猪脬**疝气坠痛，入诸药煮食。

【阴㿉】〔外治〕**地肤子**　**野苏**　**槐白皮**并煎汤洗。**马鞭草**　**大黄**和醋。**白垩土**并涂傅。**蒺藜**粉摩。**苋根**涂阴下冷痛，入腹杀人。**热灰**上症，醋调涂。**釜月下土**同上。**白头翁**捣涂，一夜成疮，二十日愈。**木芙蓉**同黄檗末，以木鳖子磨醋和涂。**雄鸡翅灰**同蛇床子末傅。**石灰**同栀子、五倍子末，醋和傅。**牡蛎粉**水㿉，同干姜末傅。**铁精粉**　**蓬砂**水研。**地龙粪**　**马齿苋**并涂小儿阴肿。**茱萸**冷气，内外肾钓痛，同盐研罨。**蜀椒**阴冷渐入囊，欲死，作袋包。

本草纲目主治目录第四卷

本草纲目主治第四卷

百病主治药 | 下

痛　风

属风、寒、湿、热、挟痰及血虚、污血。

【风寒风湿】〔草木谷〕**麻黄**风寒、风湿、风热痹痛，发汗。**羌活**风湿相搏，一身尽痛，非此不除。同松节煮酒，日饮。**防风**主周身骨节尽痛，乃治风去湿仙药。**苍术**散风，除湿，燥痰，解郁，发汗，通治上中下湿气。湿气身痛，熬汁作膏，点服。**桔梗**寒热风痹，滞气作痛，在上者宜加之。**茜根**治骨节痛，燥湿行血。**紫葳**除风热血滞作痛。**苍耳子**风湿周痹，四肢拘痛，为末煎服。**牵牛子**除气分湿热，气壅腰脚痛。**羊踯躅**风湿痹痛走注，同糯米、黑豆，酒、水煎服，取吐利。风痰注痛，同生南星捣饼，蒸四五次收之，临时焙丸，温酒下三丸，静卧避风。**芫花**风湿痰注作痛。**草乌头**风湿痰涎，历节走痛不止，入豆腐中煮过，晒研，每服五分，仍外傅痛处。**乌头**　**附子**并燥湿痰，为引经药。**百灵藤**酒。**石南藤**酒。**青藤**酒。并主风湿骨痛顽痹。**薏苡仁**久风湿痹，筋急不可屈伸。风湿身痛，日晡甚者，同麻黄、杏仁、甘草煎服。**豆豉**　**松节**去筋骨痛，能燥血中之湿。历节风痛，四肢如脱，浸酒日服。**桂枝**引诸药横行手臂。同椒、姜浸酒，絮熨阴痹。**海桐皮**腰膝注痛，血脉顽痹，同诸药浸酒服。**五加皮**风湿骨节挛痛，浸酒服。**枸杞根及苗**去皮肤骨节间风。子，补骨。〔虫鳞介兽〕**蚕沙**浸酒。**蝎梢**肝风。**蚯蚓**脚风宜用。**穿山甲**风痹疼痛，引经通窍。**守宫**通经络，入血分。历节风痛，同地龙、草乌头诸药丸服。**白花蛇**骨节风痛。**乌蛇**同上。**水龟**风湿拘挛，筋骨疼痛，同天花粉、枸杞子、雄黄、麝香、槐花煎服。版，亦入阴虚骨痛方。**五灵脂**散血活血，止诸痛，引经有效。**虎骨**筋骨毒风，走注疼痛，胫骨尤良。白虎风痛膝肿，同通草煮服，取汗。同没药末服。风湿痛，同附子末服。头骨，浸酒饮。

【风痰湿热】〔草部〕**半夏**　**天南星**并治风痰、湿痰、热痰凝滞，历节走注。右臂湿痰作痛，南星、苍术煎服。**大戟**　**甘遂**并治湿气化为痰饮，流注胸膈经络，发为上下走注，疼痛麻痹。能泄脏腑经隧之湿。**大黄**泄脾胃血分之湿热。酥炒煎服，治腰脚风痛，取下冷脓恶物即止。**威灵仙**治风湿痰饮，为痛风要药，上下皆宜。腰膝积年冷病诸痛，为末酒下，或丸服，以微利为效。**黄芩**三焦湿热风热，历节肿痛。**秦艽**除阳明风湿、湿热，养血荣筋。**龙胆草　木通**煎服。**防己　木鳖子**并主湿热肿痛，在下加之。**姜黄**治风痹臂痛，能入手臂，破血中之滞气。**红蓝花**活血滞，止痛，瘦人宜之。〔菜果〕**白芥子**暴风毒肿，痰饮流入四肢经络作痛。**桃仁**血滞风痹挛痛。**橘皮**下滞气，化湿痰。风痰麻木，或手木，或十指麻木，皆是湿痰死血，以一斤去白，逆流水五碗，煮烂去滓至一碗，顿服取吐，乃吐痰之圣药也。**槟榔**一切风气，能下行。〔木石〕**枳壳**风痒淋痹，散痰疏滞。**黄檗**除下焦湿热痛肿，下身甚者加之。**茯苓**渗湿热。**竹沥**化热痰。**苏方木**活血止痛。**滑石**渗湿热。〔兽禽〕**羚羊角**入肝平风，舒筋，止热毒风历节掣痛效。**羊胫骨**除湿热，止腰脚筋骨痛，浸酒服。

【补虚】〔草部〕**当归　芎䓖　芍药　地黄　丹参**并养新血，破宿血，止痛。**牛膝**补肝肾，逐恶血，治风寒湿痹，膝痛不可屈伸，能引诸药下行，痛在下者加之。**石斛**脚膝冷痛痹弱，酒浸酥蒸，服满一镒，永不骨痛。**天麻**诸风湿痹不仁，补肝虚，利腰膝。腰脚痛，同半夏、细辛袋盛，蒸热互熨，汗出则愈。**萆薢　狗脊**寒湿膝痛腰背强，补肝肾。**土茯苓**治疮毒筋骨痛，去风湿，利关节。**锁阳**润燥养筋。〔谷木〕**罂粟壳**收敛固气，能入肾，治骨痛尤宜。**松脂**历节风酸痛，炼净，和酥煎服。**乳香**补肾活血，定诸经之痛。**没药**逐经络滞血，定痛。历节诸风痛不止，同虎胫骨末，酒服。

【外治】**白花菜**傅风湿痛。**芥子**走注风毒痛，同醋涂。**蓖麻油**入膏，拔风邪出外。**鹈鹕油**入膏，引药气入内。**羊脂**入膏，引药气入内，拔邪出外。**野驼脂**摩风痛。**牛皮胶**同姜汁化，贴骨节痛。**驴骨**浴历节风。**蚕沙**蒸熨。

头　痛

有外感，气虚，血虚，风热，湿热，寒湿，痰厥，肾厥，真痛，偏痛。右属风虚，左属痰热。

【引经】**太阳**麻黄、藁本、羌活、蔓荆。**阳明**白芷、葛根、升麻、石膏。**少阳**柴胡、芎䓖。**太阴**苍术、半夏。**少阴**细辛。**厥阴**吴茱萸、芎䓖。

【湿热痰湿】〔草部〕**黄芩**一味酒浸晒研，茶服，治风湿、湿热、相火、偏、正诸般头痛。**荆芥**散风热，清头目。作枕，去头项风。同石膏末服，去风热头痛。**薄荷**除风热，清头目，蜜丸服。**菊花**头目风热肿痛，同石膏、芎䓖末服。**蔓荆实**头痛，脑鸣，目泪。太阳头痛，为末浸酒服。**水苏**风热痛，同皂荚、芫花丸服。**半夏**痰厥头痛，非此不除，同苍术用。**栝楼**热病头痛，洗瓤温服。**香附子**气郁头痛，同川芎末常服。偏头风，同乌头、甘草丸服。**大黄**热厥头痛，酒炒三次，为末，茶服。**钓藤**平肝风心热。**茺蔚子**血逆，大热头痛。**木通**　**青黛**　**大青**　**白鲜皮**　**茵陈**　**白蒿**　**泽兰**　**沙参**　**丹参**　**知母**　**吴蓝**　**景天**并主天行头痛。**前胡**　**旋覆花**〔菜果〕**竹笋**并主痰热头痛。**东风菜**　**鹿藿**　**苦茗**并治风热头痛。清上止痛，同葱白煎服。用巴豆烟熏过服，止气虚头痛。**杨梅**头痛，为末茶服。**橘皮**〔木石〕**枳壳**并主痰气头痛。**榉皮**时行头痛，热结在肠。**枸杞**寒热头痛。**竹茹**饮酒人头痛，煎服。**竹叶**　**竹沥**　**荆沥**并痰热头痛。**黄檗**　**栀子**　**茯苓**　**白垩土**并湿热头痛。合王瓜为末服，止疼。**石膏**阳明头痛如裂，壮热如火。并风热，同竹叶煎。风寒，同葱、茶煎。风痰，同川芎、甘草煎。**铁粉**头痛鼻塞，同龙脑，水服。**光明盐**〔兽人〕**犀角**伤寒头痛寒热，诸毒气痛。**童尿**寒热头痛至极者，一盏，入葱、豉煎服，陶隐居盛称之。

【风寒湿厥】〔草谷菜果〕**芎䓖**风入脑户头痛，行气开郁，必用之药。风热及气虚，为末茶服。偏风，浸酒服。卒厥，同乌药末服。**防风**头面风去来。偏正头风，同白芷，蜜丸服。**天南星**风痰头痛，同荆芥丸服。痰气，同茴香丸服。妇人头风，为末酒服。**乌头**　**附子**浸酒服，煮豆食，治头风。同白芷末服，治风毒痛。同川芎或同高良姜服，治风寒痛。同葱汁丸，或同钟乳、全蝎丸，治气虚痛。同全蝎、韭根丸，肾厥痛。同釜墨，止痰厥痛。**天雄**头面风去来痛。**草乌头**偏正头风，同苍术、葱汁丸服。**白附子**偏正头风，同牙皂末服。痰厥痛，同半夏、南星丸服。**地肤子**雷头风肿，同生姜擂酒服，取汗。**杜衡**风寒头痛初起，末服，发汗。**蒴藋**煎酒取汁。**蓖麻子**同川芎烧服，取汗。**萆薢**同虎骨、旋覆花末服，取汗。**南藤**酿酒服，并治头风。**通草**烧研酒服，治洗头风。**菖蒲**头风泪下。**杜若**风入脑户，痛肿涕泪。**胡卢巴**气攻痛，同三棱、干姜末，酒服。**牛膝**脑中痛。**当归**煮酒。**地黄**　**芍药**并血虚痛。**葳蕤**　**天麻**　**人参**　**黄芪**并气虚痛。**苍耳**　**大豆黄卷**并头风痹。**胡麻**头面游风。**百合**头风目眩。**胡荽**　**葱白**　**生姜**并风寒头痛。**杏仁**时行头痛，解肌。风虚痛欲破，研汁入粥食，得大汗即解。**茱萸**厥阴头痛呕涎，姜、枣、人参煎服。**蜀椒**　**枳椇**〔木石虫鳞兽〕**柏实**并主头风。**桂枝**伤风头痛自汗。**乌药**气厥头痛，及产后头痛，同川芎末，茶服。**皂荚**时气头痛，烧研，同姜、蜜，水服，取汗。**山茱萸**脑骨痛。**辛夷**　**伏牛花**　**空青**　**曾青**并风眩头痛。**石硫黄**肾厥头痛、头风，同消石丸服。同胡粉丸服。同食盐丸服。同乌药丸服。**蜂子**　**全蝎**　**白僵蚕**葱汤服，或入高良姜，或以蒜制为末服，治痰厥、肾厥痛。**白花蛇**脑风头痛，及偏头风，同南星、荆芥诸药末服。**鱼鳔**八般头风，同芎芷末，冲酒热饮，醉醒则愈。**羊肉**头脑大风，汗出虚劳。**羊屎**雷头风，研酒服。

【吐痰】 见风及痰饮。

【外治】 **谷精草**为末嗃鼻，调糊贴脑，烧烟熏鼻。**玄胡索**同牙皂、青黛为丸。**瓜蒂** **藜芦** **细辛** **苍耳子** **大黄** **远志** **荜茇** **高良姜** **牵牛**同砂仁、杨梅末。**芸薹子** **皂荚** **白棘针**同丁香、麝香。**雄黄**同细辛。**玄精石** **消石** **人中白**同地龙末，羊胆为丸。**旱莲汁** **萝卜汁** **大蒜汁** **苦瓠汁**并嗃鼻。**艾叶**揉丸嗅之，取出黄水。**蓖麻仁**同枣肉纸卷，插入鼻内。**半夏烟** **木槿子烟** **龙脑烟**并熏鼻。**灯火**焠之。**荞麦面**作大饼，更互合头，出汗。或作小饼，贴四眼角，灸之。**黄蜡**和盐作兜鍪，合之即止。**麝香**同皂荚末，安顶上，炒盐熨之。**茱萸叶**蒸热枕之，治大寒犯脑痛，亦浴头。**桐木皮** **冬青叶** **石南叶** **牡荆根** **槵子皮** **莽草** **葶苈豉汁** **驴头汁**并治头风。**全蝎**同地龙、土狗、五倍子末。**柚叶**同葱白。**山豆根** **南星**同川乌。**乌头** **草乌头**同栀子、葱汁。**乳香**同蓖麻仁。**决明子**并贴太阳穴。**露水**八月朔旦取，磨墨点太阳，止头疼。**桂木**阴雨即发痛，酒调，涂顶额。**井底泥**同消、黄傅。**朴消**热痛，涂顶上。**诃子**同芒消、醋摩之。**牛蒡根**同酒煎膏摩之。**绿豆**作枕去头风。决明、菊花皆良。**麦面**头皮虚肿，薄如裹水，水嚼傅之良。**栀子**蜜和傅舌上，追涎去风甚妙。

眩　运

眩是目黑，运是头旋，皆是气虚挟痰，挟火，挟风，或挟血虚，或兼外感四气。

【风虚】〔草菜〕**天麻**目黑头旋，风虚内作，非此不能除，为治风神药，名定风草。首风旋运，消痰定风，同川芎，蜜丸服。**术**头忽暗运，瘦削食土，同面丸服。**荆芥**头旋目眩。产后血运欲死，童尿调服。**白芷**头风血风眩运，蜜丸服。**苍耳子**诸风头运，蜜丸服。女人血风头旋，闷绝不省，为末酒服，能通顶门。**菊苗**男女头风眩运，发落有痰，发则昏倒，四月收，阴干为末，每酒服二钱。秋月收花浸酒，或酿酒服。**蒴藋根**头风旋运，同独活、石膏煎酒服。产后血运，煎服。**贝母**洗洗恶风寒。目眩项直。**杜若**风入脑户，眩倒，目𥆨𥆨。**钓藤**平肝风心火，头旋目眩。**排风子**目赤头旋，同甘草、菊花末。**当归**失血眩运，芎䓖煎服。**芎䓖**首风旋运。**红药子**产后血运。**附子** **乌头** **薄荷** **细辛** **木香** **紫苏** **水苏** **白蒿** **飞廉** **卷柏** **蘼芜** **羌活** **藁本** **地黄** **人参** **黄芪** **升麻** **柴胡** **山药**并治风虚眩运。**生姜**〔木虫鳞兽〕**松花**头旋脑肿，浸酒饮。**槐实**风眩欲倒，吐涎如醉，漾漾如舟车上。**辛夷**眩冒，身兀兀如在车船上。**蔓荆实**脑鸣昏闷。**伏牛花** **丁香** **茯神** **茯苓** **山茱萸** **地骨皮** **全蝎** **白花蛇** **乌蛇**并头风眩运。

鹿茸眩运，或见一为二，半两煎酒，入麝服。**驴头**中风头眩，身颤，心肺浮热，同豉煮食。**兔头骨及肝**　**羚羊角**　**羊头蹄及头骨**　**羊肉**　**牛胃**　**猪脑**　**猪血**　**熊脑**并主风眩瘦弱。

【痰热】〔草菜〕**天南星**风痰眩运吐逆，同半夏、天麻、白面煮丸。**半夏**痰厥昏运，同甘草、防风煎服。风痰眩运，研末水沉粉，入朱砂丸服。金花丸：同南星、寒水石、天麻、雄黄、白面，煮丸服。**白附子**风痰，同石膏、朱砂、龙脑丸服。**大黄**湿热眩运，炒末茶服。**旋覆花**　**天花粉**　**前胡**　**桔梗**　**黄芩**　**黄连**　**泽泻**　**白芥子**热痰烦运，同黑芥子、大戟、甘遂、芒消、朱砂丸服。〔果木〕**橘皮**　**荆沥**　**竹沥**头风旋运目眩，心头漾漾欲吐。**枳壳**　**黄檗**　**栀子**〔金石〕**石胆**女人头运，天地转动，名曰心眩，非血风也。以胡饼剂和，切小块焙干，每服一块，竹茹汤下。**云母**中风寒热，如在舟船上。同恒山服，吐痰饮。**石膏**风热。**铅、汞结砂**。**硫黄**　**消石**并除上盛下虚，痰涎眩运。**朱砂**　**雄黄**〔虫禽〕**白僵蚕**并风痰。**鹘嘲**头风目眩，炙食一枚。**鹰头**头目虚运，同川芎末服。**鸱头**头风旋运。同茼茹、白术丸服。

【外治】**甘蕉油**吐痰。**瓜蒂**吐痰。痰门吐法可用。**茶子**头中鸣响，为末喑鼻。

眼　目

有赤目传变，内障昏盲，外障翳膜，物伤眯目。

【赤肿】〔草部〕**黄连**消目赤肿，泻肝胆心火，不可久服。赤目痛痒，出泪羞明，浸鸡子白点。蒸人乳点。同冬青煎点。同干姜、杏仁煎点。水调贴足心。烂弦风赤，同人乳、槐花、轻粉蒸熨。风热盲翳，羊肝丸服。**胡黄连**浸人乳，点赤目。小儿涂足心。**黄芩**消肿赤瘀血。**芍药**目赤涩痛，补肝明目。**桔梗**赤目肿痛。肝风盛，黑睛痛，同牵牛丸服。**白牵牛**风热赤目，同葱白煮丸。**龙胆**赤肿瘀肉高起，痛不可忍，除肝胆邪热，去目中黄，佐柴胡，为眼疾必用之药。暑月目涩，同黄连汁点。漏脓，同当归末服。**葳蕤**目痛眦烂泪出，赤目涩痛，同芍药、当归、黄连煎洗。**白芷**赤目弩肉，头风侵目痒泪，一切目疾，同雄黄丸服。**薄荷**去风热。烂弦，以姜汁浸研，泡汤洗。**荆芥**头目一切风热疾，为末酒服。**蓝叶**赤目热痛，同车前、淡竹叶煎洗。**山茵陈**赤肿，同车前子末服。王瓜子赤目痛涩，同槐花、芍药丸服。**香附子**肝虚睛痛羞明，同夏枯草末、沙糖水服。头风睛痛，同川芎末，茶服。**防己**目睛暴痛，酒洗三次，末服。**夏枯草**补养厥阴血脉，故治目痛如神。**菖蒲**诸般赤目，捣汁熬膏点之。同盐，傅挑针。**地黄**血热，睡起目赤，煮粥食。暴赤痛，小儿蓐内目赤，并贴之。**地肤子**风热赤目，同地黄作饼，晒研服。**苦参**　**细辛**并明目，益肝胆，止风眼下泪。**黄芪**　**连翘**又洗烂弦。**大黄**并主热毒赤目。**赤芍药**　**白及**　**防风**　**羌活**　**白鲜皮**　**柴胡**　**泽兰**　**麻黄**并主风热赤目肿痛。**野狐浆草汁**　**积雪草汁**　**瞿麦汁**　**车前草汁**并点赤目。叶赤贴之。**千里及汁**点烂弦风眼。**覆盆草汁**滴风烂眼，去虫。**五味子**同蔓荆子煎，洗烂弦。**艾叶**同黄连煎水，洗赤目。**附子**暴赤肿痛，纳粟许入目。**高良姜**吹鼻退赤。**狗尾草**戛赤目，去恶血。**石斛**同川芎嗃鼻，起倒睫。**木鳖子**塞鼻，起倒睫。〔谷菜〕**粟泔淀**同地黄，贴熨赤目。**豆腐**热贴。**黑豆**袋盛泡热，互熨数十次。**烧酒**洗火眼。**生姜**目暴赤肿，取汁点之。**干姜**目睛久赤，及冷泪作痒，泡汤洗之。取粉点之，尤妙。末，贴足心。**东风菜**肝热目赤，作羹食。**荠菜**　**枸杞菜**〔果部〕**西瓜**日干，末服。**石莲子**眼赤痛，同粳米作粥食。**梨汁**点弩肉。赤目，入腻粉、黄连末。**甘蔗汁**合黄连煎，点暴赤肿。**杏仁**同古钱埋之，化水点目中赤脉。同腻粉，点小儿血眼。油烧烟，点胎赤眼。**酸榴皮**点目泪。**盐麸子**〔木部〕**海桐皮**　**山矾叶**同姜浸热水。**黄栌**并洗风赤眼。**桐油**烙风眼。**秦皮**洗赤目肿。暴肿，同黄连、苦竹叶煎服。**黄檗**目热赤痛，泻阴火。时行赤目，浸水蒸洗。婴儿赤目，浸人乳点。**栀子**目赤热痛，明目。**枸杞根皮**洗天行赤目。**楮枝灰**泡汤，洗赤目。**榉皮**洗飞血赤目。**栾华**目痛眦烂肿赤，合黄连作煎点。**槐花**退目赤。胎赤，以枝磨铜器汁涂之。**冬青叶**同黄连熬膏，点诸赤眼。子汁，亦可同朴消点之。**木芙蓉叶**水和，贴太阳，止赤目痛。**丁香**百病在目，同黄连煎乳点之。**蕤核仁**和胡粉、龙脑，点烂赤眼。**郁李仁**和龙脑，点赤目。**淡竹沥**点赤目。**荆沥**点赤目。**诃黎勒**磨蜜，点风眼。**桑叶**赤目涩疼，为末，纸卷烧烟熏鼻中。**白棘钩**点倒睫。**青布**目痛碜涩，及病后目赤有翳，炙热，卧时熨之。〔水土〕**热汤**沃赤目。**白垩**赤烂眼倒睫，同铜青泡汤洗。**古砖**浸厕中取出，生霜，点赤目。〔金石〕**金环**　**铜匙**并烙风赤、风热眼。**玛瑙**熨赤烂。**水精**　**玻璃**熨热肿。**琉璃**水浸，熨目赤。**盐药**点风赤烂眼。**炉甘石**火煅，童尿淬研，点风湿烂眼。同朴消泡，洗风眼。**芒消**洗风赤眼。**白矾**同铜青洗风赤眼。甘草水调，贴目胞，去赤肿。**青矾**洗赤烂眼，及倒睫，及暴赤眼。**石胆**洗风赤眼，止疼。**绿盐**同蜜，点胎赤眼。**光明盐**　**牙消**　**消石**点赤目疼。**卤硷**同青梅、古钱浸汤，点风热赤目。纸包风处，日取点一切目疾。同石灰、醋傅倒睫。**古钱**磨姜汁，点赤目肿痛。磨蜜，艾烟熏过，点赤目生疮。**铜青**和水涂碗中，艾烟熏干，贴烂眼泪出。**无名异**点灯，熏倒睫毛。**石燕**磨水，点倒睫。**铅丹**同乌贼骨末，蜜调，点赤目。贴太阳，止肿痛。**土朱**同石灰，贴赤目肿闭。**玄精石**目生赤脉，同甘草末服。目赤涩痛，同黄檗点之。**井泉石**风毒赤目，同谷精草、井中苔、豆豉末服。眼睑赤肿，同大黄、栀子服。**石膏**〔虫部〕**五倍子**主风赤烂眼，研傅之。或烧过，入黄丹。同白善土、铜青泡洗。蔓荆子同煎洗。其中虫，同炉甘石点之。**泥中蛆**洗晒研，贴赤目。**蝇**到睫，嗃鼻。**人虱**倒睫拔毛，取血点之。〔介鳞〕**穿山甲**倒睫，羊肾脂炙嗃鼻。火眼，烧烟熏之。**守宫粪**涂烂赤眼。**田螺**入盐化汁，点肝热目赤。入黄连、真珠，止目痛。入铜绿，点烂眼。**海螺**同。**蚌**赤目、目暗，入黄连，取汁点。**海螵蛸**同铜绿泡汤，洗妇人血风眼。**鲤鱼胆**　**青鱼胆**〔禽兽〕**乌鸡胆**　**鸭胆**　**鸡子白**并点赤目。**鸡卵白皮**风眼肿痛，同枸杞白皮嗃鼻。**鸡冠血**点目泪不止。**驴乳**浸黄连，点风热赤目。**驴尿**同盐，点弩肉。**猪胆**　**犬胆**　**羊胆**蜜蒸九次。**熊胆**并点赤目。**猬胆**〔人部〕**小儿脐带血**并点痘风眼。**人乳汁**点赤目多泪。和雀粪，点弩肉。**人尿**洗赤目。**耳塞**点一切目疾。**头垢**点赤目。

【昏盲】〔草部〕**人参**益气明目。酒毒目盲，苏木汤调末服。小儿惊后，瞳人不正，同阿胶煎服。**黄精**补肝明目，同蔓荆子九蒸九晒为末，日服之。**苍术**补肝明目，同熟地黄丸服。同茯苓丸服。青盲雀目、同猪肝或羊肝，粟米汤煮食。目昏涩，同木贼末服。小儿目涩不开，同猪胆煮丸服。**玄参**补肾明目。赤脉贯瞳，猪肝蘸末服。**当归**内虚目暗，同附子丸服。**青蒿子**目涩，为末日服，久则目明。**葈耳子**为末，入粥食，明目。**地黄**补阴，主目䀮䀮无所见。补肾明目，同椒红丸服。**麦门冬**明目轻身，同地黄、车前丸服。**决明子**除肝胆风热，淫肤赤白膜，青盲。益肾明目，每旦吞一匙，百日后夜见物光。补肝明目，同蔓菁酒煮为末，日服。积年失明，青盲雀目，为末，米饮服。或加地肤子丸服。**地肤子**补虚明目，同地黄末服。叶，洗雀目，去热暗涩疼。汁，点物伤睛陷。**车前子**明目，去肝中风热毒冲眼，赤痛障翳，脑痛泪出。风热目暗，同黄连末服。目昏障翳，补肝肾，同地黄、菟丝子丸服。名驻景丸。**疾藜**三十年失明，为末日服。**菟丝子**补肝明目，浸酒丸服。**营实**目热暗，同枸杞子、地肤子丸服。**千里及**退热明目，同甘草煮服。**地衣草**治雀目，末服。**葳蕤**眼见黑花，昏暗痛赤，每日煎服。**淫羊藿**病后青盲，同淡豉煎服。小儿雀目，同蚕蛾、甘草、射干末，入羊肝内煮食。**天麻**　**芎䓖**　**萆薢**并补肝明目。**白术**目泪出。**菊花**风热，目疼欲脱，泪出，养目去盲，作枕明目。叶同。**五味子**补肾明目，收瞳子散。**覆盆子**补肝明目。**茺蔚子**益精明目。瞳子散大者勿用。**木鳖子**疳后目盲，同胡黄连丸服。**龙脑**　**薄荷**暑月目昏，取汁点之。**箬叶灰**淋汁，洗一切目疾。**柴胡**目暗，同决明子末，人乳和傅目上，久久目视五色。**荠苨**　**地榆**　**蓍实**　**艾实**　**牛蒡子**　**蓼子**　**款冬花**　**瞿麦**　**通**

草　柴胡　细辛　鳢肠　酸浆子　萱草　槌胡根　荭草实〔谷菜〕**赤小豆　腐婢　白扁豆**并明目。**大豆**肝虚目暗，牛胆盛之，夜吞三七粒。**苦荞皮**同黑豆、绿豆皮、决明子、菊花作枕，至老目明。**葱白**归目益睛，除肝中邪气。**葱实**煮粥食，明目。**蔓菁子**明目益气，使人洞视，水煮三遍，去苦味，日干为末，水服。一用醋煮，或醋蒸三遍，末服，治青盲，十得九愈。或加决明子，酒煮。或加黄精，九蒸九晒。花，为末服，治虚劳目暗。**芥子**雀目，炒末，羊肝煮食。挼入目中，去翳。**白芥子**涂足心，引热归下，痘疹不入目。**荠菜　菥蓂　苋实　苦苣　莴苣　翘摇　冬瓜仁　木耳**〔果部〕**梅核仁　胡桃**并明目。**石蜜**明目，去目中热膜，同巨胜子丸服。**枣皮灰**同桑皮灰煎汤洗，明目。**椒目**眼生黑花年久者，同苍术丸服。**蜀椒　秦椒**〔木部〕**桂　辛夷　枳实　山茱萸**并明目。**沉香**肾虚目黑，同蜀椒丸服。**桐花**眼见禽虫飞走，同酸枣、羌活、玄明粉煎服。**槐子**久服除热明目除泪，煮饮，或入牛胆中风干吞之。或同黄连末丸服。**五加皮**明目。浸酒，治目僻目䁾。**牡荆茎**青盲，同乌鸡丸服。**黄檗**目暗，每旦含洗，终身无目疾。**松脂**肝虚目泪，酿酒饮。**椿荚灰**逐月洗头，明目。**槵子皮**洗头，明目。**桑叶及柴灰　柘木灰**逐月按日，煎水洗目，明目，治青盲。**蔓荆子**明目除昏，止睛痛。**蕤核**同龙脑，点一切风热昏暗黑花。**梓白皮**主目中疾。**石南**小儿受惊，瞳人不正，视东则见西，名通睛，同瓜子、藜芦吹鼻。**秦皮　逐折　栾荆　木槿皮　桑寄生**洗。**苦竹叶及沥　天竹黄　卢会　密蒙花**〔金石〕**银屑　银膏　赤铜屑　玉屑　铁精　铅灰**揩牙洗目。**炉甘石**目暗昏花，同黄丹炼蜜丸。**钟乳石　赤石脂　青石脂　长石　理石**并明目。**石膏**去风热，雀目夜昏，同猪肝煮食。风寒入脑系，败血凝滞作眼寒，同川芎、甘草末服。**丹砂**目昏内障，神水散大，同慈石、神曲丸服。**芒消**逐月按日洗眼，明目。**黄土**目卒无所见，浸水洗之。**食盐**洗目，明目止泪。**戎盐　慈石　石青　白青　石硫青**〔水部〕**腊雪　明水　甘露　菖蒲及柏叶上露**〔虫介鳞部〕**萤火**并明目。**蜂蜜**目肤赤胀。肝虚雀目，同蛤粉、猪肝煮食。**蚌粉**雀目夜盲，同猪肝、米泔煮食，与夜明砂同功。**蛤粉**雀目，炒研，油、蜡和丸，同猪肝煮食。**玳瑁**迎风目泪，肝肾虚热也，同羚羊角、石燕子末眼。**真珠**合鲤鱼胆、白蜜，点肝虚雀目。**鲫鱼**热病目暗，作臛食，弩肉，贴之。**鲤鱼脑**和胆，点青盲。**青鱼睛汁**　〔禽兽〕**乌目汁**并注目，能夜见物。**鹳鹆睛汁　鹰睛汁**并主目，能见碧霄之物。**鹤脑**和天雄、葱实服，能夜书字。**雀头血**点雀目。**伏翼**主目痒疼，夜视有精光。血及胆滴目中，夜见物。**雄鸡胆**目为物伤，同羊胆、鲫鱼胆点。**乌鸡肝**风热目暗，作羹食。**鸠**补肾，益气，明目。**猪肝**补肾明目。雀目，同海螵蛸、黄蜡煮食。同石决明、苍术末煮食。**青羊肝**补肝风虚热，目暗赤痛，及热病后失明，作生食，并水浸贴之。青盲，同黄连、地黄丸服。小儿雀目，同白牵牛末煮食。又同谷精草煮食。赤目失明，同决明子、蓼子末服。风热昏暗生翳，生捣末，黄连丸服。不能远视，同葱子末，煮粥食。目病晾晾，煮热熏之。**牛肝**补肝明目。**兔肝**风热上攻，目暗不见物，煮粥食。**犬胆**肝虚目暗，同萤火末点。目中脓水，上伏日酒服。**牛胆**明目，酿槐子吞。酿黑豆吞。和柏叶、夜明砂丸服。**鼠胆**点青盲雀目。目，和鱼膏点，明目。屎，明目。**白犬乳**点十年青盲。**醍醐**傅脑，明目。**牛涎**点损目、破目。**鹿茸**补虚明目。**羖羊角**并明目。**羚羊角**并明目。〔人部〕**天灵盖**治青盲。

〔翳膜〕〔草部〕**白菊花**病后生翳，同蝉花末服。瘫豆生翳，同绿豆皮、谷精草末，煮干柿食。**淫羊藿**目昏生翳，同王瓜末服。**茼实**目翳瘀肉，倒睫拳毛，同猪肝丸服。**谷精草**去翳，同防风末服。痘后翳，同猪肝丸服。**天花粉**痘后目障，同蛇蜕、羊肝煮食。**羊肝**　**覆盆子根**粉，点痘后翳。**白药子**疳眼生翳，同甘草、猪肝煮食。**黄芩**肝热生翳，同淡豉末，猪肝煮食。**水萍**瘫疮入目，以羊肝煮汁调末服，十服见效。**番木鳖**瘫疮入目，同脑、麝吹耳。**马勃**瘫疮入目，同蛇皮、皂角子煅研服。**贝母**研末点翳。同胡椒末止泪。同真丹点弩肉，或同丁香。**麻黄根**内外障翳，同当归、麝香嗃鼻。**鳢肠**同蓝叶浸油摩顶，生发去翳。**牛膝叶**汁，点目生珠管。**青葙子**肝热赤障，翳肿青盲。**败酱**赤目翳障弩肉。**白豆蔻**白晴翳膜，利肺气。**木贼**退翳。**萕根**同诸药点翳。**鹅不食草**嗃鼻塞耳贴目，为去翳神药。**景天花汁**　**仙人草汁**　〔菜谷〕**苦瓠汁**并点翳。小壶卢吸翳。**荠根**明目去翳，卧时纳入眦内，久久自落。荠实，主目痛青盲去翳，久服视物鲜明。**菥蓂子**目痛泪出，益精光，去弩肉，为末，卧时点之。**苋实**青盲目翳黑花，肝家客热。**马齿苋**目中息肉淫肤，青盲白翳，取子为末，蒸熨。**兰香子**安目中磨翳，亦煎服。**黑豆皮**痘后翳。**绿豆皮**痘后翳，同谷精、白菊花末，柿饼、粟米泔煮食，极效。〔果木〕**杏仁**去油，入铜绿，点翳。入腻粉，点弩肉。**李胶**治翳，消肿定痛。**蘡薁藤汁**点热翳，去白障。**龙脑香**明目，去肤翳，内外障，日点数次，或加蓬砂，并嗃鼻。**密蒙花**青盲肤翳，赤肿眵多，目中赤脉，及疳气攻眼，润肝燥。同黄檗丸服，去障翳。**楮实**肝热生翳，研末日服。同荆芥丸服，治目昏。叶末及白皮灰，入麝，点一切翳。**楸叶**煨取汁熬，点小儿翳。**枸杞汁**点风障赤膜昏疼。榨油点灯，明目。**蕤核**心腹邪热，目赤肿疼，泪出眦烂。同黄连，点风眼翳膜。同蓬砂，或同青盐、猪胰，点膜翳。**没药**目翳晕疼肤赤，肝血不足。**乳香**　**琥珀**磨翳。**鐅**〔水土〕**井华水**洗肤翳。浸目睛突出。**白瓷器**煅研。**东壁土**　〔金石〕**锡吝脂**　**珊瑚**　**玛瑙**　**宝石**　**玻璃**　**菩萨石**并点翳。**古文钱**磨汁，点盲去翳，及目卒不见。**丹砂**擦翳，点息肉。同贝母，点珠管。**轻粉**点翳。同黄丹吹鼻，去痘后翳。**粉霜**痘疹入目生翳，同朱砂水调，倾耳中。**炉甘石**明目去翳，退赤收湿，煅赤，童尿淬七次，入龙脑，点一切目疾。或黄连水煮过，亦良。同蓬砂、海螵蛸、朱砂，点目翳昏暗烂赤。**空青**浆，点青盲内障翳膜。瞳人破者，得再见物。一切目疾，同黄连、槐芽、片脑吹鼻。肤翳，同蕤仁点。黑翳，同矾石、贝子点。**曾青**一切风热目病，同白姜、蔓荆子、防风末，嗃鼻。瘢疮入目，同丹砂、蛴螬点。**密陀僧**浮翳多泪。**花乳石**多年翳障，同川芎、防风诸药点之。**井泉石**水儿热疳，雀目青盲生翳，同石决明服。**玄精石**赤目失明障翳，同石决明、蕤仁、黄连、羊肝丸服。**越砥**磨汁点翳，去盲止痛。**铅丹**一切目疾，同蜜熬点。同乌贼骨，点赤目生翳。同白矾，点翳。同鲤鱼胆，点目生珠管。同轻粉吹耳，去痘疹生翳。**石燕**磨，点障翳拳毛倒睫。**石蟹**磨，点青盲淫肤丁翳。**矾石**点翳膜弩肉。**硇砂**去膜翳弩肉，或入杏仁。**蓬砂**点目翳弩肉瘀突，同片脑用。**绿盐**点翳，去赤止痛。**芒消**点障翳赤肿涩痛。或入黄丹、脑、麝。**消石**同黄丹、片脑点翳。**浮石**　〔虫鳞介部〕**蚕蜕**并去障翳。**蝉蜕**目昏障翳，煎水服。产后翳，为末，羊肝汤服。**芫青**去顽翳，同樗鸡、斑蝥、蓬砂、蕤仁点。**樗鸡**　**蛴螬汁**滴青翳白膜。**蛇蜕**卒生翳膜，和面炙研汤服。痘后翳，同天花粉、羊肝煮食。**蚺蛇胆**点翳。**乌蛇胆**风毒气眼生翳。**鲤鱼胆**　**青鱼胆**并点翳障。或加黄连、海螵蛸。或加鲤鱼牛羊熊胆、麝香，合决明丸服。**海螵蛸**点一切浮翳及热泪。伤寒热毒攻目生翳，入片脑。赤翳攀睛贯瞳人，加辰砂，黄蜡丸，纳之。小儿疳眼流泪，加牡蛎、猪肝煮食。**鳗鲡血**　**鳝血**并点痘疹入目生翳。**鲛鱼皮**去翳，功同木贼。**鱼子**入翳障弩肉药。**石决明**明目磨翳。同甘草、菊花煎服，治羞明。海蚌、木贼水煎服，治肝虚生翳。同谷精草末，猪肝蘸食，治痘后翳。**真珠**点目去翳。合左缠根，治麸豆入目。地榆煮过，醋浸研末，点顽翳。**紫贝**生研，同猪肝煮食，治痘疹生翳。**白贝**烧研，点目花翳痛。**珂**点翳，或入片脑、枯矾。**螺蛳**常食，去痘后翳。**牡蛎**　〔禽兽〕**抱出鸡卵壳**点翳障，及瘢疹入目。**雀**内外障翳丸药。**雀屎**点弩肉赤脉贯瞳子者即消，又去目痛赤白膜。**五灵脂**治血贯瞳人。同海螵蛸末，猪肝蘸食，治浮翳。**夜明砂**目盲障翳，入猪肝煮食。**胡燕屎**　**猪脂**并点翳。**猪胆皮灰**点翳，不过三五度。**猪血**点痘入目。**猪胰**同蕤仁点翳。**猪鼻灰**目中风翳，水服。**猪悬蹄**炒，同蝉蜕、羚羊角末服，治斑豆生翳。烧灰，浸汤洗。**羊胆**点青盲赤障白翳风疾，病后失明。**羊睛**点翳膜目赤。白珠磨汁点。**白羊髓**点赤翳。**熊胆**明目除翳，清心平肝。水化点。**象胆**功同熊胆。睛，和人乳滴之。**獭胆**目翳黑花，飞蝇上下，视物不明，入点药。**兔屎**去浮翳、痘后翳，日干，茶服一钱，或加槟榔末。**羚羊角**　**犀角**清肝明目。**麝香**　**虎**

骨〔人部〕**人唾津**并退翳。**爪甲**刮末点翳，及痘后生翳，或加朱砂。目生珠管，烧灰，同贝子灰、龙齿末调。**胞衣**烧，点赤目生翳。

【诸物眯目】**地肤汁**　**猪脂**　**牛酥**　**鲍鱼头。**煮汁。**鸡肝血**并点诸物入目。**蚕沙**诸物入目，水吞十枚。**甑带**沙石入目，水服一钱。**真珠**　**珊瑚**　**宝石**　**貂皮**并拭尘沙入目。**乌鸡胆**点尘沙眯目。**食盐**尘物入目，洗之。**羊筋**　**鹿筋**　**新桑白皮**尘物入目，嚼纳粘之。**兰香子**尘物入目，纳入粘之。**墨汁**点飞丝、尘物、芒屑入目。**蘘荷根汁**　**粟米**嚼汁。**豉**浸水。**大麦**煮汁。并洗麦稻芒屑入目。**白松汁**　**蔓菁汁**　**马齿苋灰**　**藕汁**　**柘浆**　**鸡巢草灰**淋汁。**人爪甲**并点飞丝入目。**菖蒲**塞鼻，去飞丝入目。**瞿麦**眯目生翳，其物不出，同干姜末日服。

耳

耳鸣、耳聋。有肾虚，有气虚，有郁火，有风热。耳痛是风热，聤耳是湿热。

【补虚】〔草谷〕**熟地黄**　**当归**　**肉苁蓉**　**菟丝子**　**枸杞子**肾虚耳聋，诸补阳药皆可通用。**黄芪**　**白术**　**人参**气虚聋鸣，诸补中药皆可通用。**骨碎补**耳鸣，为末，猪肾煨食。**百合**为末，日服。**社日酒**〔果木〕**干柿**同粳米、豆豉煮粥，日食，治聋。**柘白皮**酿酒，主风虚耳聋。**牡荆子**浸酒，治聋。**茯苓**卒聋，黄蜡和嚼。**山茱萸**　**黄檗**〔石禽兽〕**磁石**养肾气，治聋。老人取汁作猪肾羹食。**鸡子**作酒，止耳鸣。和蜡炒食，治聋。**猪肾**煮粥，治聋。**羊肾**补肾治聋。脊骨，同慈石、白术诸药煎服。**鹿肾**　**鹿茸角**并补虚治聋。

【解郁】〔草部〕**柴胡**去少阳郁火，耳鸣、耳聋。**连翘**耳鸣辉辉焞焞，除少阳三焦火。**香附**卒聋，炒研，莱菔子汤下。**牵牛**疳气耳聋，入猪肾煨食。**栝楼根**煮汁酿酒服，治聋。**黄芩**　**黄连**　**龙胆**　**卢会**　**抚芎**　**芍药**　**木通**　**半夏**　**石菖蒲**　**薄荷**　**防风**风热郁火耳鸣，诸流气解郁消风降火药，皆可用也。〔金石〕**生铁**甚热耳聋，烧赤淬酒饮，仍以慈石塞耳。**空青**　**白青**〔虫禽〕蠮螉并治聋。**全蝎**耳聋，酒服一钱，以闻水声为效。**乌鸡屎**卒聋，同乌豆炒，投酒取汗为愈。［**外治**］〔草木〕**木香**浸麻油煎，滴聋，日四五次。**预知子**卒聋，入石榴，酿酒滴。**凌霄叶**汁滴。**地黄**　**骨碎补**并煨，塞聋。**菖蒲**同巴豆塞。**附子**卒聋，醋浸插耳。烧灰，同石菖蒲塞耳，止鸣。**草乌头**塞鸣痒聋。**甘遂**插耳，口含甘草。**蓖麻子**同大枣作挺插。**土瓜根**塞耳，灸聋。**经霜青箬叶**入椒烧吹。**栝楼根**猪脂煎，塞耳鸣。**鸡苏**生挼。**巴豆**蜡和。**细辛**　**狼毒**　**龙脑**　**槐胶**　**松脂**同巴豆。并塞耳聋。**椒目**肾虚耳鸣，如风水钟磬者，同巴豆、菖蒲、松脂塞之，一日一易，神效。

胡桃煨研热塞，食顷即通。**芥子**人乳和，塞耳鸣。**葱茎**插耳鸣。同蜜水，滴聋鸣。**杏仁**蒸油滴。**石榴**入醋煨熟，入黑李子、仙枣子，滴卒聋。**生麻油**日滴，取耵聍。**烧酒**耳中有核，痛不可动，滴入半时，即可箝。〔石虫〕**慈石**入少麝香，淘，鹅油和塞。同穿山甲塞耳，口含生铁。**消石**　**芫青**同巴豆、蓖麻。**斑蝥**同巴豆。**真珠**并塞。**地龙水**〔鳞介〕**龟尿**　**蟹膏**　**吊脂**　**苟印膏**并滴聋。**蚺蛇膏**　**花蛇膏**　**蝮蛇膏**并塞聋。**海螵蛸**同麝香吹。**穿山甲**同蝎尾、麝香和蜡，塞鸣聋。**鲤鱼胆、脑**　**鲫鱼胆、脑**　**乌贼鱼血**〔禽兽虫人〕**白鹅膏**　**腥**　**雁肪**　**乌鸡肪**　**鹈鹕油**　**鹧鸪膏**　**鼠胆**　**猬脂**　**驴脂**　**猫尿**　**人尿**并滴聋。**雀脑**　**兔脑**　**熊脑**　**鼠脑**并塞聋。**蚯蚓**同青盐、鼠脂塞。**蚕蜕纸**卷麝香，熏聋。

【耳痛】〔草木〕**连翘**　**柴胡**　**黄芩**　**龙胆**　**鼠粘子**　**商陆**塞。**楝实**　**牛蒡根**熬汁。**蓖麻子**并涂。**木鳖子**耳卒热肿，同小豆、大黄，油调涂。**木香**以葱黄染鹅脂，蘸末内入。**菖蒲**作末炒罨，甚效。**郁金**浸水滴。**茱萸**同大黄、乌头末，贴足心，引热下行，止耳鸣耳痛。〔水石〕**矾石**化水。**芒消**水。**磨刀水**并滴。**蚯蚓屎**涂。**炒盐**枕。〔鳞虫兽〕**蛇蜕**耳忽大痛，如虫在内走，或流血水，或干痛，烧灰吹入，痛立止。**桑螵蛸**灰掺。**鳝血**滴。**穿山甲**同土狗吹。**鸠屎**末吹。**麝香**通窍。

【聤耳】〔草木〕**白附子**同羌活、猪羊肾煨食。**附子**　**红蓝花**同矾末。**青黛**同香附、黄檗末。**败酱**　**狼牙**　**蒲黄**　**桃仁**炒。**杏仁**炒。**橘皮灰**入麝。**青皮灰**　**楠材灰**　**槟榔**　**故绵**灰。**麻秸**灰。**苦瓠**灰。**车脂**并吹耳。**胡桃**同狗胆研塞。**柳根**捣封。**薄荷**汁。**青蒿**汁。**茺蔚**汁。**燕脂**汁。**虎耳草**汁。**麻子**汁。**韭**汁。**柑叶汁**并滴耳。〔土石〕**伏龙肝**　**蚯蚓泥**　**黄矾**　**白矾**同黄丹。**雄黄**同雌黄、硫黄。**炉甘石**同矾、麝香。**浮石**同没药、麝香。**密陀僧**　**轻粉**并吹耳。**硫黄**和蜡作挺塞。〔虫鳞兽〕**五倍子**　**桑螵蛸**　**蝉蜕灰**　**蜘蛛**　**全蝎**　**龙骨**　**穿山甲**　**海螵蛸**　**鸠屎**并同麝香吹耳。**羊屎**同燕脂末吹。**鲤鱼肠、脑**　**鳗鲡鱼骨**　**鱼鲊**　**鼠肝**并塞聤耳引虫。**石首鱼枕**　**夜明砂**并掺入耳。**犬胆**同矾塞。〔人部〕**发灰**同杏仁塞。**人牙灰**吹五般聤耳。

【虫物入耳】**半夏**同麻油。**百部**浸油。**苍耳汁**　**葱汁**　**韭汁**　**桃叶汁**　**姜汁**　**酱汁**　**蜀椒**　**石胆**　**水银**　**古钱**煎猪脂。**人乳汁**　**人尿**　**猫尿**　**鸡冠血**并滴耳。**鳝头灰**塞。**石斛**插耳烧熏。**铁刀声**并主百虫入耳。**胡麻油**煎饼枕之。**车脂**涂。**绿矾**　**硇砂**同石胆。**龙脑**并吹耳。**羊乳**　**牛乳**　**牛酪**　**驴乳**　**猫尿**并滴蚰蜒入耳。**鸡肝**枕。**猪肪**枕之。并主蜈蚣、虫、蚁入耳。**穿山甲灰**吹。**杏仁油**滴，并主蚁入耳。**灯心**浸油，钓小虫、蚁入耳。**鳝血**同皂角子虫，滴蝇入耳。**菖蒲**塞蚤、虱入耳。**稻秆灰**煎汁，滴虱入耳。**皂矾**蛆入耳，吹之。**田泥**马蟥入耳，枕之。**生金**水银入耳，枕之引出。**薄荷汁**水入耳中，滴之。

面

面肿是风热。紫赤是血热。疱是风热，即谷嘴。皶是血热，即酒皶。皯黯是风邪客于皮肤，痰饮渍于腑脏，即雀卵斑，女人名粉滓斑。

【风热】**白芷香** **白附子** **薄荷叶** **荆芥穗** **零陵香** **黄芩** **藁本香** **升麻** **羌活** **葛根** **麻黄** **海藻** **防风** **远志** **白术** **苍术**并主阳明风热。**菟丝子**浸酒服。**葱根**主发散。**牛蒡根**汗出中风面肿，或连头项，或连手足，研烂，酒煎成膏贴之，并服三匙。**黑豆**风湿面肿，麻黄汤中加入，取小汗。**大黄**头面肿大疼痛，以二两，同僵蚕一两为末，姜汁和丸弹子大，服。**辛夷** **黄檗** **楮叶**煮粥食。**石膏**并去风热。**蟹膏**涂面肿。**炊帛**甑气熏面浮肿，烧灰傅之即消。

【皶疱皯黯】〔草部〕**葳蕤**久服，去面上黑皯，好颜色。**升麻** **白芷** **防风** **葛根** **黄芪** **人参** **苍术** **藁本**并达阳明阳气，去面黑。**女菀**治面黑，同铅丹末酒服，男女二十日，黑从大便出。**冬葵子**同柏仁、茯苓末服。**桑耳**末服。**苍耳叶**末服，并去面上黑斑。**天门冬**同蜜捣丸，日用洗面，去黑。**甘松香**同香附、牵牛末，日服。**益母草**煅研日洗。**夏枯草**烧灰，入红豆洗。**续随子茎汁**洗皯黯，剥人皮。**蒺藜** **苦参** **白及** **零陵香** **茅香**并洗面黑，去皯黯。**蓖麻仁**同硫黄、密陀僧、羊髓和涂，去雀斑。同白枣、大枣、瓦松、肥皂丸洗。**山柰**同鹰屎、密陀僧、蓖麻仁，夜涂旦洗，去雀斑。**白附子**去面上诸风百病。疵皯，酒和贴之，自落。**白牵牛**酒浸为末，涂面，去风刺粉滓。**栝楼实**去手面皱，悦泽人面。同杏仁、猪胰研涂，令人面白。**羊蹄根**面上紫泡，同姜汁、椒末、穿山甲灰，包擦之。**土瓜根**面黑面疮，为末夜涂，百日光采射人。**白敛**同杏仁研涂，去粉滓酒皶。**半夏**面上黑气，焙研醋调涂。**术**渍酒，拭皯疱。**艾灰**淋硷，点皯黡。**山药** **山慈姑** **白及** **蜀葵花及子** **马蔺花**杵，涂皶疱。**菟丝子汁**涂。**旋花** **水萍** **卷柏** **紫参** **紫草** **凌霄花** **细辛** **藿香** **乌头** **白头翁** **白微** **商陆**〔谷菜〕**胡麻油**并涂面皯黯、皶疱、粉刺，游风入面。**胡豆** **毕豆** **绿豆** **大豆**并作澡豆，去皯黯。**马齿苋**洗面疱及瘢痕。**莙荙子**醋浸揩面，去粉滓，光泽，**菰笋**酒皶面赤。**灰藋灰**点面皯。**胡荽**洗黑子。**冬瓜仁、叶、瓤**并去皯黯，悦泽白晰。仁、为丸服，面白如玉。服汁，去面热。**蔓菁子** **落葵子**〔果木〕**李花** **梨花** **木瓜花** **杏花** **樱桃花**并入面脂，去黑皯皱皮，好颜色。**桃花**去雀斑，同冬瓜仁研，蜜涂。粉刺如米，同丹砂末服，令面红润。同鸡血涂身面，光华鲜洁。**白柿**

多食，去面皯。**杏仁**头面诸风皶疱，同鸡子白涂。两颊赤痒，频揩之。**李仁**同鸡子白夜涂，去皯好色。**银杏**同酒糟嚼涂，去皯黯皶疱。**乌梅**为末，唾调涂。**樱桃枝**同紫萍、牙皂、白梅，洗雀斑。**栗荴**涂面去皱。**橙核**夜涂，去粉刺面皯。**柑核**　**蜀椒**　**海红豆**　**无患子**并入面药，去皯。**白杨皮**同桃花、白冬瓜子服，去面黑令白。**木兰皮**面热赤疱皯黯，酒浸百日，为末服。亦入澡药。**菌桂**养精神，久服面生光华，常如童子。**枸杞子**酒服，去皯疱。**山茱萸**面疱。**栀子**面赤皶疱，亦入涂药。**柳华**面热黑。**桂枝**和盐蜜涂。**龙脑香**酥和，涂酒皶赤鼻。**白檀香**磨汁涂。**笃耨香**同附子、冬瓜子、白及、石榴皮，浸酒涂。**没石子**磨汁。**槲若**洗皶疱。**桐油**和黄丹、雄黄，涂酒皶赤鼻。**白茯苓**和蜜涂。**皂荚子**同杏仁涂。**皂荚**　**肥皂荚**　**蔓荆子**　**楸木皮**　**辛夷**　**樟脑**并入面脂。**榆叶**　〔水石〕**浆水**洗。**冬霜**服，解酒后面赤。**密陀僧**去瘢皯，乳煎涂面，即生光。同白附子、白鸡屎末，人乳涂。**铅粉**抓伤面皮，油调涂。**轻粉**入面脂，抓伤面皮，姜汁调涂。**云母粉**同杏仁、牛乳蒸涂。**朱砂**水服二匕，色白如莹。入鸡子，抱雏出，取涂面，去皯黯，面白如玉。**白石脂**同白敛、鸡子白涂。**石硫黄**酒皶，同杏仁、轻粉搽。同槟榔、片脑擦。同黄丹、枯矾擦。**禹余粮**同半夏、鸡子涂。**水银**同胡粉、猪脂，涂少年面疱。**杓上砂**面上风粟，隐暗涩痛，挑去即愈。**白盐**擦赤鼻。**珊瑚**同马珂、鹰屎白、附子，浆水涂。**石膏**　〔虫介〕**白僵蚕**蜜和擦面，灭黑䵟，好颜色，或加白牵牛。**石蜜**常服，面如花红。**蜂子**炒食，并浸酒涂面，去雀斑面疱，悦白。**蜂房**酒服，治皶瘤出脓血。**牡蛎**丸服，令面白。**真珠**和乳傅面，去皯，润泽。**蛟髓**　〔禽兽〕**白鹅膏**并涂面悦白。**鸡子白**酒或醋浸，傅疵皯面疱。**啄木血**服之，面色如朱。**鸬鹚骨**烧，同白芷末，涂雀斑。**蜀水花**和猪脂，涂鼻面酒皶皯黯，入面脂。**鹰屎白**同胡粉涂之。**白丁香**蜜涂。**蝙蝠脑**　**夜明砂**　**麝香**并去皯黯。**猪胰**面粗丑皯黯，同杏仁、土瓜根、蔓菁子浸酒，夜涂旦洗。**猪蹄**煎胶，涂老人面。**羊胆**同牛胆、酒，涂皯疱。**羊胫骨**皯黯粗陋，身皮粗厚，同鸡子白涂。**羚羊胆**煮沸，涂雀斑。**鹿角尖**磨汁，涂皯疱，神效。**鹿角**磨汁涂面，光泽如玉。骨，酿酒饮，肥白。**麋脂**涂少年面疱。**羊胰及乳**同甘草末涂。**猪鬐膏**　**马鬐膏**　**驴鬐膏**　**犬胰并脂**　**羊脂、脑**　**牛脂、脑及髓**　**熊脂**　**鹿脂、脑**　**麋髓、脑**并入面脂，去皯黯，灭痕，悦色。**鼠头灰**鼻面皶。〔人部〕**人精**和鹰屎涂面，去黑子及瘢。**人胞**妇人劳损，面皯皮黑，渐瘦，和五味食之。**人口津**不语时，涂皶疱。

【瘢痕】**蒺藜**洗。**葵子**涂。**马齿苋**洗。**大麦麸**和酥傅。秋冬用小麦麸。**寒食饭**涂。**冬青子及木皮灰**入面脂。**真玉**摩面。**马蔺根**洗。**禹余粮**身面瘢痕，同半夏、鸡子黄涂，一月愈。**白瓷器**水摩。**冻凌**频摩。**热瓦**频摩。**白僵蚕**同白鱼、鹰屎涂。**鹰屎白**灭痕，和人精摩。同僵蚕、蜜摩。同白附子摩。同白鱼、蜜摩。**蜀水花**入面脂摩。**鸡子黄**炒黑拭之。**鸡屎白**炒。**羊髓　獭髓　牛髓　牛酥**并灭瘢痕。鼠煎猪脂摩。**猪脂**三斤，饲乌鸡取屎白，入白芷、当归煎，去滓，入鹰屎白傅之。**轻粉**抓伤面，姜汁调涂。**铅粉**抓伤面，油调涂。

【面疮】〔草部〕**荠苨**酒服。**紫草　紫菀　艾叶**醋搽之。妇人面疮，烧烟熏，定粉搽。**蓖麻子**肺风面疮，同大枣、瓦松、白果、肥皂为丸，日洗。**土瓜根**面上痞瘟，夜涂日洗。**凌霄花**两颊浸淫，连及两耳，煎汤日洗。**何首乌**洗。**牵牛**涂。**甘松**面上风疮，同香附、牵牛末，日洗。**蛇床子**同轻粉。**曼陀罗花**〔谷菜果木〕**胡麻**嚼。**白米**并涂小儿面上甜疮。**黄粱米**小儿面疮如火，烧研，和蜜涂。**丝瓜**同牙皂烧，擦面疮。**枇杷叶**茶服，治面上风疮。**桃花**面上黄水疮，末服。**杏仁**鸡子白和涂。**银杏**和糟嚼涂。**柳絮**面上脓疮，同腻粉涂。**柳叶**洗面上恶疮。**木槿子**烧。〔土石〕**胡燕窠土**入麝。并搽黄水肥疮。**密陀僧**涂面疮。**黄矾**妇人颊疮频发，同胡粉、水银、猪脂涂。**绿矾**小儿甜疮，枣包烧涂。**盐汤**搨面上恶疮。〔虫鳞〕**斑蝥**涂面上痞瘟。**蚯蚓**烧。**乌蛇**烧。并涂面疮。**鲫鱼头**烧，和酱汁，涂面上黄水疮。〔禽兽〕**鸡内金**金腮疮，初生如米豆，久则穿蚀，同郁金傅。**羖羊须**香瓣疮，生面颐耳下，浸淫出水，同荆芥、干姜烧，入轻粉搽。**熊脂　鹿角**。

鼻

鼻渊，流浊涕，是脑受风热。鼻鼽，流清涕，是脑受风寒，包热在内。脑崩臭秽，是下虚。鼻窒，是阳明湿热，生息肉。鼻皶，是阳明风热及血热，或脏中有虫。鼻痛，是阳明风热。

【渊鼽】［**内治**］〔草菜〕**苍耳子**末，日服二钱，能通顶门。同白芷、辛夷、薄荷为末，葱、茶服。**防风**同黄芩、川芎、麦门冬、人参、甘草，末服。**川芎**同石膏、香附、龙脑，末服。**草乌头**脑泄臭秽，同苍术、川芎，丸服。**羌活　藁本　白芷　鸡苏　荆芥　甘草　甘松　黄芩　半夏　南星　菊花　菖蒲　苦参　蒺藜　细辛　升麻　芍药**并去风热痰湿。**丝瓜根**脑崩腥臭，有虫也，烧研服。〔果木〕**藕节**鼻渊，同芎䓖末服。**蜀椒　辛夷**辛走气，能助清阳上行通于天，治鼻病而利九窍。头风清涕，同枇杷花末，酒服。**栀子　龙脑香　百草霜**鼻出臭涕，水服三钱。〔石虫〕**石膏　全蝎　贝子**鼻渊脓血，烧研酒服。**烂螺壳**［**外治**］**荜茇**吹。**白芷**流涕臭水，同硫黄、黄丹吹。**乌叠泥**吹。**石绿**吹鼻鼽。**皂荚**汁，熬膏嗃之。**大蒜**同荜茇捣，安囟上，以熨斗熨之。**艾叶**同细辛、苍术、川芎末，隔帕安顶门，熨之。**破瓢灰**同白螺壳灰、白鸡冠灰、血竭、麝香末，酒醋艾上作饼，安顶门熨之。**车轴脂**水调，安顶门熨之。**附子**葱涎和贴足心。大蒜亦可。

【窒瘜】［内治］〔草菜〕**白微**肺实鼻塞，不知香臭，同贝母、款冬、百部为末服。**天南星**风邪入脑，鼻塞结硬，流浊涕，每以二钱，同甘草、姜、枣煎服。**小蓟**煎服。**麻黄**　**白芷**　**羌活**　**防风**　**升麻**　**葛根**　**辛夷**　**川芎**　**菊花**　**地黄**　**白术**　**薄荷**　**荆芥**　**前胡**　**黄芩**　**甘草**　**桔梗**　**木通**　**水芹**　**干姜**〔果木石〕**干柿**同粳米煮粥食。**毕澄茄**同薄荷、荆芥丸服。**槐叶**同葱、豉煎服。**山茱萸**　**釜墨**水服。**石膏**　〔鳞兽人〕**蛇肉**肺风鼻塞。**羊肺**鼻瘜，同白术、肉苁蓉、干姜、芎藭为末，日服。**人中白**　［外治］**细辛**鼻齆，不闻香臭，时时吹之。**瓜蒂**吹之。或加白矾，或同细辛、麝香，或同狗头灰。**皂荚**　**麻鞋灰**　**礜石**　**麝香**并吹。**蒺藜**同黄连煎汁，灌入鼻中，嚏出瘜肉如蛹。**苦瓜汁**　**马屎汁**　**地胆汁**　**狗胆**并滴。**狗头骨灰**入硇，日嗜之，肉化为水。**青蒿灰**　**龙脑香**　**硇砂**并滴。**桂心**　**丁香**　**蕤核**　**藜芦**　**石胡荽**　**薰草**并塞。**菖蒲**同皂荚末塞。**蓖麻子**同枣塞，一月闻香臭。**白矾**猪脂同塞。同硇砂点之。尤妙。同蓖麻、盐梅、麝香塞。**雄黄**一块塞，不过十日，自落。**铁锈**和猪脂塞，经日肉出。**蠮螉**　**狗脑**　**雄鸡肾**并塞鼻引虫。**猬皮**炙研塞。**醍醐**小儿鼻塞，同木香、零陵香煎膏，涂顶门，并塞之。

【鼻干】 **黄米粉**小儿鼻干无涕，脑热也。同矾末，贴囟门。

【鼻痛】 **石硫黄**搽。**石硫赤**冷水调搽，一月愈。**酥**　**羊脂**并涂之。

【鼻伤】 **猫头上毛**搽破鼻，剪碎和唾傅。**发灰**搽落耳、鼻，乘热急蘸灰，缀定，缚住勿动。

【鼻毛】 **硇砂**鼻中生毛，昼夜长一二尺，渐圆如绳，痛不可忍，同乳香丸服十粒，自落。

【赤皶】［内治］**凌霄花**鼻上酒皶，同栀子末日服，同硫黄、胡桃、腻粉揩搽。**使君子**酒皶面疮，以香油浸润，卧时嚼三五个，久久自落。**苍耳叶**酒蒸焙研服。**栀子**鼻皶面疱，炒研，黄蜡丸服。同枇杷叶为末，酒服。**橘核**鼻赤酒皶，炒研三钱，同胡桃一个，擂酒服。**木兰皮**酒皶赤疱，醋浸晒研，日服。**百草霜**日服二钱。**蜂房**炙末酒服。**大黄**　**紫参**　**桔梗**　**生地黄**　**薄荷**　**防风**　**苦参**　**地骨皮**　**桦皮**　**石膏**　**蝉蜕**　**乌蛇**　［外治］**黄连**鼻皶，同天仙藤灰，油调搽。**马蔺子**杵傅。**蜀葵花**夜涂旦洗。**蓖麻仁**同瓦松、大枣、白果、肥皂丸洗。**牵牛**鸡子白调，夜涂旦洗。**银杏**同酒糟嚼傅。**槲若**瘴瘤脓血，烧灰纳疮中，先以泔煮槲叶汁洗。**硫黄**同枯矾末，茄汁调涂。或加黄丹，或加轻粉。**轻粉**同硫黄、杏仁涂。**槟榔**同硫黄、龙脑涂，仍研蓖麻、酥油搽。**大枫子**同硫黄、轻粉、木鳖子涂。**雄黄**同硫黄、水粉，乳汁调傅，不过三五次。或同黄丹。**鸬鹚屎**鼻赤，同猪脂涂。**雄雀屎**同蜜涂。**没石子**水调。**密陀僧**乳调。**鹿角**磨汁。**石胆**并涂擦。

【鼻疮】 黄连同大黄、麝香搽鼻中。末，傅鼻下赤䘌。**玄参　大黄**同杏仁。**杏仁**和乳汁。**桃叶**研。**盆边零饭**烧。**辛夷**同麝。**黄檗**同槟榔。**卢会　紫荆花**贴。**密陀僧**同白芷。**犬骨灰　牛骨灰**并主鼻中疮。**海螵蛸**同轻粉。**马绊绳灰　牛拳灰**并傅小儿鼻下赤疮。

唇

脾热则唇赤或肿，寒则唇青或噤，燥则唇干或裂，风则唇动或㖞，虚则唇白无色，湿热则唇渖湿烂，风热则唇生核。狐则上唇有疮，惑则下有疮。

【唇渖】〔草菜〕**葵根**紧唇湿烂，乍瘥乍发，经年累月，又名唇渖，烧灰和脂涂。**赤苋　马齿苋　蓝汁**并洗。**马芥子**傅。**缩砂**烧涂。〔果木〕**甜瓜**噙。**西瓜皮**烧噙。**桃仁　青橘皮**烧。**橄榄**烧。**黄檗**蔷薇根汁调。**松脂**化。〔土石〕**东壁土**并涂。**杓上砂**挑去则疮愈。**胡粉**〔虫鳞〕**蛴螬**烧。**鳖甲**烧。**乌蛇皮**烧。**鳝鱼**烧。**五倍子**同诃子。〔禽人〕**鸡屎白　白鹅脂　人屎灰　头垢　膝垢**并和脂涂。

【唇裂】〔草谷〕**昨叶何草**唇裂生疮，同姜、盐捣擦。**黄连**泻火。**生地黄**凉血。**麦门冬**清热。**人参**生津。**当归**生血。**芍药**润燥。**麻油**〔果服〕**桃仁　橄榄仁　青布灰　屠几垢**〔虫兽〕**蜂蜜　猪脂　猪胰　酥。**

【唇肿】〔草木〕**大黄　黄连　连翘　防风　薄荷　荆芥　蓖麻仁　桑汁**〔水石〕**石膏　芒消**并涂。**井华水**下唇肿痛，或生疮，名驴觜风，以水常润之，乃可擦药。上唇肿痛生疮，名鱼口风。〔兽〕**猪脂**唇肿黑，痛痒不可忍，以瓷刀去血，以古钱磨脂涂之。

【唇核】 **猪屎汁**温服。

【唇动】 **薏苡仁**风湿入脾，口唇瞤动㖞揭，同防己、赤小豆、甘草煎服。

【唇青】 **青葙子　决明**并主唇口青。

【唇噤】〔草部〕**天南星**擦牙，煎服。**葛蔓**灰，点小儿口噤。**艾叶**傅舌。**荆芥　防风　秦艽　羌活　芥子**醋煎，傅舌。**大豆**炒挼酒水擦牙。〔木土〕**苏方木　青布**灰，酒服，仍烧刀上取汁搽。**白棘钩**水煎。**竹沥　荆沥　皂荚　乳香　伏龙肝**澄水服。〔虫兽〕**白僵蚕**发汗。**雀屎**水丸服。**鸡屎白**酒服。**白牛屎　牛涎　牛黄　猪乳　驴乳**并小儿口噤。

【吻疮】〔草菜〕**蓝汁**洗。**葵根**烧。**瓦松**烧。**缩砂壳**烧。**越瓜**烧。〔果木〕**槟**

榔烧。**青皮　竹沥**和黄连、黄丹、黄檗涂。**白杨枝**烧。**鸡舌香　梓白皮**〔服器〕**青布**烧涂。**木履尾**煨，拄两吻，二七次。**箸头**烧。**几屑**烧涂。〔土石〕**东壁土**和胡粉。**胡燕窠土　新瓦末　胡粉**同黄连搽。〔虫介人〕**蜂蜜　龟甲**烧。**甲煎　甲香**并涂。**发灰**小儿燕口疮，饮服，并涂。

口　舌

舌苦是胆热，甘是脾热，酸是湿热，涩是风热，辛是燥热，咸是脾湿，淡是胃虚，麻是血虚，生胎是脾热闭，出血是心火郁，肿胀是心脾火毒，疮裂是上焦热，木强是风痰湿热，短缩是风热。舌出数寸有伤寒、产后、中毒、大惊数种。口糜是膀胱移热于小肠，口臭是胃火食郁。喉腥是肺火痰滞。

【舌胀】〔草谷〕**甘草**木强肿胀塞口，不治杀人，浓煎噙漱。**芍药**同甘草煎。**半夏　羊蹄　络石**并漱。**蓖麻油**燃熏。**附子尖**同巴豆。**黄葵花**同黄丹。**蒲黄**同干姜。**青黛**同朴消、片脑。**赤小豆**同醋。**醋**和釜墨。**粟米**〔木器〕**桑根汁**并涂之。**龙脑香**伤寒舌出数寸，掺之随消。**冬青叶**舌胀出口，浓煎浸之。**巴豆**伤寒后舌出不收，纸卷一枚纳鼻中，自收。**黄檗**浸竹沥。**木兰皮**汁。**皂荚刺灰**煎汁，并漱重舌。**桂　甑带灰　箕舌灰**〔土石〕**伏龙肝**和醋，或加牛蒡汁。**釜墨　黄丹**并涂重舌。**铁锁锈　铁落**并为末噙服。**铁秤锤**舌胀，咽生息肉，烧赤淬醋服。**蓬砂**姜片蘸，擦木舌。**玄精石**同牛黄、朱砂等掺。**白矾**同朴消掺。同桂安舌下。**消石**同竹沥含。**芒消**同蒲黄掺。中仙茅毒，舌胀出口，以消、黄下之。小儿舌胀塞口，紫雪、竹沥多服之。**朱砂**妇人产子，舌出不收，傅之，仍惊之，则入。**石胆　皂矾**〔虫鳞禽兽〕**五倍子**并掺之。**白僵蚕**或加黄连。**蜂房**炙。**鼠妇**杵。**海螵蛸**同鸡子黄。**鲫鱼头**烧。**蛇蜕灰**重舌重腭。并醋和掺。**鸡冠血**中蜈蚣毒，舌胀出口，浸之咽下。**五灵脂**重舌，煎醋漱。**三家屠肉**小儿重舌，切片磨之，即啼。**鹿角**炙熨，亦磨涂。**羊乳　牛乳**饮。**发灰**傅。〔草木〕**玄参　连翘　黄连　薄荷　升麻　防风　桔梗　赤芍药　大青　生地黄　黄芩　牛蒡子　牡丹皮　黄檗　木通　半夏　茯苓**〔石部〕**芒消　石膏**。

【舌胎】**薄荷**舌胎语涩，取汁，同姜、蜜擦。**生姜**诸病舌上生胎，以青布蘸井水抹后，时时以姜擦之。**白矾**小儿初生，白膜裹舌，刮出血，以少许傅之，否则发惊。

【舌衄】〔草谷〕**生地黄**同阿胶末，米饮服。汁和童尿酒服。**黄药子**同青黛水服。**蒲黄**同青黛水服，并傅之。同乌贼骨傅。**香薷**煎汁，日服三升。**大小**

蓟汁，和酒服。**蓖麻油**点灯熏鼻自止。**茜根　黄芩　大黄　升麻　玄参　麦门冬　艾叶　飞罗面**水服。**豆豉**水煎服。**赤小豆**绞汁服。〔木石〕**黄檗**蜜炙，米饮服。**槐花**炒服并掺。**龙脑**引经。**栀子　百草霜**同蚌粉服。醋调涂。**石膏**〔虫人〕**五倍子**同牡蛎、白胶香掺。**紫金沙**蜂房顶也。同贝母、卢会，蜜丸水服。**发灰**水服一钱。或加巴豆，同烧灰。

【强痹】**雄黄**中风舌强，同荆芥末，豆淋酒服。**醋**小儿舌强肿，和饴含之。**乌药**固气舌麻。**皂荚　矾石**并擦痰壅舌麻。**人参**主气虚舌短。**黄连　石膏**主心热舌短。

【舌苦】**柴胡　黄芩　苦参　黄连　龙胆**泻胆。**麦门冬**清心。**枳椇**解酒毒。

【舌甘】**生地黄　芍药　黄连。**

【舌酸】**黄连　龙胆**泻肝。**神曲　萝卜**消食，嚼。

【舌辛】**黄芩　栀子**泻肺。**芍药**泻脾。**麦门冬**清心。

【舌淡】**白术**燥脾。**半夏　生姜**行水。**茯苓**渗湿。

【舌咸】**知母**泻肾。**乌贼骨**淡胃。

【舌涩】**黄芩**泻火。**葛根**生津。**防风　薄荷**去风热。**半夏　茯苓**去痰热。

【口糜】［**内治**］〔草部〕**桔梗**同甘草煎服。**麦门冬　玄参　赤芍药　连翘　秦艽　薄荷　升麻　黄连　黄芩　生地黄　知母　牡丹　木通　甘草　石斛　射干　附子**口疮，久服凉药不愈，理中加附子反治之，含以官桂。〔果木〕**栗子**小儿口疮，日煮食之。**蜀椒**口疮久患者，水洗面拌煮熟，空腹吞之，以饭压下，不过再服。**龙脑**经络火邪，梦遗口疮，同黄檗蜜丸服。**地骨皮**口舌糜烂，同柴胡煎服。**黄檗　茯苓　猪苓**〔金石〕**朴消　蓬砂　石膏　滑石　青钱**口内热疮，烧淬酒饮。**猪膏**口疮塞咽，同黄连煎服。［**噙漱**］**细辛**口舌生疮糜烂，同黄连或黄檗末掺之，名赴筵散。外以醋调贴脐。**黄连**煎酒呷含。同干姜末掺之，名水火散。**升麻**同黄连末噙。**甘草**同白矾。**天门冬**口疮连年，同麦门冬、玄参丸噙。**蔷薇根**日久延及胸中，三年已上者，浓煎含漱。夏用枝叶。**大青叶**浸蜜。**蘘荷根**汁。**蛇莓**汁。牛膝　**忍冬**并漱口疮。**蒲黄　黄葵花**烧。**赤葵茎　缩砂壳灰　角蒿灰**并涂口疮。**贝母**小儿口生白疮，如鹅口疮，为末，入蜜抹之，日五六上。**白及**乳调。**燕脂**乳调。**黍米**嚼。**赤小豆**醋调。并涂小儿鹅口。**豉**口舌疮，炒焦，含一夜愈。**米醋**浸黄檗。**萝卜汁　姜汁**并漱满口烂疮。**瓠**烧，涂口鼻中肉烂痛。**茄科**烧，同盐傅口中生蕈。**茄蒂灰　桃枝**煎漱。**杏仁**少入腻粉，卧时细嚼吐涎。**槟榔**烧，入轻粉掺。**甜瓜**含。**西瓜**含。**细茶**同甘草。**凫茈灰　梧桐子灰　没石**

子同甘草，并掺口疮。**黄檗**口舌疮，蜜浸含之。同青黛掺。同铜绿掺。同滑石、五倍子掺。同荜茇煎醋漱。**乳香**白口疮，同没药、雄黄、轻粉涂。赤口疮，同没药、铜绿、枯矾涂。**楝根**口中漏疮，煎服。**冬青叶汁**　**黄竹沥**　**小檗汁**并含漱。**桂**同姜汁，涂下虚口疮及鹅口。**桑汁**　**柘浆**　**甑带灰**并涂鹅口。**甑垢**口舌生疮，刮涂即愈。**乌叠泥**或加蓬砂。**釜墨**　**胡粉**猪髓和。**黄丹**蜜蒸。**密陀僧**煅研。**铁销**水调。**黑石脂**。并涂口疮。**铜绿**同白芷掺，以醋漱之。**水银**口疮，同黄连煮热含之。**寒水石**口疮膈热，煅，和朱砂、片脑掺之。**朴消**口舌生疮，含之，亦擦小儿鹅口，或加青黛。或入寒水石，少入朱砂。**白矾**漱鹅口。同朱砂傅小儿鹅口。同黄丹掺。**蓬砂**同滑石含。**胆矾**煅。**蜂蜜**　**竹蜂蜜**并涂口疮。**五倍子**掺之，立可饮食。同黄檗、滑石。或加密陀僧。或同青黛、铜绿，治大人、小儿白口疮，似木耳状，急者吹入咽喉。**蚕茧**包蓬砂焙研，掺。**白僵蚕**炒研蜜和。**晚蚕蛾**　**蚕纸灰**　**鲫鱼头**烧，并掺。**蛇皮**拭。**鸡内金**烧傅一切口疮。**白鹅屎**傅鹅口。**羊胫髓**同胡粉涂。**牛羊乳**含。**酥**含。**鹿角**磨汁，涂鹅口。**人中白**同枯矾，涂口疮，鹅口。［**上治**］**天南星**同密陀僧末，醋调贴眉心，二时洗去。**巴豆油纸**贴眉心。或贴囟门，起泡，以菖蒲水洗去。［**下治**］**细辛**醋调贴脐。**生南星**或加草乌，或加黄檗。**生半夏**　**生附子**　**吴茱萸**或加地龙。**密陀僧**　**汤瓶硷**并醋调贴足心。**生硫黄**　**生矾**　**消石**俱水入少面调，贴足心。**黄连**同黄芩、黄檗，水调，贴足心。**白矾**化汤濯足。

【**口臭**】〔草菜木〕**大黄**烧研揩牙。**细辛**同白豆蔻含。**香薷**　**鸡苏**　**藿香**　**益智**　**缩砂**　**草果**　**山姜**　**高良姜**　**山柰**　**甘松**　**杜若**　**香附**掺牙。**黄连**　**白芷**　**薄荷**　**荆芥**　**芎䓖**　**蒲蒻**　**茴香**　**莳萝**　**胡荽**　**邪蒿**　**莴苣**　**生姜**　**梅脯**　**橄榄**　**橘皮**　**橙皮**　**卢橘**　**蜀椒**　**茗**　**沙糖**　**甜瓜子**　**木樨花**　**乳香**　**龙脑及子**　**无患子仁**　**丁香**　**檀香**〔水石兽〕**井华水**正旦含，吐厕中。**密陀僧**醋调漱。**明矾**入麝香，擦牙。**蓬砂**　**食盐**　**石膏**　**象胆**。

【**喉腥**】**知母**　**黄芩**并泻肺热，喉中腥气。**桔梗**　**桑白皮**　**地骨皮**　**五味子**　**麦门冬**。

咽　喉

咽痛是君火，有寒包热。喉痹是相火，有嗌疸，俗名走马喉痹，杀人最急，惟火及针焠效速，次则拔发咬指，吐痰嗃鼻。

【**降火**】〔草部〕**甘草**缓火，去咽痛，蜜炙煎服。肺热，同桔梗煎。**桔梗**去肺热。利咽嗌，喉痹毒气，煎服。**知母　黄芩**并泻肺火。**薄荷　荆芥　防风**并散风热。**玄参**去无根之火。急喉痹，同鼠粘子末服。发斑咽痛，同升麻、甘草煎服。**蠡实**同升麻煎服。根、叶同。**恶实**除风热，利咽膈。喉肿，同马蔺子末服。悬痈肿痛，同甘草煎咽，名开关散。**牛蒡根**捣汁服，亦煎。**射干**喉痹咽痛，不得消息，利肺热，捣汁服，取利。**灯笼草**热咳咽痛，末服，仍醋调外涂。**白头翁**下痢咽痛，同黄连、木香煎服。**麦门冬**虚热上攻咽痛，同黄连丸服。**缩砂**热咳咽痛，为末水服。**悬钩子茎**喉塞，烧研水服。**蔷薇根**尸咽，乃尸虫上蚀，痛痒，语声不出，同甘草、射干煎服。**栝楼皮**咽喉肿痛，语声不出，同僵蚕、甘草末服。**乌敛莓**同车前、马蔺杵汁咽。**络石**喉痹欲死，煎水呷之。**马勃**蜜水揉呷。马喉痹，同火硝吹之。**龙胆　大青　红花　鸭跖草　紫葳**并捣汁服。**榼藤子**烧。**鹅抱　忍冬**并煎酒服。**通草**含咽，散诸结喉痹。**灯心草**烧灰，同盐吹喉痹甚捷。同蓬砂，同箬叶灰皆可。同红花灰，酒服一钱，即消。**葛蔓**卒喉痹，烧服。**木通**咽痛喉痹，煎水呷。**商陆**熨、灸及煎酒涂顶。**白芷**同雄黄水和，涂顶。**都管草　百两金　钗子股　避虺雷　蒺藜　谷精草　蛇含　番木鳖　九仙子　山豆根　朱砂根　黄药子　白药子　苦药子**并可咽，及煎服，末服，涂喉外。〔谷菜〕**豆豉**咽生息肉，刺破出血，同盐涂之，神效。**白面**醋和涂喉外。**水苦荬**磨服。**糟酱茄　丝瓜汁**〔果木石〕**西瓜汁　橄榄　无花果　苦茗**并噙咽。**吴茱萸**醋调涂足心。**李根皮**磨水涂顶，先以皂末吹鼻。**黄檗**酒煮含。喉肿，醋傅之。**龙脑香**同黄檗、灯心、白矾烧吹。**梧桐泪**磨汁扫。**槐花　槐白皮　诃黎勒　盐麸子　皋芦　朴消**并含咽，煎服，末服。**不灰木**同玄精石、真珠丸服。**石蟹**磨汁，及涂喉外。**黑石脂**口疮咽痛。**食盐**点喉风、喉痹、咽痛甚效。**戎盐　盐蟹汁**〔兽人〕**牛涎**并含咽。**牛齝**喉痹。**猪肤**咽痛。**沙牛角**喉痹欲死，烧研酒服。**牛鼻拳**烧灰，缠喉风。**猪胆**腊月盛黄连、朴消，风干吹之。**腊猪尾**烧灰，水服。**败笔头**饮服二钱。**鼫鼠肚　人尿**并含咽，或入盐。

【风痰】〔草部〕**羌活**喉闭口噤，同牛蒡子煎灌。**升麻**风热咽痛，煎服，或取吐。**半夏**咽痛，煎醋呷。喉痹不通，吹鼻。同巴豆、醋，同熬膏化服，取吐。**天南星**同白僵蚕末服。**菖蒲汁**烧铁锤淬酒服。**贝母　细辛　远志**并吹之。**蛇床子**冬月喉痹，烧烟熏之，其痰自出。**蓖麻油**烧燃熏焠，其毒自破。仁，同朴消研水服，取吐。**麻黄**尸咽痛痒，烧熏。**苍耳根**缠喉风，同老姜研酒服。**木贼**烧服一钱，即血出。**高良姜**同皂荚吹鼻。**马蔺根　艾叶　地松　马蹄香　箭头草　益母草　蛤蟆衣**同霜梅。**萱草根　瑞香花根　紫菀根　牛膝**并杵汁入酢灌之，取吐，甚则灌鼻。**藜芦　恒山　钩吻　莽草　芫花**并末，吐痰。**白附子**同矾涂舌。**草乌头**同石胆吹。**天雄**　**附子**蜜炙含。**蔄茹**　**云实根汁**〔谷菜〕**饴糖**　**大豆汁**并含咽。**粳谷奴**走马喉痹，研服立效。**稻穰**烧煤和醋灌鼻，追痰。**麻子**尸咽，烧服。**青蘘**飞丝入咽，嚼咽。**韭根**　**薤根**　**芥子**并傅喉外。**葱白**　**独蒜**并塞鼻。**百合**　**桑耳**并浸蜜含。**生姜汁**和蜜服，治食诸禽中毒，咽肿痹。**萝卜子**〔果木〕**秦椒**　**瓜蒂**并吐风痰。**桃皮**　**荔枝根**并煮含。**榧子**尸咽，杀虫。**杏仁**炒，和桂末服。**白梅**同生矾含。**山柑皮**　**桂皮**　**荆沥**并含咽。**干漆**喉痹欲死，烧烟吸之。**巴豆**烧烟熏焠，纸卷塞鼻。**皂荚**急喉痹，生研点之，即破，外以醋调涂之。挼水灌。**乌药**煎醋。**桐油**　**无患子**研灌，并吐风痰。**楮实**水服一个。**枣针**烧服。**枸橘叶**咽喉成漏，煎服。**胡颓根**喉痹煎酒。**紫荆皮**　**堇竹叶**　**百草霜**并煎服。〔土器〕**梁上尘**同枯矾、盐、皂，吹。**土蜂窠**擦舌根。**漆箸**烧烟熏焠。**故甑蔽**烧服。**履鼻绳**尸咽，烧服。**牛鼻拳灰**〔金石〕**绿矾**并吹喉。**白矾**生含，治急喉闭。同盐，点一切喉病。巴豆同枯过，治喉痹甚捷。猪胆盛过，吹。新砖浸取霜，吹。**蓬砂**含咽，或同白梅丸。或同牙消含。**硇砂**悬痈卒肿，绵裹含之。喉痹口噤，同马牙消点之。**代赭石**　**马衔**并煎汁服。**车辖**烧，焠酒饮。**铁秤锤**烧焠，菖蒲汁饮。**铅白霜**同甘草含，或同青黛丸噙。**银朱**同海螵蛸吹。**雄黄**磨水服，同巴豆研服，取吐下。或入瓶烧烟熏鼻，追涎。**石胆**吹喉痹神方。或入牙皂末。**马牙消**同僵蚕末、蓬砂，吹。**消石**〔虫部〕**天浆子**并含咽。**白僵蚕**喉痹欲死，姜汁调灌。或加南星，加石胆，加白矾，加甘草，加蜂房。同乳香烧烟熏。**蚕退纸灰**蜜丸含。**桑螵蛸**烧，同马勃丸服。**壁钱**同白矾烧吹。**蜘蛛**焙研吹。**五倍子**同僵蚕、甘草、白梅丸含，自破。**土蜂子**嗌痛。**蜂房灰**〔鳞介〕**海螵蛸**并吹。**黄颡鱼颊骨**烧灰，茶服三钱。**鲤鱼胆**同灶底灰，涂喉外。**鳢鱼胆**水化灌之。**青鱼胆**含咽。或灌鼻，取吐。或盛石胆，阴干，吹。**鲛鱼胆**和白矾扫喉，取吐。**鼋胆**薄荷汁灌，取吐。**蛇蜕**烧烟吸之。裹白梅含。同当归末酒服，取吐。**牡蛎**〔禽兽〕**鸡内金**烧吹。**鸡屎白**含咽。**雄雀屎**水服。沙糖丸含。**猪脑**喉痹已破，蒸熟，入姜食之。

音　　声

喑有肺热，有肺痿，有风毒入肺，有虫食肺。痖有寒包热，有狐惑。不语有失音，有舌强或痰迷，有肾虚喑痱。

【邪热】〔草部〕**桔梗**　**沙参**　**知母**　**麦门冬**并除肺热。**木通**　**菖蒲**并出音声。小儿卒喑，麻油泡汤服。**黄芩**热病声喑，同麦门冬丸服。**人参**肺热声痖，同诃子末噙。产后不语，同菖蒲服。**牛蒡子**热时声痖，同桔梗、甘草煎服。**青黛**

同薄荷，蜜丸含。**马勃**失声不出，同马牙消，沙糖丸服。**燕覆子**续五脏断绝气，使语声气足。**灯笼草　栝楼　甘草　贝母**〔谷菜〕**赤小豆**小儿不语，酒和傅舌。**萝卜**咳嗽失音，同皂荚煎服。汁，和姜汁服。**胡麻油**〔果木〕**梨汁**客热中风不语，卒暗风不语。同竹沥、荆沥、生地汁熬膏服。**柿**润声喉。**槐花**炒嚼，去风热失音。**栀子**去烦闷暗症。**诃黎勒**小便煎汁含咽。感寒失音，同桔梗、甘草、童尿，并水煎服。久咳嗽失音，加木通。**杉木灰**淋水饮，治肺壅失音。**乳香**中风口噤不语。**荆沥　竹沥　竹叶**煎汁。**天竹黄**并治痰热失音，中风不语。**地骨皮　桑白皮**〔虫兽人〕**蝉蜕**痖病，为末水服。**蛤蟆胆**小儿失音不语，点舌尖上，立效。**鸡子**开喉声。**犀角**风热失音。**猪脂**肺伤失音，同生姜煮，蘸白及末食。**猪油**肺热暴喑，一斤炼，入白蜜，时服一匙。**酥　人乳**失音，和竹沥服。卒不得语，和酒服。中风不语，舌强，和酱汁服。**人尿**久咳失声。

【风痰】〔草谷菜〕**羌活**贼风失音。中风口噤不语，煎酒饮，或炒大豆投之。小儿，同僵蚕，入麝香、姜汁服。**蘘荷根**风冷失音，汁和酒服。**天南星**诸风口噤不语，同苏叶、生姜煎服。小儿痫后失音，煨研，猪胆汁服。**荆芥**诸风口噤不语，为末，童尿酒服。**黄芪**风喑不语，同防风煎汤熏之。**红花**男女中风，口噤不语，同乳香服。**远志**妇人血噤失音。**白术**风湿舌木强。**防己**毒风不语。**附子**口卒噤喑，吹之。**白附子**中风失音。**黑大豆**卒然失音，同青竹算子煮服。卒风不语，煮汁或酒含之。**豉汁**卒不得语，入美酒服。**酒**咽伤声破，同酥调干姜末服。**干姜**卒风不语，安舌下。**生姜汁**〔果木〕**橘皮**卒失音，煎呷。**杏仁**润声气。卒痖，同桂含之。蜜、酥煮丸噙。生含，主偏风失音不语。**榧子**尸咽痛痒，语音不出，有虫食咽，同芜荑、杏仁、桂丸噙。**桂**风僻失音，安舌下咽汁，同菖蒲煎服。**楮枝、叶**卒风不语，煮酒服。**东家鸡栖木**失音不语，烧灰水服，尽一升，效。〔石器〕**密陀僧**惊气入心，喑不能言，茶服一匙，平肝去怯也。**雄黄**中风舌强，同荆芥末，豆淋酒服。**矾石**中风失音，产后不语，汤服一钱。痰盛多服。吐之。**孔公蘗**令喉声圆。**履鼻绳**尸咽，语声不出，有虫，烧灰水服。**梭头**失音不语，刺手心，痛即语。〔虫介〕**白僵蚕**中风失音，酒服。**五倍子**百药煎　**龟尿**中风舌喑不语，小儿惊风不语，点舌下。**真珠**卒忤不语，鸡冠血丸，纳口中。〔禽人〕**鸡屎白**中风失音，痰迷，水煮服。**乱发灰**中风失音，百药不效，同桂末酒服。

牙　齿

牙痛，有风热，湿热，胃火，肾虚，虫䘌。

【风热、湿热】〔草部〕**秦艽**阳明湿热。**黄芩**中焦湿热。**白芷**阳明风热。同细辛掺。入朱砂掺。**黄连**胃火湿热。牙痛恶热，揩之立止。**升麻**阳明本经药，主牙根浮烂疳䘌。胃火，煎漱。**羌活**风热，煮酒漱。同地黄末煎服。**当归**　**牡丹**　**白头翁**　**薄荷**风热。**荆芥**风热，同葱根、乌桕根煎服。**细辛**和石灰掺。**缩砂仁**嚼。**荜茇**并去口齿浮热。木鳖子嗃鼻，如神。**附子尖**同天雄尖、蝎梢末，点之即止。**大黄**胃火牙痛。烧研揩牙。同地黄贴之。**生地黄**牙痛牙长，并含咋之。食蟹龈肿，皂角蘸汁炙研，掺之。**苍术**盐水浸烧，揩牙，去风热、湿热。**香附**同青盐、生姜，日擦固齿。同艾叶煎漱。**牛蒡根**热毒风肿，取汁入盐熬膏，涂龈上。**积雪草**塞耳。**红豆蔻**　**酸草**　**鹅不食草**并嗃鼻。**山柰**入麝，擦牙吹鼻。**芎䓖**　**山豆根**　**大戟**并咬含。**木鳖子**磨醋。**高良姜**同蝎。**青木香**并擦牙。**薰草**同升麻、细辛。**屋游**同盐。**栝楼皮**同蜂房。**鹤虱**　**地菘**　**红灯笼枝**　**芭蕉汁**　**苍耳子**　**恶实**　**青蒿**　**猫儿眼睛草**　**瓦松**同矾。**蔷薇根**〔谷菜〕**薏苡根**　**胡麻**　**黑豆**并煎漱。**萝卜子**　**莳萝**并嗃鼻。**水芹**利口齿。**赤小豆**　**老姜**同矾。**干姜**同椒。**鸡肠草**同旱莲、细辛。**苋根**烧。**灰藋**烧。**茄科**烧。**丝瓜**烧。并同盐擦。**大蒜**煨擦。**芸苔子**同白芥子、角茴嗃鼻。**马齿苋**汁。**木耳**同荆芥。**壶卢子**〔果木〕**桃白皮**同柳、槐皮。**李根白皮**并煎漱。**胡椒**去齿根浮热。风、虫、寒三痛，同绿豆咬之。同荜茇塞孔。**荔枝**风牙痛，连壳入盐烧揩。**瓜蒂**风热痛，同麝香咬。**蜀椒**坚齿。风、虫、寒三痛，同牙皂煎醋漱。**吴茱萸**煎酒。**荷蒂**同醋。**秦椒**　**杉叶**风虫，同芎䓖、细辛煎酒漱。**松叶**　**松节**并煎水，入盐或酒漱。**松脂**揩。桂花风虫牙痛。**辛夷**面肿引痛。**乳香**风虫嚼咽。**地骨皮**虚热上攻，同柴胡、薄荷，水煎漱。**槐枝**　**柳白皮**　**白杨皮**　**枳壳**　**臭橘皮**　**郁李根**　**竹沥**　**竹叶**同当归尾煎。**荆茎**同荆芥、荜茇煎。**郁李根**并煎漱。**没石子**　**皂荚**同盐、矾烧。**肥皂荚**同盐烧。**无患子**同大黄、香附、盐煅。**丁香**远近牙痛，同胡椒、荜茇、全蝎末点之，立止。**枫香**年久齿痛。**龙脑**同朱砂。〔土石〕**蚯蚓泥**烧。并揩牙。**壁上尘土**同盐烧，嗃鼻。**金钗**烧烙。**白银**风牙，烧赤，焠火酒，漱之即止。**石膏**泻胃火。同荆芥、防风、细辛、白芷末，日揩。**白矾**煎漱，止血，及齿碎。**黄矾**漱风热牙疼。**食盐**揩牙洗目，坚牙明目，止宣露。卧时封龈，止牙痛出血。槐枝煎过，去风热。皂角同烧，去风热。**青盐**同上。川椒煎干，揩牙，永无齿疾。**朴消**皂荚煎过，擦风热，及食蟹龈肿。**雄黄**同干姜嗃鼻。**铅灰**〔虫禽兽部〕**白僵蚕**同姜炒。**蚕退纸灰**并揩擦。**露蜂房**同盐烧擦。同全蝎擦。同细辛漱，煎酒漱。**百药煎**风热，泡汤含。同玄胡索末、雄黄末擦。**白马头蛆**取牙。**全蝎**　**五灵脂**恶血齿痛，醋煎漱。**雄鸡屎**烧咬。**羊胫骨灰**湿热，同当归、白芷擦。**诸朽骨**风热，煨咬。

【肾虚】〔草菜〕**旱莲草**同青盐炒焦，揩牙，乌须固齿。**补骨脂**同青盐日揩。风虫，同乳香。**蒺藜**打动牙痛，擦漱。**骨碎补**同乳香塞。**独蒜**熨。**甘松**同硫黄煎漱。**牛膝**含漱。**地黄** 〔石兽〕**石燕子**揩牙，坚固，止痛及齿疏。**硫黄**肾虚，入猪脏煮丸服。**羊胫骨灰**补骨。

【虫䘌】〔草部〕**桔梗**同薏苡根，水煎服。**大黄**同地黄贴。**镜面草** **蜀羊泉** **紫蓝**并点。**雀麦**同苦瓠叶煎醋炮，纳口中，引虫。**覆盆子**点目取虫。**荜茇**同木鳖子嗃鼻。同胡椒塞孔。**细辛** **莽草** **苦参** **恶实**并煎漱。**附子**塞孔。又塞耳。**羊踯躅**蜡丸。**藤黄** **乌头** **草乌头** **天南星** **芫花**并塞孔。**山柰** **莨菪子** **艾叶** 〔菜谷〕**韭子**并烧烟熏。**韭根**同泥贴，引虫。**茄根**汁涂。烧灰贴。**烧酒**浸花椒漱。〔果木〕**银杏**食后生嚼一二枚。**地椒**同川芎揩。**杨梅根皮** **酸榴根皮** **吴茱萸根**并煎漱。**杏仁**煎漱或烧烙。**桃橛**烧汁滴。**桃仁** **柏枝**并烧烙。**皂荚子**醋煮烙之。**胡桐泪**为口齿要药。热湿牙痛，及风疳䘌齿骨槽风，为末，入麝，夜夜贴之。宣露臭气，同枸杞根漱。䘌黑，同丹砂、麝香掺。**巴豆**风虫，绵裹咬。烧烟熏。同蒜塞耳。**阿魏**同臭黄塞耳。**丁香**齿疳䘌露黑臭，煮汁食。同射干、麝香揩。**海桐皮**煮汁并漱**槐白皮** **枸橘刺** **鼠李皮** **地骨皮**醋。**枫柳皮** **白杨皮** **白棘刺**并煎漱。**樟脑**同朱砂揩。同黄丹、肥皂塞孔。**楤白皮**塞孔，牙自烂。**乳香**同椒，或巴豆，或矾，塞孔。**松脂** **卢会** **芜荑** **天蓼根** 〔金石〕**花硷** **石硷**并塞孔。**铁铧头**积年齿䘌，烧赤，入硫黄、猪脂熬沸，柳枝揾药烙之。**砒霜**同黄丹，蜡丸塞耳。**石灰**风虫，和蜜煅擦。沙糖和塞孔。**雄黄**和枣塞。**硇砂**塞孔。**轻粉**同黄连掺。**土朱**同荆芥掺。**绿矾** 〔虫鳞〕**五倍子**并掺。**蟾酥**同胡椒丸咬。**蜘蛛**焙研，入麝掺。**地龙**化水和面塞孔，上傅皂荚末。同玄胡索、荜茇末，塞耳。**钱窠**包乳香烧，纳孔中。包胡椒塞耳。**石蜜** **竹蜂** **蚺蛇胆**同枯矾、杏仁掺。**鳞蛇胆** **海虾鲊** 〔禽兽〕**雀屎** **燕屎**并塞孔。**夜明砂**同蟾酥丸咬。**啄木鸟**烧纳孔中。舌，同巴豆咬之。**猪肚**咬之引虫。**熊胆**同猪胆、片脑搽。**麝香**咬之，二次断根。**豺皮灰**傅。

【齿疏】 **沥青**入细辛掺。**寒水石**煅，同生炉甘石掺。

【齿长】 **白术**牙齿日长，渐至难食，名髓溢，煎水漱之。**生地黄**咋之。

【齿缺】 **银膏**补之。

【生齿】 **雄鼠脊骨**研揩即生。**雄鼠屎**日拭一枚，三七日止。**黑豆**牛屎内烧存性，入麝掺之，勿见风，治大人小儿牙齿不生，牛屎中豆尤妙。**路旁稻粒**点牙落处，一七下自生。**乌鸡屎**雌雄各半，入旧麻鞋灰、麝香少许，擦之。

【齿齼】 胡桃食酸齿齼，嚼之即解。

【妒齿】**地骨皮**妒齿已去，不能食物，煎水漱之。

须　发

【内服】〔草部〕**菊花**和巨胜、茯苓，蜜丸服，去风眩，变白不老。**旱莲**内煎膏服，外烧揩牙，乌髭发，益肾阴。汁涂，眉发生速。作膏点鼻中，添脑。**常春藤**　**扶芳藤**　**络石**　**木通**　**石松**并主风血，好颜色，变白不老，浸酒饮。**白蒿**　**青蒿**　**香附**并长毛发。**茜草**汁，同地黄熬膏服。**地黄**九蒸九晒，日噙。**牛膝**　**麦门冬**　**肉苁蓉**　**何首乌**　**龙珠**　**旱藕**　**瞿麦**〔谷菜〕**青精饭**　**黑大豆**　**白扁豆**　**大麦**　**胡麻**九蒸九晒。**马齿苋**　**繁缕**　**韭**　**姜**　**蔓菁子**〔果木〕**胡桃**　**蜀椒**并久服，变白生毛发。**干柿**同枸杞子丸服，治女人蒜发。**榴花**和铁丹服，变白如墨。**松子**　**槐实**　**秦皮**　**桑寄生**　**放杖木**　**女贞实**　**不凋木**　**鸡桑叶**　**南烛**并久服变白，乌须发。**桑椹**蜜丸服，变白。〔介人石〕**鳖肉**长须发。**自己发灰**同椒煅酒服，发不白，名还精丹。**石灰**发落不止，炒赤浸酒服。

【发落】〔草部〕**半夏**眉发堕落，涂之即生。**骨碎补**病后发落，同野蔷薇枝煎刷。**香薷**小儿发迟，同猪脂涂。**茉莉花**蒸油。**蓬虆子**榨汁。**芭蕉油**　**蓖麻子**　**金星子**　**兰草**　**蕙草**　**昨叶何草**并浸油梳头，长发令黑。**土马鬃**灰。**乌韭**灰。**水萍**　**水苏**　**蜀羊泉**　**含水藤**〔谷菜〕**胡麻油及叶**　**大麻子及叶**并沐日梳，长发。**公英**　**旱莲**并揩牙乌须。**生姜**擦。**莴苣子**　**白菘子油**　**芸薹子油**〔果木〕**甜瓜叶汁**并涂发，令长黑。**榧子**同胡桃、侧柏叶浸水，梳发不落。**枣根**蒸汁。**榠楂**　**木瓜**并浸油。**蜀椒**浸酒。**柏子油**　**辛夷**　**松叶**并浸油、水涂头，生毛发。**侧柏叶**浸油，生发。烧汁，黑发。和猪脂，沐发长黑。根皮，生发。**皂荚**地黄、姜汁炙研，揩牙乌须。**樗叶**同椿根、楸叶汁，涂秃生发。**楸叶汁**　**蔓荆子**同猪脂。**桑椹**浸水。并涂头，生毛发。**桐叶**同麻子煮米泔，沐发则长。连子蒸取汁，沐发则黑。**桑白皮**同柏叶，沐发不落。**山茶子**掺发解脂。**合欢木皮灰**　**槐枝灰**　**石荆**〔禽兽人〕**雁骨灰**并沐头长发。**鸡子白猪胆**沐头解脂。**雁肪**　**鸨脂**　**鸡肪**　**猪鬐膏**　**熊脂及脑**并沐头生发。**豹脂**朝涂暮生。**犬乳**涂赤发。**羖羊角**灰，同牛角灰、猪脂，涂秃发。**羊屎灰**淋汁沐头，生发。和猪脂，变发黄赤。**猪屎**灰，涂发落。**发灰**油煎枯，涂发黑长。

【发白】〔草菜谷部〕**栝楼**同青盐、杏仁煅末，拔白易黑，亦揩牙。**百合**　**姜皮**并拔白易黑。**狼把草**　**黑豆**煎醋染发。**大麦**同铁砂、没石子。**荞麦**同铁砂。〔果木〕**酸石榴**并染须发。**胡桃**和胡粉，拔白生黑。烧，同贝母，揩牙乌须。青皮皮肉及树皮根，皆染须发。**余甘子**合铁粉，涂头生须发。**橡斗　毗黎勒浆　椰子浆　盐麸子　菱壳　芰花　莲须　红白莲花**并涂须发。**鸡舌香**同姜汁，拔白生黑。**詹糖香**同胡桃皮涂，发黑如漆。**梧桐子汁**点孔生黑。木皮，和乳汁涂须。**榧皮**包侧柏，烧熏香油烟，抹须发即黑。**乌桕子油　乌桕皮　诃黎勒　没石子　婆罗得**〔金石〕**黑铅**梳白发。烧灰染发。**胡粉**同石灰染须。**铅霜**梳须发。**铅丹**染。**铜钱锈**磨油，涂赤发秃落。**铁爇**染。**生铁**浸水。**铁砂**和没石子染。**石灰**染。**绿矾**薄荷、乌头、铁浆水染。**赤铜屑**〔虫兽〕**五倍子**炒，同赤铜屑诸药，为染须神方。**百药煎　水蛭**同龟尿拈须，自黑。**蜗牛**同金墨埋马屎中，化水染须妙。**蜜　蜡　鳖脂　猪胆　狗胆　犬乳**并点白生黑。

【生眉】〔草谷〕**白鲜皮**眉发脆脱。**香附**长须眉。**苦参　仙茅**大风，眉发脱落。**昨荷叶草**生眉发膏为要药。**半夏**眉发堕落，涂之即生。茎涎同。**鳢肠汁**涂眉发，生速。**乌麻花**浸油。〔菜木禽兽〕**芥子**同半夏、姜汁。**蔓菁子**醋和，并涂。**生姜**擦。**柳叶**同姜汁，擦眉落。**白矾**眉发脱落，蒸饼丸服。**雄黄**和醋涂。**雁肪**涂。**狗脑**眉发火瘢不生，和蒲黄，日三傅之。**蒜汁**眉毛动摇，目不能瞬，唤之不应，和酒服，即愈。

胡　臭

有体臭，腋臭，漏臭。

【内治】**花蜘蛛**二枚，捣烂酒服，治胡臭。**鳝鱼**作臛，空肠饱食，覆取汗，汗出如白胶，从腰脚中出，后以五木汤浴之，慎风一日，每五日一作。**水乌鸡**生水中，形似家鸡，香油入姜汁四两，炒熟，用酒醅三四碗同食，嚼生葱下，被盖出汗，数次断根，不忌口。

【外治】〔草谷〕**苏子**捣涂。**青木香**切片，醋浸一宿夹之，数次愈。**郁金**鸦、鹘等一切臭。**木馒头**煎洗后，以炉底末傅。**甘遂**二两为末，掺新杀牙猪肉上，乘热夹之。内服热甘草汤，必大泄气不可近。**百草灰**水和熏洗，酥和饼夹之，干即易，疮出愈。**马齿苋**杵团入袋成，泥裹火烧过，入蜜热夹。**生姜**频擦。**炊饭**热拭腋下，与犬食之，七日一次，愈乃止。**三年醋**和石灰，傅腋下。〔果木〕**小龙眼核**六个，胡椒十四粒，研汁擦之，三次愈。**辛夷**同木香、细辛、芎䓖粉涂之。**槲若**洗后，苦瓠烟熏之。**桔梢树汁**同木香、东桃西柳枝、七姓妇人乳，煎热，五月五日洗之，将水放在十字街，去勿顾。**鸡舌香**〔金石〕**伏龙肝**掺。**铜屑**热醋和掺。或炒热，袋面熨之。**镜锈**同密陀僧，醋调掺。**铜绿**同密陀僧、白及灰，醋调掺之。**古**

文钱烧赤，焠醋研，入麝，水调涂。**铜矿石**磨汁涂。**密陀僧**油和涂。蒸饼切片，掺末涂之。**黄丹**入少轻粉，唾和涂。同东壁土、铜绿末，以古钱磨泻灯油调掺。**胡粉**水银、面脂研涂。牛脂煎涂，不过三次。**水银**同胡粉掺上。**粉霜**同水银、面脂研涂。**石绿**同轻粉，醋调涂。**石灰**有汗干掺，无汗醋和。**胆矾**入少轻粉，姜汁调搽，热痛乃止。**白矾**常用粉之。同密陀僧、轻粉擦。同黄丹、轻粉擦，同蛤粉、樟脑擦。〔虫介兽〕**蜣螂**揩涂一夜。**田螺**入巴豆一粒在内，待化水，擦腋下，绝根。入麝香，埋露地七七日，点患孔，神妙。入巴豆、麝香、胆矾，待成水，五更不住自擦腋下，待大便行，是其证，不尽再作，后以枯矾、蛤粉、樟脑粉之，断根。**蜘蛛**一个，黄泥入赤石脂包，煅研，入轻粉少许，卧时醋调一字傅腋下，次日泻下黑汁，埋之。**蝙蝠**煅研，田螺水调涂腋下，随服下药。〔禽人〕**鸡子**煮熟去壳，热夹之，弃路口勿顾。**夜明砂**豉汁和涂。**自己小便**热洗，日数次。**自己口唾**频擦。

丹　毒

火盛生风，亦有兼脾胃气郁者。

【内解】〔草部〕**连翘**　**防风**　**薄荷**　**荆芥**　**大青**　**黄连**　**升麻**　**甘草**　**知母**　**防己**　**牛蒡子**　**赤芍药**　**金银花**　**生地黄**　**牡丹皮**　**麻黄**　**射干**　**大黄**　**漏芦**　**红内消**　**萹蓄**汁服。**积雪草**捣汁服。**水甘草**同甘草煎服。**攀倒甑**同甘草煎服。**旋花根**汁服。**丹参**　〔菜木〕**马齿苋**汁服。**芸薹**汁服，并傅。**青布汁**　**栀子**　**黄檗**　**青木香**　**鸡舌香**　**桂心**　**枳壳**　**茯苓**　**竹沥**　〔金石〕**生铁**烧，焠水服。**生银**磨水服。**土朱**蜜调服。同青黛、滑石、荆芥末，并傅之。〔介〕**牡蛎肉**　〔禽兽〕**鹜肉**　**白雄鸡**并食。**犀角**　**羚羊角**　**猪屎汁**　**黄龙汤**五色丹毒，饮二合，并涂。

【外涂】〔草部〕**黄芩**　**苦芙**　**马兰**　**白芷**葱汁调，亦煎浴。**水荇**　**水蘋**　**浮萍**并涂。**景天**　**蒴藋**　**蛇衔**　**生苄**　**水藻**　**牛膝**同甘草、伏龙肝。**蓖麻子**　**大黄**磨水。**蓝叶**　**淀汁**　**芭蕉根汁。蓼叶灰**　**栝楼**醋调。**老鸦眼睛草**醋同捣。**仙人草**　**五叶藤**　**赤薜荔**　**排风藤**　**木鳖仁**调醋。**萝摩草**　**虎刺根叶**汁。**青黛**同土朱。**五味子**　**荏子**　**红花苗**并涂傅。**苎根**　**赤地利**　**白及**　**白敛**　〔谷菜〕**赤小豆**洗浴，及傅之。**绿豆**同大黄。**豆叶**　**大麻子**　**大豆**煮汁。**麻油**　**荞面**醋和。**黄米粉**鸡子和。**豉**炒焦。**糯米粉**盐和。**菘菜**　**芸薹**　**大蒜**　**胡荽**　**干姜**蜜和。**鸡肠草**　**葱白汁**。**马齿苋**　〔果木〕**李根**研油，田中流水调。**桃仁**　**慈姑叶**涂。**槟榔**醋调。**枣根**洗。**栗树皮及梂**浴。**荷叶**涂。**栀子末**水和。**榆**

白皮鸡子白和涂，煎沐。**棘根**洗。**五加皮**洗。和铁槽水涂。**柳木**洗傅。**柳叶**洗。**乳香**羊脂调。**桐树皮**　**楸木皮**〔服器〕**草鞋灰**和人乳、发灰调。**蒲席灰**　**甑带灰**〔水土〕**磨刀水**　**白垩土**同寒水石涂。**燕窠土**　**蜂窠土**　**蚯蚓泥**　**猪槽下泥**　**檐溜下泥**　**釜下土**和屋漏水。**伏龙肝**　**白瓷末**猪脂和。**屋尘**猪脂和。**瓷瓯中白灰**醋磨。〔金石〕**锻铁精**猪脂和涂。**铁锈**磨水。**胡粉**唾和。**银朱**鸡子白和。**无名异**葱汁调。**石灰**醋调。**阳起石**煅研，水调。**土朱**同青黛、滑石。**寒水石**同白土傅。**芒消**水和。**白矾**油和。〔虫鳞〕**蜜**和干姜末。**蝼蛄**同生姜捣涂。**露蜂房**煎汁，调芒消。**白僵蚕**和慎火草傅。**烂死蚕**傅。**蛴螬**末傅。**水蛭**咂。**黄蜂子**　**鲫鱼**合小豆捣涂。**鲤鱼血**　**海蛇**　**鳝鱼**　**螺蛳**　**虾**〔禽兽人〕**鸡血**　**雉尾灰**　**猪肉**贴。**青羊脂**频摩即消。**绵羊脑**同朴消涂。**酪**入盐。**羚羊角灰**鸡子白调。**鹿角末**猪脂调。**牛屎**涂，干即易。**猪屎**烧涂。**发灰**和伏龙肝、猪膏和之。

风瘙疹痱

【内治】同丹毒。**苍耳花、叶、子**各等分，为末，以炒焦黑豆浸酒服二钱，治风热瘾疹，搔痒不止。**苦参**肺风皮肤瘙痒，或生瘾疹疥癣，为末，以皂角汁熬膏丸服。**枸橘核**为末，酒服，治风瘙痒。**赤土**风瘙痒甚，酒服一钱。**云母粉**水服二钱。**蜜**酒服。**黄蜂子**　**蜂房**同蝉蜕末服。**白僵蚕**酒服。**全蝎。**

【外治】**白芷**　**浮萍**　**槐枝**　**盐汤**　**吴茱萸**煎酒。**楮枝叶**　**蚕沙**并洗浴。**景天汁**　**石南汁**　**枳实汁**　**芒消汤**　**矾汤**并拭磨。**枳壳**炙熨风疹，肌中如麻豆。**燕窠土**涂。**铁锈**磨水摩。**石灰**醋和涂，随手即消。**烂死蚕**涂赤白游疹。**吊脂**涂。**虾**捣涂。**海虾鲊**贴。**鳝血**涂赤游风。**鲤鱼皮**贴。

【痱疹】**升麻**洗。**菟丝汁**抹。**绿豆粉**同滑石扑。**枣叶**和葛粉扑。**慈姑叶汁**调蚌粉掺。**楝花**末扑。**冬霜**加蚌粉掺。**腊雪**抹。**屋上旧赤白垩**掺。**壁土**　**不灰木**　**滑石**　**井泉石**同寒水石。**石灰**同蛤粉、甘草涂。**蚌粉。**

疬疡癜风

疬疡是汗斑，癜风是白斑片，赤者名赤疵。

【内治】〔草谷〕**蒺藜**白癜风，每酒服二三钱。**女萎**　**何首乌**白癜，同苍术、荆芥等分，皂角汁煎膏，丸服。**胡麻油**和酒服。〔木鳞〕**桑枝**同益母草熬膏服。**枳壳**紫癜风。**牙皂**白癜风，烧灰酒服。**白花蛇**白癜疬疡斑点，酒浸，同蝎梢、防风末服。**乌蛇**同天麻诸药，浸酒服。〔禽兽〕**白鸽**炒熟，酒服。**猪胰**酒浸蒸食，不过十具。**猪肚**白煮食。

【外治】〔草谷〕**附子**紫白癜风，同硫黄，以姜汁调，茄蒂蘸擦。**白附子**同上。**贝母**紫白癜斑，同南星、姜汁擦。同百部、姜汁擦。同干姜，浴后擦之，取汗。**知母**醋磨涂。**茵陈**洗疬疡。**防己**同浮萍煎，浴擦。**羊蹄根**同独科扫帚头、枯矾、轻粉、生姜擦取汗。**苍耳草**　**酸草**同水萍。**紫背萍**并洗擦。**菰笋**　**木莲藤汁**并擦。**蓖麻汁**　**续随子汁**　**灰藋灰**并剥白癜风、疬疡。**蒺藜**　**小麦**烧油涂。**酱**　**醋**　〔果木〕**胡桃**　**青皮**并同硫黄擦。或入硇砂、酱汁少许。**杏仁**每夜擦。**熏陆香**同白敛揩。**桑柴灰**蒸汁热洗。**猫儿刺叶**烧淋熬膏，涂白癜。〔服器〕**故帛灰**　**麻鞋底灰**　**甑带**　**蒸笼片**　**弊帚**　**炊帚**　〔水石〕**半天河水**　**树孔中蚛汁**　**韭上露**　**车辙、牛蹄涔中水**　**水银**并拭疬疡癜风。**轻粉**同水银、姜汁擦。**雄黄**身面白驳。**密陀僧**同雄黄，擦汗斑。或加雌黄、白矾、硫黄。**胆矾**同牡蛎、醋，擦赤白癜。**人言**入茄中煨擦，或涂姜上擦。**硫黄**同附子、醋，擦疬疡风。同密陀僧。同轻粉、杏仁。同鸡子白。**自然灰**淋汁涂。**石灰**　**砒石**　**银**身面赤疵，日揩令热，久久自消。〔虫鳞〕**蜣螂**捣涂白驳，一宿即瘥。**鳝鱼**同蒜汁、墨汁，频涂赤疵。小儿赤疵，刺父足心血贴之，即落。**蛇皮**热摩数百遍，弃之。**鳗鲡鱼骨**涂白驳风，即时转色，五七度乃愈。**臭鱼鲊**拭白驳，热擦令汗出。**乌贼鱼骨**磨醋涂。同硫黄、姜汁擦。〔禽兽〕**丹鸡冠血、翅下血**涂。**驴尿**和姜汁洗。**诸朽骨**磨醋涂之。**马尿**洗赤疵，日四五度。**白马汗**雕青，调水蛭末涂之。

瘿瘤疣痣

【内治】〔草部〕**杜衡**破留血痰饮，消项下瘿瘤。**贝母**同连翘服，主项下瘿瘤。**黄药子**消瘿气，煮酒服。传信方。甚神效。**海藻**消瘿瘤结气，散项下硬核痛。初起，浸酒日饮，滓涂之。**海带昆布**蜜丸。**海苔**　**白头翁**浸酒。**牛蒡根**蜜丸。**连翘**　**丹参**　**桔梗**　**夏枯草**　**木通**　**玄参**　**当归**　**常山**吐。**萹蓄草**吐。**天门冬**　**瞿麦**　**三棱**　**射干**　**土瓜根**　**香附**　**漏卢**　〔菜谷〕**紫菜**　**龙须菜**　**舵菜**并主瘿瘤结气。**小麦**消瘿。醋浸，同海藻末，酒服。**山药**同蓖麻，生涂项核。**败壶卢**烧搽腋瘤。**赤小豆**　〔果木〕**橙**　**荔枝**并消瘿。**瓜蒂**　**松萝**并吐。**柳根**煮汁酿酒，消瘿气。**白杨皮**同上。**问荆**结气瘤痛。〔土石〕**蛭蛸**蚀瘤，熬烧末，猪脂和傅。**蜣螂丸**烧酒服，治瘿。**土黄**枯瘤赘痔乳。**针沙**　**自然铜**并浸水日饮，消瘿。**铅**　**浮石**　〔介鳞〕**牡蛎**　**马刀**　**海蛤**　**蛤蜊**　**淡菜**　**海螵蛸**　〔兽人〕**鹿靥**并消瘿气结核。**羊靥**　**牛靥**并酒浸炙香，含咽。**猪靥**焙末酒服。或酒浸炙食。**旄牛靥**烧服，消瘿。**獐肉**炙热搨瘤，频易，出脓血愈。**猪屎**血瘤出血，涂之。**人精**粉瘤，入竹筒内烧沥，频涂。

【疣痣】〔草谷〕**地肤子**同矾洗疣目。**艾叶**同桑灰淋汁，点疣痣瘤靥。灸痣，三壮即去。**狗尾草**穿疣。**升麻**煎水，入蜜拭。**芫花**同大戟、甘遂末，焦瘤瘿自去。根煮线，系瘤痣。**蒴藋子**涂。**续随子**涂。**天南星**醋涂。**剪刀草**涂。**博洛回**涂。**藜芦灰**　**青蒿灰**　**麻秸灰**　**麦秆灰**　**荞麦秸灰**　**豆秸灰**　**茄梗灰**　**藜灰**　**灰藋灰**　**冬瓜藤灰**并淋汁，点疣痔，腐痈瘤，去点印。**大豆**　**米醋**并厌禳去疣。**白粱米**炒热研，入唾和涂。**马齿苋灰**涂瘤。**苦苣汁**　〔果木〕**白梅**并点疣痣。**杏仁**　**李仁**并同鸡子白研，涂疣。**柏脂**同松脂涂疣。**死人枕席**拭疣自烂。**秃帚**每月望子时扫之。**栎木灰**　**桑柴灰**　〔水石〕**冬灰**　**石灰**并蚀黑子疣赘瘤痣。**屋漏水**涂疣。**硫黄**纸卷焠疣。**砒石**同巴豆、糯米点疣。**盐**涂疣，频舐。**白矾**　**铜绿**　**硇砂**并涂痣黡疣赘。〔虫鳞〕**斑蝥**点疣痣，同人言、糯米炒黄，去米，同大蒜捣涂。**螳螂**食疣。**蜘蛛网**缠瘤疣。**鳙鱼**食之已疣。〔禽兽人〕**鸡内金**擦疣。**鸡子白**醋浸软，涂疣。**猪脂**　**牛涎**　**人疮脓人唾**并涂疣。**发**缠疣。

瘰　疬

附结核。

【内治】〔菜草〕**夏枯草**煎服，或熬膏服，并贴，入厥阴血分，乃瘰疬圣药也。**连翘**入少阳，乃瘰疬必用之药。同脂麻末，时食。马刀挟瘿，同瞿麦、大黄、甘草煎服。**海藻**消瘰疬，浸酒日饮，滓为末服。蛇盘疬，同僵蚕丸服。**昆布**为末浸酒，时时含咽，或同海藻。**玄参**散瘰疬结核，久者生捣傅之。**何首乌**日日生服，并嚼叶涂之。**土茯苓**久溃者，水煎服。**白敛**酒调多服，并生捣涂之。**苦参**牛膝汁丸服。**野菊根**擂酒服，渣涂甚效。**薄荷**取汁，同皂荚汁熬膏，丸药服。**木鳖子**鸡子白蒸食。**白鲜皮**煮食。**水荭子**末服。**大黄**乳中瘰疬起，同黄连煎服，取利。**蚤休**吐泻瘰疬。**蓖麻子**每夜吞二三枚。同白胶香熬膏服。同松脂研贴。**芫花根**初起，擂水服，吐利之。**月季花**同芫花，酿鲫鱼煮食。**荆芥**洗。**牛蒡子**　**防风**　**苍耳子**　**续断**　**积雪草**　**白芷**　**芎䓖**　**当归**　**白头翁**　**黄芪**　**淫羊藿**　**柴胡**　**桔梗**　**黄芩**　**海蕴**　**海带**　**胡麻**　**水苦荬**项上风，疬，酒磨服。〔果木〕**橙**发瘰疬。**槲皮**吐瘰疬，并洗之。**皂荚子**醋、硇煮过，照疮数吞之。连翘、玄参煮过嚼之。**胡桐泪**瘰疬，非此不除。**桑椹汁**熬膏内服。**巴豆**小儿瘰疬，入鲫鱼内，草包煅研，粥丸服，取利。**黄檗**〔器虫〕**毡屉灰**酒服，吐瘰疬。**黄蜡**同白矾丸服。**全蝎　白僵蚕**水服五分，日服，一月愈。**蜘蛛**五枚，晒末，酥调涂。**斑蝥**粟米炒研，鸡子清丸服。入鸡子内蒸熟，去蝥食，入药甚多。**红娘子　芫青　葛上亭长　地胆**〔鳞介〕**白花蛇**同犀角、牵牛、青皮、腻粉服。**壁虎**初起，焙研，每日酒服。**鼋甲**酒浸炙研服。**牡蛎粉**同玄参丸服。同甘草末服。**蜗牛壳**小儿瘰疬，牛乳炒研，入大黄末服，取利。**鼍甲**〔禽兽〕**左蟠龙**饭丸服。**夜明砂**炒服。**狸头**炙研服。**猫狸**鼠疬，如常作羹食。

【外治】〔草菜〕**山慈姑**磨酒涂。**荞草**鸡子白调涂。**地菘**生涂。**半夏**同南星、鸡子白涂。**草乌头**同木鳖子涂。**猫儿眼草**熬膏涂。**商陆**切片，艾灸。**车前草**同乌鸡屎涂。**紫花地丁**同蒺藜涂。**青黛**同马齿苋涂。**毛蓼**纳入，引脓血。**葶苈**已溃，作饼灸。**白及**同贝母、轻粉傅。**白敛　土瓜根　半夏　水堇　藜芦　通草花上粉**〔谷菜〕**大麻**同艾灸。**蒜**同茱萸，涂恶核肿结。**芥子**和醋涂。**干姜**作挺纳入，蚀脓。**山药**少阳经分疙瘩，不问浅深，同蓖麻子捣贴。**堇菜**寒热瘰疬，结核鼠漏，为末煎膏，日摩之。**桑菰**同百草霜涂。**马齿苋　鹿藿**〔果木〕**胡桃**和松脂涂。**桃白皮**贴。**杏仁**炒，榨油涂。**鼠李**寒热瘰疬，捣傅。**枫香**同蓖麻子贴。**楸叶**煎膏。**柏叶　栎木皮**〔器土〕**油鞋　鞋底灰　多年茅厕中土**同轻粉，傅年久者。〔金石〕**黑铅灰**和醋，涂瘰疬结核，能内消为水。**铁蒸**涂。**砒霜**蚀瘰疬败肉，作丸用。**磨刀垽**涂瘰疬结核。**食盐**和面烧。**消石　芒消**并下。**雄黄**同水银、黄蜡、韶脑，作膏贴。**轻粉　盐药**〔虫〕**蜈蚣**炙，同茶末涂。**蝼蛄**同丁香烧贴。**矾石　硇砂　红娘子**瘰疬结核。**蚯蚓**同乳、没诸药涂。**蜗牛**烧，同轻粉涂。**蛤蟆**烧涂。**蜂房**烧，和猪脂涂瘰疬漏。**蜘蛛**晒研，酥调涂。〔鳞介〕**黄颡鱼**溃烂，同蓖麻子煅涂。**穿山甲**溃烂，烧傅。一加斑蝥、艾。**田螺**烧涂。**鬼眼精**已破，研涂。**马刀**主肌中窜鼷。〔禽兽人〕**伏翼**年久者，同猫头、黑豆烧涂之。**鸭脂**同半夏傅。**鸡膍胵**烧傅。**雄鸡屎**烧傅。**羊屎**同杏仁烧傅。**狼屎**烧涂。**猫头骨及皮毛**烧傅。舌，生研涂。涎，涂之。屎，烧傅。**狸头骨　狐头骨**同狸头烧傅。**羊膍胵　猬心、肝**并烧傅。**猪膏**淹生地黄煎沸，涂瘰疬瘘。**虎肾　羚羊角　女人精汁**频涂。**乱发灰**鼠瘘，同鼠骨入腊猪脂煎消，半酒服，半涂，鼠从疮中出。

【结核】〔草菜〕**天南星**治痰瘤结核，大者如拳，小者如粟，生研涂之。**甘遂**同大戟、白芥子为丸，治痰核。**金星草**末服。**桔梗　玄参　大黄**酒蒸。**白头翁　连翘　射干　三棱　莪莲　黄芩　海藻　昆布　海带　蒲公英**并散颈下结核。**蒜**同茱萸捣，涂恶核肿结。**堇菜**结核聚气，为末，油煎日摩。**百合**同蓖麻研涂。**詹糖香**〔土石〕**土墼**痰核红肿，菜子油和涂，即消。**浮石**枕后生脑痹痰核，烧研，入轻粉，油调涂。**石灰**结核红肿，状如瘰疬，煅研，同白果捣贴。**磁石**鼠瘘项核喉痛。〔虫鳞介〕**白僵蚕**　**蜘蛛**项下结核，酒浸研烂，去滓服。**鲫鱼**生捣涂恶核。**牡蛎**以茶引之，消项下结核。以柴胡引之，去胁下坚。

九　漏

虽有九名，皆取象耳，但分部位可也。

【双治】〔草部〕**苦参**浸酒服。**忍冬**浸。**牵牛**煨猪肾。**黄芪**　**何首乌**　**土茯苓**　**萆薢**　**栝楼根**　**白及**　**牛蒡叶**　**地榆**　**虎蓟根**　**积雪草**　**白敛**　**土瓜根**　**通草**　**黄药子**　**剪草**　**茜根灰**　**漏蓝子**　**侧子**　**马兜铃**　**半夏**　**荆芥穗**　**荠苧**　**香白芷**　**蛇含草**　**麋衔**　**蓖麻子**　**狼毒**　**芫花根**　**附子**　**天南星**　**诸蒿灰**　**藜灰**　〔谷草〕**麦面**和盐炒涂。**苦瓠**　**荞麦灰**　〔果木〕**桃花**　**大腹皮**　**楸叶**熬膏，神方。**柳枝**烧熏。**柳根须**煎洗。**乳香**　**榆白皮**　**卢会**　**石南叶**　**柞木枝**〔火土〕**烛烬**　**土蜂窠**　〔金石〕**胡粉**　**铁华粉**　**朱砂**　**炉甘石**　**孔公蘖**　**殷蘖**　**古冢灰**　**石灰**　**赤石脂**　**水银**　**水银粉**　**特生礜**　**礜石**　**北亭砂**　**砒石**　**代赭石**　**石胆**　**禹余粮**　**磁石毛**　**黄矾**　**白矾石**　**消石**　**密陀僧**　**食盐**　**石硫黄**　**石硫赤**　**戎盐**　**雄、雌黄**　〔虫鳞介〕**斑蝥**芫青、地胆、葛上亭长同。**蜘蛛**　**胡蜣螂**　**蟾蜍头**　**蜈蚣**　**露蜂房**　**樗鸡**　**鲮鲤甲**　**蜥蜴**　**白花蛇**　**自死蛇**并骨。**蛇蜕**　**蝮蛇胆**并屎。**乌蛇**　**蛇吞蛙**　**鼍甲**　**蚺蛇胆**　**鲤肠**　**鳞**　**鲨鲊**　**鳢肝、肠**　**鳞鱼**并血。**鳗鲡鱼**　**鳔胶**　**海豚鱼**　**海鳗**　**鲕**　**鼋甲**　**秦龟甲**　**文蛤**　**牡蛎粉**　**甲香**　**大田螺**　〔禽兽〕**啄木鸟**　**鸳鸯**　**乌鸦头**　**青鹤**　**子规肉**　**鹳脑**　**鹰头**烧涂痔漏。**鹏鸟**鼠漏，炙食。**猪膏**　**豭猪屎**　**羊屎**　**牡狗茎**　**狗肉**引虫。**狗骨**并头骨。**马通汁**　**牛胆**并脾。**乌牛耳垢**胁漏出水。**野猪皮**　**牛屎**　**猫头骨**并脑，及眼睛、肉、舌、皮、毛。**鹿皮**并齿。**狸头骨**并肉。**狐屎**并足。**兔皮、毛**　**鼹鼠**　**牡鼠屎**　**土拨鼠**　**猬心、肝。**

痈　疽

深为疽，浅为痈。大为痈，小为疖。

【肿疡】〔草部〕**甘草**行污浊之血，消五发之疽，消肿导毒。一切发背痈疽，用末和大麦粉，汤和热傅，未成者内消，已成者即溃。仍以水炙一两，水浸一夜，服之。或以黑铅汁淬酒服。或取汁熬膏。阴囊痈，水炙煎服，二十日即消。**忍**

冬痈疽，不问发背、发颐、发眉、发脑、发乳诸处，捣叶入少酒涂四围，内以五两，同甘草节一两，水煎，入酒再煎，分三服。重者一二服，大肠通利即效，功胜红内消，其滓亦可丸服。或捣汁同酒煎服。**远志**一切痈疽、发背、疖毒恶候，死血阴毒在中不痛者，即痛，或忧怒等气在中作痛不可忍者，即止。热者即凉，溃者即敛，为末，每服三钱，温酒浸，取清服，其滓涂之。**红内消**痈疽毒疮，水熬入酒时饮，滓为丸服。**连翘**消肿止痛，十二经疮药，不可无此。痈肿初起，煮服取汗。**木莲**一切痈疽初起，四十九个，研细绞汁服，功同忍冬。背痈，取末服，下利即愈。**常春藤**一切肿痛，研汁入酒服，利恶物，去其根本。**络石**同上。**秦艽**发背初起，同牛乳煎服，取利。**山慈姑**同苍耳擂酒服，取汗。**豨莶**同乳香、枯矾研，酒服，取汗。熬膏，贴一切痈疽，发背恶疮，丁肿喉痹。**地菘**捣汁，日服。**苍耳**擂酒取汗。**紫花地丁**同苍耳擂酒取汗，渣同面涂。**乌敛莓**擂酒热服，取汗，渣涂。**迎春花**酒服末，取汗。**马蔺花叶**同松毛、牛膝煎服。**曲节草**同甘草煎服。**香附子**已溃未溃，以姜汁炒研，日服。**草乌头**阴疽不起，同南星、桂心、姜汁热服，未破内消，久溃能去黑烂。**牵牛**诸毒初起，气壮者，煎醋服，利脓血妙。**决明**同甘草煮服，并涂。**石韦**发背，冷酒服。**石胡荽**同穿山甲、当归尾擂酒服，并涂之。**地锦草**同乳、没等擂酒服，并涂。**积雪草**　**野菊**　**栝楼**　**天门冬**并擂酒服，滓涂。**升麻**除风肿，行瘀血，为疮家圣药。肿毒卒起，磨醋涂之。**羌活**散痈肿败血，入太阳经。**地榆**诸疮痛加之。**黄芩**痒者加之。**黄连**诸疮痛痒，皆属心火。**龙胆**痈肿口干。**紫草**活血利肠。**当归**　**芍药**　**芎䓖**和血止痛。**三棱**消坚硬。**黄葵花**肿痛及恶疮脓水，为疮家圣药。盐收经年用，尤妙。**胡黄连**同穿山甲贴。**芭蕉**同生姜贴。**生地黄**杵涂，木香盖之。**龙葵**捣涂，或入麝，或同蛤蟆。**大黄**醋调贴。同五倍、黄檗贴。**乌头**同黄檗贴。**商陆**擦石痈。盐捣，傅一切毒。**莨菪子**贴石痈坚硬。**天麻**　**都管草**醋贴。**箬叶**　**红蓝花**　**苎根**　**益母草**　**金丝草**　**大戟**　**水仙根**　**飞廉**　**马鞭草**　**漏卢**　**蘘荷根**　**鸭跖草**　**续断**　**大蓟根**　**薇衔**　**火炭母**　**泽兰**　**地杨梅**　**地蜈蚣**　**姜黄**　**蒲公英**　**蓼实**　**紫河车**　**半夏**　**天南星**　**王不留**洗。**白芍**　**栝楼根**醋调。**三七**　**蒺藜苗**熬膏。**苦参**　**土瓜根**　**独用将军**　**石蒜**　**牡丹皮**　**大青**　**草乌头**　**小青**　**鬼臼根**　**萝摩叶**　**射干**醋调。**羊蹄根**醋磨。**蒟蒻**　**石菖蒲**　**芫花**胶和。**金星草**　**半夏**鸡子白调。**荞草**　**螺靥草**　**水堇**　**水莼草**　**毛茛**　**水莼叶**　**海芋根**　**蒲黄**　**海藻叶**　**海根**　**水荭草**　**防己**　〔谷菜〕**黑大豆**生研。**豌豆**并主一应痈肿初起。**绿豆粉**一应痈疽初起，恶心，同乳香、甘草服，以护心。**胡麻油**大毒发背，以一斤煎沸，入醋二碗，分五次服，毒不内攻。入葱煎黑，热涂，自消。**翻白草**擂酒服。**茄子**消石收成膏，酒服，治发背恶疮。磨醋，涂肿毒。生合热毒。**豆豉**作饼灸。**大蒜**灸一切肿毒阴毒。**苦瓠**切片，灸囊痈。**葱白**米粉炒黑，醋调涂。**赤小豆**同鸡子白，涂一切痈疽。**粢米粉**炒黑，鸡子白涂。**麦粉**一切痈疽发背热痛，炒黑，醋调贴，痛即止，久则肿消。**荞麦粉**痈疽发背，同硫黄末傅，疽头凹黑，煮食即起。**山药**生涂，或同蓖麻、糯米。**蔓菁**同盐涂，或同芸薹。**紫芥子**同柏叶涂，无不愈者。**麦面　米醋　冬瓜**合之。**苦茄**醋磨。**蕺菜　百合**生。**干姜**醋调。**生姜**猪胆调。**白芥子**醋调。**莱菔子**醋研。**马齿苋　秦狄藜**醋杵。**旱堇　皂角蕈**醋磨。**桑黄**〔果木水火〕**野葡萄根**晒研，水调。**茱萸**醋和。并涂一切痈肿。**橡子**醋磨，涂石痈。**胡桃**背痈骨疽未成者，同槐花末，热酒服之。油者，涂诸肿。**乌药**行气止痛。孕中有痈，同牛皮胶煎服。**槐花**痈疽发背初起，炒冲酒服，取汗即愈。**黄檗**诸疮痛不可忍者，加之。和鸡子白涂。同川乌头末傅之。**柞木叶**同荷蒂、甘草节、萱草、地榆煎服，痈疽即消，脓血自干。**紫荆皮**活血行气，消肿解毒，同独活、白芷、芍药、木蜡为末，葱汤调涂。发背痈疽初起，酒调涂之，内同白芷酒服。**皂子**六月六日，吞七枚，可免疮疖。**木芙蓉花、叶**散热解毒。一切痈疽发背恶疮，蜜调涂之。已成即溃，已溃排脓。或同苍耳叶烧用。或同菊花叶煎洗。**扶桑花、叶**同芙蓉、牛蒡叶、蜜捣涂。**巴豆树根**一切痈疽发背大患，末涂之，妙不可言。**松脂**一切痈疽，同铜青、蓖麻捣贴。入膏药用。**枫木皮**痈疽已成，擂酒服，并傅。**櫰香**头疖肿毒，麻脂调涂，七日腐肉。**黄杨**捣涂疖子。**楮实　桑白皮**并涂石痈。**桑叶**涂穿掌毒，即愈。**紫檀**磨醋。**皂荚**煎膏。**榆白皮**醋调，涂痈肿。**水杨柳汤　热汤**并沃洗，肿毒即消。**新汲水**射肿毒令散。**桑柴火**灸肿疡不破，溃疡不腐不敛，拔毒止痛生肌。〔器土〕**纸钱**烧筒中，吸肿毒。**火针　墨**磨醋。**倒挂尘**同葱。**伏龙肝**同蒜。**釜下土**同椒。**鼠壤土**同醋。**土蜂窠**同醋。**蚯蚓泥**同盐。**粪坑土　井底泥　檐溜下泥　无名异**醋磨。并涂痈肿。〔金石〕**黑铅**消痈肿发背诸疮，甘草煮酒，溶铅投入九次，饮之取醉。**铁浆**发背初起，饮二升，取利。**菩萨石**主金石毒作痈疽。**胡粉　黄丹　密陀僧**并入膏用。**消石**发背初起，泡汤搨数次即散。**水中白石**背肿如盘，烧赤焠水洗，数次即消。**紫石英**煅研，醋调。**慈石　石青　石蟹**磨醋。**蛇黄　盐药**〔虫部〕**土蜂子**醋调。**赤翅蜂　独脚蜂**并涂痈肿。**露蜂房**恶疽、附骨疽，根在脏腑。烧灰，同巴豆煎油，涂软疖。**五倍子**炒紫，同蜜涂。或加黄檗、大黄。**水蛭**咂血。**蜜蜡**〔介鳞〕**玳瑁　牡蛎**鸡子白调。**蛤粉**并消痈肿。**车螯壳**消肿，烧赤醋淬，同甘草、酒服，并涂。不问大小浅深，利去病根，则免传变。煅研，入轻粉少许，用栝楼、甘草节酒煎，入蜜调服。**龟板**初起，烧研酒服。**穿山甲**炮研酒服。**蛇蜕**烧，醋和涂。石痈，贴之一夜愈。**蛇头灰**醋调。**蛇角　蚌**

粉　**鲫鱼**〔禽兽〕**白鹅膏**　**雁肪**　**天鹅油**　**鸨肪**并涂。**鹈鹕油**能透入病所。**鸡冠血**频滴不已，即散。**鸡内金**发背初起，润湿贴之，不过三五个即消。**鹘鸡子**痈疽发背，百药不效，同狗屎熬贴。**白鸭通**　**牛胆**　**猪胆**　**猪脑**并涂。**猪肾**同飞面捣贴。**腊羊脂**一切肿毒初起，抹擦即消，神验。**猪膏**　**牛脂**并冷水浸贴，频易。**黄明胶**一切痈疽，活血止痛。水浸贴之，化酒饮之，不内攻，不传恶证。同穿山甲烧研，酒服，极妙。已破者，化调黄丹。**犬屎**绞汁服，并涂。**狗宝**痈疽诸毒，同蟾酥诸药为丸。**狗齿**烧研，醋涂发背及马鞍疮。**鹿角**痈肿留血在阴中。发背初起，烧灰醋涂，日五六上。**鹿脂**　**麋脂**　**鹿胆**　**羚羊角**磨水。**貘膏**　**阿胶**〔人服器〕**人唾**并涂肿。**人屎**一切痈肿未溃，研末，入麝，调贴头上。背发欲死，烧和醋涂。**人乳**痈脓不出，和面傅之，即日即出。**人牙**阴疽头凹沉黯，不痛不热，服内补药不发，必用人牙煅，穿山甲炙，各二钱半，分作二服，当归、麻黄煎汤服，外以姜汁和面涂之。又方：人牙煅，川乌头、硫黄末等分，酒服。**人髭须**烧傅。**月经衣**洗水调药。

【代针】**茅针**酒煮服，一针一孔。**冬葵子**水吞百粒。**蜀葵子**　**恶实**　**瞿麦**并傅之。**茼实**　**薏苡仁**并吞一枚。**苦荬汁**滴之。**百合**同盐捣涂。**皂角刺**烧灰，酒服三钱。发背不溃，同甘草、黄芪末服。**白棘刺**烧灰一钱，水服之。**巴豆**点头。**箔经绳**烧傅。**白瓷器**末傅。**石胆**同雀屎点。**硇砂**点。**雀屎**点。**白鸡翅下第一毛**烧灰，水服。**人齿垽**点。

【溃疡】〔草部〕**黄芪**痈疽久败，排脓止痛，生肌内补，为疮家圣药。**人参**熬膏。**术**　**苍术**　**远志**　**当归**　**黄芩**　**藁本**　**芎䓖**并排脓止痛生肌。**白芷**蚀脓。**牛膝**插疮口，去恶血。**地黄**熬膏，贴痈疖恶血。**地榆**　**芦叶灰**　**蒴藋灰**　**蒿灰**　**䕡茹**并蚀恶血死肌。**木香**痈疽不敛臭败，同黄连、槟榔傅。**芭蕉油**抹疮口不合。**附子**痈疽弩肉，浓醋煎洗。疮口久冷不合，作饼炙之，数日即生肉。隔蒜炙亦可。**蔷薇根**　**白敛**　**白及**　**丹参**　**紫参**　**木通**　**毛蓼**　**赤地利**　**石斛**　**何首乌**〔谷菜〕**胡麻**炒黑。**青大麦**炒。**丝瓜汁**抹。并敛疮口。**烂茄**酒服。〔果木〕**乌梅**蚀恶疮弩肉，烧点甚良。**荷蒂**洗。**槲白皮**洗败疮。烧服，治附骨疽。**栎木灰**淋汁熬膏，蚀痈肿。**巴豆**炒焦，涂肿疡，解毒；涂瘀肉，自化；作捻，导脓。**松脂**　**枫香**　**苏方木**排脓止痛生肌。**没药**　**血竭**　**乳香**并消肿止痛生肌。痈疽头颤，熟水研服。**番降真**同枫、乳香，熏痈疽恶气。**丁香**傅恶肉。**地骨皮**洗烂痈。**合欢皮**煎膏。**柳枝**煎膏。实，逐脓血。**槐白皮**煎膏，止痛长肉。**楸叶**蚀脓血。白皮，煎膏贴。**桐叶**醋蒸，贴疽，退热止痛秘方。**梧桐叶**炙研，贴发背。**桐子油**傅。燃灯，熏肿毒初起。**白杨皮**傅骨疽。**山白竹灰**蚀肉。**故甑蔽**烧，傅骨疽。**黄檗**　**桑柴**　**蒲席灰**并敛疮口。**松木皮**烧傅。**木兰皮**〔金石〕**矾石**蚀恶肉，生好肉。凡痈疽发背人，以黄蜡丸服，能防毒护膜，托里化脓，止痛生肌。**麦饭石**一切痈疽发背，火煅醋淬，同烧过鹿角末、生敛末、醋熬膏，围贴，未成即消，排脓生肌。**硫黄**诸疮弩肉出数寸，涂之即消。不合，粉之即合。**磁石**同忍冬、黄丹熬膏，贴溃疡。**银朱**疽疮发背，同矾汤洗，以桑柴火炙之。**食盐**溃疡作痒，摩其四围。**密陀僧**熬膏用。骨疽出骨，同桐油调贴。**砒石**蚀败肉。**石灰**同荞麦秸灰煎霜，点腐肉及溃肿疡。**寒水石**同黄丹，敛疮口。**五色石脂**〔虫〕**蜜蜡**　**虫白蜡**　**紫铆**并生肌止痛敛口。**桑螵蛸**烧，涂软疖。**全蝎**诸肿，同栀子煎油，入蜡贴之。**原蚕蛾**玉枕生痈，破后如箸头，同石韦末贴。**斑蝥**痈疽不破，或破而无脓，同蒜捣豆许贴之，少顷脓出，去药。**地胆**蚀恶肉。**蜣螂**烧，傅恶肉。**壁钱窠**贴。**五倍子**〔鳞介〕**龙骨**并敛疮口。**守宫**痈肿大痛，焙研，油调涂。**水蛇灰**傅骨疽。**鲤鱼**一切肿毒，已溃未溃，烧涂。积年骨疽，切片搨之，引虫。**鲫鱼**诸毒，包柏叶烧，入轻粉，油搽。骨疽脓出，包盐炙焦搽。**鳖甲**蚀恶肉，敛口，烧掺。**白螺壳灰**同倒挂尘，傅软疖。**蟹膏**　**石蟹**并涂久疽。〔禽兽人〕**黑雌鸡**排脓，生新血。**鸡屎**同艾，熏骨疽。**夜明砂**排脓，同乳香、桂心涂。**猪蹄**煮汁，洗痈疽，渍热毒，去恶肉。痈疽发乳，同通草煮羹食。**狗头骨**痈疽疖毒，同芸薹子末傅。**兔头**发背发脑，捣贴，热痛即如水也。**鹿角胶**　**鹿茸**　**麝香**蚀一切痈疽脓水。**豮猪屎**蚀恶肉，同雄黄、槟榔傅。**黄鼠**解毒止痛，煎油，入黄丹、黄蜡熬膏。**鼠**溃痈不合，烧涂。皮，生封附骨疽，即追脓出。烧，傅疮口。**猫头**收疮口，煅，和鸡子白涂。颈毛、鼠屎，烧，傅鬓疖。**象皮**敛疮口。**鼹鼠**　**猪悬蹄**　**马牙灰**　**猪屎灰**　**发灰**并敛疮口。又同蜂房、蛇蜕灰酒服。

【乳痈】〔草部〕**天花粉**轻则妒乳，重则乳痈，酒服末二钱。**白芷**同贝母末，酒服。**半夏**煨研，酒服，及吹鼻。**紫苏**　**栝楼**　**忍冬**并煎酒服。**玉簪根**　**萱根**　**马鞭**同姜。**木莲**并擂酒服，渣涂之。**何首乌**煮酒。**香蒲**捣汁。**鼠粘子**　**冬葵子**　**粽箬灰**　**莨菪子**　**葛蔓灰**并研末，酒服。**贝母**　**丹参**同白芷、芍药、猪脂、醋，熬膏涂。**大黄**同甘草熬膏贴，亦末傅。**射干**同萱根涂。**龙舌草**同忍冬涂。**燕脂**乳头裂，同蛤粉涂。**水荇**同苎根涂。**莼**　**水萍**　**黄芩**　**山慈姑**　**益母草**　**大蓟**　**荠草**和醋。**木鳖子**磨醋。**蒲黄**〔谷菜〕**百合**并涂吹乳妒。**麦面**水煮糊，投酒热饮，仍炒黄，醋煮糊涂之，即散。**赤小豆**酒服并涂。**米醋**烧石投之，温渍。**蔓菁**同盐涂。**老茄**烧，傅乳裂。**蒲公英**〔果木〕**橘叶**酒服，未成即消，已成即溃。**银杏**乳痈溃烂，研服并涂。**白梅**　**水柳**、**根**并捣贴。**桂心**同甘草、乌头末，酒涂，脓化为水。**枫香**贴小儿剑疽。**丁香**奶头花裂，傅之。妒乳乳痈，水服。

牙皂荚蜜炙研，酒服。或烧研，同蛤粉服。**皂荚刺**烧，和蚌粉酒服。**柳根皮**捣炙熨之，一夜即消。**桦皮**烧研酒下，一服即消，腐烂者亦可服。**蔓荆子**炒末，酒服，并涂。**榆白皮**醋捣。**木芙蓉**〔器石〕**车脂**热酒服。**灯盏油**调炒脂麻涂。**研朱石锤**煮热熨。**石膏**煅研，酒服三钱，取汗。**杓上砂**吹乳，酒服七枚。**姜石** **蚯蚓泥**〔虫鳞介〕**露蜂房**烧灰服，并涂。**百药煎**煎酒。**蜘蛛** **龟版**并烧研，酒服。**穿山甲**乳痈、乳岩，炮研酒服。吹乳，炙，同木通、自然铜末，酒服。**自死蛇**烧涂。**蛇皮灰** **鳝头灰**〔禽兽人〕**鸡屎白灰**并酒服。**白丁香**吹乳。酒服一钱。**母猪蹄**同通草煮食。已破，煎洗。**水胶**腊酒煮涂。**鹿角**磨涂。**鼠屎**吹奶，同红枣烧，入麝，酒服。乳痈初起，酒服七枚，取汗。已成，同黄连、大黄末，黍米粥，涂上四边，即消。**猫皮毛**乳痈溃烂，煅，入轻粉，油涂。**猪脂**冷水浸贴。**白狗骨灰** **牛屎** **马尿** **人屎灰** **人牙灰**并涂。

【便毒】〔草部〕**贝母**初起，同白芷煎酒服。渣傅。**栝楼**同黄连煎服。**鼠粘子**炒末，同朴消酒服。**忍冬**酒煎。**木莲**擂酒。**芫花根**擂水服，渣傅。**黄葵子**同皂荚、石灰、醋涂。**山慈姑**涂。**芭蕉叶**烧，和轻粉涂。**石龙芮**挼揉。**草乌头**磨水涂。**菖蒲**生涂。**山药**同炒糖涂。**冬葵子** **贯众**〔果木〕**胡桃**烧。并酒服。**皂荚**煨研，酒服。醋和涂。**子**研，水服。**肥皂**捣涂。**枫香**入麝。**纺车弦**烧。**千步峰**磨醋、姜，并涂。〔金石虫鳞〕**铜钱**同胡桃嚼食。**铁秤锤**初起，压一夜。**枯矾**同寒食面糊涂。**蜘蛛**初起，研酒热服，取利。**斑蝥**同滑石服，毒从小便出，即消。**红娘子**入鸡子内煨食，小便去脓血。**五倍子**炒黄，醋涂，一日夜即消。**穿山甲**同猪苓、醋炙，研酒服，外同轻粉、麻油涂之。**鲫鱼**同山药捣贴。**鳔胶**煮软研贴，亦烧末酒服。**水胶**化涂即消。

【解毒】〔草部〕**败酱**除痈肿，破多年凝血，化脓为水。腹痈有脓，同薏苡仁、附子为末，水服，小便当下出愈。**大蓟叶**肠痈瘀血。**人参**酒毒，胸生疽疮，同酒炒大黄末，姜汤服，得汗即愈。**黄芪**除肠胃间恶血。**薏苡仁** **冬瓜仁** **甜瓜仁**肠痈已成，小腹肿痛，小便似淋，或大便下脓，同当归、蛇蜕，水煎服，利下恶物。**大枣**肠痈，连核烧，同百药煎末服。**乌药**孕中有痈，同牛皮胶煎服。**皂角刺**腹内生疮，在肠脏，不可药治，酒煎服，脓悉从小便出，极效。**楤担尖**肠痈已成，烧灰，酒服少许，当作孔出脓。〔土鳞〕**死人冢上土**外涂。**龙骨**肠痈内疽。**鲫鱼**猪脂煎服。〔禽兽〕**雄鸡顶毛**并屎，烧，空心酒服。**犬胆**去肠中脓血。**马牙**肠痈未成，烧灰，和鸡子白涂。**悬蹄**肠痈下瘀血。**猪悬蹄甲**伏热在腹，肠痈内蚀。

诸 疮 上

丁疮　恶疮　杨梅疮　风癞　疥癣　热疮　瘑疮　手疮　足疮　胻疮

【丁疮】〔草部〕**苍耳根**汁，和童尿服，或葱酒服，取汗。灰，同醋涂，拔根。**山慈姑**同苍耳擂酒服，取汗。**石蒜**煎服取汗。**豨莶**酒服取汗，极效。**大蓟**同乳香、枯矾末，酒服，取汗。**白芷**同姜擂酒服，取汗。**王不留行**同蟾酥服，取汗。**草乌头**同葱白丸服，取汗。同巴豆贴，拔根。同川乌头、杏仁、白面涂。**菊花叶**丁肿垂死，捣汁服，入口即活，神验方也。冬用根。**莼**擂酒服。**常春藤**和蜜服。**荠苨汁**服。**金沸草**　**益母草**捣汁服，渣涂。烧灰纫入，拔根。**荆芥**煮服，及醋捣涂。**紫花地丁**擂水服，同葱、蜜涂。**艾灰汁**和石灰点之，三遍拔根。**地菘**和糟。**附子**和醋。**蒺藜**和醋。**马兜铃**同蛛网捣。**龙葵**　**地黄**　**旱莲**　**水杨梅**　**木鳖子**　〔谷菜〕**麦面**和猪脂。**胡麻灰**和针砂。**小豆花**　**寒食饧**并涂丁。**白米粉**熬黑，蜜涂。**米醋**以面围，热淋之。**翻白草**煎酒服，取汗。**蒲公英**擂酒服，取汗。**丝瓜叶**同葱白、韭菜，研汁和酒服，渣傅。**独蒜**蘸门臼灰擦之，即散。又同小蓟、豨莶、五叶草，擂酒服。**马齿苋**和梳垢封。烧，和醋封之。和石灰封。**白苣汁**滴孔中。**土菌**同豨莶涂。**芜菁**同铁衣涂。**蕺菜**　**灰藋灰**　**山丹**　**百合**　**生姜**　〔果木〕**野葡萄根**先刺疔上，涂以蟾酥，乃擂汁，入酒，调绿豆粉，饮醉而愈。**银杏**油浸研，盦水疔。**荔枝**同白梅。**胡桃**嚼盦。**榴皮**灸疔。**槐花**四两，煎酒服。叶、皮、茎同。**柳叶**煮汁服。**枸杞**治十三种疔，四时采根茎，同诸药服。**棘钩**同陈橘皮，煎服。同丁香烧傅。**乌桕叶**食六畜牛马肉，生疔欲死，捣汁一二碗，取下利。根亦可。又主暗疔昏狂。**皂荚**炙研，同麝涂。子，傅。**巴豆**点。**木芙蓉**涂。**绯帛**同蜂房诸药烧服，并入膏贴。**旧油纸伞灰**同古石灰服，取汗。**箭笴茹**作炷灸疔。〔水火土石〕**凉水**挑破去血，噙水频咂。**烛烬**同胡麻、针砂涂。**土蜂窠**同蛇皮煅，酒服一钱。**铁浆**日饮一升。**锈钉**调齑水冷服。煅，同人乳傅。**浮石**同没药，醋糊丸服。**银朱**水和丸服。**矾石**煨葱捣丸，酒服二钱，同寒食面涂。**鼠壤土**童尿调涂。**粪下土**同全蝎、蝉蜕涂。**铁粉**同蔓菁根捣涂。**铁精**同轻粉、麝香点傅。**雄黄**同蟾酥、葱、蜜插之。**石灰**同半夏傅。**硇砂**同雄黄贴。**姜石**鸡子白和涂。**慈石**醋和。**铜矿石**　〔虫部〕**斑蝥**并涂。**蟾酥**同雄黄、乳香丸，服三丸。外以白面、雄黄和，纳一粒，立效。**露蜂房**洗。**人虱**十枚，着疮中，箔绳灸之。**蝉蜕**丁疮不破，毒入肠胃，和蜜水服，并涂。同僵蚕、醋涂四围，拔根。**蜜**和葱。**独脚蜂**烧。**赤翅蜂**烧。**独脚蚁**　**蜘蛛**和醋。**草蜘蛛**　**螳螂**　〔鳞介〕**蝮蛇皮灰**并傅之。**蛇蜕**丁肿鱼脐，水煎服。烧，和鸡子涂。**鲍鱼头**同发灰烧。**穿山甲**烧研，同贝母末，傅马丁。**海马**同雄黄诸药涂。**田螺**入片脑，取水点。**蚬汁**洗。**海螵蛸**〔兽人〕**腊猪头灰**并掺之。**狗宝**同蟾酥诸药服，治赤丁。**牝猪屎**丁毒入腹，绞汁服。**牡狗屎**绞汁服，并涂。**青羊屎**煮服。**马屎**　**驴屎**并炒熨丁疮中风。**獭屎**水和封，即脓出痛止。**鼠屎**头发灰烧，纳之。**猪胆**和葱涂。**白犬血**　**马齿**烧。**黑牛耳垢**　**人耳塞**同盐、蒲公英贴。**发灰**。

【恶疮】〔草谷菜〕**牛膝**卒得恶疮，不识，捣涂。**贝母**烧灰，油调，傅人畜恶疮，敛口。**藿香**冷疮败烂，同茶烧傅。**黄芩**恶疮蚀疽。**秦艽**掺诸疮口不合。**苍耳**恶疮，捣汁服，并傅。**芎䓖**同轻粉涂。**菖蒲**湿疮遍身，为末卧之。**忍冬**同雄黄，熏恶疮。**无心草**傅多年恶疮。**草乌头**　**地榆**　**沙参**　**黄芩花**并涂恶疮脓水。**何首乌**　**燕蓐草**　**瞿麦**　**扁竹**并傅浸淫恶疮。**藜芦**　**鼠尾草**并傅反花恶疮。**青蒿灰**　**马先蒿**　**蔄茹**　**角蒿**　**骨碎补**并蚀恶疮烂肉。**莽草**　**雚菌**　**青葙子**　**苦参**　**鹤虱**　**钩吻**并杀恶疮虫。**蛇床子**　**莨草**　**漏篮子**　**杜衡**　**牛蒡根**　**狼牙**洗。**大蓟根**　**野菊根**　**蛇衔**　**积雪草**　**商陆**　**狼跋子**　**及己**　**香附子**　**马鞭草**　**狼毒**　**艾纳香**　**漏芦**　**藁本香**　**黄连**　**虎杖根**　**地肤子**洗。**白敛**　**石长生**　**紫草**　**芫花根**　**紫参**　**赤芍药**　**山慈姑**　**白及**　**石蒜**　**牡丹皮**　**蜀羊泉**　**天麻**　**紫花地丁**　**紫金藤**　**天蓼**　**蔷薇根**　**当归**　**赤薜荔**　**丹参**　**兔葵叶**　**紫葛藤**　**羊桃**洗。**冬葵根**　**马勃**　**蕲艾叶**　**剪草**　**昨叶荷**　**通草及花上粉**　**羊蹄草**　**昆布**　**胡麻油**　**扁豆**　**大麻仁**炒。**陈仓米**和醋。**豆豉**　**寒食饭**并傅一切恶疮。**芸薹菜**煨捣，熨异疽。油涂风疮。**繁缕汁**涂恶疮，有神效之功。**鸡肠草**灰，和盐，主一切恶疮、反花疮。**马齿苋**封积年疮。烧傅反花疮。**蒲公英**　**冬瓜叶**并傅多年恶疮。**苦苣**对口恶疮，同姜擂服，并傅。**丝瓜根**诸疮久溃，熬水扫之，大凉。**蕺菜**竹筒煨捣，封恶疮。**酱瓣**同人尿，涂浸淫疮癣。**苦瓠汁**　**灰藋**　**邪蒿**〔果木水土〕**慈姑叶**并涂恶疮。**桃白皮**纫恶疮。**杏仁**入轻粉，涂诸疮肿痛。**马槟榔**恶疮肿痛，内食一枚，外嚼涂之。**柏沥**涂恶疮有虫。**巴豆**煎油调硫黄、轻粉，搽一切恶疮。**苦竹叶**烧，和鸡子白，涂一切恶疮。**柳华及枝叶**煎膏，涂反花恶疮。**桑叶**肺风毒疮如癞，蒸一夜，晒研，水服二钱。**枫香**　**松脂**　**骐麟竭**　**乳香**　**没药**　**詹糖香**并入恶疮膏。**槐皮**　**杨栌叶**　**胡颓子根**并洗。**冬青叶**醋煮。**楸叶**　**桐叶及木皮**　**榉叶**同盐。**皂荚刺**烧。**楮叶**　**占斯**　**大风子**　**木绵子油**　**桐子油**　**青布灰**并傅多年恶疮。**败蒲席灰**筋溢恶疮。**三家洗碗水**入盐。**半天河水**并洗恶疮。**东壁土**诸般恶疮，同大黄末傅。**蚯蚓泥**傅燕窝疮，及时行腮肿。**白鳝泥**傅火带疮。**鬼屎**傅人马恶疮。**盐车脂角土**　**胡燕窠**

土　屋内壖下虫尘土　白蚁泥同黄丹。**粪坑泥**〔金石〕**云母粉**并涂一切浸淫恶疮。**胡粉**反花恶疮，同胭脂涂。蜂窠恶疮，同朱砂、蜜涂。**水银**一切恶疮，同黄连、胡粉傅。恶肉毒疮，状如豆，半在里，包擦之。或同大风子。**铁浆**蛇皮恶疮，频涂。**雄黄**蛇缠及一切疮，醋调涂。**浮石**诸般恶疮，同没药丸服。**蓬砂**一切恶疮，同甘草浸麻油，每次一小合。**石硫黄**一切恶疮，同荞面作饼贴。**银朱**顽疮日久，同古石灰、松香、油熬贴之。**石灰**多年恶疮，同鸡子白涂。**硇砂　石胆**并去恶疮败肉。**雌黄　熏黄　孔公孽　黄矾　绿矾　白矾　铜青　锡　铅　铁落　铁锈　铁華**〔虫部〕**乌烂死蚕**涂一切恶疮。**地胆**傅恶疮。岩疮如舌，令人昏迷，速用此同桑白皮、滑石、木通诸药服，以宣其毒。**青腰虫**蚀恶疮息肉，剥人肌皮。**蜘蛛**晒研，傅一切恶疮。膜贴积年诸疮，及反花疮。**蜂房**洗傅。**斑蝥**〔介鳞〕**文蛤**并傅恶疮漏烂。**鼋脂**摩。**鼋甲**恶疮，酒浸炙，研服。**鼍甲**同。**鼍脂**摩。**穿山甲　蛇蜕　自死蛇　蝮蛇皮**并烧傅。**蚺蛇　鳞蛇　白花蛇　乌蛇**并酿酒、作丸，治恶疮。**蛇婆**炙食。**鲫鱼**烧灰，同酱汁，涂诸疮十年不愈者。浸淫毒疮，生切，和盐捣涂。**海螵蛸**止疮多脓水不燥。**黄颡鱼**烧。**鳗鲡膏　海豚鱼肪　鱼脂**〔禽兽〕**孔雀屎**并傅恶疮。**雀屎**傅浸淫恶疮。**鸡冠血**浸淫疮，不治杀人，日涂四五次。**鸡肉**猫睛疮，有光无脓血，痛痒不常，饮食减少，名曰寒疮，但食鸡、鱼、葱、韭，自愈。**白鸽肉**解恶疮毒。**鸽屎**反花疮初生，恶肉如米粒，破之血出，恶肉反出于外，炒研傅。**青鹌　鸏䴀屎　猪脂　猪髓**并主恶疮。**羊屎**反花恶疮，鲫鱼酿烧傅。**猪颊骨**炙油，涂恶疮。悬蹄烧，傅十年恶疮。**驴悬蹄**天柱毒疮，生大椎上，出水，同胡粉、麝香傅。**马屎**涂多年恶疮疼痒，不过数次。**犬胆**傅痂疡恶疮。**焊猪汤**洗。**驴脂　野驼脂　麋脂　狼膏　猬脂**及心、肝。**隐鼠膏　黄鼠**煎膏。**象胆　熊脂　鹿角　羚羊角**及肉。**狗头骨**灰。**虎骨**及屎。**猫头骨**灰。**鼠头**灰。**象皮灰　鼬鼠灰**及骨。**马鬃灰　野猪皮灰　牛屎　双头鹿胎中屎**〔人部〕**人中白**烧。**人唾**并主一切恶疮。**人牙**恶疮，同鸡内金等烧傅。**发灰**瘭岩恶疮，米汤服二钱，外同白及、皂荚刺灰傅。**小儿胎屎**蚀恶疮息肉。

【杨梅疮】〔草谷〕**土茯苓**治杨梅疮及杨梅风，并服轻粉成筋骨疼瘫痈疽，为必用之药。每用四两，入皂荚子七粒，煎水代茶。或加牵牛，或加苦参、五加皮，或加防风、薏苡仁、木通、木瓜、白鲜皮、金银花、皂荚子，煎服。筋骨疼，虚人，同人参丸服。**天花粉**同川芎、槐花丸服。**栝楼皮**末，酒服，先服败毒散。**蔷薇根**年久筋骨痛，煮酒饮。或加木瓜、五加皮、茯苓、当归。**大黄**初起者，同皂荚刺、郁金、白牵牛末，酒服。又方：同白僵蚕、全蝎末，蜜汤服，并取下恶物。同皂荚刺、轻粉末服，取下恶物，并齿出毒血愈。**线香**烧烟熏。**浮萍**洗。**野菊**同枣根煎洗。**金银花　苦参　龙胆　木通　泽泻　柴胡　荆芥　防风　薄荷　威灵仙　蓖麻子　黄芩　黄连　白鲜皮　连翘　胡麻**〔果木〕**胡桃**同槐花、红枣、轻粉丸服。**椰子壳**筋骨痛，研末，热酒服，取汗。**乌梅**炒焦，油调搽。**葡萄汁**调药。**杏仁　细茶　木瓜　槐花**四两，炒，煎酒热服。**黄檗**去湿热。同乳香末、槐花，水和涂。**大风子**和轻粉涂。**五加皮　槐角　皂荚子　栀子　血竭　乳香　没药　卢会**〔金石〕**铜青**醋煮，酒调涂，极痛，出水愈。或入轻粉、冰片少许。**绿矾**煅研，香油搽。**汞粉**或服或熏，劫疮，效最速，但用失法者，有筋骨痛疽之害。掺猪肾，油煎食。入鸡子，蒸热食。同丹砂、雄黄末，酒服。或加黄丹、孩儿茶，或加槐花、龟板，或加槐花、天花粉、孩儿茶，为丸服。一方：同甘草、百草霜丸服。杨梅癣，同大风子末涂。同杏仁涂。**水银**同铅结砂，入乳、没、黄丹，作神灯照之。熏之。**黑铅**同锡结砂，入蜈蚣末，作捻照之。煮酒服，解轻粉毒。**银朱**年久顽疮，同朱砂、枯矾、全蝎丸服。同宫香作捻，被中熏鼻。或加孩儿茶、皂荚子。或同雄黄、枯矾作丸，熏之。同铅、汞、白花蛇作捻，照。同轻粉，入黄蜡、麻油，作膏贴。筋骨痛，同枯矾作捻，熏脐取汗。**粉霜**涂。**雄黄**猪髓调搽。同杏仁、轻粉、猪胆搽。同轻粉、黄丹、孩儿茶、朱砂丸服。**白砒**同雄黄、牛黄化蜡丸服。同石黄点之。同轻粉、银朱搽。**丹砂**同雄黄、百草霜丸作捻，被中熏之。**石膏**煅搽。酒服，发汗，解轻粉毒。**铁浆　盐水**并漱轻粉毒。**孩儿茶　百草霜　蓬砂　胡粉枯矾　黄丹**〔虫鳞〕**蝉蜕　全蝎　白僵蚕　露蜂房　蜈蚣**同全蝎、香油、水粉、柏油熬膏贴。**白花蛇**同穿山甲诸药丸服。亦入熏照药。**穿山甲**顽疮成风，陈菜子油，作膏贴。〔介兽〕**龟甲　鬼眼睛**同辰砂、片脑涂。**猬皮**杨梅痔泻，同鳖甲、象牙丸服。**麝香。**

【风癞】〔草部〕**苦参**热毒风、大风、肺风、肾风生疮，遍身痹痒，皂荚膏丸服。同荆芥丸，浸酒饮。煮猪肚食，取虫数万下。**何首乌**大风，同胡麻九蒸九晒服。**长松**同甘草煎服，旬日即愈。**黄精**蒸食。**草乌头**油、盐炒，为丸服。**马矢蒿**末服。**马鞭草**末服。**浮萍**煎服，末服，并洗。**凌霄花**同地龙、蚕、蝎，末服。**栝楼**浸酒。**白蒿**酿酒。**艾汁**酿酒。**狼毒**同秦艽服。**大黄**同皂荚刺服。**牛膝**骨疽癞病，酒服。**白鲜皮**一切热毒风疮赤烂，眉发脱脆皮急。**羌活　防风　巴戟天　黄芪　牡丹　天雄**并主癞风。**蓖麻子**黄连水浸吞。**莨菪子**恶疮似癞，烧傅。**地黄叶**恶疮似癞十年者，捣傅。**百灵藤**浴汗，并熬膏酒服。**青藤**酒。**萑草　陆英　蒴藋　苦瓠藤**并浴癞。十年不瘥者，汁涂之。〔谷果〕**胡麻油**浸之。**大麻仁**浸酒。**亚麻荷叶**同石灰汁渍。〔木器〕**大腹子**傅。**松脂**炼服。**松叶**浸酒。**天蓼**酿酒。**预知子**同雄黄熬膏服。**皂荚**煎膏丸服。刺，烧灰服，最验。根皮，主肺风恶疮。**桦皮**肺风毒疮如癞，同枳壳、荆芥诸药服。**桑叶**肺风如癞，蒸一夜，晒研水服。**乳香**同牛乳、甘草蒸服。**杨花**同花蛇等丸服。**大风子油**同苦参丸服。调轻粉搽。**桑柴灰**洗。**栀子**赤癞、白癞。**皮巾子**　**皮腰袋**烧灰，入癞药。〔水石〕**碧海水**　**古冢中水**　**石灰**并洗。**禹余粮**癞风发落，同白矾、青盐煅，丸服。**金星石**大风虫疮，同诸石末丸服。**石硫黄**疠风有虫，酒服少许，兼和大风子油涂。**玄精石**　**雄黄**　**雌黄**　**握雪礜石**　**石油**〔虫鳞〕**葛上亭长**并入涂药。**蜂蜜**同姜汁炼服。**蜜蜂子**同诸蛇丸服。**五倍子**　**蛇蜕**恶疮似癞，十年不瘥，烧灰酒服，和猪脂涂。**白花蛇**　**乌蛇**　**蚺蛇**　**蝮蛇**并酿酒服。**乌蛇胆**入冬瓜化水服。**蚺蛇胆及膏**涂。**自死蛇**恶疮似癞，渍汁涂。**鳢鱼**顽疮疥癞，酿苍耳煮食。**鲫鱼**恶疮似癞，十年不瘥，烽灰和酱涂。**鲎鱼胆**同诸矾末服，杀虫。**蝎虎**同蚕沙、小麦面末服。**鲮鲤甲**　**蚖**〔禽兽人〕**五灵脂**油调涂。**驴蹄灰**　**头发**同大豆，入竹筒内，烧汁涂。

【疥癣】〔草部〕**苦参**　**菖蒲**　**剪草**　**百部**并浸酒服。**艾叶**烧烟熏，煎醋涂，烧灰搽。**淫羊藿**　**青蒿**　**山茵陈**　**乌头**　**马鞭草**并洗。**杜衡**　**白鲜皮**　**苍耳子**　**黄连**　**大蓟汁**　**白及**　**青葙叶**　**紫参**　**积雪草**　**蛇床子**　**丹参**　**天南星**　**紫草**　**木藜芦**　**地榆**　**莨菪根**　**狼牙草**　**沙参**　**谷精草**　**薄荷**　**三白草**　**线香**　**狼把草**　**狗舌草**　**姜黄**　**冬葵子**　**芍药**　**酢浆草**　**芎䓖**　**石长生**　**白菖蒲**　**钩吻**　**羊蹄根**　**酸模**　**木莲藤**　**莽草**　**山豆根**　**何首乌**　**藜芦**　**天门冬**　**䕡茹**　**狼跋子**酒磨。**狼毒**　**蔷薇根**　**白蒺藜**　**莨草**　**地锦草**　**败酱**　**防己**　**萑草**　**猫儿眼睛草**〔谷菜果木〕**大豆沥**　**黄豆油**　**秫米**炒黑。**小麦**烧。**胡麻油**　**芸薹子油**已上或涂、或洗、或服。**胡麻**生嚼，涂坐板疮。**丝瓜皮**焙研，烧酒涂坐板疮。**粟米泔**　**灰藋**　**藜叶**　**冬瓜藤**并洗疥疮。**韭根**炒黑。**薤叶**煮。**蒜**　**马齿苋**　**丝瓜叶**擦。**土菌灰**　**杏仁**　**桃叶**　**桃仁**　**鹿梨根**　**榅桲木皮**　**银杏**嚼。并涂疥癣。**胡桃**同雄黄、熟艾捣，裹阴囊。**山楂**　**杨梅树皮**　**樟材**　**钓樟**　**柳华及叶**并洗疥癣。**枫香**同黄檗、轻粉涂。**松脂**同轻粉擦。**乳香**　**没药**　**血竭**　**皂荚**煮猪肚食。**樟脑**　**卢会**　**黄檗**　**樗根白皮**及叶。**楸树皮、叶**　**海桐皮**　**楝实及根**　**芜荑**　**大风子**并杀疥癣虫。**榆白**捣涎，涂疥癣虫疮。**柏油**涂小儿衣，引疮虫。亦同水银擦。**槿皮**醋调搽癣，或浸汁磨雄黄。**巴豆**擦癣。同腻粉点疥。**楮叶**擦癣。**乌药**　**棕木**　**槐叶**　**檀皮**　**桑沥**　**荆沥**　**松湍**　**柏油**　**胡颓根**　**栾荆**　**鼠李子**　**木绵子油**并涂疥癣。〔水土〕**秋露**调药。**半天河水**　**梅雨水**　**温泉**　**碧海水**　**盐胆水**并洗疥癣顽疮。**燕窠土**　**烟胶**搽牛皮风癣。〔金石虫〕**轻粉**牛皮癣，酒服半钱。小儿癣，同猪脂涂。**雌黄**同轻粉、猪脂，涂牛皮顽癣。**明矾**榴皮蘸，掺牛皮癣。**胡粉**掺疥癣。黄脓疮，同松香、黄丹、飞矾膏贴。**水银**同胡粉，涂窝疥虫癣。同芜荑涂。同大风子涂。**银朱**同牛髓、桐油，杀疥癣虫。**艌船灰**同牛屎，熏下身癣。**矾红**同螺蛳、槿皮，涂癣。**硫黄**鸡子油，搽疥癣。煅过，掺顽疮。**铁落**　**铁锈**　**青琅玕**　**朱砂**　**雄黄**　**熏黄**　**石油**　**黄矾**　**绿矾**　**砒霜**　**盐药**　**戎盐**并入涂掺药。**石灰**　**茧卤汁**并洗疥癣，杀虫。**斑蝥**同蜜和，浸醋涂。**五倍子**一切癣疮，同枯矾涂。**青腰虫**杀虫。**紫矿**　〔介鳞〕**蚌粉**并涂疥癣湿疮。**鳢鱼**酿苍耳，淡煮食。**蟺鱼**肝炙食。**河豚子肝**同蜈蚣烧，掺疥癣。**鼍甲**疥癣死肌，炙浸酒服。**鱼鲊**涂虫疮。**海虾**　**鳝鱼**　**鳗鲡**并涂。**白花蛇**入丸、散。**乌蛇**入丸、散。**蚺蛇**食。**自死蛇**烧。**蝮蛇**　**鲮鲤甲**　**鼋甲**　**蟹膏**　**田螺**　**螺蛳**　〔禽兽服器〕**鸡冠血**　**抱出鸡子壳灰**并涂疥癣。**鸳鸯**炙贴。**鸽**　**猪肚**皂荚同煮食。**狐肉及五脏**作臛食。**鼹鼠**煮食。**猪脂**煎芫花，杀疥虫。**牛蹄甲**同驴屎烧，傅牛皮风癣。**驴屎**烧，傅湿癣。**驴脂**　**羊脂**　**野猪脂**　**猬脂**　**狨脂**并涂。**羚羊角**　**虎骨**　**兔骨**　**诸朽骨**并洗、涂。**鼬鼠**煎膏。**狒肉**炙贴。并主疥癣。**旧靴鞋底灰**同轻粉、皂矾，搽癣。

【热疮】〔草部〕**败酱**暴热火疮赤气。**葛根**傅小儿热疮。**葵花**小儿蓐疮。**剪春罗**傅火带疮。**积雪草**恶疮赤熛。**仙人草**　**产死妇人冢上草**并治小儿酢疮，头上面硬者。**青黛**　**蓝叶**　**酸浆子**　**龙葵**　**野菊根**　**天花粉**同滑石。**黄药子**　〔菜谷〕**丝瓜汁**调辰砂。**生百合**并涂天泡热疮。花同。**麦麸**涂热疮。**芋苗灰**擦黄水疮。**赤小豆**洗。**罗勒灰**　〔果木〕**桃仁**并傅黄烂疮。**茱萸**煎酒，拭火烂疮。**莲房灰**和井泥。**荷花**并贴天泡疮。**枸杞叶**涂火赫毒疮。**梓白皮**小儿热疮。叶，傅手足火烂疮。**荆茎**灼疮发热，焱疮有效。**黄檗**入矾。**芜荑**　〔金石土〕**滑石**并涂热疮。**铁浆**时气生疮内热者，饮之。**生铁**小儿熛疮，烧，淬水浴。**蚯蚓泥**炒。**无名异**并涂天泡湿疮。**银朱**和盐梅涂。〔鳞介〕**青鱼胆**　**田螺**并涂热疮黄水。〔禽兽人〕**蚬肉**诸小热疮，年久不愈，多食之。**鸭粪**同鸡子白，涂热疮。**羚羊角灰**身面卒得赤斑或熛子，不治杀人，鸡子白和涂。**羊胆**时行热熛疮，和酢服。**酪**涂身面热疮肌疮。**牛屎**烧，傅小儿烂疮。**乱发**孩儿热疮，以鸡子黄同熬干，待有液出，取涂疮，粉以苦参。

【瘑疮】 **桃花**瘑疮生手足间，相对生，如茱萸子，疼痒浸淫，久则生虫，有干湿二种，状如蜗牛，同盐捣傅。**桃叶**同醋。**腊饧鲫鱼**生捣。**蚕蛹**　**海豚鱼**　**白犬血**　**猪髓**　**牛屎**　**荆沥**　**雄黄**　**硫黄**　**水银**同胡粉。**燕窠土**并涂瘑疮及癣。

【手疮】 **热汤**代指生指甲旁，结脓脱爪，初时刺汤中浸之，或刺热汤七度，冷汤七度，或刺热饭中二七度，皆良。**甘草**　**地榆**　**蜀椒**　**葱**　**盐**　**芒消**并煎汤，渍代指。**硇砂**唾、面和成。**蜜蜡**　**梅核仁**和醋。**人尿**和醋。**鱼鲊**和乌梅杵。

猪膏和白垩土。**羊胆**并涂代指。**蓝汁**服之，主瘭疽喜著十指，状如代指，根深至肌，肿痛应心，能烂筋骨，毒散入脏，能杀人，宜灸百壮，或烙令焦，俗名天蛇毒，南人多病之。**葵根**汁。**升麻**汁。**芸薹**汁。**竹沥**　**犀角**汁。**青黛**并温服，主瘭疽。**盐汤**　**醋汤**　**腊饧**并浸瘭疽。**大麻仁**炒。**麻油滓**　**黑大豆**生。**蔓菁子**　**酸模**　**无心草**　**车脂**同梁上尘。**灶突土**同梁上尘。**土蜂窠**同乳香、醋。**燕窠土**同胎儿屎。**白狗屎**灰。**虎屎**灰。**马骨**灰。**猪胆**　**牛耳垢**　**蜈蚣**焙研，猪胆调。**皂荚**灰。**田螺**　**鲫鱼**同乱发、猪脂熬膏。并傅瘭疽。**水蛇皮**裹天蛇毒，数日当有虫出，如蛇状。**海苔**　**麦醋糟**炒末，并傅手背肿痛。**生薤**苦酒煮，涂手指赤色，随月生死。**羊脂**涂脾横爪赤。**猪胰**　**青琅玕**　**真珠**并涂手足逆胪。**艾叶**　**牛屎**并熏鹅掌风。**椒根**　**烧酒**　**灰汤**并洗鹅掌风。**油胡桃**擦鹅掌疮。**鳖甲**烧，傅人咬指烂。

【足疮】 **绿矾**甲疽，因甲长侵肉，或割甲伤汤水，肿溃出水，甚则浸淫趾趺，经年不愈，盐汤洗净，煅研，厚傅之，即日汁止，十日痂落。女人甲疽肉突，煎汤洗之，并同雄黄、硫黄、乳香、没药掺之。**石胆**煅。**硇砂**同矾。**乳香**同石胆。**血竭**　**熏黄**同蛇皮灰。**牡蛎**生研服，并傅。**虎骨**橘皮汤洗后，油和傅。**蛇皮**烧，同雄黄傅。**黄芪**同蔄茹、猪脂、苦酒，熬膏涂。**知母**　**麋衔**　**乌头**　**鬼针**　**胡桃树皮**灰。**马齿苋**并傅甲疽。**黑木耳**贴肉刺，自腐。**莨菪子根**汁。**血见愁**　**红花**同地骨皮。**没石子**同皂荚灰，醋和。**皂矾**煅。**白矾**同黄丹、朴消。**羊脑**同新酒糟。**人虱**黑白各一枚。并涂肉刺。**炖鸡汤**洗鸡眼。**茶末**　**荆芥叶**捣，或烧灰。**蚌粉**　**滑石**同石膏、矾。**花乳石**同黄丹、水粉。**白矾**同黄丹。**鹅掌皮灰**并傅足趾丫湿烂疮。**粪桶箍灰**傅脚缝疮血出不止。**生面**　**半夏**并涂远行足趼，一夜平。**草乌头**远行足肿，同细辛、防风掺鞋内。**茄根**洗夏月趾肿不能行。**草鞋**远行足肿，尿浸湿，置烧热砖上踏之，即消。**黄牛屎**足跟肿痛，入盐炒盦。**牛皮胶**足底木硬，同姜汁、南星末调涂，烘之。**朴消**女人扎足，同杏仁、桑白皮、乳香煎汤浸之，即软。**黄檗**猪胆浸晒，研末。**白附子**末。**烟胶**油调。**轻粉**并傅。**银朱**同黄蜡作隔纸膏。**蚯蚓粪**同芒消傅。**皂荚**　**乌桕根**末傅。并主足上风疮湿痒。**男子头垢**女人足上裙风疮，和桐油作隔纸膏贴。**木鳖子**湿疮足肿，同甘遂入猪肾煮食，下之。**食盐**手足心毒，同椒末，醋涂。

【胻疮】 即臁疮。**艾叶**烧烟熏出恶水，或同雄黄、布烧。或同荆叶、鸡屎，坑中烧熏，引虫出。**翻白草**煎洗。**菝葜叶**椒、盐水煮贴。**野园荽**同轻粉、桐油贴。**金星草**刮星。**覆盆叶**浆水洗傅。**马勃**葱汤洗傅。**乌头**同黄檗末傅。**悬钩子叶**同地蘼叶、食盐作贴。**桑耳**同楮耳、牛屎茹、发灰傅。**楮叶**一日三贴。**冬青叶**

醋煮贴。**黄檗**同轻粉、猪胆贴。**柿霜**同柿蒂灰傅。**桐油**日涂。或入轻粉，或入发熬化。脚肚风疮如癞，同人乳扫之。**地骨皮**同甘草节、白蜡、黄丹、香油，熬膏贴。**左脚草鞋**烧灰，同轻粉傅。**陈枣核**烧。**老杉节**烧。**白棘叶**末。**白胶　血竭　白垩土**煅。**蚯蚓泥**同轻粉。**伏龙肝**同黄檗、黄丹、轻粉、赤石脂贴。**胡粉**炒，同桐油。**黄丹**同黄蜡、香油熬膏。**密陀僧**同香油。**银朱**同黄蜡摊膏。同古石灰、松香、麻油，化膏贴。**古石灰**鸡子油和煅过，桐油调，作夹纸膏贴。**无名异**同黄丹。**盐中黑泥**煅。**铜绿**黄蜡化，拖隔纸。**艌船灰**煅，同轻粉末。**蜜蜡**五枝汤洗后，摊贴千层。**生龟壳**烧灰，入轻粉、麝香涂。**鸡子黄**同黄蜡煎。**鸡内金**贴，十日愈。**羊屎**烧，同轻粉末。**牛包衣**烧。**虎骨**末傅，齑汁先洗。**马颊骨**烧。**鹿角**烧。**人骨**烧。**人顶骨**同龙骨、硫黄。**头垢**作饼贴，或入轻粉。又同枯矾、猪胆涂。**乱发**桐油炙干，同水龙骨煅，桐油和。**牛蹄甲灰**冷臁口深，同发灰、轻粉、黄蜡、京墨，作膏贴。**百草霜**热臁口厚，同轻粉、麻油，作隔纸膏贴。**豭猪屎**胻疽深败，百方不效，蚀去恶肉，烧末填之，取效。**白蔺茹**同雄、硫、矾末，傅蚀恶肉尽，乃用上方。**酸榴皮**煎洗。**百药煎**脚肚细疮，久则包脚出水，唾涂四围。**马齿苋**臁疮生虫，蜜调傅，一夜虫出。同葱白、石灰捣团，阴干研傅。**泥矾**同牛羊肚傅。**生鲤鱼　鳢鱼肠　鲫鱼**同皂荚、穿山甲末。**鳝鱼虾**同糯饭。**蛤蟆**同乱发、猪脂煎化，入盐涂。并引虫出。**乌鸡骨**同三家棓木，三家甑单，烧，导疮中碎骨自出。**牛膝**久成漏疮，酒服。

诸　疮　下

头疮　软疖　秃疮　炼眉　月蚀　痱疮　䘌疮　阴疳　阴疮

【头疮】**菖蒲**生涂。**艾灰　蓼子**同鸡子白、蜜。**镜面草**同轻粉、麻油。**鸡肠草**烧灰，同盐。**蒺藜　苦参　木耳**蜜和。**小麦**烧傅。**红曲**嚼涂。**胡麻**嚼涂。**糯饭**入轻粉。**豆油　豆豉**薄汁，和泥包烧，研涂。**乌梅**烧。**杏仁**烧。**桃枭**烧，入轻粉。**槟榔**磨粉。**黄檗　枳实**烧研，同醋。**肥皂**烧，同轻粉、麻油。**木芙蓉**油和。**乌桕根**同雄黄。**鬼齿**烧，同轻粉。**百草霜**同轻粉。**灶下土**同十字道上土，等分。**燕窠土**同麝香。**轻粉**葱汁调。**白矾**半生半枯，酒调。**雄黄　皮鞋底**煮烂涂。或烧灰，入轻粉。**草鞋鼻灰　尿桶上垢**炒。**蜂房灰**脂和。**蚕退纸灰**入轻粉。**蛇退灰**同上。**象肉**灰。**牛屎**灰。**五倍子**同白芷。**桑蛀屑**同轻粉、麻油。**地龙**同轻粉。**蜜蜂**研涂。**鲫鱼**酿附子炙，和蒜研。或酿发灰。**咸鱼**油煎取滓。**海螵蛸**同轻粉、白胶香。**鳖甲**烧。**甲香　甲煎　猪肾**掺轻粉、五倍子，烧研。**猪胴髓**入轻粉。**熊**

脂并涂肥疮、烂疮。**古松薄皮**小儿胎风头疮，入豉少许，烧，同轻粉，油涂。**榆白皮**晒研，醋和绵上，贴头面疮，引虫。**菟丝苗**　**何首乌**　**马齿**并煎汤洗。**桃花**头上肥疮，为末水服。

【软疖】 **苍耳叶**同生姜杵。**胡麻**烧焦，热嚼。**芸薹子**同狗头骨灰，醋和。**白梅**烧，同轻粉。**松香**同蓖麻、铜青。**白胶香**同蓖麻，入少油，煎膏。**石灰**鸡子白傅。**茄**半个，合之。**五倍子**熬香油。**蜂房**烧，同巴豆熬香油。**桑螵蛸**炙研，油和。**鸡子壳**烧，入轻粉。**猪鬃**同猫颈毛烧，入鼠屎一粒，研。**线香**　**益母草**末。**葛蔓**灰。**大芋**研。**鼠粘叶**贴。**天仙莲叶**杵。**赤小豆**末。**糯饭**烧。**桃奴**烧。**肥皂**研。**山黄杨子**研。**枯矾**油和。**木芙蓉**末。**白瓷**末。**水龙骨**烧。**蚯蚓泥**油和。**蛤蟆**灰。**鳜鱼尾**贴。**雀屎**水和。**男子屎**腊猪脂和。

【秃疮】 **皂荚**　**蓝**　**苦瓠藤**　**盐**并煎汤洗。**火炭**淬水。**酸泔马肉**煎汁。**马屎**绞汁。**马尿**并洗头。**羊屎**煎水洗，仍末涂。**羊蹄根**擦。**蒜**擦。**桃皮汁**日服，并涂。**桑椹汁**日服，治赤秃，先以桑灰汁洗。**香薷**汁，和胡粉。**贯众**烧研，或入白芷。**黄葵花**同黄芩、大黄末。**鸡窠草**同白头翁花、猪脂和。**麦面**同豆豉、醋。**豆豉**同屋尘煅，入轻粉。**桃花**末，或同椹。**桃奴**同黑豆末。**杏仁**七个，青钱一个，捣烂，灯油调涂。**甘蔗**烧，同柏油。**茱萸**炒焦，同轻粉。**楸叶**捣，或入椿、桃叶。**樟脑**同花椒、脂麻涂，先以退猪汤洗。**松脂**同黄蜡、麻油、石绿，熬膏贴。**燕窠土**同蠮螉窠。**百草霜**入轻粉。**烟胶**同矾。**胆矾**同朱砂、猪脂，入硇砂少许。**轻粉**同黄蜡、鹅油涂。同烟胶，油调。同葱汁。**绿矾**同苦楝子烧傅。同轻粉、淡豉傅。**慈竹虫**同水泉研涂。**鲫鱼灰**酱汁和，或入雄黄末。**雄鸡屎**和酱汁、醋。**羊髓**入轻粉。**人髑髅**同大豆炒研。**人屎**灰。**赤马皮**灰。**马蹄**灰。**马骨**灰。**牛角**灰。**牛屎**灰。**猪屎**灰。**猪悬蹄**灰。**鼠屎**灰。**虎骨**末。**葶苈**末。**藜芦**末。**莽草**　**芫花**末。**苇灰**　**大豆**炒焦。**大麻子**炒焦。**芜菁叶**灰。**皂荚灰**　**慈竹箨**灰。**苦竹叶**灰。**苦参**末。**蛇衔**末。**莨草**末。**蜀羊泉**　**银朱**　**雄黄**　**雌黄**　**鹅掌皮**灰。**鸽屎**并用猪脂或香油调涂。**胡荽子**　**土细辛**　**梁上尘**并用香油调涂。**山豆根**水调。**马齿苋**灰，或熬膏。**瓜蒂**熬膏。**葱**入蜜。**紫草**煎汁。**陈油滓**　**鸡子黄**熬油。**榆白皮**醋和，引虫。**蕺菜**竹筒煨捣。**木绵子**烧油。**猪胆**筒盛香油煨沸，下胆涂。**猪肚**　**猪脬**　**羊脬**　**羊脯**　**熊脑**　**猬脂**　**牛脂**　**羊脂**　**白马脂**　**小儿胎屎**并搨秃，引虫。**猫屎**烧灰，傅鬼舐头。**丝瓜叶**汁，涂头疮生蛆。

【炼眉】 即炼银癣。**黄连**研末，油调涂。碗内艾烟熏过，入皂矾一粒，轻粉少许涂之。**菟丝子**炒研。**小麦**烧黑。**栀子**炒研。**百药煎**同生矾末。**穿山甲**炙焦研，入轻粉。**猪脂髓**入轻粉、白胶香。**黑驴屎**灰。**坩锅末**同轻粉。并油调涂。**麦**

麸炒黑，酒调。

【月蚀】 生于耳、鼻、面及下部窍侧，随月盛衰，久则成疳。小儿多在两耳。**黄连**末，或加轻粉、蛇床子。**青黛**末，或加黄檗。**蔷薇根**同地榆、轻粉。**土马骔**同井苔。**马齿苋**同黄檗。**肥皂荚**灰，同枯矾。**苦竹叶**灰，同猪脂。**绿豆粉**同枯矾、黄丹。**东壁土**同胡粉。**轻粉**枣包，煅。**白矾**同黄丹。**曾青**同雄黄、黄芩。**硫黄**同斑蝥，蔺茹。**蛤蟆**灰，同猪膏。同硫黄、枯矾。**兔屎**入蛤蟆腹中，煅研。**虎骨**生研，同猪脂。**蛇蜕**灰。**鳔胶**灰。**龟甲**灰。**甲煎**　**鸡屎白**炒。**马骨**灰。**败鼓皮**灰。**角蒿**灰。**救月杖**灰。**救月鼓椎**灰。**月桂子**　**寡妇床头土**　**蚯蚓泥**　**胡粉**　**屠几垢**　**寒食泔**淀。**生白米**嚼。**薤**醋煮。**鸡子黄**炒油。**天鹅油**调草乌、龙脑。**醍醐**　**羊脂**　**熊胆**　**猪胆**　**鸡胆**并涂耳面月蚀疳疮。**醋**同油煎沸，傅之，二日一易。**羚羊须**小儿耳面香瓣疮，同白矾、荆芥、小枣，入轻粉傅之。**茱萸根**同蔷薇根、地榆煎水洗。**地骨皮**洗并掺。**蜡烛**照之，使热气相及。

【疳疮】 **黄连**同卢会、蟾灰，同款冬花。**桔梗**同茴香烧灰。**黄矾**同白矾、青黛烧。**马悬蹄**灰，入麝香。**蓝淀**并涂口鼻急疳。**甘松**同轻粉、卢会掺猪肾，贴急疳。**雄黄**同铜绿，同葶苈，同天南星，同枣烧，并涂走马急疳。**铜青**同人中白，傅走马疳。同枯矾，同蜘蛛、麝香，并傅牙疳。**砒霜**同石绿。**绿矾**煅，入麝香。**五倍子**烧研。同枯矾、青黛。**百药煎**同五倍、青黛煅，入铜青。**人中白**煅，入麝。同铜青、枯矾，同壁钱烧，并涂走马疳。**鲫鱼**酿砒烧，傅急疳。酿当归烧，掺牙疳，胆，滴小儿鼻，治脑疳。**鸡内金**烧。**魁蛤**灰。**贝子**　**海螵蛸**　**猪骨间髓**　**海桐皮**　**熊胆**　**牛骨**灰。**牛耳垢**　**轻粉**　**白矾**　**石硷**并主口鼻疳疮。**人屎**疳蚀口鼻，绵裹末贴，引虫。**罗勒**同轻粉、铜青，涂鼻䘌赤烂。同轻粉、密陀僧，主牙疳。**黄檗**同铜青。同大枣煅研。**柳华**烧，入麝。**橄榄**烧，入麝。**橡斗**入盐烧。**大麻仁**嚼。**蒲公英**　**鸡肠草**　**繁缕**　**蔷薇根**　**胡桐泪**　**樗根皮**　**青黛**　**杏仁油**并涂口鼻疳䘌。**飞廉**烧，傅口疳，下疳。**角蒿**灰，涂口齿疳绝胜。**鼠李根皮**同蔷薇根熬膏，日含，治口疳，万不失一。疳蚀口鼻及脊骨，煮汁灌之。**乌叠泥**同雄黄、贝母。同蓬砂。**铅白霜**同铜青，入少矾。**蓬砂**　**蚕茧**同白矾。同矾、鸡内金、锅盖垢。**蚺蛇胆**入麝。**鼍甲**灰，并涂口齿疳。**蚕退纸**灰，同麝香，傅牙疳。同乳香、轻粉，傅一切疳疮。**紫荆皮**涂鼻疳。**盐**同面煅。**卢会**并吹鼻疳。**丁香**吹鼻，杀脑疳。含汁，治齿疳。**马屎汁**。**驴屎汁**。**马尿**　**驴尿**并漱口鼻疳蚀。**银屑**　**生地黄**并煎水，入盐，洗口鼻疳蚀。**胡粉**　**葵根**灰。**蒸糯米气水**并涂身面疳疮。**白僵蚕**炒研，和蜜。**晚蚕蛾**入麝。并傅风疳。**地骨皮**作捻，纴年久疳瘘，自然生肉。**羊羔骨**灰，同雄黄、麝香，填疳疮成漏。**羖羊脂**同莨菪子烧烟，熏疳孔。**马夜眼**

末，纳孔中永断。亦烧研塞。**羊胆**小儿疳疮，和酱汁灌入肛内。**没食子**末，吹肛内，主口鼻疳。**猪肝**牙疳危急，煮蘸赤芍药任意食之，后服平胃药。**羯羊肝**赤石脂点食。**猫头灰**酒服。**升麻**煎汁。**艾叶**煎汁。**浮石**火煅醋淬，同金银花末服。**鳗鲡**煮食。并主疳䘌。

【䘌疮】**蕙草**狐惑食肛，默卧汗出，同黄连、酸浆煎服。**赤小豆**生芽，为末。**萹蓄**煮汁。**蛇莓**汁。**乌梅**炒丸。**桃仁**盐、醋煎服。**升麻**　**云实**末。**马鞭草**汁。**蒜**并主下部䘌疮。**牡丹**下部生疮已洞决者，研末，汤服。**生漆**一合，入鸡子连白吞之，吐下虫出。**猪胆**醋熬，饮三口，虫死便愈。亦灌肛内，利出虫物。同蜜熬调，作挺纳入。**茱萸**下部痔䘌，掘坑烧赤，以酒沃之，内萸于中，坐熏，不过三次。**桃叶**同梅叶蒸熏。**艾叶**烧烟熏。**食盐**炒熨。**槲皮**同榉皮熬膏。**桃白皮**煎膏。**木鳖子**磨水。**大枣**和水银研。**苦叶**杵。**楝皮**　**苦参**　**豨莶**　**青葙叶**　**樗白皮**　**牡荆子**　**皂荚**灰。**飞廉**灰。**角蒿**灰。**青蛙**同鸡骨烧灰。**蝮蛇**灰。**马悬蹄**灰。**猪脂**　**犬脂**　**犬心**并导纳下部。**蜣螂**同牛屎、羊肉杵纳，引虫。**鸡内金**　**鲫鱼骨**　**雄黄**　**雌黄**　**硫黄**并傅。

【阴疳】**甘草**同槐枝、赤皮葱、大豆煎汁，日洗三次。**槐皮**煎汁。**浆水**　**肥猪肠**　**沟中恶水**并洗后傅药。**黄连**同黄檗，傅阴疳欲断。**黄檗**猪胆汁炙研，入轻粉。**苦参**同蜡茶、蛤粉、密陀僧、猪脂涂。**蒲黄**同水银。**灯草**灰，同轻粉、麝香。**胡黄连**同孩儿茶。**绿豆粉**同蟾灰、胭脂。**枣核**同发烧。**橄榄**烧。**银杏**嚼。**胡麻**嚼。**杏仁**油。**诃子**同麝。**故网巾**灰，同孩儿茶。**黄蔷薇**叶，焙。**飞廉**末。**地骨皮**末。**桐油伞纸**灰。**蚯蚓泥**同豉，作饼。同繁缕灰，作饼贴。**乌叠泥**同轻粉、片脑。或加真珠。**轻粉**末。**炉甘石**煅，同孩儿茶。同黄丹、轻粉。**矾石**同麻仁末。**黄丹**同枯矾。**密陀僧**同青黛、海粉、黄连。**五倍子**同枯矾，同花椒、茶，同镜锈。**田螺**烧，同轻粉、脑、麝。**鸡内金**烧。或同蚕茧、白矾、锅盖垢烧。**抱出鸡子壳**烧，或入轻粉。外肾痈疮，同黄连、轻粉。**蛤蟆**灰，同兔屎。**驼绒**灰，同黄丹。**人中白**同枯矾、铜青，煅研，入蜜炙黄檗、冰片。**天灵盖**煅。或入红枣、红褐同烧。**头垢**蚕茧内烧。**鬼眼睛**烧。**烂蚬壳**烧。**贝子**烧。**海螵蛸**　**龙骨**　**百药煎**　**鲫鱼胆**　**象皮**灰。**猫骨**灰。**虎牙**生。**猬皮**灰。**鼬鼠**灰。**发灰**　**硫黄**　**赤石脂**　**铜青**并涂下疳阴疮。**鼠李根皮**同蔷薇根煮汁。膏涂。**母猪屎**烧，傅男女下疳。**室女血衲**烧，傅男子阴疮溃烂。

【阴疮】**甘草**煎蜜，涂阴头粟疮，神妙。**青黛**地骨汤洗，同款冬、麝末涂。**胡粉**杏仁或白果炒过，研涂。阴疮浸淫，同枯矾。**白矾**同麻仁、猪脂。**黄矾**同麝。**没石子**烧。**荷叶**灰，同茶。**田螺**灰，同轻粉。**鳖甲**灰。**油发**灰涂。亦可米汤服。**烂蚬壳**烧。**蚌粉**烧。**鲤鱼骨**烧。**鳔胶**烧。**海螵蛸**　**鲤胆**　**鲫胆**并涂阴头妒精疮。**蚯蚓泥**同豉。外肾生疮，同绿豆粉涂。**蜂蜜**先以黄檗水洗，乃涂。**猪脬**煅，入黄丹。**牛蹄甲**灰。**马骨**灰。并傅玉茎疮。**木香**同黄连、密陀僧。**鸡肠草**烧，同蚯蚓泥，并涂阴疮坏烂。**黄檗**同黄连煎水洗，仍研末，同猪胆搽。**松香**同椒烧油。**五倍子**同蜡茶、轻粉。**紫梢花**　**孔公孽**　**蒲黄**并涂阴囊疮湿痒。**黄连**同胡粉。**大豆皮**　**狗骨**灰。**狗屎**灰。**人屎**灰。并傅小儿阴疮。**青纸**贴。**皂荚**烧熏。**麦面**小儿歧股生疮，连囊湿痒。**蛇床子**同浮萍、荷叶煎汁洗。**狼牙草**　**越瓜**　**蜀椒**　**茱萸**　**五加皮**　**槐枝**并煎水洗。

外伤诸疮

漆疮　冻疮　皴裂　灸疮　汤火疮

【漆疮】**蜀椒**洗。涂鼻孔，近漆亦不生疮。**芥**　**苋**　**薄荷**　**山楂**　**茱萸**　**荷叶**　**杉材**　**黄栌**　**柳叶**　**铁浆**　**新汲水**并洗。**韭**汁。**白菘**汁。**鸡肠草**汁。**蜀羊泉**汁。**井中苔、萍、蓝**汁。**贯众**末。**苦芙**末。**秫米**末。**无名异**末。**白矾**化汤。**石蟹**磨汁。**芒消**化。**蟹黄**化。**猪脂**　**羊乳**并涂。**猪肉**内食肉，外嚼穄米涂。

【冻疮】**甘草**煎水洗，涂以三黄末。**麦苗**煮汁。**茄根、茎、叶**煮汁。**马屎**煮汁。**酒糟**浸水。**米醋**　**热汤**并浸洗。**姜汁**熬膏。**桐油**熬发。**鼠**熬猪脂。**附子**面调。**大黄**水调。**黄檗**乳调，或加白敛。**藕**蒸杵。**柏叶**炙研。**松叶**炙研。**橄榄**烧。**老丝瓜**灰。**蟹壳**灰。**鹅掌黄皮**灰。**原蚕蛾**　**蜜蜡**化。**鸭脑**　**鸡脑**　**雀脑**　**蒿雀脑**　**豚脑**并涂抹。

【皴裂】**腊酒糟**同猪脂、姜汁、盐，炒热掺之。**五倍子**同牛髓，或同牛鼻绳灰填之。**银杏**嚼。**白及**嚼。**铁葝**　**獭足**灰。**白鹅膏**　**猪膏**　**牛脑**　**马鬐膏**　**狼膏**　**鹧鸪膏**并涂。**牛皮胶**涂尸脚裂。**鸡屎**煮汁，浸尸脚裂。**蜀椒**煮洗。**含水藤**汁洗。**酒化**猪脑或膏洗。

【灸疮】**黄芩**灸疮血出不止，酒服二钱即止。**白鱼**灸疮不发，作脍食。**青布**灰。**鳢肠**并贴灸疮。**薤白**煎猪脂涂。**菾菜**　**茅花**　**瓦松**　**木芙蓉**　**楸根皮、叶**　**车脂**　**海螵蛸**　**牛屎**灰。**兔皮及毛**并涂灸疮不瘥。**鹰屎白**灸疮肿痛，和人精涂。**灶中黄土**煮汁淋洗。

【汤火伤疮】**柳叶**汤火毒入腹热闷，煎服。皮，烧傅。**人尿**火烧，不识人，发热，顿饮一二升。**生萝卜**烟熏欲死，嚼汁咽。又嚼，涂火疮。**当归**煎麻油、黄蜡。**丹参**同羊脂。**地黄**同油、蜡熬膏。**甘草**蜜煎。**大黄**蜜调。**蓖麻仁**同蛤粉。**苦参**油调。**白及**油调。**黄葵花**浸油。**赤地利**灭痕。**蛇莓**止痛。**大麦**炒黑。**小麦**炒黑。**麦面**同栀子研。**荞麦**炒研。**胡麻**生研。**绿豆粉**　**黍米**炒。**粟米**炒。**蒸饼**烧。**白饧**烧。**胡桃**烧。**杨梅树皮**烧，和油。**乌柿木皮**灰。**榆白皮**嚼。**黄栌木**烧。**杉皮**烧。**松皮**烧。**柏根白皮**煎猪脂。**柏叶**止痛，灭痕。**栀子**鸡子白调。**木芙蓉**油调。**山茶花**油调。**经霜桑叶**烧。**木炭**磨汁。**甘锅**入轻粉。**饼炉灰**油调。**铁锈**竹油调。**银朱**菜油调。**赤石脂**同寒水石、大黄，水调。**云母石**同羊髓。**金刚石**磨水。**赤土**磨水。**蚯蚓泥**菜油调。**井底泥**　**乌古瓦**　**胡粉**　**青琅玕**　**寒水石**烧。**石膏**　**古石灰**炒。**甘蕉油**　**刘寄奴**　**蜀葵花**　**葵菜**　**白敛**　**浮萍**　**景天**　**龙舌草**　**佛甲草**　**垣衣**灰。**石苔**灰。**井中苔**、**蓝菰根**　**稻草**灰。**生姜**　**败瓢**灰。**黄瓜**化水。**茄花**　**丝瓜叶**汁。**榉叶**　**槐实**　**荆茎**灰。**桐油**　**鸡子黄**熬油。**鲥鱼**蒸油埋土中，七日收。**蜂蜜**同薤白杵。**猪胆**调黄檗。**牡鼠**煎油。**虎骨**炙研。尿中骨同。**猪毛**尾同烧灰，和胶。**鹿角胶**化。**黄明胶**　**牛屎**湿涂。**乌毡**灰。**蜀水花**　**蚕蛾**　**海螵蛸**　**鲤鱼**　**烂螺壳**烧。**蛤粉**　**人精**和鹰屎白，或女人精涂。**人中白**并涂。**食盐**但汤火伤，先以盐掺护肉，乃用涂药。**海蛇**贴。**梨**贴之，免烂。**皂矾**化水洗，疼即止。**酱汁米醋**并洗，以滓傅。**薄荷**汁。**黄檗**末。并涂冬月向火，两股生疮湿痒。

金镞竹木伤

【内治】**大黄**金疮烦痛，同黄芩丸服。**甘草**　**三七**　**当归**　**芎䓖**　**藁本**　**白芍药**　**羌活**　**红蓝花**　**牛膝**　**郁金**并酒服，活血止痛。**木通**煮汁酿酒。**乌韭**　**垣衣**并渍酒服。**紫葛**　**每始王木**　**桑寄生**　**故绵**　**黑大豆**并煎水服。**赤小豆**醋渍沙研。**炒盐**酒服，主血出多。**童尿**热服，止血。**所出血**和水服。**没药**末透膜者，同乳香、童尿，酒煎服。**牡丹皮**末服，立尿出血。**葱汁**同麻子煮服，吐败血。**薤白**生肌。**蕉子**生食，合口。**五子实**宜食。**槟榔**金疮恶心，同橘皮末服。**蔷薇根**为末日服，生肌止痛。**金疮小草**捣服，破血生肌。**杨白皮**水服，并涂，止痛。**棘刺花**金疮内漏。**雄黄**金疮内漏，同童尿服五钱，血化为水也。**花蕊石**童尿、酒服，并掺之，血化为水，不作脓。**杏仁**金疮中风，蒸绞汁服，并涂之。**大蒜**金疮中风，煮酒服，取汗。**米醋**金疮昏运。**琥珀**金疮闷绝，尿服一钱。**蝙蝠**烧末水服，当下血水。**女人中衣带**金疮犯内，血出不止，五寸烧灰，水服。**人势**下蚕室人，疮口不合，取本势烧存性，研末，水服。**玳瑁**甲，煎汁。或刺血热饮。**龟筒**煎汁。

贝子烧研，水服。**白鸭通**汁。**人屎**汁。**月经衣**烧灰，酒服。**裈裆汁**并解药箭毒。**牡鼠肉**箭镞入肉，烧研酒服，疮痒即出。**生地黄**毒箭入肉，丸服，百日自出。**猪腰子**毒箭伤，磨酒服，并涂。**半夏**金刃箭镞入骨肉，同白敛末服。**王不留行**　**瞿麦**并主竹木入肉，研末，水服并傅。**酸枣仁**刺入肉中，烧末，水服，立出。

【外治】**石灰**傅金疮吐血，定痛神品。或同大黄末，或同槐花末，或同苎麻叶捣收，或同麻叶、青蒿捣收，或同韭汁收，或同晚蚕蛾捣收，或同牡鼠捣收。**松烟墨**　**釜底墨**　**百草霜**　**石炭**　**门臼灰**　**寒水石**同沥青。**云母粉**　**香炉灰**　**无名异**　**石蚕**　**蜜栗子**　**乌叠泥**　**黄丹**或入白矾。**铜屑**或入松脂。**铜青**　**石青**　**石胆**　**磁石**　**硇砂**　**白矾**　**皂矾**　**蜜蜡**　**壁钱窠**贴。**五倍子**　**紫铆**　**白僵蚕**　**牡蛎**粉。**蜘蛛网**。**鸡血**破生鸡搨之。**牛血**伤重者，破牛腹纳入，食久即苏也。**象皮**灰，合创口。**犬胆**　**狗头骨**　**白马通**　**马屎中粟**　**天鹅绒**灰。**人精**　**人屎灰**傅金疮肠出。**三七**内服外傅。**白及**同石膏。**苎叶**　**金星草**消肿。**紫参**　**白头翁**　**地榆**　**白芷**　**白微**　**刘寄奴**　**马蔺子**　**马兰**　**贯众**　**夏枯草**　**泽兰**　**大小蓟**　**苦芙**　**狼牙草**　**艾叶**　**续断**　**天南星**　**地菘**　**马鞭草**　**漏卢**　**车前草**　**青黛**　**天雄**　**鹿蹄草**　**钩吻**　**野葛叶**　**蛇衔**　**蜀葵花**　**白敛**　**石韦**　**白药子**　**地锦**　**萝摩子**　**冬葵**　**王不留行**　**金疮小草**　**葱白**炒封。或同蜜捣封，或煎汁洗之。**糯米**浸七七日，炒研。**稗根生面**　**胡麻**　**干梅**烧。**槟榔**同黄连末。**独栗**嚼。**乌柿**　**荷叶**　**藕节**　**乳香**　**没药**　**血竭**　**元慈勒**　**降真香**或入五倍子。**柽乳**　**质汗**　**琥珀**　**紫檀香**　**地骨皮**并止血神妙。**刺桐花**　**桑白皮**灰，和马屎涂。亦煮汁服。缝金疮肠出。**桑叶**同苧叶、金樱叶。军中名一捻金。**桑皮汁**　**桑柴**灰。**杉皮**灰。**棕皮**灰。**柳花**　**楮实**　**钓樟**　**绯帛**灰。**绵纸**灰。**拨火杖**灰。**败船茹**灰。**甑带**灰。**灯花**并止血定痛。**枫香**傅金疮筋断。**旋花根**金疮筋断，杵汁滴入，并贴。日三易，半月愈。**苏方木**刀斧伤指，或断者，末傅。茧裹，数日如故。**鸡子白皮**误割舌断，先以套之。**牛蒡根、叶**傅之，永不畏风。**铁爇**涂金疮，风水不入。**朱鳖**佩之，刀剑不能伤。**女人裈裆**炙熨，止血。**热汤**故帛染搨。**冷水**浸之，并止血。**人气**吹之，断血。**栝楼根**箭镞针刺入肉，捣涂，日三易之。**莨菪根**箭头不出，为丸贴脐。恶刺伤人，煮汁滴之。**巴豆**箭镞入肉，同蜣螂涂之，拔出。**雄黄**　**盐药**　**山獭屎**并傅药箭毒。**蔷薇根**　**蓖麻子**　**双杏仁**　**独栗子**　**黑豆**并嚼涂镞刃针刺入肉不出。**桑灰汁**　**鳞蛇胆**　**羊屎**同猪脂。**车脂**　**石油**并涂针箭竹刺入肉。**松脂**针入肉中，傅裹，五日根出，不痛不痒。**鼠脑**针刺竹木入肉，捣涂即出。箭镝针刀在咽喉胸膈诸处，同肝捣涂之。**象牙**诸铁及杂骨鱼刺入肉，刮末厚傅，其刺自软，箭物自出也。**人爪**针折及竹木刺入肉，并刮末，同酸枣仁涂之，次日出也。**齿垢**涂竹木入肉，令不烂。或加黑虱一枚。**牛膝　白茅根　白梅**并嚼。**铁华粉　晚蚕蛾　蠮螉　马肉蛆　鱼鳔**并捣。**鸦**炙研，醋调。**鸡毛**灰。**乌雄鸡肉**捣。**陈熏肉**切片。**鹿角　鹿脑　狐唇　狐屎**并涂竹木刺入肉。**人尿**刺入肉，温渍之。

跌仆折伤

肠出　杖疮

【内治活血】 **大黄**同当归煎服。或同桃仁。**玄胡索**豆淋酒服。**刘寄奴**同玄胡索、骨碎补，水煎服。**土当归**煎酒服。或同葱白、荆芥，水煎服。**三七**磨酒。**虎杖**煎酒。**蒲黄**酒服。**黄葵子**酒服。**五瓜龙**汁，和童尿、酒服。**婆婆针袋儿**擂水服，并傅。即萝摩。**何首乌**同黑豆、皂角等丸服，治损宽筋。**黑大豆**煮汁频饮。**豆豉**水煎。**寒食蒸饼**酒服。**红曲**酒服。**生姜**汁，同香油，入酒。**补骨脂**同茴香、辣桂末，酒服。**干藕**同茴香末，日服。**荷叶**烧研，童尿服，利血甚效。**白莴苣子**同乳香、乌梅、白术服，止痛。**胡桃**擂酒。**杏枝　松节　白杨皮**并煎酒服。**甜瓜叶　琥珀　没药　桂**并调酒服。**扶移木皮**浸酒。**夜合树皮**擂酒服，并封之，和血消肿。**松杨**破恶血，养好血。**当归　蓬莪茂　三棱　赤芍药　牡丹皮　苏方木　马兰　泽兰　败蒲**灰。**童尿**酒服，不拘有无瘀血，推陈致新，胜于他药。**白马蹄**烧研，酒服，化血为水。**羊角**沙糖水炒焦，酒服，止痛。**鹿角**恶血骨痛，酒服，日三。**黄明胶**同冬瓜皮炒焦，酒服，取汗。亦治多年损痛。**雄鸡血**和酒热饮至醉，痛立止也。**鸦右翅**瘀血攻心，面青气短。七枚，烧研酒服，当吐血愈。**鲍鱼**煎服，主损伤，瘀血在四肢不收者。**水蛭**酒服，行血。或加大黄、牵牛取利。**麻油**入酒服，烧热地卧之，觉即疼肿俱消。**黄茄种**消青肿，焙末酒服二钱，一夜平。重阳收，化为水服，散恶血。**猪肉**伤损血在胸膈不食者，生剁，温水送下一钱，即思食。

【内治接骨】 **骨碎补**研汁和酒服，以滓傅之。或研入黄米粥裹之。**地黄**折臂断筋损骨，研汁和酒服，一月即连续，仍炒热贴。**白及**酒服二钱，不减自然铜也。**黄麻灰**同发灰、乳香，酒服。**接骨木**煎服。**卖子木**去血中留饮，续绝补髓。**自然铜散**血止痛，乃接骨要药。**铜屑**酒服。**古文钱**同真珠、甜瓜子末，酒服。**铜钴𫓩**水飞，酒服二钱，不过再服。**生铁**煎酒，散血。**铁浆粉**闪肭脱臼，同黍米、葱白炒焦，酒服，仍水、醋调傅。**无名异**酒服，散血。入乳、没，接骨。**乌古瓦**煅研酒服，接骨神方。**胡粉**同当归、莪茂末，苏木汤服。**䗪虫**接骨神药，擂酒服。或焙存性，酒服三钱。或入自然铜末。一用乳、没、龙骨、自然铜等分，麝香少许，每服三分，入干䗪末一个，酒服。又可代杖。秘方。又土鳖炒干，巴豆霜、半夏等分，研末，每黄酒服一、二分，接骨如神。**龟血**酒服，捣肉封之。**蟹**擂酒，连饮数碗，以滓封之，半日骨内有声，即接。干者，烧研酒服。**鹗骨**烧研，同煅过古钱等分，每酒服一钱，接骨极效。**鹏骨**烧末，酒服二钱，随病上下。**鹰骨**同上。**人骨**同乳香、红绢灰，酒服。**少妇发**一团，包乳香一块，烧过，酒服一字，妙。

【外治散瘀接骨】 **大黄**姜汁调涂，一夜变色。**凤仙花叶**捣涂频上，一夜即平。**半夏**水调涂，一夜即消。**附子**煎猪脂、醋涂。**糯米**寒食浸，至小满酒研，如用，水调涂之。**白杨皮**血沥在骨肉间，痛不可忍，杂五木煎汤服之。**黄土**瘀血凝痛欲死，蒸热布裹，更互熨之，死者亦活也。**白矾**泡汤熨之，止痛。闪出骨窍，同绿豆、蚕沙炒傅。**乌鸡**一切折伤，兽触胸腹者，连毛捣烂醋和，隔布搨之，待振寒欲吐，徐取下，再上。**牛马血**折伤垂死，破牛或马腹纳入，浸热血中，即苏。**苎叶**和石灰捣收。**地黄**炒热杵泥。**灯心**嚼。**牛膝**　**旋花根**　**紫苏**　**三七**　**莨菪子**　**蛇床**　**栝楼根**　**白敛**　**土瓜根**　**茜根**　**地锦**　**骨碎补**　**水萍**　**威灵仙**　**何首乌**　**稻瓤**　**黍米**烧。**麦麸**醋炒。**麦面**水和，并服。**稗草**　**绿豆粉**炒紫。**豆黄**　**豆腐**贴，频易。**酒糟**　**葱白**煨。**萝卜**　**生姜**同葱白、面炒。汁，同酒调面。**桃仁**　**李核仁**　**肥皂**醋调。**盐杨梅**和核研。**桑白皮**煎膏。**降真香**　**骐麟竭**　**水桐皮**　**乳香**　**没药**　**落雁木**　**质汗**　**桑叶**　**栀子**同面捣。**蜜栗子**　**石青**　**故绯**　**炊单布**　**蛤蚧**　**吊脂**　**海螵蛸**　**鳔胶**水煮。**鳖肉**生捣。**龟肉**　**摄龟**并生捣。**熊肉**贴。**羊脂**　**野驼脂**　**犛牛酥**　**牛髓**　**猪髓**并摩。**黄牛屎**炒罯。**白马屎**炒罯。**诸朽骨**唾磨涂。**猪肉**炙贴。**牛肉**炙贴。**乌毡**盐、醋煮热裹。并消瘀血青肿。**紫荆皮**伤眼青肿，童尿浸研，和姜、苄汁，涂之。**釜底墨**涂手搔疮肿。**母猪蹄**煮，洗伤挞诸败疮。**栗子**筋骨断碎，瘀血肿痛，生嚼涂之，有效。**蟹肉**筋骨折伤断绝，连黄捣泥，微纳罯，筋即连也。**五灵脂**骨折肿痛，同白及、乳、没，油调涂。接骨，同茴香，先傅乳香，次涂小米粥，乃上药，帛裹木夹，三五日效。**狗头骨**接骨，烧研，热醋调涂。**牛蹄甲**接骨，同乳、没烧研，黄米糊和傅。**芸薹子**同黄米、龙骨，接骨。**鞋底灰**同面和。

【肠出】 **热鸡血**金疮肠出，干人屎末抹之，桑白皮缝合，以血涂之。**磁石**金疮肠出，纳入，同滑石末，米饮日服二钱。**人参**胁腹肠出，急抹油内入，人参、枸杞汁淋之，吃羊肾粥，十日愈。**小麦**金疮肠出，煮汁噀面。**大麦**煮汁，洗肠推入，但饮米糜。**冷水**坠损肠出，喷其身面则入。

【杖疮】〔内治〕**童尿**杖毕，即和酒服，免血攻心。**三七**酒服三钱，血不冲心，仍嚼涂之。**红曲**擂酒服。**大黄**煎酒服，下去瘀血，外以姜汁或童尿调涂，一夜黑者紫，二夜紫者白。**无名异**临时服之，杖不甚伤。**䗪虫**方见折伤。**白蜡**酒服一两。**人骨**烧末酒服。并杖不痛。〔外治〕**半夏**末破者，水调涂，一夜血散。**凤仙花叶**已破者，频涂，一夜血散。冬用干。**葱白**炒罯。**酒糟**隔纸罯。**豆腐**热贴，色淡为度。**萝卜**捣贴。**羊肉**热贴。**猪肉**热贴。**芙蓉**同皂角、鸡子白。**绿豆粉**同鸡子白。**黄土**同鸡子、童尿，不住上。**石灰**油调。或和猪血，烧三次，研。**滑石**同大黄、赤石脂。**水粉**同水银、赤石脂。**雄黄**同密陀僧，或同无名异。**乳香**煎油。或入没药、米粉。**牛蒡根、叶**涂之，永不畏风。**大豆黄**末。**黍米**炒焦。**马齿苋**杵。**赤龙皮**烧。**五倍子**醋炒。**血竭**　**密陀僧**香油熬膏。**松香**　**黄蜡**并熬膏。**鸡子黄**熬油。**猪胆**汁扫。**未毛鼠**同桑椹浸油扫之。**黄瓜**六月六日瓶收，浸水扫之。**猪蹄汤**洗。**羊皮**卧之，消青肿。

五　绝

缢死　溺死　压死　冻死　惊死

【缢死】 **半夏**五绝死，但心头温者，以末吹鼻，皆可活。**皂荚末**五绝死者，吹其耳鼻。**梁上尘**五绝死，吹耳鼻。**葱心**五绝死，刺其耳鼻出血，即愈。**蓝汁**缢死，灌之。**鸡冠血**缢死者，徐徐抱住，解绳，不得割断，安脚卧之，紧挽其发，一人摩其胸胁，一人屈其臂及足胫，待其气回，刺血滴入口中，即活。或桂汤亦可。**鸡屎白**缢死，心下犹温者，酒服枣许。

【溺死】 **皂荚**吹其耳鼻，及绵包纳入下部，出水即活。梁尘亦可。**食盐**溺死，放大凳上，高其后脚，盐擦脐中，待水流出，但心头温者皆活。**石灰**裹纳下部，出水。**灶灰**埋之，露其七孔。白沙亦可。**老姜**溺死人横安牛背上，扶定，牵牛徐行，出水后，以姜擦牙。

【压死】 **麻油**墙壁物卒压死，心头温者，将身盘坐，紧提其发，用半夏吹鼻取嚏，以油和姜汁灌之，余同折伤。**豆豉**跌死，煎服。**童尿**热灌。

【冻死】 **灶灰**冬月冻死，略有气者，炒灰包熨心上，冷即换，待气回，少与酒、粥。不可近火，即死。

【惊死】 **醇酒**惊怖死，俗名吓死，灌之。

诸　虫　伤

蛇虺　蜈蚣　蜂虿　蜘蛛　蠼螋　蚕䖸　蚯蚓蜗牛　射工沙虱　蛭蝼蚁

蝇　蛐蜒　辟除诸虫

【蛇、虺伤】〔内治〕**贝母**酒服至醉，毒水自出。**丝瓜根**擂生酒饮醉，立愈。**白芷**水服半两，扎定两头，水出即消。或同雄黄、麝香、细辛，酒服。**甘草**毒蛇伤人，目黑口噤，毒气入腹，同白矾末，冷水服二钱。**蒜**一升，乳二升，煮食，仍煮童尿热渍之。**麻油　米醋**并急饮二碗，毒即散。**兔葵　荠苨　长松　恶实　辟虺雷　草犀　白兔藿　黄药子　蘘荷　地榆　鬼臼　决明叶　蛇莓　冬葵根、叶　海根　苋菜**并主蛇、虫、虺、蝮伤，捣汁或为末服。**五叶藤　茴香　半边莲　樱桃叶　小青　大青　水蘋**并捣汁服，滓傅。**络石**服汁并洗。**紫荆皮**煎服并洗。**木香　青黛**同雄黄。**鬼针　茱萸**并水服，外涂之。**水苏　小蓟　苎根、叶　金凤花、叶苍耳**并酒服，外涂之。**重台**酒服，外同续随子涂。**磨刀水　铁浆　雄黄　犀角**并服之，令毒不攻内。**五灵脂**同雄黄、酒灌鼻，外涂之。〔外治〕**艾叶**隔蒜灸之。**蜀椒**涂之。蛇入人口，破尾，纳椒末入内，自出。**母猪尾血**蛇入人七孔，割血滴之。**蛇含草　蛇㽵草　马蔺草　天名精　续随子　蜈蚣草　鹿蹄草　益母草　菩萨草　天南星　预知子　鱼腥草　扁豆叶　慈姑叶　山慈姑　山豆根　独行根　赤薜荔　千里及　灰藋叶　乌桕皮　梫木皮　旱堇汁　水芹　马兰　狼牙　荨麻　山漆　薄荷　紫苏　葛根　通草　葎草　蚤休　地菘　豨莶　海芋　荏叶　水荇**极效。**酸浆　醋草　芋叶　藜叶　甜藤　蕨根　白苣　莴苣　菰根　干姜　姜汁　韭根**汁。**独蒜　薤白　酒糟　巴豆　榧子　桑汁　楮汁　楮叶**同麻叶。**桂心**同栝楼末。**白矾**或入雄黄。**丹砂　胡粉　食盐　盐药　铁精粉　蚯蚓泥　檐溜下泥　蜜　蜘蛛　甲煎　牛酥**入盐。**生蚕蛾**捣。**蛤蟆**捣。**五灵脂　猪齿灰　猪耳垢　牛耳垢　人耳塞**同头垢、井泥、蚯蚓泥。**人齿垢　梳垢　鼠屎　鼬鼠屎　食蛇鼠屎　双头鹿腹中屎**并涂一切蛇伤。**秦皮**洗，并傅。**人尿**洗之，抹以口津。蛇缠人足，尿之，或沃以温汤。**男子阴毛**蛇伤，以口含之，咽汁。**鸡子**合蛇伤处。**鸩喙**刮末傅之。佩之，辟蛇虺。**麝香**傅。**蜈蚣**烧傅。**雄黄**同干姜傅。并佩之，辟蛇虺。

【蜈蚣伤】**蜗牛　蛞蝓　乌鸡屎　五灵脂　独蒜　芸薹子**油。**蛇含　香附**嚼。**苋菜　马齿苋　菩萨草　人参　蚯蚓泥　胡椒　茱萸　楝叶**汁。**生姜**汁调蚌粉。**桑根汁　雄黄　井底泥　食盐　生铁**磨醋。**耳塞　头垢**同苦参。**地上土　尿坑泥　城东腐木**渍汁。并涂之。**鸡冠血**涂。中蜈蚣毒，舌胀出口者，含满咽汁。**鸡子**合之。**蜘蛛**咂咬处。**麻鞋底**炙熨。**乱发**烧熏。**灯火**照熏。**牛血猪血**并主误吞蜈蚣，饮之至饱，当吐出也。

【蜂、虿伤】〔内治〕**贝母**酒服。〔外治〕**雄黄**磨醋。**菩萨石　梳垢　麝**

香 牛酥 牛角灰。牛屎灰。蟹壳烧。甲煎 楮汁 苋汁 茱萸 蛇含 葵花 灰藋 人参嚼。白兔藿 五叶藤 尿坑泥 檐溜下泥并涂蜂伤。小蓟 恶实 葵叶 鬼针并涂蝎伤，仍取汁服。芋叶 苦苣 冬瓜叶 马齿苋 胡麻油 韭汁 干姜 薄荷 青蒿 大麻叶 苦李仁 楝叶汁 蓝汁 酒糟 藜叶 蜀椒 食茱萸 木槿叶 齿中残饭 半夏 附子磨醋。黄丹 硇砂 土槟榔 地上土 白矾同南星。丹砂 食盐 蜗牛 蛞蝓 五灵脂 海螵蛸 驴耳垢 守宫涂蝎伤。蜘蛛咂蝎伤。热酒洗。赤龙浴水 冷水 温汤并浸洗。葱白隔灸。槐枝炮熨。皂荚炙熨。油梳炙熨。鸡子 木碗并合之。拨火杖蝎伤，取横井上，自安。

【蜘蛛伤】〔内治〕醇酒山中草蜘蛛毒人，一身生丝，饮醉并洗之。贝母酒服。苍耳叶煎酒。小蓟煎糖饮，并傅之。秦皮煎服。鬼针汁。蓝青汁。羊乳 牛乳并饮及傅。〔外治〕芋叶 葱 胡麻油 山豆根 通草 豨莶 藜叶 灰藋 合欢皮 旧箄灰 蔓菁汁 桑汁 雄黄 鼠负 蚯蚓 土蜂窠 赤翅蜂 驴尿泥 鸡冠血 麝香 猴屎 头垢并涂之。驴屎汁。人屎汁。并浸洗。白矾傅壁镜毒。

【蠼螋伤】〔内治〕醇酒蠼螋，状如小蜈蚣、蚰蜒，八足，㸃有二须，能夹人成疮，又能尿人影，成疮累累蘸人，恶寒且热，但饮酒至醉，良。〔外治〕米醋 豆豉 茶叶 梨叶 鸡肠草 鱼腥草 马鞭草 大黄 豨莶 蒺藜 巴豆 败酱草 故蓑衣灰。旧箄灰 鹿角汁。犀角汁。羊须灰。麝香 乌鸡翅灰。燕窠土 地上土 食盐 胡粉 雄黄 丹砂并涂。槐白皮浸醋洗。鸡子合之。

【蚕蛓伤】苦苣 莴苣 赤薜荔 苎根 预知子 椰桐皮 百部 灰藋 田父 麝香并涂蚕咬。紫荆皮洗蚕咬。蚕网草诸虫如蚕咬，毒入腹，煮饮。草犀服汁，解恶蛓毒。豉 茖葱 马齿苋 食茱萸 松脂 青黛 韭汁 燕窠土 雄黄 牛耳垢 狐屎并傅恶蛓虫伤。丁香傅桑蝎伤。麻油灯熏蝎虫伤。蛇退洗恶虫伤。蒜同曲。胡瓜根 灰藋叶 马鞭草 干姜 葱汁 韭汁 茶叶 杏仁 巴豆 桑灰 雄黄 丹砂 蚁蛭 蜜蜡 头垢并傅狐尿蛓疮。乌鸡搨狐尿疮。发烟熏狐尿疮。人尿 驴尿 白马尿并浸狐尿刺疮。

【蚯蚓、蜗牛伤】石灰 盐汤并主中蚯蚓咬毒，形如大风，泡汤浸之，良。葱 蜀羊泉同黄丹。百舌窠中土同醋。鸭通并傅蚯蚓咬。吹火筒蚓呵小儿阴肿，吹之即消。蓼子浸蜗牛吹。

【射工、沙虱毒】〔内治〕山慈姑吐之。苍耳叶煎酒。雄黄磨酒。牛膝煎水。草犀汁。苋汁。马齿苋汁。梅叶汁。蘘荷汁。狼毒汁。鬼臼汁。悬钩子汁。浮

萍末。**知母**末。**射干**末。**白矾**末，同甘草。**丹砂**末。**斑蝥**烧。**溪狗虫**烧。**鸂鶒**炙食。**鹅血**　**鸭血**并主射工、沙虱、溪毒中人，寒热生疮。〔外治〕**莴苣**　**蒜**　**白芥子**　**芥子**　**葱**　**茖葱**　**茱萸**同蒜、葱煮汁。**鸡肠草**　**梨叶**　**皂荚**末，和醋。**白鸡屎**和饧。**鸊䴘毛、屎**　**芜青**　**鼠负**　**熊胆**　**麝香**　**白矾**并涂射工、沙虱、溪毒疮。**豉母虫**含之，除射工毒。**溪鬼虫喙**　**鹅毛**并佩之，辟射工毒。

【蛭、蝼、蚁、蝇伤】 **黄泥水**　**浸蓝水**　**牛血**　**羊血**同猪脂。**鸡血**　**狗涎**蒸饼染食。并主误吞水蛭，服之即下出。**朱砂**傅水蛭伤人疮。**灰藋**　**槲叶**　**藜叶**　**盐药**　**石灰**并涂蝼蛄咬。**土槟榔**　**穿山甲**　**山豆根**　**檐溜下泥**　**地上土**并涂蚁咬。**百部**杀蝇蠓咬毒。**盐**擦黄蝇毒。

【蚰蜒伤】 **白矾**　**胡麻**并涂蚰蜒咬。

【辟除诸虫】〔辟蚊蚋〕**社酒**洒壁。**蝙蝠血**涂帐。**腊水**浸灯心。**荠枝**作灯杖。**天仙藤**同木屑。**木鳖**同川芎、雄黄。**浮萍**烧熏，或加羌活。**茅香**同木鳖、雄黄。**菖蒲**同楝花、柏子。**夜明砂**单烧，或同浮萍、苦楝花。**鳖甲**同夜明砂。并烧熏。〔辟壁虱、蚤、虫〕**樟脑**　**菖蒲**　**白菖**　**木瓜**　**蒴藋**　**龙葵**　**茯苓**末。**辣蓼**　**荞麦秸**并铺席下。**白胶香**　**百部**　**牛角**　**骡蹄**　**白马蹄**　**蟹壳**并烧烟熏。**蟹黄**同安息香、松鼠烧。〔辟虮、虱〕**虱建草**　**大空**　**藜芦**　**百部**　**白矾**　**水银**　**银朱**　**轻粉**　**铜青**〔辟蝇、蛾〕**绿矾水**　**腊雪水**〔辟蚰蜒〕**春牛泥**〔辟蠹虫〕**莴苣**端午日收。**芸香**　**角蒿叶**并安箱中。**莽草**烧熏。

诸兽伤

虎狼　熊罴猪猫　犬猘　驴马　鼠咬　人咬

【虎、狼伤】〔内治〕**醇酒**饮醉。**芒茎**捣汁，或同葛根煎汁。**葛根**汁，或研末。**兔葵**汁。**地榆**汁。**草犀**汁。**胡麻油**　**生姜**汁。**沙糖**　**铁浆**并内饮外涂，则毒不入腹。**妇人月经衣**烧服，主虎狼伤。〔外治〕**山漆**　**豨莶**　**粟米**　**干姜**　**薤白**　**独栗**　**白矾**　**蛴螬**　**猬脂**　**菩萨石**并涂虎咬爪伤。**青布**烧熏虎狼咬伤疮。

【熊、罴、猪、猫伤】〔内治〕**蒴藋**汁服。**荼菜**汁服，并主熊罴伤，仍外涂。〔外治〕**独栗**烧。**粟米**嚼。并涂熊兽伤。**松脂**作饼。**龟版**灰。**鼠屎**灰。**薄荷**　**檐溜泥**并涂猫咬。**射罔**杀禽兽毒。

【犬、猘伤】〔内治〕**雄黄**同麝香，酒服。同青黛，水服。**苍耳叶**煎酒。**桃白皮**煎水。**紫荆皮**汁。**地黄**汁。**白兔藿**汁。**蔓菁根**汁。**生姜**汁。**韭根**汁。并内饮、外涂百度。**故梳**同韭根煎。**百家箸**煎汁。**头垢**同猬皮灰，水服。**猬头**烧，同发灰，水服。**驴尿** **狼牙** **草灰**水服。**芫青**米炒，酒服。并主猘犬、恶犬伤。**莨菪子**狂犬伤，日吞七粒，及捣根涂。**铁浆**狂犬伤，饮之，毒不入内。**斑蝥**风狗伤，以三个研细，酒煎服，即下肉狗四十个乃止，末尽再服。用七个，糯米一撮，炒黄，去米，入百草霜一钱，米饮服之，取下肉狗。**糯米**一勺，斑蝥三七个，分作三次炒，去蝥研末，分作三服，冷水滴油下，取恶物。**蛤蟆脍** **蚺蛇脯**并主狂犬伤，食之不发。〔外治〕**艾叶**猘犬伤，灸七壮，或隔床下土灸之。**瓦松**同雄黄，贴风狗咬，永不发。**栀子**烧，入硫黄末。**栾荆皮**同沙糖。**雄黄**入麝香。**山慈姑** **苏叶**嚼。**蓼叶** **莽草** **蓖麻子** **韭汁** **薤白** **葱白** **胆矾** **蚯蚓泥** **红娘子** **死蛇灰** **犬屎** **虎骨**牙、脂同。**人血**并涂狂犬、恶犬伤。**人参**狗咬破伤风，桑柴烧存性，掺之。**屋游** **地榆** **鹿蹄草** **黄药子** **秫米** **干姜** **乌柿** **赤薜荔** **杏仁** **马蔺根**同杏仁。**白果** **白矾** **菩萨石** **竹篮耳**灰。**冬灰** **黄蜡** **猪耳垢** **鼠屎**灰。**牛屎** **人屎**并涂犬伤。**人尿** **冷水** **屋漏水**并洗犬伤。

【驴、马伤】〔内治〕**马齿苋**马咬毒入心，煎服之。**人屎**马汗、马血入疮，欲死，服汁。**马屎中粟**剥驴马中毒，绞汁服，并涂之，仍以尿洗。**柽柳**剥驴马毒血入内，浸汁服，并取木片炙之。**葶苈**马汗毒气入腹，浸汤饮，取下恶血。**醇酒**马毒气入腹，杀人，多饮令醉。〔外治〕**益母草**和醋。**鼠屎**并涂马咬。**独栗**烧。**白马通** **鸡冠血**并涂马咬，及马汗入疮，剥驴马骨刺伤人欲死。**月经水**涂马血入疮，剥马骨伤人，神效。**马头**灰。**马鞭**灰。**鸡毛**灰。**乌梅**和醋。**雄黄** **白矾** **石灰**并傅马汗或毛入疮肿痛，入腹杀人。**水堇**汁。**冷水** **热汤**并洗马汗、马毛入疮。

【鼠咬】**狸肉**食。**狸肝** **猫头及毛**灰。**猫屎** **麝香**并涂。

【人咬】**龟版**灰。**摄龟甲**灰。并涂之。**人尿**浸。

诸　毒

金石　草木　果菜　虫鱼　禽兽

【金石毒】**甘草**安和七十二种石，一千二百种草，解百药毒。凡药毒，用麻油浸甘草节嚼之，咽汁良。**大青** **麦门冬** **人参汤** **荠苨汁** **莼心** **冬葵子** **瞿麦** **蓝汁。** **金星草** **葳蕤汁** **苎根汁** **萱根** **蕉根汁** **绿豆** **胡豆** **白扁豆** **黑大豆** **余甘子** **冬瓜练** **乌芋** **水芹汁** **寒水石** **黑铅**溶化淬酒。**魁蛤肉** **牡蛎肉** **蚌肉** **蚬子肉** **蛏肠** **石蟹汁** **鳗鲡鱼** **田螺** **雁肪肉** **鸭肉** **白鸭通** **乌肉** **犀角汁** **猪膏** **猪肉** **猪骨** **猪血** **羊血** **兔血** **诸血** **牛膍** **兔肉**并解一切丹石毒。〔砒石毒〕**米醋**吐。**乌桕根**下。**白芷** **郁金**

并井水服。**胡粉**地浆服。**白扁豆**水服。**蚤休**磨汁。**黑铅**　**鲞鱼鱿**并磨汁。**蓝汁**　**荠苨汁**　**酱汁**　**绿豆汁**　**豆粉**　**大豆汁**　**杨梅树皮汁**　**冬瓜藤汁**　**旱稻秆灰汁**　**地浆**　**井泉水**　**白鸭通汁**　**豭猪屎汁**　**人屎汁**　**鸭血**　**羊血**　**雄鸡血**　**胡麻油**　〔礜石毒〕**黑大豆**　**白鹅膏**　〔硇砂毒〕**绿豆汁**　**浮萍**硇砂损阴，同猪蹄煎汁渍洗。〔硫黄毒〕**金星草**　**胡麻油**　**米醋**　**飞廉**　**细辛**　**余甘子**煎水。**乌梅**煎。**黑铅**煎。**铁浆**　**朴消**　**猪血**　**羊血**　**冷猪肉**　**鸭肉**　**猪脂**　〔雄黄毒〕**防己**煎汁。〔丹砂毒〕**蓝青汁**　**咸水**　〔水银毒〕**黑铅**　**炭末**煎汁。**金器**破口，煮汁服。入耳，熨之、枕之引出。〔轻粉毒〕**黄连**　**贯众**　**酱汁**　**黑铅壶**浸酒。**斑蝥**　**猪肉**　〔石英毒〕**麻鞋**煮汁。**石燕**煮汁。**醇酒**服紫石英乍寒乍热者，饮之良。**鸡子**　**猪肉**　〔钟乳毒〕**鸡子清**　**猪肉**　〔石炭毒〕**冷水**中石炭毒，昏瞀，饮之即解。〔生金毒〕**白药子**　**余甘子**　**翡翠石**　**鹧鸪肉**　**鸭血**　**白鸭通**汁。**鸡屎淋**汁。**金蛇**煮汁。〔生银毒〕**葱汁**　**鸡子**汁。**鸭血**　**鸭通**汁。**银蛇**煮汁。**水银**服之即出。〔锡毒〕**杏仁**〔铜毒〕**慈姑**　**胡桃**　**鸭通汁**　〔铁毒〕**磁石**　**皂荚**　**猪、犬脂**　**乳香**　**貘屎**　〔土坑毒气〕**猪肉**。

【草木毒】**防风**诸药毒已死，只心头温者，擂水冷灌之。**葛根**诸药毒吐下欲死，煮汁服。**甘草**　**荠苨**　**蓝**汁。**蓝实**　**承露仙**　**榼**　**藤子**　**淡竹叶**同甘草、黑豆同煎服。**粟米**绞汁。**土芋**取吐。**绿豆**汁。**黑豆**汁。**白扁豆**汁。**生姜**　**葱**汁。**芽茶**同白矾。**地浆**　**黄土**煮汁。**蚕故纸**灰水服。**鼋甲**　**玳瑁**　**车渠**　**龟筒**　**白鹇**　**白鸽血**　**鹧鸪**　**孔雀脯**　**牛膍**　**犀角**汁。**猪屎**汁。**人屎汁**并解百药毒。〔钩吻毒〕**荠苨汁**　**蕹菜汁**　**葛根汁**　**葱汁**　**桂汁**　**白鸭血**　**白鹅血**　**羊血**并热饮。**鸡子清**　**鸡鷇雏**同麻油研烂灌之，取吐。**犀角汁**　**猪膏**　**人屎汁**　〔射罔毒〕**蓝汁**　**葛根**　**大麻子汁**　**大小豆汁**　**饴糖**　**藕汁**　**芰汁**　**竹沥**　**冷水**　**蚯蚓粪**　**贝齿**　**六畜血**　**人屎汁**　〔乌头、附子、天雄毒〕**防风汁**　**远志汁**　**甘草汁**　**人参汁**　**黄芪**　**乌韭**　**绿豆**　**黑豆**　**寒食饧**　**大枣肉**　**井华水**　**陈壁土**泡汤服。〔蒙汗毒〕**冷水**　〔鼠莽毒〕**蚤休**磨水。**镜面草**　**豇豆汁**　**黑豆汁**　**乌桕根**　**明矾**入少茶，水服。**鸡血**　**鸭血**　**羊血**并热饮。〔羊踯躅毒〕**栀子汁**　〔狼毒毒〕**蓝汁**　**盐汁**　**白敛**　**杏仁**　**木占斯**〔防葵毒〕**葵根汁**　〔莨菪毒〕**荠苨**　**甘草**　**升麻**汁。**蟹**汁。**犀角**汁。〔山芋毒〕**地浆**　**人屎**汁。〔苦瓠毒〕**稷米**汁。**黍瓤**汁。〔大戟毒〕**菖蒲**汁。〔甘遂毒〕**黑豆汁**　〔芫花毒〕**防风**汁。**防己**　**甘草**　**桂汁**　〔仙茅毒〕**大黄**　〔藜芦毒〕葱汁　雄黄　温汤　〔瓜蒂毒〕**麝香**　〔半夏、南星毒〕**生姜汁**　**干姜**煮汁。**防风**　〔桔梗毒〕**白粥**〔巴豆毒〕**黄连汁**　**菖蒲汁**　**甘草汁**　**葛根汁**　**白药子**　**黑豆汁**　**生藿汁**　**卢会**　**冷水**　**寒水石**　〔桂毒〕**葱**

汁〔漆毒〕**贯众　紫苏蟹**〔桐油毒〕**热酒　甘草　干柿。**

【果菜毒】**麝香　猪骨灰**水服。**米醋　头垢　童屎**并解诸果菜毒。**山鹊肉**解诸果毒。**甘草　酱汁　酒糟　葛汁　白兔藿　白花藤　鸡屎灰**并解诸菜毒。同贝齿、胡粉为末。酒服。**杏根**煎汁。〔蜀椒毒〕**葵子汁　豉汁　桂汁　蒜汁　大枣　冷水　地浆　黄土　雄鸡毛灰**　水服。**童尿**〔烧酒毒〕**冷水　绿豆粉　蚕豆苗**〔面毒〕**萝卜　枸杞苗　贝子**烧。**胡桐泪**〔豆粉毒〕**杏仁　豆腐　萝卜**〔莴苣毒〕**姜汁**〔水芹毒〕**硬糖　杏仁**同乳饼、粳米煮粥食。〔水莨菪毒〕**甘草汁**〔野芋毒〕**地浆　人屎汁**〔野菌毒〕**甘草**煎麻油服。**防风**汁。**忍冬**汁。**蠡实　酱汁　生姜　胡椒　绿豆**汁。**梨叶**汁。**荷叶**煎。**阿魏　地浆　黄土**煮。**鹧鸪　石首鱼枕　童尿　人屎汁。**

【虫鱼毒】**紫苏　荏叶　水苏　芦根　芦花　菩萨草**酒服。**大黄汁　马鞭草**汁。**苦参**煎醋。**缩砂仁　草豆蔻　酱汁　米醋　胡麻油　黑豆汁　冬瓜汁　橘皮**煎。**乌梅　橄榄　蜀椒　胡椒　莳萝　茴香　胡葱　大蒜　朴消　蓬砂**同甘草，浸香油。**鱼皮**烧。**鱼鳞**烧。**鲛鱼皮**烧。**獭皮**煮汁。并解一切鱼肉、虾、蟹毒。〔河豚毒〕**荻芽　芦花　蒌蒿　胡麻油　白扁豆　大豆汁　橄榄　五倍子**同白矾，水银。**槐花**水服。**橘皮**煮。**黑豆汁　紫苏汁　青黛汁　蓝汁　蜈蚣**解虫、鱼毒。**羊蹄叶**捣汁或煎，解胡夷鱼、檀胡鱼、鲑鱼毒。〔黄鲿鱼毒〕**地浆**黄鲿及无鳞诸鱼，反荆芥，服此解之。〔鳝鱼毒〕**蟹**食之即解。〔蟹毒〕**苏汁　藕汁　冬瓜汁　干蒜汁　芦根汁**　蟹、柿相反，令人吐血，服此解。**橙皮　丁香**〔鳖毒〕**橄榄　胡椒**〔马刀毒〕**新汲水**〔虾毒〕**鸡鹘**炙食。〔斑蝥、芫青、地胆、樗鸡毒〕**蓝汁　玉簪根　桂汁　黑豆汁　糯米　猪肉　猪胰**〔䗪虫毒〕**栀子**〔蓝蛇头毒〕**蓝蛇尾**食之即解。〔水虫毒〕**秃鹙毛。**

【禽兽毒】**白兔藿**诸肉菜大毒不可入口者，饮汁即解。**白花藤　黄藤　黑豆汁　酱汁　米醋　山楂　阿魏　草豆蔻　犀角汁**并解一切肉食鱼菜果蕈诸毒。〔诸鸟肉毒〕**生姜　白扁豆　狸头骨灰**水服。〔雉毒〕**姜汁　犀角汁**〔鸡子毒〕**米醋**〔鸩毒〕**葛粉**水服。**绿豆粉**〔六畜肉毒〕**乌桕叶汁**食牛马六畜肉生疔欲死，顿服三碗取利。**白扁豆　小豆汁　豉汁　葱子**煮汁。**猪屎灰**水服。并解六畜肉毒。**甘草汁　兰草汁　阿魏　绿豆汁　黄檗汁　麻鞋底**煮汁。**黄土**煮汁。**东壁土**水服。**地浆　头垢**并解六畜牛马诸肉毒。〔牛肉毒〕**狼牙**烧。**圣齑**〔独肝牛毒〕**牛肚**啖蛇牛独肝，毛发向后，有毒，汁饮。**人乳汁**和豉汁服。〔马肝毒〕**猪骨灰**水服。**鼠屎**末服。**头垢**〔猪肉毒〕**猪屎灰**水服。〔狗毒〕**杏仁　芦根**〔猪肝毒〕**猪脂**顿服五升。**垢头巾**泡汤服。〔肉脯毒〕韭汁　黄土煮服。**地**

浆 **贝子**烧，水服。**猪骨灰**水服。**犬屎灰**酒服。**人屎灰**酒服。**头垢**含咽。

蛊　毒

【解毒】 **荠苨**解蛊毒、百药毒，饮其汁。**蘘荷**服汁，蛊立出。卧其叶，即自呼蛊主姓名。**山慈姑**同大戟、五倍子为紫金丹，服。**徐长卿**　**天麻**　**钗子股**　**甘草**吐。**避虺雷**　**升麻**吐。**锦地罗**　**吉利草**　**蘼芜**　**紫金牛**　**木香**　**龙胆草**　**草犀**　**格注草**吐。**独行根**　**紫菀**　**马兜铃**　**郁金**下。**郁金香**　**钩吻**　**金丝草**　**合子草**　**芫花**下。**预知子**　**荛花**下。**牵牛子**下。**鸢尾**下。**土瓜根**吐、下。**山豆根**　**桔梗**下。**解毒子**　**鬼臼**　**白兔藿**　**连翘**　**千里及**吐、下。**羊蹄根**　**泽漆**吐。**慎火草**　**常山**吐。**藜芦**　**莼**　**赤车使者**　**茜根汁**　**胡麻油**吐。**糯谷颖**煎汁。**麦苗**汁。**小麦面**水服。**豆豉**　**胡荽根**擂酒。**马齿苋**汁。**大蒜**　**苦瓠汁**吐。**鹿藿**　**百合根**　**槟榔**　**大腹皮**　**桃白皮**下。**榧子**　**枣木心**吐。**龙眼**　**食茱萸**　**蜀椒**　**盐麸子**　**甜瓜蒂**吐。**地椒**　**榴根皮**　**皂荚**　**槲树皮**　**巴豆**　**樗根皮**　**苏合香**　**生漆**　**相思子**　**雷丸**　**桃寄生**　**猪苓**　**石南实**　**桑木心**　**鬼箭羽**　**琥珀**　**半天河**　**车脂**　**猪槽水**　**故锦汁**　**釜墨**　**伏龙肝**　**古镜**　**朱砂银**　**铁精**　**菩萨石**　**金牙石**　**雄黄**　**方解石**　**长石**　**代赭石**　**石胆**　**黄矾石**　**白矾石**　**石蟹**　**诸盐水**　**石硷**　**霹雳砧**　**斑蝥**　**蚕蜕纸**　**五倍子**　**芫青**　**露蜂房**　**蜂子**　**鲮鲤甲**　**龙齿**　**蚺蛇胆**及肉。**自死蛇**　**蝮蛇**　**蛇蜕皮**　**蛇婆**　**鲩鱼胆**　**鱼枕**　**青鱼枕**　**鲞鱼枕**　**龟筒**　**鲛鱼皮**　**玳瑁**　**贝齿子**　**鹳骨**　**鹤肫中砂子**磨水服。**鸧鸡**　**白鸡血**　**鸠血**　**鰕鸡子**　**鸡头**　**鸡屎白**　**白鸽血**　**鹧鸪**　**白鸭血**　**皂血**　**孔雀血**　**白鹇**　**胡燕屎**　**鹊脑髓**　**猪肝**　**猪屎汁**　**豚卵**　**羊肝、肺**　**羊胆**　**羖羊角**　**羖羊皮**　**犀角**　**鹿角**　**灵猫阴**　**麝香**　**猫头骨**及屎。**狐五脏**　**獭肝**　**败鼓皮**　**猬皮**　**貒膏脑**　**六畜毛、蹄甲**　**人牙**　**头垢**　**人屎**。

诸物哽咽

【诸骨哽】 **缩砂蔤**诸骨哽，浓煎咽。**艾叶**煎酒。**地菘**同白矾、马鞭草、白梅，丸噙。**凤仙子**研，水咽。根、叶煎醋。**半夏**同白芷水服，取吐。**云实根**研汁咽。**瞿麦**水服。**蔷薇根**水服。**白敛**同白芷，水服。**白药**煎醋。**威灵仙**醋浸，丸噙。同砂仁，煎服。**鸡苏**同朴消，丸噙。**丝瓜根**烧服。**栗荴**烧吹。**乳香**水研。**桑椹**嚼咽。**金樱根**煎醋。**浆水脚**同磁石、橘红，丸咽。**蚯蚓泥**擦喉外。**蓬**

砂含咽。**桑螵蛸**煎醋。**蜂蜜**噙。**鲩鱼胆**酒化，取吐。**鳜鱼胆**取吐。**鲫鱼胆**点咽。**鲇鱼肝**同栗子皮、乳香丸，线绵包吞，钓出。**乌贼骨**同橘红、寒食面，丸吞。**鸭肫衣**炙研，水服。**雕粪**诸鸟兽骨哽，烧灰，酒服。**猪膏**含咽。**羊胫骨灰**饮服。**狗涎**频滴。**虎骨**诸兽骨哽，末，水服。**虎屎**烧，酒服。**狼屎**兽骨哽，烧服。**鹿角**末，咽。筋，吞钓出。〔鸡骨哽〕**贯众**同缩砂、甘草末，包含。**白芷**同半夏末服，呕出。**缩砂**　**苎根**捣丸，鸡汤化下。**凤仙根**煎酒。**水仙根**　**玉簪花根**汁。**蓖麻子**同百药煎，研服。**盐麸子根**煎醋，吐。**乳香**水研。**金樱根**煎醋。**茯苓**同楮实末，乳香汤下。**五倍子**末，掺之，即下。**鸡内金**烧吹。**鸡足距**烧水服，翮翎同。〔鱼骨哽〕**贯众**同前。**缩砂**浓煎。**苎根**擂泥，鱼汤下。**蓖麻子**同百药煎，研咽。**水仙根**　**玉簪根**并擂汁服。**醉鱼草**吐。**白芍药**嚼。**马勃**蜜丸噙。**饴糖**含咽。**百合**涂项外。**橘皮**噙。**橄榄**嚼咽。**茱萸**鱼骨入腹，煎水服，软出。**白胶香**　**木兰皮**　**皂荚**吹鼻。**椿子**擂酒服，吐之。**楮叶汁**啜之。嫩皮捣丸，水下二三十丸。**桑椹**嚼。**金樱根**煎醋。**琥珀珠**推之。**仙人杖**煮汁。**鬼齿**煮汁，或丸含。**青鱼胆**吐。**鲩鱼胆**吐。**乌贼骨**　**诸鱼鳞灰**水服。**鱼笱须**烧服。**鱼网**烧服，或煮汁。**鸬鹚头及骨、嗉、喙、翅、屎**并烧服。**鱼狗**烧服，亦煮服。**秃鹫喙**烧服。**獭肝及骨、爪**烧服。**獭爪**项下爬之。**海獭皮**煮汁。〔金、银、铜、铁哽〕**缩砂蔤**浓煎服。或加甘草。**凤仙子及根**擂汁，下铜铁物哽。**王不留行**误吞铁石，同黄檗，丸服。**艾叶**煎酒。**百部**浸酒。**木贼**为末。并主误吞铜钱。**葵汁**　**薤白**并主误吞钱物钗镮，频食取利。**饴糖**　**慈姑汁**　**凫茈**　**胡桃**并主误吞铜钱，多食之。**南烛根**水服。**白炭**烧红研末，水服。**石灰**同硫黄少许，酒服。**胡粉**同猪脂服一两。并主误吞金银铜钱在腹。**水银**误吞金银，服半两即出。**铜弩牙**误吞珠钱，烧淬水饮。**慈石**误吞铁物，线穿拽之。**古文钱**误吞铁物，用白梅淹烂，捣服一丸，即吐出。**蜂蜜**吞铜钱，服之即出。**鹅羽**误吞金银，烧服。**猪、羊脂**误吞铜钱诸物，多食之，利出。**鸵鸟屎**　**貘屎**误吞铜钱砂石入腹，水化服之，即消。〔竹、木哽〕**半夏**服取吐。**蓖麻子**同凝水石噙，自不见也。**秤锤**　**铁锯**并烧，淬酒饮。**鲩鱼胆**酒服，取吐。**鳜鱼胆**一切骨哽竹木入咽，日久不出，痛刺黄瘦，以一皂子煎酒服，取吐。**鲫鱼胆**点。**象牙**为末，水服。〔芒刺、谷贼〕**舂杵头细糠**含咽。**胡麻**误吞谷麦芒刺，名谷贼，炒研，白汤服。**饴糖**含咽。**鹅涎**下谷贼。**象牙**诸物刺咽，磨水服，即吐。**甑带灰**水服，主草哽。〔桃李哽〕**狗骨**煮汁，摩头上。**麝香**酒服。〔发哽〕**木梳**烧灰酒服。**自己发灰**水服一钱。〔食哽〕**鹰屎**烧，水服。

妇人经水

经闭，有血滞，血枯；不调，有血虚者过期，血热者先期，血气滞者作痛。

【活血流气】 **香附**血中之气药。生用上行，熟用下行，炒黑则止血。童尿制，入血分补虚；盐水制，入血分润燥。酒炒行经络，醋炒消积聚，姜炒化痰饮。得参、术，补气；得归、苄，补血；得苍术、芎䓖，解郁；得栀子、黄连，降火；得厚朴、半夏，消胀；得神曲、枳实，化食；得紫苏、葱白，解表邪；得三棱、莪茂，消积磨块；得茴香、破故纸，引气归元；得艾叶，治血气，暖子宫。乃气病之总司，为女科之仙药。**当归**一切气，一切劳。破恶血，养新血，补诸不足。头止血，身养血，尾破血。妇女百病，同地黄丸服。月经逆行，同红花煎服。血气胀痛，同干漆丸服。室女经闭，同没药末，红花酒调服。**丹参**破宿血，生新血，安生胎，落死胎，止血崩带下，调经脉，或前或后，或多或少，兼治冷热劳，腰脊痛，骨节烦疼，晒研，每服二钱，温酒调下。**芎䓖**一切气，一切血，破宿血，养新血，搜肝气，补肝血，润肝燥，女人血闭无子，血中气药也。**芍药**女子寒血闭胀，小腹痛，诸老血留结，月候不调。**生地黄**凉血生血，补真阴，通月水。**兰草**生血和气，养营调经。**泽兰**营气，破宿血，主妇人劳瘦，女科要药也。**茺蔚子**调经，令人有子，活血行气，有补阴之功。**庵蕳子**同桃仁浸酒，通月经。**玄胡索**月经不调，结块淋露，利气止痛，破血，同当归、橘红丸服。**柴胡**妇人热入血室，寒热，经水不调。**黄芩**下女子血闭淋漏。**茅根**月水不匀，淋沥，除恶血。**䓪莶根**通经脉，宜妇人。**醍醐菜**擂酒，通经。**茶汤**入沙糖少许，露一夜，服即通，不可轻视。**铅霜**室女经闭，烦热，生地黄汁服。**木香**　**乳香**　**乌药**　**白芷**　**桑耳**并主血气。**荔枝核**血气痛，同香附末服。**荜茇**血气痛，经不调，同蒲黄丸服。**附子**通经，同当归煎服。**芥子**酒服末，通月水。**韭汁**治经脉逆行，入童尿饮。**丝瓜**为末，酒服，通月经。**土瓜根**经水不利，同芍药、桂枝、䗪虫为末，酒服。**薏苡根**煎服，通经。**牛膝**血结，经病不调，同干漆，地黄汁丸服。**牛蒡根**月水不通，积块欲死，蒸三次，浸酒日饮。**马鞭草**通月经瘕块，熬膏服。**虎杖**通经，同没药、凌霄花，末服。**蒺藜**通经，同当归末，酒服。**木麻**月闭癥瘕，久服令人有子。**硇砂**月水不通，积聚刺痛，破结血，暖子宫，同皂荚、陈橘皮，丸服。**白垩土**女子寒热癥瘕，月闭无子，子宫冷。**铜镜鼻**血闭癥瘕，伏肠绝孕。**乌金石**通月水，煎汤，服巴豆三丸。**蚕沙**月经久闭，炒，煮酒饮一盏即通。**葛上亭长**血闭癥块，米炒研服。**乌鸦**经闭，炙研，同水蛭等药服。**獭胆**通经，同硇砂等药，丸服。爪同。**白狗屎**月水乍多乍少，烧末酒服。**鼠屎**通经，酒服一钱。**童男童女发**通经，同斑蝥、麝香，末服。**人乳**日饮三合，通经。**水蛭**　**地胆**　**樗鸡**　**五灵脂**　**鳖甲**　**纳鳖**　**穿山甲**　**龙胎**　**蛤粉**　**菩萨石**　**铜弩牙**　**朴消**　**紫荆皮**　**木占斯**　**桂心**　**干漆**　**厚朴**煎酒。**栝楼根**　**质汗**　**甜瓜蔓**　**蓬莪茂**　**三棱**　**枣木**　**紫葳**　**庵罗果**　**桃仁**　**牡丹皮**　**刘寄奴**　**紫参**　**姜黄**　**郁金**　**红蓝花**　**瞿麦**　**番红花**　**续随子**　**蛇莓**　**瓦松**　**石帆**　**赤孙施**　**蒲黄**并破血通经。**大枣**妇人脏燥，悲哭如祟，同小麦、甘草，水煎服。**葶苈**纳阴中，通月水。

【益气养血】 **人参**血虚者益气，阳生则阴长也。**术**利腰脐间血，开胃消食。**熟地黄**伤中胞胎，经候不调，冲任伏热，久而无子，同当归、黄连，丸服。**石菖蒲**女人血海冷败。**补骨脂**　**泽泻**　**阳起石**　**玄石**　**白玉**　**青玉**　**紫石英**并主子宫虚冷，月水不调，绝孕。**阿胶**女人血枯，经水不调，无子，炒研酒服。**雀卵**　**乌贼鱼骨**　**鲍鱼汁**并主女子血枯病，伤肝，唾血下血，通经闭。**驴包衣**天癸不通，煅研，入麝，新汲水下，不过三服。

带　下

是湿热夹痰，有虚有实。

苍术燥湿强脾，四制丸服。**艾叶**白带，煮鸡子食。**石菖蒲**赤白带下，同破故纸末服。**白芷**漏下赤白，能蚀脓。白带冷痛腥秽，同蜀葵根、白芍、枯矾，丸服。石灰淹过，研末酒服。**草果**同乳香末服。**糯米**女人白淫，同花椒烧研，醋糊丸服。**莲米**赤白带，同江米、胡粉，入乌骨鸡煮食。**白扁豆**炒研，米饮日服。花同。**荞麦**炒焦，鸡子白服。**韭子**白带白淫，醋煮丸服。**芍药**同香附末，煎服。同干姜末服。**沙参**七情内作，或虚冷者，为末，米饮日服。**狗脊**室女白带，冲任虚损，关节重，同鹿茸丸服。亦治妇人。**枸杞根**带下脉数，同地黄，煮酒饮。**椿根白皮**同滑石丸服。同干姜、芍药、黄檗，丸服。**木槿皮**煎酒，止带下，随赤白用。**榆荚仁**和牛肉作食，止带下。**茯苓**丸服。**松香**酒煮，丸服。**槐花**同牡蛎末，酒服。**冬瓜仁**炒研，汤服。**牡荆子**炒焦，饮服。**益母草**为末，汤服。**夏枯草**为末，饮服。**鸡冠花**浸酒饮，或末服。**马齿苋**绞汁，和鸡子白服。**大蓟根**浸酒饮。**酢浆草**阴干，酒服。**椒目**炒研，水服。**榄子**同石菖蒲，末服。**韭汁**同童尿，露一夜，温服。**葵叶**　**葵花**治带下，目中溜火，和血润燥，为末酒服，随赤白用。**蜀葵根**散脓血恶汁，治带下，同白芷、芍药、枯矾，化蜡丸服。**败酱**治带下，破多年凝血，化脓为水。**漏卢**产后带下，同艾叶丸服。**甑带**五色带下，煮汁服。**泽兰子**女人三十六疾。**马矢蒿　蠡实　紫葳　茜根　白敛　土瓜根　赤地利　鬼箭羽　水芹　蒲黄　景天　猪苓　李根白皮　金樱根　酸榴皮　桃毛　白果　石莲　芡实　城东腐木　橡斗　秦皮　人参　黄芪　肉苁蓉　何首乌　葳蕤　当归　芎䓖　升麻**升提。**柴胡**升提。**阳起石　白石脂　五色石脂　玉泉　石胆　代赭石　石硫黄　石硫赤　硇砂**并主赤白带下，无子。**石灰**白带白淫，同茯苓丸服。**云母粉**水服方寸匕，立见效。**禹余粮**赤白带，同干姜丸服。**石燕**月水湛浊，赤带多年，煎饮或末，日服。**白矾**白沃漏下，经水不利，子肠坚僻，中有干血，烧研，同杏仁丸，纳阴户内。**白瓷器**主白崩带。**伏龙肝**炒烟尽，同棕灰、梁上尘服。**秋石**枣肉丸服。**牛角䚡**烧灰，酒服。**狗头骨**同上。**兔皮灰**同上。**猪肾**宜多食。**猪肝**同金墨、百草霜，煨食。**羊胰**酢洗蒸食，数次愈。**羊肉**产后带下赤白，绝孕，豉、蒜煮熟，入酥食。**山羊肉**主赤白带。**狗阴茎**女人带下十二疾。**鹿角**白浊，炒研酒服。**鹿茸**赤白带下，炙末酒服。室女白带，冲任虚寒，同狗脊、白敛，丸服。**白马左蹄**五色带下，烧灰，酒服。**驼毛　乌驴皮　牛骨及蹄甲　阴茎　麋角　鹿血　阿胶　丹雄鸡　乌骨鸡　鸡内金　雀肉　雀卵　雀屎　伏翼　五灵脂　鳗鲡鱼　鲤鱼鳞　龙骨　鼍甲　龟甲　鳖肉　鲎鱼骨　海螵蛸　牡蛎粉　马刀　海蛤　蛤粉　蚌粉　蜜蜂子　土蜂子　蚕蜕纸**灰。**故绵**灰。**淡菜　海蛇　全蝎　丹参　三七　地榆**并主赤白带。**贯众**醋炙，末服，止赤白带。**蛇床子**同枯矾，纳阴户。**古砖**烧赤，安蒸饼坐之。

崩中漏下

月水不止　五十行经。

【调营清热】**当归**漏下绝孕，崩中诸不足。**丹参**功同当归。**芎䓖**煎酒。**生地黄**崩中及经不止，擂汁酒服。**芍药**崩中痛甚，同柏叶煎服。经水不止，同艾叶煎服。**肉苁蓉**血崩，绝阴不产。**人参**血脱益阳，阳生则阴长。**升麻**升阳明清气。**柴胡**升少阳清气。**防风**炙研，面糊煮酒服一钱，经效。**白芷**主崩漏，入阳明经。**香附子**炒焦酒服，治血如崩山，或五色漏带，宜常服之。**黄芩**主淋漏下血，养阴退阳，去脾经湿热。阳乘阴，崩中下血，研末，霹雳酒服一钱。四十九岁，月水不止，条芩醋浸七次，炒研为丸，日服。**青蘘**汁服半升，立愈。**鸡冠花及子**为末，酒服。**大、小蓟**煎服。或浸酒饮。**菖蒲**产后崩中，煎酒服。**蒲黄**止崩中，消瘀血，同五灵脂末炒，煎酒服。**凌霄花**为末，酒服。**茜根**止血内崩，及月经不止。五十后行经，作败血论，同阿胶、柏叶、黄芩、地黄、发灰，煎服。**三七**酒服二钱。**石**

韦研末，酒服。**水苏**煎服。**柏叶**月水不止，同芍药煎服。同木贼炒，末服。**槐花**漏血，烧研酒服。血崩不止，同黄芩，烧秤锤酒服。**淡竹茹**崩中，月水不止，微炒，水煎服。**黄麻根**水煎。**甜瓜子**月经太过，研末，水服。**黑大豆**月水不止，炒焦，冲酒。**白扁豆花**血崩，焙研，饮服。**蒸饼**烧研，饮服。**玄胡索**因损血崩，煮酒服。**缩砂**焙研，汤服。**益智子**同上。**椒目**焙研，酒服。**胡椒**同诸药，丸服。**艾叶**漏血，崩中不止，同干姜、阿胶，煎服。**木莓根皮**煎酒，止崩。**续断**　**石莲子**　**蠡实**　**茅根**　**桃毛**　**小檗**　**冬瓜仁**　**松香**　**椿根白皮**　**鹿角**　**鹿茸**　**鹿血**　**猪肾**　**乌骨鸡**　**丹雄鸡**　**鸡内金**　**雀肉**　**鲎尾**　**蚌壳**　**文蛤**　**海蛤**　**鲍鱼**并主漏下崩中。**毛蟹壳**崩中腹痛，烧研，饮服。**牡蛎**崩中及月水不止，煅研，艾煎醋膏，丸服。**鳖甲**漏下五色，醋炙研，酒服。同干姜、诃黎勒，丸服。**紫铆**经水不止，末服。**鳔胶**崩中赤白，焙研，鸡子煎饼食，酒下。**阿胶**月水不止，炒焦，酒服，和血滋阴。**羊肉**崩中垂死，煮归、芎、干姜服。

【止涩】 **棕灰**酒服。**莲房**经不止，烧研，酒服。血崩，同荆芥烧服。产后崩，同香附烧服。**败瓢**同莲房烧服。**丝瓜**同棕烧服。**木耳**炒黑，同发灰服，取汗。**桑耳**烧黑，水服。**槐耳**烧服。**乌梅**烧服。**梅叶**同棕灰服。**荷叶**烧服。**桃核**烧服。**胡桃**十五个，烧研，酒服。壳亦可。**甜杏仁黄皮**烧服。**凫茈**一岁一个，烧研，酒服。**漆器灰**同棕灰服。**故绵**同发烧服。**败蒲席灰**酒服。**木芙蓉花**经血不止，同莲房灰，饮服。**槐枝灰**赤白崩，酒服。**幞头灰**水服。**白纸灰**酒服。**蚕蜕纸灰**同槐子末服。**百草霜**狗胆汁服。**松烟墨**漏下五色，水服。**乌龙尾**月水不止，炒，同荆芥末服。**绵花子**血崩如泉，烧存性，酒服三钱。**贯众**煎酒。**丁香**煎酒。**地榆**月经不止，血崩，漏下赤白，煎醋服。**三七**酒服。**地锦**酒服。**木贼**崩中赤白，月水不断，同当归、芎䓖服。漏血不止，五钱，煎水服。血崩气痛，同香附、朴消，末服。**石花**同细茶、漆器末，酒服。**桑花**煎水。**翻白草**擂酒。**醍醐菜**杵汁，煎酒。**夏枯草**研末，饮服。**桂心**煅研，饮服二钱。**何首乌**同甘草，煮酒服。**扶杨皮**同牡丹、牡蛎煎酒，止白崩。**橡斗壳**　**金樱根**　**榴皮**根同。**鬼箭羽**　**城东腐木**　**石胆**　**代赭石**　**白垩土**　**玄精石**　**硇砂**　**五色石脂**　**太乙余粮**并主赤沃崩中，漏下不止。**赤石脂**月水过多，同补骨脂末，米饮服二钱。**禹余粮**崩中漏下五色，同赤石脂、牡蛎、乌贼骨、伏龙肝、桂心，末服。**伏龙肝**漏下，同阿胶、蚕沙末，酒服。**五灵脂**血崩不止，及经水过多，半生半炒，酒服，能行血止血。为末熬膏，入神曲，丸服。烧存性，铁锤烧，淬酒服。**鹊巢**积年漏下，烧研，酒服。**牛角鳃**烧研，酒服。**羊胫骨**月水不止，煅，入棕灰，酒服。**狗头骨**血崩，烧研，糊丸，酒服。**乌驴屎**血崩，及月水不止，烧研，糊丸，酒服。**乌驴皮**　**羖羊角**烧。**马**

悬蹄煅。**马鬐毛及尾**烧。**牛骨及蹄甲**煅。**孔雀屎**烧。**龙骨**煅。**鼍甲**煅。**海螵蛸**　**鲤鱼鳞**并主崩中下血，漏下五色。

胎　前

子烦　胎啼。

【安胎】**黄芩**同白术，为安胎清热圣药。**白术**同枳壳丸服，束胎易生。**续断**三月孕，防胎堕，同杜仲丸服。**益母草**子同。胎前宜熬膏服。**丹参**安生胎，落死胎。**青竹茹**八九月伤动作痛，煎酒服。**竹沥**因交接动胎，饮一升。**白药子**胎热不安，同白芷末服。**黄连**因惊胎动出血，酒饮。**知母**月未足，腹痛如欲产状，丸服。**枳壳**腹痛，同黄芩煎服。同甘草、白术丸服，令胎瘦易生也。**大枣**腹痛，烧研，小便服。**缩砂仁**行气止痛。胎气伤动，痛不可忍，炒研，酒服。子痫昏瞀，炒黑，酒下。**香附子**安胎顺气，为末，紫苏汤服，名铁罩散。恶阻，同藿香、甘草末，入盐汤服。**槟榔**胎动下血，葱汤服末。**益智子**漏胎下血，同缩砂末，汤服。**大腹皮**　**榉皮**　**陈橘皮**　**藿香**　**木香**　**紫苏**并行气安胎。**芎䓖**损动胎气，酒服二钱。亦可验胎有无。**当归**妊娠伤动，或子死腹中，服此，未损即安，已损即下，同芎䓖末，水煎服。堕胎下血，同葱白煎服。**朱砂**上症，用末一钱，鸡子白三枚，和服，未死安，已死出。**葱白**下血抢心困笃，浓煎服，未死安，已死出。**薤白**同当归煎服。**艾叶**妊娠下血，半产下血，仲景胶艾汤主之。胎动心痛胀，或下血，或子死腹中，煮酒服。胎迫心，煮醋服。**阿胶**胎动下血，葱豉汤化服。葱、艾，煎服。尿血，饮服。血痢，大便血，煎服。**黄明胶**酒服。**秦艽**同甘草、白胶、糯米，煎服。同阿胶、艾叶，煎服。**木贼**同川芎末，煎服。**生地黄**捣汁，或末，或渍酒，或煮鸡子。**桑寄生**同阿胶、艾叶煎。**酱豆**炒研，酒服。**赤小豆芽**酒服，日三。亦治胎漏。**桃枭**烧服。**莲房**烧服。**百草霜**同棕灰、伏龙肝、童尿、酒服。**鸡子**二枚，生，和白粉食。**鹿角**同当归煎服。腰痛，烧投酒中七次，饮。**生银**煎水，或同苎根煎酒服。**代赭石**　**鹿茸**　**麋角**　**黑雌鸡**　**豉汁**　**大蓟**　**蒲黄**　**蒲蒻**　**卖子木**并上血安胎。**菖蒲**半产下血不止，捣汁服。**荷鼻**胎动见黄水，一个，烧研，糯米汤服。**糯米**胎动下黄水，同黄芪、芎䓖，煎服。**秫米**同上。**粳米**同上。**蜜蜡**下血欲死，一两，化投酒半升服，立止。**熟地黄**漏胎不止，血尽则胎死，同生地黄末，白术汤服。腹痛脉虚，同当归丸服。**苎根**同银煎服。**葵根**烧灰，酒服。**五倍子**酒服。**鸡卵黄**酒煮，日食。**鸡肝**切，和酒食。**龙骨**　**铁秤锤**并主漏胎，下血不止。**人参**　**黄芪**胎前诸虚。〔外治〕**弩弦**胎动上膈，系腰立下。**蛇蜕**胎动欲产，袋盛系腰下。**伏龙肝**研水服。**井底泥　犬尿泥**并主妊娠伤寒，涂腹护胎。**嫩卷荷叶**孕妇伤寒，同蚌粉涂腹，并服之。〔子烦〕**竹沥**胎气上冲，烦躁，日频饮之。**葡萄**煎服。擂汁亦佳。**黄连**酒服一钱。**知母**枣肉丸服。**生银**同葱白、阿胶煎服。**蟹爪**煎服。〔胎啼〕**黄连**腹中儿哭，煎汁常呷。

产　　难

【催生】 **香附子**九月十月服此，永无惊恐。同缩砂、甘草末服，名福胎饮。**人参**横生倒产，同乳香、丹砂，鸡子白、姜汁调服，子母俱安。**白芷**煎服。或同百草霜，童尿、醋汤服。**益母草**难产及子死，捣汁服。**蒺藜子**同贝母末服，催生坠胎，下胞衣。**贝母**末服。**麻子仁**倒产，吞二枚。**黄麻根**煮服，催生破血，下胞衣。**盐豉**烧研，酒服。**皂荚子**吞一枚。**柞木皮**同甘草煎服。**乳香**丸服，末服。同丁香、兔胆，丸服。**龙脑**新水服少许，立下。**凤仙子**水吞。**山楂核**吞。**桃仁**吞。**牛屎中大豆**吞。**槐实**内热难产，吞之。**舂杵糠**烧服。**柑橘瓤**烧服。**莲花　胡麻　赤石脂　代赭石　禹余粮　石蟹　蛇黄**煮。**鳔胶**烧。**蛟髓　白鸡距**烧，和酒服。**白雄鸡毛**同上。**鸡子白**生吞一枚。**乌鸡冠血　兔血**同乳香末服。**兔脑**同乳香丸服。头同。**兔皮毛**血上攻心，烧末酒服。**败笔头灰**藕汁服。**鼠灰**酒服。**骡蹄灰**入麝，酒服。**麝香**水服一钱，即下。**羚羊角尖**刮末，酒服。**狗毛灰**酒服。**白狗血**血上攻心，酒服。**猪心血**和乳香、丹砂，丸服。**真珠**酒服一两，即下。**鳖甲**烧末，酒服。**龟甲**烧末，酒服。矮小女子，交骨不开，同发灰、当归，酒服。**生龟**临月佩之，临时烧服。**海马　文鳐鱼**并同。**本妇爪甲**烧末，酒服。**人尿**煎服。**蚕蜕纸灰**同蛇蜕灰，酒服。**土蜂窠**泡汤服。**弹丸**酒服一钱。**松烟墨**水服。**芒消**童尿、酒服。**云母粉**酒服半两，入口即产。**诸铁器**烧赤淬酒。**布针**二七个，烧淬酒。**铁镬锈**同白芷、童尿，入醋服。**马衔**煮汁服，并持之。**铜弩牙**。**古文钱**并淬酒。**铳楔灰**酒服。**箭秆**同弓弦烧，酒服。**弓弩弦**煮汁，或烧灰服。**凿柄木灰**酒服。**破草鞋灰**酒服。**簸箕**淋水服。**车脂**吞二豆许。**夫裩带**烧五寸，酒服。**钟馗左脚**烧末，水服。并主产难，及胞衣不下。**蛇蜕**横生逆产，胎衣不下，炒焦酒服，泡汤浴产门。同蝉蜕、头发，烧研，酒服。**鹿粪**经日不产，干湿各三钱，为末，姜汤下。**猪膏**化酒，多饮。**五灵脂**半生半炒，酒服。**牛膝**酒煎。**地黄汁**，和酢服。**洗儿汤**饮。**井底泥**水服。**灶突后黑土**酒服。并下胎衣。**金箔**七片，磨汤服。

【滑胎】 **榆白皮**末。**牵牛子**末服，并临月服之，滑胎易产。**冬葵子**末服。同牛膝煎服。根同。**葵花**横生倒产，酒服。**黄葵子**汤服。**车前子**酒服。或同菟丝子。**蜀黍根**酒服。**赤小豆**吞之，或煮服。生研水服，治产后月闭。**马槟榔**细嚼数枚，井水下。**当归**同芎末，大豆、童尿、流水煎服。**慈姑**汁，服一升。**瞿麦**煮汁。**酸浆子**吞。**木通　通草　泽泻　预知子　水松　马齿苋　黄杨叶　海带　麦蘖　滑石　浆水**并主产难，横生逆生，胎衣不下。**蜂蜜**横生难产，同麻油各半碗服，立下。**蒲黄**日月未足欲产，及胞衣不下，并水服二钱。同地龙、橘皮末服，甚妙。〔外治〕**蓖麻仁**捣，贴足心。**本妇鞋**炙，熨腹下。**蚯蛭土**炒，搨心下。**牛屎**热涂腹上。并主产难，下生胎、死胎、胞衣。**食盐**涂儿足，并母腹。**釜下墨**画儿足。并主逆生。**磨刀水**盘肠产，摩肠上，内服慈石汤。**赤马皮**临产坐之。**马衔　郎君子　飞生　石燕**并临时把之。**厕筹**烧烟，催生。**女中衣**覆井上，下胎衣。**乳发**胎衣不下，撩母口中。**市门土**八月带之，临产酒服一钱，易产。**海马　文鳐鱼　獭皮　生龟**并临月佩之。

【胎死】 **当归**同芎末、童尿、流水煎服。**丹参**末。**黄葵子**末。**瞿麦**煎。**益母草**汁。**贝母**末，酒服。**鬼臼**煎酒。**红花**煎酒。**大麦蘖**煎水。**麦曲**煎水磨胎。**紫金藤　苦瓠**灰。**雀麦**煎水。**大豆**煎醋。**胡麻油**和蜜。**肉桂**童尿、酒服末。**榆白皮**末。**皂荚刺灰**酒服。**木莓根皮**破血。**炊蔽灰**水服。**松烟墨**水服。**蓖麻子**四枚，同巴豆三枚，入麝香，贴脐。**伏龙肝**酒服，仍贴脐下。**水银**吞二两，即下。**胡粉**水服。**硇砂**同当归酒服。**丹砂**水煮过，研末酒服。**斑蝥**一个，烧末，水服。**蟹爪**同甘草、阿胶，煎服。**夜明砂灰**酒服。**乌鸡**煮汁服，仍摩脐下。**鸡卵黄**和姜汁服。**雌鸡屎**三七枚，煎水煮米粥食。**鹿角屑**葱汤服。**羊血**热饮。**人尿**煎服。并下死胎及胎衣。

【堕生胎】 **附子**堕胎，为百药长。**天雄　乌喙　侧子　半夏　天南星　玄胡索　补骨脂　莽草　商陆　瞿麦　牛膝　羊踯躅　土瓜根　薏苡根　茜根　蒺藜　红花　茅根　鬼箭羽　牡丹皮　大麦蘖　麦曲　茼茹　大戟　薇衔　黑牵牛　三棱　野葛　藜芦　干姜　桂心　皂荚　干漆　槐实　巴豆　槐根　衣鱼　蝼蛄　虻虫　水蛭　䗪虫　蛴螬　蚱蝉　斑蝥　芫青　地胆　蜈蚣　蛇蜕　石蚕　马刀　飞生　亭长　蜥蜴　蟹爪**同桂心、瞿麦、牛膝为末，煎酒服。**鸡卵白**三家卵，三家盐，三家水，和服。**麝香**同桂心。**石蟹　硇砂　水银　胡粉　琉璃瓶**研末，黄酒服。**雄黄　雌黄　朴消　代赭　牛黄　茶汤**入沙糖少许，露一夜，胎至三月亦下也。**安息香**下鬼胎。**芫花根**下鬼胎癥块，研末一钱，桃仁汤下。内产户，下胎。**土牛膝根**染麝香，内产户，下胎。**苦实把豆儿**同上。

产　后

【补虚活血】 **人参**血运，同紫苏、童尿，煎酒服。不语，同石菖蒲，煎服。发喘，苏木汤服末二钱。秘塞，同麻仁、枳壳，丸服。诸虚，同当归、猪肾煮食。**当归**血痛，同干姜末服。自汗，同黄芪、白芍药，煎服。**蒲黄**血运、血癥、血烦、血痛、胞衣不下，并水服二钱。或煎服。**苏木**血运、血胀、血噤，及气喘欲死，并煎服。**黄芪**产后一切病。**杜仲**诸病，枣肉丸服。**泽兰**产后百病。根，作菜食。**益母草**熬膏，主胎前产后诸病。**茺蔚子**同上。**地黄**酿酒，治产后百病。酒服，下恶血。**桃仁**煮酒。**薤白**　**何首乌**并主产后诸疾。**麻子仁**浸酒，去瘀血，产后余疾。**玄参**　**蜀椒**　**蚺蛇膏**　**蛏**　**淡菜**　**阿胶**并主产乳余疾。**童尿**和酒，通治产后恶血诸疾。**羊肉**利产妇字乳余疾。腹痛虚弱，腹痛厥逆，同归、芍、甘草，水煎服。**羊脂**上症，同地黄、姜汁，煎食。**黄雌鸡**产后宜食。或同百合、粳米，煮食。**黑雌鸡**同上。**狗头**产后血奔入四肢，煮食。**繁缕**破血，产妇宜食之，或酒炒，或绞汁，或醋糊丸服。**马齿苋**破血，止产后虚汗及血痢。**芸薹子**行滞血，治产后一切心腹痛。

【血运】**红花**煮酒服，下恶血、胎衣。**茜根**煎水。**红曲**擂酒。**神曲**炒研，汤服。**虎杖**煎水。**夏枯草**汁。**松烟墨**磨醋。**白纸灰**酒服。**鳔胶**烧末，童尿、酒服。**鸡子**生吞一枚。**产妇血**一枣大，和醋服之。**接骨木**血运烦热，煎服。**续断**血运寒热，心下硬，煎服。**红药子**血运腹胀厥逆，同红花煎服。**百合**血运狂言。**香附子**血运狂言，生研，姜、枣煎服。**漆器**烧烟熏。**米醋**煅炭淬熏。韭菜沃熏。

【血气痛】**丹参**破宿血，生新血。**败芒箔**止好血，去恶血，煮酒服。**三七**酒服。**芎䓖**　**三棱**　**莪茂**　**甘蕉根**　**玄胡索**酒服。**鸡冠花**煎酒。**大黄**醋丸。**虎杖**水煎。**錾菜**　**蒴藋**水煎。**红蓝花**酒煎。**赤小豆**　**羊蹄实**　**败酱**　**牛膝**　**红曲**擂酒。**槐耳**酒服。**姜黄**同桂，酒服。**郁金**烧研，醋服。**莲薏**生研，饮服。**生姜**水煎。**三岁陈枣核**烧。**山楂**水煎。**秦椒**　**桂心**酒服。**天竺桂**　**椶木**水煎。**质汗**　**芫花**同当归末服。**榈木**水煎。庵蔄苗或子，童尿、酒煎。**刘寄奴**煎或末。**天仙藤**炒研，童尿、酒服。**没药**同血竭、童尿、酒。**慈姑**汁，服一升，主血闷攻心欲死。**荷叶**炒香，童尿服。**枳实**同酒炒芍药，煎服。**石刺木**煎汁。**紫荆皮**醋糊丸服。**鬼箭羽**同当归、红花煎。或同四物汤。**琥珀**入丸、散。**茱萸根白皮**　**升麻**煎酒。**麻黄**煎酒。**布**包盐煅服。**釜下墨**酒服。**伏龙肝**酒服立下。**户限下土**酒服。**自然铜**煅，淬醋饮之。**铁斧**烧，淬酒饮。**铁秤锤**同上。**石琅玕**磨水。**乌金石**烧赤淬酒，同煅过寒水石，末服。**姜石**同代赭石丸服。**蟹爪**酒、醋煎服。血不下，煮蟹食之。**鸡子白**醋吞一枚。**羊血**血闷欲绝，热饮一升。**鹿角**烧末，豉汁服。**羚羊角**烧末，酒服。**海马**　**白僵蚕**　**五灵脂**　**伏翼**　**龙胎**　**兔头**炙热，摩腹痛。**干漆**产后青肿疼痛，及血气水疾，同麦芽煅研，酒服。

【下血过多】 **贯众**心腹痛，醋炙，研末服。**艾叶**血不止，同老姜煎服，立止。感寒腹痛，焙熨脐上。**紫菀**水服。**石菖蒲**煎酒。**楮木皮**煎水。**椿白皮　桑白皮**炙，煎水。**百草霜**同白芷末服。**乌毡皮**酒服，并止血。**鳝鱼**宜食。**凌霄花**并主产后恶漏淋沥。**旋覆花**同葱煎服。**紫背金盘**酒服。**小蓟**同益母草煎服。**代赭石**地黄汁和服。**松烟墨**煅研酒服。并主堕胎下血不止。

【风痉】 **荆芥**产后中风，痉直口噤，寒热不识人，水煎入童尿、酒服。或加当归。**白术**同泽泻煮服。**羌活**研末，水煎。**黑大豆**炒焦冲酒。**穞豆**同上。**鸡屎**炒焦冲酒。**白鲜皮**余痛，中风，水煎服。**竹沥　地榆**并主产乳痉疾。**鸡苏**产后中风，恶血不止，煎服。**井泉石**产后搦搐。**鹿肉**产后风虚邪僻。

【寒热】 **柴胡　白马通灰**水服。**羖羊角灰**酒服。并主产后寒热闷胀。**苦参**主产后烦热。**甘竹根**烦热，煮汁。**松花**壮热，同芎、归、蒲黄、红花、石膏，煎服。**知母　猪肾**煮食。**狗肾**煮食。并主产后蓐劳寒热。

【血渴】 **黄芩**产后血渴，同麦门冬煎服。**紫葛**烦渴，煎呷。**芋根**产妇宜食之，破血。饮汁，止渴。

【咳逆】 **石莲子**产后咳逆，呕吐心忡，同黄芩末，水煎服。**壁钱窠**产后咳逆，三五日欲死，煎汁呷之。

【下乳汁】 **母猪蹄**同通草煮食，饮汁。**牛鼻**作羹食，不过三日，乳大下。**羊肉**作臛食。**鹿肉**作臛食。**鼠肉**作羹臛食。**死鼠**烧末，酒服。**鲤鱼**烧服二钱。鳞灰亦可。**鲍鱼汁**同麻仁、葱豉，煮羹食。**虾汁**煮汁或羹。**胡麻**炒研，入盐食。**麻子仁**煮汁。**赤小豆**煮汁。**豌豆**煮汁。**丝瓜**烧存性，研，酒服取汗。**莴苣**煎汁服。子，研，酒服。**白苣**同上。**木馒头**同猪蹄煮食。**通草**同上。**贝母**同知母、牡蛎粉，以猪蹄汤日服。**土瓜根**研末，酒服，日二。**栝楼根**烧研酒服，或酒、水煎服。**栝楼子**炒研，酒服二钱。**胡荽**煮汁或酒。**繁缕　泽泻　细辛　殷蘖**产下乳汁。**石钟乳粉**漏芦汤调服一钱，乳下止。**石膏**煮汁服。**王不留行**通血脉，下乳汁之神品也。**穿山甲**炮研，酒服二钱，名涌泉散。**蜜蜂子**炒治食。**漏芦　飞廉　荆三棱**并煎水洗乳。

【回乳】 **神曲**产后无子饮乳，欲回转者，炒研，酒服二钱，此李濒湖自制神方也。**大麦蘖**炒研，白汤服二钱。**缴脚布**勒乳一夜，即回。

【断产】 **零陵香**酒服二钱，尽一两，绝孕。**薇衔**食之令人绝孕。**凤仙子**产后吞之，即不受胎。**玉簪花根**产后同凤仙子、紫葳、丹砂作丸服，不复孕。**马槟榔**经水后常嚼二枚，井水下，久则子宫冷不孕也。**白面**每经行后，以一升浸酒，三日服尽。**印纸灰**产后以水服二钱，令人断产。**水银　黑铅**并冷子宫。**牛膝　麝**

香　凌霄花。

阴　病

【阴寒】**吴茱萸**同椒。**丁香　蛇床子**并塞。**硫黄**煎洗。

【阴吹】**乱发**妇人胃气下泄，阴吹甚喧，宜猪膏煎乱发化服，病从小便出。

【阴肿痛】**白敛　白垩土**并主女阴肿痛。**肉苁蓉　牛膝**煮酒服。**蛇床子**洗。**卷柏**洗。**枸杞根**洗。**诃黎勒**和蜡烧熏。**枳实**炒煎。**炒盐**熨。并主女人阴痛。**黄芪**主妇人子脏风邪气。**防风**得当归、芍药、阳起石，主妇人子脏风。**黄连　菊苗　羌活　白芷　藁本　荜茇　白鲜皮　地锦　干漆　槐实　阳起石**并主女人疝瘕痛。**蜀羊泉**女人阴中内伤，皮间积实。**泽兰**洗。**大豆**和饭杵，纳。**桃仁**烧傅。并主产后阴肿。**青布灰**同发灰服。**五倍子**末傅。并主交接后血出不止。

【阴痒、阴蚀】**蛇床子　小蓟　狼牙　瞿麦　荆芥**同牙皂、墙头腐草，煎洗。**五加皮　槐白皮　槐耳　桑耳　芜荑　胡麻　枸杞根　椿白皮**同落雁木煎汤。**城东腐木　猪胆**并煎汤熏洗。**鲤鱼骨　桃仁**并烧烟熏。**桃叶**杵。**杏仁**烧研。**羊蹄根**末，和鲤鱼脑。**鳗鲡　雄鸡肝　猪肝　羊肝　狗阴茎　狐阴茎**并捣内阴中，主阴痒、阴蚀有虫。**石胆　黑石脂　孔公蘗　土殷蘗　白矾　硫黄　龟甲**烧。**鲫胆**骨灰同。**鲤骨**灰。**鸡子**同光粉炒。**乌鲗骨**并主女人阴痒、阴蚀、阴疮。**箭笴　针线袋**并主产后肠痒，密安席下。

【阴脱】**土瓜根**妇人阴癞，同桂枝、芍药、䗪虫为末，酒服。**磁石**子宫不收，名瘣疾，煅，酒淬丸服。**穿山甲**妇人阴癞，硬如卵状，炙研酒服。**升麻　柴胡**并升提。**羌活**煎酒服。**枯矾**阴脱作痒，酒服，日三。**车脂**煮酒。**景天**酒服。**鳖头灰**水服。**人屎**炒赤，酒服，日三。**狐阴茎**并主产后子肠脱下。**蓖麻子**贴顶心及脐。**蝎**吹鼻。**半夏**生产，子肠先下，产后不收，以末嗃鼻则上。**白及**同乌头末，纳之。**铁炉中紫尘**同羊脂熨纳之。**茄根灰**纳之。**铁胤粉**同龙脑少许，研水刷之。**羊脂**频涂。**鲫鱼头**烧傅。**兔头**烧傅。**五倍子**矾汤洗后傅之。**石灰**炒，淬水洗。**皂荚根皮、子**同楝皮、石莲子，煎汤熏洗。**蛇床子　老鸦蒜　老鸦眼睛草　篁竹根**并煎水熏洗。**胡麻油**煎热熏洗，皂角末吹鼻。**枳壳**煎，浴产后肠出。**铁精**和羊脂炙熨。**五灵脂　白鸡翎　鼠屎**并烧烟熏。

【产门不合】**石灰**炒热，淬水洗。

【产门生合】**铅**作铤日纴。**石灰**铜钱割开，傅之止血。

【脬损】**黄绢**女人交接及生产损脬，小便淋沥不断，以炭灰淋汁煮烂，入蜜蜡、茅根、马勃，煎汤日服。一同白牡丹皮、白及末，水煎日服。

小儿初生诸病

沐浴　解毒　便闭　无皮　不啼　不乳　吐乳　目闭　血眼　肾缩　解颅　囟陷　囟肿　项软　龟背　语迟　行迟　流涎　夜啼　脐肿　脐风

【沐浴】 **猪胆**　**黄连**　**梅叶**同桃叶、李叶。**益母草**　**虎骨**并煎汤浴儿，不生疮疥诸病。**轻粉**浴讫，以少许摩身，不畏风，又解诸毒。

【解毒】 **甘草汁**。**韭汁**并灌少许，吐出恶水、恶血，永无诸疾。**豆豉**浓煎，喂三五口，胎毒自散。**胡麻**生嚼，绢包与咂，其毒自下。**粟米粥**日嚼少许，助谷神。**朱砂**蜜和豆许。**牛黄**蜜和豆许。**黄连**灌一匙。并解胎毒及痘毒。**脐带**初生十三日，以本带烧灰乳服，可免痘患。

【便闭】 **胡麻油**初生大小便不通，入芒消少许，煎沸，徐灌即通。**甘草**同枳壳煎水灌。**葱白**尿不通，煎乳灌之。**轻粉**先咂胸、背、手足心并脐七处，以蜜化三分，与服即通。

【无皮】 **白米粉**　**车辇土**　**密陀僧**初生无皮，并扑之，三日即生。

【不啼】 **冷水灌**少许，外以葱鞭之。

【不乳】 **水银**吞米粒大，下咽即乳，咽中有物如麻子也。**凌霄花**百日儿忽不乳，同蓝汁、消、黄，丸服。

【吐乳】 **蓬莪茂**同绿豆煎乳，调牛黄服。**籧篨**同牛黄、食盐少许，煎人乳服。

【目闭】 **甘草**月内目闭不开，或肿涩，或出血，名慢肝风，猪胆汁炙，研末灌之。**苍术**上症，用二钱，入猪胆汁中，煮热熏之，嚼汁哺之。**芎䓖**小儿好闭目，或赤肿，脑热也，同朴消、薄荷末，吹鼻中。**熊胆**蒸水频点之，内服四物加天花粉、甘草。

【血眼】 **杏仁**嚼乳汁点之。

【肾缩】 **吴茱萸**同大蒜、硫黄涂其腹，仍用蛇床子烧烟熏之。

【解颅】 **防风**同白及、柏子仁末，乳和。**天南星**醋和。**漆花椰榆皮**　**蟹螯灰**同白及末。**鼠脑**　**猪颊车髓**　**黄狗头**炙研，鸡子白和。**驴头骨及悬蹄灰**油和。并日涂。**丹雄鸡冠血**滴上，以赤芍末粉之。

【囟陷】 **乌鸡骨**同地黄末服。**乌头**同附子、雄黄末贴。**半夏**涂足心。

【囟肿】 **黄檗**水和，贴足心。

【项软】**附子**同南星贴。**蓖麻子**病后天柱骨倒，同木鳖子仁贴之。

【龟背】**红内消**龟尿调涂，久久自愈。

【语迟】**百舌鸟**炙食。**伯劳踏枝**鞭之。

【行迟】**五加皮**同木瓜末服。**木占斯**。

【流涎】**半夏**同皂荚子仁，姜汁丸服。**牛噍草**服。**鹿角**末，米饮服。**白羊屎**频纳口中。**东行牛涎**涂。**桑白皮汁**涂。**天南星**水调贴足。

【夜啼】〔内治〕**当归**胎寒好啼，日夜不止，焙研，乳和灌。**前胡**蜜丸服。**刘寄奴**同地龙为末服。**伏龙肝**丹砂、麝香丸服。**灯花**抹乳头吮。**胡粉**水服三豆。**硫黄**同黄丹煅，埋过，丸服。**白花蛇睛**研，竹沥灌。**虎睛**研，竹沥灌。**牛黄**乳汁化豆许灌。**狼屎中骨**烧灰，水服。或加豺皮灰。**缚猪绳灰**水服。**巴豆**〔时珍曰〕小儿夜啼，多是停乳腹痛，余每以蜡匮巴豆药一二丸服之，屡效。〔外治〕**牵牛子**　**五倍子**　**牛蹄甲**　**马蹄**　**马骨**并贴脐。**狗毛**绛袋盛，系儿臂。**鸡屎**浴儿，并服少许。**猪窠草**　**鸡窠草**　**井口边草**　**白雄鸡翎**　**牛屎**并密安席下。**土拨鼠头骨**　**烧尸场土**并安枕旁。**仙人杖**安身畔。**树孔中草**著户中。**古榇板**点灯照之。

【脐肿】**荆芥**煎汤洗后，煨葱贴之，即消。**桂心**炙熨。**东壁土**　**伏龙肝**　**白石脂**　**枯矾**　**车脂**　**龙骨**　**海螵蛸**　**猪颊车髓**同杏仁捣。**脐带灰**同当归、麝。**油发灰**　**当归**　**甑带灰**　**绯帛灰**　**锦灰**　**绵灰**并傅脐湿或肿。

【脐风】**独蒜**安脐上，灸至口出蒜气，仍以汁嗃鼻。**盐豉**贴脐灸之。**枣猫**同诸药贴灸。**鲫鱼**先以艾灸人中、承浆，烧研酒服。**全蝎**酒炙研，入麝服。**白僵蚕**二枚，炒研，蜜服。**守宫**以丹砂养赤，为末，薄荷汤服。**猴屎**烧研蜜服。**牛黄**竹沥化服。**白牛屎**涂口中。**鸡屎白**口噤，面赤属心，白属肺，酒研，或水煮汁服。**猪脂**百日内噤风，口中有物如蜗牛、白虫也，擦之令消。**驴毛**入麝炒焦，乳汁和服。**乌驴乳**　**猪乳**　**牛涎**　**牛龄草汁**　**大豆黄卷汁**并灌之。**钓藤**同甘草煎服。**夜合花枝**煮汁，拭小儿撮口。**葛蔓**烧灰点咽。**天浆子**同僵蚕、轻粉灌之。同蜈蚣烧服。**甘草**浓煎。**蛇莓汁**并灌之，吐痰涎。

惊　痫

有阴阳二证。

【阳证】**黄连**平肝胆心风热。**羌活**　**龙胆草**　**青黛**　**金银薄**　**铁粉**　**剪刀股**　**马衔**　**铁精**　**铜镜鼻**　**雄黄**　**代赭石**　**鳖甲**　**鲮鲤甲**　**全蝎**　**守宫**　**龙骨**齿、脑、角同。**真珠**　**牡蛎粉**　**蛇蜕**　**白花蛇**　**乌蛇**　**伏翼**　**五灵脂**　**牛胆**　**牛黄**

竹沥化服。**驼黄　野猪黄　熊胆　鲊答　羚羊角　狐肝、胆　蛇黄**并平肝风，定惊痫。**甘草**泄心火，补元气。煎汁吐撮口风痰。**钓藤**同甘草煎服，主小儿寒热，十二惊痫，胎风。**丹砂**色赤入心，安神除热。月内惊风欲死，涂五心。惊热多啼，同牛黄服。客忤卒死，同蜜服。惊忤不语，血入心窍，猪心血丸服。急惊搐搦，同天南星、全蝎末服。**卢会　龙脑**引经。**石菖蒲　柏子仁　茯神　茯苓　牡丹皮　琥珀　荆沥　淡竹沥　淡竹叶　竹茹　木通　天竹黄　铅霜　黄丹　紫石英　菩萨石　玳瑁　象牙　犀角**磨汁服。**天浆子**研汁服。同全蝎、丹砂丸。**田螺**并主心经痰热惊痫。**腊雪**止儿热啼。**油发灰**乳服，止儿惊啼。**发髲**合鸡子黄煎，消为水服。主小儿惊热百病。**月经**惊痫发热，和青黛水服二钱，入口即定。**黄芩**肺虚惊啼，同人参末服。**桔梗　薄荷　荆芥　防风　藁本　紫菀　款冬花**并主惊痫，上焦风热。**桑根白皮汁**。**细辛　驴乳　驴毛　牛鼻津　白狗屎　马屎中粟**并主客忤惊热。**磁石**炼汁。**地黄　玄石**并主养肾定惊。**乳香**同没药服。**阿魏**同炮蒜丸服，并主盘肠痛惊。**半夏　天南星　枳壳　杏仁　神曲　僵蚕　青礞石　金牙石　白矾　石绿　石油　水银　粉霜　轻粉　银朱　雷墨**并主惊痫，风痰热痰。**薇衔　女萎　女菀　莽草　芫荑　白鲜皮　蜀羊泉　鲤鱼脂　蜂房　鹳屎　鸭血　鸡子　雄鸡血　鸡冠血　鸡屎白　猪心　猪卵　猬皮**灰。**虎睛**魄、鼻、爪并同。**猴头骨　狗屎**屎中骨同。**六畜毛、蹄甲　牛拳木**煎服。**车脂**纳口中。**胡燕窠土**并主惊痫。**蜥蜴**同蜈蚣、螳螂嗃鼻，定搐。**蓝叶**同凝水石傅头上。**厕筹**烧贴囟，治惊窜。**白玉**同寒水石涂足心。止惊啼。**老鸦蒜**同车前子末，水调贴手足心，主急惊。**牡鼠**煎油，摩惊痫。**黄土**熨惊风遍身乌色。**灯火**焠。**李叶　榆叶　马绊绳**并煎水浴。**安息香**烧之，辟惊。**鹅毛　雁毛**并主小儿辟惊痫。

【阴证】**黄芪　人参**同黄芪、甘草，治小儿胃虚而成慢惊，乃泄火补金、益土平木之神品。**天麻**定风神药。**天南星**慢惊，同天麻、麝香服，或丸服，坠痰。暑毒入心，昏迷搐搦，同白附子、半夏生研，猪胆丸服。**附子**慢惊，同全蝎煎服。尖，吐风痰。吹鼻，治脐风。**乌头**同上。**蜀椒**同牡蛎煎醋服。**胡椒**慢脾风，同丁香、羊屎末服。**蚤休**惊痫，摇头弄舌，热在腹中，慢惊带阳症，同栝楼根末服。**乌药**磨汤服。**开元钱**慢脾惊风，利痰奇妙，以一个烧出珠子，研末，木香汤下。**骐麟竭**同乳香丸服。**麻黄**吐泄后慢惊脾风，同白术、全蝎、薄荷末服。**桂心**平肝。**焰消　硫黄**金液丹。**升麻　远志　蛇床子　缩砂　曼陀罗花**并主慢惊阴痫。**羊肉**头、蹄、头骨并同。**羊乳　鹿茸　马阴茎及鬐毛**并主阴痫。**独头蒜**灸脐及汁嗃鼻。**芸薹子**同川乌末，涂顶。

诸　疳

虚热有虫。

黄连猪肚蒸丸，治疳杀虫。小儿食土，以汁拌土晒，与之。**胡黄连**主骨蒸疳痢。潮热，同柴胡服。疳热肚胀，同五灵脂丸服。肥热疳，同黄连、朱砂安猪胆内煮熟，入卢会、麝香丸服。**青黛**水服，主疳热疳痢，杀虫。**使君子**主五疳虚热，杀虫健脾胃，治小儿百病。**卢会**上症，同使君子丸服。**大黄**熬膏丸服，主无辜闪癖瘰疬。**黑牵牛**疳气浮肿，同白牵牛半生半炒、陈皮、青皮等分，丸服。**橘皮**疳瘦，同黄连、麝香、猪胆丸服。**楝实**五疳，同川芎、猪胆丸服。**轻粉**吃泥肚大，沙糖丸服。**绿矾**疳气，火煅醋淬，枣肉丸服。**蚕蛹**煮食，治疳气，退热杀虫。**白僵蚕**久疳，天柱骨倒，炒研，薄荷汤每服半钱。**粪蛆**主一切疳，研末，麝香汤服。或入甘草末。或烧灰拌食物。蛤蟆生蛆尤妙。**蜘蛛**烧啖，主大腹疳。**夜明砂**一切疳病，研末，猪肉汁服，取下胎毒。无辜疳，末拌饭食之。魃病，绛袋佩之。**五灵脂**五疳潮热有虫，同胡黄连、猪胆丸服。**野猪黄**水研日服。胆同。**牡鼠**炙食，主寒热诸疳。作羹，甚瘦人。哺露大腹，炙食之。**鼠屎**疳病大腹，同葱、豉煎服。**柴胡**　**前胡**　**甜瓜叶**　**阿勃勒**并主疳热。**萹蓄**魃病。**漏芦**煮猪肝食。**苦耽**　**离鬲草**　**白矾**并主无辜疳疾。**益母草**煮粥。**樗根皮**丸服。**胡粉**同鸡子蒸，或炒。**鸡子**入轻粉、巴豆蒸食。**大枣**　**狼把草**　**鳖血**　**鳗鲡**　**狸头骨**猫骨同。**豺皮**　**兔屎**　**獾肉**　**鹑**并主疳痢。**葛葎**疳痢，吹肛。**鹈鹕觜**久痢成疳，烧末水服。**蔷薇根**　**芜荑**　**羊蹄根**　**虎胆**　**熊胆**　**猪胆**并杀疳虫。**蚺蛇胆**灌鼻，治脑疳。灌肛，治疳痢。**鲫鱼胆**灌鼻，治脑疳。**白棘针**研末，同瓜丁，喑鼻，主诸疳。**菖蒲**　**冬瓜**　**柳枝及白皮**　**郁李根**　**楮叶**并煎汤浴儿。**伯劳**　**白马眼**并小儿魃病佩之。

痘　疮

【预解】**黄连**　**脐带**并见初生下。**葵根**煮食。**黑大豆**同绿豆、赤小豆、甘草煮食饮汁。**胡麻油**煎浓食，外同葱涎掺周身。**朱砂**蜜调服。**白水牛虱**焙研，作面饼食。**生玳瑁**同生犀磨汁，日服。**兔肉**腊月作酱食。**兔血**同朱砂或雄黄作丸服。**白鸽**除夕食之，以毛煎水浴儿。卵，入厕中半日，取白和丹砂丸服，毒从二便出。**鸡卵**入蚯蚓蒸熟，立春日食。童尿或厕坑中浸七日，洗净煮食。**鹤卵**煮食。**鹳卵**煮食。**丝瓜蔓**　**壶卢须**　**兔头**　**鳢鱼**并除夕煎汤浴儿，令出痘多者少，少者无。

【内托】**升麻**解毒，散痘疹前热。**柴胡**退痘后热。**牛蒡子**痘出不快，便闭，咽不利，同荆芥、甘草煎服。**贯众**同升麻、芍药煎。**老丝瓜**烧研，沙糖水服。**山楂**水煎。干陷，酒煎。**荔枝**浸酒。壳，煎汤。**葡萄**擂酒服。**橄榄**研。**胡桃**烧研，胡荽酒服。**胡荽**浸酒服。**泰和老鸡**五味煮食。**竹笋**汤。**虾汤** **鱼汤** **生蚬水**并主痘出不快。**黄芪**主气虚色白不起。**人参**同上。**甘草**初出干淡不长，色白不行浆，不光泽，既痂而胃弱不食，痘后生痈肿，或溃后不收，皆元气不足也，并宜参、芪、甘草三味主之，以固营卫，生气血。或加糯米助肺，芎䓖行气，芍药止痛，肉桂引血化脓。**芎䓖** **芍药** **肉桂** **糯米** **肉豆蔻**止泻。**丁香**灰白不起，脾胃虚弱。**麻黄**风寒倒陷，蜜炒酒服。**猪心血**痘疮倒靥，同片脑酒服。引入心经，同乳香丸服。**猪齿** **猫头** **猫牙**同人、猪、犬牙烧灰，水服。**猫屎**同人、狗、猪屎烧灰，水服。**狗屎中粟**末服一钱。**人牙**烧，入麝香酒服。**人中白**烧研，汤服。**天灵盖**烧研，酒服三分。或加雄黄。**白丁香**研末，入麝，酒服。**鸮头**烧研，水服。**老鸦左翅**烧灰，猪血丸服。并主陷下。**大戟**变黑归肾，研末水服。**威灵仙**上症，同片脑服。**紫草**血热紫赤便闭者宜之。同红花、蝉蜕煎服。**红花**和血。**胭脂**干红，同胡桃服。点痘疔。点目，令疮不入目。**犀角**磨汁。**玳瑁**磨汁。**桦皮**煮汁。并主紫赤干红。**抱过鸡子壳**倒陷便血昏睡，焙研，汤服五分，仍涂胸、背、风池。**猪膘**便闭，煮食。**灯心草**烦喘，小便不利，同鳖甲煎服。**牛黄**紫黑，谵语发狂，同丹砂、蜜服。**丹砂**入心狂乱，同益元散、片脑水服。**山豆根**咽痛不利。**白柿**痘入目，日食之。**真珠**痘疔，研末，水服。**桃胶**痘后发搐，酒化服。**象牙**痘不收，磨水服。**黄明胶**瘢痕，水化服。

【外治】**沉香**同乳香、檀香烧烟，辟恶气，托痘。**稻草** **猪爪壳**并烧烟，辟恶气。**胡荽**煎酒喷儿，并洒床帐席下。**水杨柳根**风寒出不快，煎汤浴。**茱萸**口噤，嚼一二粒抹之。**茶叶**烧熏痘痒。**马齿苋**灰。**败茅黄绢**灰。**海螵蛸**末。**黄牛屎**灰。**荞麦** **大豆** **赤小豆** **豌豆** **绿豆**并研傅烂痘及痈。**枇杷叶**洗烂痘。**青羊脂**摩豆疮如疥。**姜石** **芒消**并涂豆毒。**雄黄**痘疔，同紫草末，燕脂水涂。**蚕茧**同白矾煅，傅痘疳。**蜂蜜** **酥油**并润痘痂欲落不落，且无瘢痕。**白僵蚕**用雄鸡尾浸酒，和涂豆瘢。**密陀僧**人乳调涂豆瘢。**猪肉汁** **马肉汁**并洗痘瘢。**柳叶**暑月生蛆，铺卧引之。**毕澄茄**嗃鼻，治痘入目。

小儿惊痫

有阴阳二证。

【阳证】**甘草**补元气，泻心火。小儿撮口发噤，煎汁灌之，吐去痰涎。**黄连**平肝胆心火。**胡黄连**　**黄芩**小儿惊啼，同人参末服。**防风**治上焦风邪，四肢挛急。**羌活**诸风痫痓，去肾间风，搜肝风。**白鲜皮**小儿惊痫。**老鸦蒜**主急惊，同车前贴手足。**龙胆**骨间寒热，惊痫入心。**细辛**小儿客忤，同桂心纳口中。**薇衔**惊痫吐舌。**薄荷**去风热。**荆芥**一百二十惊，同白矾丸服。**牡丹**惊痫瘈疭。**藁本**痫疾脊厥而强。**莽草**摩风痫，日数十发。**半夏**吹鼻。**青黛**水服。**蓝叶**同凝水石傅头上。**女萎**　**女菀**　**紫菀**　**款冬花**惊痫寒热。**蜀羊泉**小儿惊。**蛇莓**孩子口噤，以汁灌之。**凌霄花**百日儿无故口青不乳，同蓝叶、消、黄丸服。**葛蔓**小儿口噤，病在咽中，烧灰点之。**钓藤**小儿寒热，十二惊痫瘈疭，客忤胎风，同甘草煎服。**石菖蒲**客忤惊痫。**曲**食痫。**淡竹笋**消痰热，小儿惊痫天吊。**李叶**浴惊痫。**杏仁**　**柏子仁**小儿躯啼惊痫，温水服之。**乳香**同甘遂服。**没药**盘肠气痛，同乳香服。**阿魏**盘肠痛，同蒜炮，丸服。**安息香**烧之，辟惊。**芦荟**镇心除热。**夜合花枝**小儿撮口，煮汁拭洗。**榆花**浴小儿痫热。**芜荑**惊后失音，同曲、蘖、黄连，丸服。**龙脑**入心经，为诸药使。**桑根白皮汁**治天吊惊痫客忤。**枳壳**惊风搐搦痰涎，同豆豉末，薄荷汁服。**荆沥**心热惊痫。**茯苓**　**茯神**惊痫。**琥珀**胎惊，同防风、朱砂末服。胎痫，同朱砂、全蝎末服。**淡竹叶**　**青竹茹**　**竹沥**惊痫天吊，口噤烦热。**天竹黄**惊痫天吊，去诸风热。**车脂**止惊啼，纳口中。**马绊绳**煎洗儿痫。**木牛拳**煎服，止儿痫。**厕筹**贴囟，治惊窜。**灯火**焠惊风。**腊雪**小儿热啼。**黄土**熨惊风，遍身乌色。**胡燕窠土**小儿惊痫。**金箔**　**银箔**风热惊痫，镇心安魂。**锡吝脂**小儿天吊搐搦，同水银、牛黄丸服。**铅霜**去积热痰涎，镇惊，同牛黄、铁粉服。惊风喉闭口紧，同蟾酥少许，乌梅蘸擦牙关。**黄丹**惊痫，镇心安神。**铜镜鼻**客忤惊痫面青，烧焠酒饮。**铁粉**惊痫发热多涎，镇心抑肝，水服少许。或加丹砂。**铁精**风痫。**铁华粉**虚痫。**剪刀股**惊风。**马衔**风痫。**白玉**小儿惊啼，同寒水石涂足心。**紫石英**补心定惊。风热瘈疭，同寒水石诸药煎服。**菩萨石**热狂惊痫。**朱砂**色赤入心，心热非此不除。月内惊风欲死，磨水涂五心。惊热多啼，同牛黄末服。客忤卒死，蜜服方寸匕。惊忤不语，血入心窍，猪心血丸服。急惊搐搦，同天南星、全蝎末服。**水银**惊风热涎潮，同南星、麝香服。**粉霜**　**轻粉**并下痰涎惊热。**银朱**内钓惊啼，同乳香、大蒜丸服。**雄黄**惊痫，同朱砂末服。**石油**小儿惊风，化和丸散服。**慈石**养肾止惊，炼水饮。**玄石**　**代赭**小儿惊气入腹。急惊搐搦不定，火煅醋淬，金箔汤服一钱。**石绿**同轻粉，吐急惊。**礞石**惊风痰涎，煅研服，亦丸服。**金牙石**　**蛇黄**　**雷墨**　**盐豉**小儿撮口，贴脐灸之。**露蜂房**惊痫瘈疭寒热，煎汁服。**螳螂**定惊搐，同蜈蚣、蜥蜴嗃鼻。**天浆子**急慢惊风，研汁服。同全蝎、朱砂丸服。噤风，同蜈蚣烧，丸服。脐风，同僵蚕、腻粉灌之。**白僵蚕**惊痫客忤，去风痰。撮口噤风，为末蜜服。烧地，以大蒜泥制服。**枣猫**脐风。**全蝎**小儿惊痫风搐，薄荷包炙研服。胎惊天吊，入朱砂、麝香。或丸服。风痫及慢惊，用石榴煅过末服。慢惊，同白术、麻黄末服。脐风，同麝服。**玳瑁**清热，止急惊客忤。**鳖甲**小儿惊痫，炙研乳服。**真珠**小儿惊热。**田螺壳**惊风有痰。**牡蛎**安神去烦，小儿惊痫。**龙骨**小儿热气惊痫，安神定魂魄。**龙齿**小儿五惊十二痫，身热不可近。**龙角**惊痫瘈疭，身热如火。**鲮鲤甲**肝惊。**守宫**风痉惊痫。心虚惊痫。**蛇蜕**小儿百二十种惊痫瘈疭，弄舌摇头。**白花蛇**小儿风热，急慢惊风搐搦。**乌蛇**　**鲤鱼脂**小儿惊忤诸痫。**鹳屎**天吊惊风发不止，炒研，入麝香、牛黄、蝎，末服。**鹅毛**小儿衣之，辟惊痫。**雁毛**同上。**鸭肉**小儿热惊。**鸡冠血**小儿卒惊客忤搐吊。**白雄鸡血**惊风不醒，抹唇、口、脑。亦治惊痫。**鸡子**止惊。**伏翼**小儿惊，酿朱砂烧研服。慢惊，炙焦，同人中白、蝎、麝，丸服。**五灵脂**小儿惊风五痫。**鸡屎白**小儿惊忤惊暗，烧灰，水服。**猪心血**心热惊痫，调朱砂末服，引入心。**猪心、肝、肾**并主惊痫。**豚卵**　**猪乳、齿、屎**并主惊痫。**白狗屎**小儿惊痫客忤，烧服。**狗屎中骨**寒热惊痫。**牛胆**治惊风有奇功。**鼻津**客忤，灌之。**马屎**烧末煮酒，浴儿卒忤。**尾**烧烟熏客忤。**屎中粟**烧，治小儿客忤。**马绊绳**煎浴小儿痫。**驴乳**小儿痫疾，客忤天吊，风痰咳，服之。**驴毛**煎饮，治客忤。**牛黄**惊痫寒热，竹沥调服，或蜜调，或入朱砂。**驼黄**风热惊疾。**六畜毛、蹄甲**客热惊痫。**鲊答**　**虎睛**　**虎魄**　**虎鼻、爪**　**象牙**　**犀角**浓磨汁服。**牛黄及角**　**野猪黄及脂**　**熊胆**惊痫瘈疭，竹沥化服。**羚羊角**平肝定风。**麝香**惊痫客忤惊啼，通诸窍，开经络，透肌骨，辟邪气。**狐肝、胆**惊痫寒热搐搦。**牡鼠**煎油，摩惊痫。**猬皮**惊啼，烧服。**猴头骨及手**惊痫寒热口噤。**发髲**合鸡子黄煎，消为水服，主小儿惊热百病。**油发灰**乳服，止小儿惊啼。**月经血**小儿惊痫发热，和青黛水服二钱，入口即瘥。

【阴证】**黄芪**补脉泻心。**人参**同黄芪、甘草，治小儿胃虚而成慢惊，为泻火补金、益土平木之神剂。**桔梗**主小儿惊痫。

本草纲目水部目录第五卷

李时珍曰：水者，坎之象也。其文横则为☵，纵则为☵。其体纯阴，其用纯阳。上则为雨露霜雪，下则为海河泉井。流止寒温，气之所钟既异；甘淡咸苦，味之所入不同。是以昔人分别九州水土，以辨人之美恶寿夭。盖水为万化之源，土为万物之母。饮资于水，食资于土。饮食者，人之命脉也，而营卫赖之。故曰：水去则营竭，谷去则卫亡。然则水之性味，尤慎疾卫生者之所当潜心也。今集水之关于药食者，凡四十三种，分为二类：曰天，曰地。旧本水类共三十二种，散见玉石部。

名医别录二种梁·陶弘景注　**本草拾遗二十六种**唐·陈藏器**嘉祐本草四种**宋·掌禹锡　**本草纲目一十一种**明·李时珍

【附注】　魏·李当之药录　吴普本草宋·雷敩炮炙　齐·徐之才药对　唐·苏恭本草　孙思邈千金　唐·李珣海药　甄权药性　杨损之删繁　唐·孟诜食疗　陈士良食性　蜀·韩保升重注　宋·马志开宝　苏颂图经　唐慎微证类　寇宗奭衍义　大明日华　金·张元素珍珠囊　元·李杲法象　王好古汤液　朱震亨补遗　明·汪颖食物　汪机会编　王纶集要

水之一天水类一十三种

雨水拾遗　**潦水**纲目　**露水**拾遗　**甘露**拾遗　**甘露蜜**拾遗　**明水**拾遗　**冬霜**拾遗　**腊雪**嘉祐　**雹**拾遗　**夏冰**

拾遗　**神水**纲目　**半天河**别录　**屋漏水**拾遗

上附方旧一新三

水之二地水类三十种

流水拾遗　**井泉水**嘉祐　**节气水**纲目　**醴泉**拾遗　**玉井水**拾遗　**乳穴水**拾遗　**温汤**拾遗　**碧海水**拾遗　**盐胆水**拾遗　**阿井水**纲目　**山岩泉水**拾遗　**古冢中水**拾遗　**粮罂中水**拾遗　**赤龙浴水**拾遗　**车辙中水**纲目　**地浆**别录　**热汤**嘉祐　**生熟汤**拾遗　**齑水**纲目　**浆水**嘉祐　**甑气水**拾遗　**铜壶滴漏水**纲目　**三家洗碗水**拾遗　**磨刀水**纲目　**浸蓝水**纲目　**猪槽中水**拾遗　**市门溺坑水**拾遗　**洗手足水**纲目　**洗儿汤**纲目　**诸水有毒**拾遗

上附方旧一十八新四十七

互考:铁浆　淬铁水　玉泉　石脑油　菊潭水　石中黄水　沤麻汤　米泔水　酒　醋　饧糖　沙糖　茶　蜜　蚯蚓水　蜗牛水　缲丝汤　螺蛳水　蚬子水　蟹化漆水　焊鸡汤　焊猪汤　洗裈水　胞衣水

本草纲目水部第五卷

水之一 | 天水类一十三种

雨水《拾遗》

【释名】〔时珍曰〕地气升为云，天气降为雨，故人之汗，以天地之雨名之。

【气味】 咸，平，无毒。

立春雨水

【主治】 **夫妻各饮一杯，还房，当获时有子，神效。**藏器。**宜煎发散及补中益气药。**时珍。

【发明】〔时珍曰〕虞抟医学正传云：立春节雨水，其性始是春升发之气，故可以煮中气不足、清气不升之药。古方妇人无子，是日夫妇各饮一杯，还房有孕，亦取其资始发育万物之义也。

梅雨水

【主治】 **洗疮疥，灭瘢痕，入酱易熟。**藏器。

【发明】〔藏器曰〕江淮以南，地气卑湿，五月上旬连下旬尤甚。月令土润溽暑，是五月中气。过此节以后，皆须曝书画。梅雨沾衣，便腐黑。浣垢如灰汁，有异他水。但以梅叶汤洗之乃脱，余并不脱。〔时珍曰〕梅雨或作霉雨，言其沾衣及物，皆生黑霉也。芒种后逢壬为入梅，小暑后逢壬为出梅。又以三月为迎梅雨，五月为送梅雨。此皆湿热之气，郁遏熏蒸，酿为霏雨。人受其气则生病，物受其气则生霉，故此水不可造酒醋。其土润溽暑，乃六月中气，陈氏之说误矣。

液雨水

【主治】 **杀百虫，宜煎杀虫消积之药。**时珍。

【发明】〔时珍曰〕立冬后十日为入液，至小雪为出液，得雨谓之液雨，亦曰药雨。百虫饮此皆伏蛰，至来春雷鸣起蛰乃出也。

潦水《纲目》

【释名】〔时珍曰〕降注雨水谓之潦，又淫雨为潦。韩退之诗云：潢潦无根源，朝灌夕已除。是矣。

【气味】 **甘，平，无毒。**

【主治】 **煎调脾胃、去湿热之药。**时珍。

【发明】〔成无己曰〕仲景治伤寒瘀热在里，身发黄，麻黄连轺赤小豆汤，煎用潦水者，取其味薄而不助湿气，利热也。

露水《拾遗》

【释名】〔时珍曰〕露者，阴气之液也，夜气着物而润泽于道傍也。

【气味】 **甘，平，无毒。**

【主治】 **秋露繁时，以盘收取，煎如饴，令人延年不饥。**藏器。**禀肃杀之气，宜煎润肺杀祟之药，及调疥癣虫癞诸散。**虞抟。

百草头上秋露，未晞时收取，愈百疾，止消渴，令人身轻不饥，肌肉悦泽。别有化云母作粉服法。藏器。**八月朔日收取，摩墨点太阳穴，止头痛，点膏肓穴，治劳瘵，谓之天灸。**时珍。

百花上露，令人好颜色。藏器。

柏叶上露，菖蒲上露，并能明目，旦旦洗之。时珍。

韭叶上露，去白癜风，旦旦涂之。时珍。

凌霄花上露，入目损目。

【发明】〔藏器曰〕薛用弱续齐谐记云：司农邓绍，八月朝入华山，见一童子，以五采囊盛取柏叶下露珠满囊。绍问之。答云：赤松先生取以明目也。今人八月朝作露华囊，象此也。又郭宪洞冥记云：汉武帝时，有吉云国，出吉云草，食之不死。日照之，露皆五色。东方朔得玄、青、黄三露，各盛五合，以献于帝。赐群臣服之，病皆愈。朔曰：日初出处，露皆如饴。今人煎露如饴，久服不饥。吕氏春秋云：水之美者，有三危之露，为水即重于水也。〔时珍曰〕秋露造酒最清洌。姑射神人吸风饮露。汉武帝作金盘承露，和玉屑服食。杨贵妃每晨吸花上露，以止渴解酲。番国有蔷薇露，甚芬香，云是花上露水，未知是否。〔藏器曰〕凡秋露春雨着草，人素有疮及破伤者触犯之，疮顿不痒痛，乃中风及毒水，身必反张似角弓之状。急以盐豉和面作碗子，于疮上灸一百壮，出恶水数升，乃知痛痒而瘥也。

甘露《拾遗》

【释名】 **膏露**纲目**瑞露**纲目**天酒**纲目**神浆**。〔时珍曰〕按瑞应图云：甘露，美露也。神灵之精，仁瑞之泽，其凝如脂，其甘如饴，故有甘、膏、酒、浆之名。晋中兴书云：王者敬养耆老，则降于松柏；尊贤容众，则降于竹苇。列星图云：天乳一星明润，则甘露降。已上诸说，皆瑞气所感者也。吕氏春秋云：水之美者，三危之露。和之美者，揭雩之露，其色紫。拾遗记云：昆仑之山有甘露，望之如丹，着草木则皎莹如雪。山海经云：诸沃之野，摇山之民，甘露是饮，不寿者八百岁。一统志云：雅州蒙山常有甘露。已以上诸说，皆方域常产者也。杜镐言：甘露非瑞也，乃草木将枯，精华顿发于外，谓之雀饧，于理甚通。

【气味】 **甘，大寒，无毒。**

【主治】 **食之润五脏，长年，不饥，神仙。**藏器。

甘露蜜《拾遗》

【集解】〔藏器曰〕生巴西绝域中，状如饧也。〔时珍曰〕按方国志云：大食国秋时收露，朝阳曝之，即成糖霜，盖此物也。又一统志云：撒马儿罕地在西番，有小草丛生，叶细如蓝，秋露凝其上，味如蜜，可熬为饧，夷人呼为达即古宾，盖甘露也。此与刺蜜相近，又见果部。

【气味】 **甘，平，无毒。**

【主治】 **胸膈诸热，明目止渴。**藏器。

明水《拾遗》

【释名】 **方诸水。**〔藏器曰〕方诸，大蚌也。熟摩令热，向月取之，得水二三合，亦如朝露。阳燧向日，方诸向月，皆能致水火也。周礼明诸承水于月，陈馔为玄酒是也。〔时珍曰〕明水者，取其清明纯洁，敬之至也。周礼·司烜氏以夫燧取明火于日，鉴取明水于月，以恭祭祀。魏伯阳参同契云：阳燧以取火，非日不生光；方诸非星月，安能得水浆。淮南子云：方诸见月，则津而为水。注者或以方诸为石，或以为大蚌，或以为五石炼成，皆非也。按考工记云：铜锡相半，谓之鉴燧之剂，是火为燧、水为鉴也。高堂隆云：阳燧一名阳符，取火于日。阴燧一名阴符，取水于月。并以铜作之，谓之水火之镜。此说是矣。干宝搜神记云：金锡之性，一也。五月丙午日午时铸，为阳燧；十一月壬子日子时铸，为阴燧。

【气味】**甘，寒，无毒。**

【主治】**明目定心，去小儿烦热，止渴。**藏器。

冬霜《拾遗》

【释名】〔时珍曰〕阴盛则露凝为霜，霜能杀物而露能滋物，性随时异也。乾象占云：天气下降而为露，清风薄之而成霜。霜所以杀万物，消祲沴。当降而不降，当杀物而不杀物，皆政弛而慢也。不当降而降，不当杀物而杀物，皆政急而残也。许慎说文云：早霜曰霚，白霜曰皑。又有玄霜。〔承曰〕凡取霜，以鸡羽扫之，瓶中密封阴处，久亦不坏。

【气味】**甘，寒，无毒。**

【主治】**食之解酒热，伤寒鼻塞，酒后诸热面赤者。**藏器。**和蚌粉，傅暑月痱疮，及腋下赤肿，立瘥。**陈承。

【附方】新一。**寒热疟疾**秋后霜一钱半，热酒服之。集玄方。

腊雪宋《嘉祐》

【释名】〔时珍曰〕按刘熙释名云：雪，洗也。洗除瘴疠虫蝗也。凡花五出，雪花六出，阴之成数也。冬至后第三戊为腊。腊前三雪，大宜菜麦，又杀虫蝗。腊雪密封阴处，数十年亦不坏；用水浸五谷种，则耐旱不生虫；洒几席间，则蝇自去；淹藏一切果食，不蛀蠹，岂非除虫蝗之验乎。〔藏器曰〕春雪有虫，水亦易败，所以不收。

【气味】**甘，冷，无毒。**

【主治】**解一切毒，治天行时气温疫，小儿热痫狂啼，大人丹石发动，酒后暴热，黄疸，仍小温服之。**藏器。**洗目，退赤。**张从正。**煎茶煮粥，解热止渴。**吴瑞。**宜煎伤寒火暍之药，抹痱亦良。**时珍。

【发明】〔宗奭曰〕腊雪水，大寒之水也，故治已上诸病。

雹音驳《拾遗》

【释名】〔时珍曰〕程子云：雹者，阴阳相搏之气，盖沴气也。或云：雹者，炮也，中物如炮也。曾子云：阳之专气为雹，阴之专气为霰。陆农师云：阴包阳为雹，阳包阴为霰。雪六出而成花，雹三出而成实。阴阳之辨也。五雷经云：雹乃阴阳不顺之气结成。亦有懒龙鳞甲之内，寒冻生冰，为雷所发，飞走堕落，大者如斗升，小者如弹丸。又蜥蜴含水，亦能作雹，未审果否。

【气味】 **咸，冷，有毒。**〔时珍曰〕按五雷经云：人食雹，患疫疾大风颠邪之证。〔藏器曰〕酱味不正者，当时取一二升纳入瓮中，即还本味也。

夏冰《拾遗》

【释名】 **凌**去声。〔时珍曰〕冰者，太阴之精，水极似土，变柔为刚，所谓物极反兼化也。故字从水，从仌。周礼：凌人掌冰，以供祭祀宾客。左传：古者日在北陆而藏冰，西陆朝觌而出之。其藏之也，深山穷谷，涸阴沍寒；其用之也，禄位宾客丧祭。郎颢：藏冰以时，则雷出不震；弃冰不用，则雷不发而震。今人冬月藏冰于窖，登之以盐，是也。淮南万毕术有凝水石作冰法，非真也。

【气味】 **甘，冷，无毒。**

【主治】 **去热烦，熨人乳石发热肿。**藏器。**解烦渴，消暑毒。**吴瑞。**伤寒阳毒，热盛昏迷者，以冰一块置于膻中，良。亦解烧酒毒。**时珍。

【发明】〔藏器曰〕夏暑盛热食冰，应与气候相反，便非宜人，诚恐入腹冷热相激，却致诸疾也。食谱云：凡夏用水，止可隐映饮食，令气凉尔，不可食之。虽当时暂快，久皆成疾也。〔时珍曰〕宋徽宗食冰太过，病脾疾，国医不效，召杨介诊之。介用大理中丸。上曰：服之屡矣。介曰：疾因食冰，臣因以冰煎此药，是治受病之原也。服之果愈。若此，可谓舌机之士矣。

【附方】 新一。**灭瘢痕**以冻凌频熨之，良。千金方。

神水《纲目》

【集解】〔时珍曰〕金门记云：五月五日午时有雨，急伐竹竿，中必有神水，沥取为药。

【气味】 **甘，寒，无毒。**

【主治】 **心腹积聚及虫病，和獭肝为丸服。又饮之，清热化痰，定惊安神。**时珍。

半天河《别录》下品

【释名】 **上池水。**〔弘景曰〕此竹篱头水，及空树穴中水也。〔时珍曰〕战国策云：长桑君饮扁鹊以上池之水，能洞见脏腑。注云：上池水，半天河也。然别有法。

【气味】 **甘，微寒，无毒。**

【主治】 **鬼疰，狂，邪气，恶毒。**别录。**洗诸疮。**弘景。**主蛊毒。**日华。**杀鬼精，恍惚妄语，与饮之，勿令知之。**甄权。**槐树间者，主诸风及恶疮风瘙疥痒。**藏器。

【发明】〔宗奭曰〕半天河水，在上天泽之水也，故治心病鬼疰狂邪恶毒。

【附方】 旧一，新一。**辟禳时疫**半天河水，饮之。医林集要。**身体白驳**取树木孔中水洗之，捣桂末唾和傅之，日再上。张文仲备急方。

屋漏水《拾遗》

【气味】 **辛、苦，有毒。**〔李鹏飞曰〕水滴脯肉，食之，成癥瘕，生恶疮。又檐下雨滴菜，亦有毒，不可食之。

【主治】 **洗犬咬疮，更以水浇屋檐，取滴下土傅之，效。**藏器。**涂疣目，傅丹毒。**时珍。

水之二　|　地水类三十种

流水《拾遗》

【集解】〔时珍曰〕流水者，大而江河，小而溪涧，皆流水也。其外动而性静，其质柔而气刚，与湖泽陂塘之止水不同。然江河之水浊，而溪涧之水清，复有不同焉。观浊水流水之鱼，与清水止水之鱼，性色迥别；淬剑染帛，各色不同；煮粥烹茶，味亦有异。则其入药，岂可无辨乎。

千里水　东流水　甘烂水一名劳水。

【气味】 **甘，平，无毒。**

【主治】**病后虚弱，扬之万遍，煮药禁神最验。**藏器。**主五劳七伤，肾虚脾弱，阳盛阴虚，目不能瞑，及霍乱吐利，伤寒后欲作奔豚。**时珍。

逆流水

【主治】**中风、卒厥、头风、疟疾、咽喉诸病，宣吐痰饮。**时珍。

【发明】〔藏器曰〕千里水、东流水二水，皆堪荡涤邪秽，煎煮汤药，禁咒神鬼。潢污行潦，尚可荐之王公，况其灵长者哉。本经云：东流水为云母石所畏。炼云母用之，与诸水不同，即其效也。〔思邈曰〕江水，流泉远涉，顺势归海，不逆上流，用以治头，必归于下。故治五劳七伤羸弱之病，煎药宜以陈芦、劳水，取其水不强、火不盛也。无江水，则以千里东流水代之，如泾、渭之类。〔时珍曰〕劳水即扬泛水，张仲景谓之甘烂水。用流水二斗，置大盆中，以杓高扬之千万遍，有沸珠相逐，乃取煎药。盖水性本咸而体重，劳之则甘而轻，取其不助肾气而益脾胃也。虞抟医学正传云：甘烂水甘温而性柔，故烹伤寒阴证等药用之。顺流水性顺而下流，故治下焦腰膝之证，及通利大小便之药用之。急流水湍上峻急之水，其性急速而下达，故通二便风痹之药用之。逆流水、洄澜之水，其性逆而倒上，故发吐痰饮之药用之也。〔宗奭曰〕东流水取其性顺疾速，通膈下关也。倒流水取其回旋流止，上而不下也。〔张从正曰〕昔有患小便闭者，众工不能治，令取长川急流之水煎前药，一饮立溲，则水可不择乎。

【附方】新三。**目不得瞑**乃阳气盛不得入于阴，阳气盛，故目不得瞑。治法饮以半夏汤，用流水千里外者八升，扬之万遍，取其清五升煮之，炊苇薪火，置秫米一升，半夏五合，徐炊令竭为一升，去滓，饮汁一小杯，日三饮，以知为度。详半夏下。灵枢经。**汗后奔豚**茯苓桂枝汤。治发汗后，脐下悸，欲作奔豚者。茯苓一两，炙甘草二钱半，桂枝三钱，大枣二枚，以甘烂水二升，煮茯苓，减半，服之，日再。张仲景金匮要略。**服药过剂**烦闷，东流水饮一二升。肘后方。

井泉水宋《嘉祐》

【释名】〔时珍曰〕井字象井形，泉字象水流穴中之形。

【集解】〔颖曰〕井水新汲，疗病利人。平旦第一汲，为井华水，其功极广，又与诸水不同。凡井水有远从地脉来者为上，有从近处江湖渗来者次之，其城市近沟渠污水杂入者成硷，用须煎滚，停一时，候硷澄乃用之，否则气味俱恶，不堪入药食茶酒也。雨后水浑，须擂入桃、杏仁澄之。〔时珍曰〕凡井以黑铅为底，能清水散结，人饮之无疾；入丹砂镇之，令人多寿。按麻知几水解云：九畴昔访灵台太史，见铜壶之漏水焉。太史召司水者曰：此水已三周环，水滑则漏迅，漏迅则刻差，当易新水。子因悟曰：天下之水，用之灭火则同，濡槁则同。至于性从地变，质与物迁，未尝同也。故蜀江濯锦则鲜，济源烹楮则皛。南阳之潭渐于菊，其人多寿；辽东之涧通于参，其人多发。晋之山产矾石，泉可愈疽；戎之麓伏硫黄，汤可浴疠。扬子宜荈，淮蔡宜醪；沧卤能盐，阿井能胶。澡垢以污，茂田以苦。瘿消于藻带之波，痰破于半夏之洳。冰水咽而霍乱息，流水饮而癃闭通。雪水洗目而赤退，咸水濯肌而疮干。菜之为齑，铁之为浆，曲之为酒，蘖之为醋，千派万种，言不可尽。至于井之水一也，尚数名焉，况其他者乎？反酌而倾曰倒流，出甃未放曰无根，无时初出曰新汲，将旦首汲曰井华。夫一井之水，而功用不同，岂可烹煮之间，将行药势，独不择夫水哉？昔有患小溲闭者，众不能瘥，张子和易之以长川之急流，煎前药，一饮立溲。此正与灵枢经治不瞑半夏汤，用千里流水同意味。后之用水者，当以子和之法为制。予于是作水解。

井华水

【气味】**甘，平，无毒。**

【主治】**酒后热痢，洗目中肤翳，治人大惊，九窍四肢指歧皆出血，以水噀面。和朱砂服，令人好颜色，镇心安神。治口臭，堪炼诸药石。投酒醋，令不腐。**嘉祐。**宜煎补阴之药。**虞抟。**宜煎一切痰火气血药。**时珍。

新汲水

【主治】**消渴反胃，热痢热淋，小便赤涩，却邪调中，下热气，并宜饮之。射痈肿令散，洗漆疮。治坠损肠出，冷喷其身面，则肠自入也。又解闭口椒毒，下鱼骨哽。**嘉祐。**解马刀毒。**之才。**解砒石、乌喙、烧酒、煤炭毒，治热闷昏瞀烦渴。**时珍。

【发明】〔禹锡曰〕凡饮水疗疾，皆取新汲清泉，不用停污浊暖，非直无效，亦且损人。〔虞抟曰〕新汲井华水，取天一真气，浮于水面，用以煎补阴之剂，乃炼丹煮茗，性味同于雪水也。〔时珍曰〕井泉，地脉也，人之经血象之，须取其土厚水深，源远而质洁者，食用可也。易曰：井泥不食，井冽寒泉食，是矣。人乃地产，资禀与山川之气相为流通，而美恶寿夭，亦相关涉。金石草木，尚随水土之性，而况万物之灵者乎。贪淫有泉，仙寿有井，载在往牒，必不我欺。淮南子云：土地各以类生人。是故山气多男，泽气多女，水气多瘖，风气多聋，林气多癃，木气多伛，下气多尰，石气多力，险气多瘿，暑气多夭，寒气多寿，谷气多痹，丘气多狂，广气多仁，陵气多贪。坚土人刚，弱土人脆，垆土人大，沙土人细，息土人美，耗土人丑，轻土多利，重土多迟。清水音小，浊水音大，湍水人轻，迟水人重。

皆应其类也。又河图括地象云：九州殊题，水泉刚柔各异。青州角徵会，其气慓轻，人声急，其泉酸以苦。梁州商徵接，其气刚勇，人声塞，其泉苦以辛。兖豫宫徵会，其气平静，人声端，其泉甘以苦。雍冀商羽合，其气驶烈，人声捷，其泉咸以辛。观此二说，则人赖水土以养生，可不慎所择乎。〔时珍曰〕按后汉书云：有妇人病经年，世谓寒热注病。十一月，华佗令坐石槽中，平旦用冷水灌，云当至百。始灌七十，冷颤欲死，灌者惧欲止，佗不许。灌至八十，热气乃蒸出，嚣嚣然高二三尺。满百灌，乃使然火温床，厚覆而卧，良久冷汗出，以粉扑之而愈。又南史云：将军房伯玉，服五石散十许剂，更患冷疾，夏月常复衣。徐嗣伯诊之曰：乃伏热也，须以水发之，非冬月不可。十一月冰雪大盛时，令伯玉解衣坐石上，取新汲冷水，从头浇之，尽二十斛，口噤气绝，家人啼哭请止，嗣伯执挝谏者。又尽水百斛，伯玉始能动，背上彭彭有气。俄而起坐，云热不可忍，乞冷饮。嗣伯以水一升饮之，疾遂愈。自尔常发热，冬月犹单衫，体更肥壮。时珍窃谓二人所病，皆伏火之证，素问所谓诸禁鼓栗，皆属于火也。治法火郁则发之，而二子乃于冬月平旦浇以冷水者，冬至后阳气在内也，平旦亦阳气方盛时也，折之以寒，使热气郁遏至极，激发而汗解，乃物不极不反，是亦发之之意。素问所谓逆者正治，从者反治，逆而从之，从而逆之，疏通道路，令气调和者也。春月则阳气已泄，夏秋则阴气在内，故必于十一月至后，乃可行之。二子之医，可谓神矣。

【附方】 旧八，新二十一。**九窍出血**方见主治下。**衄血不止**叶氏用新汲水，随左右洗足即止，累用有效。一方：用冷水噀面。一方：冷水浸纸贴囟上，以熨斗熨之，立止。一方：用冷水一瓶，淋射顶上及哑门上。或以湿纸贴之。**金疮血出**不止，冷水浸之即止。延寿方。**犬咬血出**以水洗，至血止，绵裹之。千金方。**蝎虿螫伤**以水浸故布搨之。千金方。**马汗入疮**或马毛入疮，肿入腹，杀人。以冷水浸之，频易水，仍饮好酒，立瘥。千金方。**鱼骨哽咽**取水一杯，合口向水，张口取水气，哽当自下。肘后方。**中砒石毒**多饮新汲井水，得吐利佳。集简方。**中乌喙毒**方同上。**中蒙汗毒**饮冷水即安。济急方。**中煤炭毒**一时运倒，不救杀人。急以清水灌之。唐瑶经验方。**服药过剂**卒呕不已。饮新汲水一升。肘后方。**烧酒醉死**急以新汲水浸其发，外以故帛浸湿，贴其胸膈，仍细细灌之，至苏乃已。濒湖集简方。**饮酒齿痛**井水频含漱之。直指方。**破伤风病**用火命妇人取无根水一盏，入百草霜调捏作饼，放患处，三五换，如神，此蒋亚香方也。谈野翁试验方。**坠损肠出**方见主治下。**眼睛突出**一二寸者，以新汲水灌渍睛中，数易之，自入。梅师方。**时行火眼**患人每日于井上，视井旋匝三遍，能泄火气。集玄方。**心闷汗出**不识人，新汲水和蜜饮之，甚效。千金方。**呕吐阳厥**卒死者。饮新汲水三升佳。千金方。**霍乱吐泻**勿食热物，饮冷水一碗，仍以水一盆浸两足，立止。救急良方。**厌禳瘟疫**腊旦除夜，以小豆、川椒各七七粒投井中，勿令人知，能却瘟疫。又法：元旦以大麻子三七粒，投井中。**口气臭恶**正旦含井华水吐弃厕下，数度即瘥也。肘后方。**心腹冷痛**男子病，令女人取水一杯饮之；女人病，令男子取水一杯饮之。肘后方。**寒热注病**方见发明下。**火病恶寒**方见发明下。**丁毒疽疮**凡手指及诸处有疮起，发痒，身热恶寒，或麻木，此极毒之疮也。急用针刺破，挤去恶血，候血尽，口噙凉水吮之，水温再换，吮至痛痒皆住即愈，此妙法也。保寿堂方。**妇人将产**井华水服半升，不作运。千金方。**初生不啼**取冷水灌之，外以葱白茎细鞭之，即啼。全幼心鉴。

节气水《纲目》

【集解】〔时珍曰〕一年二十四节气，一节主半月，水之气味，随之变迁，此乃天地之气候相感，又非疆域之限也。月令通纂云：正月初一至十二日止，一日主一月。每旦以瓦瓶秤水，视其轻重，重则雨多，轻则雨小。观此，虽一日之内，尚且不同，况一月乎。

立春、清明二节贮水，谓之神水

【主治】 **宜浸造诸风脾胃虚损、诸丹丸散及药酒，久留不坏。**

寒露、冬至、小寒、大寒四节，及腊日水。

【主治】 **宜浸造滋补五脏及痰火积聚虫毒诸丹丸，并煮酿药酒，与雪水同功。**

立秋日五更井华水

【主治】 **长幼各饮一杯，能却疟痢百病。**

重午日午时水

【主治】 **宜造疟痢疮疡金疮百虫蛊毒诸丹丸。**

小满、芒种、白露三节内水

【主治】 **并有毒。造药，酿酒醋一应食物，皆易败坏。人饮之，亦生脾胃疾。**并时珍。

醴泉《拾遗》

【释名】 **甘泉。**〔时珍曰〕醴，薄酒也，泉味如之，故名。出无常处，王者德至渊泉，时代升平，则醴泉出，可以养老。瑞应图云：醴泉，水之精也，味甘如醴，流之所及，草木皆茂，饮之令人多寿。东观记云：光武中元元年，醴泉出京师，人饮之者，痼疾皆除。

【气味】 **甘，平，无毒。**

【主治】 **心腹痛，疰忤鬼气邪秽之属，并就泉空腹饮之。又止热消渴及反胃霍乱为上，亦以新汲者为佳。**藏器。

玉井水《拾遗》

【集解】〔藏器曰〕诸有玉处山谷水泉皆是也。山有玉而草木润，身有玉而毛发黑。玉既重宝，水又灵长，故有延生之望。今人近山多寿者，岂非玉石津液之功乎。太华山有玉水溜下，土人得服之，多长生。

【气味】 **甘，平，无毒。**

【主治】 **久服神仙，令人体润，毛发不白。**藏器。

乳穴水《拾遗》

【集解】〔藏器曰〕近乳穴处流出之泉也。人多取水作饮酿酒，大有益。其水浓者，秤之重于他水，煎之上有盐花，此真乳液也。

【气味】 **甘，温，无毒。**

【主治】 **久服肥健人，能食，体润不老，与钟乳同功。**藏器。

温汤《拾遗》

【释名】 **温泉**纲目**沸泉。**〔藏器曰〕下有硫黄，即令水热，犹有硫黄臭。硫黄主诸疮，故水亦宜然。当其热处，可焊猪羊、熟鸡子也。〔时珍曰〕温泉有处甚多。按胡仔渔隐丛话云：汤泉多作硫黄气，浴之则袭人肌肤。惟新安黄山是朱砂泉，春时水即微红色，可煮茗。长安骊山是礜石泉，不甚作气也。朱砂泉虽红而不热，当是雄黄尔。有砒石处亦有汤泉，浴之有毒。

【气味】 **辛，热，微毒。**

【主治】 **诸风筋骨挛缩，及肌皮顽痹，手足不遂，无眉发，疥癣诸疾，在皮肤骨节者，入浴。浴讫，当大虚惫，可随病与药，及饮食补养。非有病人，不宜轻入。**藏器。

【发明】〔颖曰〕庐山有温泉，方士往往教患疥癣、风癞、杨梅疮者，饱食入池，久浴得汗出乃止，旬日自愈也。

碧海水《拾遗》

【集解】〔藏器曰〕东方朔十洲记云：夜行海中，拨之有火星者，咸水也。色既碧，故曰碧海。〔时珍曰〕海乃百川之会。天地四方，皆海水相通，而地在其中。其味咸，其色黑，水行之正也。

【气味】**咸，小温，有小毒。**

【主治】**煮浴，去风瘙疥癣。饮一合，吐下宿食胪胀。**藏器。

盐胆水《拾遗》

【释名】**卤水。**〔藏器曰〕此乃盐初熟，槽中沥下黑汁也。〔时珍曰〕盐下沥水，则味苦不堪食。今人用此水，收豆腐。独孤滔云：盐胆煮四黄，焊物。

【气味】**咸，苦，有大毒。**

【主治】**蚀䘌疥癣，瘘疾虫咬，及马牛为虫蚀，毒虫入肉生子。六畜饮一合，当时死，人亦然。凡疮有血者，不可涂之。**藏器。**痰厥不省，灌之取吐，良。**时珍。

阿井水《纲目》

【气味】**甘、咸，平，无毒。**

【主治】**下膈，疏痰，止吐。**时珍。

【发明】〔时珍曰〕阿井在今兖州阳谷县，即古东阿县也。沈括笔谈云：古说济水伏流地中，今历下凡发地下皆是流水。东阿亦济水所经，取井水煮胶谓之阿胶。其性趣下，清而且重，用搅浊水则清，故以治淤浊及逆上之痰也。又青州范公泉，亦济水所注，其水用造白丸子，利膈化痰。管子云：齐之水，其泉青白，其人坚劲，寡有疥瘙，终无痟酲。水性之不同如此。陆羽烹茶，辨天下之水性美恶，烹药者反不知辨此，岂不戾哉。

山岩泉水《拾遗》

【释名】〔时珍曰〕此山岩土石间所出泉，流为溪涧者也。尔雅云：水正出曰滥泉，悬出曰沃泉，仄出曰氿泉。其泉源远清冷，或山有玉石美草木者为良；其山有黑土毒石恶草者不可用。陆羽云：凡瀑涌漱湍之水，饮之令人有颈疾。〔颖曰〕昔在浔阳，忽一日城中马死数百。询之，云：数日前雨，洗出山谷中蛇虫之毒，马饮其水然也。

【气味】 **甘，平，无毒。**

【主治】 **霍乱烦闷，呕吐腹空，转筋恐入腹，宜多服之，名曰洗肠，勿令腹空，空则更服。人皆惧此，然尝试有效。但身冷力弱者，防致脏寒，当以意消息之。**藏器。

古冢中水《拾遗》

【主治】 **有毒，杀人。洗诸疮皆瘥。**藏器。

粮罂中水《拾遗》

【集解】〔藏器曰〕乃古冢中食罂中水也，取清澄久远者佳。古文曰：蔗留余节，瓜表遗犀。言二物不烂，余皆成水也。

【气味】 **辛，平，有小毒。**

【主治】 **鬼气中恶疰忤，心腹痛，恶梦鬼神，杀蛔虫。进一合，不可多饮，令人心闷。又云：洗眼见鬼，未试。**藏器。

【附方】 新一。**噎疾**古冢内罐罂中水，但得饮水即愈，极有神效。寿域方。

赤龙浴水《拾遗》

【集解】〔藏器曰〕此泽间小泉有赤蛇在中者，人或遇之，经雨取水服。

【气味】 **有小毒。**

【主治】 **瘕结气，诸瘕，恶虫入腹，及咬人生疮者。**藏器。

车辙中水《纲目》

【释名】〔时珍曰〕辙，乃车行迹也。

【主治】 **疬疡风，五月五日取洗之，甚良。牛蹄迹中水亦可。**时珍。

地浆《别录》下品

【释名】 **土浆。**〔弘景曰〕此掘黄土地作坎，深三尺，以新汲水沃入搅浊，少顷取清用之，故曰地浆，亦曰土浆。

【气味】 **甘，寒，无毒。**

【主治】 **解中毒烦闷。**别录。**解一切鱼肉果菜药物诸菌毒，疗霍乱及中暍卒死者，饮一升妙。**时珍。

【发明】〔弘景曰〕枫上菌，食之令人笑不休，饮此即解。〔时珍曰〕按罗天益卫生宝鉴云：中暑霍乱，乃暑热内伤，七神迷乱所致。阴气静则神藏，躁则消亡，非至阴之气不愈。坤为地，地属阴，土曰静顺。地浆作于墙阴坎中，为阴中之阴，能泻阳中之阳也。

【附方】 旧一，新六。**热渴烦闷**地浆一盏，饮之。圣惠方。**干霍乱病**不吐不利，胀痛欲死。地浆三五盏服即愈，大忌米汤。千金方。**服药过剂**闷乱者。地浆饮之。肘后方。**闭口椒毒**吐白沫，身冷欲死者，地浆饮之。张仲景金匮方。**中野芋毒**土浆饮之。集简方。**黄鲿鱼毒**食此鱼，犯荆芥，能害人。服地浆解之。集简方。**中砒霜毒**地浆调铅粉服之，立解。集玄方。

热汤宋《嘉祐》

【释名】 **百沸汤**纲目**麻沸汤**仲景**太和汤。**

【气味】 **甘，平，无毒。**〔时珍曰〕按汪颖云：热汤须百沸者佳。若半沸者，饮之反伤元气，作胀。或云热汤漱口损齿。病目人勿以热汤洗浴。冻僵人勿以热汤灌之，能脱指甲。铜瓶煎汤服，损人之声。

【主治】 **助阳气，行经络。**宗奭。**熨霍乱转筋入腹及客忤死。**嘉祐。

【发明】〔宗奭曰〕热汤能通经络，患风冷气痹人，以汤淋脚至膝上，厚覆取汗周身，然别有药，亦假汤气而行尔。四时暴泄痢，四肢冷，脐腹疼，深汤中坐，浸至腹上，频频作之，生阳诸药，无速于此。虚寒人始坐汤中必颤，仍常令人伺守之。〔张从正曰〕凡伤寒伤风伤食伤酒，初起无药，便饮太和汤碗许，或酸齑汁亦可，以手揉肚，觉恍惚，再饮再揉，至无所容，探吐，汗出则已。〔时珍曰〕张仲景治心下痞，按之濡，关上脉浮，大黄黄连泻心汤，用麻沸汤煎之，取其气薄而泄虚热也。朱真人灵验篇云：有人患风疾数年，掘坑令坐坑内，解衣，以热汤淋之，良久以簟盖之，汗出而愈。此亦通经络之法也。时珍常推此意，治寒湿加艾煎汤，治风虚加五枝或五加煎汤淋洗，觉效更速也。

【附方】旧四，新九。**伤寒初起**取热汤饮之，候吐则止。陈藏器本草。**初感风寒**头痛憎寒者，用水七碗，烧锅令赤，投水于内，取起再烧再投，如此七次，名沸汤，乘热饮一碗，以衣被覆头取汗，神效。伤寒蕴要。**忤恶卒死**铜器或瓦器盛热汤，隔衣熨其腹上，冷即易，立愈。陈藏器本草。**霍乱转筋**以器盛汤熨之，仍令蹋器，使足底热彻，冷则易。嘉祐本草。**暑月暍死**以热汤徐徐灌之，小举其头，令汤入腹，即苏。千金方。**火眼赤烂**紧闭目，以热汤沃之，汤冷即止，频沃取安，妙在闭目。或加薄荷、防风、荆芥煎汤沃之，亦妙。赵原阳济急方。**金疮血出**不止。以故布蘸热汤盦之。延寿书。**代指肿痛**麻沸汤渍之，即安。千金方。**痈肿初起**以热汤频沃之，即散也。集简方。**冻疮不瘥**热汤洗之。陈藏器。**马汗入疮**肿痛欲死。沸汤温洗即瘥。千金方。**蝎虿螫伤**温汤渍之，数易，至旦愈。华陀治彭城夫人方。**蛇绕不解**热汤淋之，即脱。千金方。

生熟汤《拾遗》

【释名】**阴阳水。**〔时珍曰〕以新汲水百沸汤合一盏和匀，故曰生熟，今人谓之阴阳水。

【气味】**甘，咸，无毒。**

【主治】**调中消食。凡痰疟，及宿食毒恶之物，胪胀欲作霍乱者，即以盐投中，进一二升，令吐尽痰食，便愈。**藏器。**凡霍乱及呕吐，不能纳食及药，危甚者，先饮数口即定。**时珍。

【发明】〔时珍曰〕上焦主纳，中焦腐化，下焦主出。三焦通利，阴阳调和，升降周流，则脏腑畅达。一失其道，二气淆乱，浊阴不降，清阳不升，故发为霍乱呕吐之病。饮此汤辄定者，分其阴阳，使得其平也。〔藏器曰〕凡人大醉，及食瓜果过度者，以生熟汤浸身，则汤皆为酒及瓜味。博物志云：浸至腰，食瓜可五十枚，至颈则无限也。未试。

齑水《纲目》

【集解】〔时珍曰〕此乃作黄齑菜水也。

【气味】**酸，咸，无毒。**

【主治】**吐诸痰饮宿食，酸苦涌泄为阴也。**时珍。

浆水宋《嘉祐》

【释名】**酸浆。**〔嘉谟曰〕浆，酢也。炊粟米热，投冷水中，浸五六日，味酢，生白花，色类浆，故名。若浸至败者，害人。

【气味】**甘、酸，微温，无毒。**〔宗奭曰〕不可同李食，令人霍乱吐利。妊妇勿食，令儿骨瘦。水浆尤不可饮，令绝产。醉后饮之，失音。

【主治】**调中引气，宣和强力，通关开胃止渴，霍乱泄利，消宿食。宜作粥，薄暮啜之，解烦去睡，调理腑脏。煎令酸，止呕哕，白人肤，体如缯帛。**嘉祐。**利小便。**时珍。

【发明】〔震亨曰〕浆水性凉善走，故解烦渴而化滞物。

【附方】旧五，新一。**霍乱吐下**酸浆水，煎干姜屑，呷之。兵部手集。**过食脯腊**筋痛闷绝。浆水煮粥，入少鹰屎，和食。孙真人方。**滑胎易产**酸浆水和水少许，顿服。产宝。**手指肿痛**浆水入少盐，热渍之，冷即易之。孙真人方。**面上黑子**每夜以暖浆水洗面，以布揩赤，用白檀香磨汁涂之。外台秘要。**骨哽在咽**慈石火煅醋淬，陈橘红焙，多年浆水脚炒，等分为末，别以浆水脚和丸芡子大，每含咽一丸。圣济录。

甑气水《拾遗》

【主治】**以器承取，沐头，长毛发，令黑润。朝朝用梳摩小儿头，久觉有益也。**藏器。

【附方】新一。**小儿诸疮**遍身或面上生疮，烂成孔臼，如大人杨梅疮，用蒸糯米时甑蓬四边滴下气水，以盘承取，扫疮上，不数日即效，百药不效者，用之神妙。集简方。

铜壶滴漏水《纲目》

【主治】**性滑，上可至颠，下可至泉，宜煎四末之药。**虞抟。

三家洗碗水《拾遗》

【主治】**恶疮久不瘥，煎沸入盐洗之，不过三五度。**藏器。

磨刀水《纲目》

【气味】**咸，寒，无毒。**〔时珍曰〕洗手则生癣。

【主治】**利小便，消热肿。**时珍。

【附方】新五。**小便不通**磨刀交股水一盏，服之效。集简方。**肛门肿痛**欲作痔疮。急取屠刀磨水服，甚效。集简方。**盘肠生产**肠干不上者。以磨刀水少润肠，煎好磁石一杯，温服，自然收上。乃扁鹊方也。**蛇咬毒攻**入腹。以两刀于水中相摩，饮其汁。救急方。**耳中卒痛**磨刀铁浆，滴入即愈。活人心统。

浸蓝水《纲目》

【气味】**辛、苦，寒，无毒。**

【主治】**除热，解毒，杀虫。治误吞水蛭成积，胀痛黄瘦，饮之取下则愈。**时珍。染布水，疗咽喉病及噎疾，温服一钟良。时珍。

【发明】〔时珍曰〕蓝水、染布水，皆取蓝及石灰能杀虫解毒之义。昔有人因醉饮田中水，误吞水蛭，胸腹胀痛，面黄，遍医不效。因宿店中渴甚，误饮此水，大泻数行，平明视之，水蛭无数，其病顿愈也。

猪槽中水《拾遗》

【气味】**无毒。**

【主治】**蛊毒，服一盏。又疗蛇咬疮，浸之效。**藏器。

市门溺坑水《拾遗》

【气味】**无毒。**

【主治】**止消渴，重者服一小盏，勿令知之，三度瘥。**藏器。

洗手足水《纲目》

【主治】**病后劳复，或因梳头，或食物复发，取一合饮之，效。**圣惠。

洗儿汤《纲目》

【主治】**胎衣不下，服一盏，勿令知之。**延年秘录。

诸水有毒《拾遗》

水府龙宫，不可触犯。〔藏器曰〕水之怪魍魉，温峤然犀照水，为神所怒是也。**水中有赤脉，不可断之。井水沸溢，不可饮。**〔时珍曰〕但于三十步内取青石一块投之，即止。**古井眢井不可入，有毒杀人。**〔时珍曰〕夏月阴气在下，尤忌之。但以鸡毛投之，盘旋而舞不下者，必有毒也。以热醋数斗投之，则可入矣。古冢亦然。**古井不可塞，令人盲聋。阴地流泉有毒，二、八月行人饮之，成瘴疟，损脚力。泽中停水，五、六月有鱼鳖精，人饮之，成瘕病。沙河中水，饮之令人喑。两山夹水，其人多瘿。流水有声，其人多瘿。花瓶水，饮之杀人，腊梅尤甚。炊汤洗面，令人无颜色；洗体，令人成癣；洗脚，令人疼痛生疮。铜器上汗入食中，令人生疽，发恶疮。冷水沐头，热泔沐头，并成头风，女人尤忌之。水经宿，面上有五色者，有毒，不可洗手。时病后浴冷水，损心胞。盛暑浴冷水，成伤寒。汗后入冷水，成骨痹。**〔时珍曰〕顾闵远行，汗后渡水，遂成骨痹痿蹶，数年而死也。**产后洗浴，成痉风，多死。酒中饮冷水，成手颤。酒后饮茶水，成酒癖。饮水便睡，成水癖。小儿就瓢及瓶饮水，令语讷。夏月远行，勿以冷水濯足。冬月远行，勿以热汤濯足。**

本草纲目火部目录第六卷

李时珍曰：水火所以养民，而民赖以生者也。本草医方，皆知辨水而不知辨火，诚缺文哉。火者南方之行，其文横则为☲卦，直则为火字，炎上之象也。其气行于天，藏于地，而用于人。太古燧人氏上观下察，钻木取火，教民熟食，使无腹疾。周官·司烜氏以燧取明火于日，鉴取明水于月，以供祭祀。司爟氏掌火之政令，四时变国火以救时疾。曲礼云：圣王用水火金木，饮食必时。则古先圣王之于火政，天人之间，用心亦切矣，而后世慢之何哉？今撰火之切于日用灸焫者凡一十一种，为火部云。

本草拾遗一种唐·陈藏器　**本草纲目一十种**明·李时珍

附注元·朱震亨

火之一凡一十一种

阳火　**阴火**纲目　**燧火**纲目　**桑柴火**纲目　**炭火**纲目　**芦火**　**竹火**纲目　**艾火**纲目　附阳燧　火珠　**神针火**纲目　**火针**纲目　**灯火**纲目　**灯花**拾遗　**烛烬**纲目

上附方新一十三

本草纲目火部第六卷

火之一 | 凡一十一种

阳火　阴火《纲目》

【集解】〔李时珍曰〕火者，五行之一，有气而无质，造化两间，生杀万物，显仁藏用，神妙无穷，火之用其至矣哉。愚尝绎而思之，五行皆一，惟火有二。二者，阴火、阳火也。其纲凡三，其目凡十有二。所谓三者，天火也，地火也，人火也。所谓十有二者，天之火四，地之火五，人之火三也。试申言之，天之阳火二：太阳，真火也；星精，飞火也。赤物暾暾，降则有灾，俗呼火殃。天之阴火二：龙火也，雷火也。龙口有火光，霹雳之火，神火也。地之阳火三：钻木之火也，击石之火也，戛金之火也。地之阴火二：石油之火也，见石部石脑油。水中之火也。江湖河海，夜动有火。或云：水神夜出，则有火光。人之阳火一，丙丁君火也。心、小肠，离火也。人之阴火二：命门相火也，起于北海，坎火也，游行三焦，寄位肝胆。三昧之火也。纯阳，乾火也。合而言之，阳火六，阴火亦六，共十二焉。诸阳火遇草而焫，得木而燔，可以湿伏，可以水灭。诸阴火不焚草木而流金石，得湿愈焰，遇水益炽。以水折之，则光焰诣天，物穷方止；以火逐之，以灰扑之，则灼性自消，光焰自灭。故人之善反于身者，上体于天而下验于物，则君火相火、正治从治之理，思过半矣。此外又有萧丘之寒火，萧丘在南海中，上有自然之火，春生秋灭。生一种木，但小焦黑。出抱朴子外篇。又陆游云：火山军，其地锄耘深入，则有烈焰，不妨种植。亦寒火也。泽中之阳焰，状如火焰，起于水面。出素问王冰注。野外之鬼磷，其火色青，其状如炬，或聚或散，俗呼鬼火。或云：诸血之磷光也。金银之精气，凡金银玉宝，皆夜有火光。此皆似火而不能焚物者也。至于樟脑、猾髓，皆能水中发火；樟脑见木部，猾髓见兽部。浓酒、积油，得热气则火自生。烧酒、醇酒、得火气则自焚。油满百石，则火自生。油纸、油衣、油铁，得热蒸激，皆自生火也。南荒有厌火之民，国近黑昆仑，人能食火炭。食火之兽；原化记云：祸斗兽，状如犬而食火，粪复为火，能烧人屋。西戎有食火之鸟。驼鸟，见禽部。火鸦蝙蝠，能食焰烟；火龟火鼠，生于火地。火龟见介部龟下，火鼠见兽部鼠下。此皆五行物理之常，而乍闻者目为怪异，盖未深诣乎此理故尔。复有至人，入水不溺，入火不焚，入金石无碍，步日月无影。斯人也，与道合真，不知其名，谓之至人。蔡九峰止言木火、石火、雷火、水火、虫火、磷火，似未尽该也。〔震亨曰〕太极动而生阳，静而生阴，阳动而变，阴静而合，而生水火木金土，各一其性。惟火有二：曰君火，人火也；曰相火，天火也。火内阴而外阳，主乎动者也，故凡动皆属火。以名而言，形气相生，配于五行，故谓之君；以位而言，生于虚无，守位禀命，因其动而可见，故谓之相。天主生物，故恒于动；人有此生，亦恒于动。动者，皆相火之为也。见于天者，出于龙雷则木之气，出于海则水之气也；具于人者，寄于肝肾二部，肝木而肾水也。胆者肝之腑，膀胱者肾之腑，心包络者肾之配，三焦以焦言，而下焦司肝肾之分，皆阴而下者也。天非此火不能生物，人非此火不能自生。天之火虽出于木，而皆本乎地。故雷非伏，龙非蛰，海非附于地，则不能鸣，不能飞，不能波也。鸣也，飞也，波也，动而为火者也。肝肾之阴，悉具相火，人而同乎天也。然而东垣以火为元气之贼，与元气不两立，一胜则一负者，何哉？周子曰：神发知矣。五性感物而万事出。有知之后，五者之性，为物所感而动，即内经五火也。五性厥阳之火，与相火相扇，则妄动矣。火起于妄，变化莫测，煎熬真阴，阴虚则病，阴绝则死。君火之气，经以暑与湿言之；相火之气，经以火言之，盖表其暴悍酷烈甚于君火也。故曰相火元气之贼。周子又曰：圣人定之以中正仁义而主静。朱子曰：必使道心常为一身之主，而人心每听命焉。夫人心听命而又主之以静，则彼五火之动皆中节，相火惟有裨补造化，以为生生不息之运用尔，何贼之有？或曰：内经止于六气言火，未言及脏腑也。曰：岐伯历举病机一十九条，而属火者五：诸热瞀瘛，皆属于火；诸逆冲上，皆属于火；诸躁狂越，皆属于火；诸禁鼓栗，如丧神守，皆属于火；诸病胕肿，疼酸惊骇，皆属于火，是也。刘河间云：诸风掉眩属于肝，风火也；诸气膹郁属于肺，燥火也；诸湿肿满属于脾，湿火也；诸痛痒疮属于心，郁火也。是皆火之为病，出于脏腑者然也。以陈无择之通敏，犹以暖温为君火，日用之火为相火，无怪乎后人之聋瞽也。

燧火《纲目》

【集解】〔时珍曰〕周官·司爟氏四时变国火以救时疾，季春出火，季秋纳火，民咸从之。盖人之资于火食者，疾病寿夭生焉。四时钻燧，取新火以为饮食之用，依岁气而使无亢不及，所以救民之时疾也。榆柳先百木而青，故春取之，其火色青；杏枣之木心赤，故夏取之，其火色赤；柞楢之木理白，故秋取之，其火色白；槐檀之木心黑，故冬取之，其火色黑；桑柘之木肌黄，故季夏取之，其火色黄。天文大火之次，于星为心。季春龙见于辰而出火，于时为暑。季秋龙伏于戌而纳火，于时为寒。顺天道而百工之作息皆因之，以免水旱灾祥之流行也。后世寒食禁火，乃季春改火遗意，而俗作介推事，谬矣。道书云：灶下灰火谓之伏龙屎，不可爇香事神。

桑柴火《纲目》

【主治】**痈疽发背不起，瘀肉不腐，及阴疮瘰疬流注，臁疮顽疮，然火吹灭，日灸二次，未溃拔毒止痛，已溃补接阳气，去腐生肌。凡一切补药诸膏，宜此火煎之。但不可点艾，伤肌。**时珍。

【发明】〔震亨曰〕火以畅达拔引郁毒，此从治之法也。〔时珍曰〕桑木能利关节，养津液。得火则拔引毒气，而祛逐风寒，所以能生腐生新。抱朴子云：一切仙药，不得桑煎不服。桑乃箕星之精，能助药力，除风寒痹诸痛，久服终身不患风疾故也。〔藏器曰〕桑柴火灸蛇，则足见。

炭火《纲目》

【集解】〔时珍曰〕烧木为炭。木久则腐，而炭入土不腐者，木有生性，炭无生性也。葬家用炭，能使虫蚁不入，竹木之根自回，亦缘其无生性耳。古者冬至、夏至前二日，垂土炭于衡两端，轻重令匀，阴气至则土重，阳气至则炭重也。

【主治】**栎炭火，宜煅炼一切金石药。烰炭火，宜烹煎焙炙百药丸散。**时珍。

白炭

【主治】**误吞金银铜铁在腹，烧红，急为末，煎汤呷之；甚者，刮末三钱，井水调服，未效再服。又解水银、轻粉毒。带火炭纳水底，能取水银出也。上立炭带之，辟邪恶鬼气。除夜立之户内，亦辟邪恶。**时珍。

【附方】新六。**卒然咽噎**炭末蜜丸，含咽。千金方。**白虎风痛**日夜走注，百节如啮。炭灰五升，蚯蚓屎一升，红花七捻，和熬，以醋拌之，用故布包二包，更互熨痛处，取效。圣惠方。**久近肠风**下血，用紧炭三钱，枳壳烧存性五钱，为末。每服三钱，五更米饮下一服，天明再服，当日见效。忌油腻毒物。普济方。**汤火灼疮**炭末，香油调涂。济急方。**白癞头疮**白炭烧红，投沸汤中，温洗之取效。百一方。**阴囊湿痒**麸炭、紫苏叶末，扑之。经验方。

芦火　竹火《纲目》

【主治】 **宜煎一切滋补药。**时珍。

【发明】〔时珍曰〕凡服汤药，虽品物专精，修治如法，而煎药者卤莽造次，水火不良，火候失度，则药亦无功。观夫茶味之美恶，饭味之甘餲，皆系于水火烹饪之得失，即可推矣。是以煎药须用小心老成人，以深罐密封，新水活火，先武后文，如法服之，未有不效者。火用陈芦、枯竹，取其不强，不损药力也。桑柴火取其能助药力，烰炭取其力慢，栎炭取其力紧。温养用糠及马屎、牛屎者，取其缓而能使药力匀遍也。

艾火《纲目》

【主治】 **灸百病。若灸诸风冷疾，入硫黄末少许，尤良。**时珍。

【发明】〔时珍曰〕凡灸艾火者，宜用阳燧火珠承日，取太阳真火。其次则钻槐取火，为良。若急卒难备，即用真麻油灯，或蜡烛火，以艾茎烧点于炷，滋润灸疮，至愈不痛也。其戛金击石钻燧入木之火，皆不可用。邵子云：火无体，因物以为体，金石之火，烈于草木之火，是矣。八木者，松火难瘥，柏火伤神多汗，桑火伤肌肉，柘火伤气脉，枣火伤内吐血，橘火伤营卫经络，榆火伤骨失志，竹火伤筋损目也。南齐书载武帝时，有沙门从北齐赍赤火来，其火赤于常火而小，云以疗疾，贵贱争取之，灸至七炷，多得其验。吴兴杨道庆虚疾二十年，灸之即瘥。咸称为圣火，诏禁之不止。不知此火，何物之火也。

【附录】 **阳燧**　〔时珍曰〕火镜也。以铜铸成，其面凹，摩热向日，以艾承之，则得火。周礼·司烜氏以火燧取明火于日，是矣。

火珠见石部水精下。

神针火《纲目》

【主治】 **心腹冷痛，风寒湿痹，附骨阴疽，凡在筋骨隐痛者，针之，火气直达病所，甚效。**时珍。

【发明】〔时珍曰〕神针火者，五月五日取东引桃枝，削为木针，如鸡子大，长五六寸，干之。用时以绵纸三五层衬于患处，将针蘸麻油点着，吹灭，乘热针之。又有雷火神针法，用熟蕲艾末一两，乳香、没药、穿山甲、硫黄、雄黄、草乌头、川乌头、桃树皮末各一钱，麝香五分，为末，拌艾，以厚纸裁成条，铺药艾于内，紧卷如指大，长三四寸，收贮瓶内，埋地中七七日，取出。用时，于灯上点着，吹灭，隔纸十层，乘热针于患处，热气直入病处，其效更速。并忌冷水。

火针《纲目》

【释名】 **燔针**素问**焠针**素问**烧针**伤寒论**煨针**。〔时珍曰〕火针者，素问所谓燔针、焠针也，张仲景谓之烧针，川蜀人谓之煨针。其法：麻油满盏，以灯草二七茎点灯，将针频涂麻油，灯上烧令通赤用之。不赤或冷，则反损人，且不能去病也。其针须用火箸铁造之为佳。点穴墨记要明白，差则无功。

【主治】 **风寒筋急挛引痹痛，或瘫缓不仁者，针下疾出，急按孔穴则疼止，不按则疼甚。癥块结积冷病者，针下慢出，仍转动，以发出污浊。痈疽发背有脓无头者，针令脓溃，勿按孔穴。凡用火针，太深则伤经络，太浅则不能去病，要在消息得中。针后发热恶寒，此为中病。凡面上及夏月湿热在两脚时，皆不可用此。**时珍。

【发明】〔时珍曰〕素问云：病在筋，调之筋，燔针劫刺其下，及筋急者。病在骨，调之骨，焠针药熨之。又灵枢经叙十二经筋所发诸痹痛，皆云治在燔针劫刺，以知为度，以痛为输。又云：经筋之病，寒则反折筋急，热则纵弛不收，阴痿不用。焠刺者，焠寒急也。纵缓不收者，无用燔针。观此，则燔针乃为筋寒而急者设，以热治寒，正治之法也。而后世以针积块，亦假火气以散寒涸，而发出污浊也。或又以治痈疽者，则是以从治之法，溃泄其毒气也。而昧者以治伤寒热病，则非矣。张仲景云：太阳伤寒，加温针必发惊。营气微者，加烧针则血流不行，更发热而烦躁。太阳病，下之，心下痞。表里俱虚，阴阳俱竭，复加烧针，胸烦、面色青黄、肤润者，难治。此皆用针者不知往哲设针之理，而谬用以致害人也。又凡肝虚目昏多泪，或风赤，及生翳膜顽厚，或病后生白膜失明，或五脏虚劳风热，上冲于目生翳，并宜熨烙之法。盖气血得温则宣流，得寒则凝涩故也。其法用平头针如翳大小，烧赤，轻轻当翳中烙之，烙后翳破，即用除翳药傅点。

灯火《纲目》

【主治】 **小儿惊风昏迷搐搦窜视诸病。又治头风胀痛，视头额太阳络脉盛**

处，以灯心蘸麻油点灯焠之，良。外痔肿痛者，亦焠之。油能去风解毒，火能通经也。小儿初生，因冒寒气欲绝者，勿断脐，急烘絮包之，将胎衣烘热，用灯炷于脐下往来燎之，暖气入腹内，气回自苏。又烧铜匙柄熨烙眼弦内，去风退赤，甚妙。时珍。

【发明】〔时珍曰〕凡灯惟胡麻油、苏子油然者，能明目治病。其诸鱼油、诸禽兽油、诸菜子油、棉花子油、桐油、豆油、石脑油诸灯烟，皆能损目，亦不治病也。

【附方】 新七。**搅肠沙痛**阴阳腹痛，手足冷，但身上有红点。以灯草蘸油点火，焠于点上。济急方。**小儿诸惊**仰向后者，灯火焠其囟门、两眉齐之上下。眼翻不下者，焠其脐上下。不省人事者，焠其手足心、心之上下。手拳不开，目往上者，焠其顶心、两手心。撮口出白沫者，焠其口上下、手足心。小儿惊风秘诀。**百虫咬伤**以灯火熏之，出水妙。济急方。**杨梅毒疮**方广心法附余：用铅汞结砂、银朱各二钱，白花蛇一钱，为末，作纸捻七条。初日用三条，自后日用一条，香油点灯于烘炉中，放被内盖卧，勿透风。须食饱口含椒茶，热则吐去，再含。神灯熏法：用银朱二钱，孩儿茶、龙挂香、皂角子各一钱，为末，以纸卷作灯心大，长三寸，每用一条，安灯盏内，香油浸点，置水桶中，以被围坐，用鼻吸烟咽之。口含冷茶，热则吐去。日熏二次。三日后口中破皮，以陈酱水漱之。神灯照法：治杨梅疮，年久破烂坑陷者。用银朱、水粉、线香各三钱，乳香、没药各五分，片脑二分，为末，以纸卷作捻，浸油点灯照疮，日三次，七日见效。须先服通圣散数贴，临时口含椒茶，以防毒气入齿也。**年深疥癣**遍身延蔓者。硫黄、艾叶研匀作捻，浸油点灯，于被中熏之。以油涂口鼻耳目，露之。集玄方。

灯花《拾遗》

【气味】 缺。

【主治】 **傅金疮，止血生肉。**藏器。**小儿邪热在心，夜啼不止，以二三颗，灯心汤调，抹乳吮之。**时珍。

【发明】〔时珍曰〕昔陆贾言灯花爆而百事喜，汉书·艺文志有占灯花术，则灯花固灵物也。钱乙用治夜啼，其亦取此义乎。我明宗室富顺王一孙，嗜灯花，但闻其气，即哭索不已。时珍诊之，曰：此癖也。以杀虫治癖之药丸服，一料而愈。

烛烬《纲目》

【集解】〔时珍曰〕烛有蜜蜡烛、虫蜡烛、柏油烛、牛脂烛，惟蜜蜡、柏油者，烬可入药。

【气味】 缺。

【主治】 **丁肿，同胡麻、针砂等分，为末，和醋傅之。治九漏，同阴干马齿苋等分，为末，以泔水洗净，和腊猪脂傅之，日三上。**时珍。

本草纲目土部目录第七卷

李时珍曰：土者五行之主，坤之体也。具五色而以黄为正色，具五味而以甘为正味。是以禹贡辨九州之土色，周官辨十有二壤之土性。盖其为德，至柔而刚，至静有常，兼五行生万物而不与其能，坤之德其至矣哉。在人则脾胃应之，故诸土入药，皆取其裨助戊己之功。今集土属六十一种为土部。旧本三十九种，散见玉石部。

神农本经二种梁·陶弘景注　**名医别录三种**梁·陶弘景　**唐本草三种**唐·苏恭　**本草拾遗二十八种**唐·陈藏器　**四声本草一种**唐·萧炳　**开宝本草一种**宋·马志　**证类本草一种**宋·唐慎微　**衍义补遗一种**元·朱震亨　**本草纲目二十一种**明·李时珍

【附注】魏·李当之药录　吴普本草　宋·雷敩炮炙　齐·徐之才药对　唐·甄权药性　孙思邈千金　唐·杨损之删繁　李珣海药　蜀韩保升重注　宋·掌禹锡补注　苏颂图经　大明日华　宋·寇宗奭衍义　金·张元素珍珠囊　元·李杲法象　元·王好古汤液　明·汪机会编　陈嘉谟蒙筌

土之一凡六十一种

白垩本经　**甘土**拾遗　**赤土**纲目　**黄土**拾遗　**东壁土**别录　**太阳土**纲目　执日天星上土　执日六癸上土　二月上壬日土　清明日戌上土　神后土附　**天子籍田三推犁下土**拾遗　社

稷坛土　春牛土　富家土　亭部中土附　**道中热土**拾遗　**车辇土**拾遗　**市门土**拾遗　**户限下土**拾遗　**千步峰**纲目　**鞋底下土**拾遗　**柱下土**拾遗　**床脚下土**拾遗　**烧尸场上土**纲目　**冢上土**拾遗　**桑根下土**拾遗　**胡燕窠土**拾遗　**百舌窠中土**拾遗　**土蜂窠**拾遗　**蜣螂转丸**拾遗　**鬼屎**拾遗　**鼠壤土**拾遗　**鼢鼠壤土**拾遗　**屋内壖下虫尘土**拾遗　**蚁垤土**拾遗　**白蚁泥**纲目　**蚯蚓泥**纲目　**螺蛳泥**纲目　**白鳝泥**纲目　**猪槽上垢土**拾遗　**犬尿泥**纲目　**驴尿泥**拾遗　**尿坑泥**纲目　**粪坑底泥**纲目　**檐溜下泥**纲目　**田中泥**纲目　**井底泥**证类　**乌爹泥**纲目　**弹丸土**拾遗　**自然灰**拾遗　**伏龙肝**别录　**土墼**纲目　**甘锅**纲目　**砂锅**纲目　**白瓷器**唐本　**乌古瓦**唐本　**古砖**拾遗　**烟胶**纲目　**墨**开宝　**釜脐墨**四声　**百草霜**纲目　**梁上尘**唐本　**门臼尘**纲目　**寡妇床头尘土**拾遗　**瓷瓯中白灰**拾遗　**香炉灰**纲目　**锻灶灰**别录　**冬灰**本经　**石硷**补遗

上附方旧五十六新一百七十五

本草纲目土部第七卷

土之一 | 凡六十一种

白垩音恶。《本经》下品

【释名】 **白善土**别录**白土粉**衍义**画粉**。〔时珍曰〕土以黄为正色，则白者为恶色，故名垩。后人讳之，呼为白善。

【集解】〔别录曰〕白垩生邯郸山谷，采无时。〔弘景曰〕即今画家用者，甚多而贱，俗方稀用。〔颂曰〕胡居士云，始兴小桂县晋阳乡有白善，而今处处皆有之，人家往往用以浣衣。西山经云：大次之山，其阳多垩。中山经云：葱聋之山，其中有大谷，多白黑青黄垩。垩有五色，入药惟白者耳。〔宗奭曰〕白善土。京师谓之白土粉，切成方块，卖于人浣衣。〔时珍曰〕白土处处有之，用烧白瓷器坯者。

【修治】〔敩曰〕凡使勿用色青并底白者，捣筛末，以盐汤飞过，曝干用，则免结涩人肠也。每垩二两，用盐一分。〔大明曰〕入药烧用，不入汤饮。

【气味】 **苦，温，无毒。**〔别录曰〕辛，无毒。不可久服，伤五脏，令人羸瘦。〔权曰〕甘，温暖。

【主治】 **女子寒热癥瘕，月闭积聚。**本经。**阴肿痛，漏下，无子，泄痢。**别录。**疗女子血结，涩肠止痢。**甄权。**治鼻洪吐血，痔瘘泄精，男子水脏冷，女子子宫冷。**大明。**合王瓜等分，为末，汤点二钱服，治头痛。**宗奭。

【发明】〔时珍曰〕诸土皆能胜湿补脾，而白垩土则兼入气分也。

【附方】 新九。**衄血不止**白土末五钱，井华水调服，二服除根。瑞竹堂方。**水泄不化**日夜不止。白垩煅、干姜炮各一两，楮叶生研二两，为末，糊丸绿豆大，每米饮下二十丸。普济方。**翻胃吐食**男妇皆治。白善土煅赤，以米醋一升淬之，再煅再淬，醋干为度，取一两研，干姜二钱半炮，为末。每服一钱调下，服至一斤以上为妙。千金翼。**卒暴咳嗽**白善土粉、白矾一两，为末，姜汁糊丸梧子大，临卧姜汤服二十丸。普剂方。**风赤烂眼**倒睫拳毛。华佗方：用白土一两，铜青一钱，为末。每以半钱泡汤洗。乾坤生意。加焰消半两，为末，汤泡杏仁杵，和丸皂子大。每用凉水浸一丸，洗眼。乾坤秘韫。**小儿热丹**白土一分，寒水石半两，为末，新水调涂，钱乙小儿方。**痱子瘙痒**旧屋梁上刮赤白垩末，傅之。普济方。

代指肿痛猪膏和白善土傅之。肘后方。**臁疮不干**白善土煅研末，生油调搽。集玄方。

甘土《拾遗》

【集解】〔藏器曰〕甘土出安西及东京龙门，土底澄取之，洗腻服如灰，水和涂衣，去油垢。

【主治】 **草药及诸菌毒，热汤调末服之。**藏器。

赤土《纲目》

【气味】 **甘，温，无毒。**

【主治】 **主汤火伤，研末涂之。**时珍。

【附方】 新三。**牙宣疳䘌**赤土、荆芥叶同研，揩之，日三次。普济方。**风疹瘙痒**甚不能忍者。赤土研末，空心温酒服一钱。御药院方。**身面印文**刺破，以醋调赤土傅之，干又易，以黑灭为度。千金方。

黄土《拾遗》

【释名】〔藏器曰〕张司空言：三尺以上曰粪，三尺以下曰土。凡用当去上恶物，勿令入客水。

【气味】 **甘，平，无毒。**〔藏器曰〕土气久触，令人面黄。掘土犯地脉，令人上气身肿。掘土犯神杀，令人生肿毒。

【主治】 **泄痢冷热赤白，腹内热毒绞结痛，下血，取干土，水煮三五沸，绞去滓，暖服一二升。又解诸药毒，中肉毒，合口椒毒，野菌毒。**藏器。

【发明】〔时珍曰〕按刘跂钱乙传云：元丰中，皇子仪国公病瘛疭，国医未能治，长公主举乙入，进黄土汤而愈。神宗召见，问黄土愈疾之状。乙对曰：以土胜水，水得其平，则风自退尔。上悦，擢太医丞。又夷坚志云：吴少师得疾，数月消瘦，每日饮食入咽，如万虫攒攻，且痒且病，皆以为劳瘵，迎明医张锐诊之。锐令明旦勿食，遣卒诣十里外，取行路黄土至，以温酒二升搅之，投药百粒饮之。觉痛几不堪，及登溷，下马蝗千余，宛转，其半已困死，吴亦惫甚，调理三日乃安。因言夏月出师，燥渴，饮涧水一杯，似有物入咽，遂得此病。锐曰：虫入人脏，势必孳生，饥则聚咂精血，饱则散处脏腑。苟知杀之而不能扫取，终无益也。是以请公枵腹以诱之，虫久不得土味，又喜酒，故乘饥毕集，一洗而空之。公大喜，厚赂谢之，以礼送归。

【附方】旧二，新十。**小儿吃土**用干黄土一块，研末，浓煎黄连汤调下。救急方。**乌沙惊风**小儿惊风，遍身都乌者。急推向下，将黄土一碗，捣末，入久醋一钟，炒热包定熨之，引下至足，刺破为妙。小儿秘诀。**卒患心痛**画地作王字，撮取中央土，水和一升服，良。陈藏器本草。**目卒无见**黄土搅水中，澄清洗之。肘后方。**牛马肉毒**及肝毒。取好土三升，水煮清一升服，即愈。一方：入头发寸截和之，发皆贯肝而出也。肘后方。**内痔痛肿**朝阳黄土、黄连末、皮消各一两，用猪胆汁同研如泥，每日旋丸枣大，纳入肛内，过一夜，随大便去之。内服乌梅、黄连二味丸药。孙氏集效方。**颠扑欲死**一切伤损，从高坠下，及木石所迮，落马扑车，淤血凝滞，气绝欲死者，亦活。用净土五升蒸热，以故布重裹作二包，更互熨之。勿大热，恐破肉，取痛止则已，神效之方。孙真人千金方。**杖疮未破**干黄土末，童尿入鸡子清调涂刷上，干即上，随以热水洗去，复刷复洗，数十次，以紫转红为度，仍刷两胯，以防血攻阴也。摄生方。**汤火伤灼**醋调黄土，涂之。谈野翁方。**蜈蚣螫伤**画地作王字，内取土掺之，即愈。集简方。**蜂蚁叮螫**反手取地上土傅之。或入醋调。千金方。**蠼螋尿疮**画地作蠼螋形，以刀细取腹中土，唾和涂之，再涂即愈。孙真人云：予得此疾，经五、六日不愈，或教此法，遂瘳。及知万物相感，莫晓其由也。千金方。

铸钟黄土拾遗

【主治】**卒心痛，疰忤恶气，温酒服一钱。**藏器。

铸铧钼孔中黄土拾遗

【主治】**丈夫阴囊湿痒，及阴汗，细末扑之。**藏器。

东壁土《别录》下品

【气味】**甘，温，无毒。**

【主治】**下部疮，脱肛。**别录。**止泄痢霍乱烦闷。**藏器。**温疟，点目去翳。同蚬壳为末，傅豌豆疮。**甄权。**疗小儿风脐。**弘景。**摩干、湿二癣，极效。**苏恭。

【发明】〔弘景曰〕此屋之东壁上土也，常先见日故尔。又可除油垢衣，胜石灰、滑石。〔藏器曰〕取其向阳久干也。〔宗奭曰〕久干之说不然。盖东壁先得太阳真火烘炙，故治瘟疫。初出少火之气壮，及当午则壮火之气衰，故不用南壁而用东壁。〔时珍曰〕昔一女，忽嗜河中污泥，日食数碗。玉田隐者以壁间败土调水饮之，遂愈。又凡脾胃湿多，吐泻霍乱者，以东壁土，新汲水搅化，澄清服之，即止。盖脾主土，喜燥而恶湿，故取太阳真火所照之土，引真火生发之气，补土而胜湿，则吐泻自止也。岭南方治瘴疟香椿散内用南壁土，近方治反胃呕吐用西壁土者，或取太阳离火所照之气，或取西方收敛之气，然皆不过借气补脾胃也。

【附方】 旧三，新九。**急心痛**五十年陈壁土、枯矾二钱，为末，蜜丸，艾汤服。集玄方。**霍乱烦闷**向阳壁土，煮汁服。圣济录。**药毒烦闷**欲死者。东壁土调水三升，顿饮之。肘后方。**解乌头毒**不拘川乌、草乌毒，用多年陈壁土泡汤服之。冷水亦可。通变要法。**六畜肉毒**东壁土末，水服一钱，即安。集玄方。**目中翳膜**东壁土细末，日点之，泪出佳。肘后方。**肛门凸出**故屋东壁上土一升，研末，以长皂荚挹末粉之，仍炙皂荚，更互熨之。外台秘要。**痱子瘙痒**干壁土末傅之，随手愈。普济方。**耳疮唇疮**东壁土和胡粉傅之。救急方。**疬破经年**脓水不绝。用百年茅屋厨中壁土为末，入轻粉调傅，半月即干愈。永类方。**诸般恶疮**拔毒散：东墙上土、大黄等分，为末，用无根井华水调搽，干再上。瑞竹堂方。**发背痈疖**多年烟熏壁土、黄檗等分，为末，姜汁拌调摊贴之，更以茅香汤调服一钱匕。经验方。

太阳土《纲目》

【主治】 **人家动土犯禁，主小儿病气喘，但按九宫，看太阳在何宫，取其土煎汤饮之，喘即定。**时珍。出正传。

【附录】 **执日天星上土**〔藏器曰〕取和薰草、柏叶以涂门户，方一尺，令盗贼不来。

执日六癸上土〔时珍曰〕抱扑子云：常以执日取六癸上土、市南门土、岁破土、月建土，合作人，着朱鸟地上，辟盗。

二月上壬日土〔藏器曰〕泥屋之四角，宜蚕。

清明日戌上土〔时珍曰〕同狗毛作泥，涂房户内孔穴，蛇鼠诸虫永不入。

神后土〔时珍曰〕逐月旦日取泥屋之四角，及塞鼠穴，一年鼠皆绝迹，此李处士禁鼠法也。神后，正月起申，顺行十二辰。

天子藉田三推犁下土《拾遗》

【释名】〔时珍曰〕月令：天下以元日祈谷于上帝，亲载耒耜，率三公、九卿、诸侯、大夫躬耕。天子三推，三公五推，卿、诸侯九推。反执爵于太寝，命曰劳酒。

【主治】 **水服，主惊悸癫邪，安神定魄强志。藏之，人宫不惧，利见大官，宜婚市。王者封禅五色土次之。**藏器。

【附录】 **社稷坛土** 〔藏器曰〕牧宰临官，自取涂门户，令盗贼不入境也。

春牛土 〔藏器曰〕收角上土置户上，令人宜田。〔时珍曰〕宋时立春日进春牛，御药院取牛睛以充眼药。今人鞭春时，庶民争取牛土，云宜蚕；取土撒檐下，云辟蚰蜒。

富家土 〔藏器曰〕七月丑日，取中庭土泥灶，令人富。勿令人知。〔时珍曰〕除日取富家田中土泥灶，招吉。

亭部中土 〔时珍曰〕取作泥涂灶，水火盗贼不经；涂屋四角，鼠不食蚕；涂仓囷，鼠不食稻；塞穴百日，鼠皆绝去。出阴阳杂书云。

道中热土《拾遗》

【主治】 **夏月暍死，以土积心口，少冷即易，气通则苏。**藏器。**亦可以热土围脐旁，令人尿脐中；仍用热土、大蒜等分，捣水去滓灌之，即活。**时珍。

十字道上土

【主治】 **主头面黄烂疮，同灶下土等分傅之。**时珍。

车辇土《拾遗》

【主治】 **恶疮出黄汁，取盐车边脂角上土涂之。**藏器。**行人暍死，取车轮土五钱，水调澄清服，一碗即苏。又小儿初生，无肤色赤，因受胎未得土气也。取车辇土碾傅之，三日后生肤。**时珍。

市门土《拾遗》

【释名】〔时珍曰〕日中为市之处门栅也。

【主治】**妇人易产，入月带之。产时，酒服一钱。**藏器。

户限下土《拾遗》

【释名】〔时珍曰〕限，即门阈也。

【主治】**产后腹痛，热酒服一钱。又治吹奶，和雄雀粪，暖酒服方寸匕。**藏器。

千步峰《纲目》

【集解】〔时珍曰〕此人家行步地上高起土也，乃人往来鞋履沾积而成者。技家言人宅有此，主兴旺。

【主治】**便毒初发，用生姜蘸醋磨泥涂之。**时珍。

鞋底下土《拾遗》

【主治】**适他方不伏水土，刮下，和水服，即止。**藏器。

柱下土《拾遗》

【主治】**腹痛暴卒，水服方寸匕。**藏器。**胎衣不下，取宅中柱下土，研末，鸡子清和服之。**思邈。

床脚下土《拾遗》

【主治】**猘犬咬，和水傅之，灸七壮。**藏器。

烧尸场上土《纲目》

【主治】**邪疟，取带黑土同葱捣作丸，塞耳，或系膊上，即止。男左女右。**时珍。

【附方】新四。**好魇多梦**烧人灰，置枕中、履中，自止。本草拾遗。**尸厥卒死**不知人者。烧尸场土二三钱，擂细，汤泡灌之，即活。如无，以灶心土代之。

何氏方。**小儿夜啼**烧尸场土，置枕边。集简方。**脚底多汗**烧人场上土，铺于鞋底内蹉之。灰亦可。集玄方。

冢上土《拾遗》

【主治】**瘟疫。五月一日，取土或砖石，入瓦器中，埋着门外阶下，合家不患时气。又正旦取古冢砖，咒悬大门上，一年无疫疾。**藏器。

【附方】新一。**肠痈**死人冢上土，作泥涂之，良。千金方。

桑根下土《拾遗》

【主治】**中恶风恶水而肉肿者，水和傅上。灸二三十壮，热气透入，即平。**藏器。

胡燕窠土《拾遗》

【主治】**无毒。同屎。作汤，浴小儿，去惊邪。**弘景。**主风瘙瘾疹，及恶刺疮，浸淫病疮遍身，至心者死，并水和傅之，三两日瘥。**藏器。**治口吻白秃诸疮。**时珍。

【附方】旧三，新八。**湿病疥疮**胡燕窠大者，用托子处土，为末，以淡盐汤洗拭，干傅之，日一上。小品方。**黄水肥疮**燕窠上一分，麝香半分，研傅之。普济方。**浸淫湿疮**发于心下者，不早治杀人。用胡燕窠中土，研末，水和傅。葛氏。**口角烂疮**燕窠泥傅之，良。救急方。**白秃头疮**百年屋下燕窠泥、蠮螉窠，研末，剃后麻油调搽。圣济录。**蠼螋尿疮**绕身汁出。以燕窠中土和猪脂、苦酒傅之。外台秘要。**瘭疽恶疮**着手足肩背，累累如赤豆，出汁。剥痂，以温醋、米泔洗净，用胡燕窠土和百日男儿屎，傅之。千金方。**皮肤中痛**名瘾疰。用醋和燕窠土傅之。千金方。**风瘙瘾疹**胡燕窠土，水和傅之。千金方。**小儿丹毒**向阳燕窠土，为末，鸡子白和傅。卫生易简方。**一切恶疮**燕窠内外泥粪，研细，油调搽。一加黄檗末。瑞竹堂方。

百舌窠中土《拾遗》

【主治】**蚯蚓及诸恶虫咬疮，醋调傅之。**藏器。

土蜂窠《拾遗》

【释名】**蠮螉窠**〔时珍曰〕即细腰蜂也。

【气味】**甘，平，无毒。**

【主治】**痈肿风头。**别录。**小儿霍乱吐泻，炙研，乳汁服一钱。**圣惠。**醋调涂肿毒，及蜘蛛咬。**藏器。**醋调涂蜂虿毒。**宗奭。**治丁肿乳蛾，妇人难产。**时珍。

【附方】新六。**女人难产**土蜂儿窠，水泡汤饮之。取时逢单是男，双是女，最验。妇人良方。**肿毒焮痛**陈藏器本草用醋和泥蜂窠涂之。直指：加川乌头等分，云未结则散，已结则破也。**丁疮肿痛**土蜂窠煅，蛇皮烧，等分，酒服一钱。直指方。**咽喉乳蛾**土蜂窠一个，为末。先用楮叶擦破病人舌，令血出。以醋和末，用翎点之。令痰涎出为效。后用扁竹根擂水服数口，取利。瑞竹堂方。**手足发指**毒痛不可忍。用壁间泥蜂窠为末，入乳香少许研匀，以醋调涂，干即以醋润之。奇效方。**蠼螋尿疮**螟蛉窠，水调傅之。集玄方。

蜣螂转丸《拾遗》

【释名】**土消。**〔藏器曰〕此蜣螂所推丸也。藏在土中，掘地得之，正圆如人捻作，弥久者佳。

【气味】**咸，苦，大寒，无毒。**

【主治】**汤淋绞汁服，疗伤寒时气，黄疸烦热，及霍乱吐泻。烧存性酒服，治项瘿。涂一切瘘疮。**藏器。

鬼屎《拾遗》

【集解】〔藏器曰〕生阴湿地，如屎，亦如地钱，黄白色。

【主治】**人马反花疮，刮取，和油涂之。**藏器。

鼠壤土《拾遗》

【释名】〔时珍曰〕柔而无块曰壤。

【主治】 **中风筋骨不随，冷痹骨节疼，手足拘急，风掣痛，偏枯死肌，多收曝干，蒸热袋盛，更互熨之。**藏器。**小儿尿和，涂丁肿。**思邈。

鼢鼠壤土《拾遗》

【集解】〔藏器曰〕此是田中尖嘴小鼠也。阴穿地中，不能见日。

【主治】 **鬼疰气痛，秫米泔汁和作饼，烧热绵裹熨之。又主肿毒，和醋傅之，极效。**藏器。孕妇腹内钟鸣，研末二钱，麝香汤下，立愈。时珍。

屋内壖下虫尘土《拾遗》

【释名】〔时珍曰〕壖音软，平声。河边地及垣下地，皆谓之壖。

【主治】 **恶疮久不干，油调傅之。**藏器。

蚁垤土《拾遗》

【释名】 **蚁封。**〔时珍曰〕垤音迭，高起也。封，聚土也。

【主治】 **狐刺疮，取七粒和醋搽。又死胎在腹，及胞衣不下，炒三升，囊盛，搨心下，自出也。**藏器。

白蚁泥《纲目》

【主治】 **恶疮肿毒，用松木上者，同黄丹各炒黑，研和香油涂之，取愈乃止。**时珍。

蚯蚓泥《纲目》

【释名】 **蚓蝼**音娄**六一泥。**

【气味】 **甘、酸，寒，无毒。**

【主治】 **赤白久热痢，取一升炒烟尽，沃汁半升，滤净饮之。**藏器。**小儿阴囊忽虚热肿痛，以生甘草汁入轻粉末调涂之。以盐研傅疮，去热毒，及蛇犬伤。**日华。**傅狂犬伤，出犬毛，神效。**苏恭。

【附方】旧五，新十七。**断截热疟**邵氏青囊方用五月五日午时取蚯蚓粪，以面和丸梧子大，朱砂为衣。每服三丸，无根水下，忌生冷，即止。皆效。或加菖蒲末、独头蒜同丸。**伤寒谵语**蚯蚓屎凉水调服。简便方。**小便不通**蚯蚓粪、朴消等分，水和傅脐下，即通。皆效方。**小儿吐乳**取田中地龙粪一两，研末，空心以米汤服半钱，不过二、三服效。圣惠方。**小儿卵肿**地龙粪，以薄荷汁和涂之。危氏得效方。**妇人吹乳**用韭地中蚯蚓屎，研细筛过，米醋调，厚傅，干则换，三次即愈。凉水调亦可。蔺氏经验方。**时行腮肿**柏叶汁调蚯蚓泥涂之。丹溪方。**一切丹毒**水和蛐蟮泥傅之。外台。**脚心肿痛**因久行久立致者。以水和蚯蚓粪厚傅，一夕即愈。永类钤方。**耳后月蚀**烧蚯蚓粪，猪脂和傅。子母秘录。**聤耳出水**成疮。蚯蚓粪为末傅之，并吹入。千金方。**齿断宣露**蚯蚓泥，水和成团，煅赤，研末，腊猪脂调傅之，日三。千金方。**咽喉骨哽**五月五日午时韭畦中，面东勿语，取蚯蚓泥收之。每用少许，搽喉外，其骨自消，名六一泥。**蜈蚣螫伤**蚯蚓泥傅之，效。集效方。**金疮困顿**蚯蚓屎末，水服方寸匕，日三服。千金方。**解射罔毒**蚯蚓屎末，井水服二方寸匕。千金方。**吐血不止**石榴根下地龙粪，研末，新汲水服三钱，圣惠。**反胃转食**地龙粪一两，木香三钱，大黄七钱，为末，每服五钱，无根水调服，忌煎煿酒醋椒姜热物，一二服其效如神。邵真人经验方。**燕窝生疮**韭地蛐蟮屎，米泔水和，煅过，入百草霜等分，研末，香油调涂之。摘玄方。**小儿头热鼻**塞不通。湿地龙粪捻饼，贴囟上，日数易之。圣惠方。**足臁烂疮**韭地蚯蚓泥，干研，入轻粉，清油调傅。便民图纂。**外肾生疮**蚯蚓屎二分，绿豆粉一分，水研涂之，干又上之。便民图纂。

螺蛳泥《纲目》

【主治】**性凉。主反胃吐食，取螺蛳一斗，水浸，取泥晒干，每服一钱，火酒调下。**时珍。

白鳝泥《纲目》

【主治】**火带疮，水洗取泥炒研，香油调傅。**时珍。

猪槽上垢土《拾遗》

【主治】**难产，取一合和面半升，乌豆二十颗，煮汁服。**藏器。**火焰丹毒，**

赤黑色，取槽下泥傅之，干又上。时珍。

犬尿泥《纲目》

【主治】 **妊娠伤寒，令子不落，涂腹上，干即易。**时珍。

驴尿泥《拾遗》

【主治】 **蜘蛛咬傅之。**藏器。

尿坑泥《纲目》

【主治】 **主蜂蝎诸虫咬，取涂之。**时珍。

粪坑底泥《纲目》

【主治】 **发背诸恶疮，阴干为末，新水调傅，其痛立止。**时珍。

【附方】 新一。**丁肿**粪下土、蝉蜕、全蝎等分，捣作钱大饼，香油煎滚，温服。以滓傅疮四围，丁自出也。圣济总录。

檐溜下泥《纲目》

【主治】 **猪咬、蜂螫、蚁叮、蛇伤毒，并取涂之。又和羊脂，涂肿毒、丹毒。**时珍。

【附方】 新一。**蝎虿螫叮**蝎有雌雄，雄者痛在一处，以井底泥封之，干则易；雌者痛牵诸处，以瓦沟下泥封之。若无雨，以新汲水，从屋上淋下取泥。肘后方。

田中泥《纲目》

【主治】 **马蝗入人耳，取一盆枕耳边，闻气自出。人误吞马蝗入腹者，酒和一、二升服，当利出。**时珍。

井底泥《证类》

【主治】**涂汤火疮**。证类。**疗妊娠热病，取傅心下及丹田，可护胎气**。时珍。

【附方】新五。**头风热痛**井底泥和大黄、芒消末，傅之。千金方。**胎衣不下**井底泥一鸡子大，井华水服即下。集玄方。**卧忽不寤**勿以火照，但痛啮其踵及足拇趾甲际，而多唾其面，以井底泥，以井底泥涂其目，令人垂头入井中，呼其姓名，便苏也。肘后方。**小儿热疖**井底泥傅其四围。谈野翁方。**蜈蚣螫人**井底泥频傅之。千金方。

乌爹泥《纲目》

【释名】**乌叠泥**纲目　**孩儿茶**。〔时珍曰〕乌爹或作乌丁，皆番语，无正字。

【集解】〔时珍曰〕乌爹泥，出南番爪哇、暹罗、老挝诸国，今云南老挝暮云场地方造之，云是细茶末入竹筒中，紧塞两头，埋污泥沟中，日久取出，捣汁熬制而成。其块小而润泽者为上，块大而焦枯者次之。

【气味】**苦、涩，平，无毒**。

【主治】**清上膈热，化痰生津，涂金疮、一切诸疮，生肌定痛，止血收湿**。时珍。

【附方】新八。**鼻渊流水**孩儿茶末吹之，良。本草权度。**牙疳口疮**孩儿茶、硼砂等分，为末搽之。积德堂方治走马牙疳，用孩儿茶、雄黄、贝母等分，为末，米泔漱净搽之。**下疳阴疮**外科用孩儿茶末，米泔洗净，傅之神效。或加胡黄连等分。纂奇方：孩儿茶一钱，真珠一分，片脑半分，为末傅之。唐氏用孩儿茶一钱，轻粉一分，片脑一字，为末搽之。**痔疮肿痛**孩儿茶、麝香为末，唾津调傅。孙氏集效方。**脱肛气热**孩儿茶二分，熊胆五分，片脑一分，为末，人乳搽肛上，热汁自下而肛收也。亦治痔疮。董炳方。

弹丸土《拾遗》

【主治】**妇人难产，热酒服一钱**。藏器。

自然灰《拾遗》

【集解】〔藏器曰〕生南海畔，状如黄土，灰可浣衣。琉璃、玛瑙、玉石以此灰埋之，即烂如泥，至易雕刻。

【主治】**白癜风、疬疡风，重淋取汁，和醋傅之，以布揩破乃傅之，为疮勿怪。**藏器。

伏龙肝《别录》下品

【释名】**灶心土。**〔弘景曰〕此灶中对釜月下黄土也。以灶有神，故号为伏龙肝，并以迂隐其名尔。今人又用广州盐城屑，以疗漏血瘀血，亦是近月之土，盖得火烧之义也。〔敩曰〕凡使勿误用灶下土。其伏龙肝，是十年以来，灶额内火气积久自结，如赤色石，中黄，其形貌八棱，取得研细，以水飞过用。〔时珍曰〕按广济历作灶忌日云：伏龙在不可移作。则伏龙者，乃灶神也。后汉书言：阴子方腊日晨炊而灶神见形。注云：宜市买猪肝泥灶，令妇孝。则伏龙肝之名义，又取此也。临安陈舆言：砌灶时，纳猪肝一具于土，俟其日久，与土为一，乃用之，始与名符。盖本于此。独孤滔丹书言：伏龙肝取经十年灶下，掘深一尺，有色如紫瓷者是真，可缩贺，伏丹砂。盖亦不知猪肝之义，而用灶下土以为之者也。

【气味】**辛，微温，无毒。**〔权曰〕咸。〔大明曰〕热，微毒。

【主治】**妇人崩中吐血，止咳逆血。醋调，涂痈肿毒气。**别录。**止鼻洪，肠风带下，尿血泄精，催生下胞，及小儿夜啼。**大明。**治心痛狂颠，风邪蛊毒，妊娠护胎，小儿脐疮重舌，风噤反胃，中恶卒魇，诸疮。**时珍。

【附方】旧十六，新十七。**卒中恶气**伏龙肝末，一鸡子大，水服取吐。千金方。**魇寐暴绝**灶心对锅底土，研末，水服二钱，更吹入鼻。千金方。**中风口噤**不语，心烦恍惚，手足不随，或腹中痛满，或时绝而复苏。伏龙肝末五升，水八升搅，澄清濯之。千金方。**狂颠谬乱**不识人。伏龙肝末，水服方寸匕，日三服。千金方。**小儿夜啼**伏龙肝末二钱，朱砂一钱，麝香少许，为末，蜜丸绿豆大，每服五丸，桃符汤下。普济方。**小儿重舌**釜下土，和苦酒涂之。千金方。**重舌肿木**伏龙肝末，牛蒡汁调涂之。圣惠方。**冷热心痛**伏龙肝末方寸匕，热以水温，冷以酒服。外台秘要。**反胃吐食**灶中土年久者，为末，米饮服三钱，经验。百一选方。**卒然咳嗽釜月土一分，豉七分，捣丸梧桐子大。每饮下四十丸。**肘后方。**吐血衄**

血伏龙肝末半升，新汲水一升，淘汁和蜜服。广利方。**吐血泻血**心腹痛。伏龙肝、地垆土、多年烟壁土，等分，每服五钱，水二碗，煎一碗，澄清。空心服，白粥补之。普济方。**妇人血漏**伏龙肝半两，阿胶、蚕沙炒各一两，为末。每空肚酒服二三钱，以知为度。寇氏衍义。**赤白带下**日久黄瘁，六脉微涩。伏龙肝炒令烟尽，棕榈灰、屋梁上尘炒烟尽，等分，为末，入龙脑、麝香各少许，每服三钱，温酒或淡醋汤下。一年者，半月可安。大全方。**产后血气**攻心痛，恶物不下。用灶中心土研末，酒服二钱，泻出恶物，立效。救急方。**妊娠热病**伏龙肝末一鸡子许，水调服之，仍以水和涂脐方寸，干又上。伤寒类要。**子死腹中**母气欲绝，伏龙肝末三钱，水调下。十全博救方。**横生逆产**灶中心对锅底土，细研。每服一钱，酒调，仍搽母脐中。救急方。**胞衣不下**灶下土一寸，醋调，纳脐中，续服甘草汤三、四合。产宝。**中诸蛊毒**伏龙肝末一鸡子大，水服取吐。千金方。**六畜肉毒**方同上。**阴冷发闷**冷气入腹，肿满杀人。釜月下土，和鸡子白傅之。千金方。**男阴卒肿**方同上。**诸腋狐臭**伏龙肝末，频傅之。千金方。聤**耳出汁**绵裹伏龙肝末塞之，日三易。圣济录。**小儿脐疮**伏龙肝末傅之。圣惠方。**小儿丹毒**多年灶下黄土末，和屋漏水傅之，新汲水亦可，鸡子白或油亦可，干即易。肘后方。**小儿热疖**釜下土、生椒末等分，醋和涂之。千金翼。**臁疮久烂**灶内黄土年久者，研细，入黄檗、黄丹、赤石脂、轻粉末等分，清油调入油绢中贴之，勿动，数日愈。纵痒，忍之良。济急方。**发背欲死**伏龙肝末，酒调，厚傅之，干即易，平乃止。千金。**一切痈肿**伏龙肝以蒜和作泥贴之，干再易，或鸡子黄和亦可。外台秘要。**杖疮肿痛**釜月下土为末，油和涂之，卧羊皮上，频涂。千金方。**灸疮肿痛**灶中黄土末，煮汁淋之。千金方。

土墼音急。《纲目》

【释名】 **煤赭。**〔时珍曰〕此是烧石灰窑中流结土渣也，轻虚而色赭。

【主治】 **妇人鳖瘕，及头上诸疮。凡人生痰核如指大，红肿者，为末，以菜子油调搽，其肿即消；或出脓，以膏药贴之。**时珍。

【附方】 新一。**白秃腊梨**灰窑内烧过红土墼四两，百草霜一两，雄黄一两，胆矾六钱，榆皮三钱，轻粉一钱，为末，猪胆汁调，剃头后搽之，百发百中，神方也。陆氏积德堂方。

甘锅《纲目》

【释名】 **销金银锅**吴人收瓷器屑，碓舂为末，筛澄取粉，呼为滓粉，用胶水和剂作锅，以销金银者。

【主治】 **偏坠疝气，研末，热酒调服二钱。又主炼眉疮、汤火疮，研末，入轻粉少许傅之。锅上黝，烂肉。**时珍。

砂锅《纲目》

【集解】〔时珍曰〕沙土埏埴烧成者。

【主治】 **消积块黄肿，用年久者，研末，水飞过，作丸，每酒服五钱。**时珍。

白瓷器《唐本草》

【集解】〔恭曰〕定州者良，余皆不如。〔时珍曰〕此以白土为坯，坯烧成者，古人以代白垩用，今饶州者亦良。

【气味】 **平，无毒。**

【主治】 **妇人带下白崩，止呕吐，破血止血。水磨，涂疮灭瘢。**唐本。**研末，傅痈肿，可代针。又点目，去翳。**时珍。

【附方】 旧二，新七。**鼻衄不止**定州白瓷细末，吹少许，立止。经验方。**吐血不止**上色白瓷器末二钱，皂荚子仁煎汤下，连服三服，即愈。圣济方。**小便淋痛**真定瓷器煅研二两，生熟地黄末各一两。每用二钱，木通煎汤服。传信适用方。**一切齁䶎**处州瓷器为末。发时用二钱，以手指点津液蘸药，点舌下咽之，即效。普济方。**目生翳膜**用细料白瓷钟一个，大火煅过，研末，纸筛，加雄黄二分，为末。早晚各点少许，不可多用，牛角簪拨出翳膜为妙。若红，用人退末点四角即愈。孙天仁集效方。**身面白丹**白瓷瓦末，和猪脂涂之。梅师方。**赤黑丹疥**或痒或燥，不急治，遍身即死。白瓷末，猪脂和涂之。圣济录。**汤火伤灼**多能鄙事用青瓷碗片为末，水飞过，和桐油傅，数次瘥。活幼口议用景德镇瓷器打碎，埋灶内，炭火铺上，一夜取出，去火毒，为末，入黄丹少许傅之，立愈。

乌古瓦《唐本草》

【集解】〔时珍曰〕夏桀始以泥坯烧作瓦。

【气味】**甘，寒，无毒。**

【主治】**以水煮及渍汁饮，止消渴，取屋上年深者良。**唐本。**煎汤服，解人心中大热。**甄权。**止小便，煎汁服。**大明。**研末，涂汤火伤。**藏器。**治折伤，接骨。**时珍。

【附方】旧一，新六。**暑月暍死**屋上两畔瓦，热熨心头，冷即易之。千金方。**折伤筋骨**秘傳神效散：治跌扑伤损，骨折骨碎，筋断，痛不可忍。此药极能理伤续断，累用累验。用路上墙脚下，往来人便溺处，久碎瓦片一块，洗净火煅，米醋淬五次，黄色为度，刀刮细末。每服三钱，好酒调下，在上食前，在下食后。不可以轻易而贱之，诚神方也。邵以正真人经验方。**汤火伤灼**取多年屋上吻兽为末，油和涂之，立效。儒门事亲方。**灸牙痛法**取土底年深，既古且润，三角瓦一块。令三姓童子，候星初出时，指第一星，下火于瓦上灸之。本草拾遗。**唇吻生疮**新瓦为末，生油调涂。集玄方。**瘢痕凸起**热瓦频熨之。千金方。**蜂虿螫伤**瓦摩其上，唾二七遍，置瓦于故处，千金。

古砖《拾遗》

【主治】**哕气，水煮汁服之。久下白痢虚寒者，秋月小腹多冷者，并烧热，布裹坐之，令热气入腹，良。又治妇人五色带下，以面作煎饼七个，安于烧赤黄砖上，以黄栝楼傅面上，安布两重，令患者坐之，令药气入腹熏之，当有虫出如蚕子，不过三五度瘥。**藏器。

【附方】新三。**寒湿脚气**砖烧红，以陈臭米泔水淬之，乘热布包三块，用膝夹住，绵被覆之，三五次愈。扶寿方。**赤眼肿痛**新砖浸粪池中，年久取放阴处，生花刷下，入脑子和，点之。普济方。**臀生湿疮**日以新砖坐之，能去湿气。集玄方。

烟胶《纲目》

【集解】〔时珍曰〕此乃熏消牛皮灶上及烧瓦窑上黑土也。

【主治】 **头疮白秃，疥疮风癣，痒痛流水，取牛皮灶岸为末，麻油调涂。或和轻粉少许。**时珍。

【附方】 新三。**牛皮血癣**烟胶三钱，寒水石三钱，白矾二钱，花椒一钱半，为末，腊猪脂调搽。积德堂方。**消渴引饮**瓦窑突上黑煤，干似铁屎者，半斤，为末，入生姜四两，同捣，绢袋盛，水五升浸汁，每饮五合。圣济录。**胞衣不下**灶突后黑土三指撮，五更酒下。陈藏器。

墨宋《开宝》

【释名】 **乌金**纲目**陈玄**纲目**玄香**纲目**乌玉玦**〔时珍曰〕古者以黑土为墨，故字从黑土。许慎说文云：墨，烟煤所成，土之类也，故从黑土。刘熙释名云：墨者，晦也。

【集解】〔宗奭曰〕墨，松之烟也。世有以粟草灰伪为者，不可用，须松烟墨方可入药，惟远烟细者为佳，粗者不可用。今高丽国所贡墨于中国，不知何物合，不宜入药。鄜延有石油，其烟甚浓，其煤可为墨，黑光如漆，不可入药。〔时珍曰〕上墨，以松烟用梣皮汁解胶和造，或加香药等物。今人多以窑突中墨烟，再三以麻油入内，用火烧过造墨，谓之墨烟，墨光虽黑，而非松烟矣，用者详之。石墨见石炭下。乌贼鱼腹中有墨，马之宝墨，各见本条。

【气味】 **辛，温，无毒。**

【主治】 **止血，生肌肤，合金疮，治产后血运，崩中卒下血，醋磨服之，又止血痢，及小儿客忤，捣筛温水服之。又眯目物芒入目，点摩瞳子上。**开宝。**利小便，通月经，治痈肿。**时珍。

【发明】〔震亨曰〕墨属金而有火，入药甚健，性又能止血。

【附方】 旧十，新六。**吐血不止**金墨磨汁，同莱菔汁饮。或生地黄汁亦可。集简方。**衄血不止**眩冒欲死。浓墨汁滴入鼻中。梅师方。**热病衄血**出数升者，取好墨为末，鸡子白丸梧子大。用生地黄汁下一、二十丸，少顷再服。仍以葱汁磨墨，滴入鼻内，即止。外台秘要。**大小便血**好墨细末二钱，阿胶化汤调服。热多者尤相宜。寇氏本草衍义。**卒淋不通**好墨烧一两，为末。每服一字，温水服之。普济方。**赤白下痢**姜墨丸：用干姜、好墨各五两，为末，醋浆和丸梧子大。每服三、四十丸，米饮下，日夜六、七服愈。肘后方。**崩中漏下**青黄赤白，使人无子。好墨一钱，水服，日二服。肘后方。**堕胎血溢**不止。墨三两，火烧醋淬三次，出火毒，没药一两，为末，每服二钱，醋汤下。普济方。**妇人难产**墨一寸，末之，水服立产。肘后方。**胎死腹中**新汲水磨金墨服之。普济方。**胞衣不出**痛引腰脊。好墨，温酒服二钱。肘后方。**痈肿发背**醋磨浓墨涂四围，中以猪胆汁涂之，干又上，一夜即消。赵氏方。**客忤中恶**多于道间、门外得之，令人心腹绞痛，胀满，气冲心胸，不即治杀人。捣墨，水和服二钱。肘后方。**飞丝入目**磨浓墨点之，即出。千金方。**尘物入目**方同上。**产后血运**心闷气绝。以丈夫小便研浓墨一升服。子母秘录。

釜脐墨《四声》

【释名】 **釜月中墨**四声**铛墨**开宝**釜煤**纲目**釜炲**纲目**锅底墨。**〔时珍曰〕大者曰釜、曰锅，小者曰铛。

【气味】 **辛，温，无毒。**

【主治】 **中恶蛊毒，吐血血运，以酒或水温服二钱。亦涂金疮，止血生肌。**开宝。**消食积，舌肿喉痹口疮，阳毒发狂。**时珍。

【发明】〔颂曰〕古方治伤寒黑奴丸，用釜底墨、灶突墨、梁上尘三物同合诸药，为其功用相近耳。

【附方】 旧七，新六。**卒心气痛**铛墨二钱，热小便调下。千金方。**中恶心痛**铛墨五钱，盐一钱，研匀，热水一钱调下。千金方。**转筋入腹**釜底墨末，和酒服一钱。肘后方。**霍乱吐下**锅底墨煤半钱，灶额上墨半钱，百沸汤一盏，急搅数千下，以碗覆之，通口服，一二口立止。经验方。**吐血咯血**锅底墨炒过，研细，井华水服二钱，连进三服。济急方。**妇人逆产**以手中指取釜下墨，交画儿足下，即顺。千金方。**产血不下**锅底墨烟，热酒服二钱。生生编。**舌卒肿大**如猪脬状，满口，不治杀人。釜墨和酒涂之。千金方。**鼻气壅塞**水服釜墨一钱。千金方。**鼻中息肉**方同上，三、五日愈。普济方。**聤耳脓血**月下灰吹满耳，深入无苦，即自出。肘后方。**小儿口疮**釜底墨，时时搽之。普济方。**手搔疮肿**作脓。用锅脐墨研细，清油调搽。简便方。

百草霜《纲目》

【释名】 **灶突墨**纲目**灶额墨。**〔时珍曰〕此乃灶额及烟炉中墨烟也。其质轻细，故谓之霜。

【气味】 **辛，温，无毒。**

【主治】 **消化积滞，入下食药中用。**苏颂。**止上下诸血，妇人崩中带下、胎前产后诸病，伤寒阳毒发狂，黄疸，疟痢，噎膈，咽喉口舌一切诸疮。**时珍。

【发明】〔时珍曰〕百草霜、釜底墨、梁上倒挂尘，皆是烟气结成，但其体质有轻虚结实之异。重者归中下二焦，轻者入心肺之分。古方治阳毒发狂黑奴丸，三者并用，而内有麻黄、大黄，亦是攻解三焦结热，兼取火化从治之义。其消积滞，亦是取其从化，故疸膈疟痢诸病多用之。其治失血胎产诸病，虽是血见黑则止，亦不离从化之理。

【附方】 新二十。**衄血不止**百草霜末吹之，立止也。**衄血吐血**刘长春经验方治吐血及伤酒食醉饱，低头掬损肺脏，吐血汗血，口鼻妄行，但声未失者。用乡外人家百草霜末，糯米汤服二钱。一方：百草霜五钱，槐花末二两。每服二钱，茅根汤下。**齿缝出血**百草霜末掺之，立止。集简方。**妇人崩中**百草霜二钱，狗胆汁拌匀，分作二服。当归酒下。经验方。**胎动下血**或胎已死。百草霜二服，棕灰一钱，伏龙肝五钱，为末。每服一、二钱，白汤入酒及童尿调下。笔峰杂兴方。**胎前产后**逆生横生，瘦胎，产前产后虚损，月候不调，崩中。百草霜、白芷等分，为末。每服二钱，童子小便、醋各少许调匀，热汤化服，不过二服。杜壬方。**妇人白带**百草霜一两，香金墨半两，研末。每服三钱，猪肝一叶，批开入药在内，纸裹煨熟，细嚼，温酒送之。永类方。**脏毒下血**百草霜五钱，以米汤调，露一夜，次早空心服。邵真人经验方。**暴作泻痢**百草霜末，米饮调下二钱。续十全方。**一切痢下**初起一服如神，名铁刷丸。百草霜三钱，金墨一钱，半夏七分，巴豆煮十四粒，研匀。黄蜡三钱，同香油化开，和成剂。量大小，每服三五丸，或四五十丸，姜汤下。濡江方。**小儿积痢**驻车丸：用百草霜二钱，巴豆煨去油一钱，研匀，以飞罗面糊和丸绿豆大。每服三五丸，赤痢甘草汤下，白痢米饮下，红白姜汤下。全幼心鉴。**挟热下痢**脓血。灶突中墨、黄连各一两，为末。每酒下二钱，日二服。圣惠方。**寒热病疾**方见铅丹下。**魇寐卒死**锅底墨，水灌二钱，并吹鼻。医说。**尸厥不醒**脉动如故。灶突墨弹丸，浆水和饮，仍针百会、足大趾中趾甲侧。千金方。**咽中结块**不通水食，危困欲死。百草霜，蜜和丸芡子大。每新汲水化一丸灌下，甚者不过二丸，名百灵丸。普济方。**鼻疮脓臭**百草霜末，冷水服二钱。三因方。**白秃头疮**百草霜和猪脂涂之。简便方。**头疮诸疮**以醋汤洗净，百草霜入腻粉少许。生油调涂，立愈。证类本草。**瘭疽出汁**着手足肩背，累累如米。用灶突墨、灶屋尘、釜下土研匀，水一斗，煮三沸，取汁洗，日三、四度。外台秘要。

梁上尘《唐本草》

【释名】**倒挂尘名乌龙尾**纲目**烟珠**。

【修治】〔敩曰〕凡梁上尘，须去烟火大远，高堂殿上者，拂下，筛净末用。〔时珍曰〕凡用倒挂尘，烧令烟尽，筛取末入药。雷氏所说，似是梁上灰尘，今人不见用。

【气味】**辛，苦，微寒，无毒**。〔大明曰〕平。

【主治】**腹痛，噎膈，中恶，鼻衄，小儿软疮**。唐本。**食积，止金疮血出，齿断出血**。时珍。

【附方】旧七，新十二。**翻胃吐食**梁上尘，黑驴尿调服之。集简方。**霍乱吐利**屋下倒挂尘，滚汤泡，澄清服，即止。卫生易简方。**小便不通**梁上尘二指撮，水服之。外台秘要。**大肠脱肛**乌龙尾即梁上尘，同鼠屎烧烟于桶内，坐上熏之，数次即不脱也。济急。**喉痹乳蛾**乌龙尾、枯矾、猪牙皂荚以盐炒黄，等分，为末。或吹或点皆妙。孙氏集效方。**牙疼嗃鼻**壁上扫土，用盐炒过，为末。随左右嗃鼻。普济方。**鼻中息肉**梁尘吹之。普济方。**夜卧魇死**勿用火照，急取梁尘纳鼻中，即活。琐碎录。**卒自缢死**梁上尘如豆大，各纳一筒中，四人同时极力吹两耳及鼻中，即活。外台秘要。**经血不止**乌龙尾炒烟尽、荆芥穗各半两，为末，每服二钱，茶下。圣济录。**妇人胎动**日月未足欲产。梁上尘、灶突墨等分，酒服方寸匕。千金方。**横生逆产**梁上尘，酒服方寸匕。子母秘录。**妇人妒乳**醋和梁上尘涂之。千金方。**石痈不脓**梁上尘灰、葵根茎灰等分，用醋和傅之。千金方。**发背肿痛**厨内倒吊尘，为末，以生葱极嫩心同捣膏傅之，留顶，一日一换，干则以水润之。濒湖集简方。**无名恶疮**梁上倒挂尘二条，韭地蚯蚓泥少许，生蜜和捻作饼如钱大，阴干，用蜜水调，频傅之。杨起简便方。**小儿头疮**浸淫成片。梁上尘和油瓶下滓，以皂荚汤洗后涂之。子母秘录。**小儿赤丹**屋尘和腊猪脂傅之。千金方。**老嗽不止**故茅屋上尘，年久着烟火者，和石黄、款冬花、妇人月经衣带为末，水和涂茅上待干，入竹筒中烧烟吸咽，无不瘥也。陈藏器本草。

门臼尘《纲目》

【主治】**止金疮出血。又诸般毒疮，切蒜蘸擦，至出汗即消**。时珍。

寡妇床头尘土《拾遗》

【主治】 **耳上月割疮，和油涂之。**藏器。

瓷瓯中白灰《拾遗》

【集解】〔藏器曰〕瓷器物初烧时，相隔皆以灰为泥，然后烧之。但看瓷里有灰，即收之备用。

【主治】 **游肿，醋磨傅之。**藏器。

香炉灰《纲目》

【主治】 **跌扑金刃伤损，罨之，止血生肌。香炉岸，主疥疮。**时珍。

锻灶灰《别录》下品

【集解】〔弘景曰〕此锻铁灶中灰尔，得铁力故也。

【主治】 **癥瘕坚积，去邪恶气。**别录。〔恭曰〕疗暴癥有效。古方贰车丸中用之。

【附方】 新一。**产后阴脱**铁炉中紫尘、羊脂，二味和匀，布裹炙热，熨推纳上。徐氏胎产方。

冬灰《本经》下品

【释名】〔宗奭曰〕诸灰一烝而成，其体轻力劣；惟冬灰则经三四月方撤炉，其灰既晓夕烧灼，其力全燥烈，而体益重故也。

【集解】〔别录曰〕冬灰，生方谷川泽。〔弘景曰〕此即今浣衣黄灰尔，烧诸蒿藜积聚炼作之，性亦烈，荻灰尤烈。〔恭曰〕冬灰本是藜灰，余草不真。又有青蒿灰、柃灰（一作苓字），乃烧木叶作。并入染家用，亦蚀恶肉。〔时珍曰〕冬灰，乃冬月灶中所烧薪柴之灰也。专指作蒿藜之灰，亦未必然。原本一名藜灰，生方谷川泽，殊为不通。此灰既不当言川泽，又岂独方谷乃有耶。今人以灰淋汁，取硷浣衣，发面令皙，治疮蚀恶肉，浸蓝靛染青色。

【气味】 **辛，微温，有毒。**

【主治】 **去黑子、疣、息肉、疽，蚀疥瘙。**本经。**煮豆食，大下水肿。**苏恭。**醋和热灰，熨心腹冷气痛，及血气绞痛，冷即易。**藏器。**治犬咬，热灰傅之。又治溺死、冻死，蚀诸痈疽恶肉。**时珍。

【发明】〔时珍曰〕古方治人溺水死，用灶中灰一石埋之，从头至足，惟露七孔，良久即苏。凡蝇溺水死，试以灰埋之，少倾即便活，甚验。盖灰性暖而能拔水也。

【附方】 新七。**人溺水死**方见上。**堕水冻死**只有微气者，勿以火炙，用布袋盛热灰，放在心头，冷即换，待眼开，以温酒与之。普济方。**阴冷疼闷**冷气入腹，肿满杀人，醋和热灰，频熨之。千金方。**汤火伤灼**饼炉中灰，麻油调傅。不得着水，仍避风。寇氏衍义。**犬咬伤人**苦酒和灰傅之。或热汤和之。千金方。

石硷《补遗》

【释名】 灰硷　花硷〔时珍曰〕状如石，类硷，故亦得硷名。

【集解】〔时珍曰〕石硷，出山东济宁诸处。彼人采蒿蓼之属，开窖浸水，漉起晒干烧灰，以原水淋汁，每百引入粉面二三斤，久则凝淀如石，连汁货之四方，浣衣发面，甚获利也。他处以灶灰淋浓汁。亦去垢发面。

【气味】 **辛、苦，温，微毒。**

【主治】 **去湿热，止心痛，消痰，磨积块，去食滞，洗涤垢腻。量虚实用，过服损人。**震亨。**杀齿虫，去目翳，治噎膈反胃，同石灰烂肌肉，溃痈疽瘰疬，去瘀血，点痣黡疣赘痔核，神效。**时珍。

【附方】 新六。**多年反胃**方见铅下。**消积破气**石硷三钱，山楂三两，阿魏五钱，半夏皂荚水制过一两，为末，以阿魏化醋煮糊丸服。摘玄方。**一切目疾**石硷拣去黑碎者，厚纸七层，包挂风处，四十九日取，研极细，日日点之。普济方。**拳毛倒睫**用刀微划动，以药泥眼胞上，睫自起也。石硷一钱，石灰一钱，醋调涂之。摘玄方。**虫牙疼痛**花硷填孔内，立止。儒门事亲。**痣黡疣赘**花硷、矿灰，以小麦秆灰汁煎二味令干，等分为末，以针刺破，水调点之，三日三上，即去，须新合乃效。圣济录。

本草纲目金石部目录第八卷

李时珍曰：石者，气之核，土之骨也。大则为岩崖，细则为砂尘。其精为金为玉，其毒为礜为砒。气之凝也。则结而为丹青；气之化也，则液而为矾汞。其变也：或自柔而刚，乳卤成石是也；或自动而静，草木成石是也；飞走含灵之为石，自有情而之无情也；雷震星陨之为石，自无形而成有形也。大块资生，鸿钧炉鞴，金石虽若顽物，而造化无穷焉。身家攸赖，财剂卫养，金石虽曰死瑶，而利用无穷焉。是以禹贡、周官列其土产，农经、轩典详其性功，亦良相、良医之所当注意者也。乃集其可以济国却病者一百六十种为金石部，分为四类：曰金，曰玉，曰石，曰卤。旧本玉石部三品，共二百五十三种。今并入二十八种，移三十二种入水部，三十九种入土部，三种入服器部，一种入介部，一种入人部。

神农本草经四十一种梁·陶弘景注　**名医别录三十二种**同上　**唐本草一十四种**唐·苏恭　**本草拾遗一十七种**唐·陈藏器　**药性本草一种**唐·甄权　**开宝本草九种**宋·马志　**嘉祐本草八种**宋·掌禹锡　**图经本草三种**宋·苏颂　**日华本草八种**宋人大明　**证类本草一种**宋·唐慎微　**本草纲目二十六种**明·李时珍

【附注】　魏·李当之药录　吴普本草　宋·雷敩炮炙　齐·徐之才药对　唐·孙思邈千金　李珣海药　唐·杨损之删繁　萧炳四声　蜀·韩保升重注　宋·寇宗奭衍义

陈承别说　金·张元素珍珠囊　元·李杲法象　王好古汤液　朱震亨补遗　明·汪机会编　徐用诚发挥　王纶集要

金石之一金类二十八种

金别录　**银**别录　黄银　乌银附　**锡吝脂**纲目　即银矿　**银膏**唐本　**朱砂银**日华　**赤铜**唐本　**自然铜**开宝　**铜矿石**唐本　**铜青**嘉祐　**铅**日华　**铅霜**日华　**粉锡**本经　即胡粉　**铅丹**本经　即黄丹　**密陀僧**唐本　**锡**拾遗　**古镜**拾遗　**古文钱**日华　**铜弩牙**别录　**诸铜器**纲目　铜盆　铜钴鉧　铜秤锤　铜匙柄　铜甑　铜器汗　**铁**本经　**钢铁**别录　**铁落**本经　**铁精**本经　**铁华粉**开宝　**铁锈**拾遗　**铁爇**拾遗　**铁浆**拾遗　**诸铁器**纲目　铁杵　铁秤锤　铁铳　铁斧　铁刀　大刀环　剪刀股　故锯　布针　箭镞　铁甲　铁锁　钥匙　铁钉　铁铧　铁犁镵尖　车辖　马衔　马镫

上附方旧五十二，新一百八十三

金石之二玉类一十四种

玉别录　**白玉髓**别录　**青玉**别录　璧玉　玉英　合玉石附　**青琅玕**本经　**珊瑚**唐本　**马脑**嘉祐　**宝石**纲目　**玻璃**拾遗　**水精**拾遗　火珠　碝石附　**琉璃**拾遗　**云母**本经　**白石英**本经　**紫石英**本经　**菩萨石**日华

上附方旧一十二，新一十八

本草纲目金石部第八卷

金石之一 | 金类二十八种

金《别录》中品

校正: 并入拾遗金浆。

【释名】 **黄牙**镜源**太真**。〔时珍曰〕按许慎说文云:五金黄为之长,久埋不生衣,百炼不轻,从革不违,生于土,故字左右注,象金在土中之形。尔雅云:黄金谓之璗,美者谓之镠,饼金谓之钣,绝泽谓之铣。独孤滔云:天生牙谓之黄牙。梵书谓之苏伐罗。〔弘景曰〕仙方名金为太真。

【集解】〔别录曰〕金屑生益州,采无时。〔弘景曰〕金之所生,处处皆有,梁、益、宁三州多有,出水沙中,作屑,谓之生金。建平、晋安亦有金沙,出石中,烧熔鼓铸为碢,虽被火亦未熟,犹须更炼。高丽、扶南及西域等地成器,皆炼熟可服。〔藏器曰〕生金生岭南夷獠峒穴山中,如赤黑碎石、金铁屎之类。南人云:毒蛇齿落在石中。又云:蛇屎着石上,及鸩鸟屎着石上皆碎,取毒处为生金,有大毒,杀人。本草言黄金有毒,误矣。生金与黄金全别也。常见人取金,掘地深丈余,至纷子石,石皆一头黑焦,石下有金,大者如指,小者犹麻豆,色如桑黄,咬时极软,即是真金。夫匠窃而吞者,不见有毒,其麸金出水沙中,毡上淘取,或鹅鸭腹中得之,即便打成器物,亦不重炼。煎取金汁,便堪镇心。〔志曰〕今医家所用,皆炼熟金箔,及以水煮金器,取汁用之,则无毒矣。皇朝收复岭表,询访彼人,并无蛇屎之说,藏器传闻之言,非矣。〔颂曰〕今饶、信、南剑、登州所出,采亦多端,或有若山石状者,若米豆粒者,此类皆未经火,并为生金。〔珣曰〕山海经所说诸山出金极多,不能备录。广州记云:大食国出金最多,货易并用金钱。异物志云:金生丽水。又蔡州出瓜子金,云南出颗块金,在山石间采之。黔南、遂府、吉州水中,并产麸金。岭表录云:五岭内富州、宾州、澄州、涪县,江溪河皆产金。居人多养鹅鸭取屎,以淘金片,日得一两或半两,有终日不获一星者。其金夜明。〔宗奭曰〕颗块金,即穴山至百十尺,见伴金石,定见金也。其石褐色,一头如火烧黑之状,其金色深赤黄。麸金,即在江沙水中淘汰而得,其色浅黄。皆是生金,得之皆当铸炼,麸金耗多。入药当用块金,色既深,则金气足余。须防药制成及点化者,此等焉得有造化之气。如紫雪之类,用金煮汁,盖假其自然之气尔。又东南金色深，西南金色淡，亦土地所宜也。〔时珍曰〕金有山金、沙金二种。其色七青、八黄、九紫、十赤，以赤为足色。和银者性柔，试石则有色青；和铜者性硬，试石则有声。宝货辨疑云：马蹄金象马蹄，难得。橄榄金出荆湖岭南。胯子金象带胯，出湖南北。瓜子金大如瓜子，麸金如麸片，出湖南及高丽。沙金细如沙屑，出蜀中。叶子金出云南。地镜图云：黄金之气赤，夜有火光及白鼠。或云：山有薤，下有金。凡金曾在冢墓间及为钗钏溲器者，陶隐居谓之辱金，不可合炼。宝藏论云：金有二十种。又外国五种。还丹金，出丹穴中，体含丹砂，色尤赤，合丹服之，希世之宝也。麸金出五溪、汉江，大者如瓜子，小者如麦，性平无毒。山金出交广南韶诸山，衔石而生。马蹄金乃最精者，二蹄一斤。毒金即生金，出交广山石内，赤而有大毒，杀人，炼十余次，毒乃已。此五种皆真金也。水银金、丹砂金、雄黄金、雌黄金、硫黄金、曾青金、石绿金、石胆金、母砂金、白锡金、黑铅金，并药制成者。铜金、生铁金、熟铁金、鍮石金，并药点成者。已上十五种，皆假金也，性顽滞有毒。外国五种，乃波斯紫磨金、东夷青金、林邑赤金、西戎金、占城金也。

金屑

【气味】 **辛，平，有毒。**〔大明曰〕无毒。〔珣曰〕生者有毒，熟者无毒。〔宗奭曰〕不曰金而更加屑字者，是已经磨屑可用之义，必须烹炼锻屑为箔，方可入药。金箔亦同生金，有毒能杀人，且难解。有中其毒者，惟鹧鸪肉可解之。若不经锻，屑即不可用。金性恶锡，畏水银，得余甘子则体柔，亦相感耳。〔时珍曰〕洗金以盐。骆驼、驴、马脂，皆能柔金。金遇铅则碎，翡翠石能屑金，亦物性相制也。金蛇能解生金毒。晋贾后饮金屑酒而死，则生金有毒可知矣。凡用金箔，须辨出铜箔。

【主治】 **镇精神，坚骨髓，通利五脏邪气，服之神仙。**别录。**疗小儿惊伤五脏，风痫失志，镇心安魂魄。**甄权。**癫痫风热，上气咳嗽，伤寒肺损吐血，骨蒸劳极作渴，并以箔入丸散。**李珣。**破冷气，除风。**青霞子。

金浆拾遗

【气味】 同金。

【主治】 **长生神仙。久服，肠中尽为金色。**藏器。

【发明】〔弘景曰〕生金辟恶而有毒，不炼服之杀人。仙经以醯、蜜及猪肪、牡荆、酒辈炼至柔软，服之成仙，亦以合水银作丹砂。医方都无用者，当是虑其有毒尔。〔损之曰〕生者杀人，百炼者乃堪服，水银合膏饮即不炼。〔颂曰〕金屑古方不见用者，惟作金箔，入药甚便。又古方金石凌、红雪、紫雪辈，皆取金银煮汁，此通用经炼者，假其气尔。〔时珍曰〕金乃西方之行，性能制木，故疗惊痫风热肝胆之病，而古方罕用，惟服食家言之。淮南三十六水法，亦化为浆服饵。葛洪抱朴子言：饵黄金不亚于金液。其法用豕负革肪、苦酒炼之百遍即柔，或以樗皮治之，或以牡荆酒、慈石消之为水，或以雄黄、雌黄合饵，皆能地仙。又言丹砂化为圣金，服之升仙。别录、陈藏器亦言久服神仙。其说盖自秦皇、汉武时方士传流而来，岂知血肉之躯，水谷为赖，可能堪此金石重坠之物久在肠胃乎？求生而丧生，可谓愚也矣。故太清法云：金禀中宫阴己之气，性本刚，服之伤损肌肉。又东观秘记云：亡人以黄金塞九窍，则尸不朽。此虽近于理，然亦诲盗矣，曷若速化归虚之为愈也哉。

【附方】 新五。**风眼烂弦**金环烧红，掠上下睑肉，日数次，甚妙。集简方。**牙齿风痛**火烧金钗针之，立止。集简方。**轻粉破口**凡水肿及疮病，服轻粉后口疮龈烂。金器煮汁频频含漱，能杀粉毒，以愈为度。外台秘要。**水银入耳**能蚀人脑。以金枕耳边，自出也。张仲景方。**水银入肉**令人筋挛。惟以金物熨之，水银当出蚀金，候金白色是也，频用取效，此北齐徐王方也。本草拾遗。

银《别录》中品

校正：并入开宝生银。

【释名】 **白金**纲目**鋈。**〔时珍曰〕尔雅：白金谓之银，其美者曰镠。说文云：鋈，白金也。梵书谓之阿路巴。

【集解】〔别录曰〕银屑生永昌，采无时。〔弘景曰〕银之所出处，亦与金同，但是生土中也。炼饵法亦似金。永昌属益州，今属宁州。〔恭曰〕银与金，生不同处，所在皆有，而以虢州者为胜，此外多铅秽为劣。高丽作帖者，云非银矿所出，然色青不如虢州者，〔志曰〕生银出饶州乐平诸坑银矿中，状如硬锡，文理粗错自然者真。〔颂曰〕银在矿中与铜相杂，土人采得，以铅再三煎炼方成，故为熟银。生银则生银矿中，状如硬锡。其金坑中所得，乃在土石中渗漏成条，若丝发状，土人谓之老翁须，极难得。方书用生银，必得此乃真。〔珣曰〕按南越志：波斯国有天生药银，用为试药指环。又烧朱粉瓮下，多年沉积有银，号杯铅银，光软甚好，与波斯银功力相似，只是难得。今时烧炼家，每一斤生铅，只得一、二铢。山海经云，东北乐平郡堂少山出银甚多。黔中生银体硬，不堪入药。〔宗奭曰〕银出于矿，须煎炼成，故名熟银。其生银即不自矿中出而特然生者，又谓之老翁须，其入用大同。世之术士。以朱砂而成，以铅汞而成，以焦铜而成者，既无造化之气，岂可入药，不可不别。〔时珍曰〕闽、浙、荆、湖、饶、信、广、滇、贵州诸处，山中皆产银，有矿中炼出者，有沙土中炼出者。其生银，俗称银笋、银牙者也，亦曰出山银。独孤滔丹房镜源所谓铅坑中出褐色石，形如笋，打破即白，名曰自然牙，曰自然铅，亦曰生铅，此有变化之道，不堪服食者是也。管子云：上有铅，下有银。地镜图云：山有葱，下有银。银之气，入夜正白，流散在地，其精变为白雄鸡。宝藏论云：银有十七种。又外国四种。天生牙，生银坑内石缝中，状如乱丝，色红者上。入火紫白如草根者次之。衔黑石者最奇，生乐平、鄱阳产铅之山，一名龙牙，一名龙须，是正生银无毒，为至药根本也。生银生石矿中，成片块，大小不定，状如硬锡。母砂银，生五溪丹砂穴中，色理红光。黑铅银，得子母之气。此四种为真银。有水银银、草砂银、曾青银、石绿银、雄黄银、雌黄银、硫黄银、胆矾银、灵草银，皆是以药制成者；丹阳银、铜银、铁银、白锡银，皆以药点化者，十三种皆假银也。外国四种：新罗银、波斯银、林邑银、云南银，并精好。

银屑

【修治】〔弘景曰〕医方镇心丸用之，不可正服。为屑，当以水银研令消也。〔恭曰〕方家用银屑，取见成银箔，以水银消之为泥，合消石及盐研为粉，烧出水银，淘出盐石，为粉极细，用之乃佳，不得只磨取屑耳。〔时珍曰〕入药只用银箔易细，若用水银盐消制者，反有毒矣。龙木论谓之银液。又有锡箔可伪，宜辨之。

【气味】**辛、平，有毒。**〔珣曰〕大寒，无毒。详生银下。

【主治】**安五脏，定心神，止惊悸。除邪气，久服轻身长年。**别录。**定志，去惊痫，小儿癫疾狂走。**甄权。**破冷除风。**青霞子。**银箔坚骨，镇心明目，去风热癫痫，入丸散用。**李珣。

生银

【气味】**辛，寒，无毒。**〔独孤滔云〕铅内银有毒。〔保升曰〕畏黄连、甘草、飞廉、石亭脂、砒石，恶羊血、马目毒公。〔大明曰〕冷，微毒。畏慈石，恶锡，忌生血。〔时珍曰〕荷叶、蕈灰能粉银。羚羊角、乌贼鱼骨、鼠尾、龟壳、生姜、地黄、磁石，俱能瘦银。羊脂、紫苏子，皆能柔银。

【主治】**热狂惊悸，发痫恍惚，夜卧不安谵语，邪气鬼祟。服之明目镇心，安神定志。小儿诸热丹毒，并以水磨服之，功胜紫雪。**开宝。**小儿中恶，热毒烦闷，水磨服之。**大明。**煮水入葱白、粳米作粥食，治胎动不安，漏血。**时珍。

【发明】〔好古曰〕白银属肺。〔颂曰〕银屑，葛洪肘后方治痈肿五石汤中用之。〔宗奭曰〕本草言银屑有毒，生银无毒，释者略漏不言。盖生银已发于外，无蕴郁之气，故无毒；矿银蕴于石中，郁结之气全未敷畅，故有毒也。〔时珍曰〕此说非矣。生银初煎出如缦理，乃其天真，故无毒。熔者投以少铜，则成丝文金花，铜多则反败银，去铜则复还银，而初入少铜终不能出，作伪者又制以药石铅锡。且古法用水银煎消，制银箔成泥入药，所以银屑有毒。银本无毒，其毒则诸物之毒也。今人用银器饮食，遇毒则变黑；中毒死者，亦以银物探试之，则银之无毒可征矣。其入药，亦是平肝镇怯之义。故太清服炼书言，银禀西方辛阴之神，结精为质，性刚戾，服之能伤肝，是也。抱朴子言银化水服，可成地仙者，亦方士谬言也，不足信。〔敩曰〕凡使金银铜铁，只可浑安在药中，借气生药力而已，勿入药服，能消人脂。

【附方】 旧二，新四。**妊娠腰痛**如折者。银一两，水三升，煎二升，服之。子母秘录。**胎动欲堕**痛不可忍。银五两，苎根二两，清酒一盏，水一大盏，煎一盏温服。妇人良方。**胎热横闷**生银五两，葱白三寸，阿胶炒半两，水一盏。煎服。亦可入糯米，作粥食。圣惠方。**风牙疼痛**文银一两，烧红淬烧酒一盏，热漱饮之，立止。集简方。**口鼻疳蚀**穿唇透颊。银屑一两，水三升，铜器煎一升，日洗三、四次。圣济录。**身面赤疵**常以银揩，令热，久久自消。千金翼。

【附录】 **黄银**拾遗 〔恭曰〕黄银本草不载，俗云为器辟恶，乃为瑞物。〔藏器曰〕黄银载在瑞物图经，既堪为器，明非瑞物。〔时珍曰〕按方勺泊宅编云：黄银出蜀中，色与金无异，但上石则白色。熊太古冀越集云：黄银绝少，道家言鬼神畏之。六贴载唐太宗赐房玄龄带云：世传黄银鬼神畏之。春秋运斗枢云：人君秉金德而生，则黄银见世。人以鍮石为黄银，非也。鍮石，即药成黄铜也。

乌银〔藏器曰〕今人用硫黄熏银，再宿泻之，则色黑矣。工人用为器。养生者以器煮药，兼于庭中高一二丈处，夜承露醴饮之，长年辟恶。

锡吝脂《纲目》

【集解】〔时珍曰〕此乃波斯国银矿也。一作悉蔺脂。

【主治】 **目生翳膜，用火烧铜针轻点，乃傅之，不痛。又主一切风气，及三焦消渴饮水，并入丸药用。**时珍。

【附方】 新一。**小儿天吊**多涎，搐搦不定。锡吝脂一两，水淘黑汁令尽，水银一分，以少枣肉研，不见星，牛黄半分，麝香半分，研匀，粳米饭丸黍米大。每服三十二丸，新汲水下，名保命丹。普济方。

银膏《唐本草》

【集解】〔恭曰〕其法用白锡和银薄及水银合成之，凝硬如银，合炼有法。〔时珍曰〕今方士家有银脆，恐即此物也。

【气味】**辛，大寒，有毒。**

【主治】**热风，心虚惊悸，恍惚狂走，膈上热，头面热，风冲心上下，安神定志，镇心明目，利水道，治人心风健忘，亦补牙齿缺落。**苏恭。

朱砂银《日华》

【集解】〔时珍曰〕此乃方士用诸药合朱砂炼制而成者。鹤顶新书云：丹砂受青阳之气，始生矿石，二百年成丹砂而青女孕，三百年而成铅，又二百年而成银，又二百年复得太和之气，化而为金。又曰：金公以丹砂为子，是阴中之阳，阳死阴凝，乃成至宝。

【气味】**冷，无毒。**〔大明曰〕畏石亭脂、磁石、铁，忌一切血。

【主治】**延年益色，镇心安神，止惊悸，辟邪，治中恶蛊毒，心热煎烦，忧忘虚劣。**大明。

赤铜《唐本草》

【释名】**红铜**纲目**赤金**弘景**屑名铜落　铜末　铜花　铜粉　铜砂。**〔时珍曰〕铜与金同，故字从金、同也。

【集解】〔弘景曰〕铜为赤金，生熟皆赤，而本草无用。今铜青及大钱皆入方用，并是生铜，应在下品之例也。〔时珍曰〕铜有赤铜、白铜、青铜。赤铜出川、广、云、贵诸处山中，土人穴山采矿炼取之。白铜出云南，青铜出南番，惟赤铜为用最多，且可入药。人以炉甘石炼为黄铜，其色如金。砒石炼为白铜，杂锡炼为响铜。山海经言出铜之山四百六十七，今则不知其几也。宝藏论云：赤金一十种：丹阳铜、武昌白慢铜、一生铜，生银铜，皆不由陶冶而生者，无毒，宜作鼎器。波斯青铜，可为镜。新罗铜，可作钟。石绿、石青、白、青等铜，并是药制成。铁铜以苦胆水浸至生赤，煤熬炼成而黑坚。锡坑铜大软，可点化。自然铜见本条。鹤顶新书云：铜与金银同一根源也，得紫阳之气而生绿，绿二百年而生石，铜始生于中，其气禀阳，故质刚戾。管子云：上有陵石，下有赤铜。地镜图云：山有磁石，下有金若铜。草茎黄秀，下有铜器。铜器之精，为马为僮。抱朴子云：铜有牝牡。在火中尚赤时，令童男、童女以水灌之，铜自分为两段，凸起者牡也，凹下者牝也。以牝为雌剑，牡为雄剑，带之入江湖，则蛟龙水神皆畏避也。

赤铜屑

【修治】〔时珍曰〕即打铜落下屑也。或以红铜火煅水淬，亦自落下。以水淘净，用好酒入沙锅内炒见火星，取研末用。

【气味】 **苦，平，微毒。**〔时珍曰〕苍术粉铜，巴豆、牛脂软铜，慈姑、乳香哑铜，物性然也。

【主治】 **贼风反折，熬使极热，投酒中，服五合，日三。或以五斤烧赤，纳二斗酒中百遍，如上服之。又治腋臭，以醋和如麦饭，袋盛，先刺腋下脉去血，封之，神效。**唐本。**明目，治风眼，接骨焊齿，疗女人血气及心痛。**大明。**同五倍子，能染须发。**时珍。

【发明】〔时珍曰〕太清服炼法云：铜禀东方乙阴之气结成，性利，服之伤肾。既云伤肾，而又能接骨，何哉？〔藏器曰〕赤铜屑主折伤，能焊人骨，及六畜有损者，细研酒服，直入骨损处，六畜死后，取骨视之，犹有焊痕，可验。打熟铜不堪用。〔慎微曰〕朝野佥载云：定州崔务坠马折足，医者取铜末和酒服之，遂瘥，及亡后十年改葬，视其胫骨折处，犹有铜束之也。

【附方】 旧一。**腋下狐臭**崔氏方：用清水洗净，又用清酢浆洗净，微揩破，取铜屑和酢热揩之，甚验。外台。

自然铜宋《开宝》

【释名】 **石髓铅。**〔志曰〕其色青黄如铜，不从矿炼，故号自然铜。

【集解】〔志曰〕自然铜生邕州山岩间出铜处，于坑中及石间采得，方圆不定，其色青黄如铜。〔颂曰〕今信州、火山军铜坑中及石间皆有之。信州出一种如乱铜丝状，云在铜矿中，山气熏蒸，自然流出，亦若生银老翁须之类，入药最好。火山军出者，颗块如铜，而坚重如石，医家谓之鍮石，用之力薄。采无时。今南方医者说：自然铜有两三体：一体大如麻黍，或多方解，累累相缀，至如斗大者，色煌煌明烂如黄金、鍮石，入药最上。一体成块，大小不定，亦光明而赤。一体如姜石、铁屎之类，又有如不冶而成者，形大小不定，皆出铜坑中，击之易碎，有黄赤，有青黑，炼之乃成铜也。其说分析颇精，而未尝见似乱丝者。又云：今市人多以鍮石为自然铜，烧之成青焰如硫黄者是也。此亦有二三种：一种有壳如禹余粮，击破其中光明如鉴，色黄类鍮石也。一种青黄而有墙壁，或文如束针。一种碎理如团砂者，皆光明如铜，色多青白而赤少者，烧之皆成烟焰，顷刻都尽。今医家多误以此为自然铜，市中所货往往是此，而自然铜用须火煅，此乃畏火，不必形色，只此可辨也。〔独孤滔曰〕自然铜出信州铅山县，银场铜坑中深处有铜矿，多年矿气结成，似马屁勃也。色紫重，食之若涩者是真。今人以大碙石为自然铜，误矣。〔承曰〕今辰州川泽中，出一种自然铜，形圆似蛇含，大者如胡桃，小者如栗，外有皮，黑色光润，破之与鍮石无别，但比鍮石不作臭气耳，入药用之殊验。〔敩曰〕石髓铅即自然铜。勿用方金牙，真相似，若误饵之，吐杀人。石髓铅似干银泥，味微甘也。〔时珍曰〕按宝藏论云：自然铜生曾青、石绿穴中，状如寒林草根，色红腻，亦有墙壁。又一类似丹砂，光明坚硬有棱，中含铜脉，尤佳。又一种似木根，不红腻，随手碎为粉，至为精明，近铜之山则有之。今俗中所用自然铜，皆非也。

【修治】〔敩曰〕采得石髓铅捶碎，同甘草汤煮二伏时，至明漉出，摊令干，入臼中捣了，重筛过，以醋浸一宿，至明，用六一泥泥瓷盒子，盛二升，文武火中养三日夜，才干用盖盖了，火煅两伏时，去土研如粉用。凡修事五两，以醋两镒为度。〔时珍曰〕今人只以火煅醋淬七次，研细水飞过用。

【气味】 **辛，平，无毒。**〔大明曰〕凉。

【主治】 **折伤，散血止痛，破积聚。**开宝。**消瘀血，排脓，续筋骨，治产后血邪，安心，止惊悸，以酒磨服。**大明。

【发明】〔宗奭曰〕有人以自然铜饲折翅胡雁，后遂飞去。今人打扑损，研细水飞过，同当归、没药各半钱，以酒调服，仍手摩病处。〔震亨曰〕自然铜，世以为接骨之药，然此等方尽多，大抵宜补气、补血、补胃。俗工惟在速效，迎合病人之意，而铜非煅不可用，若新出火者，其火毒、金毒相扇，挟香药热毒，虽有接骨之功，燥散之祸，甚于刀剑，戒之。〔时珍曰〕自然铜接骨之功，与铜屑同，不可诬也。但接骨之后，不可常服，即便理气活血可尔。

【附方】 新三。**心气刺痛**自然铜，火煅醋淬九次，研末，醋调一字服，即止。卫生易简方。**项下气瘿**自然铜贮水瓮中，逐日饮食，皆用此水，其瘿自消。或火烧烟气，久久吸之，亦可。杨仁斋直指方。**暑湿瘫痪**四肢不能动。自然铜烧红，酒浸一夜，川乌头炮、五灵脂、苍术酒浸，各一两，当归二钱酒浸，为末，酒糊丸梧子大。每服七丸，酒下，觉四肢麻木即止。陆氏积德堂方。

铜矿石矿音古猛切，亦作丱《唐本草》

【释名】〔时珍曰〕矿，粗恶也。五金皆有粗石衔之，故名。麦之粗者曰𪌉，犬之恶者亦曰犷。

【集解】〔恭曰〕铜矿石，状如姜石而有铜星，熔之取铜也，出铜山中。许慎说文云：矿，铜铁朴石也。

【气味】 **酸，寒，有小毒。**

【主治】 **丁肿恶疮，为末傅之。驴马脊疮，臭腋，磨汁涂之。**唐本。

铜青宋《嘉祐》

【释名】 **铜绿。**

【集解】〔藏器曰〕生熟铜皆有青，即是铜之精华，大者即空绿，以次空青也。铜青则是铜器上绿色者，淘洗用之。〔时珍曰〕近时人以醋制铜生绿，取收晒干货之。

【气味】 **酸，平，微毒。**

【主治】 **妇人血气心痛，合金疮止血，明目，去肤赤息肉。**藏器。**主风烂眼泪出。**之才。**治恶疮、疳疮，吐风痰，杀虫。**时珍。

【发明】〔时珍曰〕铜青乃铜之液气所结，酸而有小毒，能入肝胆，故吐利风痰，明目杀疳，皆肝胆之病也。抱朴子云：铜青涂木，入水不腐。

【附方】 旧二，新十一。**风痰卒中**碧琳丹：治痰涎潮盛，卒中不语，及一切风瘫。用生绿二两，乳细，水化去石，慢火熬干，取辰日、辰时、辰位上修合，再研入麝香一分，糯米粉糊和丸弹子大，阴干。卒中者，每丸作二服，薄荷酒研下；余风，朱砂酒化下。吐出青碧涎，泻下恶物，大效。治小儿，用绿云丹：铜绿不计多少，研粉，醋面糊丸芡子大。每薄荷酒化服一丸，须臾吐涎如胶，神效。经验方。**烂弦风眼**铜青，水调涂碗底，以艾熏干，刮下，涂烂处。卫生易简方。**赤发秃落**油磨铜钱末涂之即生。普济方。**面黡黑痣**以草划破，铜绿末傅之，三日勿洗水，自落。厚者，再上之。圣济录。**走马牙疳**铜青、滑石、杏仁等分，为末，擦之立愈。邵真人经验方。**口鼻疳疮**铜青、枯矾等分，研傅之。又方：人中白一钱，铜绿三分，研傅之。**杨梅毒疮**铜绿醋煮研末，烧酒调搽，极痛出水。次日即干。或加白矾等分，研掺。简便方。**臁疮顽癣**铜绿七分研，黄蜡一两化熬，以厚纸拖过，表里别以纸隔贴之。出水妙。亦治杨梅疮及虫咬。笔峰杂兴。**肠风痔瘘**方见密陀僧下。**诸蛇螫毒**铜青傅之。千金方。**百虫入耳**生油调铜绿滴入。卫生家宝方。**头上生虱**铜青、明矾末掺之。摘玄方。

铅《日华》

【释名】 **青金**说文**黑锡　金公**纲目**水中金。**〔时珍曰〕铅易沿流，故谓之铅。锡为白锡，故此为黑锡。而神仙家拆其字为金公，隐其名为水中金。

【集解】〔颂曰〕铅生蜀郡平泽，今有银坑处皆有之，烧矿而取。〔时珍曰〕铅生山穴石间，人挟油灯，入至数里，随矿脉上下曲折斫取之。其气毒人，若连月不出，则皮肤痿黄，腹胀不能食，多致疾而死。地镜图云：草青茎赤，其下多铅。铅锡之精为老妇。独孤滔云：嘉州、利州出草节铅，生铅未锻者也。打破脆，烧之气如硫黄。紫背铅，即熟铅，铅之精华也，有变化，能碎金刚钻。雅州出钓脚铅，形如皂子大，又如蝌蚪子，黑色，生山涧沙中，可干汞。卢氏铅粗恶力劣，信州铅杂铜气，阴平铅出剑州，是铜铁之苗，并不可用。宝藏论云：铅有数种：波斯铅，坚白为天下第一。草节铅，出犍为，银之精也。衔银铅，银坑中之铅也，内含五色。并妙。上饶乐平铅，次于波斯、草节。负版铅，铁苗也，不可用。倭铅，可勾金。土宿真君本草云：铅乃五金之祖，故有五金狴犴、追魂使者之称，言其能伏五金而死八石也。雌黄乃金之苗，而中有铅气，是黄金之祖矣。银坑有铅，是白金之祖矣。信铅杂铜，是赤金之祖矣。与锡同气，是青金之祖矣。朱砂伏于铅而死于硫，硫恋于铅而伏于硇，铁恋于磁而死于铅，雄恋于铅而死于五加。故金公变化最多，一变而成胡粉，再变而成黄丹，三变而成密陀僧，四变而为白霜。雷氏炮炙论云：令铅住火，须仗修天；如要形坚，岂忘紫背。注云：修天，补天石也。紫背。天葵也。

【修治】〔时珍曰〕凡用以铁铫熔化泻瓦上，滤去渣脚，如此数次收用。其黑锡灰，则以铅沙取黑灰。白锡灰，不入药。

【气味】 **甘，寒，无毒。**〔藏器曰〕小毒。

【主治】 **镇心安神，治伤寒毒气，反胃呕哕，蛇蜴所咬，炙熨之。**大明。**疗瘿瘤，鬼气疰忤。错为末，和青木香，傅疮肿恶毒。**藏器。**消瘰疬痈肿，明目固牙，乌须发，治实女，杀虫坠痰，治噎膈消渴风痫，解金石药毒。**时珍。

黑锡灰

【主治】 **积聚，杀虫，同槟榔末等分，五更米饮服。**震亨。

【发明】〔好古曰〕黑锡属肾。〔时珍曰〕铅禀北方癸水之气，阴极之精，其体重实，其性濡滑，其色黑，内通于肾，故局方黑锡丹、宣明补真丹皆用之。得汞交感，即能治一切阴阳混淆，上盛下虚，气升不降，发为呕吐眩运、噎膈反胃危笃诸疾，所谓镇坠之剂，有反正之功。但性带阴毒，不可多服，恐伤人心胃耳。铅性又能入肉，故女子以铅珠纴耳，即自穿孔；实女无穷者，以铅作铤，逐日纴之，久久自开，此皆昔人所未知者也。铅变化为胡粉、黄丹、密陀僧、铅白霜，其功皆与铅同。但胡粉入气分，黄丹入血分，密陀僧镇坠下行，铅白霜专治上焦胸膈，此为异耳。方士又铸为梳，梳须发令光黑，或用药煮之，尤佳。

【附方】 旧四，新十七。**乌须明目**黑铅半斤，锅内熔汁，旋入桑条灰，柳木搅成沙，筛末。每早揩牙，以水漱口洗目，能固牙明目，黑须发。胜金方。**揩牙乌髭**黑铅消化，以不蛀皂荚寸切投入，炒成炭，入盐少许，研匀。日用揩牙。摘去白髭，黑者更不白也。又方：黑锡一斤，炒灰埋地中五日，入升麻、细辛、诃子同炒黑。日用揩牙，百日效。普济。**牙齿动摇**方同上。**乌须铅梳**铅十两，锡三两，婆罗得三个，针砂、熟地黄半两，茜根、胡桃皮一两，没石子、诃黎勒皮、硫黄、石榴皮、磁石、皂矾、乌麻油各二钱半，为末，先化铅锡，入末一半，柳木搅匀，倾入梳模子，印成修齿。余末同水煮梳，三日三夜，水耗加之，取出故帛重包五日。每以熟皮衬手梳一百下，须先以皂荚水洗净拭干。普济。**肾脏气发**攻心，面黑欲死，及诸气奔豚喘急。铅二两，石亭脂二两，木香一两，麝香一钱。先化铅炒干，入亭脂急炒，焰起以醋喷之，倾入地坑内覆住，待冷取研，粟饭丸芡子大。每用二丸，热酒化服，取汗或下或通气即愈。如大便不通，再用一丸，入玄明粉五分服。圣济录。**妇人血气**冷痛攻心。方同上。**风痫吐沫**反目抽掣，久患者。黑铅，水银结砂，南星炮，各一两，为末，糯饭丸绿豆大。一岁一丸，乳汁下。普济方。**反胃哕逆**黑铅化汁，以柳木槌研成粉，一两，入米醋一升，砂锅熬膏，入蒸饼末少许，捣丸小豆大。每服一丸，姜汤下。圣济录。**多年反胃**不止。紫背铅二两，石亭脂二两，盐卤汁五两，烧铅以卤汁淬尽，与亭脂同炒，焰起，铫子盖上，焰止，研匀，蒸饼和丸梧子大。每服二十丸，煎石莲、干柿汤下。圣济录。**消渴烦闷**黑铅、水银等分，结如泥。常含豆许，吞津。圣惠方。**寸白虫病**先食猪肉一片，乃以沙糖水调黑铅灰四钱，五更服之，虫尽下，食白粥一日。许学士病嘈杂，服此下二虫，一寸断，一长二尺五寸，节节有斑文也。本事方。**水肿浮满**乌锡五两，皂荚一挺炙，酒二斗，煮六沸。频服，至小便出二、三升，即消。千金翼。**小便不通**黑铅错末一两，生姜半两，灯心一握，井水煎服，先以炒葱贴脐。圣惠方。**卒然咳嗽**炉中铅屑、桂心、皂荚等分，为末，蜜丸如梧子大。每饮下十五丸，忌葱。备急方。**瘰疬结核**铅三两，铁器炒取黑灰，醋和涂上，故帛贴之，频换，去恶汁。如此半月，不痛不破，内消为水而愈。刘禹锡传信方。**痈疽发背**黑铅一斤，甘草三两微炙。瓶盛酒一斗浸甘草，乃熔铅投酒中，如此九度，去滓。饮酒醉卧即愈。经验方。**金石药毒**黑铅一斤，熔化，投酒一升，如此十余次，待酒至半升，顿饮。胜金方。**取轻粉毒**出山黑铅五斤，打壶一把，盛烧酒十五斤，纳土茯苓半斤，乳香三钱，封固，重汤煮一日夜，埋土中，出火毒。每日早晚任性饮数杯，后用瓦盆接小便，自有粉出为验。服至筋骨不痛，乃止。医方摘要。**解砒霜毒**烦躁如狂，心腹疼痛，四肢厥冷，命在须臾。黑铅四两，磨水一碗灌之。华佗危病方。**解硫黄毒**黑锡煎汤服，即解。集简方。

铅霜《日华》

【释名】**铅白霜。**

【修治】〔颂曰〕铅霜，用铅杂水银十五分之一合炼作片，置醋瓮中密封，经久成霜。〔时珍曰〕以铅打成钱，穿成串，瓦盆盛生醋，以串横盆中，离醋三寸，仍以瓦盆覆之，置阴处，候生霜刷下，仍合住。

【气味】**甘、酸、冷，无毒。**〔宗奭曰〕铅霜涂木瓜，即失酸味，金克木也。

【主治】**消痰，止惊悸，解酒毒，去胸膈烦闷，中风痰实，止渴。**大明。**去膈热涎塞。**宗奭。**治吐逆，镇惊去怯，黑须发。**时珍。

【发明】〔颂曰〕铅霜性极冷，治风痰及婴孺惊滞药，今医家用之尤多。〔时珍曰〕铅霜乃铅汞之气交感英华所结，道家谓之神符白雪，其坠痰去热，定惊止泻，盖有奇效，但非久服常用之物尔。病在上焦者，宜此清镇。

【附方】旧二，新九。**小儿惊热**心肺积热，夜卧多惊。铅霜、牛黄各半分，铁粉一分，研匀。每服一字，竹沥调下。圣济录。**惊风痫疾**喉闭牙紧。铅白霜一字，蟾酥少许，为末，乌梅肉蘸药于龈上揩之，仍吹通关药，良久便开。普济方。**消渴烦热**铅白霜、枯白矾等分，为末，蜜丸芡子大。绵裹，含化咽汁。又方：铅白霜一两，根黄、消石各一两，为末。每冷水服一钱。圣济录。**喉痹肿痛**铅白霜、甘草半两，青黛一两，为末，醋糊丸芡子大。每含咽一丸，立效。圣济录。**悬痈肿痛**铅白霜一分，甘草半生半炙一分，为末，绵裹含咽。圣惠方。**口疳龈烂**气臭血出，不拘大人小儿。铅白霜、铜绿各二钱，白矾豆许，为末扫之。宣明方。**鼻衄不止**铅白霜末，新汲水服一字。十全博救方。**痔疮肿痛**铅白霜、白片脑各半字，酒调涂之，随手见效。婴童百问。**室女经闭**恍惚烦热。铅霜半两，生地黄汁一合，调下，日三服。圣惠方。**梳发令黑**铅霜包梳，日日梳之，胜于染者。普济方。

粉锡《本经》下品

【释名】 **解锡**本经**铅粉**纲目**铅华**纲目**胡粉**弘景**定粉**药性**瓦粉**汤液**光粉**日华**白粉**汤液**水粉**纲目**官粉**。〔弘景曰〕即今化铅所作胡粉也，而谓之粉锡，以与今乖。〔时珍曰〕铅、锡一类也，古人名铅为黑锡，故名铅锡。释名曰：胡者糊也，和脂以糊面也。定、瓦言其形，光、白言其色。俗呼吴越者为官粉，韶州者为韶粉，辰州者为辰粉。

【正误】〔恭曰〕铅丹、胡粉，实用炒锡造，陶言化铅误矣。〔震亨曰〕胡粉是锡粉，非铅粉也。古人以锡为粉，妇人用以附面者，其色类肌肉，不可入药。〔志曰〕粉锡、黄丹二物，俱是化铅为之。英公李勣序云铅锡莫辨者，谓此也。按李含光音义云：黄丹、胡粉皆是化铅，未闻用锡者。参同契云：胡粉投炭中，色坏还为铅。抱朴子·内篇云：愚人不信黄丹、胡粉是化铅所作。苏恭以二物俱炒锡作，大误矣。〔时珍曰〕锡炒则成黑灰，岂有白粉。苏恭已误，而朱震亨复踵其误，何哉？

【集解】〔时珍曰〕按墨子云：禹造粉。张华博物志云：纣烧铅锡作粉。则粉之来亦远矣。今金陵、杭州、韶州、辰州皆造之，而辰粉尤真，其色带青。彼人言造法。每铅百斤，熔化，削成薄片，卷作筒，安木甑内，甑下、甑中各安醋一瓶，外以盐泥固济，纸封甑缝。风炉安火四两，养一七，便扫入水缸内，依旧封养，次次如此，铅尽为度。不尽者，留炒作黄丹。每粉一斤，入豆粉二两，蛤粉四两，水内搅匀，澄去清水。用细灰按成沟，纸隔数层，置粉于上，将干，截成瓦定形，待干收起。而范成大虞衡志言：桂林所作铅粉最有名，谓之桂粉，以黑铅着糟瓮中罨化之。何孟春余冬录云：嵩阳产铅，居民多造胡粉。其法：铅块悬酒缸内，封闭四十九日，开之则化为粉矣。化不白者，炒为黄丹。黄丹滓为密陀僧。三物收利甚博。其铅气有毒，工人必食肥猪犬肉、饮酒及铁浆以厌之。枵腹中其毒，辄病至死。长幼为毒熏蒸，多痿黄瘫挛而毙。其法略皆不同，盖巧者时出新意，以速化为利故尔。又可见昔人炒锡之谬。相感志云：韶粉蒸之不白，以萝卜瓮子蒸之则白。

【气味】 **辛，寒，无毒**。〔权曰〕甘、辛，凉。〔时珍曰〕胡粉能制硫黄。又雌黄得胡粉而失色，胡粉得雌黄而色黑，盖相恶也。又入酒中去酸味，收蟹不沙。

【主治】**伏尸毒螫，杀三虫。**本经。**去鳖瘕，疗恶疮，止小便利，堕胎。**别录。**治积聚不消。炒焦，止小儿疳痢。**甄权。**治痈肿瘘烂，呕逆，疗癥瘕，小儿疳气。**大明。**止泄痢、久积痢。**宗奭。**治食复劳复，坠痰消胀，治疥癣狐臭，黑须发。**时珍。

【发明】〔弘景曰〕胡粉金色者，疗尸虫弥良。〔藏器曰〕久痢成疳者，胡粉和水及鸡子白服，以粪黑为度，为其杀虫而止痢也。〔时珍曰〕胡粉，即铅之变黑为白者也。其体用虽与铅及黄丹同，而无消盐火烧之性，内有豆粉、蛤粉杂之，止能入气分，不能入血分，此为稍异。人服食之，则大便色黑者，此乃还其本质，所谓色坏还为铅也。亦可入膏药代黄丹用。

【附方】旧十四，新三十。**劳复食复**欲死者。水服胡粉少许。肘后方。**小儿脾泄**不止。红枣二十个去核，将官粉入内，以阴阳瓦焙干，去枣研粉。每服三分，米汤下。孙真人集效方。**赤白痢下**频数，肠痛。定粉一两，鸡子清和，炙焦为末，冷水服一钱。肘后方。**小儿无辜疳**，下痢赤白。胡粉熟蒸，熬令色变，以饮服半钱。子母秘录。**小儿腹胀**胡粉、盐熬色变，以摩腹上。子母秘录。**腹皮青色**不速治，须臾死。方同上。**小儿夜啼**水服胡粉三豆大，日三服。子母秘录。**身热多汗**胡粉半斤，雷丸四两，为末粉身。千金方。**妇人心痛**急者。好官粉为末，葱汁和丸小豆大。每服七丸，黄酒送下即止。粉能杀虫，葱能透气故也。邵真人方。**寸白蛔虫**胡粉炒燥，方寸匕，入肉臛中，空心服，大效。张文仲备急方。**服药过剂**闷乱者。水和胡粉服之。千金方。**鼻衄不止**胡粉炒黑，醋服一钱，即止。圣惠方。**齿缝出血**胡粉半两，麝香半钱，为末。卧时揩牙。圣济录。**坠扑瘀血**从高落下，瘀血抢心，面青气短欲死。胡粉一钱，和水服即安。肘后方。**折伤接骨**官粉、硼砂等分，为末。每服一钱，苏木汤调下，仍频饮苏木汤，大效。接骨方。**杖疮肿痛**水粉一两，赤石脂生一钱，水银一分，以麻油杵成膏，摊油纸贴之。肉消者，填满紧缚。救急方。**抓伤面皮**香油调铅粉搽之，一夕愈。集简方。**食梅牙䶗**韶粉揩之。相感志。**染白须发**胡粉、石灰等分，水和涂之，以油纸包，烘令温暖，候末燥间洗去，以油润之，黑如漆也。博物志。**腋下胡臭**胡粉常粉之。或以胡粉三合，和牛脂煎稠涂之。千金方。**阴股常湿**胡粉粉之。备急方。**干湿癣疮**方同上。**黄水脓疮**官粉煅黄、松香各三钱，黄丹一钱，飞矾二钱，为末，香油二两，熬膏傅之。邵真人方。**小儿耳疮**月蚀。胡粉和土涂之。子母秘录。**小儿疳疮**熬胡粉、猪脂和涂。张文仲方。**小儿舌疮**胡粉和猪髑骨中髓，日三傅之。食医心鉴。**燕口吻疮**胡粉炒一分，黄连半两，为末，傅之。普济方。**痘疮瘢痕**或凸或凹。韶粉一两，轻粉一定，和研，猪脂调傅。陈文中小儿方。**妒精阴疮**铅粉二钱，银杏仁七个，铜铫内炒至杏黄，去杏取粉，出火毒，研搽效。集简方。**反花恶疮**胡粉一两，胭脂一两，为末。盐汤洗净傅之，日五次。圣惠方。**疮似蜂窠**愈而复发。胡粉、朱砂等分，为末，蜜和涂之。圣济录。**血风臁疮**孙氏集效方：用官粉四两，水调入碗内，以蕲州艾叶烧烟熏干，入乳香少许同研，香油调作隔纸膏，反复贴之。杨氏简便方：用官粉炒过，桐油调作隔纸贴之。**小儿丹毒**唾和胡粉，从外至内傅之良。千金方。**汤火烧疮**胡粉，羊髓和，涂之。孙真人方。**疮伤水湿**胡粉、炭灰等分，脂和涂孔上，水即出也。千金方。**蠼螋尿疮**酢和胡粉涂之。千金方。**诸蛇螫伤**胡粉和大蒜捣涂。千金方。**误吞金银**及钱。胡粉一两，猪脂调，分再服，令消烊出也。外台秘要。**三年目翳**胡粉涂之。圣惠方。**口中干燥**烦渴无津。雄猪胆五枚，酒煮皮烂，入定粉一两研匀，丸芡子大。每含化一丸咽汁。太平圣惠方。**腹中鳖癥**胡粉、黍米淋汁温服，大效。卫生易简方。**接骨续筋**止痛活血。定粉、当归各一钱，硼砂一钱半，为末。每服一钱，苏木煎汤调下，仍频饮汤。同上。**发背恶疮**诸痈疽。好光粉二两，真麻油三两，慢火熬，以柳枝急搅，至滴水成珠，入白胶末少许，入器水浸两日，油纸摊贴，名神应膏。直指方。

铅丹《本经》下品

【释名】 **黄丹**弘景**丹粉**唐本**朱粉**纲目**铅华**。

【正误】 见粉锡下。

【集解】〔别录曰〕铅丹生于铅，出蜀郡平泽。〔弘景曰〕即今熬铅所作黄丹也。俗方稀用，惟仙经涂丹釜所须。云化成九光者，当谓九光丹以为釜尔，无别法也。〔宗奭曰〕铅丹化铅而成，别录言生于铅，则苏恭炒锡作成之说误矣。不惟难辨，锡则色黯，铅则明白，以此为异。〔时珍曰〕按独孤滔丹房镜源云：炒铅丹法：用铅一斤，土硫黄十两，消石一两。熔铅成汁，下醋点之，滚沸时下硫一块，少顷下消少许，沸定再点醋，依前下少许消、黄，待为末，则成丹矣。今人以作铅粉不尽者，用消石、矾石炒成丹。若转丹为铅，只用连须葱白汁拌丹慢煎，煅成金汁倾出，即还铅矣。货者多以盐消砂石杂之。凡用以水漂去消盐，飞去砂石，澄干，微火炒紫色，地上去火毒，入药。会典云：黑铅一斤，烧丹一斤五钱三分也。

【气味】 **辛，微寒，无毒。**〔大明曰〕微咸，凉，无毒。伏砒，制硇、硫。〔震亨曰〕一妇因多子，月内服铅丹二两，四肢冰冷，食不入口。时正仲冬，急服理中汤加附子数十贴乃安。谓之凉无毒可乎？〔时珍曰〕铅丹本无甚毒，此妇产后冬月服之过剂，其病宜矣。

【主治】 **吐逆胃反，惊痫癫疾，除热下气，炼化还成九光，久服通神明。**本经。**止小便，除毒热脐挛，金疮血溢。**别录。**惊悸狂走，消渴。煎膏用，止痛生肌。**甄权。**镇心安神，止吐血及嗽，傅疮长肉，及汤火疮，染须。**大明。治疟及久积。宗奭。**坠痰杀虫，去怯除忤恶，止痢明目。**时珍。

【发明】〔成无己曰〕仲景龙骨牡蛎汤中用铅丹，乃收敛神气以镇惊也。〔好古曰〕涩可去脱而固气。〔时珍曰〕铅丹体重而性沉，味兼盐、矾，走血分，能坠痰去怯，故治惊痫癫狂、吐逆反胃有奇功。能消积杀虫，故治疳疾下痢疟疾有实绩。能解热拔毒，长肉去瘀，故治恶疮肿毒，及入膏药，为外科必用之物也。

【附方】 旧八，新二十五。**消渴烦乱**黄丹，新汲水服一钱，以荞麦粥压之。圣惠方。**吐逆不止**碧霞丹：用北黄丹四两，米醋半升，煎干，炭火三秤，就铫内煅红，冷定为末，粟米饭丸梧子大。每服七丸，醋汤下。集验方。**伏暑霍乱**水浸丹，见木部巴豆下。**小儿吐逆**不止，宜此清镇。烧针丸；用黄丹研末，小枣肉和丸芡子大。每以一丸，针签于灯上烧过，研细，乳汁调下。一加朱砂、枯矾等分。谢氏小儿方。**反胃气逆**胃虚。铅丹二两，白矾二两，生石亭脂半两。以丹、矾研匀，入坩锅内，以炭半秤煅赤，更一夜，出毒两日，入亭脂同研，粟米饭和丸绿豆大。每日米饮下十五丸。圣济录。**泄泻下痢**赤白。用枣肉捣烂，入黄丹、白矾各皂子大，粳米饭一团，和丸弹子大，铁线穿，于灯上烧过，为末。米饮服之。摘玄方。**赤白痢下**黄丹炒紫，黄连炒，等分为末，以糊丸麻子大。每服五十丸，生姜、甘草汤下。普济方。**妊娠下痢**疞痛。用乌鸡卵一个，开孔去白留黄，入铅丹五钱搅匀，泥裹煨干研末，每服二钱，米饮下，一服愈，是男；二服愈，是女。三因方。**吐血咯血**咳血。黄丹，新汲水服一钱。经验方。**寒热疟疾**体虚汗多者。黄丹、百草霜等分，为末。发日，空心米饮服三钱，不过二服愈。或糊丸，或蒜丸，皆效。肘后方：用飞炒黄丹一两，恒山末三两，蜜丸梧子大。每服五十丸，温酒下。平旦及未发、将发时，各一服，无不效。普济方：端午日，用黄丹炒二两，独蒜一百个，捣丸梧子大。每服九丸，空心长流水面东下。二、三发后乃用。神效。亦治痢疾。三因方：用黄丹炒、建茶等分，为末。温酒服二钱。又黄丹飞焙，面糊丸芡子大。每枣子一枚，去核，包一丸，纸裹煨熟食之。**温疟不止**黄丹炒半两，青蒿童尿浸二两，为末。每服二钱，寒多酒服，热多茶服。仁存堂方。**小儿痒疟**壮热不寒。黄丹二钱，蜜水和服，冷者酒服，名鬼哭丹。刘涓子鬼遗方。**风痫发止**驱风散：用铅丹二两，白矾二两为末。用三角砖相斗，以七层纸铺砖上，铺丹于纸上，矾铺丹上，以十斤柳木柴烧过为度，取研。每服二钱，温酒下。王氏博济方。**客忤中恶**道间门外得之，令人心腹刺痛，气冲心胸胀满，不治害人。真丹方寸匕，蜜三合，和灌之。肘后方。**一切目疾**昏障治，只障不治。蜂蜜半斤，铜锅熬起紫色块，入飞过真黄丹二两，水一碗，再炼，至水气尽，以细生绢铺薄纸一层，滤净，瓶封埋地内三七。每日点眼七次，药粘则洗之。一方：入诃子肉四个。保寿堂方。**赤眼痛**黄丹、蜂蜜调贴太阳穴，立效。明目经验方。**赤目及翳**铅丹、白矾等分，为末点之。又方：铅丹、乌贼骨等分，合研，白蜜蒸点之。千金方。**眼生珠管**铅丹半两，鲤鱼胆汁和如膏。日点三、五次。圣惠方。**痘疹生翳**黄丹、轻粉等分，为末。吹少许入耳内，左患吹右，右患吹左。疹痘方。**小儿重舌**黄丹一豆大，安舌下。子母秘录。**小儿口疮**糜烂。黄丹一钱，生蜜一两，相和蒸黑。每以鸡毛蘸搽，甚效。普济方。**腋下胡臭**黄丹入轻粉，唾调，频掺之。普济方。**妇人逆产**真丹涂儿足下。集验方。**蚰蜒入耳**黄丹、酥、蜜、杏仁等分，熬膏。绵裹包塞之，闻香即出，抽取。圣惠方。**蝎虿螫人**醋调黄丹涂之。肘后方。**金疮出血**不可以药速合，则内溃伤肉。只以黄丹、滑石等分，为末傅之。集玄方。**外痔肿痛**黄丹、滑石等分。为末，新汲水调，日五上之。婴童百问。**血风臁疮**黄丹一两，黄蜡一两，香油五钱，熬膏。先以葱、椒汤洗，贴之。陆氏积德堂方。**远近臁疮**黄丹飞炒，黄檗酒浸七日焙，各一两，轻粉半两，研细。以苦茶洗净，轻粉填满，次用黄丹护之，外以檗末摊膏贴之，勿揭动，一七见效。孙氏集效方。

密陀僧《唐本草》

【释名】 **没多僧**唐本**炉底**。〔恭曰〕密陀、没多，并胡言也。

【集解】〔恭曰〕出波斯国，形似黄龙齿而坚重，亦有白色者、作理石文。〔颂曰〕今岭南、闽中银铜冶处亦有之，是银铅脚。其初采矿时，银铜相杂，先以铅同煎炼，银随铅出。又采山木叶烧灰，开地作炉，填灰其中，谓之灰池。置银铅于灰上，更加火煅，铅渗灰下，银住灰上，罢火候冷，出银。其灰池感铅银气，积久成此物，未必自胡中来也。〔承曰〕今市中所货，是小瓶实铅丹锻成者，大块尚有瓶形。银冶所出最良，而罕有货者。外国者未尝见之。〔时珍曰〕密陀僧原取银冶者，今既难得，乃取煎销银铺炉底用之。造黄丹者，以脚滓炼成密陀僧，其似瓶形者是也。

【修治】〔敩曰〕凡使捣细，安瓷锅中，重纸袋盛柳蛀末焙之，次下东流水浸满，火煮一伏时，去柳末、纸袋，取用。

【气味】**咸、辛，平，有小毒。**〔大明曰〕甘，平，无毒。〔时珍曰〕制狼毒。

【主治】**久痢，五痔，金疮，面上瘢皯，面膏药用之。**唐本。〔保升曰〕五痔，谓牡、酒、肠、血、气也。**镇心，补五脏，治惊痫咳嗽，呕逆吐痰。**大明。**疗反胃消渴，疟疾下痢。止血，杀虫，消积。治诸疮，消肿毒，除胡臭，染髭发。**时珍。

【发明】〔时珍曰〕密陀僧感铅银之气，其性重坠下沉，直走下焦，故能坠痰、止吐、消积，定惊痫，治疟痢，止消渴，疗疮肿，洪迈夷坚志云：惊气入心络，瘖不能言语者，用密陀僧末一匕，茶调服，即愈。昔有人伐薪，为狼所逐而得是疾，或授此方而愈。又一军校采藤逢恶蛇病此，亦用之而愈。此乃惊则气乱，密陀僧之重以去怯而平肝也。其功力与铅丹同，故膏药中用代铅丹云。

【附方】旧三，新一十五。**痰结胸中**不散。密陀僧一两，醋、水各一盏，煎干为末。每服二钱，以酒、水各一小盏，煎一盏，温服，少顷当吐出痰涎为妙。圣惠方。**消渴饮水**神效丸：用密陀僧二两，研末，汤浸蒸饼丸梧子大。浓煎蚕茧、盐汤，或茄根汤，或酒下，一日五丸，日增五丸，至三十丸止，不可多服。五、六服后，以见水恶心为度。恶心时，以干物压之，日后自定，甚奇。选奇方。**赤白下痢**密陀僧三两，烧黄色研粉。每服一钱，醋、茶下，日三服。圣惠方。**肠风痔瘘**铜青、密陀僧各一钱，麝香少许，为末，津和涂之。济急方。**小儿初生**遍身如鱼脬，又如水晶，破则成水，流渗又生者。密陀僧生研扻之，仍服苏合香丸。救急方。**惊气失音**方见发明。**腋下胡臭**浆水洗净，油调密陀僧涂。以一钱，用热蒸饼一个，切开掺末夹之。集简方。**香口去臭**密陀僧一钱，醋调漱口。普济方。**大人口疮**密陀僧锻研掺之。圣济方。**小儿口疮**不能吮乳。密陀僧末，醋调涂足心，疮愈洗去。蔡医博方也。黎居士简易方。**鼻内生疮**密陀僧、香白芷等分，为末。蜡烛油调涂之。简便方。**鼻皶赤疱**密陀僧二两，细研。人乳调，夜涂旦洗。圣惠方。**痘疮瘢黡**方同上。谭氏。**皯黯斑点**方同上。外台。**夏月汗斑**如疹。用密陀僧八钱，雄黄四钱，先以姜片擦热，仍以姜片蘸末擦之，次日即焦。活人心统。**骨疽出骨**一名多骨疮，不时出细骨，乃母受胎未及一月，与六亲骨肉交合，感其精气，故有多骨之名，以密陀僧末，桐油调匀，摊贴之。即愈。寿域方。**血风臁疮**密陀僧、香油入粗碗内磨化，油纸摊膏，反覆贴之。孙氏集效方。**阴汗湿痒**密陀僧末傅之。戴氏加蛇床子末。

锡《拾遗》

【释名】 **白镴**音腊**鈏**音引**贺**。〔时珍曰〕尔雅：锡谓之鈏。郭璞注云：白镴也。方术家谓之贺，盖锡以临贺出者为美也。

【集解】〔别录曰〕锡生桂阳山谷。〔弘景曰〕今出临贺，犹是桂阳地界。铅与锡相似，而入用大异。〔时珍曰〕锡出云南、衡州。许慎说文云：锡者，银铅之间也。土宿本草云：锡受太阴之气而生，二百年不动成砒，砒二百年而锡始生。锡禀阴气，故其质柔。二百年不动，遇太阳之气乃成银。今人置酒于新锡器内，浸渍日久或杀人者，以砒能化锡，岁月尚近，便被采取，其中蕴毒故也。又曰：砒乃锡根。银色而铅质，五金之中独锡易制，失其药则为五金之贼，得其药则为五金之媒。星槎胜览言：满剌加国，于山溪中淘沙取锡，不假煎炼成块，名曰斗锡也。

【正误】〔恭曰〕临贺采者名铅，一名白镴，惟此一处资天下用。其锡，出银处皆有之。体相似，而入用大异。〔时珍曰〕苏恭不识铅锡，以锡为铅，以铅为锡。其谓黄丹、胡粉为炒锡，皆由其不识故也。今正之。

【气味】 甘，寒，微毒。〔独孤滔曰〕羚羊角、五灵脂、伏龙肝、马鞭草皆能缩贺。硇、砒能硬锡。巴豆、蓖麻、姜汁、地黄能制锡。松脂焊锡。锡矿缩银。

【主治】 **恶毒风疮**。大明。

【发明】〔时珍曰〕洪迈夷坚志云：汝人多病瘿。地饶风沙，沙入井中，饮其水则生瘿。故金房间人家，以锡为井阑，皆夹锡钱镇之，或沉锡井中，乃免此患。

【附方】 新二。**解砒霜毒**锡器，于粗石上磨水服之。济急方。**杨梅毒疮**黑铅、广锡各二钱半，结砂，蜈蚣二条，为末，纸卷作小捻，油浸一夜，点灯日照疮二次，七日见效。集玄方。

古镜《拾遗》

校正：并入本经锡铜镜鼻。

【释名】 **鉴　照子**。〔时珍曰〕镜者景也，有光景也。鉴者监也，监于前也。轩辕内传言：帝会王母，铸镜十二，随月用之。此镜之始也。或云始于尧臣尹寿。

【气味】 **辛，无毒。**〔大明曰〕平，微毒。

【主治】 **惊痫邪气，小儿诸恶，煮汁和诸药煮服，文字弥古者佳。**藏器。**辟一切邪魅，女人鬼交，飞尸蛊毒，催生，及治暴心痛，并火烧淬酒服。百虫入耳鼻中，将镜就敲之，即出。**大明。**小儿疝气肿硬，煮汁服。**时珍。

【发明】〔时珍曰〕镜乃金水之精，内明外暗。古镜如古剑，若有神明，故能辟邪魅忤恶。凡人家宜悬大镜，可辟邪魅。刘根传云：人思形状，可以长生。用九寸明镜照面，熟视令自识己身形，久则身神不散，疾患不入。葛洪抱朴子云：万物之老者，其精悉能托人形惑人，唯不能易镜中真形。故道士入山，以明镜径九寸以上者背之，则邪魅不敢近，自见其形，必反却走。转镜对之，视有踵者山神，无踵者老魅也。群书所载，古镜灵异，往往可证，谩撮于左方：龙江录云：汉宣帝有宝镜，如八铢钱，能见妖魅，帝常佩之。异闻记云：隋时王度有一镜，岁疫令持镜诣里中，有疾者照之即愈。樵牧闲谈云：孟昶时张敌得一古镜，径尺余，光照寝室如烛，举家无疾，号无疾镜。西京杂记云：汉高祖得始皇方镜，广四尺，高五尺，表里有明，照之则影倒见；以手捧心，可见肠胃五脏；人疾病照之，则知病之所在；女子有邪心，则胆张心动。酉阳杂俎云：无劳县舞溪石窟有方镜，径丈，照人五脏，云是始皇照骨镜。松窗录云：叶法善有一铁镜，照物如水。人有疾病，照见脏腑。宋史云：秦宁县耕夫得镜，厚三寸，径尺二，照见水底，与日争辉。病热者照之，心骨生寒。云仙录云：京师王氏有镜六鼻，常有云烟，照之则左右前三方事皆见。黄巢将至，照之，兵甲如在目前。笔谈云：吴僧一镜，照之知未来吉凶出处。又有火镜取火，水镜取水，皆镜之异者也。

【附方】 新一。**小儿夜啼**明鉴挂床脚上。圣惠方。

锡铜镜鼻本经下品

【释名】〔弘景曰〕此物与胡粉异类而共条者，古无纯铜作镜，皆用锡杂之，即今破古铜镜鼻尔。用之当烧赤纳酒中。若醯中出入百遍，乃可捣也。〔志曰〕凡铸镜皆用锡，不尔即不明白，故言锡铜镜鼻，今广陵者为胜。〔时珍曰〕锡铜相和，得水浇之极硬，故铸镜用之。考工记云：金锡相半，谓之鉴燧之剂，是也。

【气味】 **酸，平，无毒。**〔权曰〕微寒。〔药诀曰〕冷，无毒。

【主治】 **女子血闭癥瘕，伏肠绝孕。**本经。**伏尸邪气。**别录。**产后余疹刺痛，三十六候，取七枚投醋中熬，呷之。亦可入当归、芍药煎服。**甄权。

【附方】 新一。**小儿客忤**面青惊痛。铜照子鼻烧赤，少酒淬过，与儿饮。圣惠方。

镜锈即镜上绿也。俗名杨妃垢。

【主治】**腋臭，又疗下疳疮，同五倍子末等分，米泔洗后傅之。**时珍。

古文钱《日华》

【释名】**泉　孔方兄　上清童子**纲目**青蚨。**〔时珍曰〕管子言禹以历山之金铸币，以救人困，此钱之始也。至周太公立九府泉法，泉体圆含方，轻重以铢，周流四方，有泉之象，故曰泉。后转为钱。鲁褒钱神论云：为世神宝，亲爱如兄，字曰孔方。又昔有钱精，自称上清童子。青蚨血涂子母钱，见虫部。

【集解】〔颂曰〕凡铸铜之物，多和以锡。考工记云：攻金之工，金有六剂，是也。药用古文钱、铜弩牙之类，皆有锡，故其用近之。〔宗奭曰〕古钱其铜焦赤有毒，能腐蚀坏肉，非特为有锡也。此说非是。但取周景王时大泉五十及宝货，秦半两，汉荚钱、大小五铢，吴大泉五百、六钱当千，宋四铢、二铢，及梁四柱、北齐常平五铢之类，方可用。〔时珍曰〕古文钱但得五百年之外者即可用，而唐高祖所铸开元通宝，得轻重大小之中，尤为古今所重。綦母氏钱神论云：黄金为父，白银为母，铅为长男，锡为适妇，其性坚刚，须汞终始，体圆应天，孔方效地，此乃铸钱之法也。三伏铸钱，其汁不清，俗名炉冻，盖火克金也。唐人端午于江心铸镜，亦此意也。

【气味】**辛，平，有毒。**〔时珍曰〕同胡桃嚼即碎，相制也。

【主治】**翳障，明目，疗风赤眼，盐卤浸用。妇人生产横逆，心腹痛，月膈五淋，烧以醋淬用。**大明。**大青钱煮汁服，通五淋；磨入目，主盲障肤赤；和薏苡根煮服，止心腹痛。**藏器。

【发明】〔宗奭曰〕古钱有毒，治目中障瘀，腐蚀坏肉，妇人横逆产，五淋，多用之。予少时常患赤目肿痛，数日不能开。客有教以生姜一块，洗净去皮，以古铜钱刮汁点之，初甚苦，热泪蔑面，然终无损。后有患者，教之，往往疑惑；信士点之，无不一点遂愈，更不须再。但作疮者，不可用也。〔时珍曰〕以胡桃同嚼食二、三枚，能消便毒。便毒属肝，金伐木也。

【附方】旧一，新二十一。**时气欲死**大钱百文，水一斗煮八升，入麝香末三分，稍饮至尽，或吐或下愈。肘后方。**时气温病**头痛壮热脉大，始得一日者。比轮钱一百五十七文，水一斗，煮取七升，服汁。须臾复以水五升，更煮一升，以水二升投中，合得三升，出钱饮汁，当吐毒出也。肘后方。**心腹烦满**及胸胁痛欲死者。比轮钱二十枚，水五升，煮三升，分三服。肘后方。**急心气痛**古文钱一个，打碎，大核桃三个，同炒热，入醋一碗冲服。杨诚经验方。**霍乱转筋**青铜钱四十九枚，木瓜一两，乌梅炒五枚，水二盏，煎分温服。圣济录。**慢脾惊风**利痰奇效。用开元通宝钱背后上下有两月痕者，其色淡黑，颇小。以一个放铁匙上，炭火烧四围上下，各出珠子，取出候冷，倾入盏中，作一服，以南木香汤送下，或人参汤亦可。钱虽利痰，非胃家所好，须以木香佐之。杨仁斋直指方。**下血不止**大古钱四百文，酒三升，煮二升，分三服。普济方。**赤白带下**铜钱四十文，酒四升，煮取二升，分三服。千金方。**小便气淋**比轮钱三百文，水一斗，煮取三升，温服。千金方。**沙石淋痛**古文钱，煮汁服。普济方。**伤水喘急**因年少饮冷水惊恐所致者。古文钱七枚洗净，白梅七个，水一钟，同浸三宿，空心一呷，良久得吐效。仁存方。**唇肿黑痛**痒不可忍。四文大钱于石上磨猪脂汁涂之，不过数遍愈。幼幼新书。**口内热疮**青钱二十文，烧赤投酒中服之，立瘥。陈藏器本草。**眼赤生疮**连年不愈。古钱一文，青江石一个，洗净，以钱于石上磨蜜，取浓汁三四滴在盏，覆瓦上，以艾灸瓦内七壮熏蜜，取点之效。普济方。**赤目浮翳**古钱一文，盐方寸匕，治筛点之。千金方。**目卒不见**钱于石上磨汁，注眦中。普济方。**目生珠管**及肤翳。铜钱青一两，细墨半两，为末，醋丸白豆大。每以一丸，乳汁、新汲水各少许，浸化点之。圣惠方。**腋下胡臭**古文钱十文，铁线串烧，醋淬十次，入麝香研末，调涂。应急良方。**跌扑伤损**半两钱五个，火煅醋淬四十九次，甜瓜子五钱，真珠二钱，研末。每服一字，好酒调。随上下，食前后。青囊。**误吞铁钱**古文铜钱十个，白梅肉十个，淹过即烂，捣丸绿豆大。每服一丸，流水吞下，即吐出。圣济录。**百虫入耳**青钱十四文，煎猪膏二合，少少滴之。圣济录。**便毒初起**方见发明下。

铜弩牙《别录》下品

【释名】〔时珍曰〕黄帝始作弩。刘熙释名云：弩，怒也，有怒势也。其柄曰臂，似人臂也。钩弦者曰牙，似人牙也。牙外曰郭。下曰悬刀。合名之曰机。〔颂曰〕药用铜弩牙，以其有锡也。

【气味】**平，微毒。**

【主治】**妇人难产，血闭，月水不通，阴阳隔塞。**别录。

【发明】〔弘景曰〕铜弩牙治诸病，烧赤纳酒中饮汁，古者弥胜。〔刘完素曰〕弩牙速产，以机发而不括，因其用而为使也。

【附方】 旧一。**误吞珠钱**哽在咽者。铜弩牙烧赤，纳水中，冷饮汁，立愈。圣惠方。

诸铜器《纲目》

【气味】 **有毒**。〔时珍曰〕铜器盛饮食茶酒，经夜有毒。煎汤饮，损人声。〔藏器曰〕铜器上汗有毒，令人发恶疮内疽。

【主治】 **霍乱转筋，肾堂及脐下疰痛，并炙器隔衣熨其脐腹肾堂**。大明。**古铜器畜之，辟邪祟**。时珍。

【发明】〔时珍曰〕赵希鹄洞天录云：山精水魅多历年代，故能为邪祟。三代钟鼎彝器，历年又过之，所以能辟祟也。

铜钴𬭁一作钴𬭁，熨斗也。

【主治】 **折伤接骨，捣末研飞，和少酒服，不过二方寸匕。又盛灰火，熨脐腹冷痛**。时珍。

铜秤锤

【主治】 **产难横生，烧赤淬酒服**。大明。

铜匙柄

【主治】 **风眼赤烂，及风热赤眼翳膜，烧热烙之，频用妙**。时珍。

铁《本经》下品

校正：并入别录生铁，拾遗劳铁。

【释名】 **黑金**说文**乌金**。〔时珍曰〕铁，截也，刚可截物也。于五金属水，故曰黑金。

【集解】〔别录曰〕铁出牧羊平泽及祊城，或析城，采无时。〔弘景曰〕生铁是不破𨱎，枪、釜之类。钢铁是杂炼生𨱎，作刀、镰者。𨱎音柔。〔颂曰〕铁今江南、西蜀有炉冶处皆有之。初炼去矿，用以铸泻器物者，为生铁。再三销拍，可以作镰者，为𨱎铁，亦谓之熟铁。以生柔相杂和，用以作刀剑锋刃者，为钢铁。锻家烧铁赤沸，砧上打下细皮屑者，为铁落。锻灶中飞出如尘，紫色而轻虚，可以莹磨铜器者，为铁精。作针家磨𫓧细末者，谓之针砂。取诸铁于器中水浸之，经久色青沫出可以染皂者，为铁浆。以铁拍作片段，置醋糟中积久衣生刮取者，为铁华粉。入火飞炼者，为铁粉。又马衔、秤锤、车辖及锯、杵、刀、斧，并俗用有效。〔时珍曰〕铁皆取矿土炒成。秦、晋、淮、楚、湖南、闽、广诸山中皆产铁，以广铁为良。甘肃土锭铁，色黑性坚，宜作刀剑。西番出宾铁尤胜。宝藏论云：铁有五种：荆铁出当阳，色紫而坚利；上饶铁次之；宾铁出波斯，坚利可切金玉；太原、蜀山之铁顽滞；刚铁生西南瘴海中山石上，状如紫石英，水火不能坏，穿珠切玉如土也。土宿本草云：铁受太阳之气。始生之初，卤石产焉。一百五十年而成慈石，二百年孕而成铁，又二百年不经采炼而成铜，铜复化为白金，白金化为黄金，是铁与金银同一根源也。今取慈石碎之。内有铁片，可验矣。铁禀太阳之气，而阴气不交，故燥而不洁。性与锡相得。管子云：上有赭，下有铁。

劳铁本经　〔恭曰〕此柔铁也，即熟铁。〔藏器曰〕经用辛苦者，曰劳铁。

【气味】 **辛，平，有毒。**〔大明曰〕畏磁石、火炭，能制石亭脂毒。〔敩曰〕铁遇神砂，如泥似粉。〔时珍曰〕铁畏皂荚、猪犬脂、乳香、朴消、硇砂、盐卤、荔枝。貘食铁而蛟龙畏铁。凡诸草木药皆忌铁器，而补肾药尤忌之，否则反消肝肾，盖肝伤则母气愈虚矣。

【主治】 **坚肌耐痛。**本经。**劳铁疗贼风，烧赤投酒中饮。**藏器。

生铁别录中品

【气味】 **辛，微寒，微毒。**见铁下。

【主治】 **下部及脱肛。**别录。**镇心安五脏，治痫疾，黑鬓发。治癣及恶疮疥，蜘蛛咬，蒜磨，生油调傅。**大明。**散瘀血，消丹毒。**时珍。

【发明】〔恭曰〕诸铁疗病。并不入散，皆煮取汁用之。〔藏器曰〕铁砂、铁精，并入丸散。〔时珍曰〕铁于五金，色黑配水，而其性则制木，故痫疾宜之。素问治阳气太盛，病狂善怒者，用生铁落，正取伐木之义。日华子言其镇心安五脏，岂其然哉？本草载太清服食法，言服铁伤肺者，乃肝字之误。

【附方】 旧五，新一。**脱肛历年**不入者。生铁二斤，水一斗，煮汁五升，洗之，日再。集验方。**热甚耳聋**烧铁投酒中饮之，仍以慈石塞耳，日易，夜去之。千金方。**小儿丹毒**烧铁淬水，饮一合。陈氏本草。**小儿燥疮**一名烂疮。烧铁淬水中二七遍，浴之二三起，作浆。子母秘录。**打扑瘀血**在骨节及胁外不去。以生铁一斤，酒三升，煮一升服。肘后方。**熊虎伤毒**生铁煮令有味，洗之。肘后方。

钢铁《别录》中品

校正：并入开宝铁粉，拾遗针砂。

【释名】 **跳铁**音条。

【集解】〔时珍曰〕钢铁有三种：有生铁夹熟铁炼成者，有精铁百炼出钢者，有西南海山中生成状如紫石英者。凡刀剑斧凿诸刃，皆是钢铁。其针砂、铁粉、铁精，亦皆用钢铁者。按沈括笔谈云：世用钢铁，以柔铁包生铁泥封，炼令相入，谓之团钢，亦曰灌钢，此乃伪钢也。真钢是精铁百炼，至斤两不耗者，纯钢也。此乃铁之精纯，其色明莹，磨之黯然青且黑，与常铁异。亦有炼尽无钢者，地产不同也。又有地溲，淬柔铁二、三次，即钢可切玉，见石脑油下。凡铁内有硬处不可打者，名铁核，以香油涂烧之即散。

【气味】 **甘，平，无毒。**

【主治】 **金疮，烦满热中，胸膈气塞，食不化。**别录。

铁粉宋开宝。〔恭曰〕乃钢铁飞炼而成者。人多取杂铁作屑飞之，其体重，真钢者不尔也。

【气味】 **咸，平，无毒。**

【主治】 **安心神，坚骨髓，除百病。变黑，润肌肤，令人不老，体健能食，久服令人身重肥黑。合和诸药，各有所主。**开宝。**化痰镇心，抑肝邪，特异。**许叔微。

【发明】 见铁落下。

【附方】 新六。**惊痫发热**铁粉，水调少许服之。圣惠方。**急惊涎潮**壮热闷乱。铁粉二钱，朱砂一钱，为末。每服一字，薄荷汤调下。杨氏家藏方。**伤寒阳毒**狂言妄语乱走，毒气在脏也。铁粉二两，龙胆草一两，为末。磨刀水调服一钱，小儿五分。全幼心鉴。**头痛鼻塞**铁粉二两，龙脑半分，研匀。每新汲水服一钱。圣惠方。**雌雄疔疮**铁粉一两，蔓菁根三两，捣如泥封之，日二换。集玄方。**风热脱肛**铁粉研，同白敛末傅上，按入。直指方。

针砂拾遗。〔藏器曰〕此是作针家磨鑢细末也。须真钢砂乃堪用，人多以柔铁砂杂和之，飞为粉，人莫能辨也。亦堪染皂。

【主治】 **功同铁粉。和没食子染须，至黑。**藏器。**消积聚肿满黄疸，平肝气，散瘿。**时珍。

【附方】 新十。**风湿脚痛**针砂、川乌头为末，和匀炒热，绵包熨之。摘玄方。**风痹暖手**铁砂四两，硇砂三钱，黑脚白矾六钱，研末，以热醋或水拌湿，油纸裹置袋内，任意执之，冷再拌。圣济录。**脾劳黄病**针砂四两，醋炒七次，干漆烧存性二钱，香附三钱，平胃散五钱，为末，蒸饼丸梧子大。任汤使下。摘玄方。**湿热黄疸**助脾去湿。针砂丸：用针砂不拘多少，擂尽锈，淘洗白色，以米醋于铁铫内浸过一指，炒干，再炒三、五次，候通红取出。用陈粳米半升，水浸一夜，捣粉作块，煮半熟，杵烂，入针砂二两半，百草霜炒一两半，捣千下，丸梧子大。每服五十丸，用五加皮、牛膝根、木瓜浸酒下。初服若泄泻，其病源去也。乾坤生意。**水肿尿少**针砂醋煮炒干、猪苓、生地龙各三钱，为末，葱涎研和，傅脐中约一寸厚，缚之，待小便多为度，日二易之。入甘遂更妙。德生堂方。**泄泻无度**诸药不效。方同上，不用甘遂。医学正传。**虚寒下痢**肠滑不禁。针砂七钱半，官桂一钱，枯矾一钱，为末，以凉水调摊脐上下，缚之。当觉大热，以水润之。可用三、四次，名玉胞肚。仁存方。**项下气瘿**针砂入水缸中浸之，饮食皆用此水，十日一换砂，半年自消散。杨仁斋直指方。**染白须发**针砂醋炒七次一两，诃子、白及各四钱，百药煎六钱，绿矾二钱，为末，用热醋调刷须发，菜叶包住，次早酸浆洗去。此不坏须，亦不作红。又方：针砂、荞面各一两，百药煎为末，茶调，夜涂旦洗。再以诃子五钱，没石子醋炒一个，百药煎少许，水和涂一夜，温浆洗去，黑而且光。

铁落《本经》中品

【释名】 **铁液**别录**铁屑**拾遗**铁蛾**。〔弘景曰〕铁落，是染皂铁浆也。〔恭曰〕是锻家烧铁赤沸，砧上锻之，皮甲落者。若以浆为铁落，则钢浸之汁，复谓何等？落是铁皮，滋液黑于余铁，故又名铁液。〔时珍曰〕生铁打铸，皆有花出，如兰如蛾，故俗谓之铁蛾，今烟火家用之。铁末浸醋书字于纸，背后涂墨，如碑字也。

【气味】 **辛，平，无毒。**〔别录曰〕甘。

【主治】 **风热恶疮，疡疽疮痂，疥气在皮肤中。**本经。**除胸膈中热气，食不下，止烦，去黑子，可以染皂。**别录。**治惊邪癫痫，小儿客忤，消食及冷气，并煎服之。**大明。**主鬼打鬼疰邪气，水渍沫出，澄清，暖饮一二杯。**藏器。**炒热投酒中饮，疗贼风痉。又裹以熨腋下，疗胡臭，有验。**苏恭。**平肝去怯，治善怒发狂。**时珍。

【发明】〔时珍曰〕按素问·病能论云：帝曰：有病怒狂者，此病安生？岐伯曰：生于阳也。阳气者，暴折而不决，故善怒，病名阳厥。曰：何以知之？曰：阳明者常动，巨阳、少阳不动而动大疾，此其候也。治之当夺其食则已。夫食入于阴，长气于阳，故夺其食即已。以生铁落为饮。夫生铁落者，下气疾也。此素问本文也，愚尝释之云：阳气怫郁而不得疏越，少阳胆木，挟三焦少阳相火、巨阳阴火上行，故使人易怒如狂，其巨阳、少阳之动脉，可诊之也。夺其食，不使胃火复助其邪也。饮以生铁落，金以制木也。木平则火降，故曰下气疾速，气即火也。又李仲南永类方云：肿药用铁蛾及针砂入丸子者，一生须断盐。盖盐性濡润，肿若再作，不可为矣。制法：用上等醋煮半日，去铁蛾，取醋和，蒸饼为丸。每姜汤服三、四十丸，以效为度。亦只借铁气尔，故日华子云煎汁服之。不留滞于脏腑，借铁虎之气以制肝木，使不能克脾土，土不受邪，则水自消矣。铁精、铁粉、铁华粉、针砂、铁浆入药，皆同此意。

【附方】 新一。**小儿丹毒**煅铁屎研末，猪脂和傅之。千金方。

铁精《本经》中品

【释名】 **铁花。**〔弘景曰〕铁精，铁之精华也。出煅灶中，如尘，紫色，轻者为佳，亦以磨莹铜器用之。

【气味】 **平，微温。**

【主治】 **明目，化铜。**本经。**疗惊悸，定心气，小儿风痫，阴癀脱肛。**别录。

【发明】 见铁落。

【附方】 旧五，新二。**下痢脱肛**铁精粉傅之。至宝方。**女人阴脱**铁精、羊脂，布裹炙热，熨推之。圣惠方。**男子阴肿**铁精粉傅之。子母秘录。**疔肿拔根**铁渣一两，轻粉一钱，麝香少许，为末。针画十字口，点药入内，醋调面糊，傅之神效。普济方。**食中有蛊**腹内坚痛，面目青黄，淋露骨立，病变无常。用炉中铁精研末，鸡肝和丸梧子大。食前酒下五丸，不过十日愈。肘后。**蛇骨刺人**毒痛。铁精粉豆许，吹入疮内。肘后方。

铁华粉宋《开宝》

【释名】 **铁胤粉**日华**铁艳粉　铁霜。**

【修治】〔志曰〕作铁华粉法：取钢煅作叶，如笏或团，平面磨错，令光净，以盐水洒之，于醋瓮中，阴处埋之，一百日铁上衣生，即成粉矣。刮取，细捣筛，入乳钵研如面，和合诸药为丸散，此铁之精华，功用强于铁粉也。〔大明曰〕悬于酱瓿上生霜者，名铁胤粉。淘去粗滓咸味，烘干用。

【气味】 **咸，平，无毒。**

【主治】 **安心神，坚骨髓，强志力，除风邪，养血气，延年变白，去百病，随所冷热，和诸药用，枣膏为丸。**开宝。**止惊悸虚痫，镇五脏，去邪气，治健忘，冷**

气心痛，痃癖癥结，脱肛痔瘘，宿食等，及傅竹木刺入肉。大明。

【发明】 见铁落。

【附方】 新一。**妇人阴挺**铁胤粉一钱，龙脑半钱，研，水调刷产门。危氏得效方。

铁锈《拾遗》

【释名】 **铁衣。**〔藏器曰〕此铁上赤衣也。刮下用。

【主治】 **恶疮疥癣，和油涂之。蜘蛛虫咬，蒜磨涂之。**藏器。**平肝坠热，消疮肿、口舌疮。醋磨，涂蜈蚣咬。**时珍。

【发明】〔时珍曰〕按陶华云：铁锈水和药服，性沉重，最能坠热开结有神也。

【附方】 新八。**风瘙瘾疹**锈铁磨水涂之。集简方。**汤火伤疮**青竹烧油，同铁锈搽之。积德堂方。**丁肿初起**多年土内锈钉，火煅醋淬，刮下锈末，不论遍次，煅取收之。每用少许，人乳和，挑破傅之。仍炒研二钱，以齑水煎滚，待冷调服。普济方。**脚腿红肿**热如火炙，俗名赤游风。用铁锈水涂解之。惠济方。**重舌肿胀**铁锈锁烧红，打下锈，研末，水调一钱，噙咽。生生编。**小儿口疮**铁锈末，水调傅之。集简方。**内热遗精**铁锈末，冷水服一钱，三服止。活人心统。**妇人难产**杂草烧镬锈、白芷等分，为末。每服二钱，童尿、米醋各半，和服见效。救急方。

铁爇《拾遗》

【释名】 **刀烟**纲目**刀油。**〔时珍曰〕以竹木爇火，于刀斧刃上烧之，津出如漆者，是也。江东人多用之。

【主治】 **恶疮蚀䘌，金疮毒物伤皮肉，止风水不入，入水不烂，手足皲坼，疮根结筋，瘰疬毒肿，染髭发，令永黑，及热未凝时涂之，少顷当干硬。用之须防水。又杀虫立效。**藏器。

【附方】 新一。**项边疬子**以桃核于刀上烧烟熏之。陈氏本草。

铁浆《拾遗》

【集解】〔藏器曰〕陶氏谓铁落为铁浆，非也。此乃取诸铁于器中，以水浸之，经久色青沫出，即堪染皂者。〔承曰〕铁浆是以生铁渍水服饵者。旋入新水，日久铁上生黄膏，则力愈胜。唐太妃所服者，乃此也。若以染皂者为浆，其酸苦臭涩不可近，矧服食乎？

【气味】 **咸，寒，无毒。**

【主治】 **镇心明目。主癫痫发热，急黄狂走，六畜颠狂，人为蛇、犬、虎、狼、毒刺、恶虫等啮，服之毒不入肉，兼解诸毒入腹。**藏器。

【附方】 旧二，新三。**时气生疮**胸中热。铁浆饮之。梅师方。**一切丁肿**铁浆日饮一升。千金方。**发背初起**铁浆饮二升，取利。外台秘要。**蛇皮恶疮**铁浆频涂之。谈野翁方。**漆疮作痒**铁浆频洗，愈。外台。

诸铁器《纲目》

【集解】〔时珍曰〕旧本铁器条繁，今撮为一。大抵皆是借其气，平木解毒重坠，无他义也。

铁杵拾遗　即药杵也。

【主治】 **妇人横产，胞衣不下，烧赤淬酒饮，自顺。**藏器。

铁秤锤宋开宝

【气味】 **辛，温，无毒。**

【主治】 **贼风。止产后血瘕腹痛，及喉痹热塞，烧赤淬酒，热饮。**开宝。**治男子疝痛，女子心腹妊娠胀满，漏胎，卒下血。**时珍。

【附方】 新四。**喉痹肿痛**菖蒲根嚼汁，烧秤锤淬一杯，饮之。普济方。**舌肿咽痛**咽生息肉，舌肿。秤锤烧赤，淬醋一盏，咽之。圣惠方。**误吞竹木**秤锤烧红，淬酒饮之。集玄方。**便毒初起**极力提起，令有声。以铁秤锤摩压一夜，即散。集简方。

铁铳纲目

【主治】 **催生，烧赤，淋酒入内，孔中流出，乘热饮之，即产。旧铳尤良。**

铁斧纲目

【主治】 **妇人产难横逆，胞衣不出，烧赤淬酒服。亦治产后血瘕，腰腹痛。**时珍。

【发明】〔时珍曰〕古人转女为男法：怀妊三月，名曰始胎，血脉未流，象形而变，是时宜服药，用斧置床底，系刃向下，勿令本妇知。恐不信，以鸡拭之，则一窠皆雄也。盖胎化之法，亦理之自然。故食牡鸡，取阳精之全于天产者；佩雄黄，取阳精之全于地产者；操弓矢，藉斧斤，取刚物之见于人事者。气类潜感，造化密移，物理所必有。故妊妇见神像异物，多生鬼怪，即其征矣。象牙、犀角，纹逐象生；山药、鸡冠，形随人变。以鸡卵告灶而抱雏，以苕帚扫猫而成孕。物且有感，况于人乎？〔藏器曰〕凡人身有弩肉，可听人家钉棺下斧声之时，便下手速擦二七遍，以后自得消平。产妇勿用。

铁刀拾遗

【主治】**蛇咬毒入腹，取两刀于水中相摩，饮其汁。百虫入耳，以两刀于耳门上摩敲作声，自出。**藏器。**磨刀水，服，利小便，涂脱肛痔核，产肠不上，耳中卒痛。**时珍。

大刀环纲目

【主治】**产难数日不出，烧赤淬酒一杯，顿服。**时珍。

剪刀股纲目

【主治】**小儿惊风。钱氏有剪刀股丸，用剪刀环头研破，煎汤服药。**时珍。

故锯拾遗

【主治】**误吞竹木入咽，烧故锯令赤，渍酒热饮。**藏器。

布针纲目

【主治】**妇人横产，取二七枚烧赤淬酒七遍，服。**时珍。

【附方】新一。**眼生偷针**布针一个，对井睨视，已而折为两段，投井中，勿令人见。张杲医说。

铁镞纲目

【主治】**胃热呃逆，用七十二个，煎汤啜之。**时珍。

铁甲纲目

【主治】**忧郁结滞，善怒狂易，入药煎服。**时珍。

铁锁纲目

【主治】**齆鼻不闻香臭，磨石上取末，和猪脂绵裹塞之，经日肉出，瘥。**普济。

钥匙日华

【主治】**妇人血噤失音冲恶，以生姜、醋、小便同煎服。弱房人亦可煎服。**大明。

铁钉拾遗

【主治】**酒醉齿漏出血不止，烧赤注孔中即止。**时珍。〔藏器曰〕有犯罪者，遇恩赦免，取枷上铁及钉等收之。后入官带之，得除免。

铁铧即锸也。纲目

【主治】 **心虚风邪，精神恍惚健忘，以久使者四斤，烧赤投醋中七次，打成块，水二斗，浸二七日，每食后服一小盏。**时珍。

【附方】 新三。**小儿伤寒**百日内患壮热。用铁铧一斤，烧赤，水二斗，淬三七次，煎一半，入柳叶七片，浴之。圣济录。**积年齿䘌**旧铁铧头一枚，炭火烧赤，捻硫黄一分，猪脂一分，于上熬沸。以绵包柳杖揾药，热烙齿缝，数次愈。普济方。**灌顶油法**治脑中热毒风，除目中翳障，镇心明目。生油二斤，故铁铧五两打碎，消石半两，寒水石一两，马牙消半两，曾青一两，绵裹入油中浸七日。每以一钱顶上摩之，及滴少许入鼻内，甚妙。此大食国胡商方。圣惠方。

铁犁镵尖日华

【主治】 **得水，制朱砂、水银、石亭脂毒。**大明。

车辖即车轴铁辖头，一名车缸。宋开宝。

【主治】 **喉痹及喉中热塞，烧赤，投酒中热饮。**开宝。**主小儿大便下血，烧赤，淬水服。**时珍。

【附方】 旧一，新一。**小儿下血**方见上。**妊娠咳嗽**车缸一枚，烧赤投酒中，冷饮。圣惠方。**走注气痛**车缸烧赤，温布裹熨病上。千金方。

马衔即马勒口铁也。〔大明曰〕古旧者好，亦可作医工针也。宋开宝。

【主治】 **小儿痫，妇人难产，临时持之，并煮汁服一盏。**开宝。**治马喉痹，肿连颊，吐血气数，煎水服之。**圣惠。

马镫纲目

【主治】**田野磷火，人血所化，或出或没，来逼夺人精气，但以马镫相戛作声即灭。故张华云：金叶一振，游光敛色。**时珍。

金石之二 | 玉类一十四种

玉《别录》上品

校正：并入别录玉屑。

【释名】 **玄真。**〔时珍曰〕按许慎说文云：玉乃石之美者。有五德：润泽以温，仁也；鳃理自外可以知中，义也；其声舒扬远闻，智也；不挠而折，勇也；锐廉而不技，洁也。其字象三玉连贯之形。葛洪抱朴子云：玄真者，玉之别名也，服之令人身飞轻举。故曰：服玄真者，其命不极。

【集解】〔别录曰〕玉泉、玉屑，生蓝田山谷。采无时。〔弘景曰〕好玉出蓝田及南阳徐善亭部界中，日南、卢容水中，外国于阗、疏勒诸处皆善。洁白如猪膏，叩之鸣者，是真也。其比类者，甚多相似，宜精别之。所以燕石入笥，卞氏长号也。〔珣曰〕异物志云：玉出昆仑。别宝经云：凡石韫玉，但将石映灯看之，内有红光，明如初出日，便知有玉也。〔颂曰〕今蓝田、南阳、日南不闻有玉，惟于阗出之。晋鸿胪卿张匡邺使于阗，作行程记，载其采玉之地云：玉河，在于阗城外。其源出昆山，西流一千三百里，至于阗界牛头山，乃疏为三河：一曰白玉河，在城东三十里；二曰绿玉河，在城西二十里；三曰乌玉河，在绿玉河西七里。其源虽一，而其玉随地而变，故其色不同。每岁五、六月大水暴涨，则玉随流而至。玉之多寡，由水之大小。七、八月水退，乃可取，彼人谓之捞玉，其地有禁，器用服食，往往用玉。各地所有，亦自彼来。王逸玉论载玉之色曰：赤如鸡冠，黄如蒸粟，白如截肪，黑如纯漆，谓之玉符，而青玉独无说焉。今青白者常有，黑者时有，黄赤者绝无，虽礼之六器，亦不能得其真者。今仪州出一种石，如蒸粟色，彼人谓之粟玉，或云亦黄玉之类，但少润泽，声不清越，为不及也。然服食者，惟贵纯白，他色亦不取焉。〔承曰〕仪州粟玉，乃黄石之光莹者，非玉也。玉坚而有理，火刃不可伤。此石小刀便可雕刻，与阶州白石同体而异色尔。〔时珍曰〕按太平御览云：交州出白玉，夫余出赤玉，挹娄出青玉，大秦出菜玉，西蜀出黑玉。蓝田出美玉，色如蓝，故曰蓝田。淮南子云：钟山之玉，炊以炉炭，三日三夜，而色泽不变，得天地之精也。观此诸说，则产玉之处亦多矣，而今不出者，地方恐为害也。故独以于阗玉为贵焉。古礼玄珪苍璧，黄琮赤璋，白琥玄璜，以象天地四时而立名尔。礼记云，石蕴玉则气如白虹，精神见于山川也。博物志云：山有谷者生玉。尸子云：水圆折者有珠，方折者有玉。地镜图云：二月山中草木生光下垂者有玉，玉之精如美女。玉书云：玉有山玄文，水苍文，生于山而木润，产于水而流芳，藏于璞而文采露于外。观此诸说，则玉有山产、水产二种。中国之玉多在山，于阗之玉则在河也。其石似玉者，珷、玞、琨、珉、璁、瓔也。北方有罐子玉，雪白有气眼，乃药烧成者，不可不辨，然皆无温润。稗官载火玉色赤，可烹鼎；暖玉可辟寒；寒玉可辟暑；香玉有香；软玉质柔；观日玉，洞见日中宫阙，此皆希世之宝也。〔宗奭曰〕燕玉出燕北，体柔脆如油，和粉色，不入药用。

玉屑别录

【修治】〔弘景曰〕玉屑是以玉为屑，非别一物也。仙经服谷玉，有捣如米粒，乃以苦酒辈，消令如泥。亦有合为浆者，凡服玉，皆不得用已成器物及冢中玉璞。〔恭曰〕饵玉当以消作水者为佳，屑如麻豆，服者取其精润脏腑，滓秽当完出也。又为粉服者，即使人淋壅。屑如麻豆，其义殊深。化水法，在淮南三十六水法中。

【气味】 **甘，平，无毒。**〔珣曰〕咸，寒，无毒。〔时珍曰〕恶鹿角，养丹砂。

【主治】 **除胃中热，喘息烦满，止渴，屑如麻豆服之，久服轻身长年。**别录。**润心肺，助声喉，滋毛发。**大明。**滋养五脏，止烦躁，宜共金、银、麦门冬等同煎服，有益。**李珣。

【附方】 新三。**小儿惊啼**白玉二钱半，寒水石半两，为末，水调涂心下。圣惠方。**痃癖鬼气**往来疼痛，及心下不可忍者，不拘大人小儿。白玉、赤玉等分，为末，糊丸梧子大。每服三十丸，姜汤下。圣惠方。**面身瘢痕**真玉日日磨之，久则自灭。圣济录。

玉泉本经

【释名】 **玉札**本经**玉浆**开宝**琼浆**。〔普曰〕玉泉，一名玉屑。〔弘景曰〕此当是玉之精华，白者质色明澈，可消之为水，故名玉泉。今人无复的识者，通一为玉尔。〔志曰〕按别本注云：玉泉者，玉之泉液也。以仙室玉池中者为上，故一名玉液。今仙经三十六水法中，化玉为玉浆，称为玉泉，服之长年不老，然功劣于自然泉液也。〔宗奭曰〕本经言：玉泉生蓝田山谷，采无时。今蓝田无玉，而泉水古今不言采。陶氏言玉为水，故名玉泉。如此则当言玉水，不当言玉泉，泉乃流布之义。今详泉字乃浆之误，去古既远，文字脱误也。道藏经有金饭玉浆之文，唐·李商隐有琼浆未饮结成冰之诗，是采玉为浆，断无疑矣。别本所注不可取也。若如所言，则举世不能得，亦漫立此名耳。〔时珍曰〕玉泉作玉浆甚是。别本所注乃玉髓也，别录自有条，诸家未深考尔。

【修治】〔青霞子曰〕作玉浆法：玉屑一升，地榆草一升，稻米一升，取白露二升，铜器中煮，米熟绞汁。玉屑化为水，以药纳入，所谓神仙玉浆也。〔藏器曰〕以玉杀朱草汁，化成醴。朱草，瑞草也。术家取蟾蜍膏软玉如泥，以苦酒消之成水。

【气味】 **甘，平，无毒。**〔普曰〕神农、岐伯、雷公：甘，李当之：平。畏款冬花、青竹。

【主治】 **五脏百病，柔筋强骨，安魂魄，长肌肉，益气。利血脉，久服耐寒暑，不饥渴，不老神仙。人临死服五斤，三年色不变。**本经。**疗妇人带下十二**

病，除气瘾，明耳目，久服轻身长年。别录。**治血块。**大明。

【发明】〔慎微曰〕天宝遗事：杨贵妃含玉咽津，以解肺渴。王莽遗孔休玉曰：君面有疵，美玉可以灭瘢。后魏·李预得餐玉之法，乃采访蓝田，掘得若环璧杂器形者，大小百余枚，捶作屑，日食之，经年云有效验，而好酒损志。及疾笃，谓妻子曰：服玉当屏居山林，排弃嗜欲，而吾酒色不绝，自致于死，非药之过也。尸体必当有异于人，勿使速殡，令后人知餐服之功。时七月中旬，长安毒热，停尸四日，而体色不变，口无秽气。〔弘景曰〕张华云：服玉用蓝田谷玉白色者，平常服之，则应神仙。有人临死服五斤，死经三年，其色不变。古来发冢见尸如生者，其身腹内外，无不大有金玉。汉制，王公皆用珠襦玉匣，是使不朽故也。炼服之法，水屑随宜。虽曰性平，而服玉者亦多发热，如寒食散状。金玉既天地重宝，不比余石，若未深解节度，勿轻用之。〔志曰〕抱朴子云：服金者，寿如金；服玉者，寿如玉。但其道迟成，须服一二百斤，乃可知也。玉可以乌米酒及地榆酒化之为水，亦可以葱浆消之为粭，亦可饵以为丸，亦可以烧为粉。服之一年以上，入水不沾，入火不灼，刃之不伤，百毒不死。不可用已成之器，伤人无益，得璞玉乃可用也。赤松子以玄虫血渍玉为水服之，故能乘烟霞上下。玉屑与水服之，俱令人不死。所以不及金者，令人数数发热，似寒食散状也。若服玉屑，宜十日一服雄黄、丹砂各一刀圭，散发洗沐冷水，迎风而行，则不发热也。董君异常以玉醴与盲人服，旬日而目愈也。〔时珍曰〕汉武帝取金茎露和玉屑服，云可长生，即此物也。但玉亦未必能使生者不死，惟使死者不朽尔。养尸招盗，反成暴弃，曷若速朽归虚之为见理哉！

白玉髓《别录》有名未用

校正：并入拾遗玉膏。

【释名】 **玉脂**纲目**玉膏**拾遗**玉液。**

【集解】〔别录曰〕生蓝田玉石间。〔时珍曰〕此即玉膏也，别本以为玉泉者是矣。山海经云：密山上多丹木，丹水出焉，西流注于稷泽。其中多白玉，是有玉膏。其源沸沸汤汤，黄帝是食是飨。是生玄玉，玉膏所出，以灌丹木。黄帝乃取密山之玉，禜而投之钟山之阳，瑾瑜之玉为良，坚栗精密，泽而有光，五色发作，以和柔刚。天地鬼神，是食是飨。君子服之，以御不详。谨按密山亦近于阗之间。是食者，服食也。是飨者，祭祀也。服之者，佩服也。玉膏，即玉髓也。河图玉版云：少室之山，有白玉膏，服之成仙。十洲记云：瀛洲有玉膏如酒，名曰玉醴，饮数升辄醉，令人长生。抱朴子云：生玉之山，有玉膏流出，鲜明如水精，以无心草末和之。须臾成水，服之一升长生。皆指此也。〔藏器曰〕今玉石间水饮之，亦长生润泽。

【气味】 **甘，平，无毒。**

【主治】 **妇人无子，不老延年。**别录

青玉《别录》有名未用

【释名】 **谷玉。**〔时珍曰〕谷，一作瑴，又作珏，谷、角二音。二玉相合曰瑴，此玉常合生故也。

【集解】〔别录曰〕生蓝田。〔弘景曰〕张华言合玉浆用瑴玉，正缥白色，不夹石。大者如升，小者如鸡子，取于穴中者，非今作器物玉也。出襄乡县旧穴中。黄初时，诏征南将军夏侯尚求之。〔时珍曰〕按格古论云：古玉以青玉为上，其色淡青，而带黄色。绿玉深绿者佳，淡者次之。菜玉非青非绿，如菜色，此玉之最低者。

【气味】 **甘，平，无毒。**

【主治】 **妇人无子，轻身不老长年。**别录。

【附录】 **璧玉** 〔别录曰〕味甘，无毒。主明目益气，使人多精生子。〔时珍曰〕璧，瑞玉圜也。此玉可为璧，故曰璧玉。璧外圆象天，内方象地。尔雅云：璧大六寸谓之瑄，肉倍好谓之璧，好倍肉谓之瑗。

玉英 〔别录曰〕味甘，主风瘙皮肤痒。生山窍中，明白可作镜，一名石镜，十二月采。

合玉石 〔别录曰〕味甘，无毒。主益气，疗消渴，轻身辟谷。生常山中丘，如彘肪。〔时珍曰〕此即碾玉砂也，玉须此石碾之乃光。

青琅玕《本经》下品

校正：并入拾遗石阑干。

【释名】 **石阑干**拾遗**石珠**别录**青珠。**〔时珍曰〕琅玕，象其声也。可碾为珠，故得珠名。

【集解】〔别录曰〕青琅玕生蜀郡平泽，采无时。〔弘景曰〕此蜀都赋所称青珠、黄环者也。琅玕亦是昆仑山上树名，又九真经中大丹名。〔恭曰〕

琅玕有数种色，以青者入药为胜，是琉璃之类，火齐宝也。今出巂州以西乌白蛮中，及于阗国。〔藏器曰〕石阑干生大海底，高尺余，如树，有根茎，茎上有孔，如物点之。渔人以网罾得之，初从水出微红，后渐青。〔颂曰〕今秘书中有异鱼图，载琅玕青色，生海中。云海人以网于海底取之，初出水红色，久而青黑，枝柯似珊瑚，而上有孔窍，如虫蛀，击之有金石之声，乃与珊瑚相类。其说与别录生蜀郡平泽，及苏恭所云不同，人莫能的识。谨按尚书：雍州厥贡球、琳、琅玕。尔雅云：西北之美者，有昆仑墟之璆、琳、琅玕。孔安国、郭璞注，皆以为石之似珠者。而山海经云，昆仑山有琅玕。若然是石之美者，明莹若珠之色，而状森植尔。大抵古人谓石之美者，多谓之珠，广雅谓琉璃、珊瑚皆为珠是也。已上所说，皆出西北山中，而今图乃云海底得之。盖珍贵之物，山海或俱产焉，今医家亦以难得而稀用也。〔宗奭曰〕书云：雍州厥贡球、琳、琅玕。西域记云，天竺国正出此物。苏恭云，是琉璃之类。琉璃乃火成之物，琅玕非火成者，安得同类？〔时珍曰〕按许慎说文云：琅玕，石之似玉者。孔安国云：石之似珠者。总龟云：生南海石崖间，状如笋，质似玉。玉册云：生南海崖石内，自然感阴阳之气而成，似珠而赤。列子云：蓬莱之山，珠玕之树丛生。据诸说，则琅玕生于西北山中及海山崖间。其云生于海底网取者，是珊瑚，非琅玕也。在山为琅玕，在水为珊瑚，珊瑚亦有碧色者。今回回地方出一种青珠，与碧靛相似，恐是琅玕所作者也。山海经云：开明山北有珠树。淮南子云：曾城九重，有珠树在其西。珠树即琅玕也。余见珊瑚下。

【气味】 **辛，平，无毒。**〔之才曰〕杀锡毒，得水银良，畏鸡骨。

【主治】 **身痒，火疮痈疡，疥瘙死肌。**本经。**白秃，浸淫在皮肤中，煮炼服之，起阴气，可化为丹。**别录。**疗手足逆胪。**弘景。**石阑干：主石淋，破血，产后恶血，磨服，或煮服，亦火烧投酒中服。**藏器。

珊瑚《唐本草》

【释名】 **钵摆娑福罗**梵书。

【集解】〔恭曰〕珊瑚生南海，又从波斯国及师子国来。〔颂曰〕今广州亦有，云生海底作枝柯状，明润如红玉，中多有孔，亦有无孔者，枝柯多者更难得，采无时。谨按海中经云：取珊瑚，先作铁网沉水底，珊瑚贯中而生，岁高三二尺，有枝无叶，因绞网出之，皆摧折在网中，故难得完好者。不知今之取者果尔否？汉积翠池中，有珊瑚高一丈三二尺，一本三柯，上有四百六十条，云是南越王赵佗所献，夜有光景。晋石崇家有珊瑚高六七尺。今并不闻有此高大者。〔宗奭曰〕珊瑚有红油色者，细纵文可爱。有如铅丹色者，无纵文，为下品。入药用红油色者。波斯国海中有珊瑚洲，海人乘大舶堕铁网水底取之。珊瑚初生磐石上，白如菌，一岁而黄，二岁变赤，枝干交错，高三四尺。人没水以铁发其根，系网舶上，绞而出之，失时不取则腐蠹。〔时珍曰〕珊瑚生海底，五七株成林，谓之珊瑚林。居水中直而软，见风日则曲而硬，变红色者为上，汉·赵佗谓之火树是也。亦有黑色者不佳，碧色者亦良。昔人谓碧者为青琅玕，俱可作珠。许慎说文云：珊瑚色赤，或生于海，或生于山。据此说，则生于海者为珊瑚，生于山者为琅玕，尤可征矣。互见琅玕下。

【气味】 **甘。平，无毒。**

【主治】 **去目中翳，消宿血。为末吹鼻，止鼻衄。**唐本。**明目镇心，止惊痫。**大明。**点眼，去飞丝。**时珍。

【发明】〔珣曰〕珊瑚主治与金相似。〔宗奭曰〕今人用为点眼筋，治目翳。〔藏器曰〕珊瑚刺之汁流如血，以金投之为丸名金浆，以玉投之为玉髓，久服长生。

【附方】 旧一。**小儿麸翳**未坚，不可乱药。宜以珊瑚研如粉，日少少点之，三日愈。钱相公箧中方。

马脑宋《嘉祐》

【释名】 **玛瑙　文石　摩罗迦隶**佛书。〔藏器曰〕赤烂红色，似马之脑，故名，亦云马脑珠。胡人云是马口吐出者，谬言也。〔时珍曰〕按增韵云：玉属也。文理交错，有似马脑，因以名之。拾遗记云是鬼血所化，更谬。

【集解】〔藏器曰〕马脑生西国玉石间，亦美石之类，重宝也。来中国者，皆以为器。又出日本国。用研木不热者为上，热者非真也。〔宗奭曰〕马脑非玉非石，自是一类。有红、白、黑三种，亦有文如缠丝者。西人以小者为玩好之物，大者碾为器。〔时珍曰〕马脑出西南诸国，云得自然灰即软，可刻也。曹昭格古论云：多出北地、南番、西番，非石非玉，坚而且脆，刀刮不动，其中有人物鸟兽形者最贵。顾荐负暄录云：马脑品类甚多，出产有南北，大者如斗，其质坚硬，碾造费工。南马脑产大食等国，色正红无瑕，可作杯斝。西北者色青黑，宁夏、瓜、沙、羌地砂碛中得者尤奇。有柏枝马脑，花如柏枝。有夹胎马脑，正视莹白，侧视则若凝血，一物二色也。截子马脑，黑白相间。合子马脑，漆黑中有一白线间之。锦江马脑，其色如锦。缠丝马脑，红白如丝。此皆贵品。浆水马脑，有淡水花。酱斑马脑，有紫红花。曲蟮马脑，粉红花。皆价低。又紫云马脑出和州，土马脑出山东沂州，亦有红色云头、缠丝、胡桃花者，又竹叶马脑，出淮右，花如竹叶，并可作桌面、屏风。金陵雨花台小马脑，止可充玩耳。试马脑法，以砑木不热者为真。

【气味】 **辛，寒，无毒。**

【主治】 **辟恶，熨目赤烂。**藏器。**主目生障翳，为末，日点。**时珍。

宝石《纲目》

【集解】〔时珍曰〕宝石出西番、回鹘地方诸坑井内，云南、辽东亦有之。有红、绿、碧、紫数色：红者名刺子，碧者名靛子，翠者名马价珠，黄者名木难珠，紫者名蜡子。又有鸦鹘石、猫精石、石榴子、红扁豆等名色，皆其类也。山海经言骒山多玉，凄水出焉，西注于海，中多采石。采石，即宝石也。碧者，唐人谓之瑟瑟。红者，宋人谓之鞅鞨。今通呼为宝石。以镶首饰器物，大者如指头，小者如豆粒，皆碾成珠状。张勃吴录云：越嶲、云南河中出碧珠，须祭而取之，有缥碧、绿碧。此即碧色宝石也。

【主治】 **去翳明目，入点药用之。灰尘入目，以珠拭拂即去。**时珍。

玻璃《拾遗》

【释名】 **颇黎**纲目**水玉**拾遗。〔时珍曰〕本作颇黎。颇黎，国名也。其莹如水，其坚如玉，故名水玉，与水精同名。

【集解】〔藏器曰〕玻璃，西国之宝也。玉石之类，生土中。或云千岁冰所化，亦未必然。〔时珍曰〕出南番。有酒色、紫色、白色，莹澈与水精相似，碾开有雨点花者为真。外丹家亦用之。药烧者有气眼而轻。玄中记云：大秦国有五色颇黎，以红色为贵，梁四公子记云：扶南人来卖碧颇黎镜，广一尺半，重四十斤，内外皎洁，向明视之，不见其质。蔡绦云：御库有玻璃母，乃大食所贡，状如铁滓，煅之但作珂子状，青、红、黄、白数色。

【气味】 **辛，寒，无毒。**

【主治】 **惊悸心热，能安心明目，去赤眼，熨热肿。**藏器。**摩翳障。**大明。

水精《拾遗》

【释名】 **水晶**纲目**水玉**纲目**石英。**〔时珍曰〕莹澈晶光，如水之精英，会意也。山海经谓之水玉，广雅谓之石英。

【集解】〔时珍曰〕水精亦颇黎之属，有黑、白二色。倭国多水精，第一。南水精白，北水精黑，信州、武昌水精浊。性坚而脆，刀刮不动，色澈如泉，清明而莹，置水中无瑕、不见珠者佳。古语云水化，谬言也。药烧成者，有气眼，谓之硝子，一名海水精。抱朴子言，交广人作假水精碗，是此。

【气味】 **辛，寒，无毒。**

【主治】 **熨目，除热泪。**藏器。**亦入点目药。穿串吞咽中，推引诸哽物。**时珍。

【附录】 **火珠** 〔时珍曰〕 说文谓之火齐珠。汉书谓之玫瑰，音枚回。唐书云：东南海中有罗刹国，出火齐珠，大者如鸡卵，状类水精，圆白，照数尺。日中以艾承之则得火，用灸艾炷不伤人。今占城国有之，名朝霞大火珠。又续汉书云，哀牢夷出火精、琉璃，则火齐乃火精之讹，正与水精对。

碝石音软 〔时珍曰〕出雁门。石次于玉，白色如冰，亦有赤者。山海经云：北山多碝石。礼云，士佩碝玫，是也。

琉璃《拾遗》

【释名】 **火齐。**〔时珍曰〕汉书作流离，言其流光陆离也。火齐，与火珠同名。

【集解】〔藏器曰〕集韵云：琉璃，火齐珠也。南州异物志云：琉璃本质是石，以自然灰治之可为器，石不得此则不可释。佛经所谓七宝者，琉璃、车渠、马脑、玻璃、真珠是也。〔时珍曰〕按魏略云：大秦国出金银琉璃，有赤、白、黄、黑、青、绿、缥、绀、红、紫十种。此乃自然之物，泽润光采，逾于众玉。今俗所用，皆销冶石汁，以众药灌而为之，虚脆不贞。格古论云：石琉璃出高丽，刀刮不动，色白，厚半寸许，可点灯，明于牛角者。异物志云：南天竺诸国出火齐，状如云母，色如紫金，重沓可开，析之则薄如蝉翼，积之乃如纱縠，亦琉璃、云母之类也。按此石今人以作灯球，明莹而坚耐久。苏颂言亦可入药，未见用者。

【主治】 **身热目赤，以水浸冷熨之。**藏器。

云母《本经》上品

【释名】**云华　云珠　云英　云液　云砂　磷石**本经。〔时珍曰〕云母以五色立名，详见下文。按荆南志云：华容方台山出云母，土人候云所出之处，于下掘取，无不大获，有长五、六尺可为屏风者，但掘时忌作声也。据此，则此石乃云之根，故得云母之名，而云母之根，则阳起石也。抱朴子有云：服云母十年，云气常覆其上，服其母以致其子，理自然也。

【集解】〔别录曰〕云母生太山山谷、齐山、庐山及琅琊北定山石间，二月采之。云华五色具，云英色多青，云珠色多赤，云液色多白，云砂色青黄，磷石色正白。〔弘景曰〕按仙经云母有八种：向日视之，色青白多黑者名云母，色黄白多青者名云英，色青白多赤者名云珠，如冰露乍黄乍白者名云砂，黄白皛皛者名云液，皎然纯白明澈者名磷石，此六种并好服，各有时月；其黯黯纯黑、有文斑斑如铁者名云胆，色杂黑而强肥者名地涿，此二种并不可服。炼之有法，宜精细；不尔，入腹大害人。今江东惟用庐山者为胜，青州者亦好，以沙土养之，岁月生长。〔颂曰〕今兖州云梦山及江州、淳州、杭、越间亦有之，生土石间。作片成层可析，明滑光白者为上。其片有绝大而莹洁者，今人以饰灯笼，亦古扇屏之遗意也。江南生者多青黑，不堪入药。谨按方书用云母，皆以白泽者为贵；惟中山卫叔卿单服法，用云母五色具者。葛洪抱扑子云：云母有五种，而人不能别，当举以向日看之，阴地不见杂色也。五色并具而多青者名云英，宜春服之；五色并具而多赤名云珠，宜夏服之；五色并具而多白者名云液，宜秋服之；五色并具而多黑者名云母，宜冬服之；但有青黄二色者名云砂，宜季夏服之；皛皛纯白者名磷石，四时可服也。古方服五云甚多，然修炼节度，恐非文字可详，不可轻饵也。〔损之曰〕青赤黄紫白者并堪服，白色轻薄通透者为上，黑者不任用，令人淋沥发疮。

【修治】〔敩曰〕凡使，黄黑者厚而顽，赤色者，经妇人手把者，并不中用。须要光莹如冰色者为上。每一斤，用小地胆草、紫背天葵、生甘草、地黄汁各一镒，干者细剉，湿者取汁了，于瓷埚中安置，下天池水三镒，着火煮七日夜，水火勿令失度，云母自然成碧玉浆在埚底，却以天池水猛投其中，搅之，浮如蜗涎者即去之。如此三度淘净，取沉香一两捣作末，以天池水煎沉香汤二升以来，分为三度，再淘云母浆了，日晒任用。〔抱朴子曰〕服五云之法：或以桂葱水玉化之为水，或以露于铁器中，以原水熬之为水，或以消石合于筒中埋之为水，或以蜜溲为酪，或以秋露渍之百日，韦囊梃以为粉，或以无颠草樗血合饵之。服至一年百病除，三年反老成童，五年役使鬼神。〔胡演曰〕炼粉法：八九月间取云母，以矾石拌匀，入瓦罐内封口，三伏时则自柔软，去矾，次日取百草头上露水渍之，百日，韦囊梃以为粉。〔时珍曰〕道书言盐汤煮云母可为粉。又云：云母一斤，盐一斗渍之，铜器中蒸一日，臼中捣成粉。又云：云母一斤，白盐一升，同捣细，入重布袋挼之，沃令盐味尽，悬高处风吹，自然成粉。

【气味】 **甘，平，无毒。**〔权曰〕有小毒，恶徐长卿，忌羊血、粉。〔之才曰〕泽泻为之使，畏鮀甲及流水。〔弘景曰〕炼之用矾则柔烂，亦是相畏也。百草上露乃胜东流水，亦有用五月茅屋溜水者。〔独孤滔曰〕制汞，伏丹砂。

【主治】 **身皮死肌，中风寒热，如在车船上，除邪气，安五脏，益子精，明目，久服轻身延年。**本经。**下气坚肌，续绝补中，疗五劳七伤。虚损少气，止痢，久服悦泽不老，耐寒暑，志高神仙。**别录。**主下痢肠澼，补肾冷。**甄权。

【发明】〔保升曰〕云母属金，故色白而主肺。〔宗奭曰〕古虽有服炼法，今人服者至少，谨之至也。惟合云母膏，治一切痈毒疮等，方见和剂局方。〔慎微曰〕明皇杂录云：开元中，名医纪朋，观人颜色谈笑，知病浅深，不待诊脉。帝召入掖庭，看一宫人，每日昃则笑歌啼号若狂疾，而足不能覆地。朋视之曰：此必因食饱而大促力，顿仆于地而然。乃饮云母汤，熟寐而失所苦。问之，乃言太华公言载诞，某当主讴，惧声不能清长，因吃豚蹄羹，饱而歌大曲，唱罢觉胸中甚热，戏于砌台，因坠下，久而方苏，遂病此也。又经效方云：青城山丈人观主康道丰，治百病云母粉方：用云母一斤，拆开揉入大瓶内筑实，上浇水银一两封固，以十斤顶火煅赤取出，却拌香葱、紫连翘二件，合捣如泥，后以夹绢袋盛，于大水盆内摇取粉，余滓未尽，再添草药重捣取粉。以木盘一面，于灰上印一浅坑，铺纸倾粉在内，候干焙之，以面糊丸梧子大。遇有病者，服之无不效。知成都府辛谏议，曾患大风，众医不愈，道丰进此，服之神验。〔抱朴子曰〕他物埋之即朽，着火即焦；而五云入猛火中经时不焦，埋之不腐。故服之者长生，入水不濡，入火不烧，践棘不伤。〔时珍曰〕昔人言云母壅尸，亡人不朽。盗发冯贵人冢，形貌如生，因共奸之；发晋幽公冢，百尸纵横及衣服皆如生人，中并有云母壅之故也。

【附方】 旧七，新七。**服食云母**上白云母二十斤薄擘，以露水八斗作汤，分半淘洗二次。又取二斗作汤，纳芒消十斤，木器中渍二十日，取出绢袋盛，悬屋上，勿见风日，令燥。以鹿皮为囊揉之，从旦至午，筛滓复揉，得好粉五斗，余者弃之。以粉一斗纳崖蜜二斤，搅糊，入竹筒中，薄削封口漆固，埋北垣南崖下，入地六尺，覆土。春夏四十日、秋冬三十日出之，当成水。若洞洞不消，更埋三十日。此水能治万病，及劳气风疼。每以温水一合和服之，日三服。十日小便当变黄，二十日腹中寒澼消，三十日龋齿更生，四十日不畏风寒，五十日诸病皆愈，颜色日少，长生神仙。千金方。**痰饮头痛**往来寒热。云母粉二两炼过，恒山一两，为末。每服方寸匕，汤服取吐。忌生葱、生菜。深师方。**牝疟多寒**云母烧二日夜，龙骨，蜀漆烧去腥，等分为散。未发前，浆水服半钱。仲景金匮方。**小儿下痢**赤白及水痢。云母粉半两，煮白粥调食之。食医心鉴。**赤白久痢**积年不愈。饮调云母粉方寸匕服，二服立见神效。千金方。**妇人带下**水和云母粉方寸匕服，立见神效。千金方。**小便淋疾**温水和云母粉服三钱。千金方。**妇人难产**经日不生。云母粉半两，温酒调服，入口即产，不顺者即顺，万不失一。陆氏云：此是何德扬方也，已救三五十人。积德堂方。**粉滓面皯**云母粉、杏仁等分为末，黄牛乳拌，略蒸，夜涂旦洗。圣济录。**风疹遍身**百计不愈。煅云母粉，清水调服二钱良。千金方。**一切恶疮**云母粉傅之。千金方。**火疮败坏**云母粉和生羊髓涂之。圣惠方。**金疮出血**云母粉傅之绝妙。事林广记。**风热汗出**水和云母粉服三钱，不过再服立愈。千金翼。

白石英《本经》上品

【释名】〔时珍曰〕徐锴云：英，亦作瑛，玉光也。今五种石英，皆石之似玉而有光莹者。

【集解】〔别录曰〕白石英生华阴山谷及太山，大如指，长二三寸，六面如削，白澈有光，长五六寸者弥佳。其黄端白棱，名黄石英；赤端白棱，名赤石英；青端赤棱，名青石英；黑泽有光，名黑石英。二月采，亦无时。〔弘景曰〕今医家用新安所出，极细长白澈者；寿阳八公山多大者，不正用之。仙经大小并有用，惟须精白无瑕杂者。如此说，则大者为佳。其四色英，今不复用。〔恭曰〕白石英所在皆有，今泽州、虢州、洛州山中俱出。虢州者大，径三四寸，长五六寸。今通以泽州者为胜。〔宗奭曰〕白石英状如紫石英，但差大而六棱，白色若水精。〔时珍曰〕泽州有英鸡，食石英，性最补。见禽部。

【气味】**甘，微温，无毒。**〔别录曰〕辛。〔普曰〕神农：甘，黄帝、雷公、扁鹊：无毒。〔之才曰〕恶马目毒公。

【主治】**消渴，阴痿不足，咳逆，胸膈间久寒，益气，除风湿痹，久服轻身长年。**本经。**疗肺痿，下气，利小便，补五脏，通日月光，耐寒热。**别录。**治肺痈吐脓，咳逆上气，疸黄。**甄权。**实大肠。**好古。

五色石英

【主治】**心腹邪气，女人心腹痛，镇心，胃中冷气，益毛发，悦颜色，治惊悸，安魂定魄，壮阳道，下乳。随脏而治：青治肝，赤治心，黄治脾，白治肺，黑治肾。**大明。

【发明】〔藏器曰〕湿可去枯，白石英、紫石英之属是也。〔时珍曰〕白石英，手太阴、阳明气分药也，治痿痹肺痈枯燥之病。但系石类，止可暂用，不宜久服。〔颂曰〕古人服食，惟白石英为重。紫石英但入五石饮。其黄赤青黑四种，本草虽有名，而方家都不见用者。乳石论以钟乳为乳，以白石英为石，是六英之贵，惟白石也。又曰：乳者阳中之阴，石者阴中之阳。故阳生十一月后甲子服乳，阴生五月后甲子服石。然而相反畏恶，动则为害不浅。故乳石之发，方治虽多，而罕有济者，诚不可轻饵也。〔宗奭曰〕紫、白二石英，攻疾可暂煮汁用，未闻久服之益。张仲景只令㕮咀，不为细末，岂无意焉？若久服，宜详审之。

【附方】旧二，新七。**服石英法**白石英一斤，打成豆大，于砂盆中和粗砂，着水挼二三千下，洗净又挼，仍安柳箕中，入蒿叶少许，同水熟挼至光净，即以绵袋盛，悬门上。每日未梳前，以水或酒吞七粒，用饭二匙压下小腹。一切秽恶、白酒、牛肉、石家所忌者，皆不忌。久则新石推出陈石，石常在小腹内温暖，则气息调和，经脉通达，腰肾坚强，百病自除。石若得力，一斤即止；若不得力，十斤亦须服。此物光滑，既无浮碎着人肠胃作疮，又无石气发作诸病也。又法：泽州白石英，光净无点翳者，打小豆大，去细者，水淘净，袋盛，悬铛内，清水五大升，煮汁一升，澄清，平早服。以汁煮粥更佳。服后饮酒三、二杯，可行百步。一袋可煮二十度。如无力，以布裹埋南墙下三尺土内，百日又堪用也。石煮猪肉法：白石英一两，袋盛，水三斗，煮四升，猪肉一斤，同葱椒盐豉煮，以汁作羹食。石蒸羊肉法：白石英三两，打作小块，精羊肉一斤包之，荷叶裹之，于一石米饭中蒸熟，取出去石，切肉和葱椒作小馄饨，煮熟。每旦空腹冷浆水吞一百个，后以冷饭压之。百无所忌，永不发动。石煮牛乳法：白石英五两，捣碎密绢盛，以牛乳三升，酒三升，同煎至四升，去石，以瓶收之。每食前暖服三合。治虚损劳瘦，皮燥阴痿，脚弱烦疼。石饲牸牛法：白石英三斤，捣筛。取十岁以上生犊牸牛一只，每日和豆与食，经七日，即可收乳。每旦热服一升，余者作粥食。百无所忌。润养脏腑，悦泽肌肉，令人体健。凡服石并忌芥菜、蔓菁、芜荑、葵菜、荠苨，宜食冬瓜、龙葵，压石气。孙真人千金翼。**风虚冷痹**诸阳不足，及肾虚耳聋，益精保神。白石英三两，坩锅内火煅酒淬三次，入瓶中密封，勿泄气。每早温服一钟，以少饭压之。一法：磁石火煅醋淬五次，白石英各五两，绢袋盛，浸一升酒中五六日，温服。将尽，更添酒。千金翼。**惊悸善忘**心脏不安，上膈风热，化痰安神。白石英一两，朱砂一两，为散。每服半钱，食后煎金银汤下。简要济众方。**石水腹坚**胀满。用白石英十两，捶豆大，瓷瓶盛好酒二斗浸之，以泥重封，将马粪及糠火烧之，常令小沸，从卯至午住火。次日暖一中盏饮之，日三度。酒尽可再烧一度。圣惠方。

紫石英《本经》上品

【集解】〔别录曰〕紫石英生太山山谷，采无时。〔普曰〕生太山或会稽，欲令如削，紫色达头如樗蒲者。〔弘景曰〕今第一用太山石，色重澈下有根。次出雹零山，亦好。又有南成石，无根，又有青绵石，色亦重黑明澈。又有林邑石，腹里必有一物如眼。吴兴石，四面才有紫色，无光泽。会稽诸暨石，形色如石榴子。先时并杂用，今惟采太山最胜。仙经不正用，而俗方重之。〔禹锡曰〕按岭表录异云：泷州山中多紫石英，其色淡紫，其质莹澈，随其大小皆五棱，两头如箭镞。煮水饮之，暖而无毒，比之北中白石英，其力倍矣。〔宗奭曰〕紫石英明澈如水精，但色紫而不匀。〔时珍曰〕按太平御览云：自大岘至太山，皆有紫石英。太山所出，甚瓌玮。平氏阳山县所出，色深特好。乌程县北垄山所出，甚光明，但小黑。东莞县爆山所出，旧以贡献。江夏矾山亦出之。永嘉固陶村小山所出，芒角甚好，但小薄尔。

【修治】〔时珍曰〕凡入丸散，用火煅醋淬七次，研末水飞过，晒干入药。

【气味】 **甘，温，无毒。**〔别录曰〕辛。〔普曰〕神农、扁鹊：味甘，平。李当之：大寒。雷公：大温。岐伯：甘，无毒。〔之才曰〕长石为之使。畏扁青、附子。恶鮀甲、黄连、麦句姜。得茯苓、人参，疗心中结气。得天雄、菖蒲，疗霍乱。〔时珍曰〕服食紫石英，乍寒乍热者，饮酒良。

【主治】 **心腹咳逆邪气，补不足，女子风寒在子宫，绝孕十年无子。久服温中，轻身延年。**本经。**疗上气心腹痛，寒热邪气结气，补心气不足，定惊悸，安魂魄，填下焦，止消渴，除胃中久寒，散痈肿，令人悦泽。**别录。**养肺气，治惊痫，蚀脓。**甄权。

【发明】〔好古曰〕紫石英，入手少阴、足厥阴经。〔权曰〕虚而惊悸不安者，宜加用之。女子服之有子。〔颂曰〕乳石论，无单服紫石者，惟五石散中用之。张文仲备急方有镇心单服紫石煮水法；胡洽及千金方，则多杂诸药同用。今方治妇人及心病，时有使者，〔时珍曰〕紫石英，手少阴、足厥阴血分药也。上能镇心，重以去怯也。下能益肝，湿以去枯也。心生血，肝藏血，其性暖而补，故心神不安，肝血不足，及女子血海虚寒不孕者宜之。别录言其补心气、甄权言其养肺者，殊昧气阳血阴营卫之别。惟本经所言诸证，甚得此理。

【附方】旧二新一。**虚劳惊悸**补虚止惊，令人能食。紫石英五两，打如豆大，水淘一遍，以水一斗，煮取三升，细细服，或煮粥食，水尽可再煎之。张文仲方。**风热瘛疭**风引汤：治风热瘛疭，及惊痫瘛疭。紫石英、白石英、寒水石、石膏、干姜、大黄、龙齿、牡蛎、甘草、滑石等分，㕮咀，水一升，煎去三分，食后温呷，无不效者。仲景金匮方。**痈肿毒气**紫石英火烧醋淬，为末，生姜、米醋煎傅之，摩亦得。日华本草。

菩萨石《日华》

【释名】**放光石　阴精石**纲目。义见下。

【集解】〔宗奭曰〕嘉州峨眉山出菩萨石，色莹白明澈，若太山狼牙石、上饶水精之类，日中照之有五色，如佛顶圆光，因以名之。〔时珍曰〕出峨眉、五台、匡庐岩窦间。其质六棱，或大如枣栗，其色莹洁，映日则光采微芒，有小如樱珠，则五色粲然可喜，亦石英之类也。丹炉家煅制，作五金三黄匮。

【气味】**甘，平，无毒。**

【主治】**解药毒蛊毒，及金石药发动作痈疽渴疾，消扑损瘀血，止热狂惊痫，通月经，解风肿，除淋，并水磨服。蛇虫、蜂蝎、狼犬、毒箭等伤，并末傅之。**大明。**明目去翳。**时珍。

本草纲目金石部目录第九卷

金石之三石类上三十二种

上附方旧六十九，新三百一十七

本草纲目金石部第九卷

金石之三 | 石类上三十二种

丹砂《本经》上品

【释名】 **朱砂**。〔时珍曰〕丹乃石名，其字从井中一点，象丹在井中之形，义出许慎说文。后人以丹为朱色之名，故呼朱砂。

【集解】〔别录曰〕丹砂生符陵山谷，采无时。光色如云母可拆者良，作末名真朱。〔弘景曰〕即今朱砂也。俗医别取武都仇池雄黄夹雌黄者，名为丹砂用之，谬矣。符陵是涪州接巴郡南，今无复采者。乃出武陵、西川诸蛮夷中，皆通属巴地，故谓之巴砂。仙经亦用越砂，即出广州临漳者。此二处并好，惟须光明莹澈为佳。如云母片者，谓之云母砂。如樗蒲子、紫石英形者，谓之马齿砂，亦好。如大小豆及大块圆滑者，谓之豆砂。细末碎者，谓之末砂。此二种粗，不入药用，但可画用尔。采砂皆凿坎入数丈许。虽同出一郡县，亦有好恶。地有水井，胜火井也。仙方炼饵，最为长生之宝。〔恭曰〕丹砂大略二种，有土砂、石砂。其土砂，复有块砂、末砂，体并重而色黄黑，不任画，用疗疮疥亦好，但不入心腹之药，然可烧之，出水银乃多也。其石砂有十数品：最上者为光明砂，云一颗别生一石龛内，大者如鸡卵，小者如枣栗，形似芙蓉，破之如云母，光明照彻，在龛中石台上生，得此者带之辟恶，为上。其次或出石中，或出水内，形块大者如拇指，小者如杏仁，光明无杂，名马牙砂，一名无重砂，入药及画俱善，俗间亦少有之。其磨嵯新井、别井、水井、火井、芙蓉、石末、石堆、豆末等砂，形类颇相似。入药及画，当择去其杂土石，便可用矣。别有越砂，大者如拳，小者如鸡鸭卵，形虽大，其杂土石，不如细而明净者。经言末之名真朱者，谬矣，岂有一物以全、末殊名乎。〔敩曰〕砂凡百等，不可一一论。有妙硫砂，如拳许大，或重一镒，有十四面，面如镜，若遇阴沉天雨，即镜面上有红浆汁出。有梅柏砂，如梅子许大，夜有光生，照见一室，有白庭砂，如帝珠子许大，面上有小星现。有神座砂、金座砂、玉座砂，不经丹灶，服之而自延寿命。次有白金砂、澄水砂、阴成砂、辰锦砂、芙蓉砂、镜面砂、箭镞砂、曹末砂、土砂、金星砂、平面砂、神末砂等，不可一一细述也。〔颂曰〕今出辰州、宜州、阶州，而辰砂为最。生深山石崖间，土人采之，穴地数十丈始见其苗，乃白石，谓之朱砂床。砂生石上，其大块者如鸡子，小者如石榴子，状若芙蓉头、箭镞，连床者紫黯若铁色，而光明莹澈，碎之崭岩作墙壁，又似云母片可拆者，真辰砂也，无石者弥佳。过此皆淘土石中得之，非生于石床者。宜砂绝有大块者，碎之亦作墙壁，但罕有类物状，而色亦深赤，为用不及辰砂，盖出土石间，非白石床所生也。然近宜州邻地春州、融州皆有砂，故其水尽赤。每烟雾郁蒸之气，亦赤黄色，土人谓之朱砂气，尤能作瘴疠为人患也。阶砂又次之，不堪入药，惟可画色尔。凡砂之绝好者，为光明砂，其次谓之颗块，其次谓之鹿簌，其下谓之末砂。惟光明砂入药，余并不用。〔宗奭曰〕丹砂今人谓之朱砂。辰州砂多出蛮峒锦州界猎獠峒老鸦井。其井深广数十丈，先聚薪于井焚之。其青石壁迸裂处，即有小龛。龛中自有白石床，其石如玉。床上乃生砂，小者如箭镞，大者如芙蓉，光明可鉴，研之鲜红，砂洎床大者重七八两至十两。晃州所出形如箭镞带石者，得自土中，非此比也。〔承曰〕金州、商州亦出一种砂，色微黄，作土气，陕西、河东、河北、汴东、汴西并以入药，长安、蜀州研以代银朱作漆器。又信州近年出一种砂，极有大者，光芒墙壁，略类宜州所产。然有砒气，破之多作生砒色。若入药用，见火恐杀人。今浙中市肆往往货之，不可不审。〔时珍曰〕丹砂以辰、锦者为最。麻阳即古锦州地。佳者为箭镞砂，结不实者为肺砂，细者为末砂。色紫不染纸者为旧坑砂，为上品；色鲜染纸者为新坑砂，次之。苏颂、陈承所谓阶州、金、商州砂者，乃陶弘景所谓武都雄黄，非丹砂也。范成大桂海志云：本草以辰砂为上，宜砂次之。然宜州出砂处，与湖北大牙山相连。北为辰砂，南为宜砂，地脉不殊，无甚分别，老者亦出白石床上。苏颂乃云，宜砂出土石间，非石床所生，是未识此也。别有一种色红质嫩者，名土坑砂，乃土石间者，不甚耐火。邕州亦有砂，大者数十、百两，作块黑暗，少墙壁，不堪入药，惟以烧取水银。颂云融州亦有，今融州无砂，乃邕州之讹也。臞仙庚辛玉册云：丹砂石以五溪山峒中产者，得正南之气为上。麻阳诸山与五溪相接者次之。云南、波斯、西胡砂，并光洁可用。柳州一种砂，全似辰砂，惟块圆如皂角子，不入药用。商州、黔州土丹砂，宣、信州砂，皆内含毒气及金银铜铅气，不可服。张果丹砂要诀云：丹砂者，万灵之主，居之南方。或赤龙以建号，或朱鸟以为名。上品生于辰、锦二州石穴，中品生于交、桂，下品生于衡、邵。各有数种，清浊体异，真伪不同。辰、锦上品砂，生白石床之上，十二枚为一座，色如未开莲花，光明耀日。亦有九枚为一座，七枚、五枚者次之。每座中有大者为主，四围小者为臣朝护，四面杂砂一二斗抱之。中有芙蓉头成颗者，亦入上品。又有如马牙光明者，为上品；白光若云母，为中品。又有紫灵砂，圆长似笋而红紫，为上品；石片棱角生青光，为下品。交、桂所出，但是座上及打石得，形似芙蓉头而光明者，亦入上品；颗粒而通明者，为中品；片段不明澈者，为下品。衡、邵所出，虽是紫砂，得之砂石中者，亦下品也。有溪砂，生溪州砂石之中；土砂，生土穴之中，土石相杂，故不入上品，不可服饵。唐·李德裕黄冶论云：光明砂者，天地自然之宝，在石室之间，生雪床之上。如初生芙蓉，红苞未拆。细者环拱，大者处中，有辰居之象，有君臣之位。光明外澈，采之者，寻石脉而求，此造化之所铸也。〔土宿真君曰〕丹砂受青阳之气，始生矿石，二百年成丹砂而青女孕，又二百年而成铅，又二百年成银，又二百年复得太和之气，化而为金，故诸金皆不若丹砂金为上也。

【修治】〔敩曰〕凡修事朱砂，静室焚香斋沐后，取砂以香水浴过，拭干，碎捣之，钵中更研三伏时。取一瓷锅子，每朱砂一两，同甘草二两，紫背天葵一镒，五方草一镒，着砂上，以东流水煮三伏时，勿令水阙。去药，以东流水淘净，干晒，又研如粉，用小瓷瓶入青芝草、山须草半两盖之，下十斤火煅，从巳至午方歇，候冷取出，细研用。如要服，则以熬蜜丸细麻子大，空腹服一丸。〔时珍曰〕今法惟取好砂研末，以流水飞三次用。其末砂多杂石末、铁屑，不堪入药。又法：以绢袋盛砂，用荞麦灰淋汁，煮三伏时取出，流水浸洗过，研粉飞晒用。又丹砂以石胆、消石和埋土中，可化为水。

【气味】 **甘，微寒，无毒**。〔普曰〕神农：甘。岐伯：苦，有毒。扁鹊：苦。李当之：大寒，〔权曰〕有大毒。〔大明曰〕凉，微毒。〔之才曰〕恶磁石，畏碱水，忌一切血。〔时珍曰〕丹砂，别录云无毒，岐伯、甄权言有毒，似相矛盾。按何孟春余冬录云：丹砂性寒而无毒，入火则热而有毒，能杀人，物性逐火而变。此说是也。丹砂之畏慈石、碱水者，水克火也。〔敩曰〕铁遇神砂，如泥似粉。〔土宿真君曰〕丹砂用阴地厥、地骨皮、车前草、马鞭草、皂荚、石韦、决明、瞿麦、南星、白附子、乌头、三角酸、藕荷、桑椹、地榆、紫河车、地丁，皆可伏制。而金公以砂为子，有相生之道，可变化。

【主治】 **身体五脏百病，养精神，安魂魄，益气明目，杀精魅邪恶鬼。久服通神明不老。能化为汞**。本经。**通血脉，止烦满消渴，益精神，悦泽人面，除中恶腹痛，毒气疥瘘诸疮。轻身神仙**。别录。**镇心，主尸疰抽风**。甄权。**润心肺，治疮痂息肉，并涂之**。大明。**治惊痫，解胎毒痘毒，驱邪疟，能发汗**。时珍。

【发明】〔保升曰〕朱砂法火，色赤而主心。〔杲曰〕丹砂纯阴，纳浮溜之火而安神明，凡心热者非此不能除。〔好古曰〕乃心经血分主药，主命门有余。〔青霞子曰〕丹砂外包八石，内含金精，禀气于甲，受气于丙，出胎见壬，结块成庚，增光归戊，阴阳升降，各本其原，自然不死。若以气衰血败，体竭骨枯，八石之功，稍能添益。若欲长生久视，保命安神，须饵丹砂。且丹石见火，悉成灰烬；丹砂伏火，化为黄银。能重能轻，能神能灵，能黑能白，能暗能明。一斛人擎，力难升举；万斤遇火，轻速上腾。鬼神寻求，莫知所在。〔时珍曰〕丹砂生于炎方，禀离火之气而成，体阳而性阴，故外显丹色而内含真汞。其气不热而寒，离中有阴也。其味不苦而甘，火中有土也。是以同远志、龙骨之类，则养心气；同当归、丹参之类，则养心血；同枸杞、地黄之类，则养肾；同厚朴、川椒之类，则养脾；同南星、川乌之类，则祛风。可以明目，可以安胎，可以解毒，可以发汗，随佐使而见功，无所往而不可。夏子益奇疾方云：凡人自觉本形作两人，并行并卧，不辨真假者，离魂病也。用辰砂、人参、茯苓，浓煎日饮，真者气爽，假者化也。类编云：钱丕少卿夜多恶梦，通宵不寐，自虑非吉。遇邓州推官胡用之曰：昔常如此。有道士教戴辰砂如箭镞者，涉旬即验，四五年不复有梦。因解髻中一绛囊遗之。即夕无梦，神魂安静。道书谓丹砂辟恶安魂，观此二事可征矣。〔抱朴子曰〕临沅县廖氏家，世世寿考。后徙去，子孙多夭折。他人居其故宅，复多寿考。疑其井水赤，乃掘之，得古人埋丹砂数十斛也。饮此水而得寿，况炼服者乎。〔颂曰〕郑康成注周礼，以丹砂、石胆、雄黄、礜石、磁石为五毒。古人惟以攻疮疡，而本经以丹砂为无毒，故多炼治服食，鲜有不为药患者，岂五毒之说胜乎？当以为戒。〔宗奭曰〕朱砂镇养心神，但宜生使。若炼服，少有不作疾者。一医疾，服伏火者数粒，一旦大热，数夕而毙。沈存中云：表兄李胜炼朱砂为丹，岁余，沐浴再入鼎，误遗一块。其徒丸服之，遂发懵冒，一夕而毙。夫生朱砂，初生小儿便可服；因火力所变，遂能杀人，不可不谨。〔陈文中曰〕小儿初生，便服朱砂、轻粉、白蜜、黄连水，欲下胎毒。此皆伤脾败阳之药，轻粉下痰损心，朱砂下涎损神，儿实者服之软弱，弱者服之易伤，变生诸病也。〔时珍曰〕叶石林避暑录载：林彦振、谢任伯皆服伏火丹砂，俱病脑疽死。张杲医说载：张悫服食丹砂，病中消数年，发鬓疽而死。皆可为服丹之戒。而周密野语载：临川周推官平生孱弱，多服丹砂、乌、附药，晚年发背疽。医悉归罪丹石，服解毒药不效。疡医老祝诊脉曰：此乃极阴证，正当多服伏火丹砂及三建汤。乃用小剂试之，复作大剂，三日后用膏敷贴，半月而疮平。凡服三建汤一百五十服。此又与前诸说异。盖人之脏腑禀受万殊，在智者辨其阴阳脉证，不以先入为主。非妙入精微者，不能企此。

【附方】 旧八，新二十六。**服食丹砂**三皇真人炼丹方：丹砂一斤，研末重筛，以醇酒沃之如泥状。盛以铜盘，置高阁上，勿令妇女见。燥则复以酒沃，令如泥，阴雨疾风则藏之。尽酒三斗，乃暴之，三百日当紫色。斋戒沐浴七日，静室饭丸麻子大，常以平旦向日吞三丸。一月三虫出，半年诸病瘥，一年须发黑，三年神人至。太上玄变经。**小神丹方**真丹末三斤，白蜜六斤，搅合日曝，至可丸，丸麻子大，每旦服十丸。一年白发反黑，齿落更生，身体润泽，老翁成少。抱朴子·内编。**明目轻身**去三尸，除疮癞。美酒五升，浸朱砂五两，五宿，日干研末，蜜丸小豆大。每服二十丸，白汤下，久服见效。卫生易简方。**神注丹方**白茯苓四两，糯米酒煮，软竹刀切片，阴干为末，入朱砂末二钱，以乳香水打糊丸梧子大，朱砂末二钱为衣。阳日二丸，阴日一丸。要秘精，新汲水下；要逆气过精，温酒下。并空心。王好古医垒元戎。**乌髭变白**小雌鸡二只，只与乌油麻一件同水饲之。放卵时，收取先放者打窍，以朱砂末填入糊定，同众卵抱出鸡，取出，其药自然结实。研粉，蒸饼和丸绿豆大。每酒下五、七丸。不惟变白，亦且愈疾。张潞方。**小儿初生**六日，解胎毒，温肠胃，壮气血。朱砂豆大，细研，蜜一枣大，调与吮之，一日令尽。姚和众至宝方。**预解痘毒**初发时或未出时。以朱砂末半钱，蜜水调服。多者可少，少者可无，重者可轻也。丹溪方。**初生儿惊**月内惊风欲死。朱砂磨新汲水涂五心，最验。斗门方。**小儿惊热**夜卧多啼。朱砂半两，牛黄一分，为末。每服一字，犀角磨水调下。普济方。**急惊搐搦**丹砂半两，天南星一个，一两重者，炮裂酒浸，大蝎三个，为末。每服一字，薄荷汤下。圣济录。**惊忤不语**打扑惊忤，血入心窍，不能言语。朱砂为末，以雄猪心血和，丸麻子大。每枣汤下七丸。直指方。**客忤卒死**真丹方寸匕，蜜三合，和灌之。肘后方。**癫痫狂乱**归神丹：治一切惊忧，思虑多忘，及一切心气不足，癫痫狂乱。豮猪心二个，切，入大朱砂二两、灯心三两在内，麻扎，石器煮一伏时，取砂为末，以茯神末二两，酒打薄糊丸梧子大。每服九丸至十五丸、至二十五丸，麦门冬汤下，甚者乳香、人参汤下。百一选方。**产后癫狂**败血及邪气入心，如见祟物，颠狂。用大辰砂一、二钱，研细飞过，用饮儿乳汁三、四茶匙调湿，以紫项地龙一条入药，滚三滚，刮净，去地龙不用，入无灰酒一盏，分作三、四次服。何氏方。**心虚遗精**猪心一个，批片相连，以飞过朱砂末掺入，线缚，白水煮熟食之。唐瑶经验方。**离魂异病**方见发明。**夜多恶梦**方见发明。**男妇心痛**朱砂、明矾枯，等分，为末。沸汤调服。摘玄方。**心腹宿癥**及卒得癥。朱砂研细，搜饭，以雄鸡一只，饿二日，以饭饲之，收粪曝燥为末。温酒服方寸匕，日三服。服尽更作，愈乃止。外台秘要。**霍乱转筋**身冷，心下微温者。朱砂研二两，蜡三两，和丸著火笼中熏之，周围厚覆，勿令烟泄。兼床下着火，令腹微暖，良久当汗出而苏。外台秘要。**辟瘴正阳**丹砂三两，水飞。每服半钱，温蜜汤下。圣济录。**伤寒发汗**外台秘要：治伤寒时气温疫，头痛壮热脉盛，始得一二日者。取真丹一两，水一斗，煮一升，顿服，覆被取汗。忌生血物。肘后：用真丹末酒调，遍身涂之，向火坐，得汗愈。**辟**

禳温疫上品朱砂一两，细研，蜜和丸麻子大。常以太岁日平旦，一家大小勿食诸物，向东各吞三七丸，勿令近齿，永无温疫。外台。**诸般吐血**朱砂、蛤粉等分，为末。酒服二钱。又方：丹砂半两，金箔四片，蚯蚓三条，同研，丸小豆大。每冷酒下二丸。圣济录。**妊妇胎动**朱砂末一钱，和鸡子白三枚，搅匀顿服。胎死即出，未死即安。普济方。**子死腹中**不出。朱砂一两，水煮数沸，为末。酒服立出。十全博救方。**目生障翳**生辰砂一块，日日擦之，自退。王居云病此，用之如故。普济方。**目膜息肉**丹砂一两，五月五日研匀，铜器中以水浆一盏，腊水一盏，浸七日，暴干，铜刀刮下，再研瓶收。每点少许眦上。圣济录。**目生弩肉**及珠管。真丹、贝母等分，为末。点注，日三、四度。肘后方。**面上皯黯**鸡子一枚去黄，朱砂末一两，入鸡子内封固，入白伏雌下，抱至雏出，取涂面即去。不过五度，面白如玉。此乃陈朝张贵妃常用方，出西王母枕中方。外台秘要。**沙蜂叮螫**朱砂末，水涂之。摘玄方。**木蛭疮毒**南方多雨，有物曰木蛭，大类鼻涕，生于古木之上，闻人气则闪闪而动。人过其下，堕人体间，即立成疮，久则遍体。惟以朱砂、麝香涂之，即愈。张杲医说。**产后舌出**不收。丹砂傅之，暗掷盆盎作堕地声惊之，即自收。集简方。

水银《本经》中品

【释名】 **汞**别录**澒**汞同　**灵液**纲目**姹女**药性。〔时珍曰〕其状如水似银，故名水银。澒者，流动貌。方术家以水银和牛、羊、豕三脂杵成膏，以通草为炷，照于有金宝处，即知金银铜铁铅玉龟蛇妖怪，故谓之灵液。〔颂曰〕广雅：水银谓之澒。丹灶家名汞，其字亦通用尔。

【集解】〔别录曰〕水银生符陵平土，出于丹砂。〔弘景曰〕今水银有生熟。此云生符陵平土者，是出朱砂腹中，亦有别出沙地者，青白色，最胜。出于丹砂者，是今烧粗末朱砂所得，色小白浊。不及生者。甚能消化金银，使成泥，人以镀物是也。烧时飞着釜上灰，名汞粉，俗呼为水银灰，最能去虱。〔恭曰〕水银出于朱砂，皆因热气，未闻朱砂腹中自出之者，火烧飞取，人皆解法。南人蒸取之，得水银虽少，而朱砂不损，但色少变黑尔。〔颂曰〕今出秦州、商州、道州、邵武军，而秦州乃来自西羌界。经云出于丹砂者，乃是山石中采粗次朱砂，作炉置砂于中，下承以水，上覆以盆，器外加火煅养，则烟飞于上，水银溜于下，其色小白浊。陶氏言别出沙地者青白色，今不闻有此。西羌人亦云如此烧取，但其山中所生极多，至于一山自拆裂，人采得砂石，皆大块如升斗，碎之乃可烧煅，故西来水银极多于南方者。又取草汞法：用细叶马齿苋干之，十斤得水银八两或十两。先以槐木捶之，向日东作架晒之，三、二日即干。如经年久，烧存性，盛入瓦瓮内，封口，埋土坑中四十九日，取出自成矣。〔时珍曰〕汞出于砂为真汞。雷敩言有草汞。陶弘景言有沙地汞。淮南子言弱土之气生白礜石，礜石生白澒。苏颂言陶说者不闻有之。按陈霆墨谈云：拂林国当日没之处，地有水银海，周围四五十里。国人取之，近海十里许掘坑井数十，乃使健夫骏马，皆贴金箔，行近海边。日照金光晃耀，则水银滚沸如潮而来，其势若粘裹。其人即回马疾驰，水银随赶。若行缓，则人马俱扑灭也。人马行速，则水银势远力微，遇坑堑而溜积于中。然后取之。用香草同煎，则成花银，此与中国所产不同。按此说似与陶氏沙地所出相合；又与陈藏器言人服水银病拘挛，但炙金物熨之，则水银必出蚀金之说相符。盖外番多丹砂，其液自流为水银，不独炼砂取出，信矣。胡演丹药秘诀云：取砂汞法：用瓷瓶盛朱砂，不拘多少，以纸封口，香汤煮一伏时，取入水火鼎内，炭塞口，铁盘盖定。凿地一孔，放碗一个盛水，连盘覆鼎于碗上，盐泥固缝，周围加火煅之，待冷取出，汞自流入碗矣。邕州溪峒烧取极易，以百两为一铫，铫之制似猪脬，外糊厚纸数重，贮之即不走漏。若撒失在地，但以川椒末或茶末收之，或以真金及鍮石引之即上。〔嘉谟曰〕取去汞之砂壳，名天流，可点化。

【修治】〔敩曰〕凡使勿用草汞并旧朱漆中者，经别药制过者，在尸中过者，半生半死者。其朱砂中水银色微红，收得后用葫芦贮之，免遗失。若先以紫背天癸并夜交藤自然汁二味同煮一伏时，其毒自退。若修十两，二汁各七镒。

【气味】 **辛，寒，有毒**。〔权曰〕有大毒。〔大明曰〕无毒。〔之才曰〕畏磁石、砒霜。〔宗奭曰〕水银得铅则凝，得硫则结，并枣肉研则散，别法煅为腻粉、粉霜，唾研之死虱，铜得之则明，灌尸中则后腐，以金银铜铁置其上则浮，得紫河车则伏，得川椒则收。可以勾金，可为涌泉匮，盖藉死水银之气也。〔土宿真君曰〕荷叶、松叶、松脂、谷精草、萱草、金星草、瓦松、夏枯草、忍冬、莨菪子、雁来红、马蹄香、独脚莲、水慈姑，皆能制汞。

【主治】 **疥瘘痂疡白秃，杀皮肤中虱，堕胎除热，杀金银铜锡毒。熔化还复为丹，久服神仙不死**。本经。**以傅男子阴，阴消无气**。别录。**利水道，去热毒**。藏器。**主天行热疾，除风，安神镇心，治恶疮瘑疥，杀虫，催生，下死胎**。大明。**治小儿惊热涎潮**。宗奭。**镇坠痰逆，呕吐反胃**。时珍。

【发明】〔弘景曰〕还复为丹，事出仙经。酒和日暴，服之长生。〔权曰〕水银有大毒，朱砂中液也。乃还丹之元母，神仙不死之药，能伏炼五金为泥。〔抱朴子曰〕丹砂烧之成水银，积变又还成丹砂，其去凡草木远矣，故能令人长生。金汞在九窍，则死人为之不朽，况服食乎？〔藏器曰〕水银入耳，能食人脑至尽；入肉令百节挛缩，倒阴绝阳。人患疮疥，多以水银涂之，性滑重，直入肉，宜谨之。头疮切不可用，恐入经络，必缓筋骨，百药不治也。〔宗奭曰〕水银入药，虽各有法，极须审谨，有毒故也。妇人多服绝娠。今有水银烧成丹砂，医人不晓误用，不可不谨。唐·韩愈云：太学士李干遇方士柳泌，能烧水银为不死药，以铅满一鼎，按中为空，实以水银，盖封四际，烧为丹砂。服之下血，四年病益急，乃死。余不知服食说自何世起，杀人不可计，而世慕尚之益至，此其惑也。在文书所记耳闻者不说。今直取目见，亲与之游，而以药败者六七公，以为世诫。工部尚书归登，自说服水银得病，有若烧铁杖自颠贯其下，摧而为火，射窍节以出，狂痛呼号泣绝。其裀席得水银，发且止，唾血十数年以毙。殿中御史李虚中，疽发其背死。刑部尚书李逊谓余曰：我为药误。遂死。刑部侍郎李建，一旦无病死。工部尚书孟简，邀我于万州，屏人曰：我得秘药，不可独不死，今遗子一器，可用枣肉为丸服之。别一年而病。后有人至，讯之，曰：前所服药误，方且下之，下则平矣。病二岁卒。东川节度御史大夫卢坦，溺血，肉痛不可忍，乞死。金吾将军李道古，以柳泌得罪，食泌药，五十死海上。此皆可为戒者也。蕲不死乃速得死，谓之智，可不可也？五谷三牲，盐醯果蔬，人所常御。人相厚勉，必曰强食。今惑者皆曰：五谷令人夭，三牲皆杀人，当务减节。一筵之馔，禁忌十之二三。不信常道而务鬼怪，临死乃悔。后之好者又曰：彼死者皆不得其道也，我则不然。始动曰：药动故病，病去药行，乃不死矣。及且死又悔。呜呼！可哀也已。〔时珍曰〕水银乃至阴之精，禀沉着之性。得凡火煅炼，则飞腾灵变；得人气熏蒸，则入骨钻筋。绝阳蚀脑。阴毒之物无似之者。而大明言其无毒。本经言其久服神仙，甄权言其还丹元母，抱朴子以为长生之药。六朝以下贪生者服食，致成废笃而丧厥躯，不知若干人矣！方士固不足道，本草其可妄言哉？水银但不可服食尔，而其治病之功，不可掩也。同黑铅结砂，则镇坠痰涎；同硫黄结砂，则拯救危病。此乃应变之兵，在用者能得肯綮而执其枢机焉。余见铅白霜及灵砂下。

【附方】 旧五，新二十四。**初生不乳**咽中有噤物如麻豆许。用水银米粒大与之，下咽即愈。圣惠方。**小儿痫疾**能压一切热。水银小豆许，安盏中，沉汤内煮一食顷，与服。勿仰儿头，恐入脑也。圣济方。**急惊坠涎**水银半两，生南星一两，麝香半分，为末，入石脑油同捣，和丸绿豆大。每服一丸，薄荷汤下。**失心风疾**水银一两，藕节八个，研成砂子，丸如芡子大。每服二丸，磨刀水下，一二服。经验方。**精魅鬼病**水银一两，浆水一升，炭火煎减三分。取水银一豆许，神符裹吞之，晚又服，一、二日止。广济方。**反胃吐食**水不能停。黑铅、水银各一钱半，结砂，舶硫黄五钱，官桂一钱，为末。每服六钱，一半米汤，一半自然姜汁，调作一处服。圣济录。**消渴烦热**水银一两，铅一两，结砂，皂荚一挺酥炙，麝香一钱，为末。每服半钱，白汤下。圣济录。**胆热衄衊**血上妄行。水银、朱砂、麝香等分，为末，每服半钱，新汲水下。宣明方。**血汗不止**方同上。**妊妇胎动**母欲死，子尚在，以此下之。水银、朱砂各半两，研膏。以牛膝半两，水五大盏。煎汁，入蜜调服半匙。圣惠方。**妇人难产**水银二两，先煮后服，立出。梅师方。**胎死腹中**其母欲死。水银二两吞之，立出。梅师方。**妇人断产**水银以麻油煎一日，空心服枣大一丸，永断，不损人。妇人良方。**解金银毒**水银一两，服之即出。千金方。**误吞金银**及环子钗子。以汞半两吞之，再服即出。圣惠方。**百虫入耳**水银豆许，倾入耳中，以耳向下，击铜物数声即出。能食人脑，非急切勿用。圣济录。**头上生虱**水银和蜡烛油揩之，一夜皆死。摘玄方。**腋下胡臭**水银、胡粉等分，以面脂和，频掺之。千金方。**少年面疱**水银、胡粉等分，研，腊猪脂和。夜涂旦拭，勿见水，三度瘥。肘后方。**老小口疮**水银一分，黄连六分，水二升，煮五合。含之，日十次。普济方。**白癜风痒**水银数拭之，即消。千金方。**虫癣瘙痒**水银、胡粉等分，研傅。又水银、芜荑，和酥傅之。外台秘要。**痔虫作痒**水银、枣膏各二两同研，绵裹纳下部，明日虫出。梅师方。**恶肉毒疮**一女年十四，腕软处生物如黄豆大，半在肉中，红紫色，痛甚，诸药不效。一方士以水银四两，白纸二张揉熟，蘸银擦之，三日自落而愈。李楼怪症方。**一切恶疮**水银、黄连、胡粉熬黄，各一两，研匀傅之，干则以唾调。肘后方。**杨梅毒疮**水银、黑铅各一钱结砂，黄丹一钱，乳香、没药各五分，为末。以纸卷作小捻，染油点灯，日照疮三次，七日见效。方广附余：用水银、黑铅结砂、银朱各二钱，白花蛇一钱，为末，作纸捻七条。头日用三条，自后日用一条，香油点灯于炉中，放被内熏之，勿透风。头上有疮，连头盖之。一方：水银一钱二分，黑铅、白锡各八分，共结砂，黄丹四分，朱砂六分，为末，分作十二纸捻，以香油浸灯盏内，点于小桶中。以被围病人坐之，以鼻细细吸烟，三日后口出恶物为效。**痘后生翳**水银一钱，虢丹五钱，研作六丸，坩锅糊定，火煅一日取出，薄绵裹之。左翳塞右耳，右翳塞左耳，自然坠下。危氏方。

水银粉宋《嘉祐》

【释名】 **汞粉**　**轻粉**拾遗**峭粉**日华**腻粉**。〔时珍曰〕轻言其质，峭言其状，腻言其性。昔萧史与秦穆公炼飞云丹，第一转乃轻粉，即此。

【修治】〔时珍曰〕升炼轻粉法：用水银一两，白矾二两，食盐一两，同研不见星，铺于铁器内，以小乌盆覆之。筛灶灰，盐水和，封固盆口。以炭打二炷香取开，则粉升于盆上矣。其白如雪，轻盈可爱。一两汞，可升粉八钱。又法：水银一两，皂矾七钱，白盐五钱，同研，如上升炼。又法：先以皂矾四两，盐一两，焰消五钱，共炒黄为曲。水银一两，又曲二两，白矾二钱，研匀，如上升炼。海客论云：诸矾不与水银相合，而绿矾和盐能制水银成粉，何也？盖水银者金之魂魄，绿矾者铁之精华，二气同根，是以暂制成粉。无盐则色不白。

【气味】 **辛，冷，无毒。**〔大明曰〕畏磁石、石黄，忌一切血，本出于丹砂故也。〔时珍曰〕温燥有毒，升也，浮也。黄连、土茯苓、陈酱、黑铅、铁浆，可制其毒。

【主治】 **通大肠，转小儿疳痹瘰疬，杀疮疥癣虫，及鼻上酒皶，风疮瘙痒。**藏器。**治痰涎积滞，水肿鼓胀，毒疮。**时珍。

【发明】〔宗奭曰〕水银粉下膈涎，并小儿涎潮瘛疭药多用。然不可常服及过多，多则损人。若兼惊则危，须审之。盖惊为心气不足，不可下。下之里虚，惊气入心，不可治。其人本虚，更须禁此，慎之至也。〔刘完素曰〕银粉能伤牙齿。盖上下齿龈属手足阳明之经，毒气感于肠胃，而精神气血水谷既不胜其毒，则毒即循经上行，而至齿龈嫩薄之分为害也。〔时珍曰〕水银乃至阴毒物，因火煅丹砂而出，加以盐、矾炼而为轻粉，加以硫黄升而为银朱，轻飞灵变，化纯阴为燥烈。其性走而不守，善劫痰涎，消积滞。故水肿风痰、湿热毒疮被劫，涎从齿龈而出，邪郁为之暂开，而疾因之亦愈。若服之过剂，或不得法，则毒气被蒸，窜入经络筋骨，莫之能出。痰涎既去，血液耗亡，筋失所养，营卫不从。变为筋挛骨痛，发为痈肿疳漏，或手足皲裂，虫癣顽痹，经年累月，遂成废痼，其害无穷。观丹客升炼水银轻粉，鼎器稍失固济，铁石撼透，况人之筋骨皮肉乎？陈文中言轻粉下痰而损心气，小儿不可轻用，伤脾败阳，必变他证，初生尤宜慎之；而演山氏谓小儿在胎，受母饮食热毒之气，畜在胸膈，故生下个个发惊，宜三日之内与黄连去热，腻粉散毒，又与人参朱砂蜜汤解清心肺，积毒既化，儿可免此患。二说不同，各有所见：一谓无胎毒者，不可轻服；一谓有胎毒者，宜预解之。用者宜审。

【附方】 旧三，新三十二。**小儿初生**浴汤中入盐少许，拭干，以腻粉少许摩其身，既不畏风，又散诸气。全幼心鉴。**初生锁肚**证由胎中热毒，结于肛门，儿生之后，闭而不通三日者。急令妇人咂儿前后心手足并脐七处，四、五次。以轻粉半钱，蜜少许，温水化开，时时与少许，以通为度。全幼心鉴。**小儿涎喘**服药不退者。用无雄鸡子一个取清，入轻粉抄十钱拌和，银器盛，置汤瓶上蒸熟。三岁儿尽食，当吐痰或泄而愈。气实者乃可用。演山活幼口议。**幼儿哯乳**不止，服此立效。腻粉一钱，盐豉七粒，去皮研匀，丸麻子大。每服三丸，藿香汤下。活幼口议。**小儿吃泥**及膗肚。用腻粉一分，沙糖和丸麻子大。空心米饮下一丸，良久泄出泥土，瘥。经验方。**大小便闭**胀闷欲死，二三日则杀人。腻粉一钱，生麻油一合，相和，空心服。圣惠方。**大便壅结**腻粉半钱，沙糖一弹丸，研丸梧子大。每服五丸，临卧温水下。又方：腻粉二钱，黄丹一钱，为末。每米饮服一钱。普济方。**血痢腹痛**腻粉五钱，定粉三钱，同研，水浸蒸饼心少许，和丸绿豆大。每服七丸或十丸。艾一枚，水一盏，煎汤下。秘宝方。**消中嗜食**多外伤瘅热，内积忧思，啖食咸物及面，致脾胃干燥，饮食倍常，不生肌肉，大便反坚，小便无度。轻粉一钱为末，姜汁拌匀，长流水下，齿浮是效。后服猪肚丸补之。危氏得效方。**一切虚风**不二散：用腻粉一两，汤煎五度如麻脚，慢火焙干，麝香半两，细研。每服一字，温水调下。孙用和秘宝方。**水气肿满**汞粉一钱，乌鸡子去黄，盛粉，蒸饼包，蒸熟取出，苦葶苈炒一钱，同蒸饼杵丸绿豆大。每年前汤下三、五丸，日三服，神效。医垒元戎。**痘疮生翳**轻粉、黄丹等分为末。左目患吹右耳，右目吹左耳，即退。王氏痘疹方。**女人面脂**太真红玉膏：轻粉、滑石、杏仁去皮等分，为末，蒸过，入脑、麝少许，以鸡子清调匀，洗面毕傅之，旬日后，色如红玉。闺阁事宜。**抓破面皮**生姜自然汁调轻粉末搽之，更无痕迹。救急方。**牙齿疼痛**轻粉一钱，大蒜一瓣，杵饼，安膈骨前陷中。先以铜钱隔了，用蚬壳盖定扎住，一宿愈。左疼安右，右疼安左。摘玄方。**风虫牙疳**脓血有虫。轻粉一钱，黄连一两，为末掺之。普济方。**小儿耳烂**轻粉、枣子灰等分，研，油调傅。摘玄方。**底耳肿痛**汁水不绝，轻粉一钱，麝香一分，为末掺之。简便方。**烂弦风眼**腻粉末，口津和，点大眦，日二三次。圣惠方。**小儿头疮**葱汁调腻粉涂之。又方：鸡子黄炒出油，入麻油及腻粉末，傅之。集简方。**小儿生癣**猪脂和轻粉抹之。直指方。**牛皮恶癣**五更食炙牛肉一片，少刻以轻粉半钱，温酒调下。直指方。**杨梅疮癣**岭南卫生方用汞粉、大风子肉等分，为末，涂之即愈。医方摘玄：用轻粉二钱，杏仁四十二个去皮，洗疮拭干搽之，不过三次即愈。干则以鹅胆汁调。**杨梅毒疮**医学统旨：用轻粉一钱，雄黄、丹砂各二钱半，槐花炒、龟版炙各一两，为末，糊丸梧子大。每服一钱，冷茶下，日二服，七日愈。杨诚经验方：用轻粉、胡桃仁、槐花炒研、红枣肉各二钱，捣丸。分作三服。初日鸡汤下，二日酒下，三日茶下。三日服尽，五日疮干，七日痂落。一方：用豮猪肾一对，去膜批开，各掺轻粉一钱扎定，麻油二两炸熟。顿食，不破口肿牙。仍服金银花药。一方：用大鸡卵一个，去黄留白，入轻粉一钱搅匀，纸糊饭上蒸熟食。**下疳阴疮**轻粉末干掺之，即结靨而愈。万表积善堂方。**臁疮不合**以齑汁温洗拭干，用葱汁调轻粉傅之。一方：轻粉五分，黄蜡一两，以粉掺纸上，以蜡铺之。缚在疮上，黄水出即愈。永类方。**痈疽恶疮**杨梅诸疮。水银一两，朱砂、雄黄各二钱半，白矾、绿豆各二两半，研匀罐盛，灯盏盖定，盐泥固济，文武火炼，升罐口扫收。每以三钱，入乳香、没药各五分，洒太乙膏上贴之，绝效，名曰五宝霜。

粉霜《纲目》

【释名】 **水银霜　白雪**纲目**白灵砂**。〔时珍曰〕以汞粉转升成霜，故曰粉霜。抱朴子云：白雪，粉霜也。以海卤为匮，盖以土鼎，勿泄精华，七日乃成。要足阳气，不为阴侵。惟姜、藕、地丁、河车可以炼之点化。在仙为玄壶，在人为精原，在丹为木精，在造化为白雪，在天为甘露。

【修治】〔时珍曰〕升炼法：用真汞粉一两，入瓦罐内令匀。以灯盏仰盖罐口，以盐泥涂缝。先以小炭火铺罐底四周，以水湿纸不住手在灯盏内擦，勿令间断。逐渐加火，至罐颈住火。冷定取出，即成霜如白蜡。按外台秘要载古方崔氏造水银霜法云：用水银十两，石硫黄十两，各以一铛熬之。良久银热黄消，急倾为一铛，少缓即不相入，仍急搅之。良久硫成灰，银不见，乃下伏龙肝末十两，盐末一两，搅之。别以盐末铺铛底一分，入药在上，又以盐末盖面一分，以瓦盆覆之，盐土和泥涂缝，炭火煅一伏时，先文后武，开盆刷下，凡一转。后分旧土为四分，以一分和霜，入盐末二两，如前法飞之讫。又以土一分，盐末二两，和飞如前，凡四转。土尽更用新土，如此七转，乃成霜用之。此法后人罕知。故附于此云。

【气味】 **辛，温，有毒**。〔时珍曰〕畏荞麦秆灰、硫黄。

【主治】 **下痰涎，消积滞，利水，与轻粉同功**。时珍。

【发明】〔元素曰〕粉霜、轻粉，亦能洁净府，去膀胱中垢腻，既毒而损齿，宜少用之。〔时珍曰〕其功过与轻粉同。

【附方】 新六。**小儿急惊**搐搦涎盛。粉霜二钱，白牵牛炒、轻粉各一钱，为末。每服一字，薄荷汤下，吐涎为效。全婴方。**小儿躁渴**粉霜一字，大儿半钱，莲花汤调下。冬月用莲肉。保幼大全。**风热惊狂**神白丹：治伤寒积热，及风生惊搐，或如狂病，诸药不效。粉霜一两，以白面六钱，和作饼子，炙熟同研，轻粉半两，铅白霜二钱半，为末，滴水丸梧子大。每服十丸至十五丸，米饮下。宣明方。**瘫疹生翳**粉霜八分，朱砂一钱，为末。水调少许，倾入耳内。鸿飞集。**腋下胡臭**粉霜、水银等分，以面脂和涂之。圣济录。**杨梅恶疮**粉霜一味搽之。集简方。

银朱《纲目》

【释名】 **猩红　紫粉霜**。〔时珍曰〕昔人谓水银出于丹砂，熔化还复为朱者，即此也。名亦由此。

【集解】〔时珍曰〕胡演丹药秘诀云：升炼银朱，用石亭脂二斤，新锅内熔化，次下水银一斤，炒作青砂头，炒不见星。研末罐盛，石版盖住，铁线缚定，盐泥固济，大火煅之。待冷取出，贴罐者为银朱，贴口者为丹砂。今人多以黄丹及矾红杂之，其色黄黯，宜辨之。真者谓之水华朱。每水银一斤，烧朱一十四两八分，次朱三两五钱。

【气味】 **辛，温，有毒。**

【主治】 **破积滞，劫痰涎，散结胸，疗疥癣恶疮，杀虫及虱，功同粉霜**。时珍。

【发明】〔时珍曰〕银朱乃硫黄同汞升炼而成，其性燥烈，亦能烂龈挛筋，其功过与轻粉同也。今厨人往往以之染色供馔，宜去之。

【附方】 新二十。**小儿内钓**多啼。银朱半钱，乳香、煨蒜各一钱，为末，研丸黍米大。半岁五丸，薄荷汤下。心鉴。**男女阴毒**银朱、轻粉各一钱，用五日独蒜一枚，捣和作饼。贴手心，男左女右，两手合定，放阴下，顷间气回、汗出即愈。但口中微有气，即活。唐瑶经验方。**痰气结胸**鹤顶丹：不问阴阳虚实，妙过陷胸、泻心等药。用银朱半两，明矾一两，同碾。以熨斗盛火，瓦盏盛药，熔化，急刮搓丸。每服一钱，真茶入姜汁少许服之。心上隐隐有声，结胸自散。不动脏腑，不伤真气，明矾化痰，银朱破积故也。曾世荣活幼全书。**正水肿病**大便利者。银朱半两，硫黄煅四两，为末，面糊丸梧子大。每饮下三十丸。普济方。**咽喉疼痛**银朱、海螵蛸末等分，吹之取涎。救急方。**火焰丹毒**银朱调鸡子清涂之。李楼怪症方。**汤火灼伤**银朱研细，菜油调傅，二次愈。多能鄙事。**疽疮发背**银朱、白矾等分，煎汤温洗，却用桑柴火远远炙之，日三次，甚效。救急方。**鱼脐丁疮**四面赤，中央黑。银朱，水和丸。每服一丸，温酒下，名走马丹。普济方。**杨梅毒疮**银朱、官香等分，为末，以纸卷作捻，点灯置桶中。以鼻吸烟，一日一作，七日愈。又方：银朱二钱，孩儿茶一钱，龙挂香一钱，皂角子一钱，为末。如上法用。又方：银朱、轻粉各一钱，黄蜡、清油各一两，化开和收。以油纸摊贴，疮痂自脱也。**筋骨疼痛**猩红三钱，枯矾四钱，为末，作三纸捻。每旦以一捻蘸油点火熏脐，被覆卧之，取汗。纂要奇方。**日久顽疮**不收者。银朱一钱，千年地下石灰五分，松香五钱，香油一两，为末。化摊纸上贴之。应急良方。**臁疮不敛**方同上。**血风臁疮**生脚股上，乃湿毒成风也。黄蜡一两溶化，入银朱一两，搅摊纸上，刺孔贴之。简便方。**黄水湿疮**银朱、盐梅和捣傅之。集玄方。**癣疮有虫**银朱、牛骨髓、桐油调搽。医方摘要。**头上生虱**银朱浸醋，日日梳头。包银朱纸以碗覆烧之，茶清洗下烟子，揉之，包头一夜，至旦虱尽死。积德堂方。

灵砂《证类》

【释名】**二气砂**。〔慎微曰〕茅亭客话载，以灵砂饵胡孙、鹦鹉、鼠、犬等，变其心，辄会人言，丹之通为灵者。〔时珍曰〕此以至阳钩至阴，脱阴反阳，故曰灵砂。

【修治】〔慎微曰〕灵砂，用水银一两，硫黄六铢，细研炒作青砂头，后入水火既济炉，抽之如束针纹者，成就也。〔时珍曰〕按胡演丹药秘诀云：升灵砂法：用新锅安逍遥炉上，蜜揩锅底，文火下烧，入硫黄二两熔化，投水银半斤，以铁匙急搅，作青砂头。如有焰起，喷醋解之。待汞不见星，取出细研，盛入水火鼎内，盐泥固济，下以自然火升之，干水十二盏为度，取出如束针纹者，成矣。庚辛玉册云：灵砂者，至神之物也。硫汞制而成形，谓之丹基。夺天地造化之功，窃阴阳不测之妙。可以变化五行，炼成九还。其未升鼎者，谓之青金丹头；已升鼎者，乃曰灵砂。灵砂有三：以一伏时周天火而成者，谓之金鼎灵砂；以九度抽添用周天火而成者，谓之九转灵砂；以地数三十日炒炼而成者，谓之医家老火灵砂。并宜桑灰淋醋煮伏过用，乃良。

【气味】**甘，温，无毒。**

【主治】**五脏百病，养神安魂魄，益气明目，通血脉，止烦满，益精神，杀精魅恶鬼气。久服通神明不老，轻身神仙，令人心灵。**慎微。**主上盛下虚，痰涎壅盛，头旋吐逆，霍乱反胃，心腹冷痛，升降阴阳，既济水火，调和五脏，辅助元气。研末，糯糊为丸，枣汤服，最能镇坠，神丹也。**时珍。

【发明】〔时珍曰〕硫黄，阳精也；水银，阴精也。以之相配，夫妇之道，纯阴纯阳，二体合璧。故能夺造化之妙，而升降阴阳，既济水火，为扶危拯急之神丹，但不可久服尔。苏东坡言：此药治久患反胃，及一切吐逆，小儿惊吐，其效如神，有配合阴阳之妙故也。时珍常以阴阳水送之，尤妙。

【附方】 新七。**伏热吐泻**阴阳丸：用硫黄半两，水银一钱，研黑，姜汁糊丸小豆大。三岁三丸，冷水下；大人三、四十丸。郑氏小儿方。**诸般吐逆**方同上。**霍乱吐逆**不问虚实冷热。二气散，一名青金丹：用水银、硫黄等分，研不见星。每服一字至半钱，生姜汤调下。钱氏小儿方。**脾疼反胃**灵砂一两，蚌粉一两，同炒赤，丁香、胡椒各四十九粒，为末，自然姜汁煮，半夏粉糊丸梧子大。每姜汤下二十丸。普济方。**冷气心痛**灵砂三分，五灵脂一分，为末，稀糊丸麻子大。每服二十丸，食前石菖蒲、生姜汤下。直指方。**九窍出血**因暴惊而得，其脉虚者。灵砂三十粒，人参汤下，三服愈。此证不可错认作血得热则流，妄用凉药误事。杨仁斋直指方。**养正丹**又名交泰丹，乃宝林真人谷伯阳方也。却邪辅正，助阳接真。治元气亏虚，阴邪交荡，上盛下虚，气不升降，呼吸不足，头旋气短，心怯惊悸，虚烦狂言，盗汗，腹痛腰痛，反胃吐食，霍乱转筋，咳逆。又治中风涎潮，不省人事，阳气欲脱，四肢厥冷。伤寒阴盛自汗，唇青脉沉。妇人产后月候不匀，带下腹痛。用黑盏一只，入黑铅溶汁，次下水银，次下朱砂末，炒不见星，少顷乃下硫黄末，急搅。有焰，酒醋解之。取出研末，糯粉煮糊丸绿豆大。每服二十丸，盐汤下。四味皆等分。此药升降阴阳，既济心肾，神效，不可具述。和剂局方。

雄黄《本经》中品

【释名】 **黄金石**本经**石黄**唐本**熏黄**。〔普曰〕雄黄生山之阳，是丹之雄，所以名雄黄也。〔恭曰〕出石门者名石黄，亦是雄黄，而通名黄金石，石门者为劣尔。恶者名熏黄，止用熏疮疥，故名之。〔藏器曰〕今人敲取石黄中精明者为雄黄，外黑者为熏黄。雄黄烧之不臭，熏黄烧之则臭，以此分别。〔权曰〕雄黄，金之苗也。故南方近金冶处时有之，但不及西来者真好尔。〔宗奭曰〕非金苗也。有金窟处无雄黄。〔时珍曰〕雄黄入点化黄金用，故名黄金石，非金苗也。

【集解】〔别录曰〕雄黄生武都山谷、敦煌山之阳，采无时。〔弘景曰〕武都，氐、羌也，是为仇池。宕、昌亦有之，小劣。敦煌在凉州西数千里，近来纷扰，皆用石门、始兴石黄之好者耳。凉州黄好者作鸡冠色，不臭而坚实。其黯黑及虚软者，不好也。〔恭曰〕宕昌、武都者为佳，块方数寸，明澈如鸡冠，或以为枕，服之辟恶。其青黑坚者，不入药用。贞观年中，以宕州新出有得方数尺者，但重脆不可全致之耳。〔禹锡曰〕水经注云：黄水出零陵县，西北连巫山，溪出雄黄，颇有神异。常以冬月祭祀，凿石深数丈，方采得之，故溪水取名焉。又抱朴子云：雄黄当得武都山中出者，纯而无杂，其赤如鸡冠，光明晔晔者，乃可用。其但纯黄似雌黄色无光者，不任作仙药，可合理病药耳。〔颂曰〕今阶州即古武都，山中有之，形块如丹砂，明澈不夹石，其色如鸡冠者真。有青黑色而坚者名熏黄，有形色似真而气臭者名臭黄，并不入服食，只可疗疮疥。其臭以醋洗之便去，足以乱真，尤宜辨。又阶州接西戎界，出一种水窟雄黄，生于山岩中有水流处。其石名青烟石、白鲜石。雄黄出其中，其块大者如胡桃，小者如粟豆，上有孔窍，其色深红而微紫，体极轻虚而功用更胜，丹灶家尤贵重之。〔时珍曰〕武都水窟雄黄，北人以充丹砂，但研细色带黄耳。丹房镜源云：雄黄千年化为黄金。武都者上，西番次之。铁色者上，鸡冠次之。以沉水银脚铁末上拭了，旋有黄衣生者为真。一云：验之可以熁虫死者为真，细嚼口中含汤不臭辣者次之。〔敩曰〕凡使勿用臭黄，气臭；黑鸡黄，色如乌鸡头；夹腻黄，一重黄，一重石，并不堪用。真雄黄，似鹧鸪鸟肝色者为上。

【修治】〔敩曰〕每雄黄三两，以甘草、紫背天葵、地胆、碧棱花各五两，细锉，东流水入坩锅中，煮三伏时，漉出，捣如粉，水飞澄去黑者，晒干再研用。其内有劫铁石，又号赴矢黄，能劫于铁，并不入药用。〔思邈曰〕凡服食用武都雄黄，须油煎九日九夜，乃可入药；不尔有毒，慎勿生用。〔时珍曰〕一法：用米醋入萝卜汁煮干用良。〔抱朴子曰〕饵法：或以蒸煮，或以消石化为水，或以猪脂裹蒸之于赤土下，或以松脂和之，或以三物炼之，引之如布，白如冰。服之令人长生，除百病，杀三虫。伏火者，可点铜成金，变银成金。

【气味】**苦，平、寒，有毒**。〔别录曰〕甘，大温。〔权曰〕辛，有大毒。〔大明曰〕微毒。〔土宿真君曰〕南星、地黄、莴苣、五加皮、紫河车、地榆、五叶藤、黄芩、白芷、当归、地锦、鹅肠草、鸡肠草、苦参、鹅不食草、圆桑、猬脂，皆可制雄黄。

【主治】**寒热，鼠瘘恶疮，疽痔死肌，杀精物恶鬼邪气百虫毒，胜五兵。炼食之，轻身神仙**。本经。**疗疥虫䘌疮，目痛，鼻中息肉，及绝筋破骨，百节中大风，积聚癖气，中恶腹痛鬼疰，杀诸蛇虺毒，解藜芦毒，悦泽人面。饵服之者，皆飞入脑中，胜鬼神，延年益寿，保中不饥。得铜可作金**。别录。**主疥癣风邪，癫痫岚瘴，一切虫兽伤**。大明。**搜肝气，泻肝风，消涎积**。好古。**治疟疾寒热，伏暑泄痢，酒饮成癖惊痫，头风眩运，化腹中瘀血，杀劳虫疳虫**。时珍。

【发明】〔权曰〕雄黄能杀百毒，辟百邪，杀蛊毒。人佩之，鬼神不敢近；入山林，虎狼伏；涉川水，毒物不敢伤。〔抱朴子曰〕带雄黄入山林，即不畏蛇。若蛇中人，以少许傅之，登时愈。吴楚之地，暑湿郁蒸，多毒虫及射工、沙虱之类，但以雄黄、大蒜等分，合捣一丸佩之。或已中者，涂之亦良。〔宗奭曰〕焚之，蛇皆远去。治蛇咬方，见五灵脂下。唐书云：甄立言究习方书，为太常丞。有尼年六十余，患心腹鼓胀，身体羸瘦，已二年。立言诊之，曰：腹内有虫，当是误食发而然。令饵雄黄一剂，须臾吐出一蛇，如拇指，无目，烧之犹有发气，乃愈。又明皇杂录云：有黄门奉使交广回。太医周顾曰：此人腹中有蛟龙。上惊问黄门有疾否？曰：臣驰马大庾岭，热困且渴，遂饮涧水，竟腹中坚痞如石。周遂以消石、雄黄煮服之。立吐一物，长数寸，大如指，视之鳞甲皆具。此皆杀蛊毒之验也。〔颂曰〕雄黄治疮疡尚矣。周礼：疡医，疗疡以五毒攻之。郑康成注云：今医方有五毒之药，作之，合黄堥，置石胆、丹砂、雄黄、矾石、磁石其中，烧之三日三夜，其烟上着，鸡羽扫取以注疮，恶肉破骨则尽出也。杨亿笔记载：杨嵎少时，有疡生于颊，连齿辅车，外肿若覆瓯，内溃出脓血，痛楚难忍，百疗弥年不瘥。人令依郑法烧药注之，少顷，朽骨连牙溃出，遂愈。信古方攻病之速也。黄堥音武。即今有盖瓦合也。〔时珍曰〕五毒药。范汪东阳方变为飞黄散，治缓疽恶疮，蚀恶肉。其法取瓦盆一个，安雌黄于中，丹砂居南。磁石居北，曾青居东，白石英居西，矾石居上，石膏次之，钟乳居下，雄黄覆之，云母布于下，各二两末。以一盆盖之，羊毛泥固济，作三隅灶，以陈苇烧一日，取其飞黄用之。夫雄黄乃治疮杀毒要药也，而入肝经气分，故肝风肝气、惊痫痰涎、头痛眩运、暑疟泄痢、积聚诸病，用之有殊功。又能化血为水。而方士乃炼治服饵，神异其说，被其毒者多矣。按洪迈夷坚志云：虞雍公允文感暑痢，连月不瘥。忽梦至一处，见一人如仙官，延之坐。壁间有药方，其辞云：暑毒在脾，湿气连脚；不泄则痢，不痢则疟。独炼雄黄，蒸饼和药；别作治疗，医家大错。公依方。用雄黄水飞九度，竹筒盛，蒸七次，研末，蒸饼和丸梧子大。每甘草汤下七丸，日三服。果愈。太平广记载成都刘无名服雄黄长生之说，方士言尔，不可信。

【附方】 旧十三，新四十九。**卒中邪魔**雄黄末吹鼻中。集验方。**鬼击成病**血漏腹中，烦满欲绝。雄黄粉酒服一刀圭，日三服，化血为水也。孙真人千金方。**辟禳魇魔**以雄黄带头上，或以枣许系左腋下，终身不魇。张文仲方。**家有邪气**用真雄黄三钱，水一碗，以东南桃枝咒洒满屋，则绝迹。勿令妇女见知。集简方。**女人病邪**女人与邪物交通，独言独笑，悲思恍惚者。雄黄一两，松脂二两，溶化，以虎爪搅之，丸如弹子。夜烧于笼中，令女坐其上，以被蒙之，露头在外，不过三剂自断。仍以雄黄、人参、防风、五味子等分为末，每旦井水服方寸匕，取愈。肘后方。**小丹服法**雄黄、柏子仁各二斤，松脂炼过十斤，合捣为丸。每旦北向服五丸。百日后，拘魂制魄，与神人交见。太上玄变经。**转女为男**妇人觉有妊，以雄黄一两，绛囊盛之，养胎转女成男，取阳精之全于地产也。千金方。**小儿诸痫**雄黄、朱砂等分为末。每服一钱，猪心血入齑水调下。直指方。**骨蒸发热**雄黄末一两，入小便一升，研如粉。乃取黄理石一枚，方圆一尺者，炭火烧之三食顷，浓淋汁于石上。置薄毡于上，患人脱衣坐之，衣被围住，勿令泄气，三、五度瘥。外台秘要。**伤寒咳逆**服药无效。雄黄二钱，酒一盏，煎七分，乘热嗅其气，即止。活人书。**伤寒狐惑**虫蚀下部，痛痒不止。雄黄半两，烧于瓶中，熏其下部。圣惠方。**偏头风病**至灵散：用雄黄、细辛等分为末。每以一字吹鼻，左痛吹右，右痛吹左。博济方。**五尸注病**发则痛变无常，昏恍沉重，缠结脏腑，上冲心胁，即身中尸鬼接引为害也。雄黄、大蒜各一两，杵丸弹子大。每热酒服一丸。肘后方。**腹胁痞块**雄黄一两，白矾一两，为末，面糊调膏摊贴，即见功效。未效再贴，待大便数百斤之状乃愈，秘方也。集玄方。**胁下痃癖**及伤饮食。煮黄丸：用雄黄一两，巴豆五钱，同研，入白面二两，滴水为丸梧子大。每服二十四丸，浆水煮三十沸，入冷浆水沉冷吞下，以利为度，如神。保命集。**饮酒成癖**酒癥丸：治饮酒过度，头旋恶心呕吐，及酒积停于胃间，遇饮即吐，久而成癖。雄黄皂角子大六个，巴豆连皮油十五个，蝎梢十五个，同研，入白面五两半，滴水丸豌豆大，将干，入麸内炒香。将一粒放水试之，浮则取起收之。每服二丸，温酒下。和剂局方。**发癥饮油**有饮油五升以来方快者，不尔则病。此是发入于胃，气血裹之，化为虫也。雄黄半两为末，水调服之，虫自出。夏子益奇疾方。**癥瘕积聚**去三尸，益气延年却老。雄黄二两为末，水飞九度，入新竹筒内，以蒸饼一块塞口，蒸七度，用好粉脂一两，和丸绿豆大。每服七丸，酒下，日三服。千金方。**小腹痛满**不得小便。雄黄末蜜丸，塞阴孔中。伤寒类要。**阴肿如斗**痛不可忍。雄黄、矾石各二两，甘草一尺，水五升，煮二升，浸之。肘后方。**中饮食毒**雄黄、青黛等分，为末。每服二钱。新汲水下。邓笔峰方。**虫毒蛊毒**雄黄、生矾等分，端午日研化，蜡丸梧子大。每服七丸，念药王菩萨七遍，熟水下。苏东坡良方。**结阴便血**雄黄不拘多少，入枣内，线系定，煎汤。用铅一两化汁，倾入汤内同煮，自早至晚，不住添沸汤，取出为末，共枣杵和丸梧子大。每服三十丸，煎黑铅汤空心下，只三服止。普济方。**暑毒泄痢**方见发明下。**中风舌强**正舌散：用雄黄、荆芥穗等分，为末。豆淋酒服二钱。卫生宝鉴。**破伤中风**雄黄、白芷等分，为末。酒煎灌之，即苏。邵真人经验方。**风狗咬伤**雄黄五钱，麝香二钱，为末，酒下，作二服。救急良方。**百虫入耳**雄黄烧捻熏之，自出。十便良方。**马汗入疮**雄黄、白矾各一钱，乌梅三个，巴豆一个，合研。以油调半钱傅之良。经验方。**蜘蛛伤人**雄黄末傅之。朝野佥载。**金疮内漏**雄黄末豆大，纳之，仍以小便服五钱，血皆化为水。肘后方。**杖疮肿痛**雄黄二分，密陀僧一分，研末。水调傅之，极妙。救急方。**中药箭毒**雄黄末傅之，沸汁出愈。外台秘要。**解藜芦毒**水服雄黄末一钱。外台。**小儿痘疔**雄黄一钱，紫草三钱，为末，胭脂汁调。先以银簪挑破，搽之极妙。痘疹证治。**白秃头疮**雄黄、猪胆汁和傅之。圣济录。**眉毛脱落**雄黄末一两，醋和涂之。圣济录。**筋肉化虫**有虫如蟹走于皮下，作声如小儿啼，为筋肉之化。雄黄、雷丸各一两为末，掺猪肉上炙熟，吃尽自安。夏氏奇疾方。**风痒如虫**成炼雄黄、松脂等分，研末，蜜丸梧子大。每饮下十丸，日三服，百日愈。忌酒肉盐豉。千金方。**丁疮恶毒**千金方：刺四边及中心，以雄黄末傅之，神验。积德堂方：用雄黄、蟾酥各五分，为末，葱、蜜捣丸小米大，以针刺破疮顶，插入，甚妙。**广东恶疮**雄黄一钱半，杏仁三十粒去皮，轻粉一钱，为末，洗净，以雄猪胆汁调上，二、三日即愈。百发百中，天下第一方，出武定侯府内。积德堂方。**蛇缠恶疮**雄黄末，醋调傅之。普济方。**缠喉风痹**雄黄磨新汲水一盏服，取吐、下愈。续十全方。**风热痛**用雄黄、干姜各等分，为末。嗃鼻，左痛嗃右，右痛嗃左。**牙齿虫痛**雄黄末，和枣肉丸，塞孔中。类要。**走马牙疳**臭烂出血。雄黄豆大七粒，每粒以淮枣去核包之，铁线串，于灯上烧化为末。每以少许掺之，去涎，以愈为度。全幼心鉴。**小儿牙疳**雄黄一钱，铜绿二钱，为末贴之。陈氏小儿方。**疳虫蚀齿**雄黄、葶苈等分，研末，腊猪胆和，以槐枝点之。金匮方。**耳出臭脓**雄黄、雌黄、硫黄等分为末，吹之。圣济方。**臁疮日久**雄黄二钱，陈艾五钱，青布卷作大捻。烧烟熏之，热水流出，数次愈。笔峰杂兴。**鼻准赤色**雄黄、硫黄各五钱，水粉二钱，用头生乳汁调傅，不过三、五次愈。摄生妙用方。

熏黄

【主治】 **恶疮疥癣，杀虫虱，和诸药熏嗽。**

【附方】 新五。**小便不通**熏黄末豆许，内孔中，良。崔氏方。**卅年呷嗽**熏黄、木香、莨菪子等分为末，羊脂涂青纸上，以末铺之，竹筒烧烟，吸之。崔氏方。**咳嗽熏法**熏黄一两，以蜡纸调卷作筒十枚，烧烟吸咽，取吐止。一日一熏，惟食白粥，七日后以羊肉羹补之。千金方。**水肿上气**咳嗽腹胀。熏黄一两，款冬花二分，熟艾一分，以蜡纸铺艾，洒二末于上，苇管卷成筒，烧烟，吸咽三十口则瘥。三日尽一剂，百日断盐、醋。外台秘要。**手足甲疽**熏黄、蛇皮等分为末。以泔洗净，割去甲，入肉处傅之，一顷痛定，神效。近效方。

雌黄《本经》中品

【释名】 **砒七火切**。〔时珍曰〕生山之阴，故曰雌黄。土宿本草云：阳石气未足者为雌，已足者为雄，相距五百年而结为石。造化有夫妇之道，故曰雌雄。

【集解】〔别录曰〕雌黄生武都山谷，与雄黄同山生。其阴山有金，金精熏则生雌黄。采无时，〔弘景曰〕今雌黄出武都仇池者，谓之武都仇池黄，色小赤。出扶南林邑者，谓之昆仑黄，色如金，而似云母甲错，画家所重。既有雌雄之名，又同山之阴阳，合药便当以武都为胜。仙经无单服法，惟以合丹砂、雄黄飞炼为丹尔。金精是雌黄，铜精是空青，而服空青反胜于雌黄，其义难了。〔敩曰〕雌黄一块重四两，拆开得千重，软如烂金者，佳；其夹石及黑如铁色者，不可用。〔时珍曰〕按独孤滔丹房镜源云：背阴者。雌黄也。淄成者，即黑色轻干。如焦锡块。臭黄作者，硬而无衣。试法：但于甲上磨之，上色者好。又烧熨斗底，以雌划之，如赤黄线一道者好。舶上来如噀血者上，湘南者次之，青者尤佳。叶子者为上，造化黄金非此不成。亦能柔五金，干汞，转硫黄，伏粉霜。又云：雄黄变铁，雌黄变锡。

【修治】〔敩曰〕凡修事，勿令妇人、鸡、犬、新犯淫人、有患人、不男人、非形人，及曾是刑狱臭秽之地；犯之则雌黄黑如铁色，不堪用也，反损人寿。每四两，用天碧枝、和阳草、粟遂子草各五两，入瓷锅中煮三伏时，其色如金汁，一垛在锅底下。用东流水猛投于中，如此淘三度，去水拭干，臼中捣筛，研如尘用。又曰：雌得芹花，立便成庾。芹花一名立起草，形如芍药，煮雌能住火也。

【气味】 **辛，平，有毒**。〔别录曰〕大寒。不入汤用。〔土宿真君曰〕芎䓖、地黄、独帚、益母、羊不食草、地榆、五加皮、瓦松、冬瓜汁，皆可制伏。又雌见铅及胡粉则黑。

【主治】 **恶疮头秃痂疥，杀毒虫虱身痒邪气诸毒。炼之久服，轻身增年不老**。本经。**蚀鼻内息肉，下部䘌疮，身面白驳，散皮肤死肌，及恍惚邪气，杀蜂蛇毒。久服令人脑满**。别录。**治冷痰劳嗽，血气虫积，心腹痛，癫痫，解毒**。时珍。

【发明】〔保升曰〕雌黄法土，故色黄而主脾。〔时珍曰〕雌黄、雄黄同产，但以山阳山阴受气不同分别。故服食家重雄黄，取其得纯阳之精也；雌黄则兼有阴气故尔。若夫治病，则二黄之功亦仿佛，大要皆取其温中、搜肝杀虫、解毒祛邪焉尔。

【附方】 旧七，新五。**反胃吐食**雌黄一分，甘草生半分，为末，饭丸梧子大。

以五叶草、糯米煎汤，每服四丸。圣济录。**停痰在胃**喘息不通，呼吸欲绝。雌黄一两，雄黄一钱，为末，化蜡丸弹子大。每服一丸，半夜时投热糯米粥中食之。济生方。**心痛吐水**不下饮食，发止不定。雌黄二两，醋二斤，慢火煎成膏，用干蒸饼和丸梧子大，每服七丸，姜汤下。圣惠方。**妇人久冷**血气攻心，痛不止。以叶子雌黄二两，细研，醋一升，煎浓，和丸小豆大，每服十五丸，醋汤下。圣惠方。**小腹痛满**天行病，小腹满，不得小便。雌黄末蜜丸，纳尿孔中，入半寸。肘后方。**癫痫瘛疭**眼暗嚼舌。雌黄、黄丹炒各一两，为末，入麝香少许，以牛乳汁半升熬成膏，和杵千下，丸麻子大。每温水服三、五丸。直指方。**肺劳咳嗽**雌黄一两，入瓦合内，不固济，坐地上，以灰培之，厚二寸。以炭一斤簇定顶，火煅三分去一，退火出毒，为末，蟾酥和丸粟米大。每日空心杏仁汤下三丸。斗门方。**久嗽暴嗽**金粟丸：用叶子雌黄一两研。以纸筋泥固济小合子一个，令干，盛药。水调赤石脂封口，更以泥封，待干，架在地上，炭火十斤簇煅。候火消三分之一，去火候冷取出，当如镜面，光明红色。钵内细研，蒸饼丸粟米大。每服三丸、五丸，甘草水服。服后睡良久。胜金方。**肾消尿数**干姜半两，以盐四钱炒黄成颗，雌黄一两半，为末，蒸饼和丸绿豆大。每服十丸至三十丸，空心盐汤下。圣济录。**小便不禁**颗块雌黄一两半研，干姜半两、盐四钱同炒姜色黄，为末，水和蒸饼丸绿豆大。每服十丸至二十丸，空心盐汤下之。经验方。**乌癞虫疮**雌黄粉，醋和鸡子黄调，涂之。圣惠方。**牛皮顽癣**雌黄末，入轻粉，和猪膏傅之。直指方。

石膏《本经》中品

【释名】 **细理石**别录**寒水石**纲目。〔震亨曰〕火煅细研醋调，封丹灶，其固密甚于脂膏。此盖兼质与能而得名，正与石脂同意。〔时珍曰〕其文理细密，故名细理石。其性大寒如水，故名寒水石，与凝水石同名异物。

【集解】〔别录曰〕石膏生齐山山谷及齐卢山、鲁蒙山，采无时。细理白泽者良，黄者令人淋。〔弘景曰〕二郡之山，即青州、徐州也。今出钱塘县，皆在地中，雨后时时自出，取之如棋子，白澈最佳。彭城者亦好。近道多有而大块，用之不及彼也。仙经不须此。〔恭曰〕石膏、方解石大体相似，而以未破为异。今市人皆以方解代石膏，未见有真石膏也。石膏生于石旁。其方解不因石而生，端然独处，大者如升，小者如拳，或在土中，或生溪水，其上皮随土及水苔色，破之方解，大者方尺。今人以此为石膏，疗风去热虽同，而解肌发汗不如真者。〔大明曰〕石膏通亮，理如云母者上。又名方解石。〔敩曰〕凡使勿用方解石。方解虽白不透明，其性燥；若石膏则出剡州茗山县义情山，其色莹净如水精，性良善也。〔颂曰〕石膏今汾、孟、虢、耀州，兴元府亦有之。生于山石上，色至莹白，与方解石肌理形段刚柔绝相类。今难得真者。用时，惟以破之皆作方棱者，为方解石。今石膏中时时有莹澈可爱有纵理而不方解者，或以为石膏；然据本草又似长石。或又谓青石间往往有白脉贯彻类肉之膏肪者，为石膏；此又本草所谓理石也。不知石膏定是何物？今且依市人用方解石尔。〔阎孝忠曰〕南方以寒水石为石膏，以石膏为寒水石，正与汴京相反，乃大误也。石膏洁白坚硬，有墙壁。寒水石则软烂，以手可碎，外微青黑，中有细文。又一种坚白全类石膏，而敲之成方者，名方解石也。〔承曰〕陶言钱塘山中雨后时自出。今钱塘人凿山取之甚多，捣作齿药货用，浙人呼为寒水石，入药最胜他处者。〔宗奭曰〕石膏纷辩不决，未悉厥理。本草只言生齐山、卢山、蒙山，细理白泽者良，即知他处者非石膏也。〔震亨曰〕本草药之命名，多有意义，或以色，或以形，或以气，或以质，或以味，或以能，或以时是也。石膏固济丹炉，苟非有膏，岂能为用？此盖兼质与能而得名。昔人以方解为石膏，误矣。石膏味甘而辛，本阳明经药，阳明主肌肉。其甘也，能缓脾益气，止渴去火。其辛也，能解肌出汗，上行至头，又入太阴、少阳。彼方解石，止有体重质坚性寒而已，求其有膏而可为三经之主治者焉在哉？〔时珍曰〕石膏有软、硬二种。软石膏，大块生于石中，作层如压扁米糕形，每层厚数寸。有红白二色，红者不可服，白者洁净，细文短密如束针，正如凝成白蜡状，松软易碎，烧之即白烂如粉。其中明洁，色带微青，而文长细如白丝者，名理石也。与软石膏乃一物二种，碎之则形色如一，不可辨矣。硬石膏，作块而生，直理起棱，如马齿坚白，击之则段段横解，光亮如云母、白石英，有墙壁，烧之亦易散，仍硬不作粉。其似硬石膏成块，击之块块方解，墙壁光明者，名方解石也，烧之则姹散亦不烂。与硬石膏乃一类二种，碎之则形色如一，不可辨矣。自陶弘景、苏恭、大明、雷敩、苏颂、阎孝忠皆以硬者为石膏，软者为寒水石；至朱震亨始断然以软者为石膏，而后人遵用有验，千古之惑始明矣。盖昔人所谓寒水石者，即软石膏也；所谓硬石膏者，乃长石也。石膏、理石、长石、方解石四种，性气皆寒，俱能去大热结气；但石膏又能解肌发汗为异尔。理石即石膏之类，长石即方解之类，俱可代用，各从其类也。今人以石膏收豆腐，乃昔人所不知。

【修治】〔敩曰〕凡使，石臼中捣成粉，罗过，生甘草水飞过，澄晒筛研用。〔时珍曰〕古法惟打碎如豆大，绢包入汤煮之。近人因其性寒，火煅过用，或糖拌炒过，则不妨脾胃。

【气味】 **辛，微寒，无毒**。〔别录曰〕甘，大寒。〔好古曰〕入足阳明、手太阴、少阳经气分。〔之才曰〕鸡子为之使。恶莽草、巴豆、马目毒公。畏铁。

【主治】 **中风寒热，心下逆气惊喘，口干舌焦，不能息，腹中坚痛，除邪鬼，产乳金疮。**本经。**除时气头痛身热，三焦大热，皮肤热，肠胃中结气，解肌发汗，止消渴烦逆，腹胀暴气，喘息咽热，亦可作浴汤。**别录。**治伤寒头痛如裂，壮热皮如火燥。和葱煎茶，去头痛。**甄权。**治天行热狂，头风旋，下乳，揩齿益齿。**大明。**除胃热肺热，散阴邪，缓脾益气。**李杲。**止阳明经头痛，发热恶寒，日晡潮热，大渴引饮，中暑潮热，牙痛。**元素。

【发明】〔成无己曰〕风，阳邪也；寒，阴邪也；风喜伤阳，寒喜伤阴。营卫阴阳，为风寒所伤，则非轻剂所能独散；必须轻重之剂同散之，乃得阴阳之邪俱去，营卫之气俱和。是以大青龙汤，以石膏为使。石膏乃重剂，而又专达肌表也。又云：热淫所胜，佐以苦甘。知母、石膏之苦甘以散热。〔元素曰〕石膏性寒，味辛而淡，气味俱薄，体重而沉，降也阴也，乃阳明经大寒之药。善治本经头痛牙痛，止消渴、中暑、潮热。然能寒胃，令人不食，非腹有极热者，不宜轻用。又阳明经中热，发热恶寒，燥热，日晡潮热，肌肉壮热，小便浊赤，大渴引饮，自汗，苦头痛之药，仲景用白虎汤是也。若无以上诸证，勿服之。多有血虚发热象白虎证，及脾胃虚劳，形体病证，初得之时，与此证同。医者不识而误用之，不可胜救也。〔杲曰〕石膏，足阳明药也。故仲景治伤寒阳明证，身热、目痛、鼻干、不得卧。身以前，胃之经也。胸前，肺之室也。邪在阳明，肺受火制，故用辛寒以清肺气，所以有白虎之名。又治三焦皮肤大热，入手少阳也。凡病脉数不退者，宜用之；胃弱者，不可用。〔宗奭曰〕孙兆言，四月以后天气热时，宜用白虎。但四方气候不齐，岁中运气不一，亦宜两审。其说甚雅。〔时珍曰〕东垣李氏云，立夏前多服白虎汤者，令人小便不禁，此乃降令太过也。阳明津液不能上输于肺，肺之清气亦复下降故尔。初虞世古今录验方，治诸蒸病有五蒸汤，亦是白虎加人参、茯苓、地黄、葛根，因病加减。王焘外台秘要治骨蒸劳热久嗽，用石膏文如束针者一斤，粉甘草一两，细研如面，日以水调三、四服。言其无毒有大益，乃养命上药，不可忽其贱而疑其寒。名医录言，睦州杨士丞女，病骨蒸内热外寒，众医不瘥，处州吴医用此方而体遂凉。愚谓此皆少壮肺胃火盛，能食而病者言也。若衰暮及气虚血虚胃弱者，恐非所宜。广济林训导年五十，病痰嗽发热。或令单服石膏药至一斤许，遂不能食，而咳益频，病益甚，遂至不起。此盖用药者之瞀瞀也，石膏何与焉？杨士瀛云：石膏煅过，最能收疮晕，不至烂肌。按刘跋钱乙传云：宗室子病呕泄，医用温药加喘。乙曰：病本中热，奈何以刚剂燥之，将不得前后溲，宜与石膏汤。宗室与医皆不信。后二日果来召。乙曰：仍石膏汤证也。竟如言而愈。又按：古方所用寒水石，是凝水石；唐宋以来诸方所用寒水石，即今之石膏也，故寒水石诸方多附于后。近人又以长石、方解石为寒水石，不可不辨之。

【附方】旧四，新二十五。**伤寒发狂**逾垣上屋。寒水石二钱，黄连一钱，为末。煎甘草冷服，名鹊石散。本事方。**风热心躁**口干狂言，浑身壮热，寒水石半斤，烧半日，净地坑内盆合，四面湿土拥起，经宿取出，入甘草末、天竺黄各二两，龙脑二分，糯米糕丸弹子大，蜜水磨下。集验方。**解中诸毒**方同上。**乳石发渴**寒水石一块含之，以瘥为度。圣济录。**男女阴毒**寒水石不拘多少为末，用两馏饭捣丸栗子大，日干。每用一丸，炭火煅红烧研，以滚酒调服，饮葱醋汤投之，得汗愈。蔡氏经验必用方。**小儿丹毒**寒水石末一两，和水涂之。集玄方。**小儿身热**石膏一两，青黛一钱，为末，糕糊丸龙眼大。每服一丸，灯心汤化下。普济方。**骨蒸劳病**外寒内热，附骨而蒸也。其根在五脏六腑之中，必因患后得之。骨肉日消，饮食无味，或皮燥而无光。蒸盛之时，四肢渐细，足趺肿起。石膏十两，研如乳粉法，水和服方寸匕，日再，以身凉为度。外台秘要。**热盛喘嗽**石膏二两，甘草炙半两，为末。每服三钱，生姜、蜜调下。普济方。**痰热喘嗽**痰涌如泉。石膏、寒水石各五钱，为末。每人参汤服三钱。保命集。**食积痰火**泻肺火胃火。白石膏火煅，出火毒，半斤，为末，醋糊丸梧子大。每服四五十丸，白汤下。丹溪方。**胃火牙疼**好软石膏一两，火煅，淡酒淬过，为末，入防风、荆芥、细辛、白芷五分，为末。日用揩牙，甚效。保寿堂方。**老人风热**内热，目赤头痛，视不见物。石膏三两，竹叶五十片，沙糖一两，粳米三合，水三大盏，煎石膏、竹叶，去滓，取二盏，煮粥入糖食。养老方。**风邪眼寒**乃风入头，系败血凝滞，不能上下流通，故风寒客之而眼寒也。石膏煅二两，川芎二两，甘草炙半两，为末。每服一钱，葱白、茶汤调下，日二服。宣明方。**头风涕泪**疼痛不已。方同上。**鼻衄头痛**心烦。石膏、牡蛎一两，为末。每新汲水服二钱。并滴鼻内。普济方。**筋骨疼痛**因风热者。石膏三钱，飞罗面七钱，为末，水和煅红，冷定。滚酒化服，被盖取汗。连服三日，即除根。笔峰杂兴。**雀目夜昏**百治不效。石膏末每服一钱，猪肝一片薄批，掺药在上缠定，沙瓶煮熟，切食之，一日一服。明目方。**湿温多汗**妄言烦渴。石膏、炙甘草等分为末。每服二钱匕，浆水调下。庞安时伤寒论。**小便卒数**非淋，令人瘦。石膏半斤捣碎，水一斗，煮五升。每服五合。肘后方。**小儿吐泻**黄色者，伤热也。玉露散：用石膏、寒水石各五钱，生甘草二钱半，为末，滚汤调服一钱。钱乙小儿方。**水泻腹鸣**如雷，有火者。石膏火煅，仓米饭和丸梧子大，黄丹为衣。米饮下二十丸。不二服，效。李楼奇方。**乳汁不下**石膏三两，水二升，煮三沸。三日饮尽妙。子母秘录。**妇人乳痛**一醉膏：用石膏煅红，出火毒，研。每服三钱，温酒下，添酒尽醉。睡觉，再进一服。陈日华经验方。**油伤火灼**痛不可忍。石膏末傅之，良。梅师方。**金疮出血**寒水石、沥青等分，为末。干掺，勿经水。积德堂方。**刀疮伤湿**溃烂不生肌。寒水石煅一两，黄丹二钱，为末，洗敷。甚者，加龙骨一钱，孩儿茶一钱。积德堂方。**疮口不敛**生肌肉，止疼痛，去恶水。寒水石烧赤，研，二两，黄丹半两，为末，掺之。名红玉散。和剂局方。**口疮咽痛**上膈有热。寒水石煅三两，朱砂三钱半，脑子半字，为末，掺之。三因方。

【附录】 **玉火石** 〔颂曰〕密州九仙山东南隅地中，出一种石，青白而脆，击之内有火，谓之玉火石。彼医用之。其味甘、微辛，温。疗伤寒发汗，止头目昏眩痛，功与石膏等，土人以当石膏用之。

龙石膏 〔别录曰〕有名未用，无毒，主消渴益寿。生杜陵，如铁脂中黄。

理石《本经》中品

【释名】 **肌石**别录**立制石**本经。〔时珍曰〕理石即石膏之顺理而微硬有肌者，故曰理石、肌石。〔弘景曰〕仙经时呼为长理石。石胆一名立制，今此又名立制，疑必相乱。

【集解】〔别录曰〕理石如石膏，顺理而细，生汉中山谷及卢山，采无时。〔弘景曰〕汉中属梁州，卢山属青州。今出宁州。俗用亦稀。〔恭曰〕此石夹两石间如石脉，打用之，或在土中重叠而生。皮黄赤，肉白，作斜理文，全不似石膏。市人或刮削去皮，以代寒水石，并以当礜石，并是假伪。今卢山亦无此物，见出襄州西泛水侧。〔宗奭曰〕理石如长石。但理石如石膏，顺理而细；其非顺理而细者，为长石。疗体亦不相远。〔时珍曰〕理石即石膏中之长文细直如丝而明洁色带微青者。唐人谓石膏为寒水石，长石为石膏，故苏恭言其不似石膏也。此石与软石膏一类二色，亦可通用，详石膏下。

【气味】 **辛，寒，无毒**。〔别录曰〕大寒。〔之才曰〕滑石为之使，恶麻黄。

【主治】 **身热，利胃解烦，益精明目，破积聚，去三虫**。本经。**除营卫中去来大热结热，解烦毒，止消渴，及中风痿痹**。别录。**渍酒服，疗癖，令人肥悦**。苏恭。

【附录】 **白肌石** 〔别录有名未用曰〕味辛，无毒。主强筋骨，止渴不饥，阴热不足。一名肌石，一名洞石，生广焦国卷山青石间。〔时珍曰〕按此即理石也，其形名气味主疗皆同。

长石《本经》中品

【释名】 **方石**本经**直石**别录**土石**别录**硬石膏**纲目。

【集解】〔别录曰〕长石，理如马齿，方而润泽，玉色。生长子山谷及太山、临淄，采无时。〔弘景曰〕长子县属上党，临淄县属青州。俗方、仙经并无用此者。〔恭曰〕此石状同石膏而厚大，纵理而长，文似马齿。今均州辽坂山有之，土人以为理石。〔颂曰〕今惟潞州有之，如苏恭所说。按本经理石、长石二物，味效亦别。又云：理石似石膏，顺理而细。陶隐居言，亦呼为长理石。今灵宝丹用长理石为一物。医家相承用者，乃似石膏，与今潞州所出长石无异，而诸郡无复出理石者，医方亦不见单用，往往呼长石为长理石。〔时珍曰〕长石即俗呼硬石膏者，状似软石膏而块不扁，性坚硬洁白，有粗理，起齿棱，击之则片片横碎，光莹如云母、白石英，亦有墙壁似方解石，但不作方块尔。烧之亦不粉烂而易散，方解烧之亦然，但姹声为异尔。昔人以此为石膏，又以为方解，今人以此为寒水石，皆误矣。但与方解乃一类二种，故亦名方石，气味功力相同，通用无妨。唐宋诸方所用石膏，多是此石，昔医亦以取效，则亦可与石膏通用，但不可解肌发汗耳。

【气味】 **辛、苦，寒，无毒。**

【主治】 **身热，胃中结气，四肢寒厥，利小便，通血脉，明目去翳眇，下三虫，杀蛊毒。久服不饥。**本经。**止消渴，下气，除胁肋肺间邪气。**别录。

方解石《别录》下品

【释名】 **黄石**。〔志曰〕敲破，块块方解，故以为名。

【集解】〔别录曰〕方解石生方山，采无时。〔弘景曰〕本经长石，一名方石，疗体相似，疑即此也。〔恭曰〕此物大体与石膏相似，不附石而生，端然独处。大者如升，小者如拳，甚大者方尺。或在土中，或生溪水，其上皮随土及水苔色，破之方解。今人以为石膏，用疗风去热虽同，而解肌发汗不及也。〔志曰〕今沙州大鸟山出者佳。〔颂曰〕方解石本草言生方山。陶隐居疑与长石为一物，苏恭云疗热不减石膏。若然，似可通用，但主头风不及石膏也。其肌理形段刚柔皆同，但以附石不附石为言，岂得功力顿异？如雌黄、雄黄亦有端然独处者，亦有附石生者，不闻别有名号，功力相异也。〔时珍曰〕方解石与硬石膏相似，皆光洁如白石英，但以敲之段段片碎者为硬石膏，块块方棱者为方解石，盖一类二种，亦可通用。唐宋诸方皆以此为石膏，今人又以为寒水石，虽俱不是，而其性寒治热之功，大抵不相远，惟解肌发汗不能如硬石膏为异尔。

【气味】 **苦、辛，大寒，无毒**。〔之才曰〕恶巴豆。

【主治】 **胸中留热结气，黄疸，通血脉，去蛊毒**。别录。

滑石《本经》上品

【释名】 **画名**衍义**液石**别录**䓖石**音辽**脱石**音夺**冷石**弘景**番石**别录**共石**。〔宗奭曰〕滑石今谓之画石，因其软滑可写画也。〔时珍曰〕滑石性滑利窍，其质又滑腻，故以名之。表画家用刷纸代粉，最白腻。䓖乃脂膏也，因以名县。脱乃肉无骨也。此物最滑腻，无硬者为良，故有诸名。

【集解】〔别录曰〕滑石生赭阳山谷，及太山之阴，或掖北白山，或卷山，采无时。〔弘景曰〕滑石色正白，仙经用之为泥。今出湘州、始安郡诸处。初取软如泥，久渐坚强，人多以作家中明器物。赭阳属南阳，掖县属青州东莱，卷县属司州荥阳。又有冷石，小青黄，并冷利，能熨油污衣物。〔恭曰〕此石所在皆有。岭南始安出者，白如凝脂，极软滑。出掖县者，理粗质青有黑点，惟可为器，不堪入药。齐州南山神通寺南谷亦大有，色青白不佳，而滑腻则胜。〔藏器曰〕始安、掖县所出二石，形质既异，所用又殊。始安者软滑而白，宜入药。东莱者硬涩而青，乃作器石也。〔敩曰〕凡使有多般：其白滑石如方解石，色似冰白，画石上有白腻文者，真也。乌滑石似瑿，画石上有青白腻文，入用亦妙。绿滑石性寒有毒，不入药用。黄滑石似金颗颗圆。画石上有青黑色者，勿用，杀人。冷滑石青苍色，画石上作白腻文，亦勿用之。〔颂曰〕今道、永、莱、濠州皆有之。凡二种。道、永州出者白滑如凝脂。南越志云：䓖城县出䓖石。即滑石也。土人以为烧器，烹鱼食，是也。莱、濠州出者理粗质青，有黑点，亦谓之斑石。二种皆可作器，甚精好。初出软柔，彼人就穴中制作，用力殊少也。本草所载土地皆是北方，而今医家所用白色者，自南方来。或云沂州所出甚白佳，与本草所云太山之阴相合，而彼土不取为药。今濠州所供青滑石，云性寒无毒，主心气涩滞，与本经大同小异。又张勃吴录地理志及大康地记云：郁林州布山县马湖马岭山皆有飑，甚毒杀人，有冷石可以解之。石色赤黑，味苦，屑之著疮中，并以切齿立苏，一名切齿石。今人多用冷石作粉，治痱疮，或云即滑石也，但味之甘苦不同尔。〔时珍曰〕滑石，广之桂林各邑及瑶峒中皆出之，即古之始安也。白黑二种，功皆相似。山东蓬莱县桂府村所出者亦佳，故医方有桂府滑石，与桂林者同称也。今人亦以刻图书，不甚坚牢。滑石之根为不灰木，滑石中有光明黄子为石脑芝。

【修治】〔敩曰〕凡用白滑石，先以刀刮净研粉，以牡丹皮同煮一伏时。去牡丹皮，取滑石，以东流水淘过，晒干用。

【气味】 **甘，寒，无毒**。〔别录曰〕大寒。〔之才曰〕石韦为之使，恶曾青，制雄黄。

【主治】 **身热泄澼，女子乳难癃闭，利小便，荡胃中积聚寒热，益精气。久服轻身耐饥长年**。本经。**通九窍六腑津液，去留结，止渴，令人利中**。别录。**燥湿，分水道，实大肠，化食毒，行积滞，逐凝血，解燥渴，补脾胃，降心火，偏主石淋为要药**。震亨。**疗黄疸水肿脚气，吐血衄血，金疮血出，诸疮肿毒**。时珍。

【发明】〔颂曰〕古方治淋沥，多单使滑石。又与石韦同捣末，饮服刀圭，更快。又主石淋，取十二分研粉，分作两服，水调下。烦热定，即停后服。〔权曰〕滑石疗五淋，主产难，服其末。又末与丹参、蜜、猪脂为膏，入其月即空心酒下弹丸大，临产倍服，令胎滑易生，除烦热心躁。〔元素曰〕滑石气寒味甘，治前阴窍涩不利，性沉重，能泄上气令下行，故曰滑则利窍，不与诸淡渗药同。〔好古曰〕入足太阳经。滑能利窍，以通水道。为至燥之剂。猪苓汤用滑石、阿胶，同为滑剂以利水道；葱、豉、生姜同煎，去滓澄清以解利。淡味渗泄为阳，故解表利小便也。若小便自利者，不宜用。〔时珍曰〕滑石利窍，不独小便也。上能利毛腠之窍，下能利精溺之窍。盖甘淡之味，先入于胃，渗走经络，游溢津气，上输于肺，下通膀胱。肺主皮毛，为水之上源。膀胱司津液，气化则能出。故滑石上能发表，下利水道，为荡热燥湿之剂。发表是荡上中之热，利水道是荡中下之热；发表是燥上中之湿，利水道是燥中下之湿。热散则三焦宁而表里和，湿去则阑门通而阴阳利。刘河间之用益元散，通治表里上下诸病，盖是此意，但未发出尔。

【附方】 旧六，新一十二。**益元散**又名天水散、太白散、六一散。解中暑伤寒疫疠，饥饱劳损，忧愁思虑，惊恐悲怒，传染并汗后遗热劳复诸疾。兼解两感伤寒，百药酒食邪热毒。治五劳七伤，一切虚损，内伤阴痿，惊悸健忘，痫瘛烦满，短气痰嗽，肌肉疼痛，腹胀闷痛，淋闭涩痛，服石石淋。疗身热呕吐泄泻，肠澼下痢赤白。除烦热，胸中积聚，寒热。止渴，消畜水。妇人产后损液，血虚阴虚热甚，催生下乳。治吹乳乳痈，牙疮齿疳。此药大养脾肾之气，通九窍六腑，去留结，益精气，壮筋骨，和气，通经脉，消水谷，保真元，明耳目，安魂定魄，强志轻身，驻颜益寿，耐劳役饥渴，乃神验之仙药也。白滑石水飞过六两，粉甘草一两，为末，每服三钱，蜜少许，温水调下。实热用新汲水下，解利用葱豉汤下，通乳用猪肉面汤调下，催生用香油浆下。凡难产或死胎不下，皆由风热燥涩，结滞紧敛，不能舒缓故也。此药力至，则结滞顿开，而瘥矣。刘河间伤寒直格。**膈上烦热**多渴，利九窍。滑石二两捣，水三大盏，煎二盏，去滓，入粳米煮粥食。圣惠方。**女劳黄疸**日晡发热恶寒，小腹急，大便溏黑，额黑。滑石、石膏等分，研末，大麦汁服方寸匕，日三，小便大利愈。腹满者难治。千金方。**伤寒衄血**滑石末，饭丸梧子大。每服十丸，微嚼破，新水咽下，立止。汤晦叔云：鼻衄，乃当汗不汗所致。其血紫黑时，不以多少，不可止之。且服温和药，调其营卫；待血鲜时，急服此药止之也。本事方。**乳石发动**烦热烦渴。滑石粉半两，水一盏，绞白汁，顿服。圣惠方。**暴得吐逆**不下食。生滑石末二钱匕，温水服，仍以细面半盏押定。寇氏衍义。**气壅关格**不通，小便淋结，脐下妨闷兼痛。滑石粉一两，水调服。广利方。**小便不通**滑石末一升，以车前汁和，涂脐之四畔，方四寸，干即易之。冬月水和。杨氏产乳。**妇人转脬**因过忍小便而致。滑石末。葱汤服二钱。圣惠方。**妊娠子淋**不得小便。滑石末水和，泥脐下二寸。外台秘要。**伏暑水泄**白龙丸：滑石火煅过一两，硫黄四钱，为末，面糊丸绿豆大。每用淡姜汤随大小服。普济方。**伏暑吐泄**或吐，或泄，或疟，小便赤，烦渴。玉液散：用桂府滑石烧四两，藿香一钱，丁香一钱。为末。米汤服二钱。普济方。**霍乱及疟**方同上。**痘疮狂乱**循衣摸床，大热引饮。用益元散，加朱砂二钱，冰片三分，麝香一分。每灯草汤下。二、三服。王氏痘疹方。**风毒热疮**遍身出黄水。桂府滑石末傅之，次日愈。先以虎杖、豌豆、甘草等分，煎汤洗后乃搽。普济方。**阴下湿汗**滑石一两，石膏煅半两，枯白矾少许，研掺之。集简方。**脚指缝烂**方同上。**杖疮肿痛**滑石、赤石脂、大黄等分为末。茶汤洗净，贴。赵氏经验方。**热毒怪病**目赤鼻胀，大喘，浑身出斑，毛发如铁，乃因中热。毒气结于下焦。用滑石、白矾各一两，为末，作一服。水三碗，煎减半，不住饮之。夏子益奇疾方。

不灰木宋《开宝》

【释名】 **无灰木**见下。

【集解】〔颂曰〕不灰木出上党，今泽、潞山中皆有之，盖石类也。其色白，如烂木，烧之不然，以此得名。或云滑石之根也，出滑石处皆有之。采无时。〔藏器曰〕要烧成灰，但斫破，以牛乳煮了，黄牛粪烧之，即成灰。〔时珍曰〕不灰木有木、石二种：石类者其体坚重，或以纸裹蘸石脑油然灯，彻夜不成灰，人多用作小刀靶。开山图云：徐无山出不灰之木，生火之石。山在今顺天府玉田县东北。庚辛玉册云：不灰木，阴石也。生西南蛮夷中，黎州、茂州者好，形如针，文全若木，烧之无烟。此皆言石者也。伏深齐地记云：东武城有胜火木，其木经野火烧之不灭，谓之不灰木。杨慎丹铅录云：太平寰宇记云：不灰木俗多为铤子，烧之成炭而不灰，出胶州。其叶如蒲草，今人束以为燎，谓之万年火把。此皆言木者也。时珍常得此火把，乃草叶束成，而中夹松脂之类，一夜仅烧一二寸尔。

【气味】 **甘，大寒，无毒**。〔独孤滔曰〕煮汞，结草砂，煅三黄，匮五金。

【主治】 **热痱疮，和枣叶、石灰为粉，傅之**。开宝**除烦热阳厥**。时珍。

【发明】〔时珍曰〕不灰木性寒，而同诸热药治阴毒。刘河间宣明方，治阳绝心腹痞痛，金针丸中亦用服之。盖寒热并用，所以调停阴阳也。

【附方】 新四。**肺热咳嗽**卧时盛者。不灰木一两半，太阴玄精石二两，甘草炙半两，贝母一两半，天南星白矾水煮过半两，为末。每服半钱。姜汤下。圣济录。**咽喉肿痛**五心烦热。不灰木以牛粪烧赤四两，太阴玄精石煅赤四两，真珠一钱，为末，糯米粥丸芡子大。每服一丸，以生地黄汁、粟米泔研化服。日二次。圣济录。**霍乱烦满**气逆腹胀，手足厥冷。不灰木、阳起石煅、阿魏半两，巴豆去心，杏仁去皮，各二十五个，为末，粟饭丸樱桃大，穿一孔。每服一丸，灯上烧烟尽，研，米姜汤下，以利为度。圣济录。**阴毒腹痛**回阳丹：用不灰木煅、牡蛎煅、高良姜炒、川乌头炮、白芍药各一钱，为末，入麝香少许，每用一钱，男用女唾调涂外肾。女用男唾调涂乳上。得汗即愈。玉机微义。

【附录】 **松石** 〔颂曰〕今处州出一种松石，如松干，而实石也。或云松久化为石。人多取傍山亭及琢为枕。虽不入药，与不灰相类，故附之。

五色石脂《本经》上品

校正：并入五种石脂。

【释名】〔时珍曰〕膏之凝者曰脂。此物性粘，固济炉鼎甚良，盖兼体用而言也。

【集解】〔别录曰〕五色石脂生南山之阳山谷中。又曰：青石脂生齐区山及海涯。黄石脂生嵩高山，色如莺雏。黑石脂生颍川阳城。白石脂生太山之阴。赤石脂生济南、射阳，又太山之阴。并采无时。〔普曰〕五色石脂一名五色符。青符生南山或海涯。黄符生嵩山，色如㹠脑、雁雏。黑符生洛西山空地。白符生少室天娄山或太山。赤符生少室或太山，色绛滑如脂。〔弘景曰〕今俗惟用赤石、白石二脂。好者出吴郡，亦出武陵、建平、义阳。义阳者出鄳县界东八十里，状如㹠脑，赤者鲜红可爱，随采复生。余三色石脂无正用。但黑石脂入画用尔。〔恭曰〕义阳即申州，所出乃桃花石，非石脂也。白石脂今出慈阳诸山，胜于余处者。赤石脂今出虢州卢氏县，泽州陵川县，又慈州吕乡县，宜州诸山亦有，并色理鲜腻为佳。二脂太山不闻有之，旧出苏州、余杭山，今不收采。〔承曰〕今苏州见贡赤白二石脂，但入药不甚佳。惟延州山中所出最良，揭两石中取之。〔颂曰〕白石脂、赤石脂，今惟潞州出之，潞与慈州相近也。〔宗奭曰〕赤、白石脂四方皆有，以理腻粘舌缀唇者为上。

【修治】〔敩曰〕凡使赤脂，研如粉，新汲水飞过三度，晒干用。〔时珍曰〕亦有火煅水飞者。

【气味】 **五种石脂，并甘、平**。〔大明曰〕并温，无毒。畏黄芩、大黄、官桂。

【主治】 **黄疸，泄痢肠澼脓血，阴蚀下血赤白，邪气痈肿，疽痔恶疮，头疡疥瘙。久服补髓益气，肥健不饥，轻身延年。五石脂各随五色，补五脏**。本经。**治泄痢，血崩带下，吐血衄血，涩精淋沥，除烦，疗惊悸，壮筋骨，补虚损。久服悦色。治疮疖痔漏，排脓**。大明。

青石脂

【气味】 **酸，平，无毒**。〔普曰〕青符：神农：甘。雷公：酸，无毒。桐君：辛，无毒。李当之：大寒。

【主治】 **养肝胆气，明目，疗黄疸泄痢肠澼，女子带下百病，及疽痔恶疮。久服补髓益气，不饥延年**。别录。

黄石脂

【气味】 **苦，平，无毒**。〔普曰〕黄符：雷公：苦。李当之：小寒。〔之才曰〕曾青为之使，恶细辛，畏蜚廉、黄连、甘草。〔敩曰〕服之忌卵味。

【主治】 **养脾气，安五脏，调中，大人小儿泄痢肠澼下脓血，去白虫，除黄疸痈疽虫。久服轻身延年**。别录。

黑石脂 〔别录曰〕一名石墨，一名石涅。〔时珍曰〕此乃石脂之黑者，亦可为墨，其性粘舌，与石炭不同。南人谓之画眉石。许氏说文云：黛，画眉石也。

【气味】 **咸，平，无毒**。〔普曰〕黑符：桐君：甘，无毒。

【主治】**养肾气，强阴，主阴蚀疮，止肠澼泄痢，疗口疮咽痛。久服益气不饥延年。**别录。

白石脂

【气味】**甘、酸，平，无毒。**〔普曰〕白符，一名随。岐伯、雷公：酸，无毒。桐君：甘，无毒。扁鹊：辛。李当之：小寒。〔权曰〕甘、辛。〔杲曰〕温。〔之才曰〕得厚朴、米汁饮，止便脓。燕屎为之使。恶松脂。畏黄芩。〔颂曰〕畏黄连、甘草、飞廉、马目毒公。

【主治】**养肺气，厚肠，补骨髓，疗五脏惊悸不足，心下烦，止腹痛下水，小肠澼，热溏便脓血，女子崩中漏下赤白沃，排痈疽疮痔。久服安心不饥，轻身延年。**别录。**涩大肠。**甄权。

【附方】旧四，新二。**小儿水痢**形羸。不胜汤药。白石脂半两研粉，和白粥空肚食之。子母秘录。**小儿滑泄**白龙丸：白石脂、白龙骨等分为末，水丸黍米大。每量大小，木瓜、紫苏汤下。全幼心鉴。**久泄久痢**白石脂、干姜等分研，百沸汤和面为稀糊搜之，并手丸梧子大。每米饮下三十丸。斗门方。**儿脐汁出**赤肿，白石脂末熬温，扑之，日三度。勿揭动。韦宙独行方。**儿脐血出**多啼，方同上。寇氏衍义。**粉滓面䵟**白石脂六两，白敛十二两，为末，鸡子白和。夜涂旦洗。圣济录。

赤石脂

【气味】**甘、酸、辛，大温，无毒。**〔普曰〕赤符：神农、雷公：甘。黄帝、扁鹊：无毒。李当之：小寒。〔之才曰〕畏芫花，恶大黄、松脂。〔颂曰〕古人亦单服食，云发则心痛，饮热酒不解。用绵裹葱、豉，煮水饮之。

【主治】**养心气，明目益精，疗腹痛肠澼，下痢赤白，小便利，及痈疽疮痔，女子崩中漏下，产难胞衣不出。久服补髓好颜色，益智不饥，轻身延年。**别录。**补五脏虚乏。**甄权。**补心血，生肌肉，厚肠胃，除水湿，收脱肛。**时珍。

【发明】〔弘景曰〕五色石脂，本经疗体亦相似，别录分条具载，今俗惟用赤、白二脂断下痢耳。〔元素曰〕赤、白石脂俱甘、酸，阳中之阴，固脱。〔杲曰〕降也，阳中阴也。其用有二：固肠胃有收敛之能，下胎衣无推荡之峻。〔好古曰〕涩可去脱，石脂为收敛之剂，赤入丙，白入庚。〔时珍曰〕五石脂皆手足阳明药也。其味甘，其气温，其体重，其性涩，涩而重，故能收湿止血而固下；甘而温，故能益气生肌而调中。中者，肠胃肌肉惊悸黄疸是也；下者，肠澼泄痢崩带失精是也。五种主疗，大抵相同。故本经不分条目，但云各随五色补五脏。别录虽分五种，而性味主治亦不甚相远，但以五味配五色为异，亦是强分尔。赤白二种，一入气分，一入血分。故时用尚之。张仲景用桃花汤治下痢便脓血。取赤石脂之重涩，入下焦血分而固脱；干姜之辛温，暖下焦气分而补虚；粳米之甘温，佐石脂，干姜而润肠胃也。

【附方】旧五，新七。**小儿疳泻**赤石脂末，米饮调服半钱，立瘥。加京芎等分，更妙。斗门方。**大肠寒滑**小便精出。赤石脂、干姜各一两，胡椒半两。为末，醋糊丸梧子大。每空心米饮下五、七十丸。有人病此，热药服至一斗二升，不效；或教服此，终四剂而息。寇氏衍义。**赤白下痢**赤石脂末，饮服一钱。普济方。**冷痢腹痛**下白冻如鱼脑。桃花丸：赤石脂煅，干姜炮，等分为末，蒸饼和丸。量大小服，日三服。和剂局方。**老人气痢**虚冷。赤石脂五两水飞，白面六两，水煮熟，入葱、酱作臛。空心食三、四次即愈。养老方。**伤寒下痢**便脓血不止。桃花汤主之。赤石脂一斤，一半全用，一半末用，干姜一两，粳米半升，水七升，煮米熟去滓。每服七合。纳末方寸匕，日三服，愈乃止。张仲景方。**痢后脱肛**赤石脂、伏龙肝为末，傅之。一加白矾。钱氏小儿方。**反胃吐食**绝好赤石脂为末。蜜丸梧子大。每空腹姜汤下一、二十丸。先以巴豆仁一枚，勿令破，以津吞之，后乃服药。圣惠方。**痰饮吐水**无时节者，其原因冷饮过度，遂令脾胃气弱，不能消化饮食。饮食入胃，皆变成冷水，反吐不停，赤石脂散主之。赤石脂一斤，捣筛，服方寸匕，酒饮自任，稍加至三匕。服尽一斤，则终身不吐痰水，又不下痢，补五脏，令人肥健。有人痰饮，服诸药不效。用此遂愈。千金翼方。**心痛彻背**赤石脂、干姜、蜀椒各四分，附子炮二分，乌头炮一分，为末，蜜丸梧子大。先食服一丸。不知，稍增之。张仲景金匮方。**经水过多**赤石脂、破故纸一两，为末。每服二钱，米饮下。普济方。**小便不禁**赤石脂煅，牡蛎煅，各三两，盐一两，为末，糊丸梧子大。每盐汤下十五丸。普济方。

桃花石《唐本草》

【集解】〔恭曰〕桃花石出申州钟山县，似赤石脂，但舐之不着舌者是也。〔珣曰〕其状亦似紫石英，色若桃花，光润而重，目之可爱。〔颂曰〕今信阳州有之，形块似赤石脂、紫石英辈，采无时，陶弘景言赤石脂出义阳者，状如纯脑，鲜红可爱。苏恭非之，云是桃花石，久服肥人。今土人以疗痢。功用亦不相远。〔宗奭曰〕桃花石有赤、白二种，有赤地淡白点如桃花片者，有淡白地赤点如桃花片者。人往往镌磨为器用。人亦罕服之。〔时珍曰〕此即赤白石脂之不粘舌、坚而有花点者，非别一物也，故其气味功用皆同石脂。昔张仲景治痢用赤石脂名桃花汤，和剂局方治冷痢有桃花丸，皆即此物耳。

【气味】 **甘，温，无毒**。

【主治】 **大肠中冷脓血痢。久服令有肥悦能食**。唐本。

炉甘石《纲目》

【释名】 **炉先生**。〔土宿真君曰〕此物点化为神药绝妙，九天三清俱尊之曰炉先生，非小药也。〔时珍曰〕炉火所重，其味甘，故名。

【集解】〔时珍曰〕炉甘石所在坑冶处皆有，川蜀、湘东最多，而太原、泽州、阳城、高平、灵丘、融县及云南者为胜，金银之苗也。其块大小不一，状似羊脑，松如石脂，亦粘舌。产于金坑者，其色微黄，为上。产于银坑者，其色白，或带青，或带绿，或粉红。赤铜得之，即变为黄，今之黄铜，皆此物点化也。造化指南云：炉甘石受黄金、白银之气熏陶，三十年方能结成。以大秽浸及砒煮过，皆可点化，不减三黄。崔昉外丹本草云：用铜一斤，炉甘石一斤，炼之即成输石一斤半。非石中物取出乎？真输石生波斯，如黄金，烧之赤而不黑。

【修治】〔时珍曰〕凡用炉甘石，以炭火煅红，童子小便淬七次，水洗净，研粉，水飞过，晒用。

【气味】 **甘，温，无毒**。

【主治】 **止血，消肿毒，生肌，明目去翳退赤，收湿除烂。同龙脑点，治目中一切诸病**。时珍。

【发明】〔时珍曰〕炉甘石，阳明经药也。受金银之气，故治目病为要药。时珍常用炉甘石煅淬、海螵蛸、硼砂各一两，为细末，以点诸目病，甚妙。入朱砂五钱，则性不粘也。

【附方】 新十五。**目暴赤肿**炉甘石火煅尿淬，风化消等分，为末。新水化一粟点之。御药院方。**诸般翳膜**炉甘石、青矾、朴消等分，为末。每用一字，沸汤化开，温洗。日三次。宣明方。**一切目疾**真炉甘石半斤，用黄连四两，剉豆大，银石器内，水二碗，煮二伏时，去黄连为末，入片脑二钱半，研匀罐收。每点少许，频用取效。又方：炉甘石煅一钱，盆消一钱，为末。热汤泡洗。**目中诸病**石连光明散：治眼中五轮八廓诸证，神效。炉甘石半斤，取如羊脑、鸭头色者，以桑柴灰一斗，火煅赤研末，用雅州黄连各四两，切片，煎水浸石，澄取粉，晒干。用铅粉二定，以二连水浸过，炒之。雄黄研末。每用甘石、铅粉各三分，雄黄一分，片脑半分，研匀，点眼甚妙。张氏方。**目暗昏花**炉甘石火煅童尿淬七次，代赭石火煅醋淬七次，黄丹水飞，各四两为末。白沙蜜半斤，以铜铛炼去白沫，更添清水五、六碗，熬沸下药，文武火熬至一碗，滴水不散，以夹纸滤入瓷器收之。频点日用。卫生易简方。**烂弦风眼**刘长春方：治风眼流泪，烂弦。白炉甘石四两，火煅童尿淬七次，地上出毒三日，细研。每用椒汤洗目后，临卧点三、四次，次早以茶汤洗去，甚妙。又方：炉甘石一斤火煅，黄连四两煎水淬七次，为末，入片脑。每用点目。宣明眼科方：用炉甘石、石膏各一钱，海螵蛸三分，为末。入片脑、麝香各少许，收点。卫生易简方用炉甘石二两。以黄连一两煎水，入童尿半盏再熬，下朴消一两又熬成。以火煅石淬七次，洗净为末，入密陀僧末一两研匀，收点之。**聤耳出汁**炉甘石、矾石各二钱，胭脂半钱，麝香少许，为末，缴净吹之。普济方。**齿疏陷物**炉甘石煅、寒水石等分，为末。每用少许擦牙，忌用刷牙，久久自密。集玄方。**漏疮不合**童尿制炉甘石、牡蛎粉，外塞之。内服滋补药。杂病治例。**下疳阴疮**炉甘石火煅醋淬五次一两，孩儿茶三钱，为末，麻油调傅。立愈。通妙邵真人方。**阴汗湿痒**炉甘石一分，真蚌粉半分，研粉扑之。直指方。

井泉石宋《嘉祐》

【释名】〔时珍曰〕性寒如井泉，故名。

【集解】〔禹锡曰〕井泉石，近道处处有之，以出饶阳郡者为胜。生田野中间，穿地深丈余得之。形如土色，圆方长短大小不等，内实而外圆，重重相叠，采无时。又一种如姜石者，时人多指为井泉石，非是。〔颂曰〕深州城西二十里，剧家村出之。

【修治】〔禹锡曰〕凡用，细研水飞过。不尔。令人淋。

【气味】**甘，大寒，无毒。**

【主治】**诸热，解心脏热结，热嗽，小儿热疳，雀目青盲，眼赤肿痛，消肿毒。得决明、菊花，疗小儿眼疳生翳膜。得大黄、栀子，治眼睑肿赤。**嘉祐。

【附方】新四。**膀胱热闭**小便不快，井泉石、海金沙、车前子、滑石各一两，为末。每服二钱，蜜汤下。圣济录。**风毒赤目**井泉石半两，井中苔焙、谷精草一两，豉焙一合，为末。每服二钱，空心井华水服。圣济录。**产后搐搦**俗名鸡爪风。舒筋散：用井泉石四两另研，天麻酒浸、木香各一两，人参、川芎、官桂、丁香各半两，为末。每服三钱，大豆淋酒调下，出汗即愈。宣明方。**痓痱瘙痒**井泉石生三两，寒水石煅四两，脑子半钱。为末扑之。圣济录。

无名异宋《开宝》

【释名】〔时珍曰〕无名异，廋词也。

【集解】〔志曰〕无名异出大食国，生于石上，状如黑石灰。番人以油炼如鷖石，嚼之如饧。〔颂曰〕今广州山石中及宜州南八里龙济山中亦有之。黑褐色，大者如弹丸，小者如黑石子，采无时，〔敩曰〕无名异形似石炭，味别。〔时珍曰〕生川、广深山中，而桂林极多，一包数百枚，小黑石子也，似蛇黄而色黑，近处山中亦时有之。用以煮蟹，杀腥气；煎炼桐油，收水气；涂剪剪灯，则灯自断也。

【气味】**甘，平，无毒**。〔颂曰〕咸，寒。伏硫黄。

【主治】**金疮折伤内损，止痛，生肌肉**。开宝。**消肿毒痈疽，醋磨傅之**。苏颂。**收湿气**。时珍。

【发明】〔时珍曰〕按雷敩炮炙论·序云：无名止楚，截指而似去甲毛。崔昉外丹本草云：无名异，阳石也。昔人见山鸡被网损其足，脱去，衔一石摩其损处，遂愈而去；乃取其石理伤折大效，人因傅之。

【附方】新十。**打伤肿痛**无名异为末，酒服，赶下四肢之末，血皆散矣。集验方。**损伤接骨**无名异、甜瓜子各一两，乳香、没药各一钱，为末。每服五钱，热酒调服，小儿三钱。服毕，以黄米粥涂纸上，掺左顾牡蛎末裹之，竹篦夹住。多能鄙事。**临杖预服**无名异末，临时温服三五钱，则杖不甚痛，亦不甚伤。谈野翁试效方。**赤瘤丹毒**无名异末，葱汁调涂立消。简便方。**痔漏肿痛**无名异炭火煅红，米醋淬七次，为细末。以温水洗疮，绵裹箸头填末入疮口，数次愈。简便方。**天泡湿疮**无名异末，井华水调服之。普济方。**臁疮溃烂**无名异、虢丹细研，清油调搽。湿则干搽之。济急方。**股阴㾦疬**无名异二钱，麝香一字，研。酒半碗，午后空腹服，立效。多能鄙事。**拳毛倒睫**无名异末，纸卷作捻，点灯吹杀熏之，睫自起。保命集。**消渴引饮**无名异一两，黄连二两，为末，蒸饼丸绿豆大。每服百丸，以茄根、蚕茧煎汤送下。圣济录。**脚气痛楚**无名异末，化牛皮胶调涂之，频换。卫生易简方。

蜜栗子《纲目》

【集解】〔时珍曰〕蜜栗子生川、广、江、浙金坑中，状如蛇黄而有刺，上有金线缠之，色紫褐，亦无名异之类也。丹炉家采作五金匮药，制三黄。

【主治】 **金疮折伤，有效**。时珍。

石钟乳《本经》上品

【释名】 **留公乳**别录**虚中**吴普**芦石**别录**鹅管石**纲目**夏石**别录**黄石砂**药性。〔时珍曰〕石之津气，钟聚成乳，滴溜成石，故名石钟乳。芦与鹅管，象其空中之状也。

【集解】〔别录曰〕石钟乳生少室山谷及太山，采无时。〔普曰〕生太山山谷阴处岸下，溜汁所成，如乳汁，黄白色，空中相通，二月、三月采，阴干。〔弘景曰〕第一出始兴，而江陵及东境名山石洞亦皆有。惟通中轻薄如鹅翎管，碎之如爪甲，中无雁齿，光明者为善。长挺乃有一二尺者。色黄，以苦酒洗刷则白。仙经少用，而俗方所重。〔恭曰〕第一始兴，其次广、连、澧、朗、郴等州者，虽厚而光润可爱，饵之并佳。今峡州、青溪、房州三洞出者，亚于始兴。自余非其土地，不可轻服。多发淋渴，止可捣筛，白练裹之，合诸药草浸酒服之。陶云有一二尺者，谬说也。〔思邈曰〕乳石必须土地清白光润，罗纹、鸟翮、蝉翼一切皆成，白者可用。其非土地者，慎勿服之，杀人甚于鸩毒。〔志曰〕别本注云：凡乳生于深洞幽穴，皆龙蛇潜伏，或龙蛇毒气，或洞口阴阳不均，或通风气，雁齿涩，或黄或赤，乳无润泽，或煎炼火色不调，一煎已后不易水，则生火毒，服即令人发淋。又乳有三种：石乳者，其山洞纯石，以石津相滋，阴阳交备，蝉翼纹成，其性温；竹乳者，其山洞遍生小竹，以竹津相滋，乳如竹状，其性平；茅山之乳者，其山有土石相杂，遍生茅草，以茅津相滋为乳，乳色稍黑而滑润，其性微寒。一种之中，有上中下色，皆以光泽为好。余处亦有，不可轻信。〔炳曰〕如蝉翅者上，爪甲者次，鹅管者下。明白而薄者可服。〔颂曰〕今道州江华县及连、英、韶、阶、峡州山中皆有之。生岩穴阴处，溜山液而成，空中相通，长者六七寸，如鹅翎管状，色白微红。唐·李补阙炼乳法云：取韶州钟乳，无问厚薄，但令颜色明净光泽者，即堪入炼，惟黄、赤二色不任用。柳宗元书亦云：取其色之美而已，不必惟土之信。是此药所重，惟在明白者，不必如上所说数种也。今医家但以鹅管中空者为最。又本经中品载殷蘖云：钟乳根也。孔公蘖，殷蘖根也。石花、石床并与殷蘖同。又有石脑，亦钟乳之类。凡此五种，医家亦复稀用，但用钟乳尔。〔时珍曰〕按范成大桂海志所说甚详明。云桂林接宜、融山洞穴中，钟乳甚多。仰视石脉涌起处，即有乳床，白如玉雪，石液融结成者。乳床下垂，如倒数峰小山，峰端渐锐且长如冰柱，柱端轻薄中空如鹅翎。乳水滴沥不已，且滴且凝，此乳之最精者，以竹管仰承取之。炼治家又以鹅管之端，尤轻明如云母爪甲者为胜。

【修治】〔敩曰〕凡使勿用头粗厚并尾大者，为孔公石，不用。色黑及经大火惊过，并久在地上收者，曾经药物制者，并不得用。须要鲜明、薄而有光润者，似鹅翎筒子为上，有长五六寸者。凡修事法：钟乳八两，用沉香、零陵香、藿香、甘松、白茅各一两，水煮过，再煮汁，方用煮乳，一伏时漉出。以甘草、紫背天葵各二两同煮，漉出拭干，缓火焙之，入臼杵粉，筛过入钵中。令有力少壮者二三人不住研，三日三夜勿歇。然后以水飞澄，过绢笼，于日中晒干，入钵再研二万遍，乃以瓷盒收之。〔慎微曰〕太清经炼钟乳法：取好细末置金银器中，瓦一片密盖，勿令泄气，蒸之，自然化作水也。李补阙炼乳法见后。

【气味】 **甘，温，无毒**。〔普曰〕神农：辛。桐君、黄帝、医和：甘。扁鹊：甘，无毒。〔权曰〕有大毒。〔之才曰〕蛇床为之使。恶牡丹、玄石、牡蒙。畏紫石英、蘘草。忌羊血。〔时珍曰〕相感志云：服乳石，忌参、术，犯者多死。〔土宿真君曰〕钟乳产于阳洞之内，阳气所结，伏之可柔五金。麦门冬、独蒜、韭实、胡葱、胡荽、猫儿眼草，皆可伏之。

【主治】 **咳逆上气，明目益精，安五脏，通百节，利九窍，下乳汁。**本经。**益气，补虚损，疗脚弱疼冷，下焦伤竭，强阴。久服延年益寿，好颜色，不老，令人有子。不炼服之，令人淋。**别录。**主泄精寒嗽，壮元气，益阳事，通声。**甄权。**补五劳七伤。**大明。**补髓，治消渴引饮**。青霞子。

【发明】〔慎微曰〕柳宗元与崔连州书云：草木之生也依于土，有居山之阴阳，或近木，或附石，其性移焉。况石钟乳直产于石，石之精粗疏密，寻尺特异，而穴之上下，土之厚薄，石之高下不可知；则其依而产者，固不一性。然由其精密而出者，则油然而清，炯然而辉，其窍滑以夷，其肌廉以微；食之使人荣华温柔，其气宣流，生胃通肠，寿考康宁。其粗疏而下者，则奔突结涩，乍大乍小，色如枯骨，或类死灰，奄顿不发，丛齿积颣，重浊顽璞；食之使人偃蹇壅郁，泄火生风，戟喉痒肺，幽关不聪，心烦喜怒，肝举气刚，不能平和。故君子慎取其色之美，而不必惟土之信，以求其至精，凡为此也。〔震亨曰〕石钟乳为慓悍之剂。内经云：石药之气悍，仁哉言也。凡药气之偏者，可用于暂而不可久，夫石药又偏之甚者也。自唐时太平日久，膏粱之惑于方士服食致长生之说，以石药体厚气厚，习以成俗，迨宋至今，犹未已也。斯民何辜，受此气悍之祸而莫之能救，哀哉！本草赞其久服延年之功，柳子厚又从而述美之，予不得不深言也。〔时珍曰〕石钟乳乃阳明经气分药也，其气慓疾，令阳气暴充，饮食倍进，而形体壮盛。昧者得此自庆，益肆淫泆，精气暗损，石气独存，孤阳愈炽。久之营卫不从，发为淋渴，变为痈疽，是果乳石之过耶？抑人之自取耶？凡人阳明气衰，用此合诸药以救其衰，疾平则止，夫何不可？五谷五肉久嗜不已，犹有偏绝之弊，况石药乎？种树书云：凡果树，作穴纳钟乳末少许固密，则子多而味美。纳少许于老树根皮间，则树复茂。信然，则钟乳益气、令人有子之说，亦可类推。但恐嗜欲者未获其福，而先受其祸也。然有禀赋异常之人，又不可执一而论。张杲医说载：武帅雷世贤多侍妾，常饵砂、母、钟乳，日夜煎炼，以济其欲。其妾父苦寒泄不嗜食，求丹十粒服之，即觉脐腹如火，少焉热狂，投井中，救出遍身发紫泡，数日而死；而世贤服饵千计，了无病恼，异哉！沈括笔谈载：夏英公性豪侈，而禀赋异于人。才睡即身冷而僵如死者，常服仙茅、钟乳、硫黄，莫知纪极。每晨以钟乳粉入粥食之。有小吏窃食，遂发疽死。此与终身服附子无恙者，同一例也。沈括又云：医之为术，苟非得之于心，未见能臻其妙也。如服钟乳，当终身忌术，术能动钟乳也。然有药势不能蒸，须要其动而激发者。正如火少，必借风气鼓之而后发；火盛则鼓之反为害。此自然之理也。凡服诸药，皆宜仿此。又十便良方云：凡服乳人，服乳三日，即三日补之；服乳十日，即十日补之。欲饱食，以牛羊獐鹿等骨煎汁，任意作羹食之。勿食仓米、臭肉，及犯房事。一月后精气满盛，百脉流通，身体觉热，绕脐肉起，此为得力，可稍近房事；不可频数，令药气顿竭，弥更害人，戒之慎之！名之为乳，以其状人之乳也。与神丹相配，与凡石迥殊，故乳称石。语云：上士服石服其精，下士服石服其滓。滓之与精，其力远也。此说虽明快，然须真病命门火衰者宜之，否则当审。

【附方】 新十一。**李补阙服乳法**主五劳七伤，咳逆上气，治寒嗽，通音声，明目益精，安五脏，通百节，利九窍，下乳汁，益气补虚损，疗脚弱疼冷，下焦伤竭，强阴，久服延年益寿不老，令人有子。取韶州钟乳，无问厚薄，但颜色明净光泽者即堪入炼，惟黄赤二色不任用。置于金银器中，大铛着水，沉器煮之，令如鱼眼沸，水减即添。乳少三日三夜，乳多七日七夜，候干，色变黄白即熟。如疑生，更煮满十日最佳。取出去水，更以清水煮半日，其水色清不变即止，乳无毒矣。入瓷钵中，玉槌着水研之。觉干涩，即添水，常令如稀米泔状。研至四、五日，揩之光腻，如书中白鱼，便以水洗之，不随水落者即熟，落者更研，乃澄取暴干。每用一钱半，温酒空腹调下，兼和丸散用。其煮乳黄浊水，切勿服。服之损人咽喉，伤肺，令人头痛，或下利不止。其有犯者，但食猪肉解之。孙真人千金方。**钟乳煎**治风虚劳损，腰脚无力，补益强壮。用钟乳粉炼成者三两，以夹练袋盛之，牛乳一大升，煎减三之一，去袋饮乳，分二服，日一作。不吐不利，虚冷人微溏无苦。一袋可煮三十度，即力尽，别作袋。每煎讫，须濯净，令通气。其滓和面喂鸡，生子食之。此崔尚书方也。孙真人千金翼。**钟乳酒**安五脏，通百节，利九窍，主风虚，补下焦，益精明目。钟乳炼成粉五两，以夹练袋盛之，清酒六升，瓶封，汤内煮减三之二，取出添满，封七日，日饮三合。忌房事、葱、豉、生食、硬食。外台秘要。**钟乳丸**治丈夫衰老，阳绝肢冷，少气减食，腰疼脚痹，下气消食，和中长肌。钟乳粉二两，兔丝子酒浸焙、石斛各一两，吴茱萸汤泡七次炒半两，为末，炼蜜和丸梧子大。每服七丸，空心温酒或米汤下，日二服。服讫行数百步，觉胸口热，稍定即食干饭豆酱。忌食粗臭恶食，及闻尸秽等气。初服七日，勿为阳事，过七日乃可行，不宜伤多。服过半剂，觉有功，乃续服。此曹公卓方也。和剂局方。**元气虚寒**方见阳起石下。**一切劳嗽**胸膈痞满。焚香透膈散：用鹅管石、雄黄、佛耳草、款冬花等分，为末。每用一钱，安香炉上焚之，以筒吸烟入喉中，日二次。宣明方。**肺虚喘急**连绵不息。生钟乳粉光明者五钱，蜡三两化和，饭甑内蒸熟，研丸梧子大。每温水下一丸。圣济录。**吐血损肺**炼成钟乳粉，每服二钱，糯米汤下，立止。十便良方。**大肠冷滑**不止。钟乳粉一两，肉豆蔻煨半两，为末，煮枣肉丸梧子大。每服七十丸，空心米饮下。济生方。**乳汁不通**气少血衰，脉涩不行，故乳少也。炼成钟乳粉二钱，浓煎漏卢汤调下。或与通草等分为末，米饮服方寸匕，日三次。外台秘要。**精滑不禁**大腑溏泄，手足厥冷，方见阳起石下。

孔公孽《本经》中品

【释名】 **孔公石**纲目 **通石**。〔时珍曰〕孔窍空通，附垂于石，如木之芽蘖，故曰孔空蘖，而俗讹为孔公尔。〔恭曰〕此蘖次于钟乳，状如牛羊角，中有孔通，故名通石。别录误以此为殷蘖之根，而俗犹呼为孔公蘖是也。

【集解】〔别录曰〕孔公蘖，殷蘖根也。青黄色，生梁山山谷。〔弘景曰〕梁山属冯翊郡，此即今钟乳床也，亦出始兴，皆大块，打破之。凡钟乳之类有三种，同一体。从石室上汁溜积久盘结者，为钟乳床，即孔公蘖也。其以次小笼炭者，为殷蘖，大如牛羊角，长一二尺，今人呼此为孔公蘖也。殷蘖复溜，轻好者为钟乳。虽同一类，而疗体各异，贵贱悬殊。三种同根，而所生各处，当是随其土地为胜尔。〔保升曰〕钟乳之类凡五种：钟乳、殷蘖、孔公蘖、石床、石花也。虽同一体，而主疗各异。〔颂曰〕孔公蘖、殷蘖既是钟乳同生，则有蘖处皆当有乳，今不闻有之。岂用之既寡，则采者亦稀乎？抑时人不知蘖中有乳，不尽采乎？不能尽究也。〔恭曰〕孔公蘖次于钟乳，别录误以为殷蘖之根。殷蘖即孔公蘖之根，俗人乃以孔公蘖为殷蘖，陶氏依之，以孔公蘖为钟乳床，非矣。〔时珍曰〕以姜石、通石二名推之，则似附石生而粗者，为殷蘖；接殷蘖而生，以渐空通者，为孔公蘖；接孔公蘖而生者，为钟乳。当从苏恭之说为优。盖殷蘖如人之乳根，孔公蘖如乳房，钟乳如乳头也。

【气味】 **辛，温，无毒**。〔普曰〕神农：辛。岐伯：咸。扁鹊：酸，无毒。〔大明曰〕甘，暖。〔权曰〕甘，有小毒。〔之才曰〕木兰为之使，恶细辛、术，忌羊血。

【主治】 **伤食不化，邪结气恶，疮疽瘘痔，利九窍，下乳汁**。本经。**男子阴疮，女子阴蚀，及伤食病，常欲眠睡**。别录。**主腰冷膝痹毒气，能使喉声圆亮**。甄权。**轻身充肌**。青霞子。

【发明】〔弘景曰〕二蘖不堪丸散，止可水煮汤，并酒渍饮之，甚疗脚弱脚气。

【附方】 新一。**风气脚弱**孔公蘖二斤，石斛五两，酒二斗，浸服。肘后方。

殷蘖《本经》中品

【释名】 **姜石**〔时珍曰〕殷，隐也。生于石上，隐然如木之蘖也。〔恭曰〕此即孔公蘖根也，盘结如姜，故名姜石。俗人乃以孔公蘖为之，误矣。详孔公蘖下。

【集解】〔别录曰〕殷蘖，钟乳根也。生赵国山谷，又梁山及南海，采无时。〔弘景曰〕赵国属冀州，亦出始兴。

【气味】 **辛，温，无毒**。〔之才曰〕恶防己，畏术。

【主治】 **烂伤瘀血，泄痢寒热，鼠瘘癥瘕结气，脚冷疼弱**。本经。**熏筋骨弱并痔瘘，及下乳汁**。别录。

【发明】 见孔公蘖下。

【附录】 **石床**唐本草 〔恭曰〕味甘，温，无毒。酒渍服，与殷蘖同功。一名乳床，一名逆石，一名石笋。生钟乳堂中，采无时。钟乳水滴下凝积，生如笋状，久渐与上乳相接为柱也。陶谓孔公蘖为乳床，非也。殷蘖、孔公蘖在上，石床、石花在下，性体虽同，上下有别。

石花唐本草 〔恭曰〕味甘，温，无毒。主腰脚风冷，渍酒服，与殷蘖同功。一名乳花。生乳穴堂中，乳水滴石上，散如霜雪者。三月、九月采之。〔大明曰〕壮筋骨，助阳道。〔宗奭曰〕石花白色，圆如覆大马杓，上有百十枝，每枝各槎牙分歧如鹿角。上有细文起，以指撩之，铮铮然有声。其体甚脆，不禁触击。多生海中石上，世方难得，家中曾得一本。本条所注皆非是。〔时珍曰〕石花是钟乳滴于石上迸散，日久积成如花者。苏恭所说甚明。寇宗奭所说，乃是海中石梅、石柏之类，亦名石花，不入药用，非本草石花，正自误矣。

石骨 〔恭曰〕石骨，服之力胜钟乳，似骨，如玉坚润，生五石脂中。

土殷蘗《别录》下品

【释名】 **土乳**唐本。〔志曰〕此则土脂液也，生于土穴，状如殷蘗，故名。

【集解】〔别录曰〕生高山崖上之阴，色白如脂，采无时。〔弘景曰〕此犹似钟乳、孔公蘗之类，故亦有蘗名，但在崖上尔，今不知用。〔恭曰〕此即土乳也。出渭州鄣县三交驿西北坡平地土窟中，见有六十余坎，昔人采处。土人云：服之亦同钟乳，而不发热。陶及本草云，生崖上，非也。〔时珍曰〕此即钟乳之生于山崖土中者，南方名山多有之。人亦掘为石山，货之充玩，不知其为土钟乳也。

【气味】 **咸，平，无毒。**

【主治】 **妇人阴蚀，大热，干痂**。别录。

石脑《别录》中品

【释名】 **石饴饼**别录**石芝**纲目 **化公石**。〔时珍曰〕其状如结脑，故名。昔有化公服此，又名化公石。

【集解】〔别录曰〕石脑生名山土石中，采无时。〔弘景曰〕此石亦钟乳之类，形如曾青而白色黑斑而软易破。今茅山东及西平山并有之，凿土龛取出。〔恭曰〕出徐州宋里山，初在烂石中，入土一丈以下得之，大如鸡卵，或如枣许，触着即散如面，黄白色。土人号为握雪礜石，云服之长生。〔保升曰〕苏恭引握雪礜石为注，非矣。〔时珍曰〕按抱朴子·内篇云：石脑芝生滑石中，亦如石中黄子状，但不皆有耳。打破大滑石千计，乃可得一枚。初破之，在石中五色光明而自得，服一升得长生，乃石芝也。别录所谓石脑及诸仙服食，当是此物也。苏恭所说，本是石脑，而又以注握雪礜石，误矣。握雪乃石上之液，与此不同。见后本条。

【气味】 **甘，温，无毒。**

【主治】 **风寒虚损，腰脚疼痹，安五脏，益气**。别录。

【发明】〔弘景曰〕俗方不见用，仙经有刘君导仙散用之。又真诰云：李整采服，疗风痹虚损，而得长生。〔恭曰〕隋时化公所服，亦名石脑。〔时珍曰〕真诰载姜伯真在大横山服石脑，时时使人身热而不渴，即此。

石髓《拾遗》

【集解】〔藏器曰〕石髓生临海华盖山石窟。土人采取澄淘如泥，作丸如弹子，有白有黄弥佳。〔时珍曰〕按列仙传言，卬疏煮石髓服，即钟乳也。仙经云：神山五百年一开，石髓出，服之长生。王列入山见石裂，得髓食之，因撮少许与嵇康，化为青石。北史云：龟兹国北大山中，有如膏者，流出成川，行数里入地，状如醍醐，服之齿发更生，病人服之皆愈。方镇编年录云：高展为并州判官，一日见砌间沫出，以手撮涂老吏面，皱皮顿改，如少年色。展以为神药，问承天道士。道士曰：此名地脂，食之不死。乃发砌，无所见。此数说皆近石髓也。

【气味】**甘，温，无毒**。

【主治】**寒热，羸瘦无颜色，积聚，心腹胀满，食饮不消，皮肤枯槁，小便数疾，癖块，腹内肠鸣，下痢，腰脚疼冷，性壅，宜寒瘦人**。藏器。

石脑油宋《嘉祐》

校正：并入拾遗石漆。

【释名】**石油**纲目**石漆**拾遗**猛火油**　**雄黄油**　**硫黄油**纲目。

【集解】〔禹锡曰〕石脑油宜以瓷器贮之。不可近金银器，虽至完密，直尔透过。道家多用，俗方不甚须。〔宗奭曰〕真者难收，多渗蚀器物。入药最少。烧炼家研生砒入油，再研如膏，入坩锅内，瓦盖置火上，俟油泣尽出之，又研又入油，又上火炼之，砒即伏矣。〔时珍曰〕石油所出不一，出陕之肃州、鄜州、延州、延长，广之南雄，以及缅甸者，自石岩流出，与泉水相杂，汪汪而出，肥如肉汁。土人以草挹入缶中，黑色颇似淳漆，作雄硫气。土人多以然灯甚明，得水愈炽，不可入食。其烟甚浓，沈存中宦西时，扫其煤作墨，光黑如漆，胜于松烟。张华博物志载：延寿县南山石泉注为沟，其水有脂，挹取着器中，始黄后黑如凝膏，然之极明，谓之石漆。段成式酉阳杂俎载：高奴县有石脂水，腻浮水上如漆，采以膏车及然灯。康誉之昨梦录载：猛火油出高丽东，日烘石热所出液也，惟真琉璃器可贮之。入水涓滴，烈焰遽发；余力入水，鱼鳖皆死。边人用以御敌。此数说，皆石脑油也。国朝正德末年，嘉州开盐井，偶得油水，可以照夜，其光加倍。沃之以水则焰弥甚，扑之以灰则灭。作雄硫气，土人呼为雄黄油，亦曰硫黄油。近复开出数井，官司主之。此亦石油，但出于井尔。盖皆地产雄、硫、石脂诸石，源脉相通，故有此物。王冰谓龙火得湿而焰，遇水而燔，光焰诣天，物穷方止，正是此类，皆阴火也。

【气味】 **辛，苦，有毒**。〔独孤滔曰〕化铜，制砒。

【主治】 **小儿惊风，化涎，可和诸药作丸散**。嘉祐。**涂疮癣虫癞，治针、箭入肉药中用之**。时珍。

【发明】〔时珍曰〕石油气味与雄、硫同，故杀虫治疮。其性走窜，诸器皆渗，惟瓷器、琉璃不漏。故钱乙治小儿惊热膈实，呕吐痰涎，银液丸中，用和水银、轻粉、龙脑、蝎尾、白附子诸药为丸，不但取其化痰，亦取其能透经络、走关窍也。

【附录】 **地溲** 〔时珍曰〕沟涧流水，及引水灌田之次，多有之。形状如油，又如泥，色如黄金，甚腥烈。冬月收取，以柔铁烧赤投之，二三次，刚可切玉。

石炭《纲目》

【释名】 **煤炭　石墨　铁炭　乌金石**纲目**焦石**。〔时珍曰〕石炭即乌金石，上古以书字，谓之石墨，今俗呼为煤炭，煤墨音相近也。拾遗记言焦石如炭，岭表录言康州有焦石穴，即此也。

【集解】〔时珍曰〕石炭南北诸山产处亦多，昔人不用，故识之者少。今则人以代薪炊爨，煅炼铁石，大为民利。土人皆凿山为穴，横入十余丈取之。有大块如石而光者，有疏散如炭末者，俱作硫黄气，以酒喷之则解。入药用坚块如石者。昔人言夷陵黑土为劫灰者，即此疏散者也。孝经援神契云：王者德至山陵，则出墨丹。水经言：石炭可书，然之难尽，烟气中人。酉阳杂俎云：无劳县出石墨，爨之弥年不消。夷坚志云：彰德南郭村井中产石墨。宜阳县有石墨山。汧阳县有石墨洞。燕之西山，楚之荆州、兴国州，江西之庐山、袁州、丰城、赣州，皆产石炭，可以炊爨。并此石也。又有一种石墨，舐之粘舌，可书字画眉，名画眉石者，即黑石脂也。见石脂下。

【气味】 **甘、辛，温，有毒**。〔时珍曰〕人有中煤气毒者，昏瞀至死，惟饮冷水即解。〔独孤滔曰〕去锡晕，制三黄、硇砂、消石。

【主治】 **妇人血气痛，及诸疮毒，金疮出血，小儿痰痫**。时珍。

【附方】 新五。**金疮出血**急以石炭末厚傅之。疮深不宜速合者，加滑石。

医学集成。**误吞金银**及钱，在腹中不下者。光明石炭一杏核大，硫黄一皂子大，为末，酒下。普济方。**腹中积滞**乌金石即铁炭也三两，自然铜为末，醋熬一两，当归一两，大黄童尿浸晒一两，为末。每服二钱，红花酒十盏，童尿半盏，同调，食前服，日二服。张子和儒门事亲。**月经不通**巴豆去油，如绿豆大三丸，以乌金石末一钱，调汤送下，即通。卫生易简方。**产后儿枕**刺痛。黑白散：用乌金石烧酒淬七次，寒水石煅为末，等分，每用粥饮服一钱半，即止，未止再服。洁古保命集。

【附录】 **然石** 〔时珍曰〕曹叔雅异物志云：豫章有石，黄色，如理疏，以水灌之便热，可以烹鼎，冷则再灌。张华谓之然石。高安亦有之。

石灰《本经》中品

【释名】 **石垩**弘景**垩灰**本经**希灰**别录**锻石**日华**白虎**纲目**矿灰**纲目。

【集解】〔别录曰〕石灰生中山川谷。〔弘景曰〕近山生石，青白色，作灶烧竟，以水沃之，即热蒸而解。俗名石垩。〔颂曰〕所在近山处皆有之，烧青石为灰也。又名石锻。有风化、水化二种：风化者，取锻了石置风中自解，此为有力；水化者，以水沃之，热蒸而解，其力差劣。〔时珍曰〕今人作窑烧之，一层柴或煤炭一层在下，上累青石，自下发火，层层自焚而散。入药惟用风化、不夹石者良。

【气味】 **辛，温，有毒**。〔大明曰〕甘，无毒。〔独孤滔曰〕伏雄黄、硫黄、硇砂，去锡晕。

【主治】 **疽汤疥瘙，热气，恶疮癞疾，死肌堕眉，杀痔虫，去黑子息肉**。本经。**疗髓骨疽**。别录。**治瘑疥，蚀恶肉。止金疮血，甚良**。甄权。**生肌长肉，吐血，白癜疬疡，瘢疵痔瘘，瘿赘疣子。妇人粉刺，产后阴不能合。解酒酸，治酒毒，暖水脏，治气**。大明。**堕胎**。保升。**散血定痛，止水泻血痢，白带白淫，收脱肛阴挺，消积聚结核，贴口㖞，黑须发**。时珍。

【发明】〔弘景曰〕石灰性至烈，人以度酒饮之，则腹痛下利。古今多以构冢，用捍水而辟虫。故古冢中水洗诸疮，皆即瘥。〔恭曰〕别录及今人用疗金疮，止血大效。若五月五日采繁缕、葛叶、鹿活草、槲叶、芍药、地黄叶、苍耳叶、青蒿叶，合石灰捣，为团如鸡卵，暴干末，以疗疮生肌大妙神验。〔权曰〕止金疮血，和鸡子白、败船茹甚良。不入汤饮。〔颂曰〕古方多用合百草团末，治金疮殊胜。今医家或以腊月黄牛胆汁搜和，纳入胆中风干研用，更胜草药者。古方以诸草杂石灰熬煎，点疣痣黑子，丹灶家亦用之。〔时珍曰〕石灰，止血神品也。但不可着水，着水即烂肉。

附方旧十四，新三十二。**人落水死**裹石灰纳下部中，水出尽即活。千金方。**痰厥气绝**心头尚温者。千年石灰一合，水一盏，煎滚去清水，再用一盏煎极滚，澄清灌之。少顷痰下自愈。集玄方。**中风口㖞**新石灰醋炒，调如泥，涂之。左涂右，右涂左，立便牵正。寇氏衍义。**风牙肿痛**二年石灰、细辛等分，研。搽即止。普济方。**虫牙作痛**矿灰，沙糖和，塞孔中。普济方。**风虫牙痛**百年陈石灰为末四两，蜂蜜三两，拌匀，盐泥固济，火煅一日，研末。擦牙神效。名神仙失笑散。张三丰方。**干霍乱病**千年石灰，沙糖水调服二钱，或淡醋汤可。名落盏汤。摘玄方。**偏坠气痛**陈石灰炒、五倍子、山栀子等分，为末，面和醋调，敷之，一夜即消。医方摘要。**妇人血气**方见兽部猪血下。**产后血渴**不烦者。新石灰一两，黄丹半钱，渴时浆水调服一钱。名桃花散。张洁古活法机要。**白带白淫**风化石灰一两，白茯苓三两，为末，糊丸梧子大。每服二三十丸，空心米饮下，绝妙。集玄方。**水泻不止**方同上。**酒积下痢**石灰五两，水和作团，黄泥包，煅一日夜，去泥为末，醋糊丸梧子大。每服三十丸，姜汤空心下。摘玄方。**血痢十年**石灰三升熬黄，水一斗投之，澄清。一服一升，日三服。崔知悌方。**虚冷脱肛**石灰烧热，故帛裹坐，冷即易之。圣惠方。**产门不闭**产后阴道不闭，或阴脱出。石灰一斗熬黄，以水二斗投之，澄清熏。肘后方。**产门生合**不开。用铜钱磨利割开，以陈石灰傅之，即愈。通变方。**腹胁积块**风化石灰半斤，瓦器炒极热，入大黄末一两，炒红取起，入桂末半两，略烧，入米醋和成膏，摊绢上贴之。内服消块药，甚效。丹溪心法。**疟疾寒热**一日一发或二、三发，或三日一发。古城石灰二钱，头垢、五灵脂各一钱，研末，饭丸皂子大。每服一丸，五更无根水下，即止。集玄方。**老小暴嗽**石灰一两，蛤粉四钱，为末，蒸饼丸豌豆大，焙干。每服三十丸。温齑汁下。普济方。**卒暴吐血**石灰于刀头上烧研，井水下二钱。普济方。**发落不止**乃肺有劳热，瘙痒。用石灰三升，水拌炒焦。酒三斗浸之。每服三合，常令酒气相接，则新发更生，神验。千金方。**染发乌须**矿灰一两，水化开，七日，用铅粉一两研匀，好醋调搽，油纸包一夜。先以皂角水洗净乃用。集玄方。**身面疣目**苦酒渍石灰，六七日，取汁频滴之，自落。千金方。**面黡疣痣**水调矿灰一盏，好糯米全者，半插灰中，半在灰外，经宿米色变如水精。先以针微拨动，点少许于上，经半日汁出，剔去药，不得着水，二日而愈也。集玄方。**疣痣留赘**石灰一两，用桑灰淋汁熬成膏。刺破点之。普济方。**痈疽瘀肉**石灰半斤，荞麦秸灰半斤，淋汁煎成霜，密封。每以针画破涂之，自腐。普济方。**疔疮恶肿**石灰、半夏等分，为末，傅之。普济方。**脑上痈疖**石灰入饭内捣烂，合之。李楼奇方。**痰核红肿**寒热，状如瘰疬。石灰火煅为末，以白果肉同捣，贴之。蜜调亦可。活人心统。**痄腮肿痛**醋调石灰傅之。简便方。**多年恶疮**多年石灰研末，鸡子清和成块，煅过再研，姜汁调傅。救急方。**瘘疮不合**古冢中石灰。厚傅之。千金方。**痔疮有虫**古石灰、川乌头炮等分，为末，烧饭丸梧子大。每服二三十丸，白汤下。活法机要。**疥疮有虫**石灰淋汁，洗之数次。孙真人方。**血风湿疮**千年陈石灰研搽，痛即止，疮即愈，神效。蔺氏方。**火焰丹毒**醋和石灰涂之。或同青靛涂。摘玄方。**卒发风疹**醋浆和石灰涂之，随手灭。元希声侍郎秘方也。外台秘要。**夏月痱疮**石灰煅一两，蛤粉二两，甘草一两，研，扑之。集玄方。**汤火伤灼**年久石灰傅之。或加油调。肘后方。**杖疮肿痛**新石灰，麻油调搽，甚妙。集简方。**刀刃金疮**石灰裹之，定痛止血，又速愈。疮深不宜速合者，入少滑石傅之。肘后方。**误吞金银**或钱，在腹内不下。石灰，硫黄一皂子大，同研为末，酒调服之。孙用和秘宝方。**马汗入疮**石灰傅之。摘玄方。**蝼蛄咬人**醋和石灰涂之。圣惠方。**蚯蚓咬人**其毒如大风，眉须皆落。以石灰水浸之，良。经验方。

古墓中石灰，名地龙骨。

【主治】 **顽疮瘘疮，脓水淋漓，敛诸疮口。棺下者尤佳**。时珍。

艌船油石灰，名水龙骨。

【主治】 **金疮跌扑伤损，破皮出血，及诸疮瘘，止血杀虫**。时珍。

【附方】 新三。**软疖不愈**烂船底油石灰，研末，油调傅之。胡氏方。**下体癣疮**艌船灰、牛粪，烧烟熏之，一日一次，即安。医方摘玄。**血风臁疮**船上旧油灰，将泥作釜，火煅过研末，入轻粉少许，苦茶洗净傅之。忌食发物。邵真人经验方。

石面《纲目》

【集解】〔时珍曰〕石面不常生，亦瑞物也。或曰饥荒则生之。唐玄宗天宝三载，武威番禾县醴泉涌出。石化为面，贫民取食之。宪宗元和四年，山西云、蔚、代三州山谷间，石化为面，人取食之。宋真宗祥符五年四月，慈州民饥，乡宁县山生石脂如面，可作饼饵。仁宗嘉祐七年三月，彭城地生面；五月，钟离县地生面。哲宗元丰三年五月，青州临朐、益都石皆化面，人取食之。搜集于此，以备食者考求云。

【气味】 **甘，平，无毒**。

【主治】 **益气调中，食之止饥**。时珍。

浮石《日华》

校正：并入拾遗水花。

【释名】 **海石**纲目**水花**。

【集解】〔时珍曰〕浮石，乃江海间细沙、水沫凝聚，日久结成者。状如水沫及钟乳石，有细孔如蛀窠，白色，体虚而轻。今皮作家用磨皮垢甚妙。海中者味咸，入药更良。〔抱朴子云〕烧泥为瓦，燔木为炭，水沫为浮石，此皆去其柔脆，变为坚刚也。交州记云：海中有浮石，轻虚可以磨脚，煮水饮之止渴。即此也。

【气味】 **咸，平，无毒**。〔时珍曰〕小寒。

【主治】 **煮汁饮，止渴，治淋，杀野兽毒**。大明。**止咳**。弘景。**去目翳**。宗奭。**清金降火，消积块，化老痰**。震亨。**消瘤瘿结核疝气，下气，消疮肿**。时珍。

【发明】〔藏器曰〕水花主远行无水止渴，和苦栝楼为丸，每旦服二十丸，永无渴也。〔震亨曰〕海石治老痰积块，咸能软坚也。〔时珍曰〕浮石乃水沫结成，色白而体轻，其质玲珑，肺之象也。气味咸寒，润下之用也。故入肺除上焦痰热，止咳嗽而软坚。清其上源，故又治诸淋。按余琰席上腐谈云：肝属木，当浮而反沉，肺属金，当沉而反浮，何也？肝实而肺虚也。故石入水则沉，而南海有浮水之石；木入水则浮，而南海有沉水之香。虚实之反如此。

【附方】 新十二。**咳嗽不止**浮石末汤服，或蜜丸服。肘后方。**消渴引饮**本事方：浮石、舶上青黛等分，麝香少许，为末。温汤服一钱。又方：白浮石、蛤粉、蝉壳等分，为末。鲫鱼胆汁七个，调服三钱，神效。**血淋砂淋**小便涩痛。用黄烂浮石为末。每服二钱，生甘草煎汤调服。直指方。**石淋破血**浮石满一手，为末，以水三升，酢一升，和煮二升，澄清。每服一升。传信适用方。**小肠疝气**茎缩囊肿者。直指方：用浮石为末，每服二钱，木通、赤茯苓、麦门冬煎汤调下。丹溪方：用海石、香附等分，为末。每服二钱，姜汁调下。**头核脑痹**头枕后生痰核，正者为脑，侧者为痹。用轻虚白浮石烧存性，为末，入轻粉少许，麻油调，扫涂之。勿用手按，即涨。或加焙干黄牛粪尤好。亦治头疮。直指方。**底耳有脓**海浮石一两，没药一钱，麝香一字，为末。缴净吹之。普济方。**疳疮不愈**海浮石烧红醋淬数次二两，金银花一两，为末。每服二钱半，水煎服。病在上食后，在下食前。一年者，半年愈。儒门事亲。**疔疮发背**白浮石半两，没药二钱半，为末，醋糊丸梧子大。每服六、七丸，临卧，冷酒下。普济方。**诸般恶疮**方同上。

【附录】 **晕石**拾遗 〔藏器曰〕生海底，状如姜石，紫褐色，极紧似石，是咸水结成，自然生晕。味咸，寒，无毒。主石淋，磨汁饮之，亦烧赤投酒中饮。

石芝《纲目》

【集解】〔葛洪曰〕芝有石、木、草、菌、肉五类，各近百种。道家有石芝图。石芝者，石象芝也。生于海隅名山岛屿之涯，有积石处。其状如肉，有头尾四足如生物，附于大石。赤者如珊瑚，白者如截肪，黑者如泽漆，青者如翠羽，黄者如紫金，皆光明洞彻。大者十余斤，小者三、四斤，须斋祭取之，捣末服。其类有七明九光，芝生临水高山石崖之间，状如盘碗，不过径尺，有茎连缀之，起三、四寸。有七孔者名七明，九孔者名九光，光皆如星，百步内夜见其光。常以秋分伺之，捣服方寸匕，入口则翕然身热，五味甘美。得尽一斤，长生不老，可以夜视也。玉脂芝，生于有玉之山。玉膏流出，百千年凝而成芝。有鸟兽之形，色无常彩，多似玄玉、苍玉及水精。得而末之，以无心草汁和之，须臾成水。服至一升，长生也。石蜜芝生少室石户中。有深谷不可过，但望见石蜜从石户上入石偃盖中，良久辄有一滴。得服一升，长生不老也。石桂芝生石穴中，有枝条似桂树，而实石也。高尺许，光明而味辛。〔时珍曰〕神仙之说，渺茫不知有无；然其所述之物，则非无也。贵州普定分司署内有假山，山间有树，根干枝条皆石，而中有叶如榴，袅袅茂翠，开花似桂微黄。嘉靖丁巳，佥事焦希程赋诗纪之，以比康于断松化石之事，而不知其名。时珍按图及抱朴子之说，此乃石桂芝也。海边有石梅，枝干横斜，石柏，叶如侧柏，亦是石桂之类云。

【主治】 **诸芝捣末，或化水服，令人轻身，长生不老**。葛洪。

本草纲目金石部目录第十卷

金石之四石类下四十种

阳起石本经　**慈石**本经　**玄石**别录　**代赭石**本经　玄黄石附　**禹余粮**本经　**太一余粮**本经　**石中黄子**唐本　**空青**本经　**曾青**本经　**绿青**本经　**扁青**本经　**白青**本经　绿肤青、碧石青附　**石胆**本经　即胆矾　**礜石**本经　**特生礜石**别录　**握雪礜石**唐本　**砒石**开宝　**土黄**纲目　**金星石**嘉祐　金石附　**婆娑石**开宝　**礞石**嘉祐　**花乳石**嘉祐　**白羊石**图经　**金牙石**别录　**金刚石**纲目　**砭石**纲目　石砮附　**越砥石**别录　即磨刀石　**姜石**唐本　**麦饭石**图经　**水中白石**拾遗　**河砂**拾遗　**杓上砂**纲目　**石燕**唐本　**石蟹**开宝　**石蛇**图经　**石蚕**开宝　**石鳖**纲目　**蛇黄**唐本　**霹雳砧**拾遗　**雷墨**纲目

上附方旧二十五，新九十五

本草纲目金石部第十卷

金石之四 | 石类下四十种

阳起石《本经》中品

【释名】 **羊起石**别录**白石**本经**石生**别录。〔时珍曰〕以能命名。

【集解】〔别录曰〕阳起石生齐山山谷及琅琊或云山，云母根也。采无时。〔普曰〕生太山。〔弘景曰〕：此所出与云母同，而甚似云母，但厚异尔。今用乃出益州，与矾石同处，色小黄黑。但矾石、云母根未知何者是？俗用乃稀，仙经服之。〔恭曰〕此石以白色肌理似殷蘖，仍夹带云母滋润者为良，故本经一名白石；今用纯黑如炭者，误矣。云母之黑者名云胆，服之损人，则黑阳起石亦必恶矣。今齐山在齐州西北，无阳起石。石乃在齐山西北六七里卢山出之。本经云山或卢字讹也。太山、沂州惟有黑者，白者独出齐州。〔珣曰〕太山所出黄者绝佳，邢州鹊山出白者亦好。〔颂曰〕今惟出齐州，他处不复有。齐州惟一土山，石出其中，彼人谓之阳起山。其山常有温暖气，虽盛冬大雪遍境，独此山无积白，盖石气熏蒸使然也。山惟一穴，官中常禁闭。至初冬则州发丁夫，遣人监取。岁月积久，其穴益深，镵凿他石，得之甚难。以白色明莹若狼牙者为上，亦有挟他石作块者不堪。每岁采择上供之余，州中货之，不尔无由得也。货者虽多，而精好者亦难得。旧说是云母根，其中犹带云母，今不复见此矣。古方服食不见用者，今补下药多使之。〔时珍曰〕今以云头雨脚轻松如狼牙者为佳，其铺茸茁角者不佳。王建平典术乃云，黄白而赤重厚者佳，云母之根也。庚辛玉册云：阳起，阳石也。齐州拣金山出者胜，其尖似箭镞者力强，如狗牙者力微，置大雪中倏然没者为真。

【修治】〔大明曰〕凡入药烧后水煅用之，凝白者佳。〔时珍曰〕凡用火煅赤，酒淬七次，研细水飞过，日干。亦有用烧酒浸过，同樟脑入罐升炼，取粉用者。

【气味】 **咸，微温，无毒**。〔普曰〕神农、扁鹊：酸，无毒。桐君、雷公、岐伯：咸，无毒。李当之：小寒。〔权曰〕甘，平。〔之才曰〕桑螵蛸为之使，恶泽泻、菌桂、雷丸、石葵、蛇蜕皮，畏菟丝子，忌羊血，不入汤。

【主治】 **崩中漏下，破子脏中血，癥瘕结气，寒热腹痛，无子，阴痿不起，补不足**。本经。**疗男子茎头寒，阴下湿痒，去臭汗，消水肿。久服不饥，令人有子**。

别录。**补肾气精乏，腰疼膝冷湿痹，子宫久冷，冷癥寒瘕，止月水不定。**甄权。**治带下血疫冷气，补五劳七伤**。大明。**补命门不足**。好古。**散诸热肿。**时珍。

【发明】〔宗奭曰〕男子妇人下部虚冷，肾气乏绝，子脏久寒者，须水飞用之。凡石药冷热皆有毒，亦宜斟酌。〔时珍曰〕阳起石，右肾命门气分药也，下焦虚寒者宜用之，然亦非久服之物。张子和儒门事亲云：喉痹，相火急速之病也。相火，龙火也，宜以火逐之。一男子病缠喉风肿，表里皆作，药不能下。以凉药灌入鼻中，下十余行。外以阳起石烧赤、伏龙肝等分细末，日以新汲水调扫百遍。三日热始退，肿始消。此亦从治之道也。

【附方】新三。**丹毒肿痒**阳起石煅研，新水调涂。儒门事亲。**元气虚寒**精滑不禁，大腑溏泄，手足厥冷。阳起石煅研、钟乳粉各等分，酒煮附子末同面糊丸梧子大，每空心米饮服五十丸，以愈为度。济生方。**阴痿阴汗**阳起石煅为末，每服二钱，盐酒下。普济方。

慈石《本经》中品

【释名】**玄石**本经**处石**别录**熁铁石**衍义**吸针石**。〔藏器曰〕慈石取铁，如慈母之招子，故名。〔时珍曰〕石之不慈者，不能引铁，谓之玄石，而别录复出玄石于后。

【集解】〔别录曰〕磁石生太山川谷及慈山山阴，有铁处则生其阳。采无时。〔弘景曰〕今南方亦有好者。能悬吸铁，虚连三为佳。仙经丹房黄白术中多用之。〔藏器曰〕出相州北山。〔颂曰〕今慈州、徐州及南海傍山中皆有之，慈州者岁贡最佳，能吸铁虚连数十铁，或一二斤刀器，回转不落者尤良。采无时。其石中有孔，孔中有黄赤色，其上有细毛，功用更胜。按南州异物志云：涨海崎头水浅而多磁石，徼外大舟以铁叶固之者，至此皆不得过。以此言之，海南所出尤多也。〔敩曰〕凡使勿误用玄中石并中麻石。此二石俱似磁石，只是吸铁不得。而中麻石心有赤，皮粗，是铁山石也。误服令人生恶疮，不可疗。真磁石一片，四面吸铁一斤者，此名延年沙；四面只吸铁八两者，名续采石；四面吸五两者，名磁石。〔宗奭曰〕磁石其毛轻紫，石上颇涩，可吸连铁，俗谓之熁铁石。其玄石，即磁石之黑色者，磁磨铁锋，则能指南，然常偏东，不全南也。其法取新纩中独缕，以半芥子许蜡，缀于铁腰，无风处垂之，则针常指南。以针横贯灯心，浮水上，亦指南。然常偏丙位，盖丙为大火，庚辛受其制，物理相感尔。〔土宿真君曰〕铁受太阳之气，始生之初，石产焉。一百五十年而成磁石，又二百年孕而成铁。

【修治】〔敩曰〕凡修事一斤，用五花皮一镒，地榆一镒，故绵十五两，三件并剉。于石上捶碎作二三十块。将石入瓷瓶中，下草药，以东流水煮三日夜，漉出拭干，布裹再捶细，乃碾如尘，水飞过再碾用。〔宗奭曰〕入药须火烧醋淬，研末水飞。或醋煮三日夜。

【气味】 **辛，寒，无毒**。〔权曰〕咸，有小毒。〔大明曰〕甘、涩，平。〔藏器曰〕性温，云寒误也。〔之才曰〕柴胡为之使，杀铁毒，消金，恶牡丹、莽草，畏黄石脂。〔独孤滔曰〕伏丹砂，养汞，去铜晕。

【主治】 **周痹风湿，肢节中痛，不可持物，洗洗酸消，除大热烦满及耳聋。**本经。**养肾脏，强骨气，益精除烦，通关节，消痈肿鼠瘘，颈核喉痛，小儿惊痫，炼水饮之。亦令人有子。**别录。**补男子肾虚风虚。身强，腰中不利，加而用之。**甄权。**治筋骨羸弱，补五劳七伤，眼昏，除烦躁。小儿误吞针铁等，即研细末，以筋肉莫令断，与末同吞，下之。**大明。**明目聪耳，止金疮血**。时珍。

【发明】〔宗奭曰〕养肾气，填精髓，肾虚耳聋目昏者皆用之。〔藏器曰〕重可去怯，磁石、铁粉之类是也。〔时珍曰〕磁石法水，色黑而入肾，故治肾家诸病而通耳明目。一士子频病目，渐觉昏暗生翳。时珍用东垣羌活胜风汤加减法与服，而以磁朱丸佐之。两月遂如故。盖磁石入肾，镇养真精，使神水不外移；朱砂入心，镇养心血，使邪火不上侵；而佐以神曲，消化滞气，生熟并用，温养脾胃发生之气，乃道家黄婆媒合婴姹之理，制方者宜窥造化之奥乎。方见孙真人千金方神曲丸，但云明目，百岁可读细书，而未发出药微义也，孰谓古方不可治今病耶？独孤滔云：磁石乃坚顽之物，无融化之气，止可假其气服食，不可久服渣滓，必有大患。夫药以治病，中病则止。砒、硇犹可饵服，何独磁石不可服耶？磁石既炼末，亦匪坚顽之物，惟在用者能得病情而中的尔。淮南万毕术云：磁石悬井，亡人自归。注云：以亡人衣裹磁石悬于井中，逃人自反也。

【附方】 旧三，新一十二。**耳卒聋闭**熁铁石半钱，入病耳内，铁砂末入不病耳内，自然通透。直指方。**肾虚耳聋**真磁石一豆大，穿山甲烧存性研一字，新绵塞耳内，口含生铁一块，觉耳中如风雨声即通。济生方。**老人耳聋**磁石一斤捣末，水淘去赤汁，绵裹之。猪肾一具，细切。以水五斤煮石，取二斤，入肾，下盐豉作羹食之。米煮粥食亦可。养老方。**老人虚损**风湿，腰肢痹痛。磁石三十两，白石英二十两，捶碎瓮盛，水二斗浸于露地。每日取水作粥食，经年气力强盛，颜如童子。养老方。**阳事不起**磁石五斤研，清酒渍二七日。每服三合，日三夜一。千金。**眼昏内障**磁朱丸：治神水宽大渐散，昏如雾露中行，渐睹空花，物成二体，久则光不收，及内障神水淡绿、淡白色者。真磁石火煅醋淬七次二两，朱砂一两，神曲生用三两，为末。更以神曲末一两煮糊，加蜜丸梧子大。每服二十丸，空心饭汤下。服后俯视不见，仰视微见星月，此其效也。亦治心火乘金、水衰反制之病。久病累发者服之，永不更作。倪维德原机启微集。**小儿惊痫**磁石炼水饮之。圣济录。**子宫不收**名瘣疾，痛不可忍。磁石丸：用磁石酒浸煅研末，米糊丸梧子大。每卧时滑石汤下四十丸。次早用磁石散，米汤服二钱。散用磁石酒浸半两，铁粉二钱半，当归五钱，为末。**大肠脱肛**直指方：磁石半两，火煅醋淬七次，为末。每空心米饮服一钱。简便方：用磁石末，面糊调涂囟上。入后洗去。**金疮肠出**纳入，以磁石、滑石各三两为末。米饮服方寸匕，日再。刘涓子鬼遗方。**金疮血出**磁石末傅之，止痛断血。千金方。**误吞针铁**真磁石枣核大，钻孔线穿吞，拽之立出。钱相公箧中方。**丁肿热毒**磁石末，酢和封之，拔根立出。外台秘要。**诸般肿毒**吸铁石三钱，金银藤四两，黄丹八两，香油一斤，如常熬膏，贴之。乾坤秘韫。

磁石毛

【气味】 **咸，温，无毒。**

【主治】 **补绝伤，益阳道，止小便白数，治腰脚，去疮瘘，长肌肤，令人有子，宜入酒。**〔藏器曰〕本经言石不言毛，毛、石功状殊也。

玄石《别录》中品

【释名】 **玄水石**别录处石。〔时珍曰〕玄以色名。

【集解】 〔别录曰〕玄石生太山之阳，山阴有铜。铜者雌，铁者雄。〔弘景曰〕本经磁石一名玄石。别录又出玄石，一名处石。名既同，疗体又相似，而寒温、铜铁、畏恶有异。俗方不用，亦无识者，不知与磁石相类否？〔恭曰〕此物，铁液也。磁石中有细孔，孔中黄赤色，初破好者能拾针吸铁。其无孔而光泽纯黑者，玄石也。不能拾，疗体亦劣于磁石。〔颂曰〕今北番以磁石作礼物，其块多光泽，吸铁无力，疑即此玄石也。医方罕用。〔时珍曰〕磁石生山之阴有铁处，玄石生山之阳有铜处，虽形相似，性则不同，故玄石不能吸铁。

【气味】 **咸，温，无毒。**〔之才曰〕畏松脂、柏实、菌桂。

【主治】 **大人小儿惊痫，女子绝孕，小腹冷痛，少精身重。服之令人有子。**别录。

代赭石《本经》下品

【释名】 **须丸**本经**血师**别录**土朱**纲目**铁朱**。〔别录曰〕出代郡者名代赭，出姑幕者名须丸。〔时珍曰〕赭，赤色也。代，即雁门也。今俗呼为土朱、铁朱。管子云：山上有赭，其下有铁。铁朱之名或缘此，不独因其形色也。

【集解】〔别录曰〕代赭生齐国山谷，赤红青色，如鸡冠有泽，染爪甲不渝者良。采无时。〔弘景曰〕是代郡城门下赤土也。江东久绝，俗用乃疏，而为仙方之要，与戎盐、卤硷皆是急须。〔恭曰〕此石多从代州来，云山中采得，非城门下土也。今齐州亭山出赤石，其色有赤红青者。其赤者亦如鸡冠且润泽，土人惟采以丹楹柱，而紫色且暗，与代州出者相似，古来用之。今灵州鸣沙县界河北，平地掘深四、五尺得者，皮上赤滑，中紫如鸡肝，大胜齐、代所出者。〔颂曰〕今河东京东山中亦有之。古方紫丸治小儿用代赭，云无真，以左顾牡蛎代使，乃知真者难得。今医家所用，多择取大块，其上文头有如浮沤丁者为胜，谓之丁头代赭。北山经云：少阳之山，中多美赭。西山经云：石脆之山，灌水出焉。中有流赭，以涂牛马无病。郭璞注云：赭，赤土也。今人以涂牛角，云辟恶。〔时珍曰〕赭石处处山中有之，以西北出者为良。宋时处州岁贡万斤。崔昉外丹本草云：代赭，阳石也。与太乙余粮并生山峡中。研之作朱色，可点书，又可罨金益色赤。张华以赤土拭宝剑，倍益精明，即此也。

【修治】〔敩曰〕凡使研细，以腊水重重飞过，水面上有赤色如薄云者去之。乃用细茶脚汤煮一伏时，取出又研一万匝。以净铁铛烧赤，下白蜜蜡一两，待化投新汲水冲之，再煮一二十沸，取出晒干用。〔时珍曰〕今人惟煅赤以醋淬三次或七次，研，水飞过用，取其相制，并为肝经血分引用也。相感志云：代赭以酒醋煮之，插铁钉于内，扇之成汁。

【气味】**苦，寒，无毒**。〔别录曰〕甘。〔权曰〕甘，平。〔之才曰〕畏天雄、附子。干姜为之使。

【主治】**鬼疰贼风蛊毒，杀精物恶鬼，腹中毒邪气，女子赤沃漏下**。本经。**带下百病，产难胞不出，堕胎，养血气，除五脏血脉中热，血痹血瘀，大人小儿惊气入腹，及阴痿不起**。别录。**安胎建脾，止反胃吐血鼻衄，月经不止，肠风痔瘘，泻痢脱精，遗溺夜多，小儿惊痫疳疾，金疮长肉，辟鬼魅**。大明。

【发明】〔好古曰〕代赭入手少阴、足厥阴经。怯则气浮，重所以镇之。代赭之重，以镇虚逆。故张仲景治伤寒汗吐下后心下痞硬，噫气不除者，旋覆代赭汤主之。用旋覆花三两，代赭石一两，人参二两，生姜五两，甘草三两，半夏半斤，大枣十二枚。水一斗，煮六升，去滓，再煎三升，温服一升，日三服。〔时珍曰〕代赭乃肝与包络二经血分药也，故所主治皆二经血分之病。昔有小儿泻后眼上，三日不乳，目黄如金，气将绝。有名医曰：此慢惊风也，宜治肝。用水飞代赭石末，每服半钱，冬瓜仁煎汤调下，果愈。

【附方】 旧二，新一十四。**哮呷有声**卧睡不得。土朱末，米醋调，时时进一、二服。普济方。**伤寒无汗**代赭石、干姜等分为末，热醋调涂两手心，合掌握定，夹于大腿内侧，温覆汗出乃愈。伤寒蕴要。**婴儿疟疾**无计可施。代赭石五枚煅红醋淬，朱砂五分，砒霜一豆大，同以纸包七重，打湿煨干，入麝香少许为末。香油调一字，涂鼻尖上及眉心、四肢，神应。保幼大全。**急慢惊风**吊眼撮口，搐搦不定。代赭石火烧醋淬十次，细研水飞，日干。每服一钱，或半钱，煎真金汤调下，连进三服。儿脚胫上有赤斑，即是惊气已出，病当安也。无斑点者，不可治。直指方。**慢肝惊风**方见发明。**小肠疝气**代赭石火煅醋淬，为末。每白汤服二钱。寿域方。**肠风下血**血师一两，火煅，米醋淬，尽醋一升，捣罗如面。每服一钱，白汤下。斗门。**吐血衄血**方同。**堕胎下血**不止。代赭石末一钱，生地黄汁半盏调。日三五次，以瘥为度。圣济录。**妇人血崩**赭石火煅醋淬七次，为末。白汤服二钱。普济方。**赤眼肿闭**土朱二分，石膏一分，为末。新汲水调傅眼头尾及太阳穴。直指方。**喉痹肿痛**紫朱煮汁饮。普济方。**牙宣有䘌**土朱、荆芥同研，揩之三日。普济方。**诸丹热毒**土朱、青黛各二钱，滑石、荆芥各一钱，为末。每服一钱半，蜜水调下，仍外傅之。直指方。**一切疮疖**土朱、虢丹、牛皮胶等分为末，好酒一碗冲之，澄清服。以渣傅之，干再上。朱氏集验方。**百合病发**已汗下复发者。百合七个擘破，泉水浸一宿，赭一两，滑石三两，泉水二钟，煎一钟，入百合汁，再煎一钟，温服。伤寒蕴要。

【附录】 **玄黄石** 〔藏器曰〕出淄川、北海山谷土石中，如赤土代赭之类，土人以当朱，呼为赤石，一名零陵，恐是代赭之类。味甘，平、温，无毒。主惊恐，身热邪气，镇心。久服令人眼明悦泽。〔时珍曰〕此亦他方代赭耳，故其功效不甚相远也。

禹余粮《本经》上品

【释名】 **白余粮**。〔时珍曰〕石中有细粉如面，故曰余粮，俗呼为太一禹余粮。见太一下。〔承曰〕会稽山中出者甚多。彼人云昔大禹会稽于此，余粮者本为此尔。

【集解】〔别录曰〕禹余粮生东海池泽，及山岛中或池泽中。〔弘景曰〕今多出东阳，形如鹅鸭卵，外有壳重叠，中有黄细末如蒲黄，无沙者佳。近年茅山凿地大得之，极精好，状如牛黄，重重甲错。其佳处乃紫色靡靡如面，嚼之无复磣，仙经服食用之。南人又呼平泽中一种藤，叶如菝葜，根作块有节，似菝葜而色赤，味似薯蓣，谓为禹余粮，此与生池泽者复有仿佛。或疑今石即是太一也。〔颂曰〕今惟泽州、潞州有之。旧说形如鹅鸭卵，外有壳。今图上者全是山石之形，都不作卵状，与旧说小异。采无时。张华博物志言：扶海洲上有荕草，其实食之如大麦，名自然谷，亦名禹余粮，世传禹治水弃其所余食于江中而为药。则荕草与此异物同名，抑与生池泽者同种乎？〔时珍曰〕禹余粮乃石中黄粉，生于池泽；其生山谷者，为太一余粮。本文明白。陶引藤生禹余粮，苏引草生禹余粮，虽名同而实不同，殊为迂远。详太一余粮下。

【修治】〔弘景曰〕凡用，细研水洮，取汁澄之，勿令有沙土也。〔敩曰〕见太一下。

【气味】 **甘，寒，无毒**。〔别录曰〕平。〔权曰〕咸。〔之才曰〕牡丹为之使。伏五金，制三黄。

【主治】 **咳逆寒热烦满，下赤白，血闭癥瘕，大热。炼饵服之，不饥轻身延年**。本经。**疗小腹痛结烦疼**。别录。**主崩中**。甄权。**治邪气及骨节疼，四肢不仁，痔瘘等疾。久服耐寒暑**。大明。**催生，固大肠**。时珍。

【发明】〔成无己曰〕重可去怯，禹余粮之重，为镇固之剂。〔时珍曰〕禹余粮手足阳明血分重剂也。其性涩，故主下焦前后诸病。李知先诗曰：下焦有病人难会，须用余粮、赤石脂。抱朴子云：禹余粮丸日再服，三日后令人多气力，负担远行，身轻不极。其方药多不录。

【附方】 旧三，新六。**大肠咳嗽**咳则遗矢者，赤石脂禹余粮汤主之。方同下。洁古家珍。**冷劳肠泄**不止。神效太一丹：禹余粮四两，火煅醋淬，乌头一两，冷水浸一夜，去皮脐焙，为末，醋糊丸梧子大。每食前温水下五丸。圣惠方。**伤寒下痢**不止，心下痞硬，利在下焦者，赤石脂禹余粮汤主之。赤石脂、禹余粮各一斤，并碎之，水六升，煮取一升，去滓，分再服。仲景伤寒论。**赤白带下**禹余粮火煅醋淬、干姜等分，赤下干姜减半，为末。空心服二钱匕。胜金方。**崩中漏下**青黄赤白，使人无子。禹余粮煅研，赤石脂煅研，牡蛎煅研，乌贼骨，伏龙肝炒，桂心，等分为末。温酒服方寸匕，日二服，忌葱、蒜。张文仲备急方。**育肠气痛**妇人少腹痛。禹余粮为末。每米饮服二钱，日二服，极效。卫生易简方。**产后烦躁**禹余粮一枚，状如酸馅者，入地埋一半紧筑，炭灰一斤煅之。湿土罨一宿，打破，去外面石，取里面细者研，水淘五七度，日干，再研万遍。用甘草汤服二钱，一服立效。经验方。**身面瘢痕**禹余粮、半夏等分为末，鸡子黄和傅。先以布拭赤，勿见风，日三，十日。十年者亦灭。圣济录。**大风疠疾**眉发堕落，遍身顽痹。禹余粮二斤，白矾一斤，青盐一斤，为末。罐子固济，炭火一秤煅之，从辰至戌。候冷研粉，埋土中，三日取出。每一两，入九蒸九暴炒熟胡麻末三两。每服二钱，荆芥茶下，日二服。圣惠方。

太一余粮《本经》上品

【释名】 **石脑**本经**禹哀**吴普。〔藏器曰〕太一者，道之宗源。太者大也，一者道也。大道之师，即理化神君，禹之师也。师尝服之，故有太一之名。张司空云：还魂石中黄子，鬼物禽兽守之，不可妄得。会稽有地名蓼，出余粮。土人掘之，以物请买，所请有数，依数必得。此犹有神，岂非太一乎？

【集解】〔别录曰〕太一余粮生太山山谷，九月采。〔普曰〕生太山。上有甲，甲中有白，白中有黄，如鸡子黄色。采无时。〔弘景曰〕本草有太一余粮、禹余粮两种，治体相同。而今世惟有禹余粮，不复识太一。登真隐诀：长生四镇丸云：太一禹余粮，定六腑，镇五脏。合其二名，莫辨何者的是？今人亦总呼为太一禹余粮。有人于铜官采空青于石坎，大得黄赤色石，极似今之余粮，而色过赤好，疑此是太一也。彼人呼为雌黄，涂物正如雄色。〔恭曰〕太一余粮及禹余粮，乃一物而以精粗为名尔。其壳若瓷，方圆不定。初在壳中未凝结，犹是黄水，名石中黄子。久凝乃有数色，或青或白，或赤或黄。年多变赤，因赤渐紫。紫及赤者，俱名太一。其诸色通谓禹余粮。今太山不见采得，而会稽、王屋、泽、潞州诸山皆有。陶云黄赤色，疑是太一。然无壳裹，殊非的称。〔敩曰〕凡使，勿误用石中黄并卵石黄，二石真相似。其石中黄向里赤黑黄，味淡微跙。卵石黄味酸。个个如卵，内有子一块，不堪用。若误饵之，令人肠干。太一余粮看即如石，轻敲便碎如粉，兼重重如叶子雌黄也。〔宗奭曰〕太一余粮，是用其壳也，故入药须火烧醋淬。石中黄是壳中干者及细末者。石中黄水，是未成余粮黄浊水也。〔时珍曰〕按别录言，禹余粮生东海池泽及山岛，太一余粮生太山山谷，石中黄出余粮处有之，乃壳中未成余粮黄浊水也。据此则三者一物也。生于池泽者为禹余粮，生于山谷者为太一余粮，其中水黄浊者为石中黄水，其凝结如粉者为余粮，凝干如石者为石中黄。其说本明，而注者臆度，反致义晦。晋宋以来，不分山谷、池泽所产，故通呼为太一禹余粮。而苏恭复以紫赤色者为太一，诸色为禹余粮。皆由未加详究本文也。寇宗奭及医方乃用石壳为禹余粮，殊不察未成余粮黄浊水之文也。其壳粗顽不入药。庚辛玉册云：太一禹余粮，阴石也，所在有之。片片层叠，深紫色。中有黄土，名曰石黄。其性最热，冬月有余粮处，其雪先消。云林石谱云：鼎州祈阁山出石，石中有黄土，目之为太一余粮。色紫黑，礵块大小圆扁，外多粘缀碎石，涤去黄土，即空虚可贮水为砚。滴丹方鉴云：五色余粮及石中黄，皆可干汞，出金色。

【修治】〔敩曰〕凡修事，用黑豆五合，黄精五合，水二斗，煮取五升。置瓷锅中，下余粮四两煮之。旋添，汁尽为度，其药气自然香如新米，捣了，又研一万杵，方用。

【气味】 **甘，平，无毒**。〔普曰〕神农、岐伯、雷公：甘，平。李当之：小寒。扁鹊：甘，无毒。〔之才曰〕杜仲为之使。畏贝母、菖蒲、铁落。

【主治】 **咳逆上气，癥瘕血闭漏下，除邪气，肢节不利。久服耐寒暑不饥，轻身飞行千里，神仙**。本经。**治大饱绝力身重**。别录。**益脾，安脏气**。雷敩。**定六腑，镇五脏**。弘景。

【发明】〔时珍曰〕禹余粮、太一余粮、石中黄水，性味功用皆同，但入药有精粗之等尔。故服食家以黄水为上，太一次之，禹余粮又次之。列仙传言，巴戎赤斧上华山，饵禹余粮，即此。

石中黄子《唐本草》

【释名】〔宗奭曰〕子当作水。既云黄浊水，焉得名子？

【集解】〔恭曰〕此禹余粮壳中，未成余粮黄浊水也。出余粮处有之。〔颂曰〕今惟河中府中条山谷出之。其石形如面剂，紫黑色。石皮内黄色者，谓之中黄。葛洪抱朴子云：石中黄子所在有之，沁水山尤多。在大石中，其石常润湿不燥。打其石有数十重，见之赤黄溶溶，如鸡子之在壳中也。即当未坚时饮之。不尔，便渐坚凝如石，不中服也。破一石中，多者有一升，少者数合，可顿服之。〔机曰〕石中干者及细末者，当名余粮，不当名石中黄。详本文未成余粮四字可见。〔时珍曰〕余粮乃石中已凝细粉也，石中黄则坚凝如石者也。石中黄水则未凝者也。故雷敩云，用余粮勿用石中黄，是矣。

【气味】 **甘，平，无毒**。

【主治】 **久服轻身延年不老**。唐本。

空青《本经》上品

【释名】 **杨梅青**。〔时珍曰〕空言质，青言色，杨梅言似也。

【集解】〔别录曰〕空青生益州山谷，及越巂山有铜处。铜精熏则生空青，其腹中空。三月中采，亦无时。能化铜铁铅锡作金。〔弘景曰〕越巂属益州。益州诸郡无复有，恐久不采之故也。今出铜官者色最鲜深，出始兴者弗如，凉州高平郡有空青山亦甚多。今空青但圆实如铁珠，无空腹者，皆凿土石中取之。而以合丹成，则化铅为金，诸石药中，惟此最贵。医方乃稀用之，而多充画色，殊为可惜。〔恭曰〕出铜处兼有诸青，但空青为难得。今出蔚州、兰州、宣州、梓州。宣州者最好，块段细，时有腹中空者。蔚州、兰州者片块大，色极深，无空腹者。陶氏所谓圆实如铁珠者，乃白青也。〔大明曰〕空青大者如鸡子，小者如相思子，其青厚如荔枝壳，其内有浆，酸甜。〔藏器曰〕铜之精华，大者即空绿，次即空青也。〔颂曰〕今饶、信州亦时有之，状若杨梅，故名杨梅青。其腹中空、破之有浆者，绝难得。〔宗奭曰〕真宗尝诏取空青中有水者，久而方得。其杨梅青，信州穴山而取，极难得，治翳极有功，中亦或有水者，用与空青同，第有优劣尔。〔时珍曰〕张果玉洞要诀云：空青似杨梅，受赤金之精，甲乙阴灵之气，近泉而生，久而含润。新从坎中出，钻破中有水，久即干如珠，金星灿灿。庚辛玉册云：空青，阴石也。产上饶，似钟乳者佳，大片含紫色有光采。次出蜀严道及北代山，生金坎中，生生不已，故青为之丹。有如拳大及卵形者，中空有水如油，治盲立效。出铜坑者亦佳，堪画。又有杨梅青、石青，皆是一体，而气有精粗。点化以曾青为上、空青次之，杨梅青又次之。造化指南云：铜得紫阳之气而生绿，绿二百年而生石绿，铜始生其中焉。曾、空二青，则石绿之得道者，均谓之矿。又二百年得青阳之气，化为鍮石。观此诸说，则空青有金坑、铜坑二种，或大如拳卵，小如豆粒，或成片块，或若杨梅，虽有精粗之异，皆以有浆为上，不空无浆者为下也。方家以药涂铜物生青，刮下伪作空青者，终是铜青，非石绿之得道者也。

【气味】**甘、酸，寒，无毒**。〔别录曰〕大寒。〔权曰〕畏菟丝子。酒浸醋拌制过，乃可变化。

【主治】**青盲耳聋，明目，利九窍，通血脉，养精神，益肝气。久服轻身延年**。本经。**疗目赤痛，去肤翳，止泪出，利水道，下乳汁，通关节，破坚积。令人不忘，志高神仙**。别录。**治头风，镇肝。瞳人破者，得再见物**。甄权。**钻孔取浆，点多年青盲内障翳膜，养精气。其壳摩翳**。大明。**中风口㖞不正，以豆许含咽，甚效**。时珍。出范汪方。

【发明】〔保升曰〕空青法木，故色青而主肝。〔颂曰〕治眼翳障为最要之药。〔时珍曰〕东方甲乙，是生肝胆，其气之清者为肝血，其精英为胆汁。开窍于目，血五脏之英，皆因而注之为神。胆汁充则目明，汁减则目昏。铜亦青阳之气所生，其气之清者为绿，犹肝血也；其精英为空青之浆，犹胆汁也。其为治目神药，盖亦以类相感应耳。石中空者，埋土中三、五日，自有浆水。

【附方】旧二，新三。**眼目𥆧𥆧**不明。空青少许，渍露一宿，点之。千金方。**黑翳覆瞳**空青、矾石烧各一两，贝子四枚，研细，日点。圣济录。**肤翳昏暗**空青二钱，蕤仁去皮一两，片脑三钱，细研，日点。圣济录。**一切目疾**雀目、赤目、青盲、内外障翳、风眼用此，觉目中凉冷为验。杨梅青洗净，胡黄连洗，各二钱半；槐芽，日未出时勿语采之，入青竹筒内，垂于天、月二德方，候干，勿见鸡犬，为末，一钱半。为末，入龙脑一字密收。每卧时，漱口仰头，吹一字入两鼻内便睡，隔夜便用。圣济录。**中风口㖞**见主治。

曾青《本经》上品

【释名】〔时珍曰〕曾音层。其青层层而生，故名。或云其生从实至空，从空至层，故曰曾青也。

【集解】〔别录曰〕曾青生蜀中山谷及越巂。采无时。能化金铜。〔普曰〕生蜀郡石山。其山有铜处，曾青出其阳。青者铜之精。〔弘景曰〕旧说与空青同山，疗体亦相似。今铜官更无曾青。惟出始兴。形累累如黄连相缀，色理相类空青，甚难得而贵，仙经少用之。化金之事，法同空青。〔恭曰〕出蔚州者好，鄂州者次之，余州并不任用。〔时珍曰〕但出铜处，年古即生。形如黄连相缀，又如蚯蚓屎，方棱，色深如波斯青黛，层层而生，打之如金声者为真。造化指南云：层青生铜矿中，乃石绿之得道者。肌肤得东方正色，可以合炼大丹，点化与三黄齐驱。衡山记云：山有层青冈，出层青，可合仙药。

【修治】〔敩曰〕凡使勿用夹石及铜青。每一两要紫背天葵、甘草、青芝草三件，干湿各一镒，细锉，放瓷锅内，安青于中。东流水二镒，缓缓煮之，五昼夜，勿令水火失时。取出以东流水浴过，研乳如粉用。

【气味】**酸。小寒，无毒**。〔之才曰〕畏菟丝子。〔独孤滔曰〕曾青住火成膏，可结汞，制丹砂，盖含金气所生也。须酒醋渍煮用。〔葛洪曰〕曾青涂铁，色赤如铜。

【主治】**目痛，止泪出，风痹，利关节，通九窍，破癥坚积聚。久服轻身不老**。本经。**养肝胆，除寒热，杀白虫，疗头风脑中寒，止烦渴，补不足，盛阴气**。别录。

【发明】〔时珍曰〕曾青治目，义同空青。古方辟邪太乙神精丹用之，扁鹊治积聚留饮有层青丸，并见古今录验方，药多不录。

【附方】 新三。**斑疮入目**不退者。曾青一钱，丹砂二钱，为末。蛴螬五枚，捣汁和点。圣济录。**风热目病**曾青散：治一切风热毒气上攻，目赤或烂，怕日羞明，隐涩眵泪，或痒或痛。曾青四两，蔓荆子二两，白姜炮、防风各一两，为末。每以少许嗃鼻中，立有功效。和剂局方。**耳内恶疮**曾青五钱，雄黄七钱半，黄芩二钱五分，为末。傅之。卫生宝鉴。

绿青《本经》上品

【释名】 **石绿**唐本**大绿**纲目。

【集解】〔别录曰〕绿青生山之阴穴中，色青白。〔弘景曰〕此即用画绿色者，亦出空青中，相挟带。今画工呼为碧青，而呼空青作绿青，正相反矣。〔恭曰〕绿青即扁青也，画工呼为石绿。其碧青即白青也，不入画用。〔颂曰〕旧不著所出州土，但云生山之阴穴中。次空青条上云，生益州山谷及越巂山有铜处，此物当是生其山之阴尔。今出韶州、信州。其色青白，画工用为绿色者，极有大块，其中青白花文可爱。信州人琢为腰带器物，及妇人服饰。其入药，当用颗块如乳香者佳。〔宗奭曰〕其色黑绿色者佳。〔时珍曰〕石绿，阴石也。生铜坑中，乃铜之祖气也。铜得紫阳之气而生绿，绿久则成石，谓之石绿，而铜生于中，与空青、曾青同一根源也。今人呼为大绿。范成大桂海志云：石绿，铜之苗也，出广西右江有铜处。生石中，质如石者，名石绿。一种脆烂如碎土者，名泥绿，品最下。大明会典云：青绿石矿一斤，淘净绿一十一两四钱。暗色绿石矿一斤，淘净绿一十两八钱。硇砂一斤，烧造硇砂绿一十五两五钱。

【气味】 **酸，寒，无毒**。〔时珍曰〕有小毒。

【主治】 **益气，止泄痢，疗鼽鼻**。别录。**吐风痰甚效**。苏颂。

【发明】〔颂曰〕今医家多用吐风痰。其法拣上色精好者研筛，水飞再研。如风痰眩闷，取二三钱同生龙脑三四豆许研匀，以生薄荷汁合酒温调服之。偃卧须臾，涎自口角流出乃愈。不呕吐，其功速于他药，今人用之比比皆效，故著之。〔宗奭曰〕同硇砂作吐上涎药，验则验矣，亦能损心。〔时珍曰〕痰在上宜吐之，在下宜利之，亦须观人之虚实强弱而察其脉，乃可投之。初虞世有金虎、碧霞之戒，正此意也。金虎丹治风痰，用天雄、腻粉诸药者。

【附方】 新四。**急惊昏迷**不省人事。石绿四两，轻粉一钱，为末。薄荷汁入酒调一字服，取吐。全婴方。**风痰迷闷**碧霞丹：用石绿十两，乌头尖、附子尖、蝎梢各七十个，为末，糊丸芡子大。每服一丸，薄荷汁入酒半合化下，须臾吐出痰涎。和剂局方。**小儿疳疮**肾疳鼻疳、头疮耳疮、久不瘥者。石绿、白芷等分为末。先以甘草水洗疮，拭净傅之，一日愈。集玄方。**腋下胡臭**石绿三钱，轻粉一钱，浓醋调涂。五次断根。集玄方。

扁青《本经》上品

【释名】 **石青**纲目**大青**。〔时珍曰〕扁以形名。

【集解】〔别录曰〕扁青生朱崖山谷、武都、朱提，采无时。〔弘景曰〕朱提音殊匙，在南海中。仙经、俗方都无用者。〔普曰〕生蜀郡。〔恭曰〕此即绿青也。朱崖已南及林邑、扶南舶上来者，形块大如拳，其色又青，腹中亦时有空者。武昌者，片块小而色更佳。简州、梓州者，形扁作片而色浅。〔时珍曰〕苏恭言即绿青者非也，今之石青是矣。绘画家用之，其色青翠不渝，俗呼为大青，楚、蜀诸处亦有之。而今货石青者，有天青、大青、西夷回回青、佛头青，种种不同，而回青尤贵。本草所载扁青、层青、碧青、白青，皆其类耳。

【气味】 **甘，平，无毒**。〔普曰〕神农、雷公：小寒，无毒。

【主治】 **目痛明目，折跌痈肿，金疮不瘳，破积聚，解毒气，利精神。久服轻身不老**。本经。**去寒热风痹，及丈夫茎中百病，益精**。别录。**治丈夫内绝，令人有子**。吴普。**吐风痰癫痫，平肝**。时珍。

【附方】 新一。**顽痰不化**石青一两，石绿半两，并水飞为末，面糊丸绿豆大。每服十丸，温水下。吐去痰一二碗，不损人。瑞竹堂方。

白青《本经》上品

【释名】 **碧青**唐本**鱼目青**。

【集解】〔别录曰〕白青生豫章山谷，采无时。可消为铜剑，辟五兵。〔弘景曰〕医方不用，市无卖者，仙经三十六水方中时有须处。铜剑之法，在九元子术中。〔恭曰〕此即陶氏所云空青，圆如铁珠，色白而腹不空者，是也。研之色白如碧，亦谓之碧青，不入画用。无空青时亦用之。名鱼目青，以形似鱼目故也。今出简州、梓州者好。〔时珍曰〕此即石青之属，色深者为石青，淡者为碧青也。今绘彩家亦用。范子计然云：白青出弘农、豫章、新淦，青色者善。淮南万毕术云：白青得铁，即化为铜也。

【气味】 **甘、酸、咸，平，无毒**。〔普曰〕神农：甘，平。雷公：咸，无毒。

【主治】 **明目，利九窍，耳聋，心下邪气，令人吐，杀诸毒三虫。久服通神明轻身**。本经。

【附录】 **绿肤青** 〔别录曰〕味辛、咸，平，无毒。主蛊毒及蛇菜肉诸毒，恶疮。不可久服，令人瘦。一名推青，一名推石。生益州山谷。〔弘景曰〕俗方、仙经无用，人亦不识。

碧石青 〔别录曰〕味甘，无毒。主明目益精，去白癣，延年。

石胆《本经》上品

【释名】 **胆矾**纲目**黑石**吴普**毕石**本经**君石**当之**铜勒**吴普**立制石**。〔时珍曰〕胆以色味命名，俗因其似矾，呼为胆矾。

【集解】〔别录曰〕石胆生秦州羌道山谷大石间，或羌里句青山。二月庚子、辛丑日采。其为石也，青色多白文，易破，状似空青。能化铁为铜，合成金银。〔弘景曰〕仙经时用，俗方甚少，此药殆绝。今人时有采者，其色青绿，状如琉璃而有白文，易破折。梁州、信都无复有，俗乃以青色矾当之，殊无仿佛。〔恭曰〕此物出铜处有之，形似曾青，兼绿相间，味极酸苦，磨铁作铜色，此是真者。出蒲州虞卿县东亭谷窟及薛集窟中，有块如鸡卵者为真。陶云似琉璃者，乃绛矾也。比来人亦以充之，又以醋揉青矾为之，并伪矣。〔颂曰〕今惟信州铅山县有之。生于铜坑中，采得煎炼而成。又有自然生者，尤为珍贵。并深碧色。今南方医人多使之，又著其说云：石胆最上出蒲州，大者如拳，小者如桃栗，击之纵横解皆成叠文，色青，见风久则绿，击破其中亦青。其次出上饶、曲江铜坑间者，粒细有廉棱，如钗股米粒。本草言伪者以醋揉青矾为之，全不然，但取粗恶石胆合消石销溜而成之。块大色浅，浑浑无脉理，击之则碎无廉棱者，是也。亦有挟石者，乃削取石胆床，溜造时投消石中，及凝则相著也。〔时珍曰〕石胆出蒲州山穴中，鸭觜色者为上，俗呼胆矾；出羌里者，色少黑次之；信州者又次之。此物乃生于石，其经煎炼者，即多伪也。但以火烧之成汁者，必伪也。涂于铁及铜上烧之红者，真也。又以铜器盛水，投少许入中，及不青碧，数日不异者，真也。玉洞要诀云：石胆，阳石也。出嵩岳及蒲州中条山。禀灵石异气，形如瑟瑟，其性流通，精感入石，能化五金，变化无穷。沈括笔谈载：铅山有苦泉，流为涧，挹水熬之，则成胆矾。所熬之釜，久亦化为铜也。此乃煎熬作伪，非真石胆也，不可入药。

【气味】 **酸、辛，寒，有毒。**〔普曰〕神农：酸，小寒。李当之：大寒。桐君：

辛，有毒。扁鹊：苦，无毒。〔大明曰〕酸、涩，无毒。〔权曰〕有大毒。〔之才曰〕水英为之使。畏牡桂、菌桂、芫花、辛夷、白微。

【主治】 **明目，目痛，金疮诸痫痉，女子阴蚀痛，石淋寒热，崩中下血，诸邪毒气。令人有子。炼饵服之，不老。久服，增寿神仙**。本经。**散癥积，咳逆上气，及鼠瘘恶疮**。别录。**治虫牙，鼻内息肉**。大明。**带下赤白，面黄，女子脏急**。苏恭。**入吐风痰药最快**。苏颂。

【发明】〔时珍曰〕石胆气寒，味酸而辛，入少阳胆经。其性收敛上行，能涌风热痰涎，发散风木相火，又能杀虫，故治咽喉口齿疮毒有奇功也。周密齐东野语云：密过南浦，有老医授治喉痹极速垂死方，用真鸭觜胆矾末，醋调灌之，大吐胶痰数升，即瘥。临汀一老兵妻苦此，绝水粒三日矣，如法用之即瘥。屡用无不立验，神方也。又周必大阴德录云：治蛊胀及水肿秘方，有用蒲州、信州胆矾明亮如翠琉璃似鸭觜者，米醋煮以君臣之药，服之胜于铁砂、铁蛾。盖胆矾乃铜之精液，味辛酸，入肝胆制脾鬼故也。安城魏清臣肿科黑丸子，消肿甚妙，不传，即用此者。

【附方】 旧五，新一十五。**老小风痰**胆矾末一钱，小儿一字，温醋汤调下，立吐出涎，便醒。谭氏小儿方。**女人头运**天地转动，名曰心眩，非血风也。胆子矾一两，细研，用胡饼剂子一个，按平一指厚，以篦子勒成骰子，大块勿界断，于瓦上焙干。每服一骰子，为末，灯心竹茹汤调下。许学士本事方。**喉痹喉风**二圣散：用鸭觜胆矾二钱半，白僵蚕炒五钱，研。每以少许吹之，吐涎。济生方。**齿痛及落**研细石胆，以人乳和膏擦之，日三四次。止痛，复生齿，百日后复故乃止。每日以新汲水漱净。王焘外台秘要。**口舌生疮**众疗不瘥。胆矾半两，入银锅内火煅赤，出毒一夜，细研。每以少许傅之，吐出酸涎水，二、三次瘥。胜金方。**走马牙疳**北枣一枚去核，入鸭觜胆矾，纸包煅赤，出火毒，研末傅之，追涎。杨起简便方。**小儿齿疳**鸭觜胆矾一钱，匙上煅红，麝香少许研匀。傅龈上，立效。活幼口议。**小儿鼻疳**蚀烂。胆矾烧烟尽，研末。掺之，一、二日愈。集简方。**风眼赤烂**胆矾三钱，烧研，泡汤日洗。明目经验方。**百虫入耳**胆矾末和醋灌之，即出。千金方。**风犬咬毒**胆矾末傅之，立愈。济急方。**一切诸毒**胆子矾末，糯米糊丸鸡头子大，以朱砂为衣，仍以朱砂养之。冷水化一丸服，立愈。胜金方。**挑生蛊毒**胸口痛者。胆矾二钱，茶清泡服，即吐出。岭南卫生方。**腋下胡臭**胆矾半生半熟，入腻粉少许，为末。每用半钱，以自然姜汁调涂，十分热痛乃止。数日一用，以愈为度。黎居士简易方。**赤白癜风**胆矾、牡蛎粉各半两，生研，醋调，摩之。圣济录。**甲疽肿痛**石胆一两，烧烟尽，研末。傅之，不过四、五度瘥。梅师方。

痔疮热肿鸭觜青胆矾煅研，蜜水调傅，可以消脱。直指方。**肿毒不破**胆矾、雀屎各少许，点之。直指方。**杨梅毒疮**醋调胆矾末搽之。痛甚者，加乳香、没药。出恶水，一、二上即干。又方：胆矾、白矾、水银各三钱半，研不见星，入香油、津唾各少许，和匀。坐帐内，取药涂两足心，以两手心对足心摩擦，良久再涂再擦，尽即卧。汗出，或大便去垢，口出秽涎为验。每一次，强者用四钱，弱者二钱，连用三日。外服疏风散，并澡洗。刘氏经验方。

礜石《本经》下品

【释名】 **白礜石**别录**太白石**别录**立制石**本经**青分石**本经**固羊石**本经**石盐**别录**泽乳**吴普**鼠乡**吴普。〔时珍曰〕礜义不解。许氏说文云：礜，毒石也。西山经云：皋涂之山，有白石，其名曰礜，可以毒鼠。郭璞注云：鼠食则死，蚕食而肥。则鼠乡之意以此。

【集解】〔别录曰〕礜石生汉中山谷及少室，采无时。〔当之曰〕或生少室，或生魏兴，十二月采。〔弘景曰〕今蜀汉亦有，而好者出南康南野溪及彭城界中、洛阳城南堑。又湘东新宁及零陵皆有。白礜石，能柔金。以黄泥包，炭火烧之，一日一夕则解，可用。丹房及黄白术多用之。〔恭曰〕此石能拒火，久烧但解散，不可脱其坚。今市人乃取洁白理石当之，烧即为灰也。今汉川武当西辽坂名礜石谷，即是真出处。少室有粒细理，不如汉中者。〔颂曰〕今潞州、阶州亦有之。〔时珍曰〕详见特生礜石下。

【气味】 **辛，大热，有毒**。〔别录曰〕甘，生温、熟热。〔普曰〕神农、岐伯：辛，有毒。桐君、黄帝：甘，有毒。〔权曰〕甘，有小毒。铅丹为之使。恶羊血，不入汤。〔之才曰〕得火良。棘针为之使。恶马目毒公、鹜屎、虎掌、细辛，畏水。

【主治】 **寒热鼠瘘，蚀疮死肌风痹，腹中坚癖邪气**。本经。**除热明目，下气，除膈中热，止消渴，益肝气，破积聚，痼冷腹痛，去鼻中息肉，久服令人筋挛。火炼百日，服一刀圭。不炼服，则杀人及百兽**。别录。**除胸膈间积气，去冷湿风痹瘙痒积年者**。甄权。

【发明】〔弘景曰〕常取生礜石纳水，令水不冰，如此则生者性亦大热矣。〔张仲景云〕生用，破人心肝。〔恭曰〕此药攻击积冷之病为良。若以余物代之，疗病无效，正为此也。〔宗奭曰〕治久积及久病腹冷有功，直须慎用，其毒不可试也。〔时珍曰〕礜石性气与砒石相近，盖亦其类也。古方礜石、矾石常相混书，盖二字相似，故误耳。然矾石性寒无毒，礜石性热有毒，不可不审。陆农师云：礜石之力，十倍钟乳。按洪迈容斋随笔云：王子敬静息贴，言礜石深是可疑，凡喜散者辄发痈，盖散者，寒食散也，古人多服之，中有礜石，性热有毒。故云深可疑也。刘表在荆州，与王粲登鄣山，见一冈不生百草。粲曰：此必古冢，其人在世，服生礜石，热不出外，故草木焦灭。表掘之，果有礜石满茔。又今洛水不冰，下亦有礜石，人谓之温洛是也。取此石安瓮中，水亦不冰。文鹳伏孵，取石置巢中，以助温气，其性如此，岂可服？予兄文安公镇金陵，秋暑减食。医者汤三益教服礜石丸。已而饮啖日进，遂加意服之。越十月而毒作，衄血斗余。自是数数不止，竟至精液皆竭而死。时珍窃谓洪文安之病，未必是礜石毒发。盖亦因其健啖自恃，厚味房劳，纵恣无忌，以致精竭而死。夫因减食而服石，食既进则病去矣，药当止矣。而犹有服之不已，恃药妄作，是果药之罪欤？

【附方】 新一。**风冷脚气**白礜石煅二斤，酒三斗，渍三日，稍稍饮之。肘后方。

特生礜石《别录》下品

【释名】 **苍礜石　苍石**别录鼠毒。〔恭曰〕特生礜石，一名苍礜石。梁州礜石亦有青者，汉中人亦以毒鼠，不入方用。〔宗奭曰〕礜石、特生礜石止是一物，但以特生、不特生为异用。所谓特生者，不附著他石为特尔，今用者绝少。〔时珍曰〕礜石有苍、白二种，而苍者多特生，故此云一名苍礜石，则别录苍石系重出矣。其功疗皆相同，今并为一。

【集解】〔别录曰〕特生礜石一名苍礜石，生西域，采无时。〔又曰〕苍石生西域，采无时。〔弘景曰〕旧说鹳巢中者佳。鹳常入水冷，故取以壅卵令热。今不可得。惟出汉中者，其外形紫赤色，内白如霜，中央有臼，形状如齿者佳。又出荆州新城郡房陵县，缥白色者为好。亦先以黄土包烧一日，亦可纳斧孔中烧之，合玉壶诸丸。仙经不言特生，止是白礜石耳。〔恭曰〕陶说中如齿臼形者正是。今出梁州，北马道戍涧中亦有之。形块小于白礜石，而肌粒大数倍，乃如小豆许。其白礜粒细如粟米耳。今房陵、汉川、均州、荆州与白礜石同处，有色青者，是也。〔宗奭曰〕博物志言，鹳伏卵，取礜石入巢助暖，方家得此石乃真。陶氏以注特生礜石，则二石是一物明矣。但屡检鹳巢无此石，况礜石焉得处处有之？若鹳入水冷故取此石，则鸬鹚之类皆食于水，亦自然生化繁息。此则乃俗士之言，未尝究其实而穷其理也。〔时珍曰〕礜石有数种，白礜石、苍礜石、紫礜石、红皮礜石、桃花礜石、金星礜石、银星礜石、特生礜石俱是一物，但以形色立名。其性皆热毒，并可毒鼠制汞，惟苍、白二色入药用。诸礜生于山，则草木不生，霜雪不积；生于水则水不冰冻，或有温泉，其气之热可知矣。庚辛玉册云：礜，阳石也，生山谷。水中濯出，似矾，有文理横截在中者为佳。伏火，制砂汞。其状颇与方解石相似，但投水不冰者为真。其出金穴中者，名握雪礜石。

【气味】 **甘，温有毒**。〔之才曰〕火炼之良，畏水。

【主治】 **明目利耳，腹内绝寒，破坚结及鼠瘘，杀百虫恶兽。久服延年**。别录。**苍石：主寒热下气瘘蚀，杀禽兽**。别录。

【发明】〔时珍曰〕别录言，礜石久服令人筋挛，特生礜石久服延年。丹书亦云，礜石化为水，能伏水银，炼入长生药。此皆方士谬说也，与服砒石、汞长生之义同，其死而无悔者乎？

握雪礜石《唐本草》

【集解】〔恭曰〕握雪礜石出徐州宋里山。入土丈余，于烂土石间得之。细散如面，黄白色。土人号为握雪礜石，一名化公石，一名石脑，云服之长生。〔时珍曰〕谨按独孤滔丹房镜源云：握雪礜石出曲滩泽。盛寒时有髓生于石上，可采。一分结汞十两。又按南宫从岣嵝神书云：石液，即丹、矾之脂液也。此石出襄阳曲滩泽中，或在山，或在水，色白而粗糯。至冬月有脂液出其上，旦则见日而伏。当于日未出时，以铜刀刮置器内，火煅通赤，取出，楮汁为丸，其液沾处便如铁色。以液一铢，制水银四两，器中火之立干。但此液亦不多得，乃神理所惜，采时须用白鸡、清酒祭之。此石华山、嵩山皆出，而有脂液者，惟此曲滩。又熊太古冀越集亦言：丹山矾十两，可干汞十两。此乃人格物之精，发天地之秘也。据三书所引，则握雪礜石乃石之液，非土中石脑也。苏恭所说，自是石脑。其说与别录及陶弘景所注石脑相合，不当复注于此。又按：诸书或作礜石，或作矾石，未知孰是。古书二字每每讹混。以理推之，似是矾石。礜石有毒，矾石无毒故也。

【气味】 **甘，温，无毒。**

【主治】 **痼冷积聚，轻身延年。多食令人热**。唐本。**治大风疮**。时珍。

砒石宋《开宝》

【释名】 **信石　人言**纲目 **生者名砒黄，炼者名砒霜**。〔时珍曰〕砒，性猛如貔，故名。惟出信州，故人呼为信石，而又隐信字为人言。

【集解】〔颂曰〕砒霜不著所出郡县，今近铜山处亦有之，惟信州者佳。其块有甚大者，色如鹅子黄，明澈不杂。此类本处自是难得之物，一两大块真者，人竞珍之，不啻千金。古服食方中亦载用之，必得此类，乃可入药。其市肆所畜片如细屑，亦夹土石，入药服之，为害不浅。〔承曰〕信州玉山有砒井，官中封禁甚严。生不夹石者，色赤甚于雄黄，以冷水磨，解热毒，近火即杀人，所谓不啻金价者此也。今市货者，取山中夹砂石者，烧烟飞作白霜，乃碎屑而芒刺，其伤火多者，块大而微黄，所谓如鹅子色明澈者此也。古方并不入药，惟烧炼丹石家用之。近人多以治疟，但以疟本伤暑，而此物生者能解热毒也。今俗医不究其理，即以所烧霜服之，必大吐下，因此幸有安者，遂为定法，尔后所损极多，不可不慎。初烧霜时，人在上风十余丈外立，下风所近草木皆死；又以和饭毒鼠，死鼠猫犬食之亦死，毒过于射罔远矣。衡山所出一种，力差劣于信州者。〔宗奭曰〕今信凿坑井下取之。其坑常封锁，坑中有浊绿水，先绞水尽，然后下凿取。生砒谓之砒黄，色如牛肉，或有淡白路，谓石非石，谓土非土。磨酒饮，治积气。有火便有毒，不可造次服也。取法：将生砒就置火上，以器覆之，令烟上飞，着器凝结。累然下垂如乳尖者入药为胜，平短者次之，大块乃是下等，片如细屑者极下也。〔时珍曰〕此乃锡之苗，故新锡器盛酒日久能杀人者，为有砒毒也。生砒黄以赤色者为良，熟砒霜以白色者为良。

【修治】〔敩曰〕凡使用，以小瓷瓶盛，后入紫背天葵、石龙芮二味，火煅从巳至申，便用甘草水浸，从申至子，出拭干，入瓶再煅，别研三万下用。〔时珍曰〕医家皆言生砒轻见火则毒甚，而雷氏治法用火煅，今所用多是飞烧者，盖皆欲求速效，不惜其毒也，曷若用生者为愈乎？

【气味】 **苦、酸，暖，有毒**。〔时珍曰〕辛、酸，大热，有大毒。〔大明曰〕畏绿豆、冷水、醋。入药，醋煮杀毒用。〔土宿真君曰〕砒石用草制，炼出金花，成汁化铜干汞。青盐、鹤顶草、消石、蒜、水蓼、常山、益母、独帚、木律、菖蒲、三角酸、鹅不食草、菠薐、莴苣，皆能伏砒。

【主治】 **砒黄：治疟疾肾气，带之辟蚤虱**。大明。**冷水磨服，解热毒，治痰壅**。陈承。**磨服，治癖积气**。宗奭。**除齁喘积痢，烂肉，蚀瘀腐瘰疬**。时珍。**砒霜：疗诸疟，风痰在胸膈，可作吐药。不可久服，伤人**。开宝。**治妇人血气冲心痛，落胎**。大明。**蚀痈疽败肉，枯痔杀虫，杀人及禽兽**。时珍。

【发明】〔宗奭曰〕砒霜疟家用，或过剂，则吐泻兼作，须煎绿豆汁兼冷水饮之。〔徐彦纯曰〕疟丹多用砒霜大毒之药。本草谓主诸疟风痰在胸膈，可作吐药。盖以性之至烈，大能燥痰也。虽有燥痰之功，大伤胸气，脾胃虚者，切宜戒之。〔时珍曰〕砒乃大热大毒之药，而砒霜之毒尤烈。鼠雀食少许即死，猫犬食鼠雀亦殆，人服至一钱许亦死。虽钩吻、射罔之力，不过如此，而宋人著本草不甚言其毒，何哉？此亦古者礜石之一种也，若得酒及烧酒，则腐烂肠胃，顷刻杀人，虽绿豆冷水亦难解矣。今之收瓶酒者，往往以砒烟熏瓶，则酒不坏，其亦嗜利不仁者哉！饮酒潜受其毒者，徒归咎于酒耳。此物不入汤饮，惟入丹丸。凡痰疟及齁喘用此，真有劫病立地之效。但须冷水吞之，不可饮食杯勺之物，静卧一日或一夜，亦不作吐；少物引发，即作吐也。其燥烈纯热之性，与烧酒、焰消同气，寒疾湿痰被其劫而怫郁顿开故也。今烟火家用少许，则爆声更大，急烈之性可知矣。此药亦止宜于山野藜藿之人。若嗜酒膏粱者，非其所宜，疾亦再作，不慎口欲故尔。凡头疮及诸疮见血者，不可用，此其毒入经必杀人。李楼奇方云：一妇病心痛数年不愈。一医用人言半分，茶末一分，白汤调下，吐瘀血一块而愈。得日华子治妇人血气心痛之旨乎？

【附方】 旧五，新十。**中风痰壅**四肢不收，昏愦若醉。砒霜如绿豆大，研，新汲水调下少许，以热水投之，大吐即愈。未吐再服。圣惠方。**寒热痁疾**孙贞宗秘宝方：用信砒二两研粉，寒水石三两别捣末。用生铁铫一个，铺石末，后铺砒在上，又以石末盖之。厚盏覆定，醋糊纸条密封十余重，炭火一斤煅之。待纸条黑时取出，候冷，刮盏上砒末乳细，粟米饭丸绿豆大，辰砂为衣。每用三四丸，小儿一二丸，发日早以腊茶清下，一日不得食热物。男人患，女人着药入口中；女人患，男人着药入口中。本事方：用人言一钱，绿豆末一两，为末，无根井水丸绿豆大，黄丹为衣，阴干。发日五更冷水下五、七丸。卫生宝鉴：一剪金：用人言醋煮、硫黄、绿豆等分，为末。每一豆许，用红绢包之，采丝扎定。每剪下一粒，新汲水空心吞下，治疟圣药也。医垒元戎：九转灵砂丹：用砒霜、黄丹、紫河车各一钱，为末，雄黑豆一百粒，水浸一夜，研泥，和丸梧子、绿豆、黍米三样大。每服一二十丸，不发日五更向东，无根水下。紫河车、绿豆，黑豆，皆解砒毒也。本草权度：不二散：用砒一钱，面二两，和匀，香油一斤煎黄色，以草纸压去油，入茶三两，为末。每服一钱，发日早冷茶下。**一切积痢**砒霜、黄丹等分，蜡和收，旋丸绿豆大。每米饮下三丸。普济方。**休息下痢**经一二年不瘥，羸瘦衰弱。砒霜成块者为末、黄蜡各半两，化蜡入砒，以柳条搅，焦则换，至七条，取起收之。每旋丸梧子大，冷水送下。小儿，黍米大。和剂局方。**脾疼腰痛**即上方，用冷水下。**妇人血气**心痛。方见发明下。**走马牙疳**恶疮。砒石、铜绿等分，为末，摊纸上贴之，其效如神。又方：砒霜半两，醋调如糊，碗内盛，待干刮下。用粟米大，绵裹安齿缝，来日取出，有虫自死。久患者，不过三日即愈。普济方。**项上瘰疬**信州砒黄研末，浓墨汁丸梧子大，铫内炒干，竹筒盛之。每用针破，将药半丸贴之，自落，蚀尽为度。灵苑方。**痰喘齁鮯**方见谷部，豉下。**一切漏疮**有孔。用信石，新瓦火煅，研末，以津调少许于纸捻上，插入，蚀去恶管，漏多勿齐上。最妙。急救良方。

土黄《纲目》

【修治】〔时珍曰〕用砒石二两，木鳖子仁、巴豆仁各半两，硇砂二钱，为末，用木鳖子油、石脑油和成一块，油裹，埋土坑内，四十九日取出，劈作小块，瓷器收用。

【气味】**辛、酸，热，有毒**。〔独孤滔曰〕土黄制雄黄。

【主治】**枯瘤赘痔，乳食瘘疬并诸疮恶肉**。时珍。

金星石宋《嘉祐》附银星石

【集解】〔颂曰〕金星石、银星石并出濠州、并州，采无时。二石主疗大体相似。〔宗奭曰〕二石治大风疾，别有法，须烧用之。金星石生于苍石内，外有金色麸片，银星石有银色麸片。又一种深青色坚润，中有金色如麸片者，不入药用，工人碾为器，或妇人首饰用。〔时珍曰〕金星有数种。苏颂所说二石，武当山亦有之。或云金星出胶东，银星出雁门，盖亦礞石之类也。寇宗奭所说二石治大风者，今考圣惠方·大风门，皆作金星礜石、银星礜石，则似是礜石之类。丹房镜源·礜石篇中，亦载二石名，似与苏说者不同。且金星、银星无毒，主热涎血病；礜石则有毒，主风癞疾。观此，则金星、银星入药，各有二种矣。又歙州砚石，亦有金星、银星者。琼州亦出金星石，皆可作砚。翡翠石能屑金，亦名金星石。此皆名同物异也。刘河间宣明方点眼药方中用金精石、银精石，不知即此金星、银星否也？

【气味】**甘，寒，无毒。**

【主治】**脾肺壅毒，及肺损吐血嗽血，下热涎，解众毒。**嘉祐。**水磨少许服，镇心神不宁，亦治骨哽。**时珍。

【附方】新二。**吐血嗽血**肺损者。金星石、银星石、玄精石、不灰木、阳起石、云母石等分。用坩锅一个，铺冬月水牛粪一、二寸，铺药一层，铺灰二寸，又药一层，重重如此，以灰盖之，盐泥固济。用炭一秤，火煅一日夜，埋土中一夜，取出药块，去灰为末。每一两入龙脑、麝香各半钱，阿胶二钱半炒。每服一钱，糯米汤下，日三服。圣惠方。**大风虫疮**有五色虫取下。诸石丸：用金星礜石、银星礜石、云母石、禹余粮石、滑石、阳起石、磁石、凝水石、密陀僧、自然铜、龙涎石等分，捣碎瓶盛，盐泥固济之。炭火十斤，煅过为末，醋糊丸小豆大。每服十五丸，白花蛇酒下，一日三服，以愈为度。太平圣惠方。

【附录】 **金石**拾遗 〔藏器曰〕味甘，温，无毒。主久羸瘦，不能食，无颜色，补腰脚冷，令人健壮，益阳，有暴热脱发，飞炼服之。生五台山清凉寺，石中金屑作赤褐色也。

婆娑石宋《开宝》

【释名】 **摩挲石**。〔时珍曰〕姚宽西溪丛话云：舶船过产石山下，爱其石，以手扪之，故曰摩挲。不知然否？

【集解】〔志曰〕婆娑石生南海，胡人采得之。其石绿色，无斑点，有金星，磨成乳汁者为上。又有豆斑石，虽亦解毒，而功力不及。复有鄂绿，有文理，磨铁成铜色，人多以上为之，非真也。验法，以水磨点鸡冠热血，当化成水是也。〔宗奭曰〕石如淡色石绿，间微有金星者佳。又有豆斑石，亦如此石，但有黑斑点，无金星。〔颂曰〕胡人尤珍贵之，以金装饰作指彄带之。每欲食及食罢，辄含吮数次以防毒。今人有得指面许块，则价值百金也。〔时珍曰〕庚辛玉册云：摩挲石，阳石也。出三佛齐。海南有山，五色耸峙，其石有光焰。其水下滚如箭，船过其下，人以刀斧击取。烧之作硫黄气。以形如黄龙齿而坚重者为佳。匮五金，伏三黄，制铅汞。

【气味】 **甘、淡，寒，无毒。**

【主治】 **解一切药毒，瘴疫热闷头痛**。开宝。

礞石宋《嘉祐》

【释名】 **青礞石**〔时珍曰〕其色濛濛然，故名。

【集解】〔时珍曰〕礞石，江北诸山往往有之，以盱山出者为佳。有青、白二种，以青者为佳。坚细而青黑，打开中有白星点，煅后则星黄如麸金。其无星点者，不入药用。通城县一山产之，工人以为器物。

【修治】〔时珍曰〕用大坩锅一个，以礞石四两打碎，入消石四两拌匀。炭火十五斤簇定，煅至消尽，其石色如金为度。取出研末，水飞去消毒，晒干用。

【气味】 **甘、咸，平，无毒。**

【主治】 **食积不消，留滞脏腑，宿食癥块久不瘥。小儿食积羸瘦，妇人积年食癥，攻刺心腹。得巴豆、硇砂、大黄、荆三棱作丸服良。**嘉祐。**治积痰惊痫，咳嗽喘急。**时珍。

【发明】〔时珍曰〕青礞石气平味咸，其性下行，阴也沉也，乃厥阴之药。肝经风木太过，来制脾土，气不运化，积滞生痰，壅塞上中二焦，变生风热诸病，故宜此药重坠。制以消石，其性疏快，使木平气下，而痰积通利，诸证自除。汤衡婴孩宝鉴，言礞石乃治惊利痰之圣药。吐痰在水上，以石末糁之，痰即随水而下，则其沉坠之性可知。然止可用之救急，气弱脾虚者，不宜久服。杨士瀛谓其功能利痰，而性非胃家所好。如慢惊之类，皆宜佐以木香。而王隐君则谓痰为百病，不论虚实寒热，概用滚痰丸通治百病，岂理也哉？朱丹溪言：一老人忽病目盲，乃大虚证，一医与礞石药服之，至夜而死。吁！此乃盲医虚虚之过，礞石岂杀人者乎？况目盲之病，与礞石并不相干。

【附方】 新四。**滚痰丸**通治痰为百病，惟水泻双娠者不可服。礞石、焰消各二两，煅过研飞晒干，一两。大黄酒蒸八两，黄芩酒洗八两，沉香五钱。为末，水丸梧子大。常服一二十丸，欲利大便则服一二百丸，温水下。王隐君养生主论。**一切积病**金宝神丹：治一切虚冷久积，滑泄久痢，癖块，血刺心腹，下痢，及妇人崩中漏下。青礞石半斤为末，消石末二两，坩锅内铺头盖底，按实。炭火二十斤，煅过取出，入赤石脂末二两，滴水丸芡子大。候干，入坩锅内，小火煅红，收之。每服一丸至二三丸，空心温水下，以少食压之。久病泻痢，加至五七丸。杨氏家藏方。**急慢惊风**夺命散：治急慢惊风，痰涎壅塞咽喉，命在须臾，服此坠下风痰，乃治惊利痰之圣药也。真礞石一两，焰消一两，同煅过为末。每服半钱或一钱。急惊痰热者，薄荷自然汁入生蜜调下；慢惊脾虚者，木香汤入熟蜜调下。亦或雪糕丸绿豆大，每服二、三丸。汤氏婴孩宝书。**小儿急惊**青礞石磨水服。卫生方。

花乳石宋《嘉祐》

【释名】 **花蕊石。**〔宗奭曰〕黄石中间有淡白点，以此得花之名。图经作花蕊石，是取其色黄。

【集解】〔禹锡曰〕花乳石出陕、华诸郡。色正黄，形之大小方圆无定。〔颂曰〕出陕州阌乡，体至坚重，色如硫黄，形块有极大者，陕西人镌为器用，采无时。〔时珍曰〕玉册云：花乳石，阴石也。生代州山谷中，有五色，可代丹砂匮药。蜀中汶山、彭县亦有之。

【修治】〔时珍曰〕凡入丸散，以罐固济，顶火煅过，出火毒，研细水飞晒干用。

【气味】**酸、涩，平，无毒。**

【主治】**金疮出血，刮末傅之即合，仍不作脓。又疗妇人血运恶血。**嘉祐。**治一切失血伤损，内漏目翳。**时珍。

【发明】〔颂曰〕花蕊石古方未有用者。近世以合硫黄同煅研末，傅金疮，其效如神。人有仓卒中金刃，不及煅治者，但刮末傅之亦效。〔时珍曰〕花蕊石旧无气味。今尝试之，其气平，其味涩而酸，盖厥阴经血分药也。其功专于止血，能使血化为水，酸以收之也。而又能下死胎，落胞衣，去恶血，恶血化则胎与胞无阻滞之患矣。东垣所谓胞衣不出，涩剂可以下之，故赤石脂亦能下胞胎，与此同义。葛可久治吐血出升斗，有花蕊石散；和剂局方治诸血及损伤金疮胎产，有花蕊石散，皆云能化血为水。则此石之功，盖非寻常草木之比也。

【附方】新五。**花蕊石散**治五内崩损，喷血出斗升，用此治之。花蕊石煅存性，研如粉。以童子小便一钟，男入酒一半，女入醋一半，煎温，食后调服三钱，甚者五钱。能使瘀血化为黄水，后以独参汤补之。葛可久十药神书。**花蕊石散**治一切金刃箭镞伤，及打扑伤损，狗咬至死者，急以药掺伤处，其血化为黄水，再掺便活，更不疼痛。如内损血入脏腑，煎童子小便，入酒少许，热调一钱服，立效。畜生抵伤，肠出不损者，急纳入，桑白皮线缝之，掺药，血止立活。妇人产后败血不尽，血运，恶血奔心，胎死腹中，胎衣不下，至死，但心头温暖者。急以童子小便调服一钱，取下恶物如猪肝，终身不患血风血气。若膈上有血，化为黄水，即时吐出，或随小便出，甚效。硫黄四两，花蕊石一两，并为粗末拌匀，以胶泥固济，日干，瓦罐一个盛之，泥封口，焙干，安在四方砖上，砖上书八卦五行字。用炭一秤簇匝，从巳午时自下生火，煅至炭消冷定，取出为细末，瓶收用。和剂局方。**金疮出血**方见主治。**多年障翳**花蕊石水飞焙、防风、川芎䓖、甘菊花、白附子、牛蒡子各一两，甘草炙半两，为末。每服半钱，腊茶下。卫生家宝方。**脚缝出水**好黄丹，入花蕊石末，掺之。谈野翁试验方。

白羊石宋《图经》

【集解】〔颂曰〕生兖州白羊山，春中掘地采之，以白莹者为良。又有黑羊石，生兖州宫山之西，亦春中掘地采之，以黑色、有墙壁、光莹者为上。

【气味】**淡，生凉、熟热，无毒。**

【主治】**解药毒。黑羊石同。**苏颂。

金牙石《别录》下品

【释名】**黄牙石。**〔时珍曰〕象形。

【集解】〔别录曰〕金牙生蜀郡，如金色者良。〔弘景曰〕今出蜀汉，似粗金，大如棋子而方。又有铜牙亦相似，但外黑，内色小浅，不入药用。〔恭曰〕金牙离本处，入土水中，久皆黑色，不可谓之铜牙也。此出汉中金牙湍，湍两岸石间打出者，内即金色，岸颓入水久者皆黑。近南山溪谷、茂州、维州亦有，胜于汉中者。〔颂曰〕今雍州亦有之。〔时珍曰〕崔昉本草云：金牙石，阳石也。生川、陕山中，似蜜栗子，有金点形者妙。圣济经治疠风大方中，用金牙石、银牙石。银牙恐即金牙石之白色者尔，方书并无言及者，姑阙。

【修治】〔大明曰〕入药烧赤，去粗乃用。

【气味】**咸，平，无毒。**〔大明曰〕甘，平。

【主治】**鬼疰毒蛊诸疰。**别录。**治一切冷风气，筋骨挛急，腰脚不遂，烧浸酒服。**甄权。**暖腰膝，补水脏，惊悸，小儿惊痫。**大明。

【发明】〔弘景曰〕金牙惟酒、散及五疰丸用之，余方少用。〔颂曰〕葛洪肘后方治风毒厥，有大小金牙酒，但浸其汁饮之。孙思邈千金方治风毒及鬼疰、南方瘴气、传尸等，各有大小金牙散之类是也。小金牙酒主风疰百病，虚劳湿冷，缓弱不仁，不能行步，近人用之多效，故著其法云：金牙、细辛、莽草、防风、地肤子、地黄、附子、茵蓣、续断、蜀椒、蒴藋根各四两，独活一斤，十二物。金牙捣末，别盛练囊，余皆薄切，同入一大囊，以清酒四两渍之，密器泥口，四宿酒成。温服二合，日二次取效。

金刚石《纲目》

【释名】**金刚钻。**〔时珍曰〕其砂可以钻玉补瓷，故谓之钻。

【集解】〔时珍曰〕金刚石出天竺诸国及西番。葛洪抱朴子云：扶南出金刚，生水底石上，如钟乳状，体似紫石英，可以刻玉。人没水取之，虽铁椎击之亦不能伤。惟羚羊角扣之，则灌然冰泮。丹房镜源云：紫背铅能碎金刚钻。周密齐东野语云：玉人攻玉，以恒河之砂，以金刚钻镂之，其形如鼠矢，青黑色如石如铁。相传出西域及回纥高山顶上，鹰隼粘带食入腹中，遗粪于河北砂碛间，未知然否。玄中记云：大秦国出金刚，一名削玉刀，大者长尺许，小者如稻黍，着环中，可以刻玉。观此则金刚有甚大者，番僧以充佛牙是也。欲辨真伪，但烧赤淬醋中，如故不酥碎者为真。若觉钝，则煅赤，冷定即锐也。故西方以金刚喻佛性，羚羊角喻烦恼。十洲记载西海流砂有昆吾石，治之作剑如铁，光明如水精，割玉如泥，此亦金刚之大者。又兽有貘及啮铁、狡兔，皆能食铁，其粪俱可为兵切玉，详见兽部貘下。

【主治】**磨水涂汤火伤。作钗环服佩，辟邪恶毒气。**时珍。

砭石音边。《纲目》

【释名】**针石。**

【集解】〔时珍曰〕按东山经云，高氏之山，凫丽之山，皆多铁石。郭璞注云：可为砭针也。素问·异法方宜论云：东方之域，鱼盐之地，海滨傍水，其病为疮疡，其治宜砭石，故砭石亦从东方来。王冰注云：砭石如玉，可以为针。盖古者以石为针，季世以针代石，今人又以瓷针刺病，亦砭之遗意也。但砭石无识者，岂即石砮之属为之欤？

【主治】**刺百病痈肿。**

【附录】**石砮**〔时珍曰〕石砮出肃慎。国人以枯木为矢，青石为镞，施毒，中人即死。石生山中。禹贡荆州、梁州皆贡砮，即此石也。又南方藤州，以青石为刀剑，如铜铁，妇人用作环玦。琉球国人垦田，以石为刀，长尺余。皆此类也。

越砥《别录》中品

【释名】**磨刀石**藏器**羊肝石**纲目**砺石。**〔时珍曰〕尚书：荆州厥贡砥砺。注云：砥以细密为名，砺以粗粝为称。俗称者为羊肝石，因形色也。〔弘景曰〕越砥，今细砺石也。出临平。

【气味】**甘，无毒。**

【主治】 **目盲，止痛，除热瘙**。本经。**磨汁点目，除障翳。烧赤投酒饮，破血瘕痛切**。藏器。

砺石

【主治】 **破宿血，下石淋，除结瘕，伏鬼物恶气，烧赤投酒中饮之。人言踏之患带下，未知所由**。藏器。

磨刀垽一名龙白泉粉。

【主治】 **傅蠼螋尿疮，有效**。藏器。**涂瘰疬结核**。时珍。

姜石《唐本草》

【释名】 **礓砺石**。〔时珍曰〕姜石以形名。或作礓砾，邵伯温云，天有至戾，地有至幽，石类得之则为礓砾是也。俗作礓砺。

【集解】〔恭曰〕姜石所在有之，生土石间，状如姜，有五种，以色白而烂不碜者良，齐州历城东者好，采无时。〔宗奭曰〕所在皆有，须不见日色旋取，微白者佳。

【气味】 **咸，寒，无毒**。

【主治】 **热豌豆疮，丁毒等肿**。唐本。

【附方】 旧二，新三。**丁疮肿痛**白姜石末，和鸡子清傅之，干即易，丁自出，神效。崔氏方。**乳痈肿大**如碗肿痛。方同上。外台秘要。**产后胀冲**气噎。礓砺石、代赭石等分，为末，醋糊丸梧子大。每服三五十丸，醋汤下。洁古保命集。**通身水肿**姜石烧赤，纳黑牛尿中，热服，日饮一升。千金方。

麦饭石宋《图经》

【释名】〔时珍曰〕象形。

【集解】〔时珍曰〕李迅云：麦饭石处处山溪中有之。其石大小不等，或如拳，或如鹅卵，或如盏，或如饼，大略状如握聚一团麦饭，有粒点如豆如米，其色黄白，但于溪间麻石中寻有此状者即是。古方云，曾作磨者佳，误矣。此石不可作磨。若无此石，但以旧面磨近齿处石代之，取其有麦性故耳。

【气味】 **甘，温，无毒**。

【主治】 **一切痈疽发背**。时珍。

【发明】〔颂曰〕大凡石类多主痈疽。世传麦饭石膏，治发背疮甚效，乃中岳山人吕子华秘方。裴员外啗之以名第，河南尹胁之以重刑，吕宁绝荣望，守死不传其方。取此石碎如棋子，炭火烧赤，投米醋中浸之，如此十次，研末筛细，入乳钵内，用数人更碾五、七日，要细腻如面，四两。鹿角一具，要生取连脑骨者，其自脱者不堪用，每二三寸截之，炭火烧令烟尽即止，为末研细，二两。白敛生研末，二两。用三年米醋入银石器内，煎令鱼目沸，旋旋入药在内，竹杖子不住搅，熬一二时久，稀稠得所，倾在盆内，待冷以纸盖收，勿令尘入。用时，以鹅翎拂膏，于肿上四围赤处尽涂之，中留钱大泄气。如未有脓即内消，已作头即撮小，已溃即排脓如湍水。若病久肌肉烂落，见出筋骨者，即涂细布上贴之，干即易，逐日疮口收敛。但中隔不穴者，即无不瘥。已溃者，用时先以猪蹄汤洗去脓血，故帛挹干，乃用药。其疮切忌手触动，嫩肉仍不可以口气吹风，及腋气、月经、有孕人见之，合药亦忌此等。初时一日一洗一换，十日后二日一换。此药要极细，方有效；若不细，涂之即极痛也。此方孙真人千金月令已有之，但不及此详悉耳。又北齐马嗣明治杨遵彦背疮，取粗黄石如鹅卵大者，猛火烧赤，纳浓醋中，当有屑落醋中，再烧再淬，石至尽，取屑日干捣筛极细末，和醋涂之，立愈。刘禹锡传信方，谓之炼石法，用傅疮肿无不验。

水中白石《拾遗》

【集解】〔时珍曰〕此石处处溪涧中有之。大者如鸡子，小者如指头，有黑白二色，入药用白小者。

【主治】 **食鱼鲙多，胀满成瘕，痛闷，日渐羸弱。取数十枚，烧赤，投五升水中七遍，热饮。如此三五度，当利出瘕也。又烧淬水中，纳盐三合，洗风瘙瘾疹。**藏器。**治背上忽肿如盘，不识名者。取一二碗，烧热投水中，频洗之，立瘥**。苏颂。

【发明】〔时珍曰〕昔人有煮石为粮法，即用此石也。其法用胡葱汁或地榆根等煮之，即熟如芋，谓之石羹。抱朴子云：洛阳道士董威辟谷方：用防风、苋子、甘草之属十许种为散，先服三方寸匕，乃吞石子如雀卵十二枚。足百日，不食，气力颜色如故。欲食，则饮葵汤，下去石子。又有赤龙血、青龙膏，皆可煮石。又有引石散，投方寸匕，可煮白石子一斗，立熟如芋，可食。

河砂《拾遗》

【释名】 砂，小石也。字从少石，会意。

【主治】**石淋，取细白沙三升炒热，以酒三升淋汁，服一合，日再服。又主绞肠沙痛，炒赤，冷水淬之，澄清服一、二合**。时珍。**风湿顽痹不仁，筋骨挛缩，冷风瘫缓，血脉断绝。六月取河砂，烈日暴令极热，伏坐其中，冷即易之。取热彻通汗，随病用药。切忌风冷劳役**。藏器。

【附方】新一。**人溺水死**白沙炒，覆死人面上下，惟露七孔，冷湿即易。千金。

杓上砂《纲目》

【集解】〔时珍曰〕此淘米杓也。有木杓、瓢杓，皆可用。

【主治】**面上风粟，或青或黄赤，隐暗涩痛，及人唇上生疮者，本家杓上刮去唇砂一二粒，即安。又妇人吹乳，取砂七枚，温酒送下，更以炊帚枝通乳孔。此皆莫解其理**。时珍。

石燕《唐本草》

【集解】〔李勣曰〕石燕出零陵。〔恭曰〕永州祁阳县西北一十里有土冈上，掘深丈余取之。形似蚶而小，坚重如石也。俗云，因雷雨则自石穴中出，随雨飞堕者，妄也。〔颂曰〕祁阳县江畔沙滩上有之。或云：生洞中，凝僵似石者佳，采无时。〔宗奭曰〕石燕如蚬蛤之状，色如土，坚重如石。既无羽翼，焉能飞出？其言近妄。〔时珍曰〕石燕有二：一种是此，乃石类也，状类燕而有文，圆大者为雄，长小者为雌；一种是钟乳穴中石燕，似蝙蝠者，食乳汁能飞，乃禽类也，见禽部。禽石燕食乳，食之补助，与钟乳同功，故方书助阳药多用之。俗人不知，往往用此石为助阳药，刊于方册，误矣。

【气味】**甘，凉，无毒**。

【主治】**淋疾，煮汁饮之。妇人难产，两手各把一枚，立验**。唐本。**疗眼目障翳，诸般淋沥，久患消渴，脏腑频泻，肠风痔瘘，年久不瘥，面色虚黄，饮食无味，妇人月水湛浊，赤白带下多年者，每日磨汁饮之。一枚用三日，以此为准。亦可为末，水飞过，每日服半钱至一钱，米饮服。至一月，诸疾悉平**。时珍。

【发明】〔时珍曰〕石燕性凉，乃利窍行湿热之物。宋人修本草，以食钟乳禽石燕，混收入此石燕下。故世俗误传此石能助阳，不知其正相反也。

【附方】旧三，新七。**伤寒尿涩**小腹胀满。石燕为末，葱白汤调半钱，胀通为度。圣惠方。**小便淋痛**石燕子七枚，捣黍米大，新桑根白皮三两剉，拌匀，分作七贴。每贴用水一盏，煎七分，空心、午前各一服。简要济众方。**血淋心烦**石燕子、商陆、赤小豆、红花等分，为末。每服一钱，葱白汤调下。圣惠方。**久年肠风**石燕磨水，常服勿歇。灵苑方。**赤白带下**多年不止。石燕一枚，磨水服，立效。徐氏家传方。**襁褓吐乳**咳嗽，久不愈。石燕子为末，以蜜调少许，涂唇上，日三、五次。卫生宝鉴。**拳毛倒睫**石燕子一雌一雄，磨水点搽眼。先以镊子摘去拳毛，乃点药，后以黄连水洗之。乾坤生意。**牢牙止痛**石燕三对，火煅醋淬七次，青盐、乳香各一两，细辛半两，为末。揩之，荆芥汤漱口。一方：去乳香、细辛，加麝香。**齿疏不坚**石燕子五对，火煅、米醋淬七次，为末，青盐、麝香各少许，研匀。日用揩牙后，以温酒漱咽之。元遗山方。**服石发动**石燕子七个，打碎，水三升，煮二升，频频淋洗，以瘥为度。圣济。

石蟹宋《开宝》

【集解】〔志曰〕石蟹生南海，云是寻常蟹尔，年月深久，水沫相着，因化成石，每遇海潮即飘出。又有一种入洞穴年深者亦然。皆细研水飞，入诸药相助用之。〔颂曰〕近海州郡皆有之。体质石也，而都与蟹相似，但有泥与粗石相着尔。〔时珍曰〕按顾玠海槎录云：崖州榆林港内半里许，土极细腻，最寒，但蟹入则不能运动，片时成石矣。人获之名石蟹，置之几案，云能明目也。复有石虾似虾，出海边；石鱼似鱼，出湘山县。石鱼、虾并不入药用。一统志言：凤翔汧阳县西有山鱼陇，掘地破石得之，云可辟蠹也。

【气味】**咸，寒，无毒。**

【主治】**青盲目淫，肤翳丁翳，漆疮。**开宝。**解一切药毒并蛊毒，天行热疾，催生落胎，疗血运，并热水磨服。**大明。**醋摩傅痈肿。熟水磨服，解金石毒。**苏颂。

【附方】新一。**喉痹肿痛**石蟹磨水饮，并涂喉外。圣济录。

石蛇宋《图经》

【集解】〔颂曰〕石蛇出南海水旁山石间，其形盘屈如蛇，无首尾，内空，红紫色，以左盘者良。又似车螺，不知何物所化。大抵与石蟹同类，功用亦相近。〔宗奭曰〕石蛇色如古墙上土，盘结如查梨大，空中，两头巨细一等。不与石蟹同类，蟹则真蟹所化，蛇非真蛇。今人用之绝少。〔时珍曰〕按姚宽西溪丛话云：南恩州海边有石山觜，每蟹过之则化为石，蛇过亦然。此说不知果否？若然，则石蛇亦真蛇所化。

【气味】**咸，平，无毒。**

【主治】**解金石毒。**苏颂。

石蚕宋《开宝》

【释名】**石僵蚕**纲目。

【集解】〔志曰〕石蚕生海岸石旁，状如蚕，其实石也。

【气味】**苦，热，无毒。**〔药诀曰〕苦，热，有毒。〔独孤滔曰〕制丹砂。

【主治】**金疮止血生肌，破石淋血结，磨服，当下碎石。**开宝。

石鳖《纲目》

【集解】〔时珍曰〕石鳖生海边，形状大小俨如䗪虫，盖亦化成者。䗪虫俗名土鳖。

【气味】**甘，凉，无毒。**

【主治】**淋疾血病，磨水服。**时珍。

蛇黄《唐本草》

【集解】〔恭曰〕蛇黄出岭南，蛇腹中得之，圆重如锡，黄黑青杂色。〔志曰〕蛇黄多赤色，有吐出者，野人或得之。〔颂曰〕今越州、信州亦有之。今医所用，云是蛇冬蛰时所含土，到春发蛰，吐之而去，大如弹丸，坚如石，外黄内黑色，二月采之。与旧说不同，未知孰是。〔时珍曰〕蛇黄生腹中，正如牛黄之意。世人因其难得，遂以蛇含石代之，以其同出于蛇故尔。广西平南县有蛇黄冈，土人九月掘下七八尺，始得蛇黄，大者如鸡子，小者如弹丸，其色紫。庚辛玉册云：蛇含自是一种石，云蛇入蛰时，含土一块，起蛰时化作黄石，不稽之言也。有人掘蛇窟寻之，并无此说。

【修治】〔大明曰〕入药烧赤醋淬三四次，研末水飞用。

【气味】**冷，无毒。**

【主治】 **心痛疰忤，石淋，小儿惊痫，妇人产难，以水煮研服汁**。唐本。**镇心**。大明。**磨汁，涂肿毒**。时珍。

【附方】 新六。**暗风痫疾**忽然仆地，不知人事，良久方醒。蛇黄，火煅醋淬七次，为末。每调酒服二钱，数服愈。年深者亦效。危氏得效方。**惊风痫疳**神穴丹：治急惊风、痫疾、天吊、疳热等证。用紫色蛇黄四两煅过，豮猪屎二两小者泥固煅过，铁粉一两，朱砂半两，麝香一钱，为末，糯粉糊丸芡子大，漆盘晒干。看之每丸有一小穴，故名神穴丹。每服一丸，薄荷酒化下，立苏。疳热，冷水化下。灵苑方。**小儿项软**因风虚者。蛇含石一块，煅七次，醋淬七次研，郁金等分，为末，入麝香少许，白米饭丸龙眼大。每服一丸，薄荷汤化服，一日一服。活幼全书。**瘴疟鬼疟**食疟。蛇含石末一两，信石末一两，研匀，入水火鼎内。上以盏盖，六一泥固济，煅至药升在盏，刮下为末，米糕糊丸绿豆大，雄黄为衣。每服一丸，黑豆研水，五更送下。摘玄方。**血痢不止**蛇含石二枚，火煅醋淬，研末。每服三钱。米饮下。普济方。**肠风下血**脱肛。蛇黄二颗，火煅醋淬七次。为末。每服三钱，陈米饮下。普济方。

霹雳砧《拾遗》

【释名】 **雷楔**。〔时珍曰〕旧作针及屑，误矣。

【集解】〔藏器曰〕此物伺候震处，掘地三尺得之。其形非一，有似斧刀者、剉刀者，有安二孔者。一云出雷州，并河东山泽间。因雷震后得者。多似斧色，青黑斑文，至硬如玉。或言是人间石造，纳与天曹，不知事实。〔时珍曰〕按雷书云：雷斧如斧，铜铁为之。雷砧似砧，乃石也，紫黑色。雷锤重数斤，雷钻长尺余，皆如钢铁，雷神以劈物击物者。雷环如玉环，乃雷神所珮遗落者。雷珠乃神龙所含遗下者，夜光满室。又博物志云：人间往往见细石形如小斧，名霹雳斧，一名霹雳楔。玄中记云，玉门之西有一国，山上立庙，国人年年出钻，以给雷用。此谬言也。雷虽阴阳二气激薄有声，实有神物司之，故亦随万物启蛰，斧钻砧锤皆实物也。若曰在天成象，在地成形，如星陨为石。则雨金石、雨粟麦、雨毛血及诸异物者，亦在地成形者乎？必太虚中有神物使然也。陈时苏绍雷锤重九斤。宋时沈括于震木之下得雷楔，似斧而无孔。鬼神之道幽微，诚不可究极。

【主治】 **无毒。主大惊失心，恍惚不识人，并石淋，磨汁服。亦煮服。作枕，除魔梦不详**。藏器。**刮末服，主瘵疾，杀劳虫，下蛊毒，止泄泻。置箱簧间，**

不生蛀虫。诸雷物佩之，安神定志，治惊邪之疾。时珍。出雷书。

雷墨《纲目》

【集解】〔时珍曰〕按雷书云：凡雷书木石，谓木札，入二三分，青黄色。或云：雄黄、青黛、丹砂合成，以雷楔书之。或云蓬莱山石脂所书。雷州每雷雨大作，飞下如沙石，大者如块，小者如指，坚硬如石，黑色光艳至重。刘恂岭表录云：雷州骤雨后，人于野中得石如黳石，谓之雷公墨，扣之铮然，光莹可爱。又李肇国史补云：雷州多雷，秋则伏蛰，状如人，掘取食之。观此，则雷果有物矣。

【主治】**小儿惊痫邪魅诸病，以桃符汤磨服即安。**时珍。

本草纲目金石部目录第十一卷

金石之五卤石类二十种附录二十七种

食盐别录　**戎盐**本经　**光明盐**唐本　**卤碱**本经　**凝水石**本经　即寒水石　**玄精石**开宝　**绿盐**唐本　**盐药**拾遗　悬石附　**朴消**本经　**玄明粉**药性　**消石**本经　即焰消　**硇砂**唐本　**蓬砂**日华　特蓬杀附　**石硫黄**本经　**石硫赤**别录　**石硫青**别录　硫黄香附　**矾石**本经　**绿矾**日华　**黄矾**纲目　**汤瓶内硷**纲目

上附方旧一百零二，新二百四十九。附录诸石二十七种

本草纲目金石部第十一卷

金石之五 | 卤石类二十种。附录二十七种

食盐《别录》中品

校正:〔志曰〕原在米部,今移入此。〔时珍曰〕并入本经大盐。

【释名】 **鹾**音磋。〔时珍曰〕盐字象器中煎卤之形。礼记:盐曰咸鹾。尔雅云:天生曰卤,人生曰盐。许慎说文云:盐,咸也。东方谓之斥,西方谓之卤,河东谓之咸。黄帝之臣宿沙氏,初煮海水为盐。本经大盐,即今解池颗盐也。别录重出食盐,今并为一。方士呼盐为海砂。

【集解】〔别录曰〕大盐出邯郸及河东池泽。〔恭曰〕大盐即河东印盐也,人之常食者,形粗于食盐。〔弘景曰〕有东海盐、北海盐、南海盐、河东盐池、梁益盐井、西羌山盐、胡中树盐,色类不同,以河东者为胜。东海盐、官盐白草粒细。北海盐黄草粒粗。以作鱼鲊及咸菹,乃言北胜,而藏茧必用盐官者。蜀中盐小淡,广州盐咸苦,不知其为疗体复有优劣否。〔藏器曰〕四海之内何处无之,惟西南诸夷稍少,人皆烧竹及木盐当之。〔颂曰〕并州末盐,乃刮碱煎炼者,不甚佳,所谓卤碱是也。大盐生河东池泽,粗于末盐,即今解盐也。解州安邑两池取盐,于池旁耕地,沃以池水,每得南风急,则宿夕成盐满畦,彼人谓之种盐,最为精好。东海、北海、南海盐者,今沧、密、楚、秀、温、台、明、泉、福、广、琼、化诸州,煮海水作之,谓之泽盐,医方谓之海盐。海边掘坑,上布竹木,覆以蓬茅,积沙于上。每潮汐冲沙,由卤碱淋于坑中。水退则以火炬照之,卤气冲火皆灭。因取海卤贮盘中煎之,顷刻而就。其煮盐之器,汉谓之牢盆,今或鼓铁为之。南海人编竹为之,上下周以蜃灰,横丈深尺,平底,置于灶背,谓之盐盘。梁益盐井者,今归州及四川诸郡皆有盐井,汲其水以煎作盐,如煮海法。又滨州有土盐,煎炼草土而成,其色最粗黑,不堪入药。通、泰、海州并有停户,刮碱煎盐输官,如并州末盐之类,而味更优,以供给江湖,极为饶衍。〔时珍曰〕盐品甚多:海盐取海卤煎炼而成,今辽冀、山东、两淮、闽浙、广南所出是也。井盐取井卤煎炼而成,今四川、云南所出是也。池盐出河东安邑、西夏灵州,今惟解州种之。疏卤地为畦陇,而堑围之。引清水注入,久则色赤。待夏秋南风大起,则一夜结成,

谓之盐南风。如南风不起，则盐失利。亦忌浊水淤淀盐脉也。海丰、深州者，亦引海水入池晒成。并州、河北所出，皆碱盐也，刮取碱土，煎炼而成。阶、成、凤州所出，皆崖盐也，生于土崖之间，状如白矾，亦名生盐。此五种皆食盐也，上供国课，下济民用。海盐、井盐、碱盐三者出于人，池盐、崖盐二者出于天。周礼云：盐人掌盐之政令。祭祀供其苦盐、散盐，宾客供其形盐，王之膳羞，供其饴盐。苦盐，即颗盐也，出于池，其盐为颗，未炼治，其味咸苦。散盐。即末盐，出于海及井，并煮碱而成者，其盐皆散末也。形盐，即印盐，或以盐刻作虎形也；或云积卤所结，其形如虎也。饴盐，以饴拌成者；或云生于戎地，味甜而美也。此外又有崖盐生于山崖，戎盐生于土中，伞子盐生于井，石盐生于石，木盐生于树，蓬盐生于草。造化生物之妙，诚难殚知也。

【修治】〔时珍曰〕凡盐，人多以矾、消、灰、石之类杂之。入药须以水化，澄去脚滓，煎炼白色，乃良。

大盐

【气味】**甘、咸，寒，无毒**。〔别录曰〕食盐咸，温，无毒。多食伤肺，喜咳。〔权曰〕有小毒。〔时珍曰〕咸、微辛，寒，无毒。〔保升曰〕多食令人失色肤黑，损筋力。〔之才曰〕漏卢为之使。〔敩曰〕敝箪淡卤。乌贼骨亦淡卤。

【主治】**肠胃结热喘逆，胸中病，令人吐**。本经。**伤寒寒热，吐胸中痰澼，止心腹卒痛，杀鬼蛊邪疰毒气，下部䘌疮，坚肌骨**。别录。**除风邪，吐下恶物，杀虫，去皮肤风毒。调和脏腑，消宿物，令人壮健**。藏器。**助水脏，及霍乱心痛，金疮，明目，止风泪邪气，一切虫伤疮肿火灼疮，长肉补皮肤，通大小便，疗疝气，滋五味**。大明。**空心揩齿，吐水洗目，夜见小字**。甄权。**解毒，凉血润燥，定痛止痒，吐一切时气风热、痰饮关格诸病**。时珍。

【发明】〔弘景曰〕五味之中，惟此不可缺。西北方人食不耐咸，而多寿少病好颜色；东南方人食绝欲咸，而少寿多病，便是损人伤肺之效。然以浸鱼肉，则能经久不败，以沾布帛，则易致朽烂，所施各有所宜也。〔宗奭曰〕素问云：咸走血。故东方食鱼盐之人多黑色，走血之验可知。病喘嗽人及水肿者，宜全禁之。北狄用以淹尸，取其不坏也。其烧剥金银熔汁作药，仍须解州大盐为佳。〔时珍曰〕洪范：水曰润下作咸。素问曰：水生咸。此盐之根源也。夫水周流于天地之间，润下之性无所不在，其味作咸，凝结为盐，亦无所不在。在人则血脉应之。盐之气味咸腥，人之血亦咸腥。咸走血，血病无多食咸，多食则脉凝泣而变色，从其类也。煎盐者用皂角收之，故盐之味微辛。辛走肺，咸走肾。喘嗽水肿消渴者，盐为大忌。或引痰吐，或泣血脉，或助水邪故也。然盐为百病之主，百病无不用之。故服补肾药用盐汤者，咸归肾，引药气入本脏也。补心药用炒盐者，心苦虚，以咸补之也。补脾药用炒盐者，虚则补其母，脾乃心之子也。治积聚结核用之者，咸能软坚也。诸痈疽眼目及血病用之者，咸走血也。诸风热病用之者，寒胜热也。大小便病用之者，咸能润下也。骨病齿病用之者，肾主骨，咸入骨也。吐药用之者，咸引水聚也。能收豆腐与此同义。诸蛊及虫伤用之者，取其解毒也。〔颂曰〕唐·柳柳州纂救三死方云：元和十一年十月，得霍乱，上不可吐，下不可利，出冷汗三大斗许，气即绝。河南房伟传此方，入口即吐，绝气复通。一法用盐一大匙，熬令黄，童子小便一升，合和温服，少顷吐下，即愈也。

【附方】 旧四十二，新二十七。**炼盐黑丸**崔中丞炼盐黑丸方：盐末一升，纳粗瓷瓶中，实筑泥头。初以塘火烧，渐渐加炭火，勿令瓶破，候赤彻，盐如水汁，即去火，待凝，破瓶取出。豉一升，熬煎。桃仁一两，和麸炒熟。巴豆二两，去心膜，纸中炒令油出，须生熟得所，熟即少力，生又损人。四物捣匀，入蜜和丸梧子大。每服三丸，平旦时服。天行时气，豉汁及茶下。心痛，酒下，入口便止。血痢，饮下，初变水痢，后便止。鬼疟，茶饮下。骨蒸，蜜汤下。忌久冷浆水。合药久则稍加之。凡服药后吐利，勿怪。吐利若多，服黄连汁止之。或遇杀药人药久不动者，更服一两丸。药后忌口二三日。其药腊月合之，瓷瓶密封，勿令泄气。一剂可救百人。或在道途，或在村落，无药可求，但用此药，即敌大黄、朴消数两，曾用有效。小儿、女子不可服，被搅作也。刘禹锡传信方。**卒中尸遁**其状腹胀，气急冲心，或块起，或牵腰脊者是。服盐汤取吐。孙真人方。**尸疰鬼疰**下部蚀疮。炒盐布裹，坐熨之。药性论。**鬼击中恶**盐一盏，水二盏，和服，以冷水噀之，即苏。救急方。**中恶心痛**或连腰脐，盐和鸡子大，青布裹，烧赤，纳酒中，顿服。当吐恶物愈。甄权药性论。**中风腹痛**盐半斤，熬水干，着口中，饮热汤二斤，得吐愈。肘后方。**脱阳虚证**四肢厥冷，不省人事，或小腹紧痛，冷汗气喘。炒盐熨脐下气海，取暖。救急方。**心腹胀坚**痛闷欲死。盐五合，水一升，煎服。吐下即定，不吐更服。梅师方。**腹胀气满**黑盐，酒服六铢。后魏书。**酒肉过多**胀满不快。用盐花搽牙，温水漱下二三次，即如汤沃雪也。简便方。**干霍乱病**上不得吐，下不得利。方见发明。**霍乱腹痛**炒盐一包，熨其心腹，令气透，又以一包熨其背。救急方。**霍乱转筋**欲死气绝，腹有暖气者。以盐填脐中，灸盐上七壮，即苏。救急方。**肝虚转筋**肝脏气虚，风冷抟于筋，遍体转筋，入腹不可忍。热汤三斗，入盐半斤，稍热渍之。圣惠方。**一切脚气**盐三升，蒸热分裹，近壁，以脚踏之，令脚心热。又和槐白皮蒸之，尤良。夜夜用之。食疗本草。**脚气**

疼痛每夜用盐擦腿膝至足甲，淹少时，以热汤泡洗。有一人病此。曾用验。救急方。**胸中痰饮**伤寒热病疟疾须吐者，并以盐汤吐之。外台秘要。**病后胁胀**天行病后，两胁胀满，熬盐熨之。外台秘要方。**妊娠心痛**不可忍。盐烧赤，酒服一撮。产宝。**妊妇逆生**盐摩产妇腹，并涂儿足底，仍急爪搔之。千金方。**妇人阴痛**青布裹盐，熨之。药性论。**小儿疝气**并内吊肾气。以葛袋盛盐，于户口悬之，父母用手捻抖尽，即愈。日华子本草。**小儿不尿**安盐于脐中，以艾灸之。药性论。**小便不通**湿纸包白盐，烧过，吹少许入尿孔中，立通。普济方。**气淋脐痛**盐和醋服之。广利方。**二便不通**盐和苦酒傅脐中，干即易。仍以盐汁灌肛内，并内用纸裹盐投水中饮之。家藏方。**漏精白浊**雪白盐一两，并筑紧固济，煅一日，出火毒，白茯苓、山药各一两，为末，枣肉和蜜丸梧子大。每枣汤下三十丸。盖甘以济咸，脾肾两得也。直指方。**下痢肛痛**不可忍者。熬盐包坐熨之。肘后方。**血痢不止**白盐，纸包烧研，调粥吃，三、四次即止也。救急方。**中蛊吐血**或**下血如肝**。盐一升，苦酒一升，煎化顿服，得吐即愈，乃支太医方也。小品方。**金疮血出**甚多，若血冷则杀人。宜炒盐三撮，酒调服之。梅师方。**金疮中风**煎盐令热，以匙抄。沥却水，热泻疮上。冷更着，一日勿住，取瘥，大效。肘后方。**小儿撮口**盐豉捣贴脐上，灸之。子母秘录。**病笑不休**沧盐煅赤，研入河水煎沸，啜之，探吐热痰数升。即愈。素问曰：神有余，笑不休。神，心火也。火得风则焰，笑之象也。一妇病此半年，张子和用此方，遂愈。儒门事亲。**饮酒不醉**凡饮酒，先食盐一匕，则后饮必倍。肘后方。**明目坚齿**去翳，大利老眼。海盐，以百沸汤泡散，清汁于银石器内，熬取雪白盐花，新瓦器盛。每早揩牙漱水，以大指甲点水洗目，闭坐良久，乃洗面。名洞视千里法，极神妙。永类钤方。**风热牙痛**槐枝煎浓汤二碗，入盐一斤，煮干炒研，日用揩牙，以水洗目。唐瑶经验方。**齿䘌齿动**盐半两，皂荚两挺，同烧赤，研。夜夜揩齿，一月后并瘥，其齿牢固。食疗本草。**齿龈宣露**每旦噙盐，热水含百遍。五日后齿即牢。千金方。**齿疼出血**每夜盐末厚封龈上，有汁沥尽乃卧。其汁出时，叩齿勿住。不过十夜，疼血皆止。忌猪、鱼、油菜等。极验。肘后方。**喉中生肉**绵裹箸头，拄盐揩之，日五、六度。孙真人方。**帝钟喉风**垂长半寸，煅食盐频点之，即消。圣惠方。**风病耳鸣**盐五升蒸热，以耳枕之，冷复易之。肘后方。**耳卒疼痛**方同上。**目中泪出**盐点目中，冷水洗数次，瘥。范汪方。**目中浮翳**遮睛。白盐生研少许，频点屡效，小儿亦宜。直指方。**小儿目翳**或来或去，渐大侵睛。雪白盐少许，灯心蘸点，日三五次。不痛不碍，屡用有效。活幼口议。**尘物眯目**以少盐并豉置水中，视之立出。孙真人方。**酒皶赤鼻**白盐常擦之，妙。直指方。**口鼻急疳**蚀烂腐臭。斗子盐、白面等分，为末。每以吹之。普济方。**面上恶疮**五色者。盐汤浸绵搨疮上，五六度即瘥。药性论。**体如虫行**风热也。盐一斗，水一石，煎汤浴之，三四次。亦疗一切风气。外台秘要。**疮癣痛痒**初生者。嚼盐频擦之。妙。千金翼。**手足心毒**风气毒肿。盐末、椒末等分，酢和。傅之，立瘥。肘后方。**手足疣目**盐傅上，以舌舐之。不过三度，瘥。肘后方。**热病生䘌**下部有疮。熬盐熨之。不过三次。梅师方。**一切漏疮**故布裹盐，烧赤为末。每服一钱。外台秘要。**臁疮经年**盐中黑泥，晒研搽之。永类方。**蠼螋尿疮**盐汤浸绵，搨疮上。食疗本草。**蜈蚣咬人**嚼盐涂之，或盐汤浸之，妙。梅师方。**蚯蚓咬毒**形如大风，眉鬓皆落。惟浓煎盐汤，浸身数遍即愈。浙西军将张韶病此，每夕蚯蚓鸣于体，一僧用此方而安，蚓畏盐也。经验方。**蜂虿叮螫**嚼盐涂之。千金方。**解黄蝇毒**乌蒙山峡多小黄蝇，生毒蛇鳞中，啮人初无所觉，渐痒为疮。勿搔，但以冷水沃之，擦盐少许，即不为疮。方舆胜览。**毒蛇伤螫**嚼盐涂之，灸三壮，仍嚼盐涂之。徐伯玉方。**虱出怪病**临卧浑身虱出，约至五升，随至血肉俱坏，每宿渐多，痛痒不可言状，惟吃水，卧床昼夜号哭，舌尖出血不止，身齿俱黑，唇动鼻开。但饮盐醋汤十数日即安。夏子益奇疾方。**解狼毒毒**盐汁饮之。千金方。**药箭毒气**盐贴疮上，灸三十壮，良。集验方。**救溺水死**以大凳卧之，后足放高，用盐擦脐中，待水自流出，切勿倒提出水。救急方。**溃痈作痒**以盐摩其四围，即止。外科精义。

戎盐《本经》下品

【释名】 **胡盐**别录**羌盐**日华**青盐**纲目**秃登盐**唐本**阴土盐**。〔大明曰〕西番所食者，故号戎盐、羌盐。〔恭曰〕：戎盐，即胡盐也。沙州名秃登盐，廓州名为阴土盐，生河岸山坂之阴土石间，故名。

【集解】〔别录曰〕戎盐生胡盐山，及西羌北地、酒泉福禄城东南角。北海青，南海赤。十月采。〔当之曰〕戎盐味苦臭，是海潮水浇山石，经久盐凝着石，取之北海者青，南海者赤。〔弘景曰〕史书言虏中盐有九种：白盐、食盐，常食者；黑盐，主腹胀气满；胡盐，主耳聋目痛；柔盐，主马脊疮；又有赤盐、驳盐、臭盐、马齿盐四种，并不入食。马齿即大盐，黑盐疑是卤碱，柔盐疑是戎盐，而此戎盐又名胡盐，二三相乱。今戎盐虏中甚有，从凉州来，亦从敦煌来。其形作块片，或如鸡鸭卵，或如菱米，色紫白，味不甚咸，口尝气臭正如毈鸡子臭者乃真。又河南盐池泥中，自有凝盐如石片，打破皆方，青黑色，善疗马脊疮，又疑此是戎盐。又巴东朐䏰县北崖有盐井，盐水自凝，生伞子盐，方一二寸，中央突张如伞形，亦有方如石膏、博棋者。〔恭曰〕戎盐即胡盐，生河崖山坂之阴土石间，大小不常，坚白似石，烧之不鸣烢也。〔宗奭曰〕戎盐成垛，裁之如枕，细白，味甘、咸。〔颂曰〕陶氏所说九种，今人不能遍识。医家治眼及补下药多用青盐，恐即戎盐也。本草云：北海青，南海赤。今青盐从西羌来者，形块方棱，明莹而青黑色，最奇。北海来者，作大块而不光莹，又多孔窍，若蜂窠状，色亦浅于西盐，彼人谓之盐枕，入药差劣。北胡又有一种盐，作片屑，如碎白石，彼人亦谓之青盐，缄封于匣，与盐枕并作礼贽，不知是何色类。〔时珍曰〕本草戎盐云，北海青，南海赤，而诸注乃用白盐，似与本文不合。按凉州异物志云：姜赖之墟，今称龙城。刚卤千里，蒺藜之形。其下有盐，累棋而生。出于胡国，故名戎盐。赞云：盐山二岳，二色为质。赤者如丹，黑者如漆。小大从意，镂之为物。作兽辟恶，佩之为吉。或称戎盐，可以疗疾。此说与本草本文相合，亦惟赤、黑二色，不言白者。盖白者乃光明盐，而青盐、赤盐则戎盐也。故西凉记云：青盐池出盐，正方半寸，其形如石，甚甜美。真腊记云：山间有石，味胜于盐，可琢为器。梁杰公传言，交河之间，掘碛下数尺，有紫盐，如红如紫，色鲜而甘。其下丈许，有瑿珀。北户录亦言，张掖池中出桃花盐，色如桃花，随月盈缩。今宁夏近凉州地，盐井所出青盐，四方皎洁如石。山丹卫即张掖地，有池产红盐，红色。此二盐，即戎盐之青、赤二色者。医方但用青盐，而不用红盐，不知二盐皆名戎盐也。所谓南海、北海者，指西海之南北而言，非炎方之南海也。张果玉洞要诀云：赤戎盐出西戎，禀自然水土之气，结而成质。其地水土之气黄赤，故盐亦随土气而生。味淡于石盐，力能伏阳精。但于火中烧汁红赤，凝定色转益者，即真也。亦名绛盐。抱朴子书有作赤盐法。又岭南一种红盐，乃染成者，皆非真红盐也。又丹房镜源云：蛮盐可伏雌雄，红盐为上。

【气味】 **咸，寒，无毒**。〔宗奭曰〕甘、咸。〔大明曰〕平。〔独孤滔曰〕戎盐，赤、黑二色，能累卵，干汞，制丹砂。

【主治】 **明目目痛，益气，坚肌骨，去毒蛊**。本经。**心腹前，溺血吐血，齿舌血出**。别录。**助水脏，益精气，除五脏癥结，心腹积聚，痛疮疥癣**。大明。**解芫青、斑蝥毒**。时珍。

【发明】〔宗奭曰〕戎盐甘咸，功在却血、入肾，治目中瘀赤涩昏。〔时珍曰〕戎盐功同食盐，不经煎炼，而味咸带甘，入药似胜。周礼注云，饴盐味甜，即戎盐，不知果否？或云以饴拌盐也。

【附方】 新六。**小便不通**戎盐汤：用戎盐弹丸大一枚，茯苓半斤，白术二两，水煎，服之。仲景金匮方。**风热牙痛**青盐一斤，槐枝半斤，水四碗，煎汁二碗，煮盐至干，炒研。日用揩牙洗目。唐氏经验方。**牢牙明目**青盐二两，白盐四两，川椒四两，煎汁拌盐炒干。日用揩牙洗目，永无齿疾目疾。通变要法。**风眼烂弦**戎盐化水，点之。普济方。**痔疮漏疮**白矾四两，青盐四两，为末，猪尿脬一个盛之，阴干。每服五钱，空心温水下。赵氏经验方。

光明盐《唐本草》

【释名】 **石盐**唐本**圣石**蜀本**水晶盐**纲目。〔时珍曰〕雷敩炮炙论·序云：圣石开盲，明目而如云离日。则光明者，乃兼形色与功而名也。

【集解】〔恭曰〕光明盐生盐州五原，盐池下凿取之。大者如升，皆正方光彻。〔颂曰〕今阶州出一种石盐，生山石中，不由煎炼，自然成盐，色甚明莹，彼人甚贵之，云即光明盐也。〔时珍曰〕石盐有山产、水产二种。山产者即崖盐也，一名生盐，生山崖之间，状如白矾，出于阶、成、陵、凤、永康诸处。水产者生池底，状如水晶、石英，出西域诸处。吴录云：天竺有新淘水，味甘美，下有石盐。白如水晶。又波斯出自然白盐，如细石子。金幼孜北征录云：北虏有盐海子，出白盐，莹洁如水晶。又有盐池盐，色或青或白，军士采食之。此皆水产者也。梁四公子传云：高昌国烧羊山出盐，大者如斗，状白如玉。月望收者，其文理粗，明澈如冰；非月望收者，其文理密。金楼子云：胡中白盐，产于崖，映月光明洞澈如水晶。胡人以供国厨，名君王盐，亦名玉华盐。此则山产者也。皆自然之盐。所谓天成者也。益州记云：汶山有咸石，以水渍而煎之成盐。此亦石盐之类，而稍不同者。

【气味】 **咸、甘，平，无毒**。

【主治】 **头痛诸风，目赤痛，多眵泪**。唐本。

【发明】〔时珍曰〕光明盐得清明之气，盐之至精者也，故入头风眼目诸药尤良。其他功同戎盐，而力差次之。

卤碱《本经》下品

【释名】 **卤盐**　**寒石**吴普**石硷**补遗。〔时珍曰〕碱音有二：音咸者，润下之味；音减者，盐土之名，后人作硷、作鹻是矣。许慎说文云：卤，西方碱地也。故字从西省文，象盐形。东方谓之斥，西方谓之卤，河东谓之碱。传云：兑为泽，其于地也为刚卤，亦西方之义。

【集解】〔别录曰〕卤碱生河东池泽。〔弘景曰〕今俗不复见卤碱，疑是黑盐。又云：是煎盐釜不凝滓。二说未详。〔恭曰〕卤碱生河东，河东盐不釜煎，明非凝滓，又疑是黑盐，皆不然。此是硷土也，今人熟皮用之，于硷地掘取。〔颂曰〕并州人刮碱煎炼，不甚佳，即卤碱也。〔机曰〕卤碱，即卤水也。〔时珍曰〕说文既言卤碱皆斥地之名，则谓凝滓及卤水之说皆非矣。卤盐与卤硷不同。山西诸州平野，及太谷、榆次高亢处，秋间皆生卤，望之如水，近之如积雪。土人刮而熬之为盐，微有苍黄色者，即卤盐也。尔雅所谓天生曰卤、人生曰盐者是矣。凡盐未经滴去苦水，则不堪食，苦水即卤水也。卤水之下，澄盐凝结如石者，即卤硷也。丹溪所谓石硷者，乃灰硷也，见土类。吴普本草谓卤硷，一名卤盐者，指卤水之盐，非卤地之盐也，不妨同名。

【气味】 **苦，寒，无毒**。〔别录〕苦、咸，寒。〔独孤滔曰〕卤盐制四黄，作焊药。同硇砂罨铁，一时即软。

【主治】 **大热消渴狂烦，除邪，及下蛊毒，柔肌肤**。本经。**去五脏肠胃留热结气，心下坚，食已呕逆喘满，明目目痛**。别录。

【附方】 新二。**风热赤眼**虚肿涩痛。卤碱一升，青梅二十七个，古钱二十一文，新瓶盛，密封，汤中煮一炊时。三日后取点，日三、五度。圣惠方。**齿腐龈烂**不拘大人小儿。用上好碱土，热汤淋取汁，石器熬干刮下，入麝香少许研，掺之。宣明方。

凝水石《本经》中品

【释名】 **白水石**本经**寒水石**　**凌水石**别录**盐精石**　**泥精**　**盐枕**纲目**盐根**。〔时珍曰〕拆片投水中，与水同色，其水凝动；又可夏月研末，煮汤入瓶，倒悬井底，即成凌冰，故有凝水、白水、寒水、凌水诸名。生于积盐之下，故有盐精以下诸名。石膏亦有寒水之名，与此不同。

【集解】〔别录曰〕凝水石，色如云母可析者，盐之精也。生常山山谷、中水县及邯郸。〔弘景曰〕常山即恒山，属并州。中水属河间。邯郸属赵郡。此处地皆碱卤，故云盐精，而碎之亦似朴消。此石末置水中，夏月能为冰者佳。〔时珍曰〕别录言凝水，盐之精也。陶氏亦云卤地所生，碎之似朴消。范子计然云，出河东。河东，卤地也。独孤滔丹房镜源云：盐精出盐池，状如水精。据此诸说，则凝水即盐精石也，一名泥精，昔人谓之盐枕，今人谓之盐根。生于卤地积盐之下，精液渗入土中，年久至泉，结而成石，大块有齿棱，如马牙消，清莹如水精，亦有带青黑色者，皆至暑月回润，入水浸久亦化。陶氏注戎盐，谓盐池泥中自有凝盐如石片，打破皆方，而色青黑者，即此也。苏颂注玄精石，谓解池有盐精石，味更咸苦，乃玄精之类；又注食盐，谓盐枕作精块，有孔窍，若蜂窠，可缄封为礼贽者，皆此物也。唐宋诸医不识此石，而以石膏、方解石为注，误矣。今正之于下。

【正误】〔恭曰〕凝水石有纵理、横理两种，色清明者为上。或云纵理为寒水石，横理为凝水石。今出同州韩城，色青横理如云母为良；出澄州者，斜理文色白为劣也。〔颂曰〕今河东汾、隰州及德顺军亦有之，三月采。又有一种冷油石，全与此相类，但投沸油铛中，油即冷者，是也。此石性冷有毒，误服令人腰以下不能举。〔宗奭曰〕凝水石文理通彻，人或磨刻为枕，以备暑月之用。入药须烧过。或市人末入轻粉以乱真，不可不察。陶氏言夏月能为冰者佳，如此则举世不能得矣。〔阎孝忠曰〕石膏，洁白坚硬，有墙壁。寒水石软烂，可以手碎，外微青黑，中有细文。〔王隐君曰〕寒水石，坚白晶洁，状若明矾、蓬砂之质。或有碎之，粒粒大小皆四方，故又名方解石，今人谓之硬石膏者是也。〔时珍曰〕寒水石有二：一是软石膏，一是凝水石。惟陶弘景所注，是凝水之寒水石，与本文相合。苏恭、苏颂、寇宗奭、阎孝忠四家所说，皆是软石膏之寒水石。王隐君所说，则是方解石。诸家不详本文盐精之说，不得其说，遂以石膏、方解石指为寒水石。唐宋以来相承其误，通以二石为用，而盐精之寒水，绝不知用，此千载之误也。石膏之误近千载，朱震亨氏始明；凝水之误，非时珍深察，恐终于绝响矣。

【修治】〔敩曰〕凡使，须用姜自然汁煮干研粉用。每十两，用生姜一镒也。

【气味】**辛，寒，无毒。**〔别录曰〕甘，大寒。〔普曰〕神农：辛。岐伯、医和、扁鹊：甘，无毒。李当之：大寒。〔时珍曰〕辛、咸。〔之才曰〕解巴豆毒，畏地榆。〔独孤滔曰〕制丹砂，伏玄精。

【主治】**身热，腹中积聚邪气，皮中如火烧，烦满，水饮之。久服不饥。**本经。**除时气热盛，五脏伏热，胃中热，止渴，水肿，小腹痹。**别录。**压丹石毒风，解伤寒劳复。**甄权。**治小便白，内痹，凉血降火，止牙疼，坚牙明目。**时珍。

【发明】〔时珍曰〕凝水石禀积阴之气而成，其气大寒，其味辛咸，入肾走血除热之功，同于诸盐。古方所用寒水石是此石，唐宋诸方寒水石是石膏，近方寒水石则是长石、方解石，俱附各条之下，用者详之。

【附方】旧二，新二。**男女转脬**不得小便。寒水石二两，滑石一两，葵子一合，为末，水一斗，煮五升。时服一升，即利。永类方。**牙龈出血**有窍。寒水石粉三两，朱砂二钱，甘草脑子一字，为末。干掺。普济方。**汤火伤灼**寒水石烧研傅之。卫生易简方。**小儿丹毒**皮肤热赤。寒水石半两，白土一分，为末，米醋调涂之。经验方。

玄精石宋《开宝》

【释名】**太乙玄精石　阴精石**纲目**玄英石**。〔时珍曰〕此石乃碱卤至阴之精凝结而成，故有诸名。

【集解】〔颂曰〕玄精石出解州解池，及通、泰州积盐仓中亦有之。其色青白、龟背者佳，采无时。又解池有盐精石，味更咸苦，亦玄精之类也。〔恭曰〕近地亦有之，色亦青白，片大不佳。〔时珍曰〕玄精是碱卤津液流渗入土，年久结成石片，片状如龟背之形。蒲、解出者，其色青白通彻。蜀中赤盐之液所结者，色稍红光。沈存中笔谈云：太阴玄精生解州盐泽之卤，沟渠土内得之。大者如杏叶，小者如鱼鳞，悉皆尖角，端正似刻，正如龟甲状。其裙襕小椭，其前则下剡，其后则上剡，正如穿山甲相掩之处，全是龟甲，更无异也。色绿而莹彻，叩之则直理而坼，莹明如鉴，拆处亦六角，如柳叶大。烧过则悉解坼，薄如柳叶，片片相离，白如霜雪，平洁可爱。此乃禀积阴之气凝结，故皆六角。今天下所用玄精，乃绛州山中所出绛石，非玄精也。

【气味】**咸，温，无毒**。〔时珍曰〕甘、咸，寒。〔独孤滔曰〕制硫黄、丹砂。

【主治】**除风冷邪气湿痹，益精气，妇人痼冷漏下，心腹积聚冷气，止头痛，解肌**。开宝。**主阴证伤寒，指甲面色青黑，心下胀满结硬，烦渴，虚汗不止，或时狂言，四肢逆冷，咽喉不利肿痛，脉沉细而疾，宜佐他药服之。又合他药，涂大风疮**。宗奭。

【发明】〔颂曰〕古方不见用，近世补药及伤寒多用之。其著者，治伤寒正阳丹出汗也。〔时珍曰〕玄精石禀太阴之精，与盐同性，其气寒而不温，其味甘咸而降，同硫黄、消石治中盛下虚，救阴助阳，有扶危拯逆之功。故铁瓮申先生来复丹用之，正取其寒，以配消、硫之热也。开宝本草言其性温，误矣。

【附方】旧一，新八。**正阳丹**治伤寒三日，头痛壮热，四肢不利。太阴玄精石、消石、硫黄各二两，硇砂一两，细研，入瓷瓶固济。以火半斤，周一寸熁之，约近半日，候药青紫色，住火。待冷取出，用腊月雪水拌匀，入罐子中，屋后北阴下阴干。又入地埋二七日，取出细研，面糊和丸鸡头子大。先用热水浴后，以艾汤研下一丸。以衣盖汗出为瘥。图经本草。**小儿风热**挟风蕴热，体热。太阴玄精石一两，石膏七钱半，龙脑半两，为末。每服半钱，新汲水下。普济方。**肺热咳嗽**方见不灰木下。**冷热霍乱**分利阴阳。玄精石、半夏各一两，硫黄三钱，为末，面糊丸梧子大。每米饮服三十丸。指南方。**头风脑痛**玄精石末，入羊胆中阴干。水调一字，吹鼻中，立止。千金方。**目赤涩痛**玄精石半两，黄檗炙一两，为末。点之，良。普济方。**赤目失明**内外障翳。太阴玄精石阴阳火煅、石决明各一两，蕤仁、黄连各二两，羊子肝七个，竹刀切晒，为末，粟米饭丸梧子大。每卧时茶服二十丸。服至七日，烙顶心以助药力，一月见效。宋丞相言：黄典史病此，梦神传此方，愈。朱氏集验方。**目生赤脉**玄精石一两，甘草半两，为末。每服一钱，小儿半钱，竹叶煎汤调下。总微论。**重舌涎出**水浆不入。太阴玄精石二两，牛黄、朱砂、龙脑一分，为末。以铍针舌上去血，盐汤漱口，掺末咽津，神效。圣惠方。

绿盐《唐本草》

【释名】 **盐绿　石绿**纲目。

【集解】〔恭曰〕绿盐出焉耆国，水中石中下取之，状若扁青、空青，为眼药之要。今人以光明盐，硇砂、赤铜屑，酿之为块，绿色，以充之。〔珣曰〕出波斯国，生石上，舶上将来，谓之石绿，装色久而不变。中国以铜、醋造者，不堪入药，色亦不久。〔时珍曰〕方家言波斯绿盐色青，阴雨中干而不湿者为真。又造盐绿法：用熟铜器盛取浆水一升，投青盐一两在内，浸七日取出，即绿色。以物刮末，入浆水再浸七日或二七取出。此非真绿盐也。

【气味】 **咸、苦、辛平，无毒。**

【主治】 **目赤泪出，肤翳眵暗。**唐本。**点目，明目消翳。疗小儿无辜疳气。**李珣。

【附方】 新二**胎赤眼痛**盐绿一分，蜜半两，于蚌蛤内相和。每夜卧时浆水洗目，炙热点之，能断根。圣济录。**目暗赤涩**多泪。盐绿一钱，蕤仁去皮一钱，研热，入好酥一钱。研匀。每夜点一麻子。圣惠方。

盐药《拾遗》

【集解】〔藏器曰〕生海西南雷、罗诸州山谷。似芒消，末细，入口极冷。南人少有服者，恐极冷入腹伤人，宜慎之。

【气味】 **咸，冷，无毒。**

【主治】 **眼赤眦烂风赤，细研水和点之。又水研服，去热烦痰满头痛，明目镇心。又主蛇虺恶虫毒，药箭镞毒，疥癣痈肿瘰疬，并摩傅之，甚者水化服之。又解独自草箭毒。**藏器。

【附录】 **悬石** 〔保升曰〕人若常服炼石者，至殁，冢中生悬石，若芒消，其冷如雪，杀火毒。

朴消《本经》上品

校正：并入别录芒消、嘉祐马牙消。

【释名】 **消石朴**别录**盐消**纲目**皮消**。〔志曰〕消是本体之名，石乃坚白之号，朴者未化之义也。以其芒消、英消皆从此出，故曰消石朴也。〔时珍曰〕此物见水即消，又能消化诸物，故谓之消。生于盐卤之地，状似末盐，凡牛马诸皮须此治熟，故今俗有盐消、皮消之称。煎炼入盆，凝结在下，粗朴者为朴消，在上有芒者为芒消，有牙者为马牙消。神农本经止有朴消、消石，名医别录复出芒消，宋嘉祐本草又出马牙消。盖不知消石即是火消，朴消即是芒消、马牙消，一物有精粗之异尔。诸说不识此，遂致纷纭也。今并芒消、牙消于一云。

【集解】〔别录曰〕朴消生益州山谷有咸水之阳，采无时，色青白者佳，黄者伤人，赤者杀人。又曰：芒消，生于朴消。〔敩曰〕朴消中炼出，形似麦芒，号曰芒消。〔志曰〕以暖水淋朴消，取汁炼之，令减半，投于盆中，经宿乃有细芒生，故谓之芒消也。又有英消者，其状若白石英，作四、五棱，莹澈可爱，主疗与芒消同，亦出于朴消，其煎炼自别有法，亦呼为马牙消。〔宗奭曰〕朴消是初采得一煎而成者，未经再炼，故曰朴消。可以熟生牛马皮，及治金银有伪。芒消是朴消淋汁再炼者。〔时珍曰〕消有三品：生西蜀者，俗呼川消，最胜；生河东者，俗呼盐消，次之；生河北、青、齐者，俗呼土消。皆生于斥卤之地，彼人刮扫煎汁，经宿结成，状如末盐，犹有沙土猥杂，其色黄白，故别录云，朴消黄者伤人，赤者杀人。须再以水煎化，澄去滓脚，入萝卜数枚同煮熟，去萝卜倾入盆中，经宿则结成白消，如冰如蜡，故俗呼为盆消。齐、卫之消则底多，而上面生细芒如锋，别录所谓芒消者是也。川、晋之消则底少，而上面生牙如圭角，作六棱，纵横玲珑，洞澈可爱，嘉祐本草所谓马牙消者是也。状如白石英，又名英消。二消之底，则通名朴消也。取芒消、英消，再三以萝卜煎炼去咸味，即为甜消。以二消置之风日中吹去水气，则轻白如粉，即为风化消。以朴消、芒消、英消同甘草煎过，鼎罐升煅，则为玄明粉。陶弘景及唐宋诸人皆不知诸消是一物，但有精粗之异，因名迷实，谬猜乱度，殊无指归。详见消石正误下。

朴消本经

【气味】 **苦，寒，无毒。**〔别录曰〕苦、辛，大寒，无毒。炼白如银，能寒能热，能滑能涩，能辛能咸能酸，入地千年不变。〔权曰〕苦、咸，有小毒。〔时珍曰〕别录所列神化之说，乃消石之功。详见消石下。〔之才曰〕石韦为之使，恶麦句姜。〔张从正曰〕畏三棱。

【主治】 **百病，除寒热邪气，逐六腑积聚，结固留癖。能化七十二种石。炼饵服之，轻身神仙。**本经。**胃中食饮热结，破留血闭绝，停痰痞满，推陈致新。**别录。**疗热胀，养胃消谷。**皇甫谧。**治腹胀，大小便不通。女子月候不通。**甄权。**通泄五脏百病及癥结，治天行热疾，头痛，消肿毒，排脓，润毛发。**大明。

芒消别录

【气味】 **辛、苦，大寒，无毒。**〔权曰〕咸，有小毒。

【主治】 **五脏积聚，久热胃闭，除邪气，破留血，腹中痰实结搏，通经脉，利大小便及月水，破五淋，推陈致新。**别录。**下瘰疬黄疸病，时疾壅热，能散恶血，堕胎。傅漆疮。**甄权。

马牙消宋嘉祐

【气味】 **甘，大寒，无毒。**〔时珍曰〕咸、微甘。即英消也。

【主治】 **除五脏积热伏气。**甄权。**末筛点眼赤，去赤肿障翳涩泪痛，亦人点眼药中用。**大明。**功同芒消。**时珍。

【发明】〔成无己曰〕内经云：咸味下泄为阴。又云：咸以软之。热淫于内，治以咸寒。气坚者以咸软之，热盛者以寒消之。故张仲景大陷胸汤、大承气汤、调胃承气汤皆用芒消，以软坚去实热，结不至坚者不可用也。〔好古曰〕本草云：朴消味辛，是辛以润肾燥也。今人不用辛字，只用咸字，咸能软坚也。其义皆是。本草言芒消利小便而堕胎，然伤寒妊娠可下者用此，兼大黄引之，直入大肠，润燥软坚泻热，而母子俱安。经云：有故无殒，亦无殒也，此之谓欤？以在下言之，则便溺俱阴。以前后言之，则前气后血。以肾言之，总主大小便难。溺涩秘结，俱为水少火盛。经云，热淫于内，治以咸寒，佐之以苦，故用芒消、大黄相须为使也。〔元素曰〕芒消气薄味厚，沉而降，阴也。其用有三：去实热，一也；涤肠中宿垢，二也；破坚积热块，三也。孕妇惟三四月及七八月不可用，余皆无妨。〔宗奭曰〕朴消是初得一煎而成者，其味酷涩，所以力紧急而不和，治食鲙不消，以此荡逐之。芒消是朴消淋过炼成，故其性和缓，故今多用治伤寒。〔时珍曰〕朴消澄下，消之粗者也，其质重浊。芒消、牙消结于上，消之精者也，其质清明。甜消、风化消，则又芒消、牙消之去气味而甘缓轻爽者也。故朴消止可施于卤莽之人，及傅涂之药；若汤散服饵，必须芒消、牙消为佳。张仲景伤寒论只用芒消，不用朴消，正此义也。消禀太阴之精，水之子也。气寒味咸，走血而润下，荡涤三焦肠胃实热阳强之病，乃折治火邪药也。唐时腊日赐群臣紫雪、红雪、碧雪，皆用此消炼成者，通治积热诸病有神效，贵在用者中的尔。

【附方】旧十七，新一十五。**紫雪**疗伤寒温疟，一切积热烦热，狂易叫走，瘴疫毒疠，卒死脚气，五尸五疰，心腹诸疾，疞刺切痛，解诸热毒，邪热发黄，蛊毒鬼魅，野道热毒，小儿惊痫百病。黄金一百两，石膏、寒水石、滑石、磁石各三斤，捣碎，水一斛，煮四斗，去滓。入犀角屑、羚羊角、青木香、沉香各五两，玄参洗焙、升麻各一斤，甘草炒八两，丁香一两，入前汁中煮取一斗五升，去滓。入炼朴消十斤，消石三十二两，于药汁中，微火煎之，柳木不住搅，至水气欲尽，倾木盆中。待欲凝，入麝香一两二钱半，朱砂末三两，搅匀，收之。每服一二钱，凉水服。临时加减，甚者一两。和剂局方。**红雪**治烦热，消宿食，解酒毒，开三焦，利五脏，除毒热，破积滞。治伤寒狂躁，胃烂发斑，温瘴脚气，黄疸头痛，目昏鼻塞，口疮喉痹，重舌肠痈等病。用川朴消十斤炼去滓，羚羊角屑、黄芩、升麻各三两，人参、赤芍药、槟榔、枳壳麸炒、生甘草、淡竹叶、木香各二两，木通、栀子、葛根、桑白皮、大青、蓝叶各一两半，苏方木六两，并剉片。水二斗五升，煎至九升，去滓，滤过煎沸。下消不住手搅，待水气将尽，倾入器中。欲凝，下朱砂一两，麝香半两，经宿成雪。每服一、二钱，新汲水调下。欲行，则热汤化服一两。和剂方。**碧雪**治一切积热，天行时疾，发狂昏愦，或咽喉肿塞，口舌生疮，心中烦躁，或大小便不通，胃火诸病。朴消、芒消、马牙消、消石、石膏水飞、寒水石水飞各一斤，以甘草一斤，煎水五升，入诸药同煎，不住手搅，令消熔得所，入青黛一斤，和匀，倾盆内，经宿结成雪，为末。每含咽，或吹之，或水调服二三钱。欲通利，由热水服一两。和剂局方。**凉膈驱积**王旻山人甘露饮：治热壅，凉胸膈，驱积滞。蜀芒消末一大斤，用蜜十二两，冬加一两，和匀，入新竹筒内，半筒已上即止，不得令满。却入炊甑中，令有药处在饭内，其虚处出其上，蒸之。候饭熟取出，绵滤入瓷钵中，竹篦搅勿停手，待凝，收入瓷盒。每卧时含半匙，渐渐咽之。如要通转，即多服之。刘禹锡传信方。**乳石发动**烦闷。芒消，蜜水服一钱，日三服。圣惠方。**骨蒸热病**芒消末，水解方寸匕，日二，神良。千金方。**腹中痞块**皮消一两，独蒜一个，大黄末八分，捣作饼。贴于患处，以消为度。邵氏经验方。**食物过饱**不消，遂成痞膈。马牙消一两，吴茱萸半斤，煎汁投消，乘热服之。良久未转，更进一服，立效。窦群在常州，此方得效也。经验方。**关格不通**大小便闭，胀欲死，两三日则杀人。芒消三两，泡汤一升服，取吐即通。百一方。**小便不通**白花散：用芒消三钱，茴香酒下。简要济众方。**时气头痛**朴消末二两，生油调涂顶上。圣惠方。**赤眼肿痛**朴消置豆腐上蒸化，取汁收点。简便方。**风眼赤烂**明净皮消一盏，水二碗煎化，露一夜，滤净澄清。朝夕洗目。三日其红即消，虽半世者亦愈也。杨诚经验方。**退翳明目**白龙散：用马牙消光净者，厚纸裹实，安在怀内着肉，养一百二十日，研粉，入少龙脑。不计年岁深远，眼生翳膜，远视不明，但瞳人不破散者，并宜日点之。经验方。**诸眼障翳**牙消十两，汤泡汁，厚纸滤过，瓦器熬干，置地上一夜，入飞炒黄丹一两，麝香半分，再罗过，入脑子。日点。济急仙方。**逐月洗眼**芒消六钱，水一盏六分，澄清。依法洗目，至一年，眼如童子也。正月初三，二月初八，三月初四，四月初四，五月初五，六月初四，七月初三，八月初一，九月十三，十月十三，十一月十六，十二月初五日。圣惠方。**牙齿疼痛**皂荚浓浆，同朴消煎化，淋于石上，待成霜。擦之。普济方。**食蟹龈肿**朴消傅之，即消。普济方。**喉痹肿痛**外台用朴消一两，细细含咽，立效。或加丹砂一钱。气塞不通，加生甘草末二钱半，吹之。**小儿重舌**马牙消涂于舌上下，日三。姚和众。**口舌生疮**朴消含之良。孙真人方。**小儿鹅口**马牙消擦舌上，日五度。简要济众。**豌豆毒疮**未成脓者。猪胆汁和芒消末涂之。梅师。**代指肿痛**芒消煎汤渍之。圣惠方。**火焰丹毒**水调芒消末涂之。梅师。**一切风疹**水煮芒消汤拭之。梅师。**漆疮作痒**芒消汤涂之。千金。**灸疮飞蝶**因艾灸火疮痂退落，疮内鲜肉片子，飞如蝶状，腾空飞去，痛不可言，是血肉俱热，怪病也。用朴消、大黄各半两，为末。水调下，微利即愈。夏子益奇疾方。**妇人难产**芒消末二钱，童子小便温服，无不效者。信效方。**死胎不下**方同上。丰城曾尉有猫孕五子，一子已生，四子死腹中，用此灌之即下。又治一牛亦下。信效方。**女人扎足**脱骨汤：用杏仁一钱，桑白皮四钱，水五碗，新瓶煎三碗，入朴消五钱，乳香一钱，封口煎化。置足于上，先熏后洗。三日一作，十余次后，软若束绵也。闺阁事宜。

风化消

【修治】〔时珍曰〕以芒消于风日中消尽水气，自成轻飘白粉也。或以瓷瓶盛，挂檐下，待消渗出瓶外，刮下收之。别有甜瓜盛消渗出刮收者，或黄牯牛胆收消刮取，皆非甜消也。

【主治】 **上焦风热，小儿惊热痰，清肺解暑。以人乳和涂，去眼睑赤肿，及**

头面暴热肿痛。煎黄连，点赤目。时珍。

【发明】〔时珍曰〕风化消甘缓轻浮，故治上焦心肺痰热，而不泄利。

玄明粉《药性》

【释名】 **白龙粉**。〔时珍曰〕玄，水之色也，明，莹澈也。御药院方谓之白龙粉。

【修治】〔时珍曰〕制法：用白净朴消十斤，长流水一石，煎化去滓，星月下露一夜，去水取消。每一斗，用萝卜一斤切片，同煮熟滤净，再露一夜取出。每消一斤，用甘草一两，同煎去滓，再露一夜取出。以大沙罐一个，筑实盛之，盐泥固济厚半寸，不盖口，置炉中，以炭火十斤，从文至武煅之。待沸定，以瓦一片盖口，仍前固济，再以十五斤顶火煅之。放冷一伏时，取出，隔纸安地上，盆覆三日出火毒，研末。每一斤，入生甘草末一两，炙甘草末一两，和匀，瓶收用。

【气味】 **辛、甘，冷，无毒**。

【主治】 **心热烦躁，并五脏宿滞癥结**。甄权。**明目，退膈上虚热，消肿毒**。大明。

【发明】〔杲曰〕玄明粉，沉也。阴也，其用有二：去胃中之实热。荡肠中之宿垢。大抵用此以代盆消耳。〔玄明粉传曰〕唐明皇帝闻终南山道士刘玄真服食多寿，乃诏而问之。玄真曰：臣按仙经，修炼朴消，号玄明粉，止服此方，遂无病长生。其药无滓性温，阴中有阳，能除一百二十种疾。生饵尚能救急难性命，何况修炼长服。益精壮气，助阳证阴。不拘丈夫妇人，幼稚襁褓。不问四时冷热。一切热毒风冷，痃癖气胀满，五劳七伤，骨蒸传尸，头痛烦热，五内气塞，大小肠不通，三焦热淋，疰忤，咳嗽呕逆，口苦舌干，咽喉闭塞，惊悸健忘，营卫不调，中酒中鲙，饮食过度，腰膝冷痛，手足酸痹，久冷久热，四肢壅塞，背膊拘急，目昏眩运，久视无力，肠风痔病，血澼不调，妇人产后，小儿疳气，阴毒伤寒，表里疫疠。此药久服，令人悦泽。开关健脾，驻颜明目，轻身延寿，功效不可具载。但用一两，分为十二服，临时酌量加减。似觉壅热伤寒，头痛鼻塞，四肢不举，饮食不下，烦闷气胀，须通泻求安者，即看年纪高下，用药二钱半或半两，以桃花煎汤下为使，最上；次用葱汤下；如未通，以沸汤投之即效。或食诸鱼藕菜饮食诸毒药，用葱白汤调服二钱，毒物立泄下。若女人身怀六甲，长服安胎生子，亦无疮肿疾病。若要微畅不闭塞，但长服之，稍稍得力，朝服夕应，不搜刮人五脏，怡怡自泰。其药初服时，每日空腹，酒饮茶汤任下二钱匕，良久更下三钱匕。七日内常微泄利黄黑水涎沫等，此是搜淘诸疾根本出去，勿用畏之。七日后渐知腹内暖，消食下气，长服除故养新，气血日安。用大麻子汤下为使，惟忌苦参。详载太阴经中。〔好古曰〕玄明粉治阴毒一句，非伏阳在内不可用。若用治真阴毒，杀人甚速。〔震亨曰〕玄明粉火煅而成，其性当温。日长服久服，轻身固胎，驻颜益寿，大能补益，岂理也哉？予亲见一二朋友，不信予言而亡，故书以为戒。〔时珍曰〕神农本草言朴消炼饵服之，轻身神仙，盖方士窜入之言。后人因此制为玄明粉。煅炼多遍，佐以甘草，去其咸寒之毒。遇有三焦肠胃实热积滞，少年气壮者，量与服之，亦有速效。若脾胃虚冷，及阴虚火动者服之，是速其咎矣。

【附方】 新三**热厥气痛**玄明粉三钱，热童尿调下。集简方。**伤寒发狂**玄明粉二钱，朱砂一钱，末之，冷水服。伤寒蕴要。**鼻血不止**玄明粉二钱，水服。圣济。

消石《本经》上品

【释名】 **芒消**别录**苦消**甄权**焰消**土宿**火消**纲目**地霜**蜀本**生消**宋本**北帝玄珠**。〔志曰〕以其消化诸石，故名消石。初煎炼时有细芒，而状若朴消，故有芒消之号。不与朴消及别录芒消同类。〔宗奭曰〕消石是再煎炼时取去芒消凝结在下者，精英既去，但余滓如石而已。入药功力亦缓，惟能发烟火。〔权曰〕芒消一作苦消，言其味苦也。〔时珍曰〕消石，丹炉家用制五金八石，银工家用化金银，兵家用作烽燧火药，得火即焰起，故有诸名。狐刚子粉图炼粉圆，谓之北帝玄珠。开宝本草重出生消、芒消，今并为一，并详下文。

【集解】〔别录曰〕消石生益州山谷及武都、陇西、西羌，采无时。〔弘景曰〕消石疗病与朴消相似，仙经用此消化诸石，今无真识此者。或云与朴消同山，所以朴消一名消石朴也。又云一名芒消，今芒消乃是炼朴消作之。并未核研其验。有人得一种物，色与朴消大同小异，朏朏如握盐雪不冰，烧之紫青烟起，云是真消石也。今宕昌以北诸山有碱土处皆有之。〔志曰〕此即地霜也。所在山泽，冬月地上有霜，扫取以水淋汁，后乃煎炼而成，状如钗脚，好者长五分以来。陶说多端，盖由不的识之故也。〔又曰〕生消生茂州西山岩石间，形块大小不定，色青白，采无时。〔时珍曰〕消石，诸卤地皆产之，而河北庆阳诸县及蜀中尤多。秋冬间遍地生白，扫取煎炼而成。货者苟且，多不洁净，须再以水煎化，倾盆中，一夜结成，澄在下者，状如朴消，又名生消，谓炼过生出之消也。结在上者，或有锋芒如芒消，如有圭棱或马牙消，故消石亦有芒消、牙消之名，与朴消之芒、牙同称，而水火之性则异也。崔昉外丹本草云：消石，阴石也。此非石类，乃碱卤煎成，今呼焰消。河北商城及怀、卫界，沿河人家，刮卤淋汁炼就，与朴消小异，南地不产也。升玄子伏汞图云：消石生乌场国，其色青白，用白石英炙热点上，便消入石中者为真。其石出处，气极秽恶，飞鸟不能过其上。人或单衣过之，身上诸虫悉化为水。能消金石为水，服之长生，以形若鹅管者佳。谨按升玄子所说，似与今之消石不同，而姚宽西溪丛话以其说为真正消石，岂外国所产与中国异耶？抑别一种耶？当俟博物者订正。

【正误】〔弘景曰〕神农本经无芒消，只有消石，一名芒消。名医别录乃出芒消，疗与消石同，疑即消石也。旧出宁州，黄白粒大，味极辛苦。今医家多用煮炼作色者全白，粒细而味不甚烈。皇甫士安言：无朴消可用消石。消石生山之阴。盐之胆也。取石脾与消石以水煮之，一斛得三斗，正白如雪，以水投中即消，故名消石。其味苦无毒，主消渴热中，止烦满，三月采于赤山。朴消者，亦生山之阴，有盐咸苦之水，则朴消生于其阳。其味苦无毒，其色黄白，主疗热，腹中饱胀，养胃消谷，去邪气，亦得水而消，其疗与消石小异。按如此说，是取芒消合煮，更成为真消石，但不知石脾是何物也？以朴消作芒消者，用暖汤淋汁煮之，着木盆中，经宿即成矣。今益州人复炼矾石作消石，绝柔白，而味犹是矾尔。〔又曰〕：朴消今出益州北部汶山郡西川、蚕陵二县界，生山崖上，色多青白，亦杂黑斑。土人择取白软者，以当消石用之，当烧令汁沸出，状如矾石也。〔藏器曰〕石脾、芒消、消石，并出西戎卤地，碱水结成。〔恭曰〕朴消有纵理、缦理二种，用之无别。其白软者，朴消苗也，虚软少力。炼为消石，所得不多；以当消石，功力大劣也。〔又曰〕消石即是芒消，朴消一名消石朴。今炼粗恶朴消，取汁煎作芒消，即是消石。别录复出芒消，误矣。晋宋古方，多用消石，少用芒消；近代诸医，但用芒消，鲜言消石。理既明白，不合重出，〔颂曰〕旧说朴消、芒消、消石三物同种。初采得苗，以水淋汁煎成者为朴消，一名消石朴。又炼朴消或地霜而成，坚白如石者，为消石，一名芒消。又取朴消淋汁炼煎结成有细芒者，为芒消。虽一体异名，而修炼之法既殊，则主治之功亦别。然本经所载，疑是二种。今医方所用，亦不能究。但以未炼成块微青色者为朴消；炼成盆中有芒者为芒消，亦谓之盆消；芒消之底澄凝者，为消石朴。消力紧，芒消次之，消石更缓。未知孰是？苏恭言，晋宋古方，多用消石，少用芒消。按张仲景伤寒论，承气、陷胸皆用芒消。葛洪肘后方，伤寒时气亦多用芒消，惟治食鲙不化云，无朴消，用芒消代之。是晋宋以前通用朴消、芒消矣。胡洽方，十枣汤用芒消，大五饮丸用消石，并云无消石用芒消。是梁、隋间通用芒消、消石矣。以此言之，朴消、消石为精，芒消为粗，故陶氏引皇甫士安之言为证，是消石当时已难得其真，故方书通以相代矣。又古方金石凌法，用朴消、消石、芒消、马牙消四种相参，次第下之。方出唐世，不知当时如何分别也。又南方医人著消说云：本草有朴消、消石、芒消，而无马牙消。诸家所注，三种竟无断决。或言芒消、消石是一物，不合重出。或言煎炼朴消，经宿盆中有细芒为芒消。或言马牙消自是一物。今诸消之体各异，理亦易明，而惑乃如此。朴消味苦而微咸，出蜀郡者，莹白如冰雪，内地者小黑，皆苏脆易碎，风吹之则结霜，泯泯如粉，熬之烊沸，亦可熔铸。以水合甘草、猪胆煮至减半，投大盆中，又下凝水石屑，同渍一宿，则凝结如白石英者，芒消也。扫地霜煎炼而成，试竹上如解盐，而味辛苦，烧之成焰都尽者，消石也，能消金石，又性畏火，而能制诸石使拒火，亦天地之神物也。牙消，即是芒消也。又有生消，不因煮炼而成，亦出蜀道，类朴消而小坚也。其论虽辨，然与古人所说殊别，亦未可全信也。〔好古曰〕消石者，消之总名也。但不经火者，谓之生消；朴消经火者，谓之芒消、盆消。〔时珍曰〕诸消，自晋唐以来，诸家皆执名而猜，都无定见。惟马志开宝本草，以消石为地霜炼成，而芒消、马牙消是朴消炼出者，一言足破诸家之惑矣。诸家盖因消石一名芒消，朴消一名消石朴，二名相混，遂致费辨不决。而不知消有水火二种，形质虽同，性气迥别也。惟神农本经朴消、消石二条为正。其别录芒消、嘉祐马牙消、开宝生消，俱系多出，今并归并之。神农所列朴消，即水消也，有二种，煎炼结出细芒者为芒消，结出马牙者为牙消，其凝底成块者通为朴消，其气味皆咸而寒。神农所列消石即火消也。亦有二种煎炼结出细芒者，亦名芒消，结出马牙者亦名牙消，又名生消，其凝底成块者通为消石，其气味皆辛苦而大温。二消皆有芒消、牙消之称，故古方有相代之说。自唐宋以下，所用芒消、牙消，皆是水消也。南医所辨虽明，而以凝水石、猪胆煎成者为芒消，则误矣。今通正其误。其石脾一名消石者，造成假消石也。见后石脾下。

【修治】〔大明曰〕真消石，柳枝汤煎三周时，如汤少，即加热者，伏火即止。〔敩曰〕凡使消石，先研如粉，用鸡肠菜、柏子仁共二十五个，和作一处，丸如小帝珠子，以瓷瓶子于五斤火中煅赤，投消石四两于瓶内，连投药丸入瓶，自然伏火也。〔抱朴子曰〕能消柔五金，化七十二石为水。制之须用地莲子、猪牙皂角、苦参、南星、巴豆、汉防己、晚蚕砂。〔时珍曰〕熔化，投甘草入内，即伏火。

消石

【气味】 **苦，寒，无毒**。〔别录曰〕辛，大寒，无毒。〔普曰〕神农：苦。扁鹊：甘。〔权曰〕咸，有小毒。〔时珍曰〕辛、苦、微咸，有小毒，阴中之阳也。得陈皮，性疏爽。〔之才曰〕火为之使，恶苦参、苦菜。畏女菀、杏仁、竹叶。

【主治】**五脏积热，胃胀闭，涤去蓄结饮食，推陈致新，除邪气。炼之如膏，久服轻身。**本经。**疗五脏十二经脉中百二十疾，暴伤寒，腹中大热，止烦满消渴，利小便，及瘘蚀疮。天地至神之物，能化七十二种石。**别录。**破积散坚，治腹胀，破血，下瘰疬，泻得根出。**甄权。**含咽，治喉闭。**大明。**治伏暑伤冷，霍乱吐利，五种淋疾，女劳黑疸，心肠疞痛，赤眼，头痛牙痛。**时珍。

生消

【气味】**苦，大寒，无毒。**〔时珍曰〕辛、苦、大温，无毒。

【主治】**风热癫痫，小儿惊邪瘛疭，风眩头痛，肺壅耳聋，口疮喉痹咽塞，牙颔肿痛，目赤热痛，多眵泪。**开宝。

【发明】〔土宿真君曰〕消石感海卤之气所产，乃天地至神之物，能寒能热，能滑能涩，能辛能苦，能酸能咸，入地千年，其色不变，七十二石，化而为水，制服草木，柔润五金，制炼八石，虽大丹亦不舍此也。〔时珍曰〕土宿所说，乃消石神化之妙。别录列于朴消之下，误矣。朴消属水，味咸而气寒，其性下走，不能上升，阴中之阴也。故惟荡涤肠胃积滞，折治三焦邪火。消石属火，味辛带苦微咸，而气大温，其性上升，水中之火也。故能破积散坚，治诸热病，升散三焦火郁，调和脏腑虚寒。与硫黄同用，则配类二气，均调阴阳，有升降水火之功，治冷热缓急之病。煅制礞石，则除积滞痰饮。盖硫黄之性暖而利，其性下行；消石之性暖而散，其性上行。礞石之性寒而下，消石之性暖而上。一升一降，一阴一阳，此制方之妙也。今兵家造烽火铳机等物，用消石者，直入云汉，其性升可知矣。雷公炮炙论·序云，脑痛欲死，鼻投消末，是亦取其上升辛散，乃从治之义。本经言其寒，别录言其大寒，正与龙脑性寒之误相似。凡辛苦物未有大寒者，况此物得火则焰生，与樟脑、火酒之性同，安有性寒、大寒之理哉？史记·仓公传云：淄川王美人怀子不乳，来召淳于意。意往饮以莨菪药一撮，以酒饮之，旋乳。意复诊其脉躁，躁者有余病，即饮以消石一剂，出血，血如豆比五六枚而安。此去血结之验也。

【附方】旧四，新十。**头痛欲死**消石末吹鼻内，即愈。炮炙论。**诸心腹痛**焰消、雄黄各一钱，研细末。每点少许入眦内。名火龙丹。集玄方。**腰腹诸痛**方同上。**赤眼肿痛**消石末，卧时，以铜箸点黍米大入目眦。至旦，以盐水洗去之。圣惠方。**眼目障翳**男女内外障翳，或三五个月不见效者，一点复明。好焰消一两，铜器熔化，入飞过黄丹二分，片脑二分，铜匙急抄入罐内，收之。每点少许，其效如神。兖州朱秀才忽不见物，朝夕拜天，因梦神传此方，点之而愈。张三丰仙方。**风热喉痹**及缠喉风病。玉钥匙：用焰消一两半，白僵蚕一钱，硼砂半两，脑子一字，为末，吹之。三因方。**重舌鹅口**竹沥同焰消点之。普济。**伏暑泻痢**及肠风下血，或酒毒下血，一服见效，远年者不过三服。消石、舶上硫黄各一两，白矾、滑石半两，飞面四两，为末，滴水丸梧子大。每新汲水下三、五十丸。名甘露丸。普济方。**五种淋疾**劳淋、血淋、热淋、气淋、石淋及小便不通至甚者。透格散：用消石一两，不夹泥土雪白者，生研为末，每服二钱，各依汤使。劳淋，劳倦虚损，小便不出，小腹急痛，葵子末煎汤下，通后便须服补虚丸散。小便不出时，下血疼痛满急；热淋，小便热，赤色，脐下急痛，并用冷水调下。气淋，小腹满急，尿后常有余沥，木通煎汤下。石淋，茎内痛，尿不能出，内引小腹膨胀急痛，尿下砂石，令人闷绝，将药末先入铫内，隔纸炒至纸焦为度，再研，用温水调下。小便不通，小麦汤下，卒患诸淋，只以冷水下。并空心，调药使消如水，乃服之。沈存中灵苑方。**蛟龙癥病**方见雄黄发明下。**服石发疮**疼不可忍。用纸圈围之。中心填消石令满，以匙抄水淋之。觉不热痛，即止。兵部手集。**发背初起**恶寒啬啬，或已生疮肿隐疹。消石三两，暖水一升，泡化，青布折三重，湿搨赤处，热即换，频易取瘥。外台秘要。**女劳黑疸**〔仲景曰〕黄家日晡发热，反恶寒，此为女劳得之。膀胱急，少腹满，身尽黄，额上黑，足下热，因作黑疸。腹胀如水，大便黑，时溏，非水也。腹满者难治。消石、矾石烧等分，为末。以大麦粥汁和服方寸匕，日三。病随大小便去，小便黄，大便黑，是其候也。金匮。**手足不遂**大风，及丹石热风不遂。用消石一两，生乌麻油二斤，置铛中，以土墼盖口，纸泥固济，火煎。初时气腥，熟则气香，更以生麻油二升，合煎得所，收入津器中。服时坐室中，重作小纸屋，然火于内，服一大合，发汗，力壮者日二服。三七日，头面疱疮皆减也，然必以火以使。波罗门僧方。

硇砂硇音铙《唐本草》

【释名】 **硵砂**音硇**狄盐**日华**北庭砂**四声**气砂**图经**透骨将军**土宿。〔时珍曰〕硇砂性毒。服之使人硇乱，故曰硇砂。狄人以当盐食。土宿本草云：硇性透物，五金借之以为先锋，故号为透骨将军。〔炳曰〕生北庭者为上，人呼为北庭砂。

【集解】〔恭曰〕硇砂出西戎，形如牙硝，光净者良。〔颂曰〕今西凉夏国及河东、陕西近边州郡亦有之。然西戎来者颗块光明，大者有如拳，重三五两，小者如指面，入药最紧。边界出者，杂碎如麻豆粒，又夹砂石，用之须水飞澄去土石讫，亦无力，彼人谓之气砂。〔时珍曰〕硇砂亦消石之类，乃卤液所结，出于青海，与月华相射而生，附盐而成质，虏人采取淋炼而成。状如盐块，以白净者为良。其性至透，用黝罐盛悬火上则常干，或加干姜同收亦良。若近冷及得湿，即化为水或渗失也。一统志云：临洮兰县有洞出硇砂。张匡邺行程记云：高昌北庭山中，常有烟气涌起而无云雾，至夕光焰若炬火，照见禽鼠皆赤色，谓之火焰山。采硇砂者，乘木屐取之，若皮底即焦矣。北庭即今西域火州也。

【修治】〔宗奭曰〕凡用须水飞过，去尘秽，入瓷器中，重汤煮干，则杀其毒。〔时珍曰〕今时人多用水飞净，醋煮干如霜，刮下用之。

【气味】 **咸、苦、辛，温，有毒。**〔恭曰〕不宜多服。柔金银，可为焊药。〔权曰〕酸、咸、有大毒。能消五金八石，腐坏人肠胃。生食之，化人心为血。中其毒者，生绿豆研汁，饮一二升解之。畏浆水，忌羊血。〔大明曰〕辛、酸，暖，无毒。畏一切酸。凡修治，用黄丹、石灰作柜，煅赤使用，并无毒。世人自疑烂肉，而人被刀刃所伤，以之罨傅，当时生痂。〔藏器曰〕其性大热，服之有暴热损发，云温者误也。〔抱朴子曰〕伏硇药甚多：牡蛎、海螵蛸、晚蚕砂、羊䯗骨、河豚鱼胶、鱼腥草、萝卜、独帚、卷柏、羊蹄、商陆、冬瓜、羊踯躅、苍耳、乌梅。〔敩曰〕硇遇赤须，汞留金鼎。

【主治】 **积聚，破结血，止痛下气，疗咳嗽宿冷，去恶肉，生好肌，烂胎。亦入炉马药用。**唐本。**主妇人丈夫羸瘦积病，血气不调，肠鸣，食饮不消，腰脚痛冷，痃癖痰饮，喉中结气，反胃吐水，令人能食肥健。**藏器。**除冷病。大益阳事。**甄权。**补水脏，暖子宫，消瘀血，宿食不消，食肉饱胀，夜多小便，丈夫腰胯酸重，四肢不任，妇人血气心疼，气块痃癖，及血崩带下，恶疮息肉。傅金疮生肉。**大明。**去目翳努肉。**宗奭。**消内积。**好古。**治噎膈癥瘕，积痢骨哽，除痣黡疣赘。**时珍。

【发明】〔藏器曰〕一飞为酸砂，二飞为伏翼，三飞为定精，色如鹅儿黄。入诸补药为丸服之，有暴热。〔颂曰〕此药近出唐世，而方书著古人单服一味伏火作丸子，亦有兼硫黄、马牙消辈合饵者，不知方出何时，殊非古法。此物本攻积聚，热而有毒，多服腐坏人肠胃，生用又能化人心为血，固非平居可饵者。而西土人用淹肉炙以当盐，食之无害，盖积习之久，自不毒也。〔宗奭曰〕金银有伪，投硇砂锅中，伪物尽消化，况人腹中有久积，岂不腐溃。〔元素曰〕硇砂破坚癖，不可独用，须入群队药中用之。〔时珍曰〕硇砂大热有毒之物，噎膈反胃积块内癥之病，用之则有神功。盖此疾皆起于七情饮食所致，痰气郁结，遂成有形，妨碍道路，吐食痛胀，非此物化消，岂能去之。其性善烂金银铜锡，庖人煮硬肉，入硇砂少许即烂，可以类推矣。所谓化人心为血者，亦甚言其不可多服尔。张果玉洞要诀云：北庭砂秉阴石之气，含阳毒之精，能化五金八石，去秽益阳，其功甚著，力并硫黄。独孤滔丹房镜源云：硇砂性有大毒，为五金之贼，有沉冷之疾，则可服之，疾减便止，多服则成拥塞痈肿。二说甚明，而唐宋医方乃有单服之法，盖欲得其助以纵欲，而不虞其损阴以发祸也。其方唐慎微已收附本草后，今亦存之。以备考者知警。

【附方】旧四，新二十四。**服食法**硇砂丸：硇砂不计多少，入罐子内，上面更坐罐子一个，纸筋白土上下通泥了，晒干。上面罐子内盛水，以苍耳干叶为末，铺头盖底，以火烧之。火尽旋添火，水尽旋添水，从辰初起至戌一伏时，住火勿动，次日取出研，米醋面糊和丸梧子大。每服四、五丸，温酒或米饮下，并无忌。久服进食无痰。经验方。**元脏虚冷**气攻脐腹疼痛。用硇砂一两，以纤霞草末二两和匀，用小砂罐不固济，慢火烧赤，乃入硇在罐内，不盖口，加顶火一秤，待火尽炉寒取出。用川乌头去皮脐，生研末二两，和匀，汤浸蒸饼丸梧子大。每服三丸，木香汤、醋汤任下，日一服。陈巽方。**肾脏积冷**气攻心腹疼痛，面青足冷。硇砂二两，桃仁一两去皮，酒一小盏，煎硇十余沸，去砂石，入桃仁泥，旋旋煎成膏，蒸饼和梧子大。每热酒下二十丸。圣惠方。**积年气块**脐腹痛疼。硇砂醋煮二两，木瓜三枚切，须去瓤，入硇在内，碗盛，于日中晒至瓜烂，研匀，以米醋五升，煎如稀饧，蜜收。用时旋以附子末和丸梧子大，热酒化下一丸。圣惠方。**痃癖癥块**硇砂丸：治痃癖癥块，暖水脏，杀三虫，妇人血气，子宫冷。腊月收桑条灰，淋去苦汁，日干。每硇砂一两，用水三两，以水化硇，拌灰干湿得所。以瓶盛灰半寸，入硇于内，以灰填盖固济，文武火煅赤，冷定取出，研。以箕铺纸三重，安药于上，以热水淋之，直待硇味尽即止。以钵盛汁，于热灰火中养之，常令鱼眼沸，待汁干入瓶，再煅一食顷，取出重研，以粟饭和丸绿豆大。每空心，酒下五丸，病去即止。圣惠方。**噎膈反胃**邓才杂兴方：用北庭砂二钱，水和荞麦面包之，煅焦，待冷，取中间湿者，焙干一钱，入槟榔二钱，丁香二个，研匀。每服七厘，烧酒送下，日三服，愈即止。后吃白粥半月，仍服助胃丸药。孙天仁集效方用北庭砂二两：一两，用人言末一两，同入罐内，文武火升三炷香，取出，灯盏上末；一两，以黄丹末一两，同入罐内，如上法升过，取末。用桑灰霜一两，研匀。每服三分，烧酒下，愈即止。又方：平胃散各一钱，入硇砂、生姜各五分，为末。沸汤点服二钱，当吐出黑物如石，屡验。**一切积痢**灵砂丹：用硇砂、朱砂各二钱半，为末，用黄蜡半两，巴豆仁三七粒去膜，同入石器内，重汤煮一伏时，候豆紫色为度。去二七粒，止将一七粒同二砂研匀，溶蜡和收。每旋丸绿豆大，或三丸，五丸，淡姜汤下。本事方。**月水不通**脐腹积聚疼痛。硇砂一两，皂角五挺。去皮子，锉为末，以头醋一大盏，熬膏，入陈橘皮末三两，捣三百杵，丸梧子大。每温酒下五丸。圣惠方。**死胎不下**硇砂、当归各半两，为末。分作二服，温酒调下。如人行五里，再一服。瑞竹堂方。**喉痹口噤**硇砂、马牙消等分，研匀，点之。圣济方。**悬痈卒肿**硇砂半两，绵裹含之，咽津即安。圣惠方。**牙齿肿痛**老鼠一个去皮，以硇砂淹擦，三日肉烂化尽，取骨，瓦上焙干，为末，入樟脑一钱，蟾酥二分。每以少许点牙根上，立止。孙氏集效方。**偏头风痛**硇砂末一分，水润豉心一分，捣丸皂子大。绵包露出一头，随左右内鼻中，立效。圣惠方。**损目生瘀**赤肉弩出不退。杏仁百个，蒸熟去皮尖研，滤取净汁，入硇砂末一钱，水煮化。日点一、二次自落。普济方。**鼻中息肉**硇砂点之，即落。白飞霞方。**鼻中毛出**昼夜可长一二尺，渐渐粗圆如绳，痛不可忍，摘去复生，此因食猪羊血过多致生，用乳香、硇砂各一两为末，饭丸梧子大。每空心临卧各服十丸，水下。自然退落。夏子益奇疾方。**鱼骨哽咽**硇砂少许，嚼咽立下。外台秘要。**蚰蜒入耳**硇砂、胆矾等分为末。每吹一字，虫化为水。圣济录。**割甲侵肉**久不瘥。硇砂、矾石为末裹之，以瘥为度。外台秘要。**蝎虿叮螫**水调硇砂涂之，立愈。千金方。**代指肿痛**唾和白硇砂，以面作碗子，套指入内，一日瘥。千金方。**面上疣目**硇砂、硼砂、铁锈、麝香等分研，搽三次自落。集效方。**疔疮肿毒**好硇砂、雄黄等分研。以银篦刺破疮口，挤去恶血，安药一豆入内，纸花贴住即效。毒气入腹呕吐者，服护心散。瑞竹堂方。**疝气卵肿**胀痛不可忍。念珠丸：用硇砂、乳香各二钱，黄蜡一两，研溶和丸，分作一百单八丸。以绵缝，露一夜，次日取出，蛤粉为衣。每用一丸，乳香汤吞下，日二服，取效。本事方。**诸劳久嗽**方见兽部下。

蓬砂《日华》

【释名】 **鹏砂**日华**盆砂**。〔时珍曰〕名义未解。一作硼砂。或云：炼出盆中结成，为之盆砂，如盆消之义也。

【集解】〔颂曰〕硼砂出南海，其状甚光莹，亦有极大块者。诸方稀用，可焊金银。〔宗奭曰〕南番者，色重褐，其味和，入药其效速；西戎者，其色白，其味焦，入药其功缓。〔时珍曰〕硼砂生西南番，有黄白二种。西者白如明矾，南者黄如桃胶，皆是炼结成，如硇砂之类。西者柔物去垢，杀五金，与消石同功，与砒石相得也。

【气味】 **苦、辛、暖，无毒**。〔颂曰〕温、平。〔时珍曰〕甘、微咸，凉，无毒。〔独孤滔曰〕制汞，哑铜，结砂子。〔土宿真君曰〕知母、鹅不食草、芸薹、紫苏、甑带、何首乌、皆能伏硼砂。同砒石煅过，有变化。

【主治】 **消痰止嗽，破瘕结喉痹**。大明。**上焦痰热，生津液，去口气，消障翳，除噎膈反胃，积块结瘀肉，阴㿗骨哽，恶疮及口齿诸病**。时珍。

【发明】〔颂曰〕今医家用硼砂治咽喉，最为要切。〔宗奭曰〕含化咽津，治喉中肿痛，膈上痰热，初觉便治，不能成喉痹，亦缓取效可也。〔时珍曰〕硼砂，味甘微咸而气凉，色白而质轻，故能去胸膈上焦之热。素问云，热淫于内，治以咸寒，以甘缓之，是也。其性能柔五金而去垢腻，故治噎膈积聚、骨哽结核、恶肉阴㿗用之者，取其柔物也；治痰热、眼目障翳用之者，取其去垢也。洪迈夷坚志云：鄱阳汪友良，因食误吞一骨，哽于咽中，百计不下。恍惚梦一朱衣人曰：惟南蓬砂最妙。遂取一块含化咽汁，脱然而失。此软坚之征也。日华言其苦辛暖，误矣。

【附方】 新十四。**鼻血不止**硼砂一钱，水服立止。集简方。**劳瘵有虫**硼砂、硇砂、兔屎等分为末，蜜丸梧子大。每服七丸，生甘草一分，新水一钟，揉汁送下。自朔至望，五更时，令病人勿言，服之。乾坤秘韫。**木舌肿强**硼砂末，生姜片蘸揩，少时即消。普济方。**咽喉谷贼**肿痛。蓬砂、牙消等分为末，蜜和半钱，含咽。直指方。**咽喉肿痛**破棺丹：用蓬砂、白梅等分，捣丸芡子大。每噙化一丸。经验方。**喉痹牙疳**盆砂末吹，并擦之。集简方。**骨哽在咽**方见发明。**小儿阴㿗**肿大不消。硼砂一分，水研涂之，大有效。集玄方。**饮酒不醉**先服盆砂二钱妙。相感志。**饮食毒物**硼砂四两，甘草四两，真香油一斤，瓶内浸之。遇有毒者，服油一小盏。久浸尤佳。瑞竹堂经验方。**一切恶疮**方同上。**弩肉瘀突**南鹏砂黄色者一钱，片脑少许，研末，灯草蘸点之。直指方。

【附录】 **特蓬杀**拾遗 〔藏器曰〕味苦，寒，无毒。主折伤内损瘀血烦闷欲死者，酒消服之。南人毒箭中人，及深山大蝮伤人，速将病者顶上十字剺之，出血水，药末傅之，并傅伤处，当上下出黄水数升，则闷解。俚人重之，以竹筒盛，带于腰，以防毒箭；亦主恶疮、热毒痈肿、赤白游风、瘘蚀等疮，并水和傅之。出贺州山内石上，似碎石、硇砂之类。

石硫黄《本经》中品

【释名】 **硫黄**吴普**黄硇砂**药性**黄牙**　**阳侯**纲目**将军**。〔时珍曰〕硫黄秉纯阳火石之精气而结成，性质通流，色赋中黄，含其猛毒，为七十二石之将，故药品中号为将军。外家谓之阳候，亦曰黄牙，又曰黄硇砂。

【集解】〔别录曰〕石硫黄生东海牧羊山谷中，及太山行、河西山，矾石液也。〔普曰〕或生易阳，或生河西，或五色黄是潘水石液也。烧令有紫焰，八月、九月采。〔弘景曰〕东海郡属北徐州，而箕山亦有。今第一出湖南林邑，色如鹅子初出壳者，名昆仑黄。次出外国。从蜀中来，色深而煌煌。此云矾石液，今南方则无矾石，恐不必尔。〔珣曰〕广州记云：生昆仑国及波斯国西方明之境，颗块莹净，不夹石者良。蜀中雅州亦出之，光腻甚好，功力不及舶上来者。〔颂曰〕今惟出南海诸番。岭外州郡或有，而不甚佳。鹅黄者名昆仑黄，赤色者名石亭脂，青色者名冬结石，半白半黑者名神惊石，并不堪入药。又有一种水硫黄，出广南及资州，溪涧水中流出，以茅收取熬出，号真珠黄，气腥臭，止入疮药，亦可煎炼成汁，以模写作器，亦如鹅子黄色。〔时珍曰〕凡产石硫黄之处，必有温泉，作硫黄气。魏书云：盘盘国有火山，山旁皆焦熔，流数十里乃凝坚，即石硫黄也。张华博物志云：西域硫黄出且弥山。去高昌八百里，有山高数十丈，昼则孔中状如烟，夜则如灯光。庚辛玉册云：硫黄有二种：石硫黄，生南海琉球山中；土硫黄，生于广南。以嚼之无声者为佳，舶上倭硫黄亦佳。今人用配消石作烽燧烟火，为军中要物。

【修治】〔敩曰〕凡使勿用青赤色及半白半青、半赤半黑者。自有黄色，内莹净似物命者，贵也。凡用四两。先以龙尾蒿自然汁一镒，东流水三镒，紫背天葵汁一镒，粟遂子茎汁，四件合之，搅令匀。入坩锅内，用六乙泥固济底下，将硫黄碎之，入锅中，以前汁旋旋添入，火煮汁尽为度。再以百部末十两，柳蚛末二斤，一簇草二斤，细锉，以东流水同硫黄煮二伏时。取出，去诸药，用熟甘草汤洗了，入钵研二万匝用。〔时珍曰〕凡用硫黄，入丸散用，须以萝卜剜空，入硫在内，合定，稻糠火煨熟，去其臭气；以紫背浮萍同煮过，消其火毒；以皂荚汤淘之，去其黑浆。一法：打碎，以绢袋盛，用无灰酒煮三伏时用。又消石能化硫为水，以竹筒盛硫埋马粪中一月亦成水，名硫黄液。

【气味】**酸，温，有毒**。〔别录曰〕大热。〔普曰〕神农、黄帝、雷公：咸，有毒。医和、扁鹊：苦、无毒。〔权曰〕有大毒，以黑锡煎汤解之，及食冷猪血。〔珣曰〕人能制伏归本色，服之能除百病。如有发动，宜猪肉、鸭羹、余甘子汤并解之。〔葛洪曰〕四黄惟阳侯为尊，金石煅炼者不可用，惟草木制伏者堪入药用。桑灰、益母、紫荷、菠薐、天盐、桑白皮、地骨皮、车前、马鞭草、黄檗、何首乌、石韦、荞麦、独帚、地榆、蛇床、菟丝、蓖麻、蚕砂，或灰或汁，皆可伏之。〔之才曰〕曾青为之使，畏细辛、飞廉、朴消、铁、醋。〔玄寿先生曰〕硫是矾之液，矾是铁之精，磁石是铁之母。故铁砂磁石制，伏硫黄立成紫粉。〔独孤滔曰〕硫能干汞，见五金而黑，得水银则色赤也。

【主治】**妇人阴蚀疽痔恶血，坚筋骨，除头秃。能化金银铜铁奇物。**本经。**疗心腹积聚，邪气冷痛在胁，咳逆上气，脚冷疼弱无力，及鼻衄恶疮，下部䘌疮，止血，杀疥虫。**别录。**治妇人血结。**吴普。**下气，治腰肾久冷，除冷风顽痹，寒热。生用治疥癣，炼服主虚损泄精。**甄权。**壮阳道，补筋骨劳损，风劳气，止嗽，杀脏虫邪魅。**大明。**长肌肤，益气力，老人风秘，并宜炼服。**李珣。**主虚寒久痢，滑泄霍乱，补命门不足，阳气暴绝，阴毒伤寒，小儿慢惊。**时珍。

【发明】〔弘景曰〕俗方用治脚弱及痼冷甚效。仙经颇用之，所化奇物，并是黄白术及合丹法。〔颂曰〕古方未有服饵硫黄者。本经所用，止于治疮蚀、攻积聚、冷气脚弱等，而近世遂火炼治为常服丸散。观其治炼服食之法，殊无本源，非若乳石之有论议节度。故服之其效虽紧，而其患更速，可不戒之？土硫黄辛热腥臭，止可治疥杀虫，不可服。〔宗奭曰〕今人治下元虚冷，元气将绝，久患寒泄，脾胃虚弱，垂命欲尽，服之无不效。中病当便已，不可尽剂。世人盖知用而为福，而不知其为祸，此物损益兼行故也。如病势危急，可加丸数服，少则不效，仍加附子、干姜、桂。〔好古曰〕如太白丹、来复丹，皆用硫黄佐以消石，至阳佐以至阴，与仲景白通汤佐以人尿、猪胆汁大意相同。所以治内伤生冷、外冒暑热、霍乱诸病，能去格拒之寒，兼有伏阳，不得不尔。如无伏阳，只是阴虚，更不必以阴药佐之，何也？硫黄亦号将军，功能破邪归正，返滞还清，挺出阳精，消阴化魄。〔时珍曰〕硫黄秉纯阳之精，赋大热之性，能补命门真火不足，且其性虽热而疏利大肠，又与躁涩者不同，盖亦救危妙药也。但炼制久服，则有偏胜之害。况服食者，又皆假此纵欲，自速其咎，于药何责焉？按孙升谈圃云：硫黄，神仙药也。每岁三伏日饵百粒，去脏腑积滞有验。但硫黄伏生于石下，阳气溶液凝结而就，其性大热，火炼服之，多发背疽。方勺泊宅编云：金液丹，乃硫黄炼成，纯阳之物，有痼冷者所宜。今夏至人多服之，反为大患。韩退之作文戒服食，而晚年服硫黄而死，可不戒乎？夏英公有冷病，服硫黄、钟乳，莫之纪极，竟以寿终，此其禀受与人异也。洪迈夷坚志云：唐与正亦知医，能以意治疾。吴巡检病不得溲，卧则微通，立则不能涓滴，遍用通利药不效。唐问其平日自制黑锡丹常服，因悟曰：此必结砂时，硫飞去，铅不死。铅砂入膀胱，卧则偏重，犹可溲；立则正塞水道，故不通。取金液丹三百粒，分为十服，煎瞿麦汤下。铅得硫气则化，累累水道下，病遂愈。硫之化铅，载在经方，苟无通变，岂能臻妙？类编云：仁和县一吏，早衰齿落不已。一道人令以生硫黄入猪脏中煮熟捣丸，或入蒸饼丸梧子大，随意服之。饮啖倍常，步履轻捷，年逾九十，犹康健。后醉牛血，遂洞泄如金水，尩悴而死。内医官管范云：猪肪能制硫黄，此用猪脏尤妙。王枢使亦常服之。

【附方】 旧八，新四十一。**硫黄杯**此杯配合造化，调理阴阳，夺天地冲和之气，乃水火既济之方。不冷不热，不缓不急，有延年却老之功，脱胎换骨之妙。大能清上实下，升降阴阳。通九窍，杀九虫，除梦泄，悦容颜，解头风，开胸膈，化痰涎，明耳目，润肌肤，添精髓。蠲疝坠。又治妇人血海枯寒，赤白带下。其法用瓷碗以胡桃擦过，用无砂石硫黄生熔成汁，入明矾少许，则尘垢悉浮，以杖掠去，绵滤过，再入碗熔化，倾入杯内，荡成杯，取出，埋土中一夜，木贼打光用之。欲红入朱砂，欲青则入葡萄，研匀同煮成。每用热酒二杯，清早空心温服，则百病皆除，无出此方也。**紫霞杯**叶石林水云录云：用硫黄袋盛，悬罐内，以紫背浮萍同水煮之，数十沸取出，候干研末十两。用珍珠、琥珀、乳香、雄黄、朱砂、羊起石、赤石脂、片脑、紫粉、白芷、甘松、三柰、木香、血竭、没药、韶脑、安息香各一钱，麝香七分，金箔二十片，为末，入铜杓中，慢火熔化。以好样酒杯一个，周围以粉纸包裹，中开一孔，倾硫入内，旋转令匀，投冷水中取出。每旦盛酒饮二三杯，功同上方。昔中书刘景辉因遘劳瘵，于太白山中遇一老仙，亲授是方，服之果愈。人能清心寡欲而服此，仙缘可到也。**金液丹**固真气，暖丹田，坚筋骨，壮阳道。除久寒痼冷，补劳伤虚损。治男子腰肾久冷，心腹积聚，胁下冷痛，腹中诸虫，失精遗尿，形羸力劣，腰膝痛弱，冷风顽痹，上气衄血，咳逆寒热，霍乱转筋，虚滑下利。又治痔瘘湿䘌生疮，下血不止，及妇人血结寒热，阴蚀疽痔等。用石硫黄十两研末，用瓷盒盛，以水和赤石脂封口，盐泥固济，日干。地内先埋一小罐，盛水令满，安盒在内，用泥固济。慢火养七日七夜，候足加顶火一片煅，俟冷取出研末。每一两，用蒸饼一两，水浸为丸，如梧子大。每服三十丸至百丸，空心米饮服。又治伤寒身冷脉微，或吐或利，或自汗不止，或小便不禁，并宜服之，得身热脉出为度。惠民和剂局方。**暖益腰膝**王方平通灵玉粉散：治腰膝，暖水脏，益颜色，其功不可具载。硫黄半斤，桑柴灰五斗，淋取汁，煮三伏时。以铁匙抄于火上试之，伏火即止。候干，以大火煅之。如未伏更煮，以伏为度。煅了研末。穿地坑一尺二寸，投水于中，待水清，取和硫末，坩锅内煎如膏。铁钱抄出，细研，饭丸麻子大。每空心盐汤下十丸，极有效验。乡人王昭遂服之，年九十，颜貌如童子，力倍常人。杜光庭玉函方。**风毒脚气**痹弱。硫黄末三两，钟乳五升，煮沸入水，煎至三升，每服三合。又法：牛乳三升，煎一升半，以五合调硫黄末一两服，厚盖取汗，勿见风。未汗再服，将息调理数日，更服。北人用此多效。亦可煎为丸服。肘后方。**阴证伤寒**极冷，厥逆烦躁，腹痛无脉，危甚者。舶上硫黄为末，艾汤服三钱，就得睡汗出而愈。本事方。**阴阳二毒**黑龙丹：用舶上硫黄一两，柳木槌研二、三日。巴豆一两，和壳，计个数，用三升铛子一口，将硫铺底，安豆于上，以酽米醋半斤浇之。盏子紧合定，醋纸固缝，频以醋润之。文武火熬，候豆作声，可一半为度，急将铛子离火，即便入臼中捣细。再以醋两茶脚洗铛中药入臼，旋下蒸饼捣丸鸡头子大。若是阴毒，用椒四十九粒，葱白二茎，水一盏，煎六分。热吞下一丸；阳毒，用豆豉四十九粒，葱白一茎，水一盏，煎同前，吞下不得嚼破。经五六日方可服之；若未传入，或未及日数，不可服。有孕妇人吐泻，亦可服。博济方。**一切冷气**积块作痛。硫黄、焰消各四两结砂，青皮、陈皮各四两，为末，糊丸梧子大。每空心米饮下三十丸。鲍氏方。**元脏久冷**腹痛虚泄，里急，玉粉丹：用生硫黄五两，青盐一两，细研，以蒸饼丸绿豆大。每服五丸，空心热酒下，以食压之。经验方。**元脏冷泄**腹痛虚极。硫黄一两，黄蜡化丸梧子大。每服五丸，新汲水下。一加青盐二钱，蒸饼和丸，酒下。普济方。**气虚暴泄**日夜三、二十行，腹痛不止，夏月路行，备急最妙。朝真丹：用硫黄二两，枯矾半两，研细。水浸蒸饼丸梧子大，朱砂为衣。每服十五丸至二十丸，温水下，或盐汤任下。孙尚药秘宝方。**伏暑伤冷**二气交错，中脘痞结，或泄或呕，或霍乱厥逆。二气丹：硫黄、消石等分研末，石器炒成砂，再研，糯米糊丸梧子大。每服四十丸，新井水下。济生方。**伤暑吐泻**硫黄、滑石等分为末。每服一钱，米饮下，即止。救急良方。**霍乱吐泻**硫黄一两，胡椒五钱，为末，黄蜡一两化，丸皂子大。每凉水下一丸。圣济录。**小儿吐泻**不拘冷热，惊吐反胃，一切吐利，诸治不效者。二气散：用硫黄半两，水银二钱半，研不见星。每服一字至半钱，生姜水调下，其吐立止。或同炒结砂为丸，方见灵砂下。钱氏小儿方。**反胃呕吐**方见水银。**脾虚下白**脾胃虚冷，停水滞气，凝成白涕下出。舶上硫黄一两研末，炒面一分同研，滴冷热水丸梧子大。每米汤下五十丸。杨子建护命方。**下痢虚寒**硫黄半两，蓖麻仁七个，为末。填脐中，以衣隔，热汤熨之，止乃已。仁存方。**协热下痢**赤白。用硫黄、蛤粉等分为末，糊丸梧子大。每服十五丸，米饮下。指南方。**肠风下血**方见鲫鱼。**老人冷秘**风秘或泄泻，暖元脏，除积冷，温脾胃，进饮食，治心腹一切痃癖冷气。硫黄柳木槌研细，半夏汤泡七次焙研，等分，生姜自然汁调蒸饼和杵百下，丸梧子大。每服十五丸至二十丸，空心温酒或姜汤下，妇人醋汤下。和剂局方。**久疟不止**鲍氏方：用硫黄、朱砂等分为末。每服二钱，腊茶清，发日五更服。当日或大作或不作，皆其效也。寒多倍硫，热多倍砂。朱氏方：用硫黄、腊茶等分为末。发日早冷水服二钱，二服效。寒多加硫，热多加茶。**酒鳖气鳖**嗜酒任气，血凝于气，则为气鳖。嗜酒痼冷，败血入酒，则为血鳖。摇头掉尾，大者如鳖，小者如钱。上侵人喉，下蚀人肛，或附胁背，或隐肠腹。用生硫黄末，老酒调下，常服之。直指方。**咳逆打呃**硫黄烧烟，嗅之立止。医方摘要。**头痛头风**如神丹：光明硫黄、消石各一两，细研，水丸芡子大。空心嚼一丸，茶下。普济方。**肾虚头痛**圣惠方用硫黄一两，胡粉半两，为末，饭丸梧子大。痛时冷水服五丸，即止。本事方：用硫黄末、食盐等分，水调生面糊丸梧子大。每薄荷茶下五丸。普济方：用生硫黄六钱，乌药四钱，为末，蒸饼丸梧子大。每服三五丸，食后茶清下。**鼻上作痛**上品硫黄末，冷水调搽。澹寮方。**酒皶赤鼻**生硫黄半两，杏仁二钱，轻粉一钱，夜夜搽之。瑞竹堂方：用舶上硫黄、鸡心槟榔等分，片脑少许，为末。绢包，日日擦之。加蓖麻油更妙。**鼻面紫风**乃风热上攻阳明经络，亦治风刺瘾疹。舶上硫黄、白矾枯等分，为末。每以黄丹少许，以津液和涂之，一月见效。宣明方。**身面疣目**蜡纸卷硫黄末少许，点之，焠之有声，根去。普济方。**疬疡风病**白色成片。以布拭，醋摩硫黄、附子涂之，或硫黄、白矾擦之。集验方。**小儿聤耳**硫黄末和蜡作挺插之，日二易。千金方。**小儿口疮**糜烂。生硫黄水调，涂手心、足心。效即洗去。危氏得效方。**耳卒声闭**硫黄、雄黄等分研末。绵裹塞耳，数日即闻人语也。千金方。**诸疮弩肉**如蛇出数寸。硫黄末一两，肉上薄之，即缩。圣惠方。**痈疽不合**石硫黄粉，以箸蘸插入孔中，以瘥为度。外台秘要。**一切恶疮**真君妙神散：用好硫黄三两，荞麦粉二两，为末，井水和捏作小饼，日干收之。临用细研，新汲水调傅之。痛者即不痛，不痛则即痛而愈。坦仙皆效方。**疥疮有虫**硫黄末，以鸡子煎香油调搽，极效。救急良方。**顽癣不愈**倾过银有盖罐子，入硫黄一两熔化，取起冷定打开，取硫同盖研末，搽之。孙氏集效方。**疠风有虫**硫黄末酒调少许，饮汁。或加大风子油更好。直指方。**女子阴疮**硫黄末傅之，瘥乃止。肘后方。**玉门宽冷**硫黄煎水频洗。心传方。**小儿夜啼**硫黄二钱半，铅丹二两，研匀，瓶固煅过，埋土中七日取出，饭丸黍米大。每服二丸，冷水下。普济方。**阴湿疮疱**硫黄傅之，日三。梅师方。

石硫赤《别录》有名未用

【释名】 **石亭脂**图经**石硫丹**弘景**石硫芝**。

【集解】〔别录曰〕理如石耆，生山石间。〔普曰〕生羌道山谷。〔时珍曰〕此即硫黄之多赤者，名石亭脂，而近世通呼硫黄为石亭脂，亦未考此也。按抱朴子云：石硫丹，石之赤精，石硫黄之类也。浸溢于涯岸之间，其濡湿者可丸服，坚结者可散服。五岳皆有，而箕山为多，许由、巢父服之，即石硫芝是矣。

【气味】 **苦，温，无毒**。

【主治】 **妇人带下，止血。轻身长年**。别录。**壮阳除冷，治疮杀虫，功同硫黄**。时珍。

【附方】 新二。**赤鼻作痛**紫色石亭脂，红色次之，黄色勿用。研末，冷水调搽，半月绝根。圣济录。**风湿脚气**石亭脂生用一两，川乌头生一两，无名异二两，为末，葱白自然汁和丸梧子大。每服一钱，空心淡茶、生葱吞下，日一服。瑞竹堂方。

石硫青《别录》有名未用

【释名】 **冬结石**〔别录曰〕生武都山石间，青白色，故名。〔时珍曰〕此硫黄之多青色者。苏颂图经言石亭脂、冬结石并不堪入药，未深考此也。

【气味】 **酸，温，无毒**。

【主治】 **疗泄，益肝气，明目。轻身长年**。别录。**治疮杀虫，功同硫黄**。时珍。

【附录】 **硫黄香**拾遗 〔藏器曰〕味辛，温，无毒。去恶气，杀虫。似硫黄而香。云出昆南国，在扶南南三千里。

矾石《本经》上品

校正：并入海药波斯矾，嘉祐柳絮矾。

【释名】 **涅石**纲目**羽涅**别录**羽泽**别录**煅枯者名巴石，轻白者名柳絮矾**。〔时珍曰〕矾者，燔也。燔石而成也。山海经云：女床之山，其阴多涅石。郭璞注云：矾石也。楚人名涅石，秦人名为羽涅。

【集解】〔别录曰〕矾石生河西山谷，及陇西武都、石门，采无时。能使铁为铜。〔弘景曰〕今出益州北部西川，从河西来。色青白，生者名马齿矾。炼成纯白名白矾，蜀人以当消石。其黄黑者名鸡屎矾，不入药用，惟堪镀作以合熟铜，投苦酒中，涂铁皆作铜色。外虽铜色，内质不变。〔恭曰〕凡有五种：白矾多入药用；青、黑二矾，疗疳及疮；黄矾亦疗疮生肉，兼染皮；绛矾本来绿色，烧之乃赤，故名绛矾。〔颂曰〕矾石初生皆石也，采得烧碎煎炼，乃成矾也。凡有五种，其色各异，白矾、黄矾、绿矾、黑矾、绛矾也。今白矾出晋州、慈州、无为州，入药及染人所用甚多。黄矾丹灶家所须，亦入药。黑矾惟出西戎，亦谓之皂矾，染须鬓药用之，亦染皮用。绿矾入咽喉口齿药及染色。绛矾烧之则赤，今亦稀见。又有矾精、矾蝴蝶、巴石、柳絮矾，皆是白矾也。炼白矾时，候其极沸，盘心有溅溢，如物飞出，以铁匕接之，作虫形者，矾蝴蝶也。但成块光莹如水精者，矾精也。二者入药，力紧于常矾。其煎炼而成，轻虚如绵絮者，柳絮矾。其烧汁至尽，色白如雪者，谓之巴石。〔珣曰〕波斯、大秦所出白矾，色白而莹净，内有束针文，入丹灶家，功力逾于河西、石门者，近日文州诸番往往有之。波斯又出金线矾，打破内有金线文者为上，多入烧炼家用。〔时珍曰〕矾石析而辨之，不止于五种也。白矾，方士谓之白君，出晋地者上，青州、吴中者次之。洁白者为雪矾；光明者为明矾，亦名云母矾；文如束针，状如粉扑者，为波斯白矾，并入药为良。黑矾，铅矾也，出晋地，其状如黑泥者，为昆仑矾；其状如赤石脂有金星者，为铁矾；其状如紫石英，火引之成金线，画刀上即紫赤色者，为波斯紫矾，并不入服饵药，惟丹灶及疮家用之。绿矾、绛矾、黄矾俱见本条。其杂色者，则有鸡屎矾、鸭屎矾、鸡毛矾、粥矾，皆下品，亦入外丹家用。

【修治】〔敩曰〕凡使白矾石，以瓷瓶盛，于火中煅令内外通赤，用钳揭起盖，旋安石蜂巢入内烧之。每十两用巢六两，烧尽为度。取出放冷，研粉，以纸裹，安五寸深土坑中一宿，取用。又法：取光明如水晶，酸、咸、涩味全者，研粉，以瓷瓶用六一泥泥之，待干，入粉三升在内，旋旋入五方草、紫背天葵各自然汁一镒，待汁干，盖了瓶口，更泥上下，用火一百斤煅之。从巳至未，去火取出，其色如银，研如轻粉用之。〔时珍曰〕今人但煅干汁用，谓之枯矾，不煅者为生矾。若入服食，须循法度。按九鼎神丹秘诀，炼矾石入服食法：用新桑合盘一具。于密室净扫，以火烧地令热，洒水于上，或洒苦酒于上，乃布白矾于地上，以盘覆之，四面以灰拥定。一日夜，其石精皆飞于盘上，扫取收之。未尽者，更如前法，数遍乃止，此为矾精。若欲作水，即以扫下矾精一斤，纳三年苦酒一斗中清之，号曰矾华，百日弥佳。若急用之，七日亦可。

【气味】**酸，寒，无毒。**〔普曰〕神农、岐伯：酸。久服伤人骨。扁鹊：咸。雷公：酸，无毒。〔权曰〕涩。凉，有小毒。〔之才曰〕甘草为之使，恶牡蛎，畏麻黄。〔独孤滔曰〕红心灰藋制矾。

【主治】**寒热，泄痢白沃，阴蚀恶疮，目痛，坚骨齿。炼饵服之，轻身不老增年。**本经。**除固热在骨髓，去鼻中息肉。**别录。**除风去热，消痰止渴，暖水脏，治中风失音。和桃仁、葱汤浴，可出汗。**大明。**生含咽津，治急喉痹。疗鼻**

衄鼽鼻，鼠漏瘰疬疥癣。甄权。**枯矾贴嵌甲，牙缝中血出如衄**。宗奭。**吐下痰涎饮澼，燥湿解毒追涎，止血定痛，食恶肉，生好肉，治痈疽疔肿恶疮，癫痫疸疾，通大小便，口齿眼目诸病，虎犬蛇蝎百虫伤**。时珍。

波斯白矾海药

【气味】 **酸、涩，温，无毒**。

【主治】 **赤白漏下阴蚀，泄痢疮疥，解一切毒蛇虫等，去目赤暴肿齿痛，火炼之良**。李珣。

柳絮矾嘉祐

【气味】 同矾石。

【主治】 **消痰止渴，润心肺**。大明。

【发明】〔弘景曰〕俗中合药，火熬令燥，以疗齿痛，多则坏齿，即伤骨之证也。而经云坚骨齿，诚为可疑。〔宗奭曰〕不可多服，损心肺，却水故也。水化书纸上，干则水不能濡，故知其性却水也。治膈下涎药多用者，此意尔。〔时珍曰〕矾石之用有四：吐利风热之痰涎，取其酸苦涌泄也；治诸血痛脱肛阴挺疮疡，取其酸涩而收也；治痰饮泄痢崩带风眼，取其收而燥湿也；治喉痹痈疽中蛊蛇虫伤螫，取其解毒也。按李迅痈疽方云：凡人病痈疽发背，不问老少，皆宜服黄矾丸。服至一两以上，无不作效，最止疼痛，不动脏腑，活人不可胜数。用明亮白矾一两生研，以好黄蜡七钱熔化，和丸梧子大。每服十丸，渐加至二十丸，熟水送下。如未破则内消，已破即便合。如服金石发疮者，引以白矾末一二匙，温酒调下，亦三五服见效。有人遍身生疮，状如蛇头，服此亦效。诸方俱称奇效，但一日中服近百粒，则有力。此药不惟止痛生肌，能防毒气内攻，护膜止泻，托里化脓之功甚大，服至半斤尤佳，不可欺其浅近，要知白矾大能解毒也。今人名为蜡矾丸，用之委有效验。

【附方】 旧二十六，新六十四。**中风痰厥**四肢不收，气闭膈塞者。白矾一两，牙皂角五钱，为末。每服一钱，温水调下，吐痰为度。陈师古方。**胸中痰澼**头痛不欲食。矾石一两，水二升，煮一升，纳蜜半合，频服。须臾大吐，未吐，饮少热汤引之。外台秘要。**风痰痫病**化痰丸：生白矾一两，细茶五钱，为末，炼蜜丸如梧子大。一岁十丸，茶汤下；大人，五十丸。久服。痰自大便中出。断病根。邓笔峰杂兴。**小儿胎寒**躽啼发痫。白矾煅半日，枣肉丸黍米大。每乳下一丸，愈乃止，去痰良。保幼大全。**产后不语**胡氏孤凤散：用生白矾末一钱，熟水调下。妇人良方。**牙关紧急**不开者。白矾、盐花等分，搽之，涎出自开。集简方。**走马喉痹**用生白矾末涂于绵针上，按于喉中，立破。绵针者，用榆条，上以绵缠作枣大也。儒门事亲方。**喉痛乳蛾**济生帐带散：用矾三钱，铁铫内熔化，入劈开巴豆三大粒，煎干去豆，研矾用之，入喉立愈。甚者，以醋调灌之。亦名通关散。法制乌龙胆：用白矾末盛入猪胆中，风干研末。每吹一钱入喉，取涎出妙。**咽喉谷贼**肿痛。生矾石末少少点肿处，吐涎，以痒为度。圣惠方。**风热喉痛**白矾半斤，研末化水，新砖一片，浸透取晒，又浸又晒，至水干，入粪厕中浸一月，取洗，安阴处，待霜出扫收。每服半钱，水下。普济方。**悬痈垂长**咽中妨闷。白矾烧灰、盐花等分，为末。箸头频点药在上，去涎。孙用和秘宝方。**小儿舌膜**初生小儿有白膜皮裹舌，或遍舌根。可以指甲刮破令血出，以烧矾末半绿豆许傅之。若不摘去，其儿必哑。姚和众至宝方。**牙齿肿痛**白矾一两烧灰，大露蜂房一两微炙。每用二钱，水煎含漱去涎。简要济众方。**患齿碎坏**欲尽者。常以绵裹矾石含嚼，吐去汁。肘后方。**齿龈血出**不止。矾石一两烧，水三升，煮一升，含漱。千金方。**木舌肿强**白矾、桂心等分，为末。安舌下。圣惠方。**太阴口疮**生甘草二寸，白矾一粟大，噙之，咽津。活法机要。**口舌生疮**下虚上壅。定斋方：用白矾泡汤濯足。张子和方：用白矾末、黄丹水飞炒等分研，擦之。**小儿鹅口**满口白烂。枯矾一钱，朱砂二分，为末。每以少许傅之。日三次，神验。普济方。**小儿舌疮**饮乳不得。白矾和鸡子置醋中，涂儿足底，二七日愈。千金方。**口中气臭**明矾入麝香为末，擦牙上。生生编。**衄血不止**枯矾末吹之，妙。圣济方。**鼻中息肉**千金：用矾烧末，猪脂和，绵裹塞之。数日息肉随药出。一方：用明矾一两，蓖麻仁七个，盐梅肉五个，麝香一字，杵丸，绵裹塞之，化水自下也。**眉毛脱落**白矾十两烧研，蒸饼丸梧子大。每空心温水下七丸，日加一丸，至四十九日减一丸，周而复始，以愈为度。圣济录。**发斑怪证**有人眼赤鼻张，大喘，浑身出斑，毛发如铜铁，乃热毒气结于下焦也。白矾、滑石各一两为末，作一服。水三碗，煎减半，不住服，尽即安。夏子益奇疾方。**目翳胬肉**白矾石纳黍米大入目，令泪出。日日用之，恶汁去尽，其疾日减。外台秘要。**目生白膜**矾石一升，水四合，铜器中煎半合，入少蜜调之，以绵滤过。每日点三四度。姚和众延龄至宝方。**赤目风肿**甘草水磨明矾傅眼胞上效。或用枯矾频擦眉心。集简方。**烂弦风眼**白矾煅一两，铜青三钱，研末，汤泡澄清，点洗。永类方。**聤耳出汁**枯矾一两，铅丹炒一钱，为末，日吹之。圣济录。**卒死壮热**矾石半斤，水一斗半，煮汤浸脚及踝，即得苏也。肘后方。**脚气冲心**白矾三两，水一斗五升，煎沸浸洗。千金方。**风湿膝痛**脚气风湿，虚汗，少力多痛，及阴汗。烧矾末一匙头，投沸汤，淋洗痛处。御药院方。**黄肿水肿**推车丸：用明矾二两，青矾一两，白面半斤，同炒令赤，以醋煮米粉糊为丸。枣汤下三十丸。济急方。**女劳黄疸**黄家日晡发热而反恶寒，膀胱急，少腹满，目尽黄，额上黑，足下热，因作黑疸。其腹胀如水状，大便必黑，时溏，此女劳之病，非水也。自大劳大热，交接后入水所致。腹满者难治。用矾石烧、消石熬黄等分，为散。以大麦粥汁和服方寸匕。日三服。病从大小便去，小便正黄，大便正黑，是其候也。张仲景金匮方。**妇人黄疸**经水不调，房事触犯所致。白矾、黄蜡各半两，陈橘皮三钱，为末，化蜡丸梧子大。每服五十丸，以滋血汤或调经汤下。济阴方。**妇人白沃**经水不利，子脏坚僻，中有干血，下白物。用矾石烧，杏仁一分，研匀，炼蜜丸枣核大，纳入脏中，日一易之。张仲景金匮方。**妇人阴脱**作痒。矾石烧研，空心酒服方寸匕，日三。千金翼。**男妇遗尿**枯白矾、牡蛎粉等分，为末。每服方寸匕，温酒下，日三服。余居士选奇方。**二便不通**白矾末填满脐中，以新汲水滴之，觉冷透腹内，即自然通。脐平者，以纸围环之。经验方。**霍乱吐泻**枯白矾末一钱，百沸汤调下。华佗危病方。**伏暑泄泻**玉华丹：白矾煅为末，醋糊为丸。量大小，用木瓜汤下。经验方。**老人泄泻**不止。枯白矾一两，诃黎勒煨七钱半，为末。米饮服二钱，取愈。太平圣惠方。**赤白痢下**白矾飞过为末，好醋、飞罗面为丸梧子大。赤痢甘草汤，白痢干姜汤下。生生方。**气痢不止**巴石丸：取白矾一大斤，以炭火净地烧令汁尽，其色如雪，谓之巴石。取一两研末，熟猪肝作丸梧子大。空腹，量人加减。水牛肝更佳。如素食人，以蒸饼为丸。或云白矾中青黑者，名巴石。刘禹锡传信方。**冷劳泄痢**食少，诸药不效。白矾三两烧，羊肝一具去脂，酽醋三升煮烂，擂泥和丸梧子大。每服二十丸，米饮下，早夜各一服。普济方。**泄泻下痢**白龙丹：用明矾枯过为末，飞罗面醋打糊丸梧子大。每服二三十丸，白痢姜汤下，赤痢甘草汤下，泄泻米汤下。经验方。**疟疾寒热**即上方。用东南桃心七个，煎汤下。**反胃呕吐**白矾、硫黄各二两，铫内烧过，入朱砂一分，为末，面糊丸小豆大。每姜汤下十五丸。又方：白矾枯三两，蒸饼丸梧子大。每空心米饮服十五丸。普济方。**化痰治嗽**明矾二两，生参末一两，苦醋二升，熬为膏子，以油纸包收，旋丸豌豆大。每用一丸，放舌下，其嗽立止，痰即消。定西侯方：只用明矾末，醋糊丸梧子大。每睡时茶下二三十丸。摘要：用明矾半生半烧，山栀子炒黑，等分为末，姜汁糊为丸，如上服。杂兴方：用白明矾、建茶等分为末，糊丸服。**诸心气痛**儒门事亲方：用生矾一皂子大，醋一盏，煎七分服，立止。邵真人方：用明矾一两烧，朱砂一钱，金箔三个，为末。每服一钱半，空心白汤下。**中诸蛊毒**晋矾、建茶等分，为末。新汲水调下二钱，泻吐即效。未吐再服。济生方。**蛇虫诸毒**毒蛇、射工、沙虱等伤人，口噤目黑，手足直，毒气入腹。白矾、甘草等分，为末。冷水服二钱。瑞竹堂方。**驴马汗毒**所伤疮痛。白矾飞过，黄丹炒紫，等分，贴之。王氏博济方。**虎犬伤人**矾末纳入裹之，止痛尤妙。肘后方。**蛇蛟蝎螫**烧刀矛头令赤，置白矾于上，汁出热滴之，立瘥。此神验之方也。真元十三年，有两僧流南方，到邓州，俱为蛇啮，令用此法便瘥，更无他苦。刘禹锡传信方。**壁镜毒人**必死。白矾涂之。太平广记。**刀斧金疮**白矾、黄丹等分为末。傅之最妙。救急方。**折伤止痛**白矾末一匙，泡汤一碗，帕蘸乘热熨伤处。少时痛止，然后排整筋骨，点药。灵苑方。**漆疮作痒**白矾汤拭之。千金方。**牛皮癣疮**石榴皮蘸明矾末抹之。切勿用醋。即虫沉下。直指方。**小儿风疹**作痒。白矾烧投热酒中，马尾揾酒涂之。子母秘录。**小儿脐肿**出汁不止。白矾烧灰傅之。圣惠方。**干湿头疮**白矾半生半煅，酒调涂上。生生编。**身面瘊子**白矾、地肤子等分，煎水。频洗之。多能鄙事。**腋下胡臭**矾石绢袋盛之，常粉腋下，甚妙。许尧臣方。**鱼口疮毒**白矾枯研，寒食面糊调。傅上，即消。救急良方。**阴疮作臼**取高昌白矾、麻仁等分，研末，猪脂和膏。先以槐白皮煎汤洗过，涂之。外以楸叶贴上。不过三度愈。葛洪肘后方。**足疮生虫**南方地卑湿，人多患足疮，岁久生虫如蛭，乃风毒攻注而然。用牛或羊或猪肚，去粪不洗，研如泥，看疮大小，入煅过泥矾半两。已上研匀，涂帛上贴之。须臾痒入心，徐徐连帛取下，火上炙之。虫出，丝发马尾千万，或青白赤黑，以汤洗之。三日一作，不过数次，虫尽疮愈。南宫从岣嵝神书。**嵌甲作疮**足趾甲入肉作疮，不可覆靴。矾石烧灰傅之，蚀恶肉，生好肉。细细割去甲角，旬日取愈，此方神效。肘后方。**鸡眼肉刺**枯矾、黄丹、朴消等分，为末，搽之。次日浴二、三次，即愈。多能鄙事。**冷疮成漏**明矾半生半飞，飞者生肉，生者追脓；五灵脂水飞，各半钱为末。以皮纸裁条，唾和末作小捻子，香油捏湿，于末拖过，剪作大小捻，安入漏，早安午换。候脓出尽后，有些小血出，方得干水，住药，自然生肉痊好。普济方。**鱼睛丁疮**枯矾末，寒食面糊调贴。消肿无脓。崔氏方。**丁疮肿毒**雪白矾末五钱，葱白煨熟，捣和丸梧子大。每服二钱五分，以酒送下，未效再服。久病、孕妇不可服。卫生宝鉴。**痈疽肿毒**方见前发明下。**阴汗湿痒**枯矾扑之。又泡汤沃洗。御药院方。**交接劳复**卵肿或缩入，腹痛欲绝。矾石一分，消三分，大麦粥清服方寸匕，日三服，热毒从二便出也。肘后方。**女人阴痛**矾石三分炒，甘草末半分，绵裹导之，取瘥。肘后百一方。**丁肿恶疮**二仙散：用生矾、黄丹临时等分。以三棱针刺血，待尽傅之。不过三上，决愈。乃太医李管勾方。卫生宝鉴。**虫蛇兽毒**及蛊毒。生明矾、明雄黄等分，于端午日研末，黄蜡和丸梧子大。每服七丸，念药王菩萨七遍，熟水送下。东坡良方。

绿矾《日华》

【释名】 **皂矾**纲目**青矾　煅赤者名绛矾**唐本**矾红**。〔时珍曰〕绿矾可以染皂色，故谓之皂矾。又黑矾亦名皂矾，不堪服食，惟疮家用之。煅赤者俗名矾红，以别朱红。

【集解】〔颂曰〕绿矾出隰州温泉县、池州铜陵县，并煎矾处生焉。初生皆石也，煎炼乃成。其形似朴消而绿色，取置铁板上，聚炭烧之，矾沸流出，色赤如金汁者，是真也。沸定时，汁尽，则色如黄丹。又有皂荚矾，或云即绿矾也。〔恭曰〕绿矾新出窟未见风者，正如琉璃色，人以为石胆。烧之赤色，故名绛矾。出瓜州者良。〔时珍曰〕绿矾晋地、河内、西安、沙州皆出之，状如焰消。其中拣出深青莹净者，即为青矾；煅过变赤，则为绛矾。入圬墁及漆匠家多用之，然货者亦杂以沙土为块。昔人往往以青矾为石胆，误矣。

【气味】 **酸，凉，无毒**。

【主治】 **疳及诸疮**。苏恭。**喉痹虫牙口疮，恶疮疥癣。酿鲫鱼烧灰服，疗肠风泻血**。大明。**消积滞，燥脾湿，化痰涎，除胀满黄肿疟利，风眼口齿诸病**。时珍。

【发明】〔时珍曰〕绿矾酸涌涩收，燥湿解毒化涎之功与白矾同，而力差缓。按张三丰仙传方载伐木丸云：此方乃上清金蓬头祖师所传。治脾土衰弱，肝木气盛，木来克土，病心腹中满，或黄肿如土色，服此能助土益元。用苍术二斤，米泔水浸二宿，同黄酒面曲四两炒赤色，皂矾一斤，醋拌晒干，入瓶火煅，为末，醋糊丸梧子大。每服三四十丸，好酒、米汤任下，日二三服。时珍常以此方加平胃散，治一贱役中满腹胀，果有效验。盖此矾色绿味酸，烧之则赤，既能入血分伐木，又能燥湿化涎，利小便，消食积，故胀满黄肿疟痢疳疾方往往用之，其源则自张仲景用矾石消石治女劳黄疸方中变化而来。〔颂曰〕刘禹锡传信方治喉痹，用皂荚矾，入好米醋同研含之，咽汁立瘥。此方出于李谟，甚奇妙。皂荚矾，即绿矾也。

【附方】 旧一，新一十九。**重舌木舌**皂矾二钱，铁上烧红，研，掺之。陆氏积德堂方。**喉风肿闭**皂矾一斤，米醋三斤拌，晒干末，吹之。痰涎出尽，用良姜末少许，入茶内漱口，咽之即愈。孙氏集效方。**眼暴赤烂**红枣五斤，入绿矾在内，火煨熟，以河水、井水各一碗，桃、柳心各七个，煎稠。每点少许入眦上。摘玄方。**烂弦风眼**青矾火煅出毒，细研，泡汤澄清，点洗。永类方。**倒睫拳毛**

方同上。**疟疾寒热**矾红、独蒜头煨等分，捣丸芡子大。每白汤嚼下一丸，端午日合之。普济方。**少阴疟疾**呕吐。绿矾一钱，干姜泡，半夏姜制半两，为末。每服半钱，发日早以醋汤下。圣济录。**翻胃吐食**白面二斤半，蒸作大馒头一个，头上开口，剜空，将皂矾填满，以新瓦围住，盐泥封固，挖土窑安放。文武火烧一日夜，取出研末，枣肉为丸梧子大。每服二十丸，空心酒、汤任下。忌酒色。医方摘要。**大便不通**皂矾一钱，巴霜二个，同研，入鸡子内搅匀，封头，湿纸裹，煨熟食之，酒下，即通。集玄方。**肠风下血**积年不止，虚弱甚者，一服取效。绿矾四两，入砂锅内，新瓦盖定，盐泥固济，煅赤取出，入青盐、生硫黄各一两，研匀。再入锅中固济，煅赤取出，去火毒，研。入熟附子末一两，粟米粥糊丸梧子大。每空心米饮、温酒任下三十丸。永类方。**妇人血崩**青矾二两，轻粉一钱，为末，水丸梧子大。每服二三十丸，新汲水下。摘玄方。**血证黄肿**绿矾四两，百草霜一升，炒面半升，为末，沙糖和丸梧子大。每服三四十丸，食后姜汤下。郑时举所传。又方：小麦淘净一斤，皂矾半斤，同炒黄为末，黑枣肉半斤捣匀，米醋打糊丸梧子大。每姜汤下八九十丸，一日三服。简便方。**脾病黄肿**青矾四两，煅成赤珠子，当归四两，酒醅浸七日焙，百草霜三两，为末，以浸药酒打糊丸梧子大。每服五丸至七丸，温水下，一月后黄去立效，此方祖传七世。又方：绿矾四两，百草霜、五倍子各一两，木香二钱，为末，酒煎，飞面丸梧子大。每空心酒下五丸。又方：平胃散四两，青矾二两，为末，醋糊丸，米饮下。或加乌沉汤四两，酒糊丸亦可。洁古活法机要。**酒黄水肿**黄肿积病。青矾半斤，醋一大盏，和匀，瓦盆内煅干为度；平胃散、乌药须气散各半两，为末，醋煮糊丸梧子大。每酒或姜汤下二三十丸。不忌口，加锅灰。赵原阳真人济急方。**食劳黄病**身目俱黄。青矾锅内安，炭煅赤，米醋拌为末，枣肉和丸梧子大。每服二三十丸，食后姜汤下。救急方。**腹中食积**绿矾二两研，米醋一大碗，瓷器煎之，柳条搅成膏，入赤脚乌一两研，丸绿豆大。每空心温酒下五丸。圣惠方。**疳虫食土**及生物。研绿矾末，猪胆汁丸绿豆大。每米饮下五七丸。保幼大全。**小儿疳气**不可疗者。绿矾煅赤，醋淬三次，为末，枣肉和丸绿豆大。每服十丸，温水下，日三。集验方。**走马疳疮**绿矾入锅内，炭火煅红，以醋拌匀，如此三次，为末，入麝香少许。温浆水漱净，掺之。谈野翁试验方。**白秃头疮**皂矾、楝树子，烧研，搽之。普济方。**小儿头疮**绛矾一两，淡豉一两，炒黑，腻粉二钱，研匀。以桑灰汤洗净，掺之良。**小儿甜疮**大枣去核，填入绿矾，烧存性研，贴之。拔萃方。**耳生烂疮**枣子去核，包青矾煅研，香油调傅之。摘玄方。**蚰蜒入耳**水调绿矾，灌之。普济方。**蛆入耳中**绿矾掺之，即化为水。摘玄方。**疮中生蛆**绿矾末掺贴，即化为水。摘玄方。**汤火伤灼**皂矾和凉水浇之。其疼即止，肿亦消。杨诚经验方。**癣疮作痒**螺蛳十四个，槿树皮末一两，入碗内蒸熟，入矾红三钱捣匀，搽之。孙氏集效方。**甲疽延烂**崔氏方：治甲疽，或因割甲伤肌，或因甲长侵肉，遂成疮肿，黄水浸淫相染，五指俱烂，渐上脚趺，泡浆四边起，如火烧疮，日夜倍增，医不能疗。绿矾石五两，烧至汁尽，研末，色如黄丹，收之。每以盐汤洗拭，用末厚傅之，以软帛缠裹，当日即汁断疮干。每日一遍，盐汤洗濯，有脓处使净傅，其痂干处不须近。但有急痛处，涂酥少许令润。五日即觉上痂起，依前洗傅。十日痂渐剥尽，软处或更生白脓泡，即擦破傅之，自然瘥也。张侍郎病此，卧经六十日，京医并处方无效，得此法如神。王焘外台秘要。**妇人甲疽**妇人趾甲内生疮，恶肉突出，久不愈，名臭田螺。用皂矾日晒夜露。每以一两，煎汤浸洗。仍以矾末一两，加雄黄二钱，硫黄一钱，乳香、没药各一钱，研匀，搽之。医方摘要。**涂染白发**绿矾、薄荷、乌头等分为末，以铁浆水浸。日染之。相感志。**腋下胡气**绿矾半生半煅为末，入少轻粉。以半钱，浴后姜汁调搽，候十分热痛乃止。仁斋直指方。

黄矾《纲目》

【集解】〔恭曰〕黄矾，丹灶家所须，亦入染皮用。〔时珍曰〕黄矾出陕西瓜州、沙州及舶上来者为上，黄色状如胡桐泪。人于绿矾中拣出黄色者充之，非真也。波斯出者，打破中有金丝文，谓之金线矾，磨刀剑显花文。丹房镜源云：五色山脂，吴黄矾也。

【气味】 **酸、涩，咸，有毒**。

【主治】 **疗疮生肉**。苏恭。**野鸡瘘痔，恶疮疥癣**。李珣。**治阳明风热牙疼**。李杲。

【附方】 新五。**聤耳出汁**黄矾二两烧枯，绵裹二钱塞之。圣惠方。**妇人颊疮**每年频发。水银一两半，以猪脂揉擦，令消尽。入黄矾石末二两，胡粉一两，再加猪脂和令如泥。洗疮净，涂之。别以胡粉涂膏上。此甘家秘方也。肘后方。**身上瘢痕**黄矾石烧令汁尽，胡粉炒令黄，各八分，细研，以腊月猪脂和研如泥。以生布揩令痛，乃涂药五度。取鹰粪、白燕窠中草烧灰等分，和人乳涂之。其瘢自灭，肉平如故。崔元亮海上集验方。**急疳蚀齿**黄矾、青矾半钱，白矾烧一钱，麝香一分，为末。傅之，吐涎。圣惠方。**妒精阴疮**黄矾、青矾、麝香等分，为末。傅之，不过三度。千金方。

汤瓶内硷《纲目》

【集解】〔时珍曰〕此煎汤瓶内，澄结成水硷，如细砂者也。

【主治】 **止消渴，以一两为末，粟米烧饭丸梧子大，每人参汤下二十丸。又小儿口疮，卧时以醋调末书十字两足心，验。**时珍。

【附方】 新二。**消渴引饮**汤瓶内硷、葛根、水萍焙等分。每服五钱，水煎服。又方：汤瓶内硷、菝葜根炒各一两，乌梅连核二两焙，为散。每服二钱，水一盏，石器煎七分，温呷，日一服。圣济录。

附录诸石二十七种

〔时珍曰〕别录有名未用诸石，及诸家所列而不详，难以类附者，通附于此云。

石脾 〔别录有名未用曰〕味甘，无毒。主胃中寒热，益气，令人有子。一名胃石，一名膏石，一名消石。生隐蕃山谷石间，黑如大豆，有赤文，色微黄，而轻薄如棋子，采无时。〔弘景曰〕皇甫士安言消石：取石脾与消石以水煮之，一斛得三斗，正白如雪，以水投中即消，故名消石。按此说，是取消石合煮成为真消石，不知石脾是何物？本草有石脾、石肺，人无识者。〔藏器曰〕石脾生西戎卤地，碱水结成者。〔时珍曰〕石脾乃生成者，陶氏所说是造成者。按九鼎神丹经云：石脾乃阴阳结气，五盐之精，因矾而成，峨嵋山多有之。俗无识者，故古人作成代用。其法：用白矾、戎盐各一斤为末，取苦参水二升，铛中煮五沸，下二物煎减半，去滓熬干，色白如雪，此为石脾也。用石脾、朴消、芒消各一斤为末，苦参水二斗，铜铛煎十沸，入三物煮减半，去滓煎，着器中，冷水渍一夜，即成消石。可化诸石为水，此与焰消之消石不同，皆非真也。

石肺 〔别录曰〕味辛，无毒。主疠咳寒久痿，益气明目。生水中，状如覆肺，黑泽有赤文，出水即干。〔弘景曰〕今浮石亦疗咳，似肺而不黑泽，非此也。

石肝 〔别录曰〕味酸，无毒。主身痒，令人色美。生常山，色如肝。

石肾 〔别录曰〕味酸，主泄痢，色白如珠。

紫石华 〔别录曰〕味甘，平，无毒。主渴，去小肠热。一名茈石华。生中牟山阴。采无时。

白石华 〔别录曰〕味辛，无毒。主瘅消渴，膀胱热。生腋北乡北邑山，采无时。

黄石华 〔别录曰〕味甘，无毒。主阴痿消渴。膈中热，去百毒。生腋北山，黄色，采无时。

黑石华 〔别录曰〕味甘、无毒。主阴痿消渴，去热，疗月水不利。生弗其劳山阴石间，采无时。

陵石 〔别录曰〕味甘，无毒。主益气耐寒，轻身长年。生华山，其形薄泽。〔时珍曰〕按圣济录云：汗后耳聋。用陵石，有窍如银眼者，为末。每服一钱，冷水下。

终石 〔别录曰〕味辛，无毒。主阴痿痹，小便难，益精气。生陵阴，采无时。

封石 〔别录曰〕味甘、无毒。主消渴热中，女子疽蚀。生常山及少室，采无时。〔时珍曰〕虎尾之山，游戏之山，婴侯之山、丰山、服山，多封石，即此。

遂石 〔别录曰〕味甘，无毒。主消渴伤中，益气。生太山阴，采无时。

五羽石 〔别录曰〕主轻身长年。一名金黄，生海水中蓬葭山中，黄如金。

紫佳石 〔别录曰〕味酸，无毒。主痹血气。一名赤英，一名石血。生邯郸，石如爵茈，二月采。〔弘景曰〕三十六水方，呼为紫贺石。

火药纲目 〔时珍曰〕味辛、酸，有小毒。主疮癣，杀虫，辟湿气温疫。乃焰消、硫黄、杉木炭所合，以为烽燧铳机诸药者。

石耆 〔别录曰〕味甘，无毒。主咳逆气。生石间，色赤如铁脂，四月采。

马肝石纲目 〔时珍曰〕按郭宪洞冥记云：郅支国进马肝石百片，青黑如马肝，以金函盛水银养之。用拭白发，应手皆黑。云如九转丹，吞一粒，弥年不饥。亦可作砚。

猪牙石纲目 〔时珍曰〕明目去翳。出西番，文理如象牙，枣红色。

碧霞石纲目 〔时珍曰〕明目，去翳障。

龙涎石纲目 〔时珍曰〕主大风疠疮。出齐州。一名龙仙石。

铅光石纲目 〔时珍曰〕主哽骨。

太阳石纲目 〔时珍曰〕刘守真宣明方治远年近日一切目疾方：用太阳石、太阴石、碧霞石、猪牙石、河洛石、寒水石、紫石英、代赭石、菩萨石、金精石、银精石、禹余石、矾矿石、云母石、炉甘石、井泉石、阳起石、滑石、乌贼骨、青盐、铜青各一两，硇砂半两，密陀僧一两，鹏砂三钱，乳香二钱，麝香、脑子一钱，轻粉一钱半，黄丹四两，各为末，熊胆一斤，白砂蜜二斤，井华水九碗，同熬至四碗，点水内不散为度，滤净收点。此方所用太阳石、太阴石等，多无考证，姑附于此。

朵梯牙纲目 〔时珍曰〕周定王普济方，眼科去翳，用水飞朵梯牙，火煅大海螺，碗糖霜，为末，日点。又方：用可铁刺一钱，阿飞勇一钱，李子树胶四钱，白雪粉八钱，为末，鸡子白调作锭，每以乳女儿汁磨点之。又方：安咱芦，出回回地面，黑丁香（即蜡粪），海螵蛸，各为末，日点。所谓朵梯牙、碗糖霜、安咱芦、可铁刺、阿飞勇，皆不知何物也。附录于此以俟。

白狮子石拾遗 〔藏器曰〕主白虎病，江东人呼为历节风是也。置此于病者前自愈，亦厌伏之意也。白虎，粪神名，状如猫。扫粪置门下，令人病此。疗法：以鸡子揩病人痛处，咒愿，送于粪堆之头上，勿反顾。

镇宅大石拾遗 〔藏器曰〕主灾异不起。荆楚岁时记：十二月暮日，掘宅四角，各埋一大石为镇宅。又鸿宝万毕术云：埋丸石于宅四隅，捶桃核七枚，则鬼无能殃也。

神丹拾遗 〔藏器曰〕味辛，温，有小毒。主万病，有寒温。飞金石及诸药合成，服之长生神仙。

烟药拾遗 〔藏器曰〕味辛，温，有毒。主瘰疬五痔瘘瘿瘤，疮根恶肿。乃石黄、空青、桂心并四两，干姜一两，为末，置铁片上烧之。以猪脂涂碗覆之，待药飞上，如此五度。随疮大小，以鼠屎大纳孔中，面封之，三度根出也。无孔，针破纳之。